MANUEL

D'ACCOUCHEMENTS

PARIS. — IMPRIMERIE DE E. MARTINET, RUE MIGNON, 2

MANUEL

D'ACCOUCHEMENTS

COMPRENANT LA PATHOLOGIE

DE LA GROSSESSE ET LES SUITES DE COUCHES

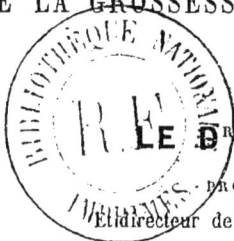

PAR

LE DR CARL SCHRÖDER

PROFESSEUR D'OBSTÉTRIQUE

Et directeur de la Maternité à l'université d'Erlangen

TRADUIT DE L'ALLEMAND SUR LA 4e ÉDITION ET ANNOTÉ

PAR

LE DR A. CHARPENTIER

Ancien chef de clinique d'accouchements
Professeur agrégé à la Faculté de médecine de Paris

Avec 155 figures intercalées dans le texte

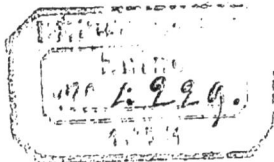

PARIS

G. MASSON, ÉDITEUR

LIBRAIRE DE L'ACADÉMIE DE MÉDECINE

PLACE DE L'ÉCOLE-DE-MÉDECINE

MDCCCLXXV

PRÉFACE DU TRADUCTEUR

Ce n'est qu'après avoir longuement étudié le *Manuel d'accouche-ments* de Schröder, et nous être pénétré de sa valeur, que nous nous sommes décidé à le traduire, car s'il est une tâche ingrate et aride, c'est assurément la traduction d'un livre, et en particulier d'un livre allemand. Deux choses surtout nous y ont engagé : c'est, d'une part, la valeur de l'auteur qui, anciennement attaché à l'Université de Bonn, est aujourd'hui professeur officiel à la Faculté d'Erlangen, une des plus importantes universités allemandes, et à la tête de la Maternité de cette ville, et d'une autre part, le fait que, sauf le livre de Nægele et de Grenser, traduit par le professeur Aubenas, de Strasbourg, il n'existe pas en France d'autre traduction pouvant mettre le public médical français au courant des travaux allemands récents, en ce qui concerne l'obstétrique. Or, si bon que soit le livre de Grenser, il a, à notre avis, un grand inconvénient, c'est qu'il est plutôt destiné à des médecins qu'à des étudiants, qu'il est, en un mot, trop complet sur certains points, et trop incomplet sur d'autres.

Le livre de Schröder nous semble, à ce point de vue, préférable à celui de Grenser, et le nombre des éditions auquel il est parvenu en Allemagne nous semble justifier notre manière de voir. C'est, en effet, le livre classique de l'autre côté du Rhin, et il le mérite à tous égards. Nous possédons, il est vrai, en France, quelques manuels assez bien faits ; mais ils ont l'inconvénient de tous les manuels, c'est-à-dire d'être trop élémentaires et de laisser dans l'ombre une foule de points extrêmement importants, de sorte que les élèves n'y trouvent que des préceptes géné-raux, et que les questions même les plus importantes sont traitées d'une façon plus qu'insuffisante. Or, comme le dit Schröder, un livre destiné à des étudiants n'est pas un livre destiné à des sages-femmes, et c'est en cela, il faut bien en convenir à notre grand regret, que son manuel nous semble de beaucoup supérieur à tous les livres analogues français. Sans être, à proprement parler, un traité complet d'accouchements, le livre de Schröder n'est pas simplement un manuel, et dans sa forme élémentaire et concise, il réunit à la fois les avantages de ces deux ordres de livres. Les notes nombreuses qui accompagnent le texte ont permis à l'auteur de donner un historique très-complet de toutes les questions principales, et les indications bibliographiques qu'il a placées en tête de chaque chapitre permettent au lecteur de compléter son instruction, en se reportant aux sources indiquées. Ces indications bibliographiques sont, en effet, aussi complètes que le permettait l'étendue du livre, et témoignent d'une connaissance approfondie de la littérature allemande, anglaise et française. Cette dernière, peut-être, est un peu moins familière à l'auteur que les deux premières, mais nous avons cherché à combler cette lacune dans les notes nombreuses que nous avons, pour notre part, ajoutées au texte primitif, et dans lesquelles nous avons cherché à montrer en quoi la pratique allemande diffère de la pratique française. Nous avons de même, aux planches de Schröder, ajouté une série de figures empruntées au bel atlas de Lenoir, et à l'article BASSIN de M. Depaul, dans le *Dictionnaire encyclopédique*, et comblé ainsi un desideratum que Schröder avait déjà signalé dans la préface de sa quatrième édition.

L'ouvrage que nous soumettons au public est donc aussi complet que possible et permet au lecteur de se rendre un compte immédiat de chaque question, quitte à lui à se reporter aux sources originales indiquées dans les notes, s'il veut entrer dans tous les détails de ces questions.

Quant aux divisions de l'auteur, nous les avons respectées scrupuleusement, car elles sont essentiellement basées sur la pratique, et nous devons nous borner à signaler ici les points principaux qui font précisément l'originalité du livre de Schröder.

Ces points sont en particulier les causes qui amènent la transformation des bassins du nouveau-né en bassin adulte, la physiologie propre de l'accouchement, les déformations du crâne fœtal suivant les diverses présentations du fœtus, les articles *Forceps, Version, Grossesse extra-utérine*, les *Rétrécissements du bassin* qui sont étudiés avec un soin minutieux, la respiration prématurée du fœtus et les diverses théories.

émises à ce sujet, et enfin le chapitre consacré à la *Fièvre puerpérale*, que l'auteur examine à un point de vue tout spécial.

Chacun de ces points est traité d'une façon originale, et nous avons avant tout, dans notre traduction, cherché à conserver fidèlement la pensée de l'auteur.

Nous nous sommes donc attaché surtout à l'interprétation fidèle du texte, et nous avons préféré la clarté à l'élégance, ne voulant pas nous exposer à commettre des erreurs qui auraient pu plus tard nous être à bon droit reprochées. Peut-être cela rendra-t-il quelquefois la lecture de notre livre un peu difficile, mais nous aurons du moins la certitude de n'avoir pas dénaturé la pensée de l'auteur et de l'avoir rendue dans toute son intégrité.

Puisse donc ce livre être bien accueilli. Grâce à l'obligeance de M. Masson, notre éditeur, la partie matérielle de l'ouvrage a été surveillée avec un soin et une attention dont nous ne saurions trop le remercier. Reste le livre lui-même. Pour nous, c'est un des meilleurs et des plus instructifs que nous ayons lu depuis longtemps, et nous ne regretterons pas la peine et le travail qu'il nous aura coûtés, si les élèves savent apprécier sa valeur, et si nous avons pu, en le signalant ainsi à leur attention, leur fournir un moyen de compléter leur instruction.

Paris, mars 1875.

PRÉFACE DE LA PREMIÈRE ÉDITION

Lorsqu'il paraît un nouveau manuel et que ce manuel ne semble pas répondre à un besoin réel, il ne suffit pas, pour le justifier, de la préface de l'auteur. C'est donc au temps que je laisserai le soin de décider de la valeur de celui-ci, et cela d'autant plus que montrer la nécessité du mien serait faire la critique de tous ceux qui existaient avant lui, et je me bornerai à exposer brièvement le plan que j'ai suivi, et à expliquer pourquoi, dans quelques parties, je me suis écarté des règles ordinaires.

Peut-être le lecteur trouvera-t-il trop concise la forme suivant laquelle quelques chapitres et quelques parties sont traités ; mais, d'une part, je ne voulais pas augmenter d'une façon exagérée le volume de ce livre, et d'une autre part, c'est avec intention que j'ai quelquefois évité de traiter un sujet dans tous ses détails, car le devoir incontestable de tout enseignement scientifique consiste principalement à éveiller les propres pensées du lecteur, et pour ma part, je considère comme une grande faute, dans un livre destiné aux étudiants, de traiter toute la partie élémentaire avec des détails aussi minutieux que possible, et de se borner au contraire à signaler en quelques mots les points difficiles ainsi que les cas rares et les questions un peu compliquées. A mon avis, la partie élémentaire doit être exposée d'une façon intelligible, mais être traitée aussi brièvement que possible ; quant à la partie la plus difficile, lors même qu'on ne la développe pas en détails dans tous les points, elle doit toujours du moins être présentée de façon que le commençant s'aperçoive que son instruction n'est pas complète, s'il se borne strictement aux connaissances indispensables pour la pratique des accouchements ; les allusions faites dans le courant du livre doivent, au contraire, éveiller ses propres réflexions et ses recherches personnelles. Un manuel destiné à des étudiants n'est pas un manuel destiné à des sages-femmes.

Il est un point qui me semble avoir besoin d'être justifié ; c'est que, contrairement à l'usage habituel, j'ai laissé complétement de côté l'anatomie descriptive des os du bassin et la description des organes génitaux de la femme. Je crois, en effet, que si, au temps de Deventer, et même encore au début de ce siècle, il était indispensable de consacrer à ce sujet un chapitre particulier, de nos jours, grâce, à nos excellents manuels d'anatomie et à l'enseignement approfondi de l'anatomie, tel qu'il est donné aujourd'hui, il me paraît aussi inutile dans un manuel d'accouchements d'entrer dans des considérations purement anatomiques, que de traiter dans un manuel de pathologie interne l'anatomie descriptive des organes internes, ou que de donner dans un ouvrage de pathologie externe la description méthodique de l'anatomie des régions.

J'ai cherché le plus possible à observer partout la division en usage aujourd'hui dans l'enseignement médical, suivant les bases physiologiques et anatomo-pathologiques. Mais je ne m'y suis pourtant pas astreint d'une façon absolue, et lorsque je me suis écarté de cette règle, la pratique me justifie jusqu'à un certain point.

Ainsi, j'ai considéré dans un aperçu d'ensemble les hémorrhagies, à cause de leur immense importance pratique, quoique leurs sources soient différentes et doivent, au point de vue scientifique, être nettement séparées les unes des autres.

De même, j'ai divisé les rétrécissements du bassin en deux grandes sections qui, évidemment, ne sont pas admissibles scientifiquement, c'est-à-dire en rétrécissements communs, habituels, et en rétrécissements rares. Mais si j'ai adopté cette division, c'est que les premiers qui, presque seuls, ont de l'importance au point de vue pratique, peuvent, avec avantage, être examinés sous un point de vue commun, tandis que les autres, par le fait même de leurs particularités, excluent cette possibilité. Une autre chose encore m'a guidé dans cette voie, c'est que je suis convaincu que la façon dont ce chapitre est ordinairement traité ne donne aux étudiants aucune idée de l'importance pratique très-différente de chacune des variétés du bassin rétréci, et que, tandis que, par exemple, ils sont très-familiarisés avec le bassin rétréci transversalement avec ankylose, il règne encore dans leur esprit bien de l'obscurité sur certains points du bassin rachitique, et qu'ils ne connaissent même absolument pas la variété la plus fréquente des rétrécissements du bassin, c'est-à-dire le bassin aplati non rachitique.

Dans la pathologie des suites de couches, j'ai de même fait un chapitre à part, pour le groupe le plus important des maladies puerpérales, et je les ai examinées en bloc, en me basant sur le point de vue étiologique, c'est-à-dire sur l'infection septique.

La fièvre puerpérale a une importance telle je ne crois pas avoir besoin de me justifier, si, dans ce cas spécial, j'ai préféré embrasser dans un coup d'œil d'ensemble les maladies provoquées chez les femmes en couches par l'infection, plutôt que de les étudier séparément en me basant sur l'anatomie pathologique.

Comme c'est la pratique personnelle sur la femme vivante ou du moins l'exercice sur le mannequin qui peut seule apprendre avec succès le manuel opératoire, je me suis borné, dans le chapitre qui traite de l'exécution des opérations, au strict nécessaire, et c'est la raison qui a fait que j'ai cru inutile de donner des planches représentant les instruments dont on se sert habituellement dans les accouchements.

Je n'ai pas, cela va de soi, négligé la partie historique, et je me suis donné la peine d'exposer dans les différents chapitres eet historique, de façon que l'étudiant puisse se faire des points les plus importants de l'obstétrique une idée générale, courte, il est vrai, mais pourtant encore assez complète. Mais d'une autre part, je n'ai pas cru nécessaire de revenir sur toutes les opinions anciennes qui, à l'absence de toute utilité pratique, joignaient souvent l'absurdité la plus complète, et sont pour cette raison abandonnées depuis longtemps. Le médecin déjà au courant de l'historique reconnaîtra que, quoique j'aie emprunté littéralement certains passages à Osiander et à Siebold, la plupart des notes historiques sont dues à mes recherches propres, recherches qui ont été très-pénibles et m'ont demandé beaucoup de temps.

Les limites de ce livre ne comportaient pas la bibliographie complète de tout ce qui a trait aux accouchements, et cela non plus n'était pas nécessaire : aussi, laissant de côté la plupart des ouvrages anciens les moins importants, et qui aujourd'hui n'ont plus aucune valeur, je me suis borné à citer seulement les auteurs qui ont une valeur réelle; mais je me suis efforcé partout de choisir les citations, de telle sorte qu'avec leur aide on puisse reconstruire toute la bibliographie, chaque travail cité renvoyant à son tour à ceux que je n'ai pas mentionnés. Naturellement ce n'est que par exception que des observations pouvaient trouver place dans ce livre. J'ai insisté, en première ligne, sur la bibliographie allemande, mais je me suis bien gardé de laisser de côté les travaux et les expériences des auteurs anglais, américains et français. Enfin, je crois de mon devoir de reconnaître qu'une partie des modifications que j'ai faites aux opinions jusqu'à présent admises ne m'appartiennent pas absolument en propre, mais qu'elles sont dues à mon maître vénéré M. le conseiller intime Veit de Bonn. Je me suis tellement assimilé sa doctrine qu'il me serait impossible de dire ce que je dois à son enseignement et ce que j'ai appris par moi-même, et si je dis cela, ce n'est certes pas pour repousser la responsabilité de mon livre, mais pour constater avec empressement tout ce dont je suis redevable à cet excellent maître.

Je recommande donc ce livre à la critique bienveillante de mes confrères, et je me croirai suffisamment récompensé de la peine qu'il m'aura donnée, si, d'une part, il peut augmenter chez les étudiants l'intérêt de l'obstétrique, et si les quelques idées et opinions nouvelles qu'il renferme appellent l'attention des confrères plus instruits.

SCHRÖDER.

Erlangen, 24 juin 1870.

PRÉFACE DE LA QUATRIÈME ÉDITION

Cette quatrième édition paraît sous une forme essentiellement différente des autres. Le nombre des figures a été considérablement augmenté, et en m'efforçant de les choisir aussi instructives que possible, je crois avoir rendu aux étudiants un service sérieux. Le texte a lui-même subi en partie de grandes modifications. Ainsi, la physiologie de l'accouchement a été presque complétement refaite, et quoique le chapitre sous la forme actuelle soit encore fort incomplet, cela n'étonnera personne, si l'on veut bien se rappeler que, il y a quelques années encore, les questions dont la solution pourra seule nous donner la vraie physiologie de l'accouchement n'étaient pas même soulevées.

Parmi les autres changements, je dois encore signaler : le chapitre des maladies des femmes enceintes qui est un peu plus détaillé ; celui où j'ai exposé plus en détails l'action des causes particulières qui agissent sur la formation du bassin ; quelques variétés de bassins retrécis, comme le bassin cypho-scolio-rachitique ; le bassin avec fente congénitale de la symphyse et le bassin à double luxation du fémur dont il n'était pas question dans les autres éditions.

La doctrine qui règne aujourd'hui sur la grossesse extra-utérine doit, à mon avis, être essentiellement réformée, et dans le chapitre qui s'y rapporte j'ai indiqué le sens suivant lequel ces réformes doivent être dirigées quoique je ne puisse à ce propos rien donner de précis.

En somme, j'ai, dans toute l'étendue de ce travail, rassemblé à propos de chaque chapitre les résultats de mes observations et de mes travaux, et j'espère ainsi, dans cette nouvelle édition, non-seulement avoir fait connaître les travaux des autres auteurs, mais avoir par les miens propres contribué un peu à faire avancer la science obstétricale.

SCHRÖDER.

Erlangen, 1er octobre 1873.

MANUEL

D'ACCOUCHEMENTS

INTRODUCTION

§ 1. Tout en supposant exactement connues les conditions purement anatomiques aussi bien du bassin osseux lui-même que des parties molles qui s'y trouvent, il est néanmoins nécessaire d'entrer dans quelques détails sur le bassin de la femme en ce qui concerne sa fonction comme canal servant à l'accouchement.

1. LE BASSIN OSSEUX

BIBLIOGRAPHIE. — ANDR. VESALII *Bruxell. de hum. corp. fabr. libr. septem.* Basil., 1543. — REALDI COLUMBI, *Crem. in almo Gymn. Rom. anat. celeb. de re anatom. libri XV.* Venet., 1559. — HENR. A DEVENTER, *Operat. chir. nov. lumen exh. obstetr.* Lugd. Batav., 1701. — W. SMELLIE, *A treatise on the theory and pract. of midwifery.* London, 1752. — G.-W. STEIN, le j., *Lehre der Geburtshülfe,* part. I. Elberfeld, 1825. — SCHWEGEL, *Monatssch. f. Geb. u. Fr.,* t. XVIII, suppl. p. 67. — H. LUSCHKA, *Die Anatomie des menschlichen Beckens.* Tubingen, 1864.

a. CAPACITÉ ET DIAMÈTRES DU BASSIN.

§ 2. Le bassin se divise en grand et petit bassin. Tous deux sont séparés par la ligne innominée ou terminale.

§ 3. Le *grand bassin* est limité de trois côtés seulement par des parois osseuses ; l'antérieure est formée par une paroi molle, les muscles abdominaux. Il n'a d'importance en obstétrique que parce que les déviations de quelques-unes de ses dimensions permettent de tirer des conclusions sur les anomalies du petit bassin : circonstance importante, car le grand bassin est beaucoup plus accessible à la mensuration instrumentale externe que le petit.

A ce point de vue, il faut considérer les dimensions suivantes :

a. La distance entre les deux épines antérieure et supérieure de l'os iliaque (Sp.I.), qui sur le bassin osseux est en moyenne de 23 centimètres (8″6‴ Par. M.).

b. La plus grande distance qui existe entre les crêtes iliaques (Cr. I.) qui a 25 centimètres (9″3‴).

Ces mesures représentent les distances moyennes des points indiqués prises sur le bassin osseux. Elles sont un peu différentes de celles que l'on obtient avec le cirtomètre sur la femme vivante. On trouvera, dans la pathologie de l'accouchement, à propos du bassin rétréci (§ 296), des chiffres exacts sur ce dernier point.

§ 4. Le *petit bassin,* ou le vrai, forme un canal qui se dirige en bas et en arrière. — La paroi postérieure est notablement plus haute que l'antérieure qui n'est formée que par la hauteur de la symphyse. La capacité du canal se modifie dans son parcours, si bien que l'on est forcé de le considérer dans chacune de ses sections prises isolément.

Bibliographie. — G. W. Stein l'aîné, *Theoretische Anl. zur Geburtsh,* 1770, chap. II. — V. Ritgen, *Gemeins. deutsche Z. f. G,* vol. I, cah. 1, p. 17.

§ 5. Le *détroit supérieur* (fig. 1) est formé en arrière par le promontoire et le bord supérieur interne des ailes du sacrum, latéralement par la ligne innominée de l'os iliaque et en avant par la crête de l'arcade pubienne et le bord supérieur de la symphyse. On lui reconnaît les diamètres suivants:

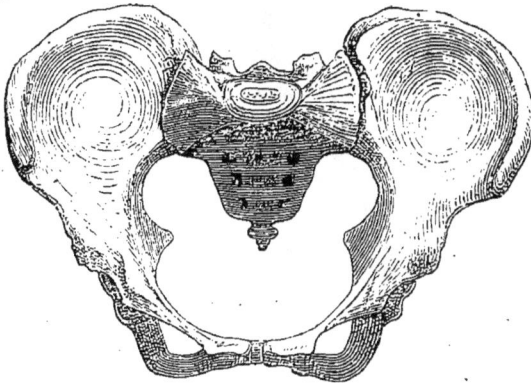

Fig. 1. — Détroit supérieur du bassin de femme, normal.

1° Le *diamètre droit,* ou le *conjugué vrai* (C. V.). C'est la ligne la plus courte qui réunisse le promontoire et la symphyse. Il a 11 cent. (4″1‴).

Le nom de *conjugué* ou *axe conjugué* vient de Rœderer (1). Rœderer considérait le détroit supérieur comme une ellipse et, en conséquence, nommait le petit diamètre de cette ellipse le conjugué. Les anatomistes mesurent le conjugué du milieu du promontoire au bord supérieur de la symphyse. Au point de vue de la pratique obstétricale, il y a indication expresse à mesurer ce conjugué, non du bord supérieur de la symphyse, mais bien du promontoire au point de la symphyse qui en est le plus rapproché. Ce point se trouve habituellement à un centimètre et demi au-dessous du premier. Dans les bassins normaux, la ligne la plus courte est toujours celle qui unit la symphyse au milieu du promontoire. Dans les bassins asymétriques, le conjugué obstétrical peut tomber à une autre place du promontoire.

2° Le *diamètre transverse* (*diametra transversa,* D. Tr.) unit les deux points de la ligne terminale les plus éloignés l'un de l'autre dans le sens transversal. Il a une longueur de 13ᶜ,5 (5″).

(1) *Elem. art. obst.* Götting., 1753, § 3.

3° Les *diamètres obliques* (D. Obl.) sont menés d'une articulation sacro-iliaque d'un côté, à la tubérosité ilio-pectinéale de l'autre. Le droit ou premier diamètre va de l'articulation sacro-iliaque droite à la tubérosité ilio-pectinéale gauche ; le gauche ou deuxième diamètre va en sens inverse. Leur longueur comporte 12ᶜ,75 (4″8‴,50).

La tubérosité ilio-pectinéale constitue la limite interne des muscles psoas iliaques et elle est toujours facile à reconnaître. La synostose ilio-pubienne qui, la plupart du temps, est donnée comme l'extrémité de ces diamètres, tombe un peu en dehors d'elle et ne se reconnaît plus sur les bassins adultes.

La désignation de ces diamètres, sous le nom de *diamètres de Deventer*, est fausse. Elle est due à la fausse interprétation d'une ligne que le traducteur français, J.-J. Bruhier d'Ablaincourt, a ajouté à la figure de Deventer et qui devait indiquer une situation vicieuse de l'utérus.

4° Pour obtenir avec une précision complète les dimensions de certains vices de conformation du bassin, il faut encore connaître la distance du promontoire à la région de la cavité cotyloïde : ce que l'on appelle la *distance sacro-cotyloïdienne* (D. S. Cot.). Elle comporte à l'état normal du bassin 8ᶜ,75 à 9 cent. (3″3‴ à 3″4‴).

§ 6. L'*excavation du bassin* présente des différences dans ses diverses sections. Sous le nom d'*amplitude*,

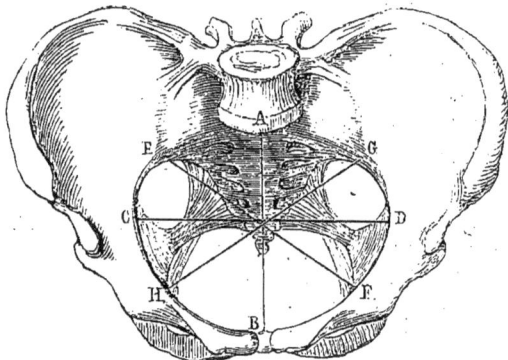

FIG. 2. — Détroit supérieur, diamètres.

partie large du bassin, on désigne un plan que l'on suppose passer à travers le milieu de la symphyse, les points les plus élevés de la cavité cotyloïde et le point d'union des deuxième et troisième vertèbres sacrées. On reconnaît à ce plan les diamètres suivants :

1° Le *diamètre droit* (D. R.), qui va du milieu de la symphyse au bord supérieur de la troisième vertèbre sacrée, il a une longueur de 12ᶜ,75 (4″8‴,50);

2° Le *diamètre transverse* (D. Tr.), que l'on suppose mené, la femme étant debout, entre les deux points les plus élevés des fosses cotyloïdiennes; il mesure 12ᶜ,50 (4″7‴).

Sous le nom de *partie étroite* du bassin, on comprend un plan que l'on suppose mené par l'extrémité du sacrum, les épines sciatiques et le sommet de l'arcade pubienne. On lui reconnaît :

1° Le *diamètre droit*, qui va de la pointe du sacrum au sommet de l'arcade pubienne. Il mesure 11ᶜ,50 (4″3‴).

2° Le *diamètre transverse*, qui forme la ligne d'union des deux épines ischiatiques. Il a 10ᶜ,50 (3″10‴,50).

§ 7. Le *détroit inférieur* se compose de deux triangles qui, par leur base, se réunissent à angle oblus. Leur base commune est formée par la ligne d'union des deux tubérosités ischiatiques. — Le triangle antérieur a sa pointe au sommet de l'arcade pubienne, le postérieur à la pointe du coccyx. Les diamètres sont :

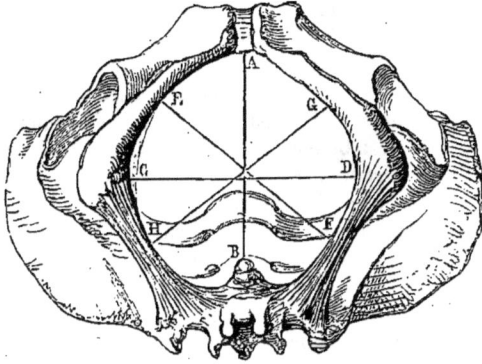

FIG. 3. — Détroit inférieur, diamètre

1° Le *diamètre droit* qui unit la pointe du coccyx au sommet de l'arcade pubienne. Il a 9 à 9°,50 (3″4‴ à 3″6‴). Pendant l'accouchement, par le refoulement du coccyx en arrière, il peut s'agrandir de près de 2 cent.

2° Le *diamètre transverse* qui unit le milieu des deux tubérosités ischiatiques. Il mesure 11 cent. (4″1‴).

Les chiffres des dimensions normales de l'excavation sont très-différents suivant les auteurs, car les différences individuelles du canal formé par le bassin sont très-considérables. Les chiffres donnés plus haut ont été pris sur les mensurations exactes de cinquante bassins non pathologiques. Le résultat exact de ces mensurations est le suivant en moyenne :

	Diam. dr.	Diam. tr.	Diam. ob. d.	Diam. ob. g.	Diam. s. c. d.	Diam. s. c. g.
Détroit supérieur.	10,97	13,41	12,69	12,53	8,71	8,86
Partie large du bassin. . .	12,63	12,41				
Partie étroite du bassin. .	11,39	10,37				
Détroit inférieur		11,07				

Les neuf plus beaux de ces cinquante bassins avaient eu moyenne les dimensions suivantes :

	Diam. dr.	Diam. tr.	Diam. ob. d.	Diam. ob. g.	Diam. s. c. d.	Diam. s. c. g.
Détroit supérieur	11,07	13,57	12,85	12,81	8,92	9,02
Partie large du bassin. .	12,88	12,63				
Partie étroite du bassin. .	11,7	10,55				
Détroit inférieur.		10,85				

Il est intéressant de faire remarquer (ce qu'avait déjà fait Schweighäuser) (1), que le diamètre oblique droit est un peu plus grand que le gauche, tandis que l'inverse a lieu pour la distance sacro-cotyloïdienne. Pour expliquer cette faible différence des diamètres obliques, que l'on peut considérer comme physiologique, on peut invoquer l'emploi plus intense de l'extrémité inférieure droite. Puisque la pression du poids du tronc tombe de préférence sur cette extrémité, la cavité cotyloïde, de ce côté, se rapproche du promontoire et, par suite, la distance sacro-cotyloïdienne droite et le diamètre oblique gauche se trouvent un peu raccourcis.

Nous n'avons donné aucune mesure des diamètres obliques de l'excavation ni du détroit inférieur, parce que, comme ils sont en partie limités par des parties molles, ils n'ont pas de dimensions constantes.

La connaissance du bassin normal fut, jusqu'à la deuxième moitié du XVIᵉ siècle, complétement ignorée des accoucheurs. On partait presque généralement de ce prin-

(1) *D. Gebären nach d. beob. Natur. etc.* Strassb., 1825, p. 51.

cipe, que ce n'était qu'au moment de l'accouchement, par le relâchement et l'écartement des articulations, et, en particulier, de la symphyse, que se créait l'espace nécessaire au passage de l'enfant, que, par conséquent, tout bassin par lui-même était trop étroit.

André Vesale, le premier (1543), combattit cette opinion et donna une description anatomique excellente du bassin normal. Après lui vinrent ses élèves, Realdus Columbus (1559) et Julius Cæsar Arantius (1587). Tandis que Ambroise Paré (1573), et, en particulier Severinus Pinaeus (1597), remettaient de nouveau en circulation le vieil enseignement de l'écartement des symphyses du pubis pendant l'accouchement, Heinrich van Deventer (1701), le grand accoucheur hollandais, insista particulièrement sur l'importance qu'il y avait, pour l'accoucheur, a bien connaître le bassin, et en plaça la description en tête de son livre *Neuen Hebammenlichtes*. Tandis que l'Anglais Smellie (1751) décrivait d'une façon complète le bassin, donnait, le premier, exactement et complètement ses mesures particulières (avant lui déjà le Hollandais Johann Huwé (1735) avait mesuré les dimensions du bassin), et en faisait la chose capitale au point de vue obstétrical, on trouve dans les ouvrages de son grand rival en France, Levret (1747), quelques propositions qui ne concordent pas avec les faits réels. G.-W. Stein l'ancien (1770) accepta les conclusions de son maître Levret, mais pourtant évita ses erreurs, et Stein le neveu (1803) donna des dimensions du bassin une description complète à laquelle, encore aujourd'hui, il y a peu à ajouter. Luschka redressa l'opinion erronée sur les articulations des os du bassin que l'on considérait comme de solides synchondroses. Il montra que ce que l'on appelait les synchondroses sacro-iliaques et symphysiennes sont de véritables arthrodies.

b. DIMENSIONS RELATIVES DE CHACUN DES DIAMÈTRES DU BASSIN.

BIBLIOGRAPHIE. — C.-C.-TH. LITZMANN, *Die Formen des Beckens*, etc. Berlin, 1861.

§ 8. Puisque les os du bassin, comme ceux du reste du corps, présentent de très-grandes variétés individuelles aussi bien dans leur forme que dans leur dimension, il serait très-désirable, pour pouvoir comparer entre eux les bassins de différentes grandeurs, au point de vue de leurs formes, d'après les mesures connues, d'avoir une méthode de mensuration relative, qui donnât la façon dont tous les autres diamètres pris dans leur ensemble se comportent par rapport à l'un d'eux. Comme mesure fondamentale, d'après les dimensions de laquelle on réduit celles des autres diamètres, on prend de préférence le diamètre le plus important au point de vue obstétrical, le conjugué vrai.

Il est facile, les mesures absolues une fois connues, de calculer les rapports relatifs des dimensions. Si nous laissons en dehors le coccyx, puisque cette partie du bassin étant mobile ne donne pas une mesure constante, et si nous acceptons comme mesure de l'excavation celle de la partie la plus large du bassin (c'est-à-dire en particulier la distance des épines ischiatiques) et comme diamètre droit du détroit inférieur (le bassin considéré sans le coccyx) la distance de la symphyse à la pointe du sacrum, nous obtenons, la dimension du conjugué vraie étant supposée 100, les mesures suivantes :

	Diam. dr.	Diam. transv.	Diam. obl.	Ep. isch.
Détroit supérieur	100	122	115,9	
Excavation	115,9	113,6		95,5
Détroit inférieur	104,5	100		

Lizlmann, qui le premier a employé cette méthode de mensuration, est arrivé à des mesures relatives un peu différentes, ce qui s'explique par ceci, que dans les bassins mesurés par lui à Kiel les diamètres transverses et obliques l'emportent sur le droit beaucoup plus que cela n'a lieu en moyenne dans les bassins de l'Allemagne centrale et du Sud. D'après ses mensurations on trouve les rapports de dimension suivants :

	Diam. dr.	Diam. transv.	Diam. obl.	Ep. isch.
Détroit supérieur.	100	129,2	120	
Excavation	119	115,1		96
Détroit inférieur.	105	115,4		

Breisky (1) a pris, comme mesure fondamentale, la plus grande largeur du sacrum au niveau de la ligne innominée qui, d'après lui, est de 10°,8, d'après Litzmann, 12 centimètres et, d'après nous, 11°,15 (moyenne de 50 bassins) ou 11°,64 (moyenne de 9 beaux bassins). Nous n'y voyons aucun avantage. L'utilité des mensurations relatives du bassin à notre avis consiste précisément en ceci, qu'elle exprime d'une façon évidente et claire la proportion de tous les autres diamètres pris ensemble par rapport au plus important d'entre eux.

C. INCLINAISON DU BASSIN ET DIRECTION DE L'EXCAVATION.

BIBLIOGRAPHIE. — F. C. NAEGELE, *Das weibliche Becken.* Carlsruhe, 1825. — W. et E. WEBER, *Mechanik der menschl. Gehwerkzeuge.* Göttingen, 1836. — KRAUSE, *Handbuch der menschl. Anatomie,* 2ᵐᵉ édit., p. 327. Hannover, 1841. — H. MEYER, *Archiv für Anat. und Phys.,* 1861, p. 137-178. — HÉCAR, *Arch. f. Gynaek.,* vol. I, p. 193.

§ 9. D'après les recherches d'Hermann Meyer, l'inclinaison du bassin dans la station verticale est très-variable pour un même individu. Elle change suivant le degré d'abduction ou de rotation des fémurs. Elle est la plus faible (40-45°) dans une rotation faible en dedans, et un écartement modéré des cuisses. Quatre circonstances, l'agenouillement, un plus grand écartement des jambes, une plus forte rotation en dedans et la rotation en dehors l'augmentent et peuvent la porter à 100 degrés. Dans la station debout habituelle, l'inclinaison du bassin comporte en moyenne 54°,5.

D'après les frères Weber on donne, à un bassin sec, sa direction vraie, par rapport à l'horizon, si on le tient de telle sorte que la cavité cotyloïde regarde directement en bas. D'après H. Meyer, les épines iliaques antérieure et supérieure des os des hanches et les deux tubercules du pubis doivent se trouver dans un plan vertical.

L'inclinaison du bassin par rapport à l'horizon a été signalée pour la première fois par le Suisse Joh.-Jac. Müller (2), un élève de l'accoucheur de Strasbourg, J.-J. Fried, le premier des professeurs cliniques d'accouchement dans une ville de langue allemande. Il fixa l'inclinaison du détroit supérieur à 45°. Un autre élève, devenu très-célèbre, de Fried, à Göttingen, Rœderer (3), fixa, d'après ses mensurations sur le vivant, l'inclinaison du détroit inférieur à 18°. Tandis que Smellie se borne à admettre d'une façon générale que, dans la position demi-assise, demi-couchée, le détroit supérieur est horizontal, Levret (4) fixa l'inclinaison du détroit

(1) *Zeitschr. d. Ges. d. Aerzte in Wien,* 21ᵉ année, vol. I, p. 21, 1865.
(2) *Diss. s. cas. rariss. uteri in part. rupt.* Basil., 1745.
(3) *De axi pelvis progr.* Götting., 1751.
(4) *L'art des accouch.,* § 24. Paris, 1753.

supérieur à 35°, Camper (1) à 75°, et Bany (2) déjà exactement à 55°. Naegele
l'ancien avait accepté d'abord cette opinion; plus tard pourtant il fixa l'angle à 60°.
Ce résultat fut obtenu de la façon suivante : Par de très-nombreuses mensurations sur
la femme vivante, il détermina l'angle d'inclinaison du diamètre droit du détroit inférieur, et des rapports de celui-ci au conjugué vrai sur le bassin sec, il déduisit l'inclinaison de ce dernier par rapport à l'horizon. Les frères Weber et Krause confirmèrent
les résultats de Naegele. H. Mayer fit remarquer que puisque la situation du promontoire est individuellement très-variable, le conjugué vrai ne convient pas très-bien
pour fixer l'inclinaison normale du bassin. Aussi la fixa-t-il d'après le *conjugué
normal*, voy. fig. 4, *a b*, c'est-à-dire d'après la ligne qui unit le bord supérieur de
la symphyse avec le milieu (l'angle) de la troisième vertèbre sacrée, puisqu'il considérait comme le point le plus fixe le point du sacrum qui se trouve intermédiaire
entre la partie supérieure modifiable par le poids du corps, et l'inférieure soumise
à l'action des muscles.

Depuis que H. Mayer a démontré de plus la fausseté de l'opinion des frères Weber,
qui veulent que le tronc dans la station verticale habituelle soit en équilibre instable, c'est-à-dire que son centre de gravité tombe dans le milieu de la ligne qui
réunit les deux cavités cotyloïdes, et qu'il a prouvé que le centre de gravité tombe
derrière cette ligne, et que la bascule du tronc en arrière n'est empêchée que par la
tension des ligaments iléo-fémoraux, il a pu aussi, sur des bassins fraîchement
recueillis sur le cadavre et dont les ligaments ilio-fémoraux étaient fortement tendus,
fixer l'angle qui existe entre le conjugué normal et les axes des fémurs, dans les
différentes conditions qui nous occupent, et comme il est possible de mesurer la
position des fémurs par rapport à l'horizon sur le vivant, il a pu appliquer aux différentes attitudes de la femme vivante les résultats ainsi obtenus.

Les résultats ainsi obtenus ont été signalés plus haut brièvement. L'inclinaison du
conjugué vrai par rapport au conjugué normal comporte d'après Meyer 30°. (Si Naegele,
Weber et Krause ont donné à l'inclinaison du détroit supérieur un chiffre plus
élevé que Meyer, cela dépend de la méthode de mensuration qu'ils ont employée,
et qui n'est praticable que dans l'écartement et la rotation en dedans des jambes.)

Naegele a déjà tenté de ramener à leur valeur réelle les idées exagérées que l'on
se faisait de l'importance obstétricale de l'inclinaison du bassin, pourtant il croyait
aussi comme les frères Weber à l'invariabilité de l'inclinaison individuelle du bassin.

Depuis les recherches de Meyer, cette opinion a disparu ; et si l'on se rappelle que les
attitudes variées peuvent modifier à un haut
degré l'inclinaison du bassin, on pourra considérer comme insignifiante l'influence d'une inclinaison individuelle du bassin sur l'accouchement. Mais, d'un eautre part, il y aura avantage,
dans la direction aussi bien que dans le traitement de l'accouchement, à tenir compte de cette
variabilité de l'inclinaison du bassin.

§ 10. La direction que prend l'excavation
dans ses différentes sections sera représentée, de la façon la plus simple, par une
ligne (fig. 4, *cd*.) que l'on supposera passer
par les points médians de ces différentes
sections. On nomme cette ligne *axe du bas-*

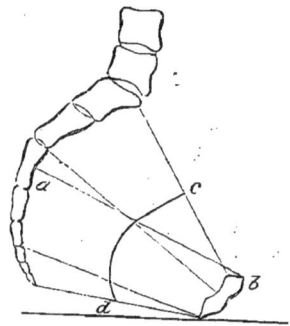

Fig. 4. — Direction de l'excavation.

sin ou *ligne de direction*. Elle n'est constante que jusqu'à l'extrémité du sacrum, puisque la direction du coccyx peut se modifier.

(1) *Beitr. üb. ein. Geg. a. d. Geb.* Leipzig, 1777.
(2) *Tent. med. de mech. part. perf.* Havn., 1774.

Comme le sacrum, jusqu'à la troisième vertèbre, se dirige assez directement en arrière, si l'on accepte la symphyse comme une ligne droite, l'axe du bassin sera, par conséquent, une ligne droite. Elle forme, avec le détroit supérieur, un angle d'environ 90 degrés et son prolongement passera à peu près à travers l'ombilic. Le trajet ultérieur de l'axe du bassin dans l'excavation correspond à la direction de la paroi postérieure du bassin, c'est-à-dire à une ligne courbe.

L'angle que la symphyse forme avec le conjugué vrai a de l'importance pour le mécanisme de l'accouchement aussi bien que pour la mensuration interne du bassin. Cet angle, dans un bassin normal, est environ de 100 degrés.

C'est H. van Deventer (1), qui le premier, appela l'attention sur l'importance de l'axe du bassin. Levret (2) le représenta comme une ligne courbe correspondant à la forme de la paroi postérieure du bassin et se dirigeant en bas vers celle-ci, tandis que Camper, pour expliquer le mécanisme de l'accouchement, représente une courbe correspondant à peu près à l'axe, comme une ligne ponctuée. Saxtorph, Barry et la plupart des auteurs consécutifs jusqu'à Naegele acceptèrent différents axes du bassin souvent déterminés très-artificiellement.

Note du traducteur. — Cette question de la détermination de l'inclinaison du bassin et de la détermination de ses axes est une de celles qui a le plus préoccupé les anciens auteurs. Comme le dit Danyau dans les notes qu'il a ajoutées à la traduction du mémoire de Naegele sur les principaux vices de conformation du bassin et en particulier le rétrécissement oblique ovalaire, elle n'a peut-être pas suffisamment attiré l'attention des accoucheurs français. C'est une lacune qu'il a comblée heureusement. Dans une de ses notes qui est un véritable mémoire, Danyau, après avoir refait l'historique de la question et avoir discuté les différentes idées émises à ce sujet par les auteurs, et montré pourquoi leurs opinions étaient si différentes, ajoute aux auteurs étrangers les noms de Baudelocque, de Gardien, de Maygrier, d'Osiander, de Carus, de Choulant. Il montre que « pour arriver à une détermination exacte de cette inclinaison envisagée d'une manière générale, il faut pendant la vie, dans la position verticale de la femme sur un plan horizontal, et en portant successivement sous la symphyse pubienne et au sommet du coccyx un fil à plomb qu'on fixe en ces deux points avec l'extrémité de l'ongle de l'index, en ayant soin de donner au fil une tension suffisante pendant qu'un aide maintient le plomb en contact avec le sol (on mesure ainsi la distance du sommet de l'arcade pubienne au plan horizontal qui sert de base de sustentation, et celle de la pointe du coccyx au même plan, la différence fait à la fois connaître le sens et le degré de l'inclinaison du détroit inférieur), avoir constaté l'inclinaison du détroit inférieur; il faut placer le bassin dans une position qui reproduise exactement cette inclinaison et mesurer alors celle du détroit supérieur », se rangeant ainsi complétement à l'opinion de Naegele dont il adopte les chiffres, inclinaison du plan du détroit supérieur 59 à 60 degrés, du détroit inférieur 10 à 11 degrés.

Quant à ce qu'on entend par l'axe du bassin, il n'admet pas ce nom et le remplace par celui de « ligne moyenne ou centrale de la cavité pelvienne, ligne irrégulière, qu'on ne pourrait, sans fausser les définitions reçues, désigner par le nom d'axe, courbe qui ne peut pas être représentée par deux lignes droites et encore moins par un arc de cercle », c'est pour lui une ligne qui dans tout son trajet, depuis le détroit supérieur jusqu'au détroit inférieur, est toujours à égale distance des parois du bassin et qui passe toujours par le milieu d'une série de diamètres plus ou moins nombreux étendus de la paroi antérieure à la paroi postérieure de l'excavation.

(1) *Neues Hebammenlicht.*, chap. III, p. 36, 1717.
(2) *Loc. cit.*, tab. 4.

d. DIFFÉRENCES ENTRE LE BASSIN DE LA FEMME ET CELUI DE L'HOMME.

BIBLIOGRAPHIE. — G. W. STEIN le jeune, *Neue Zeitschr. f. Geb.*, vol. XII. p. 345. — LITZMANN. *Die Formen des Beckens*, § 5.

§ 11. Abstraction faite de ceci que, en général, les os, dans le sexe masculin, ont plus de compacité et un développement plus fort, le bassin de la femme se distingue par son peu d'élévation et sa largeur. Les os iliaques sont plus plans, le détroit supérieur plus spacieux, et l'excavation, qui chez l'homme va se rétrécissant en entonnoir, chez la femme devient, vers le détroit inférieur, plus large par le rejet en arrière plus fort du sacrum et du coccyx, par l'écartement des tubérosités de l'ischion et la courbure en dehors du bord inférieur des branches de l'arcade pubienne. L'angle du pubis, qui chez l'homme est de 70 à 75 degrés, va jusqu'à un arc de cercle de 90 à 100 degrés. Les cavités cotyloïdes sont plus écartées l'une de l'autre et sont dirigées plus en avant.

Ces différences du bassin de la femme d'avec celui de l'homme sont causées par le développement des organes génitaux qui, chez la femme, se trouvent dans le petit bassin, leur croissance étendant particulièrement le bassin dans le sens de la largeur. L'inclinaison en dehors des branches de l'arcade pubienne est produite par le développement de l'appareil érectile (bulbe du vagin) qui les côtoie.

Que le développement de la capacité interne du bassin soit causé par les organes génitaux de la femme, c'est ce que tendraient à prouver les cas de femmes arrêtées dans leur développement mental et corporel, qui pourvues de parties sexuelles non développées sont atteintes aussi d'un rétrécissement général du bassin, ainsi encore les observations de Robert (1) que chez les femmes châtrées dans l'Inde l'arcade pubienne présente une étroitesse tout à fait extraordinaire. (De même encore, mais en sens inverse, un bassin qui se trouve au musée anatomique de Bonn, appartenant à une femme qui avait un double utérus et qui mesure dans le diamètre transverse du détroit supérieur, 16 centimètres).

e. DIFFÉRENCES DU BASSIN D'APRÈS LES INDIVIDUS ET LES RACES.

BIBLIOGRAPHIE. — G.-W. STEIN, *Lehre der Geburtshülfe*, part. I, § 53 et tab. 1. — M.-J. WEBER, *Die Lehre von den Ur- und Racenformen der Schädel und Becken der Menschen.* Düsseld., 1830. — H.-F. KILIAN, *Die Geburt des Kindeskopfes*, p. 60 et suiv. Bonn, 1838. G. VROLICK, *Froriep's geb. Dem*, cah. VII, tab. 27-30. — JOULIN, *Arch. génér.*, 1864, II, p. 5. — C. MARTIN, *M. f. G.*, vol. XXVIII, p. 23. — O. v. FRANQUE, *Scanzoni's Beiträge*, vol. VI, p. 163.

§ 12. Les différences individuelles des bassins de femme sont très-grandes. Les bassins qui, étudiés d'une façon exacte, se montrent beaux et régulièrement formés, et cela d'une manière complète, sont fort rares. Presque toujours on y rencontre des asymétries.

Il est des plus faciles de reconnaître les variétés des bassins pris isolément

(1) Journal *l'Expérience*, 1843, n° 293, p. 99.

à la forme du détroit supérieur. — D'après Stein le jeune et Weber, on distingue quatre formes au détroit supérieur :

1° La forme de cœur de cartes à jouer émoussée (d'après Weber, ovale et ronde ovale);

2° La forme d'ellipse, dans laquelle le diamètre transverse est le plus grand (correspond à la deuxième forme de Weber, la forme rectangulaire);

3° La forme ronde (deuxième forme de Weber);

4° La forme d'ellipse, dans laquelle le conjugué est le plus grand diamètre (bassin en forme de coin de Weber).

§. 13. Les bassins de races différentes se distinguent surtout par les proportions qui existent entre le conjugué vrai et le diamètre transverse. — Les bassins des Boschimanes et des Malaises correspondent à la quatrième forme de Stein ; ce sont des bassins dans lesquels le conjugué est à peu près aussi grand, quoique rarement plus grand, que le diamètre transverse. — La forme à peu près ronde est celle des habitants primitifs de l'Amérique et des négresses de l'Australie, tandis que chez les négresses d'Afrique, la forme du bassin est beaucoup plus analogue à celle de la race caucasique. Ces derniers se distinguent par-dessus tous les autres par leur ampleur. Les diamètres transverses, en particulier, sont très-grands, et ils semblent surtout prédominer en particulier chez les Anglaises, dont se rapprochent aussi, d'après les mensurations de Litzmann, les femmes du Holstein.

Combien sont grandes les différences moyennes même dans les contrées isolées de l'Allemagne, c'est ce que montrent les chiffres suivants, dans lesquels le premier chiffre indique la moyenne de 5 bassins mesurés par Litzmann à Kiel, le second de 39 à Bonn et le troisième de 4 bassins mesurés par nous à Erlangen.

	Diam. dr.	Diam. transv.	Diam. obl.	Ep. isch.
Détroit supérieur.	11,09 10,97 11,07	14,34 13,55 12,93	13,4 12,71 12,25	
Excavation	13,21 12,66 12,55	12,75 12,52 12,04		10,68 10,5 9,94
Détroit inférieur .	11,75 11,38 11,42	12,08 11,09 11,01		

Note du traducteur. — C'est surtout, comme le dit avec beaucoup de justesse M. le professeur Pajot, aux deux degrés extrêmes de l'échelle humaine qu'il est possible de trouver des différences frappantes et distinctives; c'est-à-dire dans la race blanche d'une part et dans la race nègre ou éthiopienne de l'autre, et surtout dans cette variété de la race nègre qui constitue les Boschimans. « La hauteur des os des iles, déjà remarquable chez la négresse, dit M. Pajot, l'est plus encore chez la femme boschimane ; chez elle, la partie la plus élevée de la crête iliaque atteint en effet le milieu au moins du corps de la quatrième vertèbre lombaire, au lieu de s'arrêter, comme dans le bassin de la race blanche, au niveau de l'articulation de la quatrième avec la cinquième vertèbre des lombes. Le peu de largeur de ces os dans le sens antéro-postérieur contraste, comme chez la négresse, avec leur étendue verticale. De même que chez celle-ci, l'os coxal, plus épais, ne présente pas la transparence limitée que l'on remarque au centre de la fosse iliaque dans les bassins de la race blanche et de la race mongolique. Les épines iliaques antéro-supérieures sont aussi plus rapprochées, et, en raison de la direction presque verticale des fosses iliaques, ces épines sont presque directement placées au-dessous des épines iliaques antéro-inférieures. Cette disposition diffère manifestement de celle de ces saillies osseuses dans le bassin de la femme blanche, chez laquelle, à cause de l'inclinaison des fosses iliaques, elles sont obliquement superposées. De ces particularités de conformation résulte une forme allongée et comme cylindrique du canal entier, beaucoup plus prononcée encore que dans le bassin de la négresse. Si l'on ajoute à ces traits l'aplatissement antéro-postérieur du fémur qui tient à ce bassin, la brièveté et la presque rectitude du col de cet os, il est impossible de ne pas être frappé du caractère d'animalité qui distingue ce bassin et celui de la négresse, et qui rapproche l'un et l'autre du bassin des singes.

f. BASSIN DES NOUVEAU-NÉS, SA TRANSFORMATION EN BASSIN A TERME.

BIBLIOGRAPHIE. — DE FREMERY, *Diss. i. de mut. fig. pelvis. etc.* Lugd. Batav., 1793. — FREUND, *M. f. G.*, vol. XIII, p. 202. — C.-TH. LITZMANN, *Die Formen des Beckens*, § 5. — M. DUNCAN, *Researches in Obstetrics*, p. 78 et suiv. et p. 95 et suiv. Edinburgh, 1868.

§ 14. Le bassin des nouveau-nés diffère très-sensiblement de celui des adultes.

Les différences de sexe n'y sont pas exprimées. Pour le sacrum, la largeur des ailes est très-petite par rapport à celle des vertèbres. Aussi est-il presque droit (la quatrième vertèbre seule présente une légère courbure). Sa face antérieure est plus concave transversalement et il est moins incliné en avant et moins profondément enfoncé entre les deux os iliaques. Les branches horizontales du pubis sont extrêmement courtes ; l'arcade pubienne, dans les deux sexes, forme un angle aigu. Les ailes des os iliaques sont plus droites, la distance des épines iliaques entre elles est presque aussi grande que celle des crêtes iliaques. L'extension transversale du bassin fait défaut, si bien que, au détroit supérieur, le conjugué vrai est presque aussi grand que le diamètre transverse (exceptionnellement même plus grand). Les parois du petit bassin convergent par en bas, si bien que tous les diamètres pris ensemble et surtout les transverses deviennent plus petits.

§ 15. Il est très-important de rechercher les causes qui, du bassin des nouveau-nés, font ce bassin adulte, qui en diffère si essentiellement, puisque ces causes, lorsque, par suite d'un ramollissement morbide du bassin, elles agissent trop fortement, ont pour conséquence des formes de bassins pathologiques très-importantes.

Avant tout la forme du bassin est modifiée par ceci, que toutes les parties ne s'accroissent pas dans les mêmes proportions. En particulier, chez les filles, le sacrum s'accroît, et proportionnellement, la plupart du temps, ses ailes augmentent considérablement de largeur ; le pubis se développe aussi beaucoup. Par suite, la capacité du bassin de femme est plus considérable.

La cause la plus importante des modifications qui se produisent jusqu'à la puberté est pourtant la pression du poids du tronc.

L'idée ancienne, que le sacrum se trouve enclavé entre les os des hanches comme une clef de voûte, ne peut pas se soutenir, puisque la face antérieure du sacrum est plus large que la postérieure. Le sacrum est fixé entre les os iliaques par des ligaments très-forts, les ligaments sacro-iliaques. — La pression du poids du tronc doit donc tendre à enfoncer le sacrum dans le bassin. Mais comme le centre de gravité du tronc tombe en avant du point d'appui du sacrum, cet os subit, autour de son axe, un mouvement de rotation qui fait que le promontoire tend à s'enfoncer et à s'abaisser dans le bassin, tandis que la pointe du sacrum, si la forme des os reste intacte, tendrait à regarder directement en arrière. — Cette déviation en arrière est empêchée par suite de la fixation de la partie inférieure par les ligaments sacro-spinaux et tubéro-sacrés, si bien que le sacrum subit une forte courbure de haut en bas (surtout marquée à la troisième vertèbre). La courbure concave sera plus faible dans le

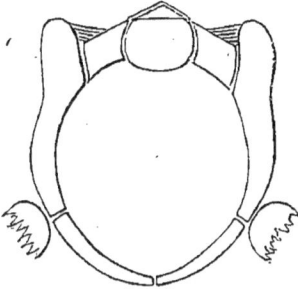

Fig. 5. — Coupe schématique du bassin des nouveau-nés.

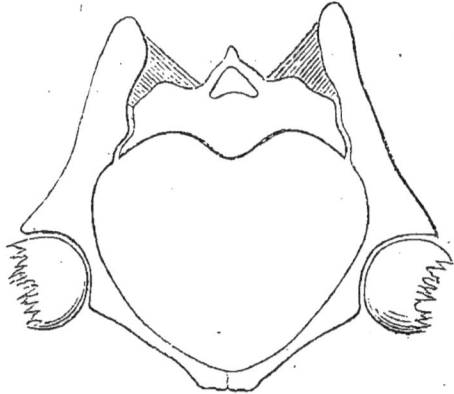

Fig. 6. — Coupe schématique du bassin de femme, normal.

sens transversal, puisque la pression du poids du tronc tend à faire déborder un peu le corps sur les ailes qui lui sont, à cette époque encore, unies par des cartilages, en même temps que chacune des vertèbres subit, dans son corps, une plus forte compression en arrière, si bien que sa face antérieure est plus haute que la postérieure.

Plus la partie supérieure du sacrum s'enfoncera dans le bassin, plus considérable deviendra la traction exercée par les ligaments sacro-iliaques sur les épines postérieure et supérieure des os iliaques. Celles-ci se rapprocheront, si bien que les os iliaques, si la symphyse était disjointe et si la résistance de la cavité cotyloïde venait à faire défaut, seraient, en avant, écartés l'un de l'autre dans la symphyse. Mais comme les parois latérales osseuses sont ici fortement liées l'une à l'autre et que dans la cavité cotyloïde il se produit une contre-pression au poids du tronc, deux forces agissent sur les extrémités de ces parois latérales osseuses : en arrière, la traction des ligaments sacro-iliaques, en avant, la traction dans la symphyse et la pression des fémurs ; et il faut, par conséquent, que les os encore flexibles se courbent sur la surface articulaire avec le sacrum, à leur point le plus faible, qui se trouve au voisinage de la facette articulaire. C'est l'action combinée de ces trois causes qui produit la forme du bassin que nous avons appris à considérer comme normale, et qui, d'après nos définitions, est la plus belle. Il est extrêmement instructif, si l'on veut se rendre compte en particulier de l'action de ces forces isolées, d'étudier quelques variétés de bassins anormaux, dans lesquels la forme du bassin a été déterminée par l'action isolée d'un seul de ces facteurs. Nous allons, dans la note suivante, chercher à analyser plus en détail l'action de chacun de ces facteurs.

Les trois facteurs qui agissent sur les modifications de forme du bassin sont par conséquent les suivants : 1° La pression du poids du tronc (R); 2° la traction que chaque os iliaque exerce sur l'autre dans la symphyse qui est fermée (S); et 3° la contre-pression latérale des fémurs (F).

Les cas dans lesquels l'action de ces trois facteurs sur le bassin est nulle sont extrêmement rares. Cela n'a lieu que si l'individu en question a conservé d'une façon persistante le repos dans le décubitus dorsal. Gurlt (1) a publié un de ces cas. Ce cas concerne une fille de trente et un ans, hydrocéphalique, décrite en détails par Büttner, et qui pendant toute sa vie était restée dans son lit sans faire de mouvements, comme une statue. Chez elle on trouva (abstraction faite d'une dilatation transversale du détroit inférieur, déterminée par une double luxation des fémurs), que le bassin dans sa forme correspondait à celui des nouveau-nés, puisque le sacrum était particulièrement rejeté en arrière, et que le diamètre transverse du détroit supérieur était plus petit que le conjugué. Ce cas montre, par conséquent, que le bassin, si l'action de R l'emporte sur S et sur F, conserve les particularités qui sont caractéristiques du bassin des nouveau-nés, et l'on pourrait ainsi appeler ce bassin le bassin de la position couchée (*Liegbecken*).

Naturellement S ne peut jamais entrer en action, seule, et à l'exclusion de R, puisque la traction que chaque os iliaque exerce sur l'autre dans la symphyse ne se produit que si, par suite de la pression du poids du tronc, les ligaments sacro-iliaques exercent une traction sur les épines postérieures de l'os iliaque.

L'action de F seule ne s'observe non plus jamais, puisque les fémurs n'entrent en action que dans la station debout ou dans la marche, et que dans cette position il faut tenir compte de la pression exercée par le poids du tronc.

L'action de R seule pourrait accidentellement s'observer, si l'enfant en question, par suite d'une disjonction congénitale de la symphyse, ne pouvait se servir de ses extrémités inférieures.

On n'a pas observé de cas semblables, pourtant on peut expérimentalement chercher à reproduire l'effet de R seule, comme Freund l'a fait. Cet auteur (*l. c.*) suspendit par les os iliaques, dans la position verticale, un cadavre d'enfant. Il sectionna alors la symphyse, et sous l'influence du poids du tronc, les pubis s'écartèrent. Dans l'action isolée de R, étant donnée une absence complète de réunion dans les symphyses, la tension transversale postérieure des os iliaques deviendrait très-considérable, puisque ces os s'écarteraient énormément en avant.

L'action de R et de F réunies, à l'exclusion de S, se manifeste dans ce que l'on appelle le bassin fendu de Litzmann (2), c'est-à-dire un bassin avec absence congénitale de la symphyse (fig. 7). Dans ce bassin, la tension transversale postérieure, la résistance normale à la symphyse faisant défaut ou n'étant exercée qu'à un très faible degré par les parties molles, est tout à fait excessive, tandis que, par suite de la pression

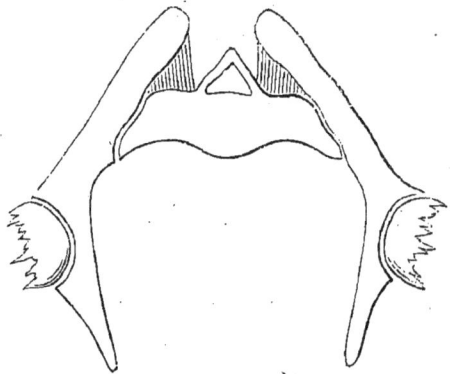

Fig. 7. — Coupe schématique du bassin fendu.

exercée par les fémurs, les os des hanches s'infléchissent tellement en avant sur leur face auriculaire, qu'ils deviennent à peu près parallèles.

(1) *Ueber einige etc. Missstaltungen des w. Beckens*, p. 34, n° 22. Berlin, 1854.
(2) *Arch. f. Gyn.*, vol. IV, p. 266.

On a observé bien plus souvent d'une façon isolée l'action de R et de S à l'exclusion de F. Ces bassins se distinguent par une notable distension transversale avec aplatissement du diamètre sagittal (fig. 8). Ils se produisent lorsque la symphyse étant normale, le poids du tronc agit de la façon habituelle, tandis que la pression latérale des fémurs, ou n'entre pas en jeu du tout ou ne le fait que plus tard et d'une façon très-incomplète. On pourrait appeler ces bassins, bassins de la position assise (*Sitzbecken*). A cette catégorie appartient le bassin que Holst a examiné avec soin chez une femme de quarante ans, Eva Lauk (1). Cette femme n'avait pas d'extrémités inférieures, si bien que le bassin ne présentait pas de cavité cotyloïde. Mais comme la femme pouvait se tenir sur le bassin et même s'y asseoir, le poids du tronc a produit d'une façon anormale l'aplatissement du bassin, autant qu'on peut en juger d'après les mensurations entreprises par Holst sur le bassin pendant la vie de la femme. Par suite, les os des hanches ont subi un tel mouvement de rotation autour de leur axe sagittal, que pendant que les tubérosités sont distantes de 15 cent. l'une de l'autre, la distance des crêtes iliaques ne mesure que 20c,25.

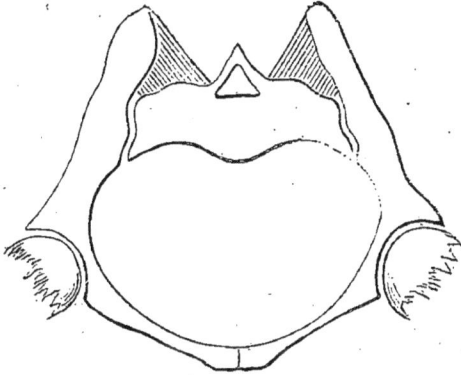

FIG. 8. — Coupe schématique du bassin aplati.

Le bassin sera modifié d'une façon tout à fait analogue, dans la luxation congénitale double du fémur, puisque dans ce vice de conformation les extrémités inférieures ne sont employées que plus tardivement et d'une façon incomplète. Sassmann a étudié cela en particulier, dans un travail très-intéressant (2).

Les plus importantes des particularités du bassin rachitique se produisent aussi de cette façon (fig. 9). Seulement il s'y ajoute encore certaines conditions causées par la mollesse des os. Nous voulons ici faire seulement remarquer que dans ces bassins la distension transversale peut devenir assez considérable pour que les cavités cotyloïdes viennent occuper la paroi antérieure du bassin, si bien que lorsque plus tard les fémurs entrent en action, ceux-ci, n'agissant plus latéralement mais en avant, l'aplatissement d'avant en arrière devient encore plus considérable, et peut par conséquent amener même un coude de l'os iliaque en avant de la facette auriculaire.

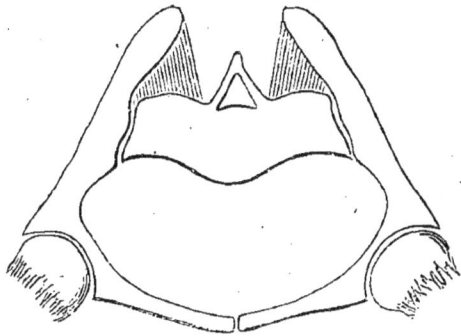

FIG. 9.— Coupe schématique du bassin rachitique.

Si les trois facteurs, R, S, F, ont leur plénitude d'action, il se produit un bassin normal qui, du reste, peut présenter des différences notables suivant la prédominance d'action de chacun d'eux.

(1) Holst, Contrib. II, p. 145, Tübingen, 1867, figuré par Förster dans *die Missbildungen d. M.*, pl. XI, fig. 2.

2) Voy. la thèse de concours de Gueniot, 1869.

L'action de S, lorsqu'elle existe, n'est jamais trop faible, mais l'action de R, même quand elle n'est pas anormalement faible, se manifeste souvent trop tard. Dans ce cas, il reste des échos de la forme infantile, en particulier dans l'attitude du sacrum et l'extension transversale incomplète du bassin.

Si F n'agit pas d'une façon suffisante ou n'agit pas assez tôt, il se produit une trop forte extension transversale et un degré un peu plus fort d'aplatissement.

Si R et F agissent simultanément trop fort, le bassin sera comprimé dans tous les sens et alors les os étant normaux il se produit ainsi certaines formes de bassins généralement et régulièrement rétrécis, et lorsque les os sont ramollis, la forme caractéristique des bassins ostéomalaciques (fig. 10), c'est-à-dire jusqu'à un certain point la caricature du bassin normal, puisque les causes déterminantes de la forme du bassin se manifestent sur lui de la façon la plus exagérée.

Le bassin ostéomalacique montre en même temps, et d'une façon particulièrement claire, de quelle influence est le poids du tronc pour la grandeur de l'inclinaison du bassin. Comme le poids du tronc agit en arrière du plan de résistance passant par les cavités cotyloïdes, par suite de la faiblesse des ligaments iléo-fémoraux, l'inclinaison du bassin devient naturellement avec des os ramollis encore plus anormalement faible, tandis que dans le bassin de la position assise, dans lequel l'action des fémurs fait défaut aussi bien que dans les bassins à double luxation dans lesquels ce plan de résistance est reporté en arrière, elle devient très-prononcée. Chez la fille, décrite par Büttner, qui était constamment restée couchée, le bassin était presque vertical.

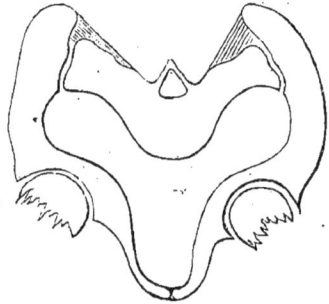

FIG. 10. — Coupe schématique du bassin ostéomalacique.

La prédominance de l'action de chacun de ces facteurs qui déterminent la forme du bassin explique encore le mieux les particularités individuelles ou de race que présentent les bassins. L'extension transversale plus grande du bassin caucasique est peut-être causée par ceci, que chez nous l'usage des extrémités inférieures est plus tardif et plus faible que chez les peuples moins civilisés.

C'est Fremery le premier, dans sa dissertation citée plus haut, qui a insisté sur les conditions mécaniques qui ont pour conséquences les modifications du bassin. Malheureusement il les appliqua seulement aux bassins dont les os sont ramollis par des lésions pathologiques, mais il a le premier indiqué la voie qui a permis d'arriver à fixer les conditions de la formation du bassin normal adulte. Dans ces derniers temps Duncan a étudié exactement les conditions mécaniques du bassin et Litzmann, s'appuyant sur les travaux des frères Weber et de H. Meyer sur l'importance mécanique du bassin, a dans sa monographie devenue classique exposé d'une façon magistrale ces conditions.

II. LE PETIT BASSIN ET SES PARTIES MOLLES.

§ 16. La forme du bassin osseux est considérablement modifiée par les parties molles qui s'y trouvent.

Immédiatement au-dessus du détroit supérieur descend le ventre puissant des muscles psoas-iliaques, qui va des deux côtés du promontoire, en passant sur l'articulation de la hanche et du sacrum, entre les épines iliaques antérieure et inférieure jusqu'au petit trochanter.

Dans l'excavation, les grandes échancrures qui se trouvent entre le sacrum

et l'ischion, sont divisées par les ligaments sacro-spinaux et sacro-ischiatiques
en une ouverture plus grande, supérieure, et une inférieure plus petite triangulaire. La supérieure, grande échancrure ischiatique, est remplie par les
muscles pyramidaux qui s'insèrent
au sacrum, l'inférieure l'est en partie par les muscles obturateurs internes qui, par leurs points d'attache,
recouvrent la fosse obturatrice.

Le détroit inférieur subit les plus
grandes modifications par la présence des parties molles. — Les
muscles coccygiens, releveurs de
l'anus et transverses du périnée qui
forment le plancher élastique du
bassin, couchés entre les feuillets
multiples des fortes aponévroses
du bassin, modifient tellement ce
détroit que sa direction, au lieu
d'être, comme sur le bassin osseux,
dirigée en bas et en arrière, regarde
en bas et en avant. Les deux grandes
ouvertures qui traversent cet appareil musculaire sont fermées : l'anus
par le sphincter anal, le vagin par le
constricteur.

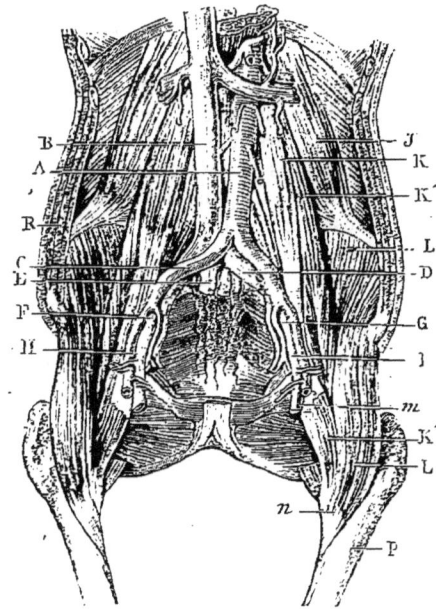

Fig. 11. — Bassin revêtu de ses parties molles.

On voit que le diamètre le plus important, au point de vue obstétrical, le conjugué vrai, est celui qui est le moins modifié par les parties molles. Mais alors aussi
la proportion de la tête fœtale, par rapport aux mesures prises sur le bassin sec, ne
correspond plus exactement aux proportions prises sur le vivant. — Le péritoine et
le tissu cellulaire qui le double à ce niveau passent devant le promontoire pour entrer
dans le bassin, en se réfléchissant sur la face postérieure de l'utérus, et derrière la
paroi antérieure du bassin se trouvent l'urèthre et la vessie entourés d'une grande
quantité de tissu cellulaire. Comme la tête, à son entrée dans le conjugué, est presque toujours encore recouverte par l'utérus, la double épaisseur des parois de cet
organe vient encore rendre plus défavorable la proportion de capacité entre la tête
et le diamètre droit du détroit supérieur.

Ces proportions, lorsqu'il s'agit d'examiner le bassin sur la femme vivante, doivent
être prises en considération dans chaque cas isolé.

Note du traducteur. — Le revêtement que les parties molles fournissent au bassin,
modifient, d'une façon toute spéciale, la forme du détroit supérieur. S'il conserve
encore la forme d'un trigone curviligne, comme le dit Cazeaux, ce trigone se trouve
modifié en ce que sa base se trouve maintenant en avant au lieu d'être en arrière,
comme sur le bassin sec. Le diamètre transverse et le diamètre antéro-postérieur se
trouvent diminués, le premier de 1°,50, le deuxième de 0°,50 à 1 centimètre, tant
par la présence des muscles psoas et iliaques, que par celle de l'épaisseur des parois
de la vessie, de l'utérus et des parties molles qui tapissent la face postérieure de la
symphyse et la face antérieure du sacrum. Le diamètre oblique gauche se trouve un
peu réduit par la présence du rectum à gauche ; le droit ne change pas.

Il en résulte que le détroit supérieur prend une forme plus arrondie, plus elliptique, et les diamètres tendent, comme au détroit inférieur, à prendre des dimensions égales, variant de 11 à 12 centimètres.

Enfin, l'inclinaison du plan du détroit supérieur, par suite de la présence du ventre du psoas en arrière, tend à devenir un peu plus oblique en arrière, et cela d'autant plus que ces muscles seront plus développés.

Schrœder fait remarquer, avec raison, que, lorsque la tête pénètre dans le conjugué (D. A. P.), elle est presque toujours encore recouverte par l'utérus, et que la double épaisseur des parois de cet organe rend encore plus défavorables les proportions entre la tête et la capacité de l'étendue du diamètre droit du détroit supérieur. Mais, comme nous le verrons dans le mécanisme de l'accouchement, jamais la tête ne s'engage directement dans le diamètre droit, c'est toujours dans un des diamètres obliques ou dans le transverse ; et ce sont précisément ces diamètres obliques qui sont le moins modifiés par la présence des parties molles ; de plus, dans un bassin normal, la tête qui n'a que 9^c,50 à 10 cent. au plus dans son diamètre bipariétal, peut toujours franchir ces diamètres qui ont au moins 11 centimètres ; et nous verrons, en outre, en étudiant la tête du fœtus, que pendant son passage à travers le bassin, cette tête peut encore, du moins dans l'immense majorité des cas et lorsqu'elle n'est pas trop solidement ossifiée, subir une réduction de 1 à 1^c,50 sans préjudice pour la vie de l'enfant. — Le défaut de proportion, à l'état normal, est donc plus apparent que réel.

PHYSIOLOGIE DE LA GROSSESSE

I. L'ŒUF ET SON DÉVELOPPEMENT

BIBLIOGRAPHIE. — VALENTIN, *Handb. d. ʟntwicklungsgesch. d. Menschen.* Berlin, 1835. — B. WAGNER, *Lehrb. d. Physiologie,* part. I, Leipzig, et *Icones phys.* — BISCHOFF, *Entwicke-lungsgesch. d. Säugethiere u. d. Menschen.* Leipzig, 1842. — COSTE, *Histoire génér. et part. du dével. des corps org.,* 1847-1859. — KÖLLIKER, *Entwicklungsgesch. d. Menschen u. d. höhern Thiere.* Leipzig, 1861.

a. L'OVULATION ET LA FÉCONDATION DE L'ŒUF.

BIBLIOGRAPHIE. — BISCHOFF, *Beweis d. v. d. Begattung,* etc. Giessen, 1844. — PFLUEGER, *Unters. aus d. physiol. Laborat. zu Bonn,* p. 53. Berlin, 1865.

§ 17. Parmi les milliers d'œufs que nous trouvons chez les filles nou-vellement nées, enfouis dans le follicule de de Graaf, il n'en est que peu, proportionnellement qui parviennent à être expulsés hors de l'ovaire. Comme l'ouverture des glandes utriculaires, d'où les follicules de de Graaf se forment par scission, se trouve à la périphéric de l'ovaire, chez les nouveau-nés, les follicules les plus avancés en développement sont plus près du centre, et cette disposition reste la même jusqu'à la puberté. Ce n'est que lorsque les autres organes du corps ont à peu près atteint leur plus haute expression, que débute, dans les parties sexuelles, une nouvelle phase de développement. Dans les ovaires, elle se traduit par le grossisse-ment du follicule de de Graaf. D'après Pflüger, leur croissance lente, mais continue, exerce sur les extrémités des nerfs enfermés dans le stroma résis-tant de l'ovaire une irritation constante qui pourtant est si faible qu'elle ne suffit pas à amener immédiatement l'action réflexe. Mais, aux époques pério-diques, la somme d'irritation devient si forte, qu'elle détermine l'action réflexe sous forme d'une congestion artérielle intense des organes génitaux. — Cet afflux du sang, subitement accru, a, en réalité, un double effet. — D'une part, le follicule de de Graaf, le plus avancé dans son développement, se rompt sous la pression intra-folliculaire renforcée, mais, en plus, il se produit, hors des vaisseaux de la muqueuse utérine, un épanchement de sang à sa surface libre. *La sortie de l'œuf du follicule et l'écoulement sanguin menstruel* sont, par conséquent, tous deux les conséquences d'une même cause, c'est-à-dire la pression que les follicules, par leur croissance, exercent sur les extrémités ner-veuses des nerfs qui courent dans le stroma de l'ovaire. Cette pression met périodiquement en jeu l'action réflexe et la congestion des organes génitaux.

Accroissement, rupture et régression du follicule de de Graaf, s'accomplissent de la façon suivante.

§ 18. Le *follicule de de Graaf*, par sa croissance progressive, s'élève du centre de l'ovaire vers sa périphérie. — Il se compose, à cette époque, d'une évidente enveloppe cellulaire, la *capsule du follicule*, à la face interne de laquelle est appliqué un épithélium stratifié, la *membrane granuleuse*. Les cellules de cette membrane se rassemblent en un point (d'après Schrön (1), ce point est situé vers le centre de l'ovaire, d'après Waldeyer (2), à une place variable) en une plus grande quantité et y circonscrivent l'œuf. Le reste de la cavité du follicule est rempli par un liquide séreux, la *liqueur du follicule*. A chaque hypérémie menstruelle, la pression intra-folliculaire devenant plus forte, le point le plus faible de l'enveloppe du follicule, c'est-à-dire la partie formée par

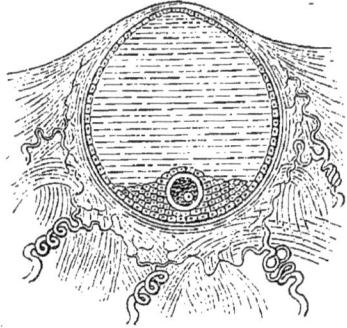

Fig. 12.—Follicule de de Graaf, tapissé à l'intérieur par les cellules de la membrane granuleuse, entre lesquelles l'œuf se trouve placé du côté du centre de l'ovaire.

la couche périphérique de l'ovaire, s'amincit de plus en plus, jusqu'à ce que, enfin, pendant une hypérémie menstruelle, elle se rompe, et que le contenu du follicule soit expulsé dans la cavité abdominale.

L'amincissement progressif et la rupture définitive de la paroi du follicule se fait d'autant plus facilement, que, comme Pflüger (3) l'a montré le premier, ce qu'on appelle la tunique albuginée de l'ovaire n'est pas une membrane propre, mais seulement la couche la plus extérieure du stroma, et que la surface de l'ovaire n'est pas recouverte d'une membrane séreuse complète, mais seulement d'une couche d'épithélium.

Waldeyer (4) et Koster (5) insistent sur ceci, que le péritoine ne revêt pas complétement l'ovaire, mais que les ovaires qui font saillie librement dans la cavité abdominale par une ouverture du péritoine sont seulement recouverts d'une couche d'épithélium de la muqueuse qui, en s'enfonçant à l'intérieur, forme l'épithélium des glandes utriculaires de Pflüger.

Note du traducteur. — Sans vouloir ici donner une description minutieuse de l'ovaire et de l'ovule, il nous paraît utile d'entrer dans un peu plus de détails que Schrœder, et nous empruntons, à la thèse de concours de M. Périer, en 1866, les descriptions suivantes qui nous permettront de compléter ce paragraphe si important :

M. Périer rappelle d'abord l'opinion de Schrön : que chaque follicule se développe isolément et qu'il est séparé à toutes les époques des follicules voisins par une portion de la trame ovarique ;

De Pflüger, qui veut que les ovisacs ne s'isolent que dans les couches profondes, mais que dans les couches superficielles ils constituent des amas en forme de

(1) *Zeitschr. f. wissensch. Zoologie*, vol. XII, cah. 3.
(2) *Strickers Handb. d. L. v. d. Geweben*, p. 552. Leipzig, 1871.
(3) *Ueber d. Eierst. d. Säugeth. u. d. Menschen*, t. II, p. 31, fig. 10. Leipzig, 1863.
(4) *Sitzungsb. d. schles. Ges. f. vaterl. Cultur* 11 Oct. 1867, et *Eierstock u. Ei*, p. 5. Leipzig, 1870.
(5) *Centralbl. f. d. med. Wissensch.*, 1868, n° 49.

colonnes dont l'axe serait perpendiculaire à la surface de l'ovaire, la trame de l'organe circonscrivant, dans ce cas, des espaces. tubulaires moulés sur les amas de follicules;

De Borsenkow (1), ces amas formeraient des masses en réseaux, circonscrites alors par des aréoles de l'ovaire communiquant toutes entre elles;

De His (2), qui considère la portion ovigène de l'ovaire comme formée de quatre couches :

1° Revêtement externe ou zone sans follicules ;
2° Zone corticale ou des follicules primordiaux ;
3° Zone subcorticale ou des follicules qui se préparent ;
4° Zone des follicules ou des follicules parfaits.

Quant au mode d'origine de l'ovule, les physiologistes sont loin d'être d'accord.— L'ovisac préexiste-t-il à l'ovule, ou bien l'ovule à l'ovisac, et, de l'ovule, quelle est la partie qui se montre la première ?

Tandis que Purkinje, Baer, font de la vésicule germinative la première partie formée de l'œuf, Wagner attribue ce rôle à la tache. germinative.

Valentin(3) annonça le premier que, dans le blastème de l'ovaire, il se forme, comme dans les testicules, des tubes tapissés intérieurement d'épithéliums ; dans ces tubes se développeraient les follicules se disposant en série dans leur intérieur. Puis le follicule formé, on y trouverait les différentes parties de l'œuf.

Barry (4) conteste l'existence des tubes. C'est la vésicule germinative et sa tache qui apparaîtraient les premières, s'entourant ensuite d'une autre vésicule qu'il nomma ovisac.

Bischoff (5) n'a pas non plus constaté de tubes. — Les follicules, dit-il, se sont offerts à moi sous la forme de petits groupes arrondis de cellules primitives régulièrement rangées et se réunissant ensemble, lesquels groupes étaient épars dans l'organe et en grand nombre.

Pour lui l'ovule débute par la vésicule germinative, la membrane vitelline n'apparaissant que consécutivement au vitellus.

Coste veut que l'œuf se développe d'une manière centripète; mais il reste, depuis les travaux récents, presque seul de son avis.

Robin admet que le noyau (vésicule germinative) se montre le premier. Ce noyau s'accroît rapidement, s'entoure de granulations moléculaires grisâtres réunies entre elles par une matière amorphe transparente et remarquable par des mouvements sarcodiques, c'est le vitellus, qui, ainsi que le noyau, ne tarde pas à être circonscrit par une enveloppe, la membrane vitelline.

Toutes ces parties grandissent simultanément; la membrane vitelline décuple d'épaisseur, la masse vitelline devient plus abondante et plus opaque.

Le noyau devient granuleux, puis peu à peu vésiculeux, et reste toujours au centre de la cellule où il constitue la vésicule germinative, et ses nucléoles deviennent la tache du même nom.

Au moment de leur apparition, les ovules sont rangés en chaînettes les uns à la suite des autres, groupés par séries de deux ou trois. Nous avons dit que chaque ovule naissait au milieu d'un amas d'épithéliums nucléaires. Les amas appartenant à une même chaînette se fusionnent par addition de nouveaux noyaux d'épithéliums.

La masse résultant de cette fusion s'entoure de noyaux embryoplastiques et de corps fusiformes qui ne tardent pas à former une vraie membrane lamineuse. Celle-ci devient alors un véritable tube d'un aspect moniliforme caractéristique. Ce tube

(1) *Ueber den feineren Bau des Eierstockes Vorläufige. Notiz Würzb. naturer Zeitsch.*, t. IV, 1863, p. 56–61.

(2) *Beobachtungen über den Bau des Säugethier. — Eierstockes. Arch. für microscopische Anat.* de Schultze, t. I, 1846, p. 151–202, pl. VIII à XI.

(3) *Müller's Arch.*, 1838, p. 529.

(4) *Philos. Trans.*, 1838.

(5) *Traité du dével.*, trad. Jourdan, 1843, p. 364.

se cloisonne intérieurement et isole chaque ovule. Cet isolement effectué, la vésicule de de Graaf se trouve constituée; mais elle ne sera complétement achevée que vers la neuvième ou dixième année, époque où apparaissent les cellules propres de l'ovisac dans l'épaisseur de la paroi.

Les noyaux renfermés dans la cavité de la vésicule prennent du côté de la paroi la disposition d'une couche épithéliale prismatique. Dans un point de la masse comprise entre l'ovule et la paroi de la vésicule, les noyaux se séparent, un liquide apparaît qui augmente rapidement, refoulant à la fois les noyaux et l'œuf qu'ils environnent. A ce moment la vésicule est complète; elle augmente graduellement, fait d'abord saillie dans la portion médullaire de l'ovaire, puis ne tarde pas à soulever à son niveau toute la portion de la couche corticale qui la sépare encore de la surface. Tout est prêt maintenant pour la chute de l'œuf.

Robin se sépare des Allemands sur plusieurs points. — D'abord le noyau primordial, celui qui sera la vésicule germinative, naît directement au milieu des amas nucléaires, et n'est pas une transformation d'un de ces noyaux, comme le croit Borsenkow, ou une modification des cellules de la couche corticale superficielle décrite par Schrön, ou encore une transformation directe de l'épithélium péritonéal, d'après Pflüger.

Balbiani a communiqué à l'Institut en 1864 le résultat de recherches qui ne sont pas encore complètes.

Suivant lui, la vésicule germinative n'est qu'un organe de nutrition et ne sert en rien de centre-formateur à la substance du germe. Celui-ci se constitue dans l'intérieur de l'œuf ovarien, sous forme d'une cellule qui y prend spontanément naissance et qui tend à se substituer peu à peu à la cellule ovulaire ou cellule mère primitive. Cette cellule du germe naîtrait à côté et en dehors de la vésicule germinative. Celle-ci présenterait une disposition que Balbiani dit avoir constatée dans toutes les cellules complètes.

Schrön dit avoir rencontré au centre de la tache germinative un globule solide. M. Lavalette Saint-Georges en a fait une cavité. Balbiani pense de même. Il dit, en outre, que cette vacuole est contractile, et que ses contractions déterminent des courants dans la vésicule germinative, grâce à de petits canalicules qui s'ouvrent dans cette espèce de cœur. Dans les tissus où un grand nombre de cellules sont accolées les unes aux autres, leurs canalicules s'anastomosant d'une cellule à l'autre, les contractions de tous les noyaux des cellules détermineraient dans l'ensemble une circulation nutritive des plus énergiques.

§ 19. Le phénomène de la *régression du follicule de de Graaf* (1) présente des différences, suivant que l'œuf fécondé se développe ultérieurement ou qu'il se détruit en restant stérile. Dans le premier cas, la formation du *corps jaune vrai* se fait, d'après *Waldeyer*, de la façon suivante :

Partageant l'excitation nutritive générale des organes de la génération, les cellules de la membrane granuleuse se développent, se multiplient, et, en se désagrégeant, forment une masse jaunâtre granuleuse. En même temps, la paroi du follicule se tuméfie aussi fortement de son côté et envoie dans la cavité du follicule des prolongements vasculaires qui, enveloppés d'une quantité de corpuscules sanguins décolorés et altérés, pénètrent dans la masse vitelline. Les plus gros vaisseaux forment, par conséquent, les plus grosses saillies, si bien que c'est ainsi que se forment les plicatures assez régulières du corps jaune. A l'intérieur du follicule on trouve quelquefois, mais pas constamment, un très-faible épan-

(1) Voy. Spiegelberg, *M. f. G.*, vol. XXVI, p. 7; His, *Schultze's Archiv*, vol. I, p. 181; Waldeyer, *l. c.*, p. 94, et Slavjansky, *Virchow's Archiv*, 1870, vol. LI, p. 486.

chèment de sang qui subit alors les métamorphoses habituelles. Au troisième ou quatrième mois de la grossesse, le corps jaune a atteint sa plus grande expression : il est analogue à de la chair rougeâtre. A partir de ce moment commence la régression. Comme la circulation s'arrête dans les nombreux capillaires étroits, les cellules ne sont plus qu'incomplétement nourries, elles subissent la dégénérescence graisseuse, si bien que le contenu du follicule prend une teinte jaune ; puis la graisse se résorbe, la charpente du tissu cellulaire des granulations se rétracte en forme de cicatrice, et, du corps jaune, il ne reste définitivement qu'une petite incisure à la surface de l'ovaire, une vraie cicatrice du reste, dont la pigmentation est causée par le sang resté dans les vaisseaux. Si l'œuf se détruit sans avoir été fécondé, il se forme un *faux corps jaune*, parce que le procès granuleux se produit beaucoup moins énergiquement et que les cellules de nouvelle formation subissent bien plus rapidement encore la dégénérescence graisseuse.

Note du traducteur. — Corps jaune. — Cette formation du corps jaune, qui paraît aujourd'hui si simple, a soulevé pendant bien longtemps les discussions des anatomistes, et même à notre époque, certains d'entre eux diffèrent encore d'opinion sur quelques points de détails.

Si Reinier de Graaf *(Histoire anat. des parties génitales de l'homme et de la femme;* Bâle, 1679, trad. française, p. 101 à 139) avait bien constaté que les corps jaunes sont le résultat de la cicatrisation des vésicules rompues, Malpighi supposait que le *corpus luteum* fonctionnant à la façon d'une glande sécrétait les matériaux du germe, qu'il avait pour destination de conserver l'ovule, de le protéger et de présider enfin à son expulsion hors de l'ovaire, et les auteurs se rangèrent successivement, soit à l'une, soit à l'autre de ces deux opinions pourtant si diamétralement opposées. Aujourd'hui l'opinion de Malpighi n'est plus soutenable, et il est prouvé que les corps jaunes se forment chaque fois que des œufs arrivés à maturité se détachent de l'ovaire ; et si Négrier *(Recherches anat. et physiolog. sur les ovaires dans l'espèce humaine,* Paris, 1840, p. 81); W. Jones *(Practical observation diseases of women,* Londres 1839, p. 226); Montgomery *(Exposit. of the signs and symptomes of pregnancy,* Londres 1837, p. 26); Paterson *(Edinb. med. and surg. Journal,* 1840, p. 390); Robert Lee *(London med.-chir. Transact.,* 1839, t. XXII, p. 329), et Barry *(Philos. Trans.,* 1838, partie II, p. 317), admettent le dépôt entre les deux feuillets de la vésicule de de Graaf d'une matière jaune, dépôt qui servirait à refouler l'ovule et à faciliter son expulsion en favorisant la rupture de la vésicule de de Graaf, tandis que Pouchet *(Théorie positive de l'ovulation spontanée et de la fécondation,* Paris, 1847, p. 139), fait jouer le rôle principal au caillot volumineux qui détermine. d'après sa théorie, l'expulsion de l'ovule, caillot qui, pour lui, serait tout à fait interne au lieu d'être intermédiaire aux deux feuillets de la vésicule, tous sont d'accord pour admettre que c'est un véritable travail de cicatrisation qui se produit ainsi et qui, suivant Longet *(Traité de physiol.,* t. II, p. 713, 1860), se fait de la façon suivante :

Quant l'ovule s'est échappé entraînant avec lui la portion de la couche celluleuse dans laquelle il est logé, le feuillet interne de la vésicule de de Graaf, muqueux, épais, non rétractile, en contact avec la portion restante de cette couche celluleuse, devient le siége d'une modification profonde, laquelle se traduit par une sorte d'hypertrophie et de tuméfaction et par la dilatation des vaisseaux qui se distribuent dans son épaisseur (voyez plus haut l'opinion de Waldeyer). Le feuillet externe, au contraire, fibreux, élastique, en rapport avec le stroma de l'ovaire, ne participe pas à cette modification, mais il se rétracte. Sa rétraction coïncidant avec la tuméfaction du premier qui est lié avec lui dans certains points par des brides fibreuses détermine dans le feuillet interne la formation de plis qui, croissant de plus en plus, arrivent bientôt au contact et donnent à l'intérieur de la vésicule ovarique l'aspect des circonvolutions cérébrales. Cet aspect est d'autant plus prononcé que le feuillet interne est boursouflé davantage et que le feuillet externe se rétracte plus fortement. Or le corps jaune résulte précisément de cette hypertrophie du feuillet interne et de la rétraction du feuillet externe.

Cet épaississement de la couche interne de la capsule ovarienne est dû à un développement des cellules dont son tissu se compose (cellules de l'ovisac ou de l'oariule); quant à la couche de cellules qui tapisse le feuillet interne, elle est soulevée par les circonvolutions de ce dernier, mais elle ne participe pas à son hypertrophie.

La tuméfaction et le plissement du feuillet interne de la vésicule de de Graaf, sont sans contredit les deux principaux éléments de la formation des corps jaunes, mais à ces éléments peuvent s'en ajouter d'autres : il y a quelquefois chez la femme épanchement, dans la cavité du follicule en voie de cicatrisation, d'un liquide gélatino-albumineux qui s'organise et donne naissance, en se solidifiant, à des circonvolutions qui sont reçues dans les anfractuosités laissées entre les plis du feuillet interne.

Tandis que Bischoff admet que la membrane celluleuse participe à ce travail organisateur, que ses cellules s'allongent, s'agrandissent, se multiplient, Pouchet nie cette modification de la couche celluleuse et attribue le développement des corps jaunes à une augmentation de volume des cellules du feuillet interne et à la formation de nouvelles cellules dans l'épaisseur de ce même feuillet.

Enfin on trouve encore dans le corps jaune du sang extravasé pendant la rupture de la vésicule, seulement, Pouchet qui admet l'existence d'un caillot, qui ayant chassé l'ovule remplirait ensuite nécessairement le follicule de l'œuf, va beaucoup trop loin. Il y a bien extravasation d'un peu de sang, mais cette extravasation est toujours très-minime et l'hémorrhagie ne peut jamais être grave.

La distinction ancienne de vrais et de faux corps jaunes doit être rejetée, mais on doit néanmoins reconnaître deux espèces de corps jaunes. Les uns provenant de la cicatrisation du follicule de de Graaf, après l'expulsion d'un œuf suivie de conception et de gestation; les autres résultant de la cicatrisation d'un follicule après expulsion d'un œuf, mais sans conception consécutive. Les premiers diffèrent des seconds par une évolution beaucoup plus lente, un volume beaucoup plus considérable, à ce point qu'ils sont encore reconnaissables à la fin de la grossesse et qu'il n'est pas rare de les trouver encore 25 ou 30 jours après l'accouchement. Les seconds, d'une couleur plus pâle, beaucoup moins développés, parcourent toute leur période d'évolution en quelque jours, se flétrissent et se trouvent avant un ou deux mois complétement dissimulés dans le tissu de l'ovaire.

La présence d'un corps jaune témoigne donc de la sortie d'un œuf hors de l'ovaire, et dans les cas de grossesse multiple on trouve généralement autant de corps jaunes qu'il y a de fœtus. Nous renvoyons du reste pour plus de détails au paragraphe concernant les grossesses multiples.

§ 20. L'*œuf* se trouve, comme nous le voyons, au milieu d'un amas des cellules de la membrane granuleuse, ce que l'on appelle le *cumulus proliger;* il a un diamètre de 1 huitième à 1 dixième de ligne, et, pour un œil non exercé, il n'est visible que comme un tout petit point blanc. Observé au microscope, il se compose des parties suivantes.

La membrane est formée d'un anneau clair assez épais, la *zone pellucide.* — Dans le contenu cellulaire, le *jaune,* le *vitellus* trouble, finement granulé, se trouve placé excentriquement le noyau de la cellule ovulaire, la *vésicule germinative* avec ses corpuscules, *tache germinative.*

D'après Waldeyer, l'œuf mûr ne peut pas être comparé à une simple cellule, mais à un produit composé. La cellule primitive de l'œuf est formée par la vésicule et la tache germinative, et la partie claire y accolée du jaune est dépourvue de membrane. Ce qui reste du jaune (vitellus) se compose des cellules enveloppantes de la membrane granuleuse, et la zone pellucide est aussi un produit de ces mêmes cellules. Cette dernière montre une fine striation radiée.

Reinier de Graaf (1) est le premier qui ait vu dans les trompes l'œuf des mammifères; il découvrit en même temps les follicules auxquels il donna son nom, et nonseulement il ne prit aucunement, comme on l'a tant de fois dit, le follicule pour l'œuf, mais il exprima la supposition *ovum ex folliculo elapsum*. Carl.-Ernst. v. Baer (2) le premier découvrit l'ovule dans le follicule. Coste (3) découvrit la vésicule germinative des mammifères, et Rich. Wagner (4) la tache germinative.

§ 21. L'œuf, lorsque le follicule de de Graaf se rompt, est expulsé à la surface libre de l'ovaire, par conséquent, dans la cavité péritonéale, avec les cellules de la membrane granuleuse qui lui adhèrent. — La *saisie de l'œuf par la trompe* se fait de la façon suivante :

Les cellules d'épithélium cylindrique à cils vibratiles du côté de l'utérus que possède la trompe, établissent, au pourtour de l'orifice abdominal des trompes, dans le liquide séreux qui existe constamment sur le péritoine, un courant continuel qui peut entraîner avec lui des parties aussi petites que l'œuf. De cette façon, l'œuf arrive habituellement dans la large extrémité abdominale de la trompe, du côté où il est expulsé.

Quant à la manière et à la façon dont l'œuf est saisi par la trompe, les opinions jusqu'à ces derniers temps sont très-différentes. Anciennement on admettait à peu près généralement que la menstruation était liée à une turgescence des fibres analogue à l'érection, si bien que ces dernières embrassaient le follicule et recueillaient ainsi l'œuf. Rouget (5) invoquait en plus l'aide d'une action musculaire. Henle (6) et Bischoff (7) repoussèrent cette opinion, puisque les fibres en érection ne peuvent embrasser l'ovaire que très-incomplétement, et puisque, d'après les observations de Bischoff chez les animaux, la turgescence des organes internes ne se produit que longtemps après que l'œuf est dans la trompe. L'explication de Kehrer (8), que l'œuf serait projeté dans l'orifice abdominal de la trompe au moyen d'une éjaculation, ne pouvait suffire, puisque Kiwisch (9) fait très-justement remarquer que, dans l'abdomen, organe est appliqué sur organe, et que par conséquent une éjaculation est en fait impossible. Ce dernier admet que le plus grand nombre des œufs vient se mettre en contact avec les fibres les plus voisines, et qu'il est entraîné par l'epithelium vibratile, et O. Becker (10) explique la possibilité de la saisie de l'œuf, en prouvant l'existence d'un courant constant à la surface séreuse du péritoine, qui accéléré par les cellules vibratiles se dirige sur l'orifice abdominale de la trompe.

Que du reste ce mécanisme de la saisie de l'œuf par la trompe soit très-incomplet, c'est ce qui est évident, et il est à *priori* très-vraisemblable qu'il ne suffit pas dans tous les cas. Combien d'œufs fécondés ou non fécondés meurent dans la cavité abdominale, c'est ce qui échappe à toute investigation. Les cas de grossesse abdominale, c'est-à-dire les cas dans lesquels l'œuf fécondé se développe ultérieurement

(1) *De mulierum org. gener. ins.* Leid., 1672.
(2) *De ovi mammal. et hom. genesi.* Lipsiæ, 1828.
(3) *Recherches sur la génér. des mammifères.* Paris, 1834.
(4) *Müller's Archiv*, 1835, p. 373.
(5) *Journal de la phys.*, I, 320.
(6) *Handbuch der Anatomie d. Menschen*, 1864, II, p. 470.
(7) *Entwicklungsgeschichte*, p. 28.
(8) *Zeitschrift. f. rat. Medicin*, vol. XX, p. 19.
(9) *Geburtskunde*, vol. I, p. 96.
(10) *Moleschott's Unters, zur Naturlehre*, vol. II, p. 71.

à une place quelconque du ventre doivent bien certainement leur rareté, non à ce que presque tous les œufs sont recueillis par la trompe, mais vraisemblablement à ce que ce n'est qu'exceptionnellement qu'un œuf fécondé trouve dans la cavité abdominale les conditions nécessaires à son développement ultérieur; que de plus le courant séreux, à l'ouverture de la trompe, ait une action suffisamment forte, et que par conséquent le plus grand nombre des œufs expulsés hors du follicule de de Graaf parvienne dans la trompe, c'est ce que semblent indiquer en particulier les cas incontestables de *transmigrations externes de l'œuf*, c'est-à-dire les cas dans lesquels un œuf expulsé par l'ovaire d'un côté, a été recueilli par la trompe de l'autre côté (1). Cette saisie de l'œuf dans ce cas peut s'expliquer par ceci, que, ou des fausses membranes auront attiré l'orifice tubaire abdominal d'un côté, vers l'ovaire de l'autre côté; ou que par suite de l'occlusion de l'orifice abdominal d'une des trompes, et consécutivement par suite de l'absence du courant séreux de ce côté, l'œuf aura été entraîné par le courant séreux de l'autre côté.

Ainsi un cas de Rokitansky(2), dans lequel il existait une occlusion complète de la trompe gauche par des fausses membranes, et dans lequel le corps jaune était dans l'ovaire gauche, ne peut s'expliquer que si l'on admet que la trompe droite, la seule ouverte, est celle qui a recueilli l'œuf expulsé de l'ovaire gauche. Tout à fait analogue est le cas de Oldham(3), dans lequel, avec une occlusion complète de l'orifice abdominal de la trompe droite, l'œuf parti de l'ovaire droit se trouvait dans la trompe gauche reportée en arrière par des fausses membranes. A côté de ces cas vient encore s'en placer un autre publié dans la *Gazette méd. de New-York*, 12 nov. 1870 (4), dans lequel de deux œufs dont les corps jaunes se trouvaient sur l'ovaire droit, mais qui par suite de l'occlusion de la trompe droite avaient été recueillis par la trompe gauche, l'un était arrivé jusqu'à l'utérus, tandis que l'autre s'était arrêté dans cette trompe et en avait amené la rupture.

Plus indubitables encore sont les cas de Czihak (5) et de Luschka (6). Dans les deux cas, il y avait un utérus unicorne avec une corne accessoire rudimentaire. — Entre les deux cornes il n'existait aucune communication, et pourtant le corps jaune de l'œuf qui se trouvait dans la corne rudimentaire était sur l'ovaire du côté opposé. — Puisque ces cas ne peuvent s'expliquer que par une migration externe de l'œuf, il faut admettre la même explication pour les cas de Drejer (7) et Scanzoni (8), dans le premier desquels le canal cervical, des deux côtés, semblait se terminer en cul-de-sac (9), et dans le deuxième desquels une adhérence existait entre les deux cornes; et la supposition faite d'une migration interne (d'une des cornes dans l'autre), doit être rejetée, quoique le cas de Kussmaul (10) puisse rester douteux comparé à quelques autres. Le cas de Spœth (11) dans lequel, avec un utérus biloculaire, l'œuf s'était développé dans la moitié droite, tandis que le corps jaune se trouvait dans l'ovaire gauche, doit, puisque la cloison s'étendait nettement jusqu'à l'orifice interne, peut-être jusqu'à l'externe sans interruption, de même que le cas de Bisiadecky (12) dans lequel la cavité cervicale était commune, s'expliquer comme une transmigration externe comparé aux cas de Czihak et Luschka. De même, les cas de Maurer-

---

(1) Voy. Kussmaul, *Von dem Mangel u. s. w. der Gebärmutter*, p. 313, et Kloh, *Pathologische Anat. der weibl. Sexualorg.*, p. 538.

(2) *Allg. Wiener med. Z.*, 1860, n° 20.

(3) *Guy's Hospital Reports*, sér. II, vol. III, 1845, p. 272 et Kussmaul, *loc. cit.*, p. 339.

(4) Voy. *Virchow-Hirsch'scher Jahresbericht über* 1870, vol. II, p. 522.

(5) *D. i. de grav. extr.* etc.; Heidelberg, 1824 et Kussmaul, *loc. cit.*, p. 134.

(6) *M. f. G.*, vol. XXII, p. 31.

(7) *El. v. Siebold's J. für Geb.*, 1835, vol. XV, p. 142, et Kussmaul, *loc. cit.*, p. 145 et 321.

(8) *Beiträge zur Geb. u. Gyn.*, vol. I, cah. 1, et Kussmaul, *loc. cit.*, p. 158 et 322.

(9) Kussmaul, *M. f. G.*, vol. XX, p. 307.

(10) *Von dem Mangel u. s. w.*, p. 324.

(11) *Wiener med. Presse*, 1866, n° 1.

(12) *Wochenblatt. d. Ges. d. Wiener Aerzte*, 1866, n° 30.

Kussmaul (1) et de Weber de Ebenhoff (2) prouvent la migration externe. — Dans les deux cas l'œuf se trouvait à l'extrémité frangée de la trompe droite, quoique dans le premier cas le corps jaune se trouvât dans l'ovaire gauche, et dans le deuxième que l'ovaire droit manquât. La supposition d'une migration interne n'est pas admissible dans ces cas, puisque si cette migration était admise, l'œuf aurait dû franchir toute la longueur de la trompe jusqu'à l'abdomen. — Du reste, qu'il existe aussi une migration interne, c'est ce que prouve incontestablement un cas de grossesse tubaire observé par Schultze (3) dans lequel l'extrémité abdominale de la trompe développée par la grossesse était fermée par des adhérences.

§ 22. La *progression de l'œuf* dans le tiers externe de la trompe ne se fait que par l'action de l'épithélium vibratile, car la trompe est beaucoup trop large pour que les contractions de ses fibres musculaires puissent agir sur l'œuf qui est si petit. — Dans leur partie moyenne, les trompes sont déjà assez étroites pour que les contractions de leurs fibres circulaires puissent agir sur la progression de l'œuf. C'est très-lentement (d'après *Bichoff*, chez les chevaux huit à dix jours, chez les hommes encore plus longtemps) qu'il accomplit son trajet dans les trompes. S'il n'est pas fécondé pendant ce trajet, il se détruit dans l'utérus, sans s'y développer ultérieurement.

§ 23. Dans l'autre cas, il se fixe dans la muqueuse utérine tuméfiée sous l'influence de la menstruation, et il y subit une série de modifications des plus importantes.

L'*acte de la fécondation*, c'est-à-dire la pénétration des spermatozoïdes dans l'œuf, se fait sans aucun doute dans le plus grand nombre des cas dans la trompe, rarement déjà dans l'ovaire, ou seulement dans la cavité utérine. Un *micropyle* comme il en a été trouvé un pour la pénétration des spermatozoïdes dans les œufs des invertébrés et de quelques poissons n'a pas encore été observé chez les œufs des mammifères (Pflüger vit pourtant chez les œufs des chattes les cellules de la membrane granuleuse pénétrer, en forme de cône, dans la zone pellucide, si bien qu'après l'enlèvement de ces cellules il devait y avoir dans celle-ci une ouverture).

D'après les observations connues jusqu'à présent, les spermatozoïdes pénètrent dans la zone pellucide et s'y détruisent. — Le premier signe appréciable de la fécondation est la disparition de la vésicule germinative et de la tache germinative. En même temps le vitellus se contracte et présente à son intérieur un noyau avec des corpuscules de noyau. C'est la première sphère de segmentation d'où dérivent ensuite, par scission les autres sphères de segmentation.

De tout temps, l'esprit humain s'est efforcé de découvrir les causes de la *formation du sexe* dans l'œuf. — La vieille opinion d'Hippocrate et de Galien qui consiste en ceci, que l'ovaire droit était pour les garçons, le gauche pour les filles (d'après Galien, la chaleur prédomine dans le premier, le froid dans le second), a longtemps régné, et Henke croyait encore en 1786 avoir découvert la recette pour faire à volonté des garçons ou des filles, en ce que les femmes, si elles voulaient avoir un garçon devaient se coucher sur le côté droit, sur le côté gauche si elles dési-

---

(1) Maurer, *Von der Ueberw. d. menschl. Eies.* Diss. in. Erlangen, 1862 et *M. f. G.*, vol. XX, p. 295.

(2) *Wiener med. Presse*, 1867, nᵒˢ 50 et 51.

(3) Hassfurther, *Von der Ueberw. d. m. Eies*, p. 55. Diss. inaug. Jena, 1858.

raient une fille. — Les observations de femmes dont un des ovaires était en dégénérescence, aussi bien que les expériences de Bishoff qui extirpait un des ovaires sur des cobayes, contredisent absolument cette opinion.

En opposition avec elle, existent deux autres opinions. D'après l'une, le sexe serait déterminé au moment de la fécondation par le sperme paternel, d'après l'autre, l'embryon au début n'aurait pas de sexe, et son sexe ne serait déterminé que par des conditions particulières agissant sur lui dans les premiers moments de la vie embryonnaire. — En faveur de cette opinion semble parler l'histoire du développement qui montre que l'embryon, suivant la disposition des organes, possède la faculté de se développer dans les deux sens en prenant l'un ou l'autre sexe. — De plus il est prouvé par différents faits que les circonstances extérieures ont une influence sur le développement du sexe. — Knight, le premier, fit observer que dans les melons et les courges la chaleur, la lumière et la sécheresse ne développent que des fleurs mâles, tandis que l'obscurité, l'humidité et l'eau ne développent que des fleurs femelles. Mais ce n'est pas seulement dans les plantes, mais aussi dans le monde animal, que différents faits prouvent qu'une bonne nourriture développe aussi le sexe féminin.

Ploss (1) en a publié des exemples et il a aussi tenté de le démontrer pour l'espèce humaine. — Pourtant Breslau (2), et en particulier Wappaeus (3), ont appuyé ses conclusions, ce dernier s'est basé sur une statistique de cinquante-huit millions un quart d'accouchements. — D'après l'hypothèse de Ploss, on a peine en outre à se rendre compte d'un fait très-intéressant. Il naît notamment dans tous les pays plus de garçons que de filles (les enfants morts et macérés étant compris, 106 garçons, pour 100 filles).

Cet excédant se trouve compensé vers l'époque de la puberté en ce qu'il meurt plus de garçons. A cette observation générale, correspond en outre ce fait général que, notamment dans le mariage, le père est ordinairement plus âgé que la mère. — Hofacker (4) et Sadler (5) ont voulu trouver dans la différence d'âge des parents la cause déterminante du sexe. — Ils ont montré par des tableaux, que si le père est plus jeune que la mère il naît plus de filles *et vice versâ*. — L'excédant, si frappant, des garçons en Australie (120 pour 100) se laisse expliquer très-bien dans cette hypothèse parce que les femmes y sont rares et par suite se marient de bonne heure. — Les preuves statistiques rapportées encore par Göhlert, Noirot, Legoyt, reposent pourtant sur de très-petits chiffres, et Breslau (6) ne put les appuyer par des tables statistiques à Zurich, si bien que cette hypothèse ne peut être encore aujourd'hui admise comme strictement démontrée.

Dans ces derniers temps, Thury (7) a fait sensation en exprimant l'opinion que si la fécondation a lieu chez les animaux au début du rut, il se produit des femelles, et à la fin du rut des mâles. — Dans 29 cas dans lesquels on avait soumis des vaches à ses indications (22 vaches et 7 veaux-taureaux), on obtint le sexe désiré. — Coste (8) ne confirme pas ces observations. Nous avons essayé d'après les renseignements qui paraissaient incontestables, de filles qui connaissaient exactement aussi bien le jour de début des règles que le jour de la cohabitation, de compter le temps écoulé entre les deux termes, et nous avons trouvé que sur une moyenne de 26 cas, dans lesquels étaient nés des garçons, le coït fécondant avait eu lieu 10,08 jours, et sur une moyenne de 29 cas où étaient nées des filles, il avait eu lieu 9,76 jours après le

---

(1) *M. f. G.*, vol. XII, p. 339.
(2) *Oesterlein's Zeitschrift. für Hygieine*, 1860, vol. I, p. 314.
(3) *Allg. Bevölkerungstatistik*, vol. II, p. 150, 1861.
(4) *Ueber die Eigensch., welche sich von den Eltern auf die Nachk. vererben*, 1828.
(5) *Law of population*, IV, 3. London, 1830.
(6) *M. f. G.*, vol. XXI, suppl. p. 67 et XXII, p. 148.
(7) *Ueber das Ges. d. Err. d. Gesch.* Kritisch bearbeitet von Pagenstecher, Siebold et Kölliker, *Zeitschr. f. w. Zoologie*, 1863, vol. XIII, p. 541.
(8) *Comptes rendus*, 1865, t. LX, p. 941.

début des règles. — Nous ne pouvons par conséquent confirmer les hypothèses de Thury chez l'homme.

De tout cela il résulte que jusqu'à présent les causes de la formation du sexe ne sont pas encore évidentes, et l'on ne pourra voir la lumière se faire sur ce sujet que par des expériences rationnelles d'élevage faites sur nos mammifères domestiques. Du reste, lorsque l'on veut des animaux inférieurs conclure à des phénomènes analogues chez ceux d'un ordre plus élevé, il faut tout au moins être très-réservé. — Ainsi la découverte que chez les abeilles, les faux-bourdons proviennent des œufs non fécondés (parthenogenesis) semble indiquer que les œufs primitivement sont mâles, et qu'ils ne deviennent femelles que sous l'influence de la semence. — Pourtant Siebold a montré que, vice versâ, les femelles de certains psychides non fécondées, déposent des œufs femelles, et fécondées, des œufs mâles et femelles, si bien que cela non plus n'est pas constant.

Note du traducteur. — Quelle que soit l'autorité de Longet qui déclare qu'aujourd'hui le problème de la détermination du lieu où s'opère la fécondation est un de ceux dont la solution est le plus facile, il suffit de jeter un coup d'œil sur les diverses opinions qui ont régné jusqu'ici dans la science pour voir que cette idée est loin d'être aussi précise que le déclare Longet et que des hommes très-compétents et très-éminents au point de vue de la science embryologique conservent encore des doutes à cet égard.

Si Hippocrate, Aristote, Galien, faisaient de l'utérus le siége de la fécondation et ont été suivis en cette voie par Harvey, Buffon, Darwin, d'autres, frappés de l'existence des grossesses extra-utérines, n'ont pu se les expliquer qu'en admettant que l'ovaire était le siége de la conception. Et enfin est venue une troisième explication qui admit que l'imprégnation pouvait s'opérer sur toute l'étendue des organes génitaux, utérus, trompes, ovaires, suivant que le rapport sexuel avait lieu avant, pendant ou après la déhiscence.

Or, Coste (*Hist. gén. et partic. du dévelop. des corps organisés*, Paris, 1859, t. II, p. 75) a constaté que le germe se dégrade quand les œufs tombés spontanément des ovaires s'engagent dans les oviductes sans imprégnation préalable, que les ovules arrivés dans la trompe s'entourent presque immédiatement d'une couche d'albumine que les spermatozoïdes sont impuissants à traverser et que par conséquent la fécondation doit s'accomplir normalement dans l'ovaire, et que si elle a lieu quelque part dans l'oviducte, ce ne peut être que dans le quart supérieur de ce canal et dans le pavillon qui le termine.

Pouchet (*Théorie positive de l'ovulation spontanée*, p. 371) soutient pourtant que le lieu où s'opère la fécondation est évidemment et incontestablement la cavité de l'utérus ou ses environs. Le mucus dont les trompes sont remplies suivant lui, depuis les pavillons jusqu'à 20 ou 25 millimètres de l'utérus et auquel il a donné le nom de mucus infranchissable, opposerait au sperme un barrière insurmontable. Mais ce mucus n'a jamais été rencontré par personne, et les grossesses abdominales viennent donner un démenti formel à cette théorie.

L'opinion de Coste paraît donc la plus vraisemblable, et c'est celle qui est généralement admise.

§ 24. La production de la charpente de l'embryon, aussi bien que le développement des organes en particulier, appartient aux traités d'embryologie, tandis que la connaissance de la constitution des membranes particulières, de même que la structure du fœtus dans les derniers mois de la grossesse, est pour l'accoucheur d'une importance pratique immédiate, et que par conséquent elle ne peut ici être passée sous silence.

b. LES ENVELOPPES DE L'ŒUF HUMAIN.

BIBLIOGRAPHIE. — J. F. LOBSTEIN, *Essai sur la nutrition du fœtus*. Strasbourg, 1802, édit. allem. de Th. F. A. Kestner. Halle, 1804. — TH. BISCHOFF, *Beiträge zur Lehre von den Eihüllen d. mensch. Fœtus*. Bonn, 1834.

§ 25. Le fœtus est enveloppé dans l'utérus par trois membranes qui se distinguent l'une de l'autre aussi bien par leur origine différente que par leur nature à chaque' époque de la vie fœtale.

La plus externe, la membrane caduque, provient de l'organisme maternel, les deux autres, le chorion et l'amnios, de l'œuf lui-même.

1. LA MEMBRANE CADUQUE.

BIBLIOGRAPHIE. — W. HUNTER, *Anatomia ut. hum. grav. tab. illustr.* Birm, 1774. — ROBIN, *Archives génér.*, juillet 1848, p. 265.— R. WAGNER, *Meckels's Archiv. f. An. u. Phys.*, 1830, p. 73. — HEGAR, *M. f. G.*, vol. XXI, suppl. p. 1. — EIGENBRODT et HEGAR, *M. f. G.*, vol. XXII, p. 166. — DOHRN, *M. f. G.*, vol. XXVI, p. 120. — FRIEDLANDER, *Phys. anat. Unters. üb. d. Uterus*, p. 7, etc. Leipzig, 1870. — WINKLER, *Textur etc. in d. Adnexen d. menschl. Eics.* Jena, 1870. — HEGAR et MAIER, *Virchow's Archiv*, 1871, vol. LII, p. 161.

§ 26. Comme nous l'avons vu plus haut, l'œuf fécondé, une fois parvenu dans l'utérus, est pour ainsi dire inoculé dans une plaie de la muqueuse utérine, ainsi que le dit Pflüger. Tandis que, lorsque l'œuf n'est pas fécondé, l'hypérémie cataméniale des organes géni-taux disparaît rapidement, l'œuf, lorsqu'il a été fécondé, exerce sur l'utérus une irritation puissante. La muqueuse utérine s'épaissit, subit une tuméfaction considé-rable, et bourgeonne complétement autour de l'œuf encore extrêmement petit, si bien que ce dernier se trouve absolument enfoui dans la muqueuse.

Cette muqueuse bourgeonnante est la *ca-duque*, et l'on distingue la *caduque vraie*, c'est-à-dire la muqueuse qui recouvre par-tout la face interne de l'utérus, et la *ca-duque réfléchie*, c'est-à-dire la partie de la muqueuse qui a bourgeonné autour de l'œuf. La partie de la caduque sur laquelle l'œuf se trouve fixé s'appelle la *caduque sérotine*.

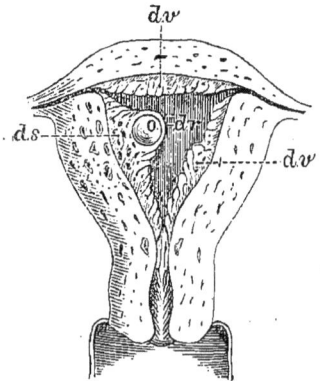

Fig. 13. — Implantation de l'œuf dans la caduque; *d. v.* cad. vraie, *d. v'.* cad. réfléchie, *d.s.* sérotine, *o.* ovule.

D'après les recherches de Friedländer, la formation de la caduque se com-porte de la façon suivante :

Dans les premiers temps de la grossesse, la caduque se compose dans ses parties internes tournées vers l'œuf du tissu conjonctif de la muqueuse forte-ment bourgeonnant. Ce tissu consistant en cellules de tissu conjonctif co-lossalement agrandies et pressées les unes contre les autres, est traversé par les extrémités, montant perpendiculairement des glandes de l'utérus. Ces dernières se trouvent plus fortement formées dans les parties les plus externes de la caduque. L'épithélium des glandes qui, d'après Friedländer, Lott (1) et Henning (2), est primitivement pavimenteux, est alors toujours évidemment cylindrique. Plus tard, on distingue deux couches très-nettement séparables l'une de l'autre. L'interne, la couche de cellules, se compose du côté du chorion de grosses cellules rondes isolées les unes des autres par un peu de substance intermédiaire, cellules qui du côté externe sont en partie terminées en aiguilles. Ces cellules de la caduque, d'après Friedländer, Hegar et Maier, proviennent des cellules de tissu conjonctif primitivement signalées qui ont proliféré. La deuxième couche avoisinant la musculaire se compose des glandes utriculaires, aplaties et comprimées avec l'épithélium disposé par couches qu'elles renferment. Tant que l'œuf est petit, la surface libre de la caduque réfléchie est séparée de la vraie par un peu de mucus. (Entre la caduque vraie et la réfléchie, nous avons trouvé dans une grossesse de six semaines du sang fluide comme dans un hématomètre. Le sang épais, qui semble se rencontrer assez souvent sur le cadavre entre le chorion et la caduque réfléchie peut bien s'être épanché pendant la mort.) Lorsque la croissance de l'œuf fait des progrès, l'union entre la caduque vraie et la réfléchie devient intime. La caduque réfléchie éprouve donc, par suite de l'extension que subit cette petite portion de la muqueuse, des modifications essentielles. Elle est, du côté externe (du côté de l'utérus), lisse et sans épithélium. Dès le troisième mois où elle mesure encore 1/3 à 1/2 ligne, elle est complétement dépourvue de vaisseaux. Pourtant elle renferme de grosses cellules rondes et étoilées comme la vraie caduque, avec cette différence que celles-ci, dans la caduque réfléchie, se remplissent beaucoup plus tôt de fines molécules, et à la fin de la grossesse ont presque complétement subi la dégénérescence graisseuse. A partir du sixième mois, les deux caduques ne

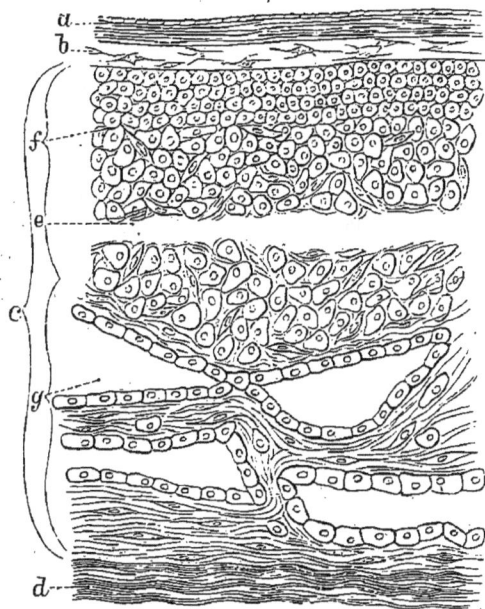

Fig. 14. — Coupe de la caduque d'après Friedländer. *a.* Amnios avec l'épithélium. *b.* Chorion. *c.* Caduque. *d.* Musculaire. *e.* Couche de séparation des membranes en dedans de la couche de cellules. *f.* Couche de cellules. *g.* Couche glandulaire.

(1) Rollet, *Unters. a. d.° phys. Institut in Graz.*, II, p. 250. Leipzig, 1871.
(2) *Studien über d. Bau d. menschl. Plac.*, p. 17. Leipzig, 1872.

forment plus qu'une membrane mince, et ne se laissent plus séparer l'une de l'autre que par places.

L'épaisseur de la caduque sur l'œuf expulsé varie beaucoup et dépend, d'une part, des différences également grandes qu'éprouve la muqueuse dans son bourgeonnement, et d'une autre part, de la quantité de cette caduque qui reste adhérente à l'utérus. Quelquefois l'œuf qui est expulsé n'est recouvert que par la caduque réfléchie très-mince, si bien que presque toute la caduque vraie reste adhérente; plus souvent encore on trouve sur plusieurs places de la périphérie de l'œuf des lambeaux épais de la caduque vraie, tandis qu'à d'autres places elle manque absolument.

En tous cas, la membrane musculaire de l'utérus n'est pas entamée lors de l'expulsion de l'œuf, mais il reste toujours en plus dans l'utérus une partie de la couche cellulaire de Friedländer et toute la couche glandulaire. De plus, dans la même grossesse, la caduque vraie présente, à différentes places de l'utérus, un développement très-différent.

Les modifications de la caduque sérotine seront étudiées dans la description du chorion.

Dans son grand ouvrage cité plus haut, William Hunter a donné des figures très-parfaites du développement de la caduque, et au point de vue de l'art cet ouvrage doit être considéré comme un chef-d'œuvre hors ligne. Malheureusement Hunter n'a pas vécu assez longtemps pour écrire l'ouvrage qui devait expliquer ses planches. — Son frère, J. Hunter, regarda la caduque comme une lymphe coagulée sécrétée par l'utérus, et c'est à lui et à Mathew-Baillie, le continuateur des œuvres de Hunter, qu'est due la propagation de cette opinion qui a régné jusque dans ces derniers temps. — On considérait généralement la caduque comme un exsudat provenant de l'utérus et recouvrant toute sa surface interne ainsi que l'orifice des trompes. —Partant de cette supposition, on croyait que l'œuf, à sa sortie de la trompe, poussait devant lui cette membrane, et l'étendait progressivement par suite de son accroissement. On nommait par suite cette partie repliée sur elle-même la membrane caduque réfléchie. Si l'œuf refoulait ainsi la membrane devant lui, elle aurait dû manquer à son point d'insertion. Mais comme on l'y rencontrait aussi, on admit que cette dernière se formait plus tard sous le nom de caduque sérotine. — E. Weber (1) et Sharpey trouvèrent dans la caduque réfléchie les mêmes glandes que dans la vraie, et en conclurent qu'elle n'était autre que cette muqueuse réfléchie. — Sharpey admit en conséquence que l'œuf s'implantait dans un repli de la muqueuse bourgeonnante, c'est-à-dire de la caduque vraie, et que celle-ci bourgeonnait tout autour de l'œuf et se refermait au-dessus de lui, opinion qui fut confirmée depuis par les recherches si importantes de Coste. Comme l'œuf quand il arrive dans l'utérus a tout au plus un huitième de millimètre, rien n'est plus facile que la production de ce bourgeonnement au-dessus de l'œuf.

Note du traducteur. — En France, ce sont surtout les travaux de Coste et de M. le professeur Robin qui sont admis comme ayant force de loi, et nous ne pouvons mieux faire que de compléter la description si courte de la caduque telle que la donne Schrœder, en ajoutant ici une courte analyse des mémoires de M. Robin. Son premier mémoire, publié en 1848 dans les Archives, a été complétement repris dans un second qu'il a publié en 1861 (*Mémoire sur les modifications de la muqueuse utérine*

(1) *Zusätze zur Lehre vom Bau. u. v. d. Ver. der Geschlechtsorgane* in *Abh. d. K. sächsisch. Ak.*, 1846.

(2) Traduction anglaise de *Müller's Physiologie.*

pendant et après la grossesse, 1861), et c'est ce qui fait que nous nous bornons à ce dernier.

Rappelant que dans son premier mémoire il a établi que :

Les éléments anatomiques qui constituent la muqueuse utérine sont les suivants :

1º Des follicules très-nombreux, remarquables par les modifications évolutives dont ils sont le siége ;

2º Des cellules spéciales en très-petite quantité hors de l'état de grossesse ;

3º Des noyaux embryoplastiques très-nombreux ;

4º Des fibres lamineuses tant à l'état embryonnaire ou de corps fibro-plastiques, qu'à l'état de filaments complétement développés ;

5º Une assez grande quantité de substance amorphe finement granulée ;

6º Des vaisseaux presque tous capillaires hors de l'état de grossesse, remarquables par la forme de leurs flexuosités et des mailles qu'ils circonscrivent ;

7º Une couche d'épithélium prismatique, mais devenant pavimenteux pendant la grossesse.

M. Robin étudie successivement les modifications apportées dans chacune de ces parties par le fait de la grossesse. Nous ne le suivrons pas dans son historique et nous nous bornerons aux faits capitaux.

1º Follicules. — Le premier phénomène qui se passe dans ces follicules ou glandes de la matrice, c'est leur accroissement de volume et de nombre. Elles se présentent sous formes de filaments cylindriques d'un gris jaunâtre situés dans le tissu intermédiaire grisâtre, demi-transparent de la muqueuse. Larges de trois à cinq dixièmes de millimètre, leur longueur est exactement mesurée par l'épaisseur de la muqueuse ; elles sont si nombreuses qu'elles constituent en réalité la plus grande partie de la masse. Leur fond, disposé en cul-de-sac arrondi, repose sur le tissu musculaire. Elles sont perpendiculaires à la muqueuse, parallèles entre elles et rectilignes dans la moitié de leur longueur. A partir de là, en approchant de leur fond, elles deviennent très-légérement onduleuses mais non spiroïdes et un peu plus larges que dans le reste de leur étendue.

Elles se composent d'une paroi propre, grisâtre par transparence et finement granuleuse, légèrement striée en long ou obliquement et d'un épithélium à cellules grisâtres, pâles, polyédriques, anguleuses, contenant un noyau clair, transparent, et un nucléole brillant au centre, à contour foncé, noirâtre. Par leur accumulation et leur entassement, ces cellules forment en raison de leur épaisseur une sorte de pavé peu régulier remplissant la glande, mais formant toujours, en outre, une couche ou rangée régulière appliquée à la face interne même du tube folliculaire. Ces follicules sécrètent une matière demi-liquide, lactescente, visqueuse, tenant en suspension une quantité considérable de fines granulations graisseuses.

2º Les cellules propres de la muqueuse utérine n'existent que dans celle du corps et manquent dans la muqueuse du col. Elles ne se développent réellement que sous l'influence de la grossesse, et deviennent ovoïdes ou fusiformes en s'effilant à leurs extrémités. Elles sont grisâtres, demi-transparentes, à contour bien distinct, quelques-unes réfractent assez fortement la lumière et sont brillantes au centre, ne renfermant qu'un seul noyau en dehors de la grossesse, mais en renfermant souvent deux pendant la grossesse. Ces noyaux, d'abord ovoïdes, s'élargissent à partir du quatrième mois de la vie intra-utérine et se distinguent des noyaux embryoplastiques, par leur clarté, leur transparence, leur aspect brillant et leurs contours plus nets, plus réguliers. Ces noyaux sont dépourvus de granulations, ou ces granulations disparaissent avec la grossesse. Entre le noyau et la paroi de la cellule on voit de fines granulations, jaunes au centre, foncées à la périphérie, dues à de la graisse.

3º La trame de la muqueuse est épaisse, d'un rouge grisâtre tout particulier, molle, glutineuse, facile à déchirer, s'étendant comme une substance pâteuse avant de se rompre, les bords de la déchirure sont irréguliers, comme villeux.

4º Les vaisseaux capillaires plus gros que ceux du tissu musculaire sous-jacent, sont en continuation avec eux; ils forment généralement près de l'union du tissu musculaire avec la muqueuse une série de replis tortueux, très-rapprochés, d'où résulte une sorte de glomérule vasculaire plus ou moins lâche; au delà, le capillaire continue son trajet, devient élégamment flexueux et onduleux en décrivant des spires analogues à celles du conduit excréteur des glandes sudoripares. Ils sont disposés parallèlement aux follicules dans l'intervalle desquels ils rampent sans être appliqués immédiatement contre eux. Arrivés à la surface, ils se ramifient en formant des mailles qui, par leur réunion, constituent un véritable réseau.

La muqueuse inter-utéro-placentaire n'est pas caduque, et elle est remarquable par ses larges sinus pleins de sang sur le vivant et de caillots sanguins sur le cadavre. Ces veines, que leur largeur a fait appeler lacs sanguins, se continuent directement avec les sinus veineux de la couche musculaire, de là pour la sérotine disséquée un aspect caverneux, aréolaire, érectile, tout particulier. Ces sinus cessent brusquement plus ou moins au niveau de la circonférence du placenta et cela d'une manière très-nette lorsqu'à la périphérie de celui-ci existe un sinus circulaire avec lequel ils communiquent.

2. LE CHORION.

BIBLIOGRAPHIE. — E. H. WEBER, *Hildebrandt's Handbuch der Anatomie*, 4ᵉ édit., vol. IV, 1831. — SEILER, *Die Gebärm. u. d. Ei des Menschen*. Dresden, 1832. — SCHROEDER VAN DER KOLK, *Verh. van het. K. Nederlandsche Instituut*, p. 69, 1851. — VIRCHOW, *Ges. Abhandlungen*. Frankfurt, p. 779, 1856. — DOHRN, *M. f. G.*, vol. XXVI, p. 119 et 122 (comp. BEGAR, *M. f. G.*, vol. XXIX, p. 1). — ERNST BIDDER, *Holst's Beiträge zur Gyn. u. Geb.*, cah. II, p. 167. Tübingen, 1867. — JASSINSKY, *Virchow's Archiv*, vol. XL, p. 341 (comp. DOHRN, *M. f. G.*, vol. XXXI, p. 219). — ERCOLANI, *Delle glandule otricolari dell' utero*, etc. Bologna (voy. le compte rendu de l'aut. trad. du français dans *Amer. Journ. of Obst.*, vol. II, p. 121 et le compt. rend. de HENNIG dans *M. f. G.*, vol. XXXIII, p. 236). — LANGHANS, *Arch. f. Gyn,*, vol. I, p. 317. — WINKLER, *Textur etc. des m. Eies*, p. 34, Jena et *Arch. f. Gyn.*, vol. IV, p. 238. — FRIEDLANDER, *Phys. anat. Unters. üb. d. Uterus*. Leipzig, 1870.—REITZ, *Stricker's Hand. b. d. Lehre von den Geweben*, p. 1183. Leipzig, 1872. — HENNIG, *Studien über d. Bau d. menschl. Plac.* etc. Leipzig, 1872.

§ 27. Chez les animaux et très-vraisemblablement aussi chez l'homme, il se forme aux dépens de la zone pellucide un chorion primitif avec de petites villosités dépourvues de structure. Cette enveloppe disparaît de très-bonne heure et est remplacée par le vrai chorion. — Ce dernier se compose de deux parties : une couche épithéliale externe, *exochorion* qui doit son origine à l'enveloppe séreuse de l'œuf, et une couche du tissu conjonctif formée de vaisseaux placés au-dessous d'elle, l'*endochorion* qui provient de l'allantoïde. De tout le pourtour de l'œuf, s'élèvent des bourgeons villeux qui, au début, sont solides, et, plus tard, deviennent creux. Ils sont pénétrés, à la fin de la troisième ou au commencement de la quatrième semaine, par la couche de tissu conjonctif avec ses vaisseaux allantoïdiens. Mais, tandis qu'à partir de ce moment, dans toute l'étendue de l'œuf qui correspond à la caduque réfléchie, ces villosités qui n'atteignent jamais la caduque vraie en passant à travers la caduque réfléchie, ne se développent pas ultérieurement et perdent leurs vaisseaux, les villosités qui se trouvent à la périphérie de l'œuf qui correspond à la caduque sérotine, bourgeonnent et se ramifient. (La disposition des vaisseaux est telle que dans chaque villosité pénètre une branche de l'artère ombilicale qui s'y termine en un réseau capillaire dont le sang est emmené hors de la villosité par une veine). On trouve, par conséquent, à partir de la fin du deuxième mois, le chorion nettement divisé en deux parties. Dans la première, *chorion lœve*, il forme une membrane claire, tout à fait mince de tissu conjonctif, qui est unie à la caduque réfléchie par des villosités non parcourues de vaisseaux, atrophiées et fines comme des toiles d'araignée. L'autre partie, *chorion frondosum*, forme la propre masse du placenta et se compose d'une épaisse couche de villosités, richement ramifiée et parcourue par des vaisseaux considérables. — Cette prolifération puissante résulte de ce que l'épithélium des villosités déjà existantes pousse toujours de nouveaux prolongements dans lesquels la couche de tissu conjonctif pénètre avec ses vaisseaux, si bien que la masse principale du placenta, à la fin de la grossesse, se compose des villosités papillaires du chorion qui ont proliféré.—Elles sont maintenues dans leur forme après l'expulsion du placenta par la couche maternelle, la caduque sérotine. Celle-ci présente les mêmes parties constituantes que la vraie, par conséquent, la couche glandulaire qui repose sur la musculaire et la couche cellulaire superficielle. Cette dernière couche, dont les bourgeons s'étendent en forme de coins entre les cotylédons du placenta, sans pourtant jamais arriver jusqu'à l'origine des villosités, reste en partie adhérente au placenta lors de son expulsion. Elle y est reconnaissable ordinairement comme une pellicule mince qui se distingue par sa couleur blanc grisâtre des villosités choriales rouges, mais elle ne s'en laisse détacher que très-difficilement et seulement en petits morceaux. La partie la plus profonde de la couche cellulaire et toute la couche glandulaire demeurent dans l'utérus. — Outre les cellules signalées dans la description de la caduque vraie, on trouve encore dans la couche cellulaire de la sérotine ce que l'on appelle les cellules géantes qui renferment beaucoup de noyaux (20 et plus) et qui se rencontrent aussi, quoique plus parsemées, dans la partie avoisinante de la caduque vraie.

La caduque sérotine est traversée par de puissants vaisseaux maternels qui, déjà dans cette caduque, perdent leur membrane vasculaire qui se réduit tout au moins à son très-mince endothélium. Les artères afférentes apportent le sang au travers de la sérotine dans les grands espaces caverneux qui ne sont plus tapissés par une membrane vasculaire, entre les villosités du chorion, et il y est repris par les veines. Dans le placenta fœtal, on trouve, par conséquent, le sang maternel complétement libre dans les grands espaces sinueux qui courent entre les branches des villosités, si bien que, par conséquent, les villosités du chorion sont enveloppées immédiatement par le sang maternel et que ce dernier n'est séparé du sang fœtal que par les couches épithéliales et le tissu conjonctif des fines villosités. Le sang maternel est entraîné hors du placenta, en partie par les veines de la sérotine qui sont presque dépourvues de parois et qui le conduisent par les veines utérines, plus profondes, mais surtout par le sinus circulaire. Celui-ci se voit tout autour de la périphérie du placenta et est un réservoir recouvert d'une membrane vasculaire très-évidente ; il appartient, par conséquent, à la caduque vraie et entraîne, par de nombreux canaux de dégagement, dans les veines de la partie la plus profonde de la caduque vraie et de la tunique musculaire, le sang qu'il reçoit du placenta par de nombreuses racines veineuses. Rarement il forme autour du placenta un cercle complet, mais il est fréquemment interrompu à une ou plusieurs places.

La structure intime du placenta et en particulier le rapport des villosités du chorion avec le placenta sont encore très-incomplétement connus. D'après les recherches de Jassinsky, on trouve en partie les rapports décrits plus haut, pourtant dans la partie maternelle du placenta on trouve aussi les villosités avec une double couche d'épithélium. La couche plus externe de celui-ci, ainsi que quelques épaisses villosités en forme de massue remplies de détritus, dans lesquelles ne pénètrent aucuns vaisseaux sanguins, semblent à Jassinsky être les restes des glandes utérines dans lesquelles les villosités choriales auraient en partie pénétré en s'accroissant. D'après Ercolani, il se forme chez la femme, pendant la grossesse, aux dépens de la caduque surtout, un nouvel organe glandulaire qui prolifère entre les villosités choriales, et entoure l'ensemble des villosités d'une gaîne qui se compose d'une membrane amorphe et d'une couche stratifiée d'épithélium. Cette gaîne tapisse ainsi les lacs sanguins maternels, et les villosités choriales ne baigneraient pas ainsi immédiatement dans le sang maternel mais seraient seulement en contact avec le liquide (lait utérin) qui serait sécrété par les cellules de l'organe glandulaire et qui servirait à la nutrition du fœtus. D'après Hennig, les villosités ne plongent pas non plus librement dans les lacs sanguins maternels, mais elles sont toujours enveloppées d'une, quelquefois de deux membranes maternelles, l'une formée par les cellules de la caduque, et l'autre par la membrane des vaisseaux maternels. D'après Friedländer, comme cela résulte de ce qui a été dit plus haut, les villosités choriales pénètrent seulement dans la couche de cellules, tandis qu'au-dessous de celle-ci se

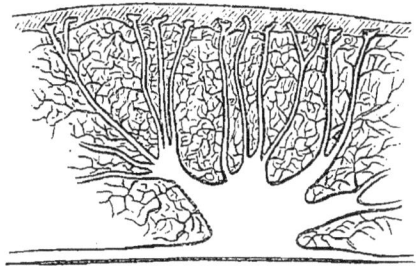

Fig. 15. — Schéma du placenta d'après Langhans.

trouve encore la couche glandulaire. D'après les recherches de Langhans (fig. 15), quelques villosités et aussi bien des troncs épais de un millimètre d'épaisseur que de fins diverticulums, s'enfoncent dans le tissu du placenta maternel en y perdant leur épithélium, et s'y terminent en renflements en forme de massue d'une façon si solide que malgré de fortes tractions cette union ne se détruit jamais, mais que cela détermine toujours une déchirure du tissu maternel.

Les recherches les plus récentes sur la structure du placenta de l'homme sont dues à Winckler. D'après lui la vraie charpente architecturale du placenta se composerait de la partie maternelle, et les villosités choriales qui se sont multipliées s'entrelaceraient partout dans les mailles de cette charpente. La partie maternelle se compose d'une foule de petites cellules situées du côté de l'utérus (c'est dans cette couche qui ne subit pas la dégénérescence graisseuse que se fait la séparation du placenta) et d'une couche placée au-dessus de celle-ci, composée des grosses cellules de la caduque. Les cellules de ces deux couches (couches de fondation) sont reliées avec les cellules de tissu conjonctif entremêlé, par la substance intercellulaire (qui toutefois dans la couche des grandes cellules est très-peu abondante et qui n'a réellement d'autre but que de cimenter les cellules). Ce tissu conjonctif entoure comme une charpente de soutien les troncs plus gros des villosités et pénètre jusqu'à la base du chorion pour le tapisser partout comme une couche de clôture. Les cellules dans ce tissu sont habituellement très-peu nombreuses et sont situées au milieu du tissu, si bien que des deux côtés elles sont limitées par une substance intercellulaire, homogène, accompagnée encore d'un fin endothélium. Les plus gros troncs des villosités pénètrent sans être accompagnés de l'épithélium dans la charpente maternelle jusqu'à la couche des grandes cellules où elles se terminent d'après la façon décrite par Langhans, en forme de massue. Les villosités qui se ramifient beaucoup franchissent l'appareil de soutien maternel, et se développent librement dans les espaces caverneux maternels recouverts à partir du point où elles ont franchi cet appareil par un bel épithélium. (Les villosités se développent primitivement dans les glandes, mais comme plus tard elles se trouvent libres dans le tissu conjonctif maternel, la pression fait perdre leur épithélium aussi bien aux villosités qu'aux glandes.) La formation du placenta est différente chez quelques mammifères. Chez les singes, les carnivores et les rongeurs, les conditions sont analogues à ce qui se passe chez l'homme, c'est-à-dire que les villosités du chorion s'enfoncent en croissant dans la muqueuse utérine, à la place placentaire, et la connexion est si intime que tout au moins cette partie de la muqueuse utérine (il n'y a de caduque réfléchie que chez l'homme) est expulsée avec l'œuf. Chez les carnivores le placenta enveloppe le sac cylindrique de l'œuf en forme de ceinture. Il en est absolument de même chez les lapins. Tandis, notamment, que l'allantoïde porte seulement les vaisseaux ombilicaux à la place placentaire, le reste de la périphérie de l'œuf se trouve enveloppé dans les bourgeons du sac vitellin (vésicule ombilicale) qui est vasculaire, si bien que toute la surface de l'œuf contient des vaisseaux, quoique un véritable placenta ne se forme qu'à l'endroit où s'est étendue l'allantoïde. (Chez quelques poissons vivipares comme le requin, la vésicule ombilicale forme le gâteau fœtal.) Chez les ruminants les villosités choriales se développent par petites places isolées sur toute la périphérie de l'œuf, et bourgeonnent en pénétrant dans les places hypertrophiées de la muqueuse utérine qui leur correspondent, si bien qu'il y a une foule de petits placentas, ce que l'on appelle les cotylédons. Dans l'accouchement les villosités sortent de la muqueuse, si bien que cette dernière reste intacte sans qu'aucune de ses parties soit expulsée. Chez les pachydermes, les villosités se développent dans toute la périphérie de l'œuf qui se trouve ainsi unie lâchement avec la muqueuse utérine. L'union avec l'utérus est donc analogue avec ce qui existe chez l'homme au début du deuxième mois, et qui chez lui est un état transitoire. L'allantoïde (v. § 31) persiste chez la plupart des mammifères comme une poche remplie de liquide. Cela est surtout manifeste chez le cheval, dans lequel la plus interne des enveloppes, le sac de l'amnios où se trouve le fœtus, est complètement enveloppée par un sac externe, le sac allantoïdien.

Dans la cavité de l'allantoïde on trouve chez le cheval une sorte de bourse polypiforme, mais aussi quelquefois libre, que les anciens considéraient comme l'aphrodisiaque le plus puissant : c'est l'hippomane, qui constitue une masse jaunâtre gélatineuse et qui est formé par les débris de quelques villosités ayant subi la dégénérescence graisseuse.

Note du traducteur. — La structure du placenta est un des problèmes anatomiques qui ont le plus exercé la patience et l'imagination des anatomistes depuis les temps les plus reculés jusqu'à nos jours, et encore aujourd'hui les auteurs les plus récents sont loin d'être parfaitement d'accord, et si tous admettent que ce sont les villosités choriales qui, par leur développement, constituent la masse fondamentale du placenta, des divergences existent encore entre eux relativement à la détermination des connexions des villosités avec la circulation maternelle.

Tandis que Vieussens (1678), Cooper (1698), Norwich (1743), Haller (1764), Chaussier (1804 à 1821), Radfort (1833) et Flourens surtout, en 1836, admettent une communication directe entre le sang maternel et le sang fœtal, d'autres n'admettent pas de circulation directe entre la mère et le fœtus. Mais ils sont encore en désaccord sur certains points. Et tandis que les uns admettent que l'utérus envoie dans le placenta des vaisseaux qui s'intriquent avec ceux des villosités, vaisseaux utéro-placentaires d'Antoine Dubois, les autres déclarent que les villosités fœtales plongent dans les sinus utérins et qu'aucun vaisseau maternel ne pénètre à l'état capillaire dans le parenchyme du placenta.

Parmi les premiers se rangent : Ruysch, 1701 ; Rouhault, 1717 ; Monro, 1749 ; Wharton et Reuss, 1785 ; Antoine Dubois, 1790 ; Horner, 1834 ; Eschricht, 1837 ; Jacquemier, 1838 ; Bonamy, 1840 ; J. Reid, 1841, et Bischoff, 1843.

Parmi les derniers : John Hunter, 1780 ; Weber, 1830 ; Robert Lee, 1832 ; Velpeau, 1833 ; Ramsbootham, 1834 à 1856 ; Coste, 1837 à 1848 ; Dalrymple, 1842 ; Kiwisch, 1842 ; Goodsir, 1845 ; Kölliker et Virchow, 1851 ; Robin, 1848 à 1861. Enfin Joulin, en 1866, reprend de nouveau l'étude de la question et conclut ainsi contre la non-existence de cette communication.

Obstacles au contact immédiat de la circulation.

Les villosités ne baignent pas comme on l'a dit dans le sang des sinus. Elles en sont séparées par plusieurs obstacles que nous allons énumérer, mais surtout par la disposition des éléments villeux dont les terminaisons sont loin d'être toujours dirigées du côté des sinus.

Les éléments qui séparent la circulation maternelle de celle du fœtus sont :

1° La mince membrane qui forme les parois des sinus et qui est à peine déprimée par le contact des villosités ;

2° L'épithélium hypertrophié, dont les cellules ont subi les plus singulières déformations. Cette membrane qui contient une partie de la couche la plus superficielle de la muqueuse utéro-placentaire est continue, grisâtre, élastique, comme glutineuse, demi-transparente, tantôt lisse, tantôt rugueuse, de 1 à 2 millimètres d'épaisseur. Elle passe d'un cotylédon à l'autre et pénètre dans leurs interstices ; sur ces points elle prend plus d'épaisseur. Elle envoie en outre dans la masse placentaire de minces prolongements qui entourent chaque subdivision des villosités et remplissent leurs interstices. L'adhérence entre les villosités et cette membrane est moléculaire. Il existe là une simple juxtaposition, et cependant l'union est tellement intense qu'elle résiste aux efforts de la délivrance, et l'on constate sa présence à la face externe du placenta expulsé. Il n'existe donc pas, comme on l'a dit, une perforation du sinus, et les villosités ne s'y développent point librement, et à la manière des radicules d'une plante ;

3° Le tissu chorial qui forme la trame de la villosité imperforée ;

4° Une mince couche du magma réticulé qui accompagne les vaisseaux placentaires et leur fournit une gaîne dans le canal villeux ;

5° La paroi des capillaires contenus dans cette gaîne ;

6° Enfin la direction de la plus grande partie des villosités que nous avons indiquée plus haut.

Joulin admet pourtant que les vaisseaux utéro-placentaires existent dans un certain nombre de cas, mais peu nombreux, seulement à titre d'anomalies, et leur fonction serait si peu importante dans les relations de la mère au fœtus, qu'il n'en faudrait tenir compte qu'à titre de fait anatomique.

Robin dit, dans son mémoire déjà cité p. 129 : — Lorsqu'on suit ces sinus maternels du côté du placenta dans la couche molle, grisâtre, glutineuse qui le touche immédiatement, on les voit devenir de plus en plus aplatis, irréguliers, rampant à la surface convexe des cotylédons et se glissant obliquement dans les interstices de ces derniers, avec les artères *utéro-placentaires* (Robin, contrairement à l'opinion de Joulin, les admet donc) vers la face fœtale du placenta. Là ils communiquent largement les uns avec les autres de façon à fournir dans toute l'étendue de cette face un véritable lac sanguin non cloisonné, qui baigne d'une mince nappe de sang toute la portion placentaire du chorion au niveau de l'attache du pédicule de chaque villosité ; cette nappe s'étend dans les étroits interstices spongieux que laissent dans l'épaisseur de chaque cotylédon leurs ramifications entrecroisées et contiguës d'une manière immédiate sans interposition d'aucun autre élément.

Plus loin, page 151, *Note*, au niveau du placenta ce sont les vaisseaux tortueux interposés aux glandes qui en se dilatant énormément forment les larges sinus obliques

(4) Voy. Kehrer, *Vergl. Phys. d. Geb. d. Menschen u. d. Säugethiere*, p. 76.

et flexueux de la serotine ou placenta maternel pendant que les glandes interposées s'atrophient ou s'aplatissent. Les villosités ci-dessus en formant ces flocons ou touffes cotylédonnaires ne s'enfoncent pas en effet dans toute l'épaisseur de la sérotine, mais dans sa partie la plus superficielle seulement. Ce sont au contraire les capillaires du réseau superficiel qui vont en quelque sorte au-devant des villosités qui s'accroissent, en formant des flexuosités saillantes, qui s'unissent les unes aux autres en un véritable lac sanguin à la base de celle-ci. La persistance de la plus grande épaisseur de la sérotine, non caduque à la face interne de l'utérus après l'accouchement, montre par conséquent qu'il n'est pas exact de dire que le placenta est un organe double formé à la fois par les villosités choriales et les éléments de la caduque, car il n'y a que les vaisseaux du réseau superficiel de la muqueuse utéro-placentaire qui s'intriquent avec les villosités lorsqu'elles sont encore courtes au début de la gestation, pour se fondre peu à peu en un lac sanguin par résorption de leurs minces parois, lorsque les villosités grandissent, et chez l'homme comme chez les autres mammifères la masse placentaire reste saillante du côté du fœtus, appliquée contre la sérotine, et n'est pas enfoncée dans son épaisseur.

Dans une thèse très-remarquable publiée en 1868, M. le docteur Bustamante reprend l'étude de la question, et aidé dans ses recherches microscopiques par un des agrégés les plus distingués de notre École, M. Damaschino, il arrive aux conclusions suivantes : Après avoir traversé le chorion, les vaisseaux ombilicaux suivent un trajet de 0^m,01 tout au plus, et dans ce trajet ils sont perpendiculaires ou obliques à la face fœtale. Après ce premier trajet, ils deviennent parallèles ou presque parallèles au chorion et présentent d'épaisses parois blanches qui à la coupe sont brillantes. Cette seconde portion des vaisseaux a une étendue de 2 à 3 centimètres. C'est alors qu'on les voit se diviser en bouquets dont les branches divergent en toutes directions, comme le dit Joulin. Les directions principales offrent une forme diphotonique et s'épanouissent en branches très-grêles à la façon des rameaux artériels de la rate. Ces dernières ramifications, de même que les villosités dans lesquelles elles pénètrent à l'état capillaire, s'enchevêtrent les unes dans les autres.

Les vaisseaux ombilicaux, dans cette partie de leur trajet placentaire, présentent à noter : 1° Il y a toujours une artère et une veine accolées ensemble. 2° Cet accolement est d'autant plus intime qu'ils sont enveloppés d'une gaîne commune de la même nature que la paroi des vaisseaux. 3° Ils se contournent légèrement en spirale. Les dernières ramifications de ces vaisseaux ombilicaux pénètrent à l'état capillaire dans les villosités où l'on voit toujours un capillaire artériel et un veineux accolés dans l'intérieur, comme deux canons d'un fusil double. L'artère s'abouche à son extrémité avec la veine, et les deux vaisseaux ainsi abouchés forment une anse. Mais quelquefois cette anse n'est pas simple et l'abouchement des deux vaisseaux forme une série de trois ou quatre anses fines qui donnent aux canaux injectés l'aspect de doigts.

Examinant ensuite l'opinion de Dalton, il admet avec lui qu'au début, dans la première période de développement, il y a un placenta fœtal formé par les villosités et un placenta maternel formé par la muqueuse utérine dont la vascularisation a augmenté d'une façon extraordinaire. Mais tandis que Dalton admet avec Sharpey et Bischoff la pénétration des villosités dans les follicules ou glandes de la muqueuse utérine, il croit avec Coste, Robin, Jacquemier et autres que cet entrelacement s'effectue tout simplement entre les villosités placentaires et la muqueuse utérine qui envoie entre elles des prolongements. Mais ce n'est pas tout : au fur et à mesure que le développement se fait, on voit la muqueuse qui a pénétré entre les villosités devenir excessivement vasculaire, les capillaires, se dilatant, arrivent au contact, et bientôt finissent par former de gros vaisseaux, grâce à l'atrophie des parois vasculaires qui s'adossent. Cette muqueuse ainsi hypertrophiée et vascularisée arrive jusqu'au chorion et embrasse les troncs des villosités placentaires.

Que deviennent ces prolongements de la muqueuse qui entourent de toute part les villosités? Elle s'atrophie graduellement et finit par disparaître de même que les parois de ces vaisseaux, d'où il résulte que quand le développement du placenta est terminé, les villosités de l'organe baignent directement dans le sang maternel. Ainsi, d'après Dalton, l'atrophie de la muqueuse et la fusion de ses vaisseaux très-dilatés ont pour résultat la formation des grands sinus dans lesquels baignent les villosités; mais plus tard la paroi de ces sinus et celle des villosités qui se confondent deviennent adhérentes, de façon qu'il n'est plus possible de les séparer l'une de l'autre. Les villosités baignent donc dans le sang de la mère d'une façon très-immédiate.

On voit tout de suite en quoi cette opinion diffère de celle de Joulin.

Dans des injections pratiquées sur deux utérus gravides, à six et quatre mois, on a pu constater en décollant le placenta : 1° Deux ordres de vaisseaux qui se dirigeaient [obliquement de la surface interne de l'utérus sur le placenta et dont le trajet ne dépassait pas 0m,007. Ces vaisseaux étaient [artériels et veineux. Les premiers, minces et à parois plus grosses; les seconds, d'un calibre supérieur et à parois très-délicates. Quelques-unes de ces veines allaient aboutir directement au sinus coronaire. 2° En suivant ces deux ordres de vaisseaux, nous avons pu constater, grâce à l'injection durcie, qu'ils se terminaient brusquement une fois qu'ils avaient pénétré la couche muqueuse que recouvre la face utérine du placenta; mais ils ne se terminaient pas en somme comme l'a dit M. Jacquemier. A la terminaison brusque de ces vaisseaux on voyait la matière de l'injection se continuer avec celle qui existait dans le parenchyme du placenta.

Tout ce qui précède démontre, il nous semble : 1° que le sang maternel pénètre dans toute l'épaisseur du placenta et baigne les villosités d'une façon immédiate; 2° qu'il existe des vaisseaux utéro-placentaires.

Ces vaisseaux utéro-placentaires sont artériels et veineux. Ils existent dans toute l'étendue de l'organe. Vers la périphérie du placenta on voit des veines partir du sinus coronaire. La membrane externe de ce sinus est constituée par la caduque, et est recouverte par la membrane interne fine, transparente, d'un aspect comme muqueux et revêtu de cellules épithéliales. A la paroi de ce sinus, qui est en contact avec le placenta, on voit des ouvertures variables qui conduisent dans la substance du placenta; et en comprimant celle-ci sur le sinus, on voit sortir par ces orifices le sang dans lequel baignent les villosités. Dans les sillons qui séparent les cotylédons, on trouve des veines qui vont au sinus coronaire. Ces veines ont un trajet de 2, 3 et même 4 centimètres. Enfin il est d'autres veines qui font communiquer le sinus coronaire avec le sinus utérin, elles partent de la paroi interne du sinus coronaire et vont se jeter dans l'utérus.

Devant une description aussi minutieuse, il nous paraît difficile de rejeter l'existence des vaisseaux utéro-placentaires.

3. L'AMNIOS.

BIBLIOGRAPHIE. — DOHRN, *M. f. G.*, vol. XXVI, p. 116. — WINKLER, *Textur etc. d. m. Eies.* Jena, 1870. — WINOGRADOW, *Virchow's Archiv*, vol. LIV, p 78, 1872.

§.28. Tandis que la première charpente de l'embryon repose complétement à plat sur le vitellus, aussitôt que sa paroi abdominale commence à se former, il commence à s'enfoncer dans une dépression de l'aire fœtale. Le feuillet le plus externe de l'embryon se replie un peu partout, si bien qu'il se forme autour de lui une élévation en forme de rempart, que, suivant sa position, on divise en gaîne céphalique, caudale et latérale. Cette élévation s'accroît par simple prolifération de cellules en tendant à se réunir vers un point idéal situé sur le dos de l'embryon, si bien que, lorsque l'union est faite, lorsque par conséquent la tête, la queue et les côtés se sont soudés, l'embryon se trouve placé dans un sac qui, partant de l'ouverture ventrale encore largement béante, s'est refermé sur le dos du fœtus. Ce sac, l'*amnios*, ne se compose pas seulement chez l'homme de la lame cornée, mais de la lame cutanée, si bien qu'il forme ainsi une expansion continue de l'ensemble de la peau externe, mais aussi spécialement de la peau du ventre de l'embryon. L'amnios se sépare très-vite complétement de l'enveloppe la plus externe, l'enveloppe séreuse, avec laquelle naturellement au début il se rejoignait au point de fusion.

L'amnios, ainsi constitué en une sorte de sac, est dans les premiers temps appliqué sur le dos de l'embryon. Peu à peu il l'enveloppe dans une plus grande étendue à mesure que la cavité ventrale se ferme. La sécrétion du liquide amniotique rend de plus en plus grand l'espace qui existe entre l'embryon et l'amnios, et après la formation de l'ombilic, l'embryon tout entier se trouve enfermé dans l'amnios. Les téguments abdominaux de l'embryon pénètrent donc immédiatement dans l'enveloppe du cordon, et celui-ci, à son tour, se répand dans l'amnios qui enveloppe partout l'embryon.

Il n'y a de vaisseaux dans l'amnios à aucune époque. Au microscope, il se compose d'une couche unique d'épithélium pavimenteux, située du côté de la cavité et qui répond à l'épiderme (d'après Winogradow, petit épithélium cylindrique), et d'une substance fondamentale, externe, striée, filamenteuse, dans laquelle on trouve des cellules fusiformes ou étoilées, avec de longs noyaux. Cette couche de tissu conjonctif pénètre dans la gélatine de Wharton du cordon, et correspond à l'épiderme de la peau du ventre du fœtus.

À la place où la gaîne du cordon passe sur le placenta, on trouve (régulièrement d'après Winckler) de petits bourgeons épithéliaux qui habituellement forment de petites saillies aplaties, mais quelquefois prennent une forme évidemment papillaire. Ils correspondent aux villosités de l'amnios ou caroncules qui chez quelques animaux sont connus depuis longtemps (1).

§ 29. Dès le milieu de la grossesse, l'amnios est entièrement uni au chorion, sur lequel il est appliqué, mais pourtant chez les œufs à terme il s'en laisse facilement séparer. Entre les membranes, on trouve un tissu gélatineux en très-petite quantité. C'est le reste du liquide albumineux qui, lorsque le chorion et l'amnios ne s'étaient pas encore appliqués l'un sur l'autre, se trouvait entre les deux membranes (*tunica media* de Bischoff).

Il nous reste encore à étudier deux importantes parties constituantes de l'œuf humain : la vésicule ombilicale et l'allantoïde.

(1) Voy. pour plus de détails à ce sujet H. Müller, *Bau der Molen*, p. 48. Würzburg, 1847. — C. Bernard, *J. de Phys.*, II, 1859, n° V, p. 31. — Dreier, *Ueber das Amnion der Kuh.* Diss. inaug. Würzburg, 1857. — Birnbaum, *Untersuch. über d. Bau d. Eihäute.* Berlin, 1863 (cf. l'anal. de Spiegelberg. *M. f. G.*, vol. XXIII, p. 225). — Kehrer, *M. f. G.*, vol. XXIV. p. 451. — Dohrn, *M. f. G.*, vol. XXVI. p. 116 et Winkler, *Jenaische Z. f. Med. n. N.*, 1868, vol. IV, cah. 3 et 4, p. 535.

VÉSICULE OMBILICALE ET ALLANTOÏDE.

BIBLIOGRAPHIE. — B. S. SCHULTZE, *Das Nabelbläschen, ein constantes Gebilde in den Nach-geburt d. ausgetragenen Kindes.* Leipzig, 1861.

§ **30.** Avant que la formation de la cavité abdominale ait commencé, le feuillet embryonnaire circonscrit une grande cavité qui, aussitôt que les lames ventrales croissent l'une à la rencontre de l'autre, se divise en deux parties. La cavité située dans le ventre de l'embryon deviendra l'intestin, l'autre située en dehors de celle-ci formera la *vésicule ombilicale.* De même que l'intestin se compose de deux couches, le feuillet muqueux interne, ou feuillet des glandes de l'intestin, et la membrane fibreuse de l'intestin, qui se compose de la lamelle inférieure des lames latérales bifurquées, de même la vésicule ombilicale est formée par une couche interne épithéliale et une couche externe de tissu conjonctif qui supporte les vaisseaux omphalo-mésentériques du premier système vasculaire du fœtus.

Plus la cavité ventrale se ferme, et plus l'intestin et la vésicule ombilicale se trouvent séparés l'un de l'autre, et plus leur communication devient étroite. De plus, la vésicule ombilicale ne s'accroît pas et ses vaisseaux se détruisent, si bien que définitivement le canal intestinal se trouve réuni à la vésicule ombilicale atrophiée, par un canal, le conduit omphalo-mésentérique, qui disparaît lui-même plus tard. Cette vésicule ombilicale se retrouve sur les délivres à terme de l'espèce humaine, presque constamment, d'après Schultze (140 fois sur 150), sous forme d'une petite vésicule blanchâtre, située entre l'amnios et le chorion, à laquelle aboutit quelquefois un cordon blanchâtre provenant du cordon ombilical, c'est le conduit omphalo-mésentérique.

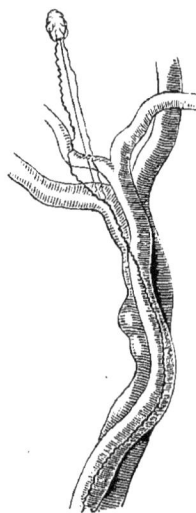

FIG. 16. — Vésicule ombilicale et vaisseaux ombilicaux persistants d'après Hartmann.

Exceptionnellement un vaisseau omphalo-mésentérique persiste plus longtemps. Ainsi Hecker (1) le rencontra dans un fœtus de trois mois, et chez un autre enfant presque à terme, le vaisseau sanguin se divisait en fines spirales sur la vésicule ombilicale. Hartmann (2), en examinant minutieusement huit mille délivres frais, constata également dans neuf cas, la persistance de ce vaisseau omphalo-mésentérique.

(1) *Klinik der Geburtskunde,* p. 53, Leipzig, 1861, et vol. II. p, 16. Leipzig, 1864.
(2) *M. f. G.,* vol. XXXIII, p. 193 et *Arch. f, Gyn.,* vol. I. p. 163.

ALLANTOÏDE.

§ 31. Ce n'est que lorsque la cavité de l'amnios s'est complétement fermée qu'il se forme au bord de l'entrée dans la cavité pelvi-intestinale deux faibles saillies qui bientôt se fusionnent en un seul renflement solide, qui plus tard devient lui-même une cavité. La vésicule, ainsi constituée, se pédiculise et reçoit de très-bonne heure des vaisseaux de l'extrémité des deux aortes primitives.. Cette vésicule se place entre l'amnios et la vésicule ombilicale, à la périphérie de l'œuf.

Elle est reliée par un long pédicule à l'intestin, et fournit à la couche épithéliale du chorion un substratum vasculaire de tissu conjonctif. Comme nous l'avons vu en étudiant le chorion, les vaisseaux se détruisent dans l'étendue de la caduque réfléchie, tandis que, au point placentaire, ils se développent en abondance, et déterminent l'échange du sang entre la mère et le fœtus. L'allantoïde a par conséquent une importance considérable, en ce qu'elle transmet à la périphérie de l'œuf les deux artères ombilicales, et favorise ainsi la formation du placenta. La partie de l'allantoïde enfermée dans la cavité du ventre formera la vessie et l'ouraque, dont les restes oblitérés forment le ligament médian de la vessie.

Dans les figures schématiques suivantes (17 à 20), nous donnons un court aperçu de la marche du développement des membranes. Les lettres indiquent : A, l'amnios ; AH, cavité de l'amnios ; NB, la vésicule ombilicale ; DH, la cavité intestinale ; All, l'allantoïde ; Ch, le chorion ; N, le cordon. Dans la figure 17 les capuchons amniotiques croissent l'un à l'opposé de l'autre ; dans la figure 18 ils se sont rejoints. L'allantoïde fait saillie en dehors. Dans les deux premières figures, on voit encore le premier chorion avec les villosités amorphes, qui se détruit plus tard. Dans la figure 19 l'amnios s'est déjà séparé du feuillet séreux de la couche épithéliale du chorion persistant, ce dernier possède des villosités creuses ; l'allantoïde a atteint la périphérie de l'œuf. Dans la figure 20 les vaisseaux de l'allantoïde ont bourgeonné autour de toute la périphérie de l'œuf et s'étendent jusqu'à l'intérieur de l'ensemble des villosités. Ces dernières sont déjà plus développées à la place où sera plus tard le placenta, dans les autres

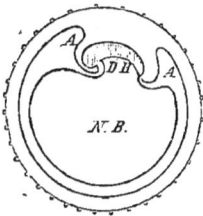

FIG. 17.

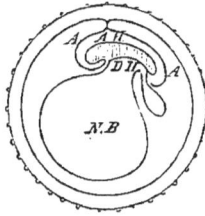

FIG. 18.

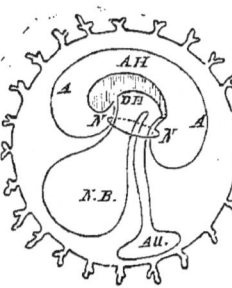

FIG. 19.

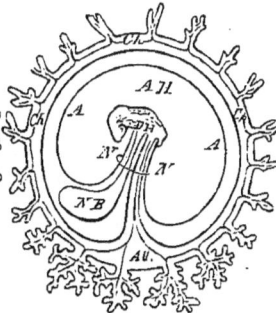

FIG. 20.

vaisseaux s'atrophient. Le cordon qui, dans la figure 19, est à peine indiqué, est parfaitement reconnaissable dans la figure 20.

§ 32. Si pour conclure, nous considérons l'œuf complet encore en connexion
avec ses diverses enveloppes, comme cela a lieu à la fin de la grossesse, nous
trouvons, périphériquement, les enveloppes maternelles qui se composent à
la place placentaire de la caduque sérotine, dans les autres parties de l'œuf,
de la caduque vraie et de la caduque réfléchie, fusionnées en une membrane
unique d'une épaisseur très-variable. A cette dernière est uni par des villosités fines, rares, privées de vaisseaux, le chorion membrane qui, à l'endroit où
s'insère le placenta, forme presque toute la masse placentaire par son énorme
bourgeonnement. Au-dessous du chorion se trouve l'amnios qui s'en sépare
facilement, membrane la plus interne de l'œuf, qui des téguments du ventre
de l'enfant passe sur le cordon fortement développé et plusieurs fois tordu en
spirale, et qui s'est soudée sur le dos de l'enfant, pour former un sac complètement clos. Entre le chorion et l'amnios, on trouve une couche mince, albuminoïde, n'offrant aucune organisation, qui est un reste de la grande quantité de
sérum qui isolait auparavant les membranes.

§ 33. Le fœtus est entouré, dans la cavité de l'amnios, par ce qu'on appelle
l'*eau fœtale*, le liquide amniotique, liquide légèrement alcalin, séreux, où l'on
trouve des écailles épidermiques et des poils follets détachés du fœtus. Le
liquide amniotique a un poids spécifique variable (1002 à 1028). Il renferme
un peu d'albumine (dans les premiers mois plus que plus tard), quelques sels,
de l'urée et de la créatine. Mais (du moins dans les premiers temps de la grossesse) la présence de l'urée n'est pas constante. La quantité de liquide amniotique est, dans l'étendue des limites physiologiques, très-variable ; à la fin de
la grossesse, elle est en moyenne de une à deux livres. Dans quelques cas
rares, le liquide amniotique a une couleur louche et une odeur désagréable,
quoique le fœtus soit complétement bien portant.

Une question importante et résolue de façons multiples est de savoir si le
liquide amniotique provient immédiatement de la mère ou si c'est une sécrétion
du fœtus. Que les vaisseaux maternels puissent à travers l'amnios laisser transsuder
le liquide dans sa cavité, c'est ce que prouvent quelques expériences pathologiques.
D'une part, il y a des cas dans lesquels le fœtus périt de très-bonne heure, ou même
se détruit complétement et dans lesquels néanmoins on a trouvé une quantité de
liquide ne correspondant pas à l'âge de l'œuf (je ne dis pas du fœtus). De l'autre, on
trouve dans les maladies de la mère qui ont produit des sécrétions séreuses dans
d'autres parties du corps, assez souvent de l'hydramnios, c'est-à-dire une augmentation énorme du liquide amniotique, et même on trouve quelquefois précisément,
avec un fœtus non hydropique arrêté dans sa nutrition, un placenta fortement développé, hypertrophié, et de l'hydramnios. Ce fait prouve que le liquide peut avoir été
amené de la mère dans la cavité de l'œuf. D'une autre part, que des matières provenant du fœtus se rencontrent dans le liquide amniotique, c'est ce que montrent les poils
follets et les écailles épidermiques. Que la sécrétion des reins se vide dans le liquide
amniotique, cela est rendu assez vraisemblable (excepté pendant les premiers mois),
par l'existence régulière dans celui-ci de l'urée et des autres produits azotés, et l'on en
a encore une autre preuve dans le fait que dans l'occlusion du conduit de décharge de
l'appareil urinaire, il survient des troubles dans l'appareil uropoiétique qui peuvent
même aller jusqu'à déterminer des obstacles considérables à l'accouchement et la

rupture (voyez les faits rapportés par Depaul dans son mémoire). Que le fœtus sécrète une quantité considérable de liquide par sa peau qui, à l'origine, est, il est vrai, extrêmement perméable, cela n'est pas vraisemblable, et vu la forte quantité d'eau qui entre dans la composition du liquide amniotique, on devrait *à priori* supposer le contraire. Le fait indubitable que le fœtus expulse de l'urine dans la cavité des membranes, a été établi par Gusserow (1) qui a cherché à en faire pour la deuxième moitié de la grossesse la seule source du liquide amniotique. Dans les premiers temps, le liquide amniotique serait fourni par les *vasa propria* fœtaux admis par Jungbluth (2), mais qui n'ont été constatés par personne, et qui se trouveraient intérieurement appliqués sous l'amnios et qui s'oblitéreraient progressivement (3). A l'état normal, on ne trouve pas dans le liquide amniotique des produits de la sécrétion intestinale. Que le fœtus avale le liquide amniotique (quoiqu'il ne s'en nourrisse pas), cela est prouvé par la rencontre régulière d'écailles épidermiques et de poils follets dans le canal intestinal.

§ 34. Le *placenta* constitue un corps spongieux d'environ 1 pouce d'épaisseur, du poids d'un peu plus d'une livre et qui a un diamètre d'un peu plus d'un demi-pied. La partie convexe est divisée, par des fentes profondes, en lobes isolés qu'on appelle cotylédons, qui sont dus à ce que les villosités ne sont pas partout aussi solidement unies les unes avec les autres. La face externe du placenta est recouverte par une membrane blanc grisâtre, le placenta maternel, partie la plus superficielle de la caduque sérotine qui envoie des prolongements coniques entre les cotylédons isolés. La face tournée vers le fœtus est recouverte par l'amnios et par conséquent lisse; au-dessous de l'amnios circulent les vaisseaux subdivisés du cordon.

L'insertion normale du placenta se fait dans le plus grand nombre des cas à la paroi antérieure ou postérieure de l'utérus. Si, par exception, il est inséré latéralement, c'est plus souvent du côté droit que du côté gauche.

Anciennement les opinions sur l'insertion normale du placenta différaient beaucoup les unes des autres, puisqu'on la déterminait d'après des méthodes insuffisantes ou même complétement fausses (auscultation). Les recherches de Gusserow (4) portent sur les observations avec autopsie de 100 cas recueillis à l'Institut pathologique de Berlin, dans lesquels l'insertion placentaire était exactement décrite. En y ajoutant quelques autres cas recueillis dans les livres (5), il trouva que le placenta était inséré 77 fois à la paroi antérieure, 93 fois à la paroi postérieure, 12 fois à droite et 6 fois à gauche. D'après nos recherches sur des femmes venant d'accoucher, chez lesquelles jusqu'au dixième jour la place de l'insertion placentaire se laisse sans difficulté reconnaître et constater dans nombre de cas, le placenta s'insérait 35 fois à la paroi antérieure, 18 fois à la paroi postérieure, 1 fois directement à droite, 8 fois à droite et en avant, 7 fois à droite et en arrière et seulement 2 fois à gauche et en avant. Bidder (6) trouva au contraire par la même méthode dans 139 cas le placenta inséré 73 fois en arrière, 53 fois en avant, 8 fois au fond, 4 fois à gauche et 1 fois à

---

(1) *Arch. f. Gyn.*, vol. III, p. 241.

(2) *Beitr. z. Lehre vom. Fruchtwasser*, etc. Diss. inaug., Bonn, 1869, et *Virchow's Archiv*, vol. XLVIII, p. 523, et *Arch. f. Gyn.*, vol. IV, p. 554.

(3) Voyez encore pour la production du liquide amniotique *Kiwisch. Geburtskunde*, part. I. p. 163, et *Scherer's Vortrag*, et la discussion sur ce sujet dans *Verh. der Würzbürger phys. med. Ges.*, 1852, vol. II, p. 2.

(4) *M, f. G.*, vol. XXVII, p. 97.

(5) Particulièrement Martin, *Neigungen und Beugungen der Gebärmutter*, p. 29.

(6) *Petersb. med. Zeitschr.*, vol. XVII, cah. 4 et 5, 1869.

droite. Il semble par conséquent que si le placenta s'insère à peu près aussi souvent à la paroi antérieure qu'à la paroi postérieure, lorsqu'il s'insère latéralement, il le fait plus souvent à droite qu'à gauche.

§ 35. Le *cordon ombilical* forme un cordon de l'épaisseur environ du doigt, de longueurs différentes (en moyenne 50 centimètres) qui, presque toujours, est tordu en spirale, le plus souvent, en partant du fœtus, de gauche à droite, plus rarement de droite à gauche. La cause de cette torsion régulière doit être cherchée dans la structure inégale des deux artères (1). Le cordon est enfermé dans une gaîne annulaire de l'amnios, et il renferme, outre la gélatine de Wharton, un tissu conjonctif gélatineux embryonnaire, les vaisseaux du cordon, deux artères allant au placenta et la veine ombilicale qui en revient. Les vaisseaux ont quelquefois un trajet à courtes spirales à travers lesquelles s'accumule par place la gélatine formant ainsi des saillies que l'on appelle les faux nœuds. Les vrais nœuds du cordon sont rares, très-rares, et se forment parce que le fœtus, dans des mouvements violents, passe à travers une anse du cordon et la resserre progressivement en tirant dessus (2).

Morphologiquement le cordon, outre les trois vaisseaux, contient la gaîne de l'amnios avec le tissu conjonctif sous-jacent, qui correspond au tissu cellulaire sous-cutané des téguments du ventre, les débris de l'allantoïde, d'où la plus grande partie de la gélatine de Wharton prend son origine (la cavité de l'allantoïde qui, chez les chevaux, les porcs et les vaches, existe encore au moment de l'accouchement, disparaît de très-bonne heure chez l'homme) et enfin le conduit ombilical qui conduit à la vésicule ombilicale (3).

L'insertion du cordon au placenta est rarement exactement centrale, pourtant la plus part du temps elle se fait près du centre (insertion centrale). Souvent pourtant aussi elle se fait près du bord (insertion marginale). Dans quelques cas, ce cordon s'insère loin du bord, aux membranes mêmes (insertion vélamenteuse, § 190).

C. LE FŒTUS.

1. DANS CHACUN DES MOIS DE LA GROSSESSE.

BIBLIOGRAPHIE. — SOEMMERRING, *Icones embryon. hum.* Francof.; 1778. — ECKER, *Icones phys.*, t. XXV, XXVI et XXVII. Leipzig, 1851-1859. — HECKER, *Klinik der Geburtskunde*, p. 22. Leipzig, 1864. — AHLFELDT, *Arch. f. Gyn.*, vol. II, p. 361.

§ 36. Puisque, comme nous le verrons, la grossesse, chez la femme, dure habituellement deux cent soixante-dix à deux cent quatre-vingts jours, il y a avantage à diviser le temps en dix mois de grossesse se composant chacun de quatre semaines. Et comme il est très-important pour l'accoucheur de pouvoir, d'après les particularités qu'il présente, déterminer l'âge d'un enfant, nous allons examiner, avec un peu de précision, quels sont les progrès du développement du fœtus dans chacun des mois de la grossesse.

(1) Voy. Andrae, *Nabelschnurwindung*, etc. Diss. inaug. Königsberg, 1870.
(2) Comparez pour l'histoire du cordon Nugebauer, *Morphologie der menschlichen Nabelschnur*. Breslau, 1858; Simpson, *Edinb. med. Journ.*, 1859, July, p. 22; Kehrer, *Beiträge*, etc., p. 79; Koester, *Ueber die feinere Structur der Nabelschnur*. Diss. inaug. Würzburg, 1868 et Hyrtl, *Die Blutgefässe der menschlichen Nachgeburt*. Wien, 1870.
(3) *Ueber persistirende Dottergefässe*, § 30. note.

Premier mois. — Les plus jeunes des œufs humains que l'on a eu lieu d'observer et d'étudier exactement avaient deux semaines, et il n'y en a que deux de décrits par Thompson, dont l'un n'est pas tout à fait normal, puisque certainement, dans ce cas, comme cela a lieu si souvent, l'œuf avait continué à s'accroître après la mort du fœtus. L'autre dont Thompson fixait l'âge à douze ou treize jours avait une grosseur de 3 millimètres. L'embryon n'avait que 1 millimètre. L'amnios était vraisemblablement déjà formé puisque l'embryon était attaché par son dos à la membrane externe ; mais l'allantoïde manquait encore. — Coste a décrit très-exactement un œuf de trois semaines qui avait 6 millimètres de grosseur. La cavité intestinale du fœtus, long de 2 millimètres

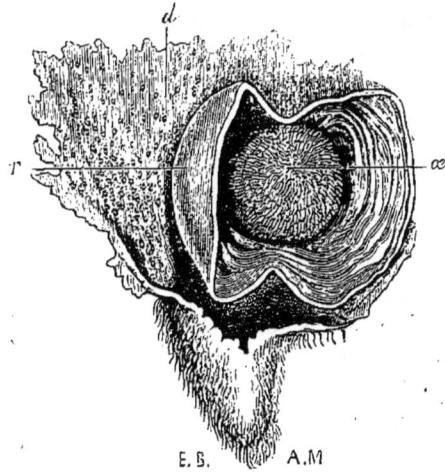

Fig. 21. — Œuf de 15 à 18 jours, de grandeur naturelle. Les deux feuillets de la caduque ont été incisés pour mettre l'œuf en évidence.

est encore unie à la vésicule ombilicale dans une grande étendue, de sorte qu'il n'y a pas encore de cordon. La nutrition de l'œuf se fait évidemment par la vésicule ombilicale dans laquelle se trouvent deux artères et deux veines. Pourtant l'allantoïde a déjà partout porté les vaisseaux à la périphérie de l'œuf, mais ces vaisseaux ne se sont pas encore développés dans les villosités déjà creuses de l'enveloppe séreuse. Des fœtus analogues, avec une formation commençante d'un cordon large et tout à fait court, ont encore été décrits par Joh. Müller et R. Wagner. A partir de la fin du premier mois on a pu examiner un grand nombre d'œufs. L'œuf atteint en général le volume d'un œuf de pigeon. L'embryon est à peu

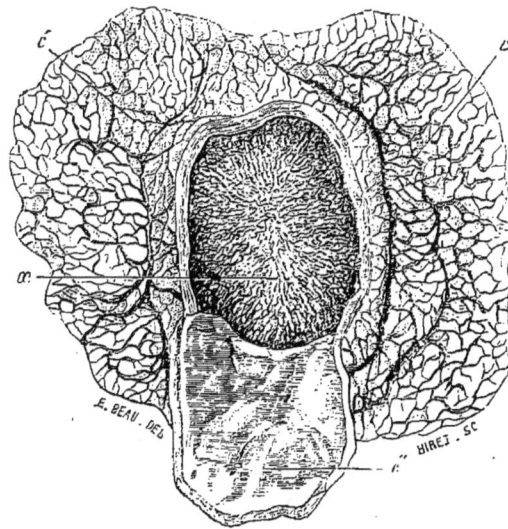

Fig. 22 — Œuf de 20 à 25 jours. La caduque est incisée circulairement et le lambeau est renversé en haut.

près long de 1 centimètre ; il est déjà plus gros que la vésicule ombilicale, et ressemble à l'embryon des autres mammifères. Il est fortement recourbé et présente encore les arcs branchiaux, une queue évidente et seulement une trace des extrémités. — Le cordon est encore extrêmement court, mais l'ouverture dans les téguments abdominaux n'est plus si grande. Le liquide amniotique qui s'accumule commence à écarter l'amnios du corps de l'embryon.

Deuxième mois. — Pendant ces quatre semaines, l'embryon éprouve des changements considérables. L'œuf devient gros comme un œuf de poule ; l'embryon, long de 2°,50 à 3 centimètres pèse près de 4 grammes. L'embryon a sa forme définitive, les membres se sont nettement séparés en trois parties, le cordon s'est allongé, pourtant l'intestin le pénètre encore. La clavicule et la mâchoire inférieure présentent les premiers points d'ossification.

Troisième mois. — L'œuf est gros comme un œuf d'oie ; l'embryon a 7 à 9 centimètres de long, il pèse de 5 à 20 grammes. L'intestin s'est retiré du cordon. La plupart des os présentent des points d'ossification, les doigts et les orteils présentent des ongles très-distincts, les parties génitales externes commencent à se manifester avec leurs caractères distinctifs.

Quatrième mois. — Le fœtus est long de 10 à 17 centimètres, pèse 120 grammes. Le sexe est parfaitement caractérisé.

Cinquième mois. — Le fœtus a 18 à 27 centimètres, pèse en moyenne 284 grammes. La peau est moins transparente, les cheveux apparaissent et le duvet se montre sur tout le corps.

Sixième mois. — Avec une longueur de 28 à 34 centimètres, le fœtus pèse en moyenne 634 grammes. La graisse commence à se déposer dans le tissu cellulaire sous-cutané ; mais ce dépôt est encore très-incomplet, de sorte que la peau est encore fortement ridée. La tête présente encore un volume hors de proportion avec le reste du corps, les fontanelles et les sutures sont très-larges. Un fœtus qui naît à cette époque fait des mouvements inspiratoires et remue les membres, mais il périt toujours rapidement.

Septième mois. — Le fœtus à 35 à 38 centimètres et pèse 1218 grammes. Les paupières sont séparées. Tout le corps, par suite du très-faible développement graisseux, est maigre ; la peau rougeâtre et recouverte d'enduit sébacé. Les fœtus qui naissent de la vingt-quatrième à la vingt-huitième semaine remuent leurs membres quelquefois assez fortement, mais leurs cris sont extrêmement faibles et presque toujours, malgré les soins les plus assidus, ils succombent dans les premières heures ou du moins les premiers jours qui suivent l'accouchement.

Huitième mois. — Le fœtus a de 39 à 44 centimètres et pèse en moyenne 1569 grammes. La membrane pupillaire a disparu, la peau est encore rouge, les fœtus sont encore maigres et ont l'aspect de petits vieillards. A cette époque, vingt-huitième à trente-deuxième semaine, les enfants nés peuvent, dans des circonstances favorables, être conservés à la vie, mais ils succombent encore souvent et très-facilement.

Neuvième mois. — La longueur du fœtus est de 42 à 44 centimètres. Le poids moyen de 1971 grammes. La graisse étant plus considérable, les formes du corps s'arrondissent et la face perd son aspect rougeâtre. Les enfants nés de la trente-deuxième à la trente-quatrième semaine subissent une mortalité

bien plus considérable qu'à terme ; mais pourtant, dans des conditions favorables, la règle est qu'ils conservent la vie. Mais si des soins assidus leur
manquent, ils périssent habituellement.

Dixième mois. — Le fœtus, dans les premières semaines du dixième mois,
a 45 à 47 centimètres et pèse 2334 grammes. Le duvet disparaît peu à peu,
mais la plupart du temps il existe encore partout et est surtout visible aux
épaules. Les ongles n'arrivent pas encore à la pointe des doigts, les cartilages
de l'oreille et du nez sont mous, la peau encore rouge mais lisse et tendue.

Dans les derniers temps du dixième mois, le fœtus prend tous les caractères
particuliers de l'enfant à terme, si bien qu'on ne peut plus l'en distinguer.

Nous avons emprunté les chiffres de mensuration et de poids à partir du troisième mois à Hecker, quoiqu'ils soient un peu trop faibles, au moins pour les
derniers temps de la grossesse. Hecker établissait l'âge du fœtus d'après la longueur
du corps, ce qui, il est vrai, est la méthode la plus exacte, mais présente encore des
variétés. Nous avons essayé d'établir aussi exactement que possible l'âge d'un certain
nombre de fœtus avant terme en les soumettant à l'examen le plus minutieux et en
nous aidant des calculs faits par les mères, et nous avons pour les trois derniers mois
obtenu les moyennes suivantes :

Pour le huitième mois, en moyenne, pour 18 fœtus 41,3 cent. et 1700 gram.
Pour le neuvième mois,　　　　　—　　　31　—　44,6　—　2240　—
Pour le dernier mois,　　　　　　—　　　21　—　46　—　2528　—

Ahlfeld, en particulier pour le dernier mois, a obtenu des chiffres en moyenne
plus considérables encore, en se basant pour son calcul sur le jour où la mère avait
conçu. Si de ses moyennes par semaine on déduit la moyenne pour chaque mois, on
obtient :

Pour le 8ᵉ mois, une longueur de 42,6 cent. et un poids de 1937 gram.

Pour le 9ᵉ mois,　　　—　　46,73　　　—　　　2572　—
Pour le 10ᵉ mois,　　—　　49,9　　　—　　　3117　—

Dans l'intérêt du fait, nous transcrivons ici les moyennes obtenues par Ahlfeld
pour chaque semaine :

40ᵉ semaine,	3168 gr. et	50,5 cent.	33ᵉ semaine,	2084 gr. et	43,88 cent.
39ᵉ —	3321 —	50,6 —	32ᵉ —	2107 —	43,4 —
38ᵉ —	3016 —	49,9 —	31ᵉ —	1972 —	43,7 —
37ᵉ —	2878 —	48,3 —	30ᵉ —	1868 —	42,0 —
36ᵉ —	2806 —	48,3 —	29ᵉ —	1576 —	39,6 —
35ᵉ —	2753 —	47,3 —	28ᵉ —	1635 —	40,4 —
34ᵉ —	2424 —	46,07 —	27ᵉ —	1142 —	36,3 —

Il est à désirer que l'on fasse de nouvelles recherches précises à cet égard.

Pour avoir toujours présents à la mémoire des chiffres à peu près fixes pour la
longueur du fœtus aux différents mois de la grossesse, il est bon de remarquer les
chiffres suivants, qui sont à peu près exacts et faciles à retenir :

Dans les 3ᵉ et 4ᵉ mois................ 3″ et 4″.
Dans les 5ᵉ, 6ᵉ, 7ᵉ et 8ᵉ mois.......... 10″, 12″, 14″ et 16″.
Dans le 9ᵉ mois.................... 17″.
Dans le 10ᵉ mois................... 18″.

2. LE FŒTUS A TERME.

BIBLIOGRAPHIE. — VEIT, *M. f. G.*, vol. VI, p. 104. — SIEBOLD, *M. f. G.*, vol. XV, p. 337.
— C. MARTIN, *M. f. G.*, vol. XXX, p. 428.
VAN PELT, in *M. f. G.*, vol. XVI, p. 308. — E. MARTIN, *M. f. G.*, vol. XIX, p. 76. —
STADFELDT, *M. f. G.*, vol. XXII, p. 462. — BRUMMERSTADT, *Bericht aus der Rostocker Hebam-
menanstalt*, p. 46. Rostock, 1866. — FRANKENHAUSER, *M. f. G.*, vol. XIII, p. 170 et *Jenaische
Z. f. M. u. N.*, vol. III, cah. 2 et 3. — SPIEGELBERG, *M. f. G.*, vol. XXII, p. 276. — SCHRÖDER,
Scanzoni's Beiträge z. Geb. u. Gyn., vol. V, cah. 2. — KULP, *De pelvi obliqua*, diss. inaug.,
p. 10. Berol., 1866. — HOTH, *Ueber die Veränd. der Kopfform Neugeborner*, etc., diss. inaug.
Marburg, 1868. — FRANKHAUSER, *Die Schädelform nach Hinterhaupts Lage*, diss. inaug.
Bern, 1872.

§ 37. Les caractères particuliers du fœtus à terme sont les suivants : Il a en moyenne 51c,2 de long et pèse 3255 grammes. La peau est blanche, le fin duvet ne se voit plus que sur les épaules, il a presque partout disparu ; l'enfant est plus ou moins recouvert d'enduit sébacé (un enduit blanchâtre formé par l'épithélium détaché, du duvet fin et la sécrétion des glandes sébacées). Les cheveux sont la plupart du temps sombres, longs de 1 à 1c,50. Les cartilages des oreilles aussi bien que ceux du nez sont durs au toucher. Les ongles sont aussi assez durs, cornés et arrivent au moins jusqu'à l'extrémité supérieure de la pointe des doigts. Le cordon est inséré à peu près au milieu du corps. Chez les garçons, les testicules se sentent dans les bourses épaisses rougeâtres ; chez les filles, les grandes lèvres sont fermées l'une contre l'autre ; assez souvent pourtant elles laissent facilement apercevoir les petites lèvres. — Les os de la tête sont solides, sont très-rapprochés les uns des autres (sutures étroites) et le noyau osseux de l'épiphyse inférieure du fémur mesure en moyenne 0c,50 dans son plus grand diamètre. Les enfants crient très-vite après l'accouchement, d'une voix claire, forte, et remuent vigoureusement les membres. — Ils urinent et rendent du *méconium*. Ce dernier est noirâtre ou brunâtre, verdâtre et se compose de mucus, d'épithélium de l'intestin, de bile, de cellules épidermiques et de poils follets (1).

Les chiffres que nous venons de donner du poids et de la longueur de l'enfant à terme sont empruntés aux moyennes obtenues par Hecker sur environ 1000 enfants. D'après les recherches faites par nous à Bonn sur 364 enfants, la longueur n'est pas sérieusement plus petite, seulement 0m,49; le poids est aussi un peu plus faible, 3179 grammes. La cause de ces différences tient sans doute aux particularités des populations, et c'est ainsi, par exemple, que les enfants des peuples du Rhin sont plus faibles et plus petits que ceux de la vieille Bavière. Du reste, il n'y a pas que les profanes qui ont des idées exagérées sur le poids des enfants. Parmi les enfants mesurés par nous, le plus lourd pesait 4950 grammes, et Hecker, sur 1096 enfants, n'en trouva que 2 dont le poids était de 5000 à 5500 grammes (10 et 11 livres).

D'après Hecker (2), l'insertion du cordon né serait très-élevée que jusqu'au sixième ou au septième mois; à partir de ce moment elle correspond à peu près à la partie moyenne. Le cordon s'insère de telle façon que la distance de la symphyse est à celle de l'appendice xiphoïde comme 1 : 1,6.

(1) Förster. *Wiener med. W.*, 1858, no 32.
(2) *M. f. G.*, vol. XXXI. p. 194.

Depuis que Béclard a appelé l'attention sur ce fait (1), on a cru avoir trouvé dans l'apparition et le volume du noyau d'ossification de l'épiphyse inférieure des fémurs un point de repère certain pour déterminer l'âge des enfants nouveau-nés (2). Hecker (3) a pourtant montré que ce signe, quoique méritant d'être pris en considération, est à lui seul insuffisant, aussi bien que tous les autres. Car, s'il est fréquent de voir chez les enfants à terme le noyau d'ossification présenter un diamètre d'environ 5 millimètres, il arrive aussi par exception qu'il a précisément la même dimension chez des fœtus qui ne sont pas à terme, et d'une autre part il arrive assez souvent qu'il manque chez des enfants bien nettement à terme, ou qu'il est seulement indiqué. Ces résultats ont été confirmés par Hartmann (4) qui sur 40 fœtus de huit mois en a trouvé 2 ; sur 62 de neuf mois, 16, et sur 46 de dix mois en a trouvé 27 possédant le noyau osseux, tandis que sur 102 enfants à terme il a manqué 12 fois.

La nature des os de la tête ainsi que la largeur des sutures et des fontanelles ne peuvent pas non plus être considérées comme donnant une règle pour la maturité de l'enfant. Car quoique, en général, chez les enfants avant terme les os du crâne soient plus mous, les sutures plus larges et les fontanelles plus grandes qu'à terme, Kuenecke (5) fait remarquer que cela varie beaucoup suivant les individus.

La décision si importante au point de vue civil, un enfant est-il à terme ou non, peut donc présenter de grandes difficultés. Le seul critérium rigoureux est encore la longueur, mais on ne peut se prononcer avec certitude que si le plus grand nombre des signes de maturité existe ou fait [défaut. Du reste, on ne doit jamais oublier que la question posée fréquemment, un enfant est-il à terme ou non, ne peut pas être résolue, même l'enfant étant réellement à terme. Un enfant qui présente tous les signes de maturité peut très-bien naître huit à quinze jours avant la fin normale de la grossesse. Tout ce que l'on peut dire par conséquent en se basant sur l'examen objectif, c'est de déclarer ceci, que l'enfant est complétement développé ou approchant. On doit du reste faire remarquer ceci, que l'ensemble des signes de maturité devient incertain du moment où les proportions ne sont pas tout à fait normales. Déjà ces proportions n'existent pas dans les grossesses gémellaires, et il existe de très-grandes variations dans le cas de maladie de la mère ou de l'œuf (en particulier la syphilis), variations sur lesquelles malheureusement nous ne connaissons rien de précis. Pourtant il est certain que dans ces circonstances un enfant qui a été porté dix mois n'a pas besoin pour être à terme de présenter les signes de la maturité.

§ 38. Puisque la tête de l'enfant, en tant que partie la plus volumineuse et la moins flexible, est d'une importance capitale pour le mécanisme de l'accouchement, nous devons l'étudier un peu plus intimement.

La face paraît, par rapport au crâne, encore très-petite. Ce dernier se compose des deux frontaux, des deux pariétaux, de l'écaille de l'occipital et, de chaque côté, des temporaux et des grandes ailes du sphénoïde. Tous ces os sont reliés ensemble, mais séparés par des fentes appelées sutures. On distingue les sutures suivantes : 1° La *suture frontale*, entre les deux frontaux ; 2° la *suture sagittale*, entre les deux pariétaux ; 3° la *suture coronale*, de chaque côté, entre le frontal et le pariétal ; 4° la *suture lambdoïde*, de chaque côté, entre

---

(1) *Nouv. J. de méd., chim. et pharm.* Paris, 1819. t. IV. p. 107.
(2) Voy. Ollivier. *Ann. d'hyg. publique*, t. XXVII, p. 342 ; Mildner, *Prager Vierteljahrsschrift*, 1850, vol. XXVIII, p. 39 ; Casper, *Prakt. Handb d. ger. Medicin*, Berlin, 1857. part. I, p. 692, et Böhm. *Casper's Vierteljahrsschrift*, 1858. vol. XIV, p 28.
(3) *Klinik der Geburtskunde*, Leipzig, 1861, p. 49.
(4) *Beitr. z. Osteol. d. Neugeb.* Diss. inaug. Tübingen, 1869. p. 18.
(5) *Die vier Factoren der Geburt.* Berlin. 1869, p. 259.

l'occipital et le pariétal. Les *sutures temporales,* extrêmement solides, qui unissent l'écaille occipitale au temporal, sont inaccessibles au toucher sur les têtes recouvertes des parties molles puisqu'elles sont cachées par le muscle temporal.

Comme aux points où les deux sutures coronale, frontale et sagittale se rencontrent, les os sont réunis sous des angles fortement arrondis, il se produit un grand trou dans les téguments osseux du crâne ; c'est la *grande fontanelle.* Elle a la forme d'un trapèze. L'angle qui pénètre entre les deux frontaux est beaucoup plus aigu que celui qui pénètre entre les deux pariétaux. — La *petite fontanelle* ne se traduit pas par un trou cutané, mais sa place est marquée par la réunion de la suture sagittale avec la suture lambdoïde. Sur les extrémités de la suture lambdoïde, qui limitent la partie mastoïdienne des temporaux, on trouve latéralement deux trous osseux fa-

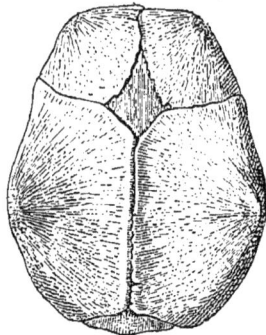

Fig. 23. — Crâne de l'enfant vu par en haut avec les deux fontanelles et les sutures.

cilement appréciables : *les deux fontanelles latérales, fontanelles de Gasser.*

Pour déterminer les dimensions de la tête fœtale, on admet les diamètres suivants :

1° Le *droit,* fronto-occipital (Dr. ou F. O.) ; de la racine du nez jusqu'au point le plus saillant de l'occipital, il a 11ᶜ,75.

2° Le *grand transverse* ou bipariétal (D. tr. maj. ou B. P.). 9ᶜ,25. C'est la plus grande distance prise dans le sens transversal.

3° Le *petit transverse* bitemporal (D. tr. min. ou B. T.), la plus grande distance entre les deux sutures temporales ; il a 8 centimètres.

4° Le *grand oblique* au mento-occipital (D. obl. maj. ou M. O.) du menton au point le plus éloigné du crâne, au voisinage de la petite fontanelle, 13ᶜ,50.

5° Le *petit oblique* (D. ob. min. ou sous-occipito-bregmatique, S. B.), de la limite, entre l'occipital et la nuque, au milieu de la grande fontanelle, 9ᶜ,50.

6° Le *perpendiculaire* (D. vertical ou trachélo-bregmatique, T. B.), du sommet à la base du crâne qui, sur le fœtus vivant, ne peut pas être mesuré exactement ; il a 9ᶜ,1/2 à 10 centimètres.

La *circonférence* de la tête mesure 34ᶜ,50.

Ces mesures présentent, du reste, suivant les individus, de très-grandes différences. En général, le crâne des garçons est un peu plus gros que celui des filles, et les enfants des multipares présentent un volume plus grand que celui des jeunes primipares. Pour plus de détails, voyez § 377.

3. NUTRITION ET CIRCULATION DU FŒTUS.

BIBLIOGRAPHIE. — KIWISCH, *Geburtskunde*, sect. I, p. 166. Erlangen,1851. — SCHWARTZ, *Die vorzeitigen Athembewegungen*, Leipzig, 1858.—KEHRER. *Vergl. Phys.* etc., p. 100.—PFLUEGER, *Archiv. f. d. ges. Phys*, ann. I, cah. 1, p. 59. — B. SCHULTZE, *Jenaische Z. f. M. u. N.*, 1868, vol. 4, cah. 3 et 4 et *der Scheintod Neugeborener*. Jena, 1871. — GUSSEROW, *Arch. f. Gyn.*, vol. III, p. 241.

§ 39. — La nutrition de l'œuf fécondé se fait dans les premiers temps par une simple osmose. Par suite de l'excitation nutritive que l'œuf qui y est enchâssé exerce sur l'utérus, l'afflux des produits nutritifs augmente et les villosités choriales, primitivement dépourvues de structure, grossissent. Comme dit Kiwisch, « les surfaces d'absorption, par suite de leur tendre formation, sont facilement franchies par les liquides. Par suite de l'activité vitale que ces villosités ont acquise les liquides absorbés sont en partie instantanément transformés dans l'œuf en cellules, c'est-à-dire que l'embryon, pour ainsi dire, se cristallise à leurs dépens.»

Aussitôt que le premier système vasculaire s'est développé, les vaisseaux omphalo-mésentériques recueillent la matière nutritive qui existe dans la vésicule ombilicale et la transmettent à l'embryon. Mais le changement le plus important se produit aussitôt que l'allantoïde a porté les vaisseaux fœtaux à la membrane séreuse qui deviendra l'exochorion. Le développement plus considérable de ces vaisseaux au point placentaire et l'immersion immédiate des villosités choriales dans les lacs sanguins maternels détermine un échange si fort des gaz du sang et des liquides sanguins que la respiration et la nutrition du fœtus en sont ainsi facilitées.

De quelle nature est cet échange? C'est toutefois ce qui n'est pas exactement connu. Il est cependant indubitable que les corpuscules rouges du sang abandonnent de l'acide carbonique et reçoivent de l'oxygène, et que le plasma du sang fœtal échange ces parties constituantes avec celui du sang maternel, de telle sorte que le produit définitif, de ses échanges de matériaux passe dans le sang de la mère et que les combinaisons arrivées à un haut degré d'organisation, transmises du chyle de la mère dans le sang maternel, passent à leur tour dans le sang fœtal.

Une anastomose directe immédiate des deux sortes de sang n'existe nulle part, ils sont partout séparés par l'épithélium des villosités choriales. Reitz (1) trouva pourtant après des injections de cinnabre chez une lapine pleine, de petites parties de la matière colorante dans le sang du fœtus, en particulier dans les capillaires de la pie-mère, et d'après les observations de Cohnheim sur les émigrations des corpuscules blancs hors des vaisseaux, on comprendrait ce passage, qui toutefois est limité aux corpuscules blancs, de telle sorte par conséquent que les cellules du sang maternel pourraient passer dans la circulation du fœtus.

La nutrition du fœtus se fait par le placenta seul et non par le liquide amniotique dans lequel il n'y a surtout que des produits de régression et seulement un peu d'albumine. En ce qui concerne la respiration fœtale, *Pflüger* fait, avec raison, observer, et tout parle en faveur de cette opinion, que le fœtus produit fort peu de mouvements (chaleur et travail) et que, par conséquent, il

(1) *Centralblatt, f. d. med. W.*, n° 41, 1868, p. 655.

a besoin de beaucoup moins d'oxygène que l'homme vivant de la vie extra-utérine. Suspendu dans un milieu à peu près correspondant à la chaleur de son sang, ni son canal intestinal, ni ses poumons froids, ne recueillent de matières développant de la chaleur ; mais il ne perd pas non plus de chaleur, soit par le rayonnement, soit par les évaporations de liquide se produisant à la surface de son corps ou de ses poumons. — La dépense comme travail musculaire est aussi très-minime. Les mouvements actifs s'exécutent facilement dans le liquide qui a un poids spécifique presque égal à celui de son corps. La puissance d'activité des muscles respiratoires fait défaut et c'est le cœur seul qui travaille fortement ; mais la preuve que l'embryon respire réellement, c'est-à-dire qu'il emploie de l'oxygène, est déjà fournie par ce fait que, une interruption de la circulation fœtale, lorsque le placenta n'est pas remplacé par les poumons, amène sa mort, et cela à une époque où il est impossible d'attribuer cette mort à un manque de nutrition, et par cet autre fait que les cadavres des enfants qui succombent ainsi présentent les signes les plus évidents d'une mort par asphyxie et pour ainsi dire par submersion.— Cela est prouvé par le fait que le fœtus exécute des mouvements inspiratoires aussitôt que la communication avec le placenta est coupée (Vesale) et que *vice versa* le nouveau-né cesse de faire des mouvements inspiratoires et redevient apnéique aussitôt que par une voie artificielle on lui transmet de l'oxygène (Mayow). Cela permet de conclure que le fœtus inspire aussitôt que l'oxygène lui fait défaut et que pendant la vie intra-utérine c'est le placenta qui lui fournit cet oxygène. Pflüger a, dans l'ouvrage cité plus haut, prouvé aussi, par la voie expérimentale, dans ses recherches sur la couleur du sang, que le fœtus utilise de l'oxygène.

L'opinion purement théorique que le fœtus produit par lui-même de la chaleur se laisse aussi confirmer par l'observation directe. Si l'on examine à ce point de vue le nouveau-né immédiatement après l'accouchement, avant que l'abaissement rapide de la température se soit produit, on peut constater que la température de l'enfant dépasse de quelques dixièmes de degré celle de la mère (1). Wurster réussit à mesurer pendant l'accouchement dans une présentation du siége la température du rectum d'un enfant et la température vaginale chez la mère. La première dépassa constamment la dernière d'environ 0°,5.

§ 40. — La circulation du sang dans le fœtus se fait de la manière suivante : Les artères ombilicales, branches terminales principales de l'artère iliaque, portent le sang à l'aide du cordon jusque dans le placenta, et c'est dans les villosités isolées du placenta que se fait l'échange avec le sang maternel. La veine ombilicale recueille, dans le placenta, le sang devenu propre à la nutrition et à la respiration du fœtus (sang que, pour être plus bref, nous considérerons comme artériel, tandis que le sang consommé par le fœtus sera pour nous du sang veineux, quoique ces deux variétés de sang ne correspondent pas absolument au sang artériel et veineux chez l'homme vivant de la vie extra-utérine) et le con-

(1) Voy. Bärensprung, *Muller's Archiv*, 1851 ; Schäfer, Diss. inaug. Greifswald, 1863; Andral, *Gaz. hebd*, juillet 1870 ; Schroeder, *Virchow's Archiv*, 1866, vol. XXXV, p. 264, Wurster, *Berl. klin. Woch.*, 1869, n° 37 et *Beitr. Z. Tocothermometrie*, Diss. inaug. Zurich 1870, p. 13.

duit au foie par le cordon. Une partie de ce sang est destinée à la circulation hépatique, l'autre, par le canal d'Arantius, s'écoule directement dans la veine cave inférieure, et tous deux, ainsi mélangés, arrivent à l'oreillette droite avec le sang veineux ramené de la moitié inférieure du tronc. Dans les premiers temps de la vie fœtale, la veine cave inférieure s'ouvre vis-à-vis la cloison des deux oreillettes aussi bien dans la droite que dans la gauche et, par suite du développement plus fort de la valvule d'Eustache qui fait saillie à sa paroi droite, son sang s'écoule à peu près uniquement dans l'oreillette gauche. Dans la deuxième moitié de la vie fœtale, la valvule d'Eustache se retire plus en arrière, tandis que par suite du fort développement de la valvule du trou ovale, la veine cave inférieure s'ouvre d'une façon de plus en plus distincte dans l'oreillette droite. A cette époque, le sang de cette veine se mêle en partie, pour cette raison, avec celui de la veine cave supérieure, de sorte que le sang ainsi mélangé arrive aussi bien dans le ventricule droit que dans l'oreillette gauche. Pourtant la plus grande partie du sang que la veine cave supérieure ramène des parties supérieures du corps dans l'oreillette droite est aussi, plus tard, amenée dans le ventricule droit et de là est chassée dans l'artère pulmonaire. Mais comme une circulation pulmonaire, telle qu'elle se manifestera plus tard, n'existe pas encore, il ne passe, dans les propres artères pulmonaires, que la moitié du sang du ventricule droit; l'autre moitié s'écoule par le trou artériel de Botal dans l'aorte descendante. Cette dernière reçoit son sang

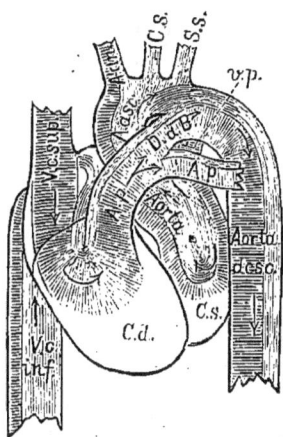

FIG. 24. — Image schématique de la circulation du fœtus. La striation transversale indique le sang veineux. la striation longitudinale le sang artériel.

de trois sources différentes. Par les veines pulmonaires encore non développées, il ne parvient dans l'oreillette gauche que du sang relativement peu veineux. — L'oreillette reçoit l'arrivage principal au moyen du trou ovale à travers lequel, comme nous l'avons vu plus haut, s'écoule le courant de préférence artériel de la veine cave inférieure, quoique fortement mélangé. Ce sang arrive au ventricule gauche et dans la partie centrale de l'aorte, si bien que les carotides et la sous-clavière sont alimentées par du sang plus artériel. Une fois ce point dépassé, on voit s'écouler dans l'aorte descendante, par le trou de Botal, le sang plus veineux du ventricule droit qui, en grande partie, provient de la veine cave supérieure, et les vaisseaux ombilicaux, comme la moitié inférieure du tronc, sont alimentés par du sang plus veineux qu'artériel envoyé surtout par la pression du ventricule droit.

Ces conditions se modifient d'un seul coup aussitôt après la naissance de l'enfant. La première inspiration distend les poumons, et élargit ainsi le calibre des artères pulmonaires, si bien que, à partir de ce moment, le sang du ventricule droit est seul poussé dans les artères pulmonaires. Par suite de cela, il revient naturellement des poumons à l'oreillette gauche une beaucoup plus grande quantité de sang qui alors s'est artérialisé dans les poumons. La pression du sang dans l'oreillette gauche se trouve donc ainsi augmentée, de sorte que, comme en même temps, par suite de la suppression de la circulation placentaire, la veine cave inférieure verse moins de sang dans l'oreillette droite et que par conséquent la pression du sang dans cette oreillette se trouve abaissée, les ondes sanguines se font à partir de ce moment équilibre dans les oreillettes gauche et droite, ou bien la pression sanguine l'emporte dans l'oreillette gauche et le passage du sang dans l'oreillette droite ne se trouvera plus empêché que par la disposition valvulaire particulière de la valvule du trou ovale. (Voy. les *Recherches* de Kehrer, *l. c.* p. 98).

De plus nous avons vu que la pression du sang dans l'aorte descendante, qui donne l'impulsion à toute la circulation est déterminée surtout par les contractions du ventricule droit qui envoient ainsi le sang à travers le trou de Botal. Aussitôt que la circulation pulmonaire est ouverte, aussitôt par conséquent qu'un nouveau grand courant s'est ouvert pour le sang du cœur droit, la pression du sang s'abaisse si fortement dans le cœur droit que le trou de Botal par les contractions de ses parois se rétrécit fortement. Celles-ci s'appliquent simplement l'une contre l'autre (très-exceptionnellement il s'y produit une thrombose) et s'agglutinent (1). Cela se produit d'autant plus sûrement que la pression du sang dans le cœur gauche qui pourrait maintenir la voie ouverte ne s'élève que lorsqu'elle s'est déjà abaissée dans le cœur droit. Ce n'est que tout à fait exceptionnellement, en particulier si dans une atélectasie des poumons la pression du sang dans le cœur droit ne diminue pas ou ne diminue que d'une façon insignifiante, que le trou de Botal reste ouvert. Comme dans la vie extra-utérine, la pression dans le cœur gauche devient très-vite plus considérable que dans le cœur droit, on trouve régulièrement chez les enfants qui ont vécu longtemps l'extrémité aortique du canal beaucoup plus large que l'extrémité pulmonaire. Le trou de Botal se fermant, la force du courant dans l'aorte descendante et ses divisions, qui était avant tout entretenue par le cœur droit s'abaissera tout à coup très-notablement, de sorte que quoique le placenta soit encore uni au fœtus, elle ne suffit plus à l'alimentation de la longue circulation placentaire. Par suite, les deux artères ombilicales se thrombosent tandis que la veine ombilicale se borne généralement à se rétrécir fortement (2). Aussi la pression a beau s'élever très-vite dans le cœur gauche, elle ne peut plus entretenir la circulation placentaire qui s'arrête.

C'est ainsi qu'après l'accouchement s'établit la circulation que nous retrouvons dans toute la vie extra-utérine. Le canal d'Arantius se rétracte comme la veine ombilicale aussitôt que cesse la circulation placentaire. Le trou de Botal disparaît également ordinairement aussitôt après l'ouverture de la circulation pulmonaire, tandis que le trou ovale reste quelquefois encore ouvert pendant

---

(1) Voy. Langer, *Zeitschrift d. Ges. d. Wiener Aerzte*, 1857, p. 328; Walkhoff, *Zeitschr. f. rat. Med.*, XXXVI, 1869, p. 109 et Wrany, *Oesterr. Jahrb. f. Paediatrik.*, 1871, I, p. 1.
(2) Virchow, *Ges. Abh.*, p. 591.

longtemps, sans que pour les raisons données plus haut il s'établisse un pas-- sage du sang d'une oreillette dans l'autre.

4. PRÉSENTATION, POSITION ET ATTITUDE DU FŒTUS DANS L'UTÉRUS.

BIBLIOGRAPHIE. — W. HUNTER, *Anat. ut hum. gr. tab. illustr.*, tab. VI. Birm., 1774. — J. SIMPSON, *Edinburgh monthly Journ.*, janv. 1849, p. 423. — BATTLEHNER, *M. f. G.*, 1854, vol. IV, p. 419. — M. DUNCAN, *Edinb. med. and surg. Journ.*, 1855, et *Res. in Obst.*, 1868, p. 14 et suiv. — G. VEIT, *Scanzoni's Beiträge*, vol. IV, p. 279. — HECKER, *Klinik d. Geb.* Leipzig, 1861, vol. I, p. 17 et 1864, vol. II, p. 53. — CREDÉ, *Obs. de fœtus situ inter grav.* Lipsiæ, 1862 et 1864. — HEYERDAHL, *M. f. G.*, vol. XXIII, p. 456. — VALENTA, *M. f. G.*, vol. XXV, p. 172. — SCANZONI, *Wiener med. Wochenschr.*, 1866, n° 1. — VAN ALMELO et KUNEKE. *M. f. G.*, vol. XXIX, p. 214. — SCHROEDER, *Schwang., Geb. u. Wochenbett*, p. 21. Bonn. 1867. — SCHATZ, *Der Geburtmechanismus d. Kopfendlagen*, p. 35. Leipzig, 1868, et *Tagebl. d. Leipziger Naturforschervers.*, p. 175, 1872. — B. SCHULTZE, *Unters. über den Wechsel der Lage u. Stell. d. Kindes.* Leipzig, 1868.—POPPEL, *M. f. G.*, vol. XXXII, p. 321 et vol. XXXIII, p. 279. — HOENING, *Scanzoni's Beiträge*, vol. VII, p. 36. — FASSBENDER, *Berl. Beitr. z. Geb. u. Gyn.*, vol. I, p. 41.

§ 41. Sous le nom de *présentation* de l'enfant dans l'utérus on entend la manière dont se comporte son axe longitudinal par rapport à celui de l'utérus, et quand ces deux axes coïncident à peu près, on dit qu'il y a présentation longi- tudinale (et suivant que l'extrémité supérieure ou inférieure du tronc se pré- sente, présentation de l'extrémité céphalique ou pelvienne); si ces deux axes se croisent plus ou moins, on dit qu'il y a présentation transversale.

Par *position* de l'enfant, on désigne, la présentation étant fixe, les différents rapports qu'une partie déterminée du fœtus (par ex. le dos) peut avoir avec un côté déterminé de la paroi utérine. Si l'enfant a une présentation longitudi- nale, on désigne la position où le dos de l'enfant regarde la paroi utérine gauche sous le nom de première position ; s'il regarde la droite, de deuxième position. On doit encore faire une distinction suivant que le dos est tourné plus en avant ou plus en arrière, et l'on désigne comme premier sous-genre la position où le dos est en avant, comme deuxième celle où le dos est en arrière ; si bien que, par exemple, le dos en avant et à gauche est le pre- mier sous-genre de la première position.

Sous le nom d'*attitude* du fœtus dans l'utérus on comprend la situation des différentes parties de son corps par rapport les unes aux autres.

§ 42. L'attitude du fœtus est la suivante (fig. 34). Le fœtus est courbé sur sa face ventrale, si bien que toute la colonne vertébrale forme un arc de cercle concave en avant. Le menton est appliqué sur la poitrine, les cuisses relevées sur le bas-ventre. Les jambes sont fléchies et les pieds dans l'extension, si bien que le dos du pied est appliqué sur les jambes, les talons étant la partie la plus basse. Les bras sont appliqués de chaque côté en avant de la poitrine et les avant-bras croisés ou l'un à côté de l'autre en avant de la poitrine. Le cordon se trouve habituellement logé dans l'espace resté libre entre les mem- bres supérieurs et inférieurs. Telle est l'attitude normale qui, toutefois, pen- dant la grossesse éprouve des changements très-fréquents mais qui (à part le cordon) sont insignifiants et très-passagers. Ce n'est que très-rarement que pendant la grossesse on peut constater une extension longtemps persistante de la tête, de sorte que l'occiput soit appliqué contre le dos, déviation de l'attitude normale qui au moment de l'accouchement est souvent observée et que l'on désigne sous le nom de *présentation de la face*.

Très-fréquemment le cordon est enroulé autour d'une partie du corps. Beaucoup de ces circulaires, surtout ceux qui passent autour du tronc, se déroulent facilement au moment de l'accouchement, tandis que ceux qui se font autour du cou persistent habituellement. On rencontre ces derniers très-fréquemment, une fois sur quatre à quatre accouchements et demi. Habituellement ils n'entraînent aucun danger. Pourtant, dans l'accouchement, lorsque la période d'expulsion dure longtemps, si le cou est serré contre la symphyse, ils peuvent mettre l'enfant en danger, et même quoique rarement amener sa mort. Plus rarement encore le cordon forme des circulaires si nombreux et si serrés que le fœtus succombe déjà pendant la grossesse.

§ 43. La présentation du fœtus qui se rencontre au moment de l'accouchement dans le plus grand nombre des cas est la présentation de la tête, elle n'est en aucune façon constante pendant la grossesse, mais elle varie très-fréquemment quoique même pendant la grossesse les présentations de l'extrémité céphalique soient aussi de beaucoup les plus fréquentes.

La *mutation de la présentation* se fait d'autant plus facilement et est d'autant plus fréquente que la grossesse est moins avancée. Chez les multipares elle est beaucoup plus fréquente que chez les primipares, et cela arrive encore assez souvent peu avant l'accouchement, tandis que chez les primipares elle ne se produit qu'exceptionnellement à partir des trois dernières semaines de la grossesse. Plus l'enfant est lourd, plus rares sont les changements de présentation. Les rétrécissements du bassin favorisent beaucoup leur production.

Le plus souvent les présentations transversales se transforment en présentations du crâne. L'inverse ne se produit pas aussi souvent, mais se rencontre toutefois très-souvent. Le passage d'une présentation du siége à une présentation du sommet est également fréquent, l'inverse non plus n'est pas rare. On observe d'une façon relativement rare, le passage d'une présentation du siége à une présentation transversale, et de même d'une présentation transversale à une présentation du siége.

La *mutation de position* des enfants est beaucoup plus fréquente. On l'observe naturellement beaucoup plus souvent dans les présentations du crâne puisque celles-ci sont de beaucoup les plus fréquentes, pourtant cela n'est pas rare dans les présentations de l'extrémité pelvienne. En général la position ne devient constante que quand la tête est fixée dans le petit bassin.

Depuis Hippocrate, on enseignait que l'enfant, jusqu'au septième mois, se présentait par le pelvis, mais qu'à cette époque tout à coup il faisait la culbute, de sorte que, à partir de ce moment, il se présentait par la tête. Cette idée de la culbute (que l'on trouve même en Chine) a régné presque sans conteste jusqu'au temps des grands anatomistes. Realdus Columbus, 1544, l'élève de Vesale, s'éleva le premier contre. Pourtant, c'est seulement Smellie le premier, 1751, Solayres de Renhac, 1771, et Baudelocque, 1781, qui confirmèrent tout à fait cette manière de voir, si bien que depuis eux jusqu'à ces temps derniers, l'opinion qui régnait partout était que le fœtus, dès le principe, se présentait la tête en bas et que cette présentation persistait pendant toute la grossesse sans se modifier. Cette opinion fut partagée en général par Onymus (1), qui mérite d'être signalé, car il paraît être le premier qui, par des recherches souvent répétées sur des multipares dont l'orifice interne était ouvert, constata les mutations des présentations du fœtus. Il trouva que sur quarante-trois femmes grosses, chez vingt-sept seulement la présentation fœtale resta la même jusqu'à l'accouchement, et il chercha à expliquer la présentation normale du crâne aussi bien que les différentes variations de la présentation fœtale, par les lois de la gravitation. Dans ces derniers temps, Scanzoni, tout d'abord, s'éleva contre l'immutabilité des présentations du fœtus pendant la grossesse et modifia le vieil enseignement de la culbute, en montrant que les présentations du siége étaient beaucoup plus fréquentes au début qu'à la fin de la grossesse, et que la transformation en présentation du sommet se faisait progressivement dans les derniers mois. Hecker dirigea alors l'attention des accoucheurs dans cette voie, en montrant par une série d'observations que même dans les derniers temps de la grossesse, la présentation et la position du fœtus n'étaient pas à beaucoup près aussi constantes qu'on l'admettait jusque là, et que non-seulement les présentations du siége se transformaient en présentations du sommet, mais que l'inverse aussi se produisait. Des observations analogues qui avaient déjà été en partie faites en même temps que celles de Hecker furent publiées en grand nombre par Credé, et plus tard par Heyerdahl Valenta et nous-même. Dans ces derniers temps Schultze et après lui Höning, par des touchers pratiqués presque chaque jour, ont cherché à éclaircir encore la question. C'est en particulier d'après leurs résultats, aussi bien que d'après nos propres observations que les renseignements ci-dessus sur la présentation et la position du fœtus ont été formulés. Nous ne pouvons admettre que dans les trois dernières semaines chez les primipares la présentation soit aussi constante que Schultze et en partie Höning l'avaient indiqué. Sur les 214 primipares examinées par nous (dont 4 femmes grosses avec bassin rétréci exceptées), nous avons trouvé chez huit (chez l'une deux fois) des mutations de présentation à cette époque ; dont six fois mutation de présentation transversale en présentation du sommet ; une fois de présentation transversale en présentation du siége ; une fois de présentation du sommet en présentation transversale, et une fois de présentation du siége en présentation du sommet.

Avant de quitter ce qui se rapporte aux présentations et aux positions du fœtus dans la grossesse, nous devons répondre à la question suivante. Pourquoi le crâne se présente-t-il d'une façon si disproportionnée comme fréquence ? Pour expliquer ce fait, on a fait jusqu'ici les hypothèses les plus variées, ce qui, si nous voulions les examiner en détails, pourrait nous mener beaucoup trop loin. Nous renvoyons pour cela à la partie historique d'un travail de Cohnstein (2). Remarquons seulement ici que dans ces derniers temps deux opinions se sont disputé le premier rang. L'une avait déjà été indiquée par Aristote, qui veut expliquer la présentation du fœtus d'une façon physique par les lois de la pesanteur ; l'autre qui est bâtie par Simpson à grands frais d'ingéniosité repose sur ce fait que le fœtus fait des mouvements réflexes tant qu'il se trouve dans une situation qui paraît le gêner. La position la plus commode pour lui, si l'on compare sa forme à celle de l'utérus, est lorsque la tête est en bas. S'il est placé autrement, les parois utérines exercent sur lui une plus forte pression. Cette pression éveille les mouvements réflexes qui persistent jusqu'à ce qu'il ait atteint la situation la plus commode, la présentation du crâne. D'autres, comme Credé, Kristeller, ont fait dépendre l'existence des présentations du crâne des contractions partielles de l'utérus, et Schatz a récemment essayé de les faire dériver des mouvements d'extension du fœtus.

Pour résoudre la question, il faut, puisque le fœtus comme tout autre corps est soumis aux lois de la gravitation, chercher avant tout à déterminer comment le fœtus

(1) D. m. i. de naturali fœtus in utero mat. situ. Lugd. Bat.. 1743.
(2) M. f. G., vol. XXXI, p. 141.

se présente lorsque la pesanteur seule agit sur lui. Des très-nombreuses recherches entreprises d'abord par Duncan, puis par Veit (1), il résulte que si on laisse flotter un fœtus fraîchement mort dans un grand ballon rempli d'eau chargée de sel du même poids spécifique que le fœtus, il flotte obliquement, de telle façon que la tête se place beaucoup plus profondément que le siége et que l'épaule droite regarde en bas. Cette situation est sans aucun doute causée par le poids plus considérable de la tête et du foie. Kehrer (2), dans ses recherches sur le centre de gravité, ne l'a pas trouvé plus près de la moitié supérieure du corps. Mais cela ne prouve rien contre cette opinion, puisque Duncan (3) prouve que le poids spécifique de la tête l'emporte sur celui du tronc décapité. Déjà aussi Kehrer (4) s'était convaincu que la tête a plus de tendance à se placer par en bas que le siége. D'après les recherches sur le centre de gravité du fœtus faites par Poppel, ce centre de gravité tomberait du reste plus près de l'extrémité céphalique, mais toutefois il résulte des essais de Veit sur l'immersion du fœtus, que le fœtus, si aucun autre corps n'agit sur lui, se présente toujours la tête non pas directement, mais obliquement en bas.

Considérons maintenant la situation de l'utérus par rapport à l'horizon dans les différentes positions de la femme. Dans la station verticale, l'axe de l'utérus, s'il coïncide, comme cela est à peu près exact, avec l'axe du détroit supérieur, fait, lorsque l'inclinaison du bassin est comme d'habitude de 55 degrés, un angle de 35 degrés avec l'horizon. L'utérus par conséquent se trouve situé par rapport à l'horizon obliquement, de telle sorte que ce n'est pas son orifice interne, mais un point de la paroi antérieure qui forme la partie la plus basse. Si le fœtus est situé le dos en avant, il faut dans la station verticale, puisque la tête ne peut pas se déplacer en arrière, qu'il obéisse exclusivement aux lois de la pesanteur et qu'il vienne se placer avec sa tête sur l'orifice interne du col. Si le fœtus se trouve le dos complétement d'un côté, il faut, d'après les lois seules de la pesanteur, que la tête se déplace un peu de l'autre côté. Mais dans la station verticale, il faut, puisque le fœtus plonge un peu plus profondément par son côté droit que par le gauche, que le dos de l'enfant vienne se placer à gauche et en avant, la tête devrait donc, dans la station verticale, si la présentation du fœtus était uniquement déterminée par la pesanteur, dévier un peu de l'orifice interne du col ou du détroit supérieur vers le côté droit.

Si la femme enceinte est dans le décubitus dorsal, l'utérus, même si l'on tient compte de ce qu'il repose sur la colonne vertébrale (v. § 49 et fig. 24), se trouve pourtant plus vertical que dans l'attitude debout; si la présentation était uniquement déterminée par la pesanteur, le fœtus devrait se trouver placé avec son dos à droite et en arrière, et la tête un peu déviée à gauche.

Si maintenant nous cherchons à confirmer par l'expérience ces lois basées sur l'immersion du fœtus et qui ont été uniquement faites au point de vue théorique, nous voyons en réalité que si les parois utérines sont très-flasques et très-molles, si la forme de l'utérus est susceptible de grandes modifications, si par conséquent l'utérus influe aussi peu que possible sur la présentation du fœtus, ce fœtus la plupart du temps se présente de telle sorte que la tête se trouve un peu déviée latéralement sur le détroit supérieur. Mais si les parois par elles-mêmes sont rigides, ou si le diamètre transverse se trouve réellement diminué par les contractions, une déviation latérale n'est en réalité plus possible, et la tête doit alors venir se placer sur le détroit supérieur et y rester. Chez les primipares les parois utérines sont déjà par elles-mêmes beaucoup plus rigides et résistantes, et il se produit déjà aussi chez elles dès les dernières semaines des contractions; par suite de cela, la tête, dans les derniers moments de la grossesse, se trouve sur le détroit supérieur, et habituellement pénètre même jusque dans le petit bassin. Si, chez les multipares, il arrive que les parois utérines

(1) L. c., p. 286 et Höning. l. c., p. 93.
(2) Beiträge, etc., p. 109.
(3) Obst. Res., p. 22, note.
(4) L. c., p. 110.

par elles-mêmes soient rigides ou que des contractions soient survenues, même faiblement, la tête se trouve alors aussi sur le détroit supérieur. Si les parois sont très-flasques, la tête se dévie latéralement et ne se replace exactement que lorsque les premières contractions qui raccourcissent le diamètre transverse de l'utérus se manifestent. Pour rendre clairs d'une façon schématique les rapports habituels, nous avons, dans ce qui précède, considéré seulement l'attitude verticale et le décubitus dorsal horizontal des femmes enceintes; mais, en fait, il y a encore un grand nombre d'autres attitudes. Le décubitus dorsal, lorsque la partie supérieure du corps est relevée, doit, puisqu'il place l'utérus encore plus verticalement, rendre encore plus faciles à constater les rapports plus haut signalés. Mais il en est autrement dans le décubitus latéral. Le fond peut, dans le décubitus latéral, en particulier, lorsque l'utérus est faiblement mobile, tomber tellement d'un côté qu'il se trouve plus bas que le segment inférieur de l'utérus qui par une action de levier se trouve régulièrement attiré vers le côté opposé. Si le fœtus obéit aux lois de la pesanteur, il doit dans ces circonstances tomber avec sa tête dans le fond de l'utérus, et il se formera ainsi une présentation pelvienne. Dans les derniers temps de la grossesse, chez les primipares du moins, cela est ordinairement empêché par ce fait que l'utérus fixe déjà si solidement le fœtus qu'une mutation de présentation n'est plus possible (comme cela a été dit plus haut chez les primipares, ces mutations sont très-rares dans les trois dernières semaines de la grossesse), mais chez les multippares il est vraisemblable que les choses se passent comme dans les premiers temps de la grossesse, et que c'est ainsi que se forment d'abord des présentations transversales puis des présentations pelviennes. Que ces dernières, assez souvent, se produisent aussi par les mouvements actifs du fœtus, c'est ce que personne ne nie; et que cela puisse à l'occasion se produire même lorsque les conditions sont très-défavorables, c'est ce que prouve par exemple le cas très-intéressant publié par P. Müller (1), dans lequel chez une primipare qui ne présentait aucune flaccidité des parois, par suite des mouvements actifs du fœtus, il se produisit six fois en cinq jours une évolution du fœtus.

Nous serions entraîné trop loin si nous voulions réfuter isolément chacune des objections qui de différents côtés ont été faites à ce que les présentations du fœtus dépendent uniquement des lois de la pesanteur. Nous voulons seulement faire remarquer que, quoique déjà Battlehner et Duncan (2) aient répondu depuis quatorze ou quinze ans aux plus importantes de ces objections, on les voit toujours se reproduire sans que l'on tienne compte des raisons qui les ont déjà contredites. L'objection que dans les premiers mois, qu'il s'agisse d'enfants vivants ou morts (chez les enfants morts et macérés, d'après les recherches de Veit, le centre de gravité change), les présentations pelviennes ont été observées relativement plus fréquemment, quoique déjà à cette époque les lois de la pesanteur puissent se manifester très-nettement, n'est pas soutenable, puisque comme nous l'avons dit plus haut, la mutabilité des présentations du fœtus dans les premiers mois de la grossesse est très-considérable, et que par conséquent toutes les causes qui sont en état de modifier les présentations du crâne du fœtus peuvent agir d'autant plus facilement et plus fréquemment. A cela s'ajoute encore que les présentations pelviennes chez les enfants avant terme, comme le montre Scanzoni (3), résultent fréquemment, par un procédé que l'on appelle l'évolution spontanée, de présentations dans lesquelles la tête était déviée latéralement.

En ce qui concerne la position et les mutations de position, nous avons appelé déjà plus haut l'attention sur elles, et nous avons montré (4) que dans l'attitude verticale, le dos de l'enfant doit être tourné en avant et à gauche, et dans le décubitus dorsal en arrière et à droite. La conséquence matérielle de cela est que si le bassin

---

(1) Würtz. med. Z., VI, 3, p. 140.
(2) Les opinions de ce dernier sont reproduites par Helfft, M. f. G., p. 265.
(3) Lehrb. d. Geb., 4e édit., I, p. 118.
(4) Voy. Veit, l. c., p. 286 et Schatz, l. c., p. 38.

ou la paroi utérine n'empêchent pas la mobilité du fœtus, la position de ce fœtus peut se modifier suivant chaque modification de situation de la mère.

Höning (1) observa même directement que des enfants qui se présentaient en première position du sommet, lorsque l'on faisait coucher la mère, se présentaient en deuxième position, *et vice versâ*.

Si enfin nous étudions la cause de l'attitude normale du fœtus, elle se trouve simplement dans la direction particulière de son accroissement. Déjà à partir du premier moment de son développement, le fœtus est fortement courbé dans le sens de la longueur, et il conserve cette attitude courbée tant que d'autres causes pouvant la modifier n'interviennent pas. De là résulte que ce n'est pas la flexion de la tête, le menton sur la poitrine, mais son extension, comme nous la voyons dans les présentations de la face, qui a besoin d'être expliquée.

d. LA GROSSESSE MULTIPLE.

BIBLIOGRAPHIE. — H. MECKEL, *Müller's Archiv*, 3, 1850. — VEIT, *M. f. G.*, vol. VI, p. 126. — SPAETH, *Zeitschr. d. Ges. d. Aerzte zu Wien*, 1860, n°s 15 et 16. — H. PLOSS, *Monatsblatt für med. Statistik u. s. w. Beilage zur deutschen Klinik*, 1861, n° 1, p. 2. — HYRTL, *Die Blutgefässe der menschlichen Nachgeburt*, p. 125. Wien, 1870. — KLEINWACHTER, *Lehre von den Zwillingen*. Prag, 1871. — REUSS, *Archiv. f. Gyn.*, IV, p. 120. — B. SCHULTZE, *Volkmann's Samml. Klin. Vortr.* Leipzig, 1872, n° 34.

§ 44. Par exception, on rencontre dans l'utérus gravide deux fœtus ou même plus encore. D'après le nombre de ceux-ci, on désigne la grossesse sous le nom de gémellaire, trigémellaire; et la grossesse multiple peut se produire de différentes façons.

1° Un œuf unique peut donner lieu au développement de plusieurs fœtus, si l'œuf renferme plusieurs germes, qui, fécondés simultanément, se développent ensuite, ou si un seul germe, par scission, donne lieu à la formation de plusieurs fœtus ;

2° Un follicule de de Graaf peut contenir plusieurs ovules qui, après la rupture du follicule, sont fécondés simultanément ;

3° Plusieurs follicules de de Graaf, ou du même ovaire, ou des deux ovaires, peuvent se rompre pendant une menstruation, et les œufs à maturité et fécondés peuvent se développer ensemble dans l'utérus.

Suivant tel ou tel mode de production des grossesses multiples, les membranes se comportent de différentes façons.

La caduque vraie, qui n'est autre que la muqueuse utérine boursouflée, doit naturellement, puisque la mère n'a qu'un utérus, dans tous les cas de grossesse multiple, être unique et commune à tous les fœtus. — Les seules exceptions à cette règle se rencontrent dans les cas d'utérus bicorne ou cloisonné.

La caduque réfléchie n'est simple que si les fœtus multiples proviennent d'un seul œuf, ou si plusieurs œufs sont implantés dans la muqueuse tout à fait l'un contre l'autre. Mais si les œufs se sont déposés à des places différentes, chaque œuf est recouvert pour sa part des bourgeons de la caduque et possède ainsi une caduque réfléchie particulière.

(1) *L. c.*, p. 99.

Les fœtus ont le même chorion, s'ils proviennent du même œuf ; les fœtus provenant d'œufs séparés ont toujours des chorions séparés ; pourtant ces chorions peuvent s'atrophier fortement au point de contact des deux œufs.

L'amnios qui ne provient ni de la mère, ni de l'œuf, mais du fœtus lui-même et constitue un prolongement des téguments abdominaux, doit, par conséquent, dans le cas de fœtus multiples, être toujours multiple aussi. Dans des cas très-rares, on trouve pourtant les deux fœtus enveloppés par un seul amnios.

Dans ce cas, il arrive que les vaisseaux ombilicaux des deux fœtus, à une certaine distance du placenta, sont recouverts par le même amnios, si bien qu'un cordon simple, partant du placenta, se divise seulement plus tard en possédant doubles vaisseaux.

Les cas d'amnios unique proviennent en partie d'une déchirure et d'une disparition consécutives de la cloison qui existait primitivement. Pourtant, si la grossesse gémellaire est causée par la scission d'un germe, par suite du rapprochement de ces deux éléments fœtaux, la complète formation des deux amnios peut être empêchée, de même que dans ces circonstances des monstruosités doubles peuvent se produire.

Les placentas (1), puisque dans tous les cas chaque fœtus produit lui même son allantoïde, et que celle-ci se développe à une place spéciale de la périphérie de l'œuf, indépendamment de l'autre fœtus, sont toujours primitivement séparés. Ils peuvent pourtant, avec des œufs différents, et doivent, dans le cas d'œuf simple, se trouver si près l'un de l'autre qu'ils sont plus ou moins réunis ensemble. Dans le dernier cas, c'est-à-dire dans le cas d'œuf simple, il y a toujours, suivant Hyrtl (2), une anastomose entre les vaisseaux ombilicaux des fœtus.

Dans les grossesses de trijumeaux, toutes les variétés ci-dessus peuvent se rencontrer. Ainsi Crodé (3), à la Société obstétricale de Leipzig, montra une grossesse trigémellaire avec un chorion commun. Pflüger, Grohé et Schrön ont trouvé trois œufs dans un seul follicule, et Scharlaü (4) montra à la Société obstétricale de Berlin des œufs trijumeaux dont chacun avait non-seulement son chorion particulier, mais aussi son placenta propre. Plus souvent les trijumeaux proviennent de deux œufs. Les jumeaux proviennent le plus souvent d'œufs différents (d'après Spaeth, sur 126 cas, 31 fois du même œuf, 95 fois d'œufs différents). S'ils proviennent du même ovule ils ont un chorion commun, n'ont jamais alors de sexe différent, et montrent fréquemment une concordance frappante dans leur formation corporelle, comme dans leurs particularités psychiques. (Les deux paires de jumeaux de la comédie de Shakespeare, *Les Méprises*, doivent être supposées provenant d'un seul et même œuf.)

§ **45.** La grossesse gémellaire n'est pas très-rare. D'après la statistique de Veit dont les chiffres portent sur 13 000 000 d'accouchements il s'en rencontre en Prusse 1 sur 89 accouchements. Les trijumeaux, 1 sur 7910 accouchements, et les quadrijumeaux, 1 sur 371 126 accouchements ; 5 enfants sont

---

(1) Voy. Hüter, *Der einfache Mutterkuchen der Zwillinge.* Marburg, 1845.
(2) *L. c.*, p. 134.
(3) *M. f. G.*, vol. XXX, p. 96.
(4) *M. f. G.*, vol. XXXII. p. 242.

encore beaucoup plus rares ; des exemples sûrement constatés de fœtus plus nombreux encore, simultanément développés, font défaut. Le plus souvent, les jumeaux 64 pour 100 ont le même sexe, un sexe différent, plus rarement 36 pour 100.

Aristote admet déjà qu'on ne trouve pas plus de cinq jumeaux. Un cas de six jumeaux que Osiander (1) a publié et qui depuis lui a été reproduit ailleurs, est rapporté dans la deuxième édition publiée par son fils, J.-T. Osiander (2). La mère en question, une femme de Ohlau en Silésie, avait recueilli, dans un but de fraude, ses fœtus abortifs, et donnait six d'entre eux comme étant nés d'un seul accouchement.

§ 46. Le poids et le volume des jumeaux est presque toujours au-dessous de la moyenne même quand (ce qui n'est pas habituellement le cas) ils naissent à terme. Les tri- et quadrijumeaux naissent encore avec un moindre degré de développement et ont peu de chances de survivre.

Très-souvent les enfants présentent un développement inégal et souvent il arrive qu'un des fœtus meurt avant le terme, et qu'alors l'autre continuant à se développer, il s'aplatit par la pression et se dessèche, si bien qu'au moment de l'accouchement, le fœtus, mort prématurément, vient avec les membranes momifié et aplati (fœtus de papier). Dans quelques cas rares, un des jumeaux naît par un avortement tandis que l'autre atteint sa maturité.

Note du traducteur. — La fréquence de la grossesse gémellaire semble varier un peu suivant les pays. Ainsi, tandis qu'en France on rencontrerait à peu près :
1 grossesse double sur 92 et 1 triple sur 11 105 accouchements, on trouve :

En Allemagne 1 double sur 84, — 1 triple sur 7182 ;
En Angleterre 1 — 63, — 1 — 4311.

A la Clinique de Paris, sur 14 333 observations recueillies en dix-huit ans, on a trouvé 140 grossesses doubles et 1 triple, c'est-à-dire 1 sur 102,50.

Quant au sexe des enfants, voici le résumé statistique de différents auteurs :

	Observation.	2 garçons.	2 filles.	Fille et garçon.
Clarke	184	477	68	71
Collins.	240	73	67	97
Baillarger	256	100	58	98
Ramsbootham.	537	171	183	182
Lever	33	11	11	11

Rieke, sur 2545 observations d'accouchements doubles, a noté les proportions suivantes :

3 garçons. 18,10
2 filles 20,65
Garçon et fille. 21,25

Parmi les causes, il faut citer la multiparité, et avant tout l'hérédité. Il est des

---

(1) *Handbuch.*, I, 1, p. 317.
(1) P. 299, et note.
(2) Pour des cas de grossesse avec cinq jumeaux, des auteurs récents, voy. Krebs, *M. f. G.*, vol. III, p. 326, Spiegelberg, *Aus Irland*, vol. VII, p. 463, Fleischer, vol. IX, p. 149, Galopin, vol. XXXI, p. 475, et Sproule, *Canstatt-Virchowscher Bericht für* 1867, II, p. 579.

familles qui semblent prédisposées aux grossesses gémellaires, et il y a dans la science une série d'observations des plus concluantes à cet égard.

§ 47. La question de savoir si une grossesse multiple provient toujours d'un seul coït ou s'il faut plusieurs coïts et dans quelle limite de temps elle est possible, doit, d'après l'état actuel de la science, être résolue de la manière suivante :

La *superfécondation*, c'est-à-dire la fécondation de plusieurs œufs provenant de la même période d'ovulation par des coïts différents est assurément possible, il n'y a aucune raison plausible qui puisse être invoquée contre cette possibilité.

La *superfœtation*, c'est-à-dire la fécondation de plusieurs œufs provenant de périodes diverses d'ovulation pour la même grossesse, ne peut habituellement pas avoir lieu par la simple raison que, après la fécondation d'un œuf, l'ovulation cesse jusqu'à l'accouchement. La question de savoir si dans des cas, il est vrai très-rares, des ovules peuvent, même pendant la gravidité, être expulsés de l'ovaire, doit en tous cas être considérée comme n'étant pas encore définitivement résolue. Toutefois le phénomène d'une réelle superfœtation n'a pas été jusqu'à présent constaté d'une façon certaine, quoiqu'on ne puisse pas non plus affirmer son impossibilité (1).

La possibilité d'une superfécondation est prouvée d'une façon certaine par les expériences sur les animaux. Il existe plusieurs observations dignes de foi dans lesquelles une jument a donné le jour à la fois à un cheval et à un mulet. Une chienne qui, pendant le rut, se laisse couvrir par des chiens de différentes races, donne quelquefois naissance à des petits de différentes formes bâtardes correspondant à la race des pères. Les chattes qui sont couvertes par des chats de différentes couleurs donnent aussi naissance à des petits de différentes couleurs. Les cas où des femmes qui avaient exercé le coït à très-peu d'intervalles avec un nègre et un blanc, ont donné le jour à des jumeaux de différentes couleurs, un blanc et un mulâtre, parlent avec une très-grande vraisemblance en faveur de la superfécondation, mais pourtant pas d'une façon absolue; car l'expérience a prouvé que dans les croisements de race, les enfants quelquefois ressemblent presque uniquement au père ou à la mère, et que par conséquent un enfant blanc pouvait être le produit légitime d'un nègre et d'une femme blanche (Kussmaul).

Les raisons habituellement invoquées contre la possibilité de la superfétation, gonflement de la muqueuse, dimensions de l'œuf qui se développe, bouchon muqueux du col, ne sont pas absolument convaincantes pour la fin du premier, ni peut-être pour le deuxième et le troisième mois, puisque, d'une part, un œuf peut à cette époque arriver encore de la trompe dans l'utérus, et que, d'une autre part, le sperme peut parvenir à travers le col jusqu'à l'œuf. En réalité, la jonction de la semence et de l'œuf n'est impossible qu'à partir de la douzième semaine, quand la caduque vraie et la caduque réfléchie se sont soudées.

Dans les cas d'utérus double, l'état de la moitié qui n'est pas gravide n'oppose à aucune époque un obstacle absolu ni à l'arrivée de l'œuf, ni à celle de la semence.

On ne pourrait par conséquent invoquer contre la possibilité de la superfétation, dans le cas d'utérus double, pendant toute la durée de la grossesse, dans le cas d'utérus simple, pendant le premier et même le second et le troisième mois, aucune

---

(1) Voy. Kussmaul, *Von dem Mangel u. s. w. der Gebärmutter*, p. 271; Bonnar, *Edinb. med. J.*, janv. 1865 (*M. f. G.*, vol. XXVI, p. 155), Duncan, *Obst. Resp.*, p. 170 et B. Schultze, *Jenaische Zeitschr. f. Med. u. N.*, 1866, vol. II, p. 1.

raison valable, s'il était démontré d'une façon précise que pendant la grossesse des ovules sont encore expulsés de l'ovaire. Cette question, lorsqu'il s'agit de discuter la possibilité de la superfétation, est de beaucoup la plus importante.

L'opinion que pendant la grossesse de nouveaux œufs peuvent arriver à maturité et être expulsés de l'ovaire est en opposition avec toutes nos idées sur les rapports de la nutrition avec la reproduction.

Une grande quantité de faits (1) semble indiquer qu'il ne peut être question de la conservation de l'espèce que si les matériaux nutritifs sont recueillis avec un excédant. De ce principe, qui est manifeste dans tout le monde animal et végétal, il résulte que dans l'espèce humaine la maturité des œufs ne se produit que lorsque la croissance de tous les organes a presque atteint son accomplissement complet, et que de plus à des intervalles réguliers, assez courts à cause de la petite quantité de l'excrétion, l'excès de matériaux nutritifs, qui dans les circonstances favorables aurait pu être utilisé pour la reproduction, abandonne l'organisme pendant la menstruation sous forme de sang et d'ovule infécondé; mais du même principe il doit résulter encore que si la conception une fois faite, l'organisme maternel a à fournir une grande quantité de matière nutritive à un nouvel organisme se développant à son intérieur, les matériaux nutritifs ne présentent plus un excédant capable de servir encore à une nouvelle fécondation en dehors de la nutrition du germe déjà fécondé.

Donc, avec cette manière de voir, ils erait difficile d'admettre que l'ovulation puisse continuer pendant la grossesse; mais ce qui est encore plus important, c'est qu'on n'a pas un seul exemple bien constaté d'expulsion d'un ovule pendant la grossesse. On voit bien chez les femmes grosses se manifester encore quelquefois pendant la grossesse des malaises, analogues à ceux qui se produisent au moment de la menstruation en dehors de la période de conception; mais ils ne prouvent pas qu'il y a ovulation. Les hémorrhagies pendant la grossesse qui présentent le vrai type d'une menstruation régulière sont extrêmement rares. Et que cela ne prouve pas qu'il y a ovulation, c'est ce qui résulte du cas de Kreuzer (2) qui fit l'autopsie d'une femme, morte, au quatrième mois d'une grossesse tubaire, d'une rupture de la trompe. Elle avait été réglée trois fois pendant sa grossesse, et pourtant on ne trouva pas trace d'une rupture récente d'un follicule de de Graaf. Et même on a vu dans les cas d'ovariotomie double, par conséquent alors que l'ovulation est impossible, la menstruation conserver encore assez souvent, longtemps après cette opération, son type régulier (3). L'hémorrhagie cataméniale ne prouve donc pas qu'il y a détachement d'un ovule.

Aucune observation certaine n'a permis jusqu'à présent de constater qu'un follicule de de Graaf se soit rompu pendant la grossesse, et le manque d'un exemple certain de superfétation pendant une grossesse extra-utérine (les cas authentiques dans lesquels des femmes portant des lithopædions, c'est-à-dire des fœtus extra-utérins enkystés, seraient de nouveau devenues grosses, sont aujourd'hui en nombre suffisant, mais comme l'enfant dans ces cas n'est plus qu'un corps étranger, et que la mère ne peut plus être considérée comme réellement enceinte, ils ne rentrent pas dans notre catégorie, et peuvent tout au plus être qualifiés comme une superfétation impropre [improprement dite]) qui ne se serait pas opposé à la survenue d'une superfétation intra-utérine, semble également indiquer qu'aussitôt qu'il y a grossesse, aucun ovule n'est plus expulsé de l'ovaire. Pourtant, que par une extrême exception ce cas ne puisse se rencontrer, c'est là une autre question (chez les animaux, il arrive par exception que le rut se produit encore, même l'animal étant en état de gravidité).

Quant à ce grand nombre des cas qui, dans la littérature, ont été en partie rapportés comme des exemples indubitables de superfétation, Kussmaul et Schultze ont montré qu'ils ne pouvaient supporter une critique sérieuse.

On a d'abord admis comme preuves de la superfétation ces cas dans lesquels des

---

(1) Leuckardt, article *Zeugung* dans *Wagner's Handw. d. Phys.*, p. 860 et suiv.
(2) Voy. Kussmaul, *l. c.*, p. 349.
(3) Voy. *Boston gyn. J.*, févr. 1871, IV, p. 67.

SCHRÖDER. — Manuel. 5

jumeaux nés à la même époque présentent un développement complétement différent. Si celui qui est le moins développé est évidemment mort depuis longtemps, l'arrêt de son développement s'explique sans difficulté. Mais même dans le cas où les fœtus ont l'aspect frais et sont incomplétement développés, on doit être très-réservé quand il s'agit de déterminer leur âge. Ainsi Schultze (1) trouva dans la collection des préparations de la Maternité d'Iéna, le délivre d'un fœtus à peu près à terme et accolé à celui-ci un deuxième œuf avec sa propre caduque et un embryon d'aspect frais, correspondant à six mois de grossesse. Le volume du deuxième œuf et son développement prouvaient indubitablement que l'œuf avait survécu à l'embryon d'environ un mois, et que par conséquent il se trouvait précisément du même âge que l'autre œuf. De plus, des observations précises ont montré que des jumeaux vivants provenant du même œuf peuvent présenter un développement très-inégal. Ainsi Meissner (2) a vu deux jumeaux venant de naître, dont le premier, qui pesait 2 livres 4 onces et était long de 14 pouces et demi, était vivant, et dont l'autre, complétement à terme, mourut pendant l'accouchement. En examinant le délivre, il se trouva que les deux fœtus si inégalement développés étaient placés dans un chorion unique. C. Martin (3) montra à la Société obstétricale de Berlin des jumeaux nés vivants d'un développement très-inégal (l'un 344 gr. et 26 centim., l'autre 920 gr. et 34 centim.). Le chorion commun démontra qu'ils provenaient d'un seul et même œuf. Des cas encore plus frappants de développement inégal se rencontrent dans les trijumeaux. Ainsi d'Outrepont (4) signale l'accouchement d'un enfant vivant long de 19 pouces, à côté de deux fœtus frais de 5 pouces et demi. Klypennink (5) observa un accouchement dans lequel le premier enfant de quatre mois et demi vint présentant quelques signes de vie, et le lendemain sortit un enfant de même volume mort, à ce qu'il semblait, depuis quelques jours, puis vint le délivre de ces deux fœtus et enfin un troisième enfant tout à fait à terme. Bock (6) vit un accouchement de trois jumeaux, un vivant de 18 pouces, et deux tout à fait frais, de quatre à cinq mois, qui se trouvaient dans trois œufs séparés. Quoique dans ce cas on ne puisse pas strictement prouver que des fœtus d'un si faible développement provenaient du même œuf, pourtant les cas cités plus haut de grossesse gémellaire, dans lesquelles cela est prouvé, rendent très-vraisemblable que lorsque l'espace où se développent les fœtus se trouve encore plus réduit comme dans les grossesses trigémellaires, le développement des fœtus qui restent petits est empêché par le gros. Du moment où l'on est forcé par ces cas d'admettre que le développement d'un fœtus peut être ralenti par le développement simultané d'un autre, à un degré tel que les fœtus semblent avoir été formés à un temps éloigné l'un de l'autre, les cas dans lesquels des jumeaux de formation à peu près égale, ou même complétement égale, naissent à des intervalles de temps fort éloignés (7), ne peuvent servir en rien à prouver la superfétation; car que des jumeaux puissent ne pas être expulsés à la même époque, c'est ce que prouvent des faits nombreux. On peut par conséquent en tout cas admettre que, après que l'un des jumeaux bien développé est né, l'autre retardé dans son développement peut être retenu dans l'utérus et n'être expulsé de son côté que des mois après, alors qu'il a atteint un développement suffisant. Que du reste, non-seulement des semences de plantes, mais aussi dans certaines circonstances des œufs fécondés de mammifères, puissent être arrêtés longtemps dans leur développement, sans perdre la faculté de se développer plus tard, c'est ce que prouve une expérience très-intéressante faite sur l'espèce animale. Bergmann (8) ap-

(1) Loc. cit., p. 18.
(2) Animadv. nonn. ad doctr. de secund. ac. de superfœt. c. D. inaug. Lips., 1819.
(3) M. f. G., vol. XXX, p. 5.
(4) Geburtsh. Demonst. Weimar, cah. 10, 1829.
(5) Schmidt's Jahrb., XV, p. 306.
(6) Beschr. eines Falles von Drillingsschw. Diss. inaug. Marburg, 1855.
(7) Voy. Kussmaul, loc. cit., p. 298-306.
(8) Lehrbuch der Med. for. f. Jur., p. 197 et 236.

pefle l'attention sur les observations de Ziegler (1) et de Bischoff (2) d'après lesquels le rut, le coït et la fécondation du chevreuil se font fin juillet et août. L'œuf opère sa segmentation et arrive encore avec son volume primitif dans l'utérus (1/12 de ligne). Là l'œuf séjourne toujours sans se modifier en aucune façon pendant quatre mois et demi, jusqu'après le milieu de décembre. Il est jusqu'à cette époque très-difficile à découvrir et l'utérus ne présente pas les plus petites modifications. Ce n'est qu'après le milieu de décembre que l'œuf commence à se développer rapidement, et la formation marche de la façon habituelle, si bien que l'accouchement se fait quarante semaines après la fécondation. On pourrait par conséquent supposer que par exception le développement d'un fœtus pourrait devenir une cause d'empêchement pour le développement d'un autre fœtus, si bien que le dernier ne pourrait se développer qu'après l'expulsion du premier. Quoi qu'il en soit, il faut insister sur ce point, que si *à priori* la possibilité de la superfétation ne peut être niée, on n'en a jusqu'à présent aucun exemple bien certain, et l'on peut, d'autre part, admettre que même une superfétation réelle ne pourrait jamais que difficilement être prouvée avec certitude, puisque d'après les faits dont nous pouvons disposer, on pourrait aussi l'expliquer d'une autre façon.

Note du traducteur. — Dans une thèse très-intéressante publiée en 1867, M. le docteur Ganahl a repris cette question de la superfétation, et après avoir passé en revue toutes les raisons anciennement invoquées contre la possibilité de ce phénomène, considère seulement comme sérieuse celle qui dépend de l'absence de l'ovulation pendant la grossesse, mais, selon lui, cette suspension de la fonction de l'ovulation est susceptible de présenter des exceptions, et rappelant les faits de :

Bouillet, 1729, *Mémoires de l'Académie des sciences*, 1729, partie historique ;

Mounier, médecin à Sainte-Cécile (Vaucluse), *Gaz. médico-chirurg.*, t. IV. Paris, 1846 ;

J. Pearson Irving, *Schmidt's Jahrbücher* 1859, t. CII et *Med. Times and Gaz.*, 1858;

Langmore, *Monatschr. f. Geburtskunde*, t. XXVI;

Roch Tarbès, *Recueil périodique de la Société de méd. de Paris*, t. V, an VII de la république ;

Naegele, de Dusseldorf, *Monatschr. für Geburtskunde*, 1857, t. X ;

Klypennink, *Schmidt's Jahrbücher*, 1837 et *Praktisch Tydschrift*, 1835 ;

Rothamel, *Canstatt's Jahresbericht*, 1842.

De Lamotte, *Dissertation sur la génération, sur la superfétation*, etc. Paris, 1718.

Lachausse, *in* Cassan, thèse inaug., Paris, 1826.

Desgranges, *Recueil périod. de la Société de méd. de Paris*, t. II, an V de la république ;

Laudun et Bret, avec réflexions par Piet, *Recueil de la Société de méd. de Paris*, an V ;

Mœbus, *Schmidt's Jahrbücher*, 1840, II, suppl.;

Thielmann, *Schmidt's Jahrbücher*, 1854, t. LXXXIII et *Medicin. Zeitung Russland's*, 1853;

Fordyce, Backer, *The American journ. med. monthly*, 1856 ;

Guiseppe Generali, *Annali universali di medicina omodei*, 1848, t. CXXVIII.

et après les avoir discutés très-soigneusement, M. Ganahl pose les conclusions suivantes :

1° En théorie, il n'existe aucune raison sérieuse qu'on puisse faire valoir contre la possibilité de la simple superfécondation, c'est-à-dire contre la possibilité de deux fécondations successives s'accomplissant à un intervalle ne dépassant pas l'espace de deux ou trois semaines.

2° Un certain nombre de faits observés chez la jument ne sauraient laisser aucun doute sur la réalité de ce phénomène dans l'espèce chevaline.

(1) *Beob. uber die Brunst. u. d. Embr. d. Rehe.* 1844.
(2) *Entw. des Rehes.* Giessen, 1854.

3° Il est sinon absolument certain, au moins extrêmement probable que quelques faits observés dans l'espèce humaine doivent être interprétés de la même manière.

4° Les légères différences qu'on observe quant aux dispositions anatomiques de l'utérus entre la femme et les femelles de la plupart des autres mammifères ne sont pas de nature à exercer sous ce rapport une influence sensible.

5° Quant à la superfétation proprement dite, c'est-à-dire la fécondation successive de deux ovules s'opérant à des distances beaucoup plus considérables, à des distances pouvant s'élever à un nombre considérable de semaines ou même à plusieurs mois, la plupart des raisons qu'on a invoquées contre elles sont sans aucune valeur.

6° Les deux obstacles vraiment sérieux qui pourraient seuls s'y opposer sont :

La suspension du travail de maturation et d'élimination des ovules aussitôt après la conception, suspension qui est peut-être susceptible de subir des exceptions.

La fusion des enveloppes de l'œuf avec les parois de l'utérus, phénomène qui ne se produit que lorsque la grossesse est déjà assez avancée.

7° Un certain nombre de faits observés dans l'espèce humaine ne paraissent pas susceptibles d'être expliqués autrement que par la superfétation.

8° La possibilité de la superfétation étant admise dans l'état de conformation normale de l'appareil de la reproduction, on peut se demander si dans les cas où l'on observe entre les enfants jumeaux une différence assez considérable quant à leur développement, cela ne tiendrait pas, au moins quelquefois, à ce qu'ils auraient été conçus à des époques différentes plus ou moins éloignées l'une de l'autre.

9° Pas plus que la simple superfécondation, la superfétation proprement dite ne saurait être favorisée par les légères différences de conformation que présente l'utérus des femelles de la plupart des animaux comparé à celui de la femme.

10° Comme d'un autre côté il existe dans l'espèce humaine des habitudes qui sont éminemment propres à favoriser ce phénomène, et qu'on ne rencontre pas chez les autres espèces, il est permis d'en conclure que, tout bien considéré, les chances de superfétation sont bien moins grandes chez celles-ci que chez la première.

Quel que soit le talent avec lequel M. Ganahl a discuté les observations et soutenu cette thèse, nous ne pouvons adopter ses conclusions, car comme le dit très-bien Schrœder, on n'a pas observé un seul exemple bien nettement constaté de l'expulsion d'un ovule pendant la grossesse, et si l'on voit quelquefois, quoique tout à fait exceptionnellement, de véritables règles survenir pendant la grossesse comme dans le cas cité plus haut de Kreuzer, on n'a pas même, dans ce cas, pu constater le fait de la rupture fraîche d'un follicule de de Graaf, et ces hémorrhagies caténiales supplémentaires, si l'on peut ainsi les appeler, ne prouvent pas qu'il y a détachement d'un ovule.

Nous continuerons donc, avec la plupart des auteurs, à nier la possibilité de la superfétation, tout en admettant comme possible, mais rare, très-rare, la superfécondation.

e. — DURÉE DE LA GROSSESSE.

Bibliographie. — Montgomery, *Die Lehre von der menschl. Schwangerschaft*, traduit par Schwann, p. 297. Bonn, 1839. — Berthold, *Ueber das Gesetz der Schwangerschaftsdauer.* Göttingen, 1844. — J. Reid, *Lancet*, 1850, vol. I, p. 438 et 596, et vol. II, p. 77. — G. Veit. *Verh. d. Ges. f. Geb. in Berlin*, 1853, cah. 7, p. 102. — J. Simpson, *Edinb. monthly Journ.*, juillet 1853, et *Sel. Obst. Works*, vol. I, p. 81. — M. Duncan, *Edinb. Med. J.*, nov. 1856, p. 410 (voy. *M. f. G.*, vol. IX, p. 379) et mars 1871, p. 788 (*Edinb. Obst. Tr.*, 1872, p. 259). — N. E. Ravn, *Oom Svangerskabtidens Graendser.* Kjoebenhavn 1856 (voy. *M. f. G.*, vol. XVI, p. 238). — Elsaesser, *Henke's Zeitschr. für Staatsarzneikunde* 37° ann., 1857. — Schwegel, *Wiener med. Wochenschrift*, 1857, n° 44. — Hecker, *Klinik d. Geb.*, 1861, p. 33. — Spiegelberg, *M. f. G.*, vol. XXXII, p. 270. — Ahlfeld, *M. f. G.*, vol. XXXIV, p. 180 et 266. — Loewenhardt, *Arch. f. Gyn.*, III, p. 456.

§ 48. La durée de la grossesse chez l'homme est variable. Elle comporte dans le plus grand nombre des cas 265 à 280 jours, en moyenne 271. Comme nous ne connaissons jamais avec exactitude le jour de la conception, c'est-à-dire le jour où la semence arrive à l'œuf, et rarement le jour de la cohabitation fécondante, on a pour habitude, abstraction faite de l'examen objectif, de s'en rapporter pour compter le terme de l'accouchement uniquement au jour de l'apparition de la dernière époque menstruelle. Celui-ci est-il exactement connu, on ne se trompera ordinairement que de quelques jours, si à partir de cette époque on déduit 3 mois et l'on ajoute 7 jours. Il peut arriver pourtant par exception que cette façon de calculer entraîne une erreur de plusieurs semaines. On arrive encore bien moins à des résultats exacts, si l'on compte à partir du moment où la femme perçoit les premiers mouvements du fœtus. Comme cela se produit le plus souvent vers la 20e semaine (d'après Ahlfeld chez les primipares en moyenne vers le 137e, chez les multipares le 130e jour), il faut encore ajouter alors 20 ou 22 semaines. Les premiers mouvements du fœtus peuvent pourtant quelquefois être perçus déjà avant la 18e semaine, dans d'autres cas seulement après la 20e, si bien que cette manière de compter doit tout au plus être acceptée comme moyen de contrôle.

Cette manière de compter, que nous venons d'indiquer, et qui consiste à se baser sur la dernière menstruation, repose sur cette opinion que l'accouchement survient 10 fois 28 jours ou 10 mois lunaires (mieux mois de grossesse) après la dernière menstruation, opinion qui ne se réalise exactement que très-rarement. Bien plus souvent, l'accouchement survient quelques jours avant, plus rarement seulement après le 280e jour. Si l'on compte à partir du coït fécondant, la durée de la grossesse est encore plus courte. Laissant de côté plusieurs observations particulières qui n'ont été signalées en partie seulement qu'à cause de la durée anormalement longue de la grossesse, nous avons calculé d'après les données de divers auteurs, et nos observations personnelles, que l'accouchement en moyenne est survenu dans 1157 cas, 278 jours après la dernière menstruation et en moyenne sur 891 cas, 271,44 jours après le coït fécondant. La conception par conséquent se ferait en moyenne seulement le 7e jour après les règles, résultat parfaitement acceptable au point de vue théorique, puisque l'œuf humain a besoin environ de 14 jours pour arriver à l'utérus et qui de plus est confirmé par ce fait que les femmes juives qui s'abstiennent du coït pendant 7 jours après les règles se signalent en général par leur grande fécondité. Ce chiffre moyen comporte pourtant de nombreux écarts, si bien qu'un enfant à terme peut naître environ 240 à 320 jours après la conception.

Les raisons qui font que l'intervalle qui sépare la conception de l'accouchement dans l'espèce humaine ne peut être déterminé que dans un nombre proportionnellement petit d'observations bien certaines, se comprennent facilement. Nous possédons des observations beaucoup plus exactes chez les animaux. En général, la durée de la portée chez les animaux augmente avec leur volume, ainsi par exemple l'éléphant porte 625 jours, la girafe 444, le cheval 346, le bœuf 282, la brebis 151, le porc 115, le chien 61, le chat 56 et le lapin 31 jours. Mais la durée de la portée varie aussi beaucoup chez les animaux et dans des limites assez étendues, principalement chez le cheval de 287 à 419, chez la vache de 240 à 321, chez les lapins de 25 à 35 jours, si bien que déjà l'analogie permet de conclure que la grossesse chez l'homme ne peut pas avoir une durée constante.

On a donné pour expliquer les différences dans la durée de la grossesse humaine différentes raisons parmi lesquelles une opinion émise par Berthold mérite d'être prise en considération. Déjà anciennement, on avait cherché à établir une relation entre la durée de la grossesse et les périodes menstruelles, et c'est là ce qui avait été le point de départ du calcul, tel que nous l'avons indiqué plus haut. D'après ce calcul, l'accouchement devrait se produire lorsque les règles se seraient manifestées 10 fois, s'il n'y avait pas eu de grossesse intercurrente, c'est-à-dire, les règles étant supposées revenir tous les 28 jours, au bout de 280 jours. Berthold, se basant sur un petit nombre seulement d'observations, mais d'observations précises, émit l'opinion que chez les femmes régulièrement réglées, l'accouchement se fait lorsque l'ovaire se prépare à la 10e menstruation qui doit reparaître. Ce moment s'obtient en retranchant 12 jours du chiffre obtenu par le calcul de 10 époques menstruelles antérieures. Une femme qui est réglée tous les 28 jours devrait donc accoucher 268 jours, une femme réglée tous les 30 jours devrait accoucher 288 jours après les dernières règles.[?] Dans les quelques cas observés exactement par nous, ce calcul dans la majorité des cas ne se trouva pas être exact.

Un fait qui semble parler en faveur de cette opinion, c'est que chez les femmes qui ont de longues époques menstruelles la grossesse dure beaucoup plus longtemps, quoique cela ne soit pas absolu, et l'on peut à meilleur droit admettre que les deux faits, les longues durées menstruelles et la longue durée de la grossesse, sont la conséquence d'une seule et même cause, une faible excitabilité des nerfs de l'utérus et de l'ovaire.

II. MODIFICATIONS QUE LA GROSSESSE AMÈNE DANS L'ORGANISME MATERNEL.

a. — DANS LES PARTIES GÉNITALES ET LEURS ANNEXES.

BIBLIOGRAPHIE. — W. NOORTWYK, *Uteri hum. grav. anat. et hist.* Lugd. Batav., 1743. — W. SMELLIE. *A set of anat.* Tables with Expl. London, 1754. — J. G. ROEDERER, *Icones ut. hum. observ. ill.* Götting., 1759. — W. HUNTER, *Anatomia ut. hum. grav. tab. illustr.* Birmingham, 1774. — LUSCHKA, *Die Anatomie des menschl. Beckens*, p. 364. Tübingen, 1864. — HÉLIE, *Recherches sur la disp. des fibres musc. de l'utérus dév. par la gross.*, avec atlas. Paris, 1864. — BRAUNE, *Die Lage des Uterus und Fœtus am Ende d. Schwangerschaft.* Leipzig, 1872.

§ 49. Les plus considérables et les plus importantes des modifications qui se passent dans l'organisme des femmes enceintes se produisent dans l'utérus. Tandis que dans l'état de virginité il pèse environ une once, il atteint à la fin de la grossesse un poids de deux livres. Cet énorme accroissement de volume de l'organe se fait en grande partie par l'hypertrophie et l'hyperplasie de ses muscles lisses. Ils atteignent pendant la grossesse jusqu'à 11 fois leur longueur et depuis 2 jusqu'à 5 fois leur largeur primitive.

Mais en même temps, il se fait surtout dans les couches internes de la paroi utérine une nouvelle formation de fibres-cellules contractiles. Le tissu cellulaire situé entre les fibres musculaires augmente aussi et présente une plus grande laxité. Les vaisseaux sanguins s'accroissent aussi d'une façon considérable (en particulier au niveau du placenta) et augmentent par nouvelle formation. Les nerfs et les lymphatiques, prennent également part à l'accroissement de nouvelle formation, les premiers dans une proportion telle que d'après Frankenhäuser (1), le ganglion du col qui chez les femmes non enceintes est

(1) *Die Nerven der Gebärmutter.* Jena, 1867.

long de 3/4″ et large de 1/2″, atteint une longueur de 2 pouces et une largeur de 1 pouce 1/2.

Quant à la disposition des fibres musculaires lisses, les opinions diffèrent encore plus les unes des autres. Elles sont très-difficiles à découvrir lorsque l'organe n'est pas développé par la grossesse. Kreitzer (2) en distingue quatre couches : 1° une couche tout à fait mince de fibres longitudinales, la couche sous-séreuse ; 2° la couche supra-vasculaire dont les faisceaux musculaires se prolongent dans les ligaments utérins ; 3° le stratum vasculaire qui constitue la masse propre de l'utérus et forme un anneau à l'orifice interne ; 4° le stratum sous-muqueux dont les fibres sont longitudinales au corps et au col, et circulaires aux trois orifices.

A ces trois dernières couches correspond la division de Luschka, telle qu'il l'a trouvée sur l'utérus d'une femme récemment accouchée (voy. fig. 25). Par conséquent la disposition des fibres musculaires est la suivante :

La couche superficielle, très-mince (fig. 25.8), est formée par un stratum continu recouvrant l'utérus comme une coiffe, dont les faisceaux se prolongent sur les trompes, les ligaments ronds et les ligaments de l'ovaire. Les crêtes latérales de l'utérus ne sont pas recouvertes par cette couche.

La couche moyenne, formant la substance épaisse musculaire de l'utérus (fig. 25, 10), représente un entrelacement très-compliqué traversé par un réseau de larges veines, entrelacement qui provient d'une intime intrication de faisceaux transversaux et longitudinaux. Les premiers ont un trajet changeant puisque chaque faisceau, comme une onde, tantôt pénètre plus profondément, tantôt reste superficiel. Les derniers proviennent en partie des fibres transversales par changement de direction, en partie ils sont autonomes.

La couche musculaire interne, située au-dessous de la muqueuse, forme des anneaux concentriques autour des trois orifices de l'utérus, les deux trompes et l'orifice de la matrice.

Le revêtement péritonéal de l'utérus doit naturellement s'étendre avec l'accroissement de volume de l'organe. Les ligaments larges se déplissent à

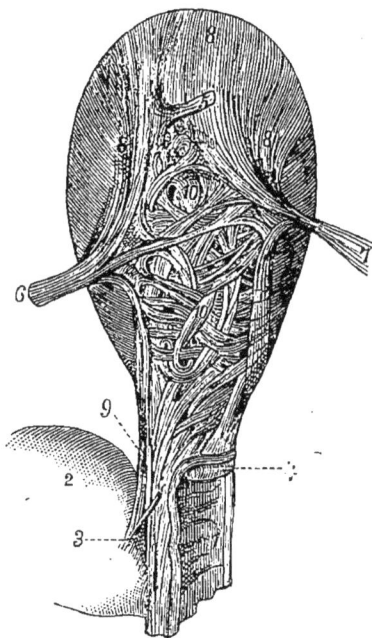

Fig. 25. — Couches musculaires d'un utérus de femme récemment accouchée d'après Luschk. 1. Vagin. 2. Vessie. 3. Urèthre. 4. Portion virginale. 5. Trompe. 6. Ligament rond. 7. Ligament ovarien. 8. Couche musculaire superficielle. 9. Faisceaux de cette couche qui vont à la vessie. 10. Couche moyenne.

_____

(1) *Petersburger med. Zeitschr.*, 1871, p. 113.

mesure que l'utérus se développe, si bien que les ovaires et les trompes à la
fin de la grossesse sont intimement appliqués contre l'utérus.

La muqueuse subit des modifications très-importantes, nous les avons déjà
étudiées, § 26, à propos de la formation de la caduque réfléchie.

Le grossissement de l'utérus, au début de la grossesse, n'est certainement
pas causé par la pression de l'œuf qui se développe, mais par une hypertrophie excentrique provenant de l'utérus lui-même. Car d'une part l'œuf au
début est trop petit pour pouvoir distendre mécaniquement l'utérus, et d'autre

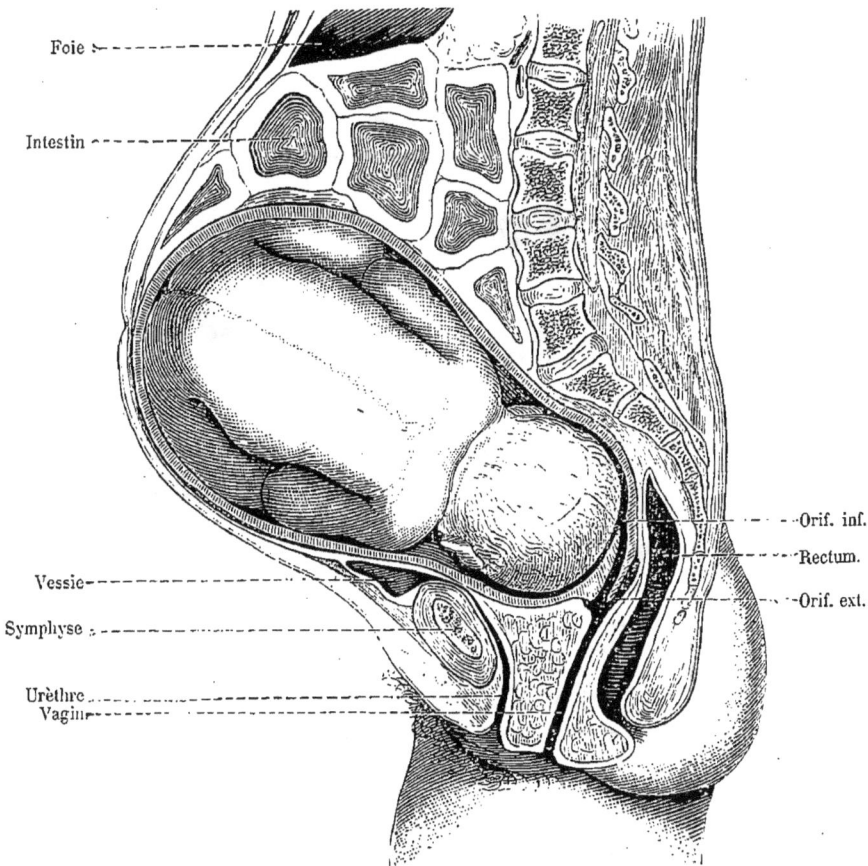

FIG. 26. — Situation de l'utérus arrivé à un degré avancé de grossesse
dans l'attitude verticale de la femme.

part dans la grossesse extra-utérine on trouve cet organe hypertrophié, de
même que lorsque la grossesse se fait dans une des cornes d'une matrice
double, l'autre corne participe aussi à l'hypertrophie.

Plus tard, il est vrai, la pression exercée par l'œuf qui se développe pourra
bien contribuer à distendre l'utérus, car le volume de l'utérus se règle sur
celui de l'œuf. Du reste, les parois de la matrice arrivée à un haut degré de

gravidité ne sont pas plus épaisses que celles de l'utérus vide. Leur épaisseur varie un peu à différentes places, et est d'environ 0ᶜ,50, tout au plus à 1 cent.

La forme de l'utérus se modifie d'une façon essentielle. La forme qui chez les vierges est avec le col celle d'une calebasse, se transforme par l'accroissement exclusif du corps en celle d'un organe plus ovoïde auquel est suspendu comme un appendice le col resté petit. Ce dernier ne grossit que peu, il subit surtout une imbibition séreuse et un ramollissement spongieux de son tissu, mais il s'hypertrophie fort peu, et ne présente pas d'hyperplasie de ses éléments musculaires (1).

Le grossissement de l'ensemble de l'organe se manifeste surtout à son fond, il s'arrondit par en haut en forme de dôme, si bien que tandis qu'à l'état vierge

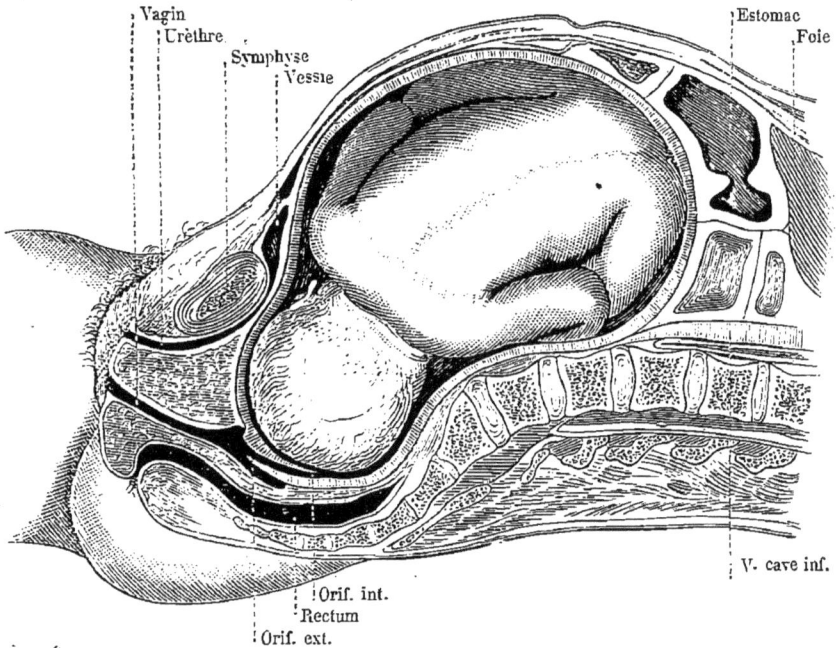

FIG. 27. — Situation de l'utérus arrivé à un degré avancé de grossesse, dans le décubitus dorsal de la femme.

la plus forte voussure de l'utérus dépasse à peine la ligne de jonction des orifices tubaires, dans les derniers temps de la grossesse, ces orifices se trouvent bien au-dessous de la partie la plus élevée de la cavité utérine.

L'angle que forment entre eux le canal du corps et le col devient plus petit, si bien que l'antéflexion normale augmente dans l'utérus gravide. La cause en est dans l'augmentation exclusive du poids du corps de l'utérus, le col restant flasque, augmentation de poids qui dans beaucoup d'autres circonstances, citons seulement l'utérus puerpéral, produit le même effet. Comme le corps de l'utérus devenu plus lourd s'abaisse de plus en plus en avant, l'orifice

(1) Lott, *Zur Anat. u. Phys. d. cervix uteri.* Erlangen, 1872.

interne se dévïe en arrière et en haut et par suite l'angle que forment le corps et le col devient plus petit.

Par suite de son accroissement de volume, l'organe s'élève dans le grand bassin et refoule en arrière et de côté les viscères intestinaux aussi bien que le diaphragme. Cela amène ainsi un changement de situation dans le cœur, si bien que le champ du cœur se trouve agrandi (1). Rarement l'utérus se trouve situé perpendiculairement dans la cavité abdominale; dans la plupart des cas il est incliné du côté droit, plus rarement à gauche. La situation de l'utérus est du reste soumise à des variations très-considérables, que Braun (2) a récemment signalées. Ces variations sont dues à ce que l'utérus n'est pas un organe fixé d'une façon solide dans la cavité abdominale, mais qu'il est comme un sac un peu flasque qui n'est fixé que d'une façon relative dans la cavité du bassin, et qu'il peut se mouvoir assez librement dans la cavité abdominale, sa situation se modifiant suivant les différentes positions de l'individu.

Dans l'attitude verticale, il est essentiellement supporté par la paroi abdominale antérieure, puisque son centre de gravité tombe en avant de la symphyse, et par conséquent sa situation varie un peu suivant la flaccidité de la paroi abdominale antérieure. Mais, en général, il est appliqué à la paroi abdominale antérieure, et se trouve à peu près perpendiculaire au plan du détroit supérieur. Par conséquent, lorsque le fœtus est situé longitudinalement, sa largeur est un peu plus grande que la hauteur du fond au-dessus de la symphyse. La forme aussi bien que la situation de l'utérus est autre dans le décubitus dorsal horizontal. Dans ce cas, notamment, l'utérus retombe sur la colonne lombaire, son fond est plus haut, sa largeur devient moindre. Les intestins qui se trouvent derrière l'utérus sont rejetés de côté et se placent en partie en avant de l'utérus, mais surtout latéralement. L'abaissement du ventre est par conséquent devenu notablement plus faible. Dans le décubitus latéral, le fond de l'utérus tombe fortement vers le côté sur lequel la femme enceinte est couchée. Le segment inférieur de l'utérus se dévie un peu vers le côté opposé.

Ces indications se rapportent aux présentations longitudinales dans les derniers mois de la grossesse. Dans les présentations tranversales du fœtus on trouve les rapports inverses. L'utérus est plus large dans le décubitus dorsal, son fond s'élève plus haut dans la station debout. D'après nos mensurations, nous avons obtenu les chiffres suivants (mesurés avec le cyrtomètre) dans lesquels la hauteur indique la situation de l'utérus au-dessus de la symphyse, la largeur, la plus grande largeur de l'utérus mesurée à l'intérieur avec les téguments et l'épaisseur, la distance de l'apophyse épineuse de la dernière lombaire, au point le plus éloigné de la paroi abdominale antérieure.

	PRÉSENTATION LONGITUDINALE.			PRÉSENTATION TRANSVERSALE.		
	Hauteur.	Largeur.	Épaisseur.	Hauteur.	Largeur.	Épaisseur.
Station debout. . .	21,7	23,3	30,2	22	22,9	30,2
Station couchée. .	22,9	22,5	25,9	21,4	23,6	25,2

(1) Gerhardt, *De situ et magn. cord. grav.* Jenæ, 1862.
(2) *De uteri gravidi situ*, in *Mem. Bosii*. Lipsiæ, 1872.

Jusqu'à quel point la paroi abdominale antérieure, dans l'attitude verticale des femmes enceintes. peut se trouver distendue par l'utérus qui s'abaisse en avant, c'est ce qui ressort très-clairement de nos mensurations. puisque (mesure prise avec les téguments abdominaux) en moyenne, la distance de l'appendice xiphoïde au bord supérieur de la symphyse est dans le décubitus de 40,75, dans la station debout de 47 centimètres. C'est l'épigastre qui est le plus distendu puisque la distance de l'appendice xiphoïde au nombril augmente dans la station debout de 4c,5. Cette tension de la paroi abdominale antérieure est chez les primipares aussi considérable que chez les multipares.

Note du traducteur. Dans ces dernières années, Rouget, Hélie de Nantes, et Sappey, ont repris l'étude de la structure de l'utérus et sont arrivés aux résultats suivants :

Le tissu musculaire de l'utérus comporte deux ordres de fibres, des fibres extrinsèques, et des fibres intrinsèques.

Les fibres extrinsèques, surtout étudiées par Rouget, forment une large membrane qui, tendue comme une cloison en travers de la cavité pelvienne et fixée en avant et en arrière du bassin par des prolongements, enveloppe l'utérus, les ovaires et les trompes.

Le ligament rond pubien est le centre d'irradiation d'un système de faisceaux ascendants qui s'entrecroisent avec ceux du côté opposé. Ce n'est pas un cordon isolé, il fait corps avec le ligament large et se continue avec sa portion voisine. Dans le feuillet postérieur du ligament large on retrouve un appareil musculaire analogue. Mais cette espèce de ligament rond postérieur, au lieu d'être condensé en cordon, s'étale en membrane, enveloppe les vaisseaux qu'il accompagne sur la région lombaire et se fixe à la partie postérieure du tronc par l'intermédiaire du fascia propria. L'utérus se trouve ainsi recouvert par une série de fibres musculaires qui s'entrecroisent sur ses faces antérieure et postérieure, les faisceaux provenant du ligament large d'un côté, allant se perdre dans le ligament large du côté opposé, en arrière aussi bien qu'en avant.

Quant aux fibres intrinsèques, elles constituent trois couches ; une superficielle, qui comprend un faisceau médian à fibres longitudinales et des faisceaux transversalement dirigés. Ce faisceau longitudinal commence en arrière pour passer sur le fond et la face antérieure par des fibres transversales qui se coudent à angle droit pour lui donner naissance.

Quant aux fibres transversales, celles d'un côté se continuent avec celles du côté opposé en passant sous le faisceau longitudinal qu'elles contribuent à former ou entre les différents plans qui le constituent.

La couche moyenne la plus épaisse se compose de faisceaux qui n'ont pas de direction déterminée. Ils se croisent dans tous les sens en formant des aréoles que traversent les vaisseaux sanguins.

La couche interne se compose comme la superficielle : 1º de fibres longitudinales plus superficielles et médianes formant deux faisceaux triangulaires à base supérieure et situés l'un en arrière, l'autre en avant ; 2º de fibres transversales plus profondes et beaucoup plus nombreuses. Au niveau de l'orifice interne du col, elles forment un anneau assez épais qu'on pourrait considérer comme un sphincter.

Sur les parois de la cavité du col, les axes des arbres de vie sont formés par des fibres longitudinales, et les branches qui en partent, par des faisceaux superposés en arcades. Plus profondément se présente la couche des fibres annulaires qui fait suite à celle du corps et qui se prolonge jusqu'à l'orifice externe ou inférieur.

Cette augmentation de l'étendue du cœur a été attribuée par Larcher à une véritable hypertrophie, hypertrophie qui serait normale pendant la gestation. Elle porterait exclusivement sur le ventricule gauche, dout la paroi est augmentée d'un quart, d'un tiers au plus, le ventricule droit et les oreillettes conserveraient leur épaisseur normale. Ces observations ont été confirmées par les recherches de

Ducrest, de Zambaco, de Béraud. Enfin Blot est arrivé aux mêmes conclusions en employant le système des pesées. Il s'est borné à peser comparativement les cœurs vides de sang, et a noté un excès de pesanteur chez celui des femmes en gestation.

Cette augmentation du champ du cœur signalée par Schroeder et Gerhard ne tiendrait donc pas seulement à un simple déplacement, mais il y aurait là une véritable hypertrophie de l'organe.

§ 50. Le vagin éprouve aussi un grossissement considérable, quoique beaucoup moindre que l'utérus. Les fibres musculaires du vagin grossissent et augmentent, et la muqueuse s'hypertrophie à un degré tel que le vagin devient plus spacieux et plus long. Très-fréquemment cela détermine, quoique le vagin soit régulièrement attiré par en haut, une saillie de la paroi vaginale antérieure à l'orifice de la vulve, si bien que cette paroi fait saillie hors de cette dernière comme un bourrelet bleu rougeâtre. L'augmentation des matériaux se signale dans le vagin par son ramollissement et la plus grande épaisseur de tout son tissu. La muqueuse devient violacée (lie de vin) ; les rugosités du vagin deviennent plus épaisses ; les papilles se tuméfient, dans quelques cas, à un tel point que le vagin tout entier donne la sensation d'une rape, et la sécrétion de la muqueuse devient plus abondante, crémeuse (le trichomonas vaginal s'y rencontre abondamment). La portion vaginale, par suite de la situation élevée et du gonflement de toute la voûte du vagin se raccourcit un peu. Nous étudierons, en détail, § 68, l'effacement de la lèvre antérieure qui, chez les primipares, se produit régulièrement dans les derniers temps de la grossesse sous l'influence de l'engagement de la tête.

§ 51. La vulve prend aussi part à l'hypertrophie des organes du bassin. Les grandes et les petites lèvres se tuméfient ; les veines bleuâtres, épaissies, se dessinent au travers des téguments, toute la vulve est béante.

Les ligaments des articulations des os du bassin deviennent plus spongieux, plus humectés et laissent plus de jeu aux articulations. Ceci, pourtant, est trop peu considérable pour pouvoir faciliter un élargissement du bassin qui vaille la peine d'être pris en considération. Toute la région du bassin se remplit et s'arrondit par le dépôt de graisse dans le tissu cellulaire sous-cutané.— L'utérus s'accroissant, les parois du ventre se distendent si fortement que presque toujours il se produit des solutions de continuité dans le réseau de Malpighi. Quelquefois les muscles droits s'écartent tellement l'un de l'autre que cela constitue une sorte de hernie de la ligne blanche.

Les vergetures du tissu cellulaire sous-cutané se rencontrent chez le plus grand nombre des femmes enceintes. (D'après Credé, elles manquent dans 10 pour 100 ; d'après Hecker, dans 6 pour 100 des cas.) Elles existent le plus souvent sur la peau du ventre, mais aussi sur les seins, les fesses et les cuisses. Leur existence ne prouve nullement qu'il y a eu grossesse ou accouchement, car outre que des distensions considérables du bas-ventre par des causes pathologiques produisent le même effet que l'utérus fortement développé, ces vergetures surviennent lorsque le tissu cellulaire sous-cutané prend un peu rapidement un accroissement même faible, principalement dans le cas de dépôts graisseux. Ainsi Schultze les a rencontrées sur les cuisses de femmes qui n'avaient pas accouché dans 36 pour 100, chez les hommes dans 6 pour des cas. Il serait assez disposé à expliquer cette différence par le plus grand accroissement des hanches dans le sexe féminin au temps de la puberté (1).

§ 52. La pression de l'utérus détermine de plus des troubles du côté de la vessie et de l'intestin, troubles qui, du côté de la première, se traduisent par des besoins fréquents d'uriner ; du côté du dernier, par de la constipation. La dilatation variqueuse des veines de la moitié inférieure du corps, l'œdème des jambes et plus rarement les névralgies persistantes de celles-ci, s'expliquent encore par la même cause.

Avec le début de la grossesse, cesse l'excrétion périodique du sang hors des vaisseaux de la muqueuse utérine, parce que la maturation des œufs cesse dans l'ovaire. Assez souvent pourtant, il survient, si le coït fécondant a eu lieu longtemps après les règles, même avec l'œuf fécondé, encore une hémorrhagie cataméniale, mais elle se distingue de l'excrétion régulière par son début avancé ou retardé, par sa courte durée, et par sa moindre quantité et sa nature plus aqueuse. Cette hémorrhagie n'est pas accompagnée d'une ovulation. Ce n'est que dans des cas extrêmement rares que l'on voit pendant la grossesse les règles reparaître avec leurs intervalles parfaitement réguliers.

Les seins se gonflent dès le deuxième mois, mais deviennent encore plus forts dans le quatrième et le cinquième mois. Les glandes sébacées qui se trouvent autour du mamelon se gonflent, l'aréole se fonce et la glande laisse écouler par la pression un liquide clair aqueux, qui quelquefois aussi s'écoule spontanément.

Tandis qu'anciennement (c'est seulement Soranus, environ cent ans avant J.-C., qui distingue nettement l'utérus du vagin et reconnaît assez bien l'utérus dont il compare la forme à celle d'une ventouse) les opinions les plus fabuleuses régnaient sur l'utérus, (d'après Platon on le prenait pour un animal vivant, Alie Ben Abbas le nomme précisément un animal *sperma desiderans*), le premier restaurateur de l'anatomie, Berenge de Carpi (1503), combattait déjà les différentes erreurs qui régnaient jusqu'alors sur l'utérus gravide. Il montrait que l'utérus n'avait qu'une cavité et combattait l'opinion que les garçons fussent portés à droite et les filles à gauche. Pourtant Vesale (1543), qui décrivit les modifications de l'utérus dans la grossesse, le développement de ses vaisseaux et la dilatation de son fond avec une grande exactitude, était encore forcé de combattre à nouveau et vigoureusement la vieille opinion. Il démontra que Galien n'avait jamais examiné d'utérus humain et que sa description ne convenait qu'à l'utérus des animaux. Noortwyk (1743), a publié un ouvrage spécial avec une histoire complète de la matrice gravide. Puis Smellie et Roederer publièrent des planches très-bonnes de l'utérus gravide, et enfin paraît, en 1774, l'ouvrage pratique de William Hunter, ouvrage qui n'a pas encore été surpassé.

b. — DANS L'ENSEMBLE DE L'ORGANISME.

§ 53. La grossesse amène des modifications multiples et profondes dans tout l'organisme. Des troubles fonctionnels qui, chez d'autres individus, seraient considérés comme pathologiques, se rencontrent presque régulièrement chez les femmes enceintes. S'ils ne sont pas accompagnés de désordres considérables subits, ou de conséquences fâcheuses et profondes, s'ils dispa-

(1) Voy. Credé, *M. f. G.*, vol. XIV, p. 321 ; Hecker, *Hecker u. Buhl, Kl. d. Geb.*, p. 13 ; et Schultze, *Jenaische Z. f. Med. u. Nat*, vol. IV, cah. 3 et 4, 1868, p. 577.

raissent complétement après l'accouchement, on les considère comme physiologiques.

Cette influence se fait surtout sentir dans les organes suivants :

Le sang paraît augmenter de quantité et sa composition se rapproche de
celle du sang chlorotique. — La fibrine augmente, l'albumine diminue. Le
rapport entre les corpuscules rouges et blancs s'est modifié au profit de ces
derniers. La circulation est exposée à des troubles multiples. Ils se montrent
surtout sous forme de battements de cœur, d'éblouissements, de congestions
vers la tête qui ont pour conséquence à la surface interne de la voûte du crâne
des néoformations de substance osseuse en lames irrégulières, les ostéophytes.

Spiegelberg et Gscheidlen (1) ont fait chez des animaux des expériences sur la
quantité du sang. Ils ont trouvé que chez des chiennes grosses, la quantité du sang
augmente environ à partir du milieu de la grossesse sans que cette augmentation
toutefois soit due uniquement à l'augmentation du contenu liquide. Rokitansky (2),
a appelé l'attention sur les ostéophytes puerpéraux. Il les rencontra dans la moitié
des femmes grosses. Cette néoformation consiste surtout dans un dépôt de carbonate
de chaux à la face interne du crâne et du frontal en particulier, sous forme de lames
aplaties.

La sécrétion de l'urine est augmentée, l'urine plus aqueuse. Les autres parties constituantes (l'urée) non modifiées (3). Assez souvent on trouve de l'albumine dans l'urine.

L'appareil de la digestion présente des troubles presque constants. Les
vomissements le matin à jeun, quelquefois aussi immédiatement après le repas,
sans que l'appétit en soit diminué, sont très-fréquents dans le premier mois.
La salivation est encore un symptôme fréquent.

Très-souvent il survient des dépôts de pigment sous la peau, non-seulement
à l'aréole et à la ligne blanche, mais aussi des taches irrégulières sur le reste
du corps, en particulier la face (masque, chloasma utérin). Ce n'est qu'exceptionnellement qu'elles s'étendent le plus souvent aux seins sous forme de
petits champignons (*pityriasis versicolor*). Habituellement ce sont de véritables dépôts de pigments. D'après *Jeannin* (4) le chloasma utérin est la conséquence de l'aménorrhée qui accompagne la grossesse.

Du côté du système nerveux, il se produit des symptômes névralgiques (douleur de tête et de dents), des troubles des sens (héméralopie, amblyopie, sur-
dité, modification du goût) et presque toujours des troubles intellectuels.

Les femmes les plus sérieuses deviennent plus gaies, mais plus souvent
encore on rencontre une dépression morale qui peut aller jusqu'à la mélancolie
la plus caractérisée.

Quant aux autres modifications dans l'ensemble de l'organisme, les observations de Gassner (5), qui portent sur les trois derniers mois, montrent que

(1) *Archiv f. Gyn.*, vol. IV, p. 113.
(2) *Med. Jahrb. d. k. k. österr. Staates*, sér., vol. XV, fasc. 4.
(3) Winkel, *Stoffwechsel bei d. Geb. u. im Wochenb.* Rostock, 1865, p. 27.
(4) *Gaz. hebdom.*, 2e série, V, 20 nov., 1868, p. 738.
(5) *M. f. G.*, vol. XIX, p. 1.

dans tous les cas normaux, le poids du corps augmente considérablement (pour chaque mois de 1500 à 2500 grammes). Cet excédant n'est pas dû seulement à l'accroissement de l'utérus et à son contenu, mais aussi à l'augmentation de tout le reste du corps. Quant aux modifications du thorax chez les femmes enceintes, Dohrn (1) a confirmé ce fait déjà signalé par Küchenmeister, Fabius et Wintrich, que la capacité des poumons ne diminue pas par le fait de la grossesse. — Il démontra que le thorax des femmes enceintes est, il est vrai, moins profond, mais que cette diminution est compensée par l'augmentation en largeur de la base du thorax. Dans les suites de couches, le thorax redevient plus étroit mais plus profond.

III. DIAGNOSTIC DE LA GROSSESSE

BIBLIOGRAPHIE. — W.-J. SCHMITT, *Sammlung zweifelhafter Schwangerschaftsfälle u. s. w.* Wien, 1818. — HOHL, *Die geburtshülfliche Exploration.* Halle, 1833. — W.-F. MONTGOMERY, *An exposition of the signs and sympt. of pregn.* etc., London, 1837, traduit par Schwann, Bonn, 1839. — F.-H.-G. BIRNBAUM, *Zeichenlehre der Geburtshülfe.* Bonn, 1844.

a. MÉTHODE D'EXPLORATION OBSTÉTRICALE.

BIBLIOGRAPHIE. — H. DEVENTER, *Neues Hebammenlicht,* cap. XIII-XXII. Jena, 1717. — M. PUZOS, *Traité des accouch.,* publié par Morisot-Deslandes, 1759, chap. V, p. 55. — M.-A. LEVRET, *L'art des accouch.,* 2e édit., § 448. Paris, 1761. — J.-G. ROEDERER, *Elem. art. Obst.* Gottingæ, 1753. — J.-L. BAUDELOCQUE, *L'art des accouch.,* 8e édit., § 371 et suiv. Paris, 1844. — JÖRG, *Taschenbuch für ger. Aerzte u. Geburtsh.,* p. 65. Leipzig, 1814. — KIWISCH, *Klinische Vortr. über Krankh. d. weibl. Geschl.,* 4e éd., vol. I, p. 26, Prag., 1854. — HOLST, *Beiträge zur Gyn. u. Geb.,* cah. 2, p. 63. Tübingen, 1867. — VEIT, *Krankh. des weibl. Geschlechts,* 2e édit., p. 252. Erlangen, 1867.
Sur l'auscultation : MAYOR, *Bibl. univ. des sciences, etc.,* t. IX. Genève, 1818. — LEJUMEAU DE KERGARADEC, *Mémoire sur l'auscult. appl. à l'étude de la gross. etc.* Paris, 1822. — ULSAMER, *Rhein. Jahrb. für Med. u. Ch.,* 1823, vol. VII, p. 50. — HAUS, *Die Auscultation in Bezug auf Schwangerschaft.* Würzburg, 1823. — RITGEN, *Mende's Beob. u. Bem. aus d. Geb.,* vol. VII, p. 31. Göttingen, 1825. — KENNEDY, *Obs. on obst. auscult.* Dublin, 1833. — H. F. NAEGELE, *Die geburtsh. Auscultation.* Mainz, 1838. DEPAUL, *Traité théor. et prat. de l'ausc. obst.* Paris, 1847. — MARTIN, *M. f. G.,* 1856, vol. VII, p. 161. — FRANKENHAESER, *M. f. G.,* vol. XIV, p. 161. — HUETER, vol. XVIII, suppl. p. 23.

§ 54. L'exploration obstétricale peut être entreprise, la femme debout ou dans le décubitus dorsal ou latéral, ou accroupie sur les genoux et les coudes.

L'examen dans la station debout a l'avantage que l'on peut rapidement et commodément s'orienter sur l'état du vagin et du segment inférieur de l'utérus. On fait écarter légèrement les cuisses l'une de l'autre et l'on s'agenouille devant la malade (sur le genou droit si l'on touche avec la main gauche et *vice versa* pour pouvoir appuyer sur l'autre genou le coude du bras explorateur) en plaçant l'autre bras libre autour des hanches. Cette méthode est insuffisante pour un examen précis, car elle ne permet de pratiquer en même temps que d'une façon très-incomplète l'examen externe. Le toucher pratiqué dans la station debout ne donne pas de meilleur résultat que dans le décu-

(1) *M. f. G.,* vol. XXIV, p. 414.

bitus dorsal, puisque, du moins chez les femmes arrivées à un haut degré de grossesse, le segment inférieur de l'utérus ne descend pas plus profondément, et que la portion vaginale, par suite de l'antéversion ainsi un peu exagérée de l'utérus, se dévie un peu plus en arrière et devient ainsi moins accessible au doigt explorateur.

La position sur les genoux et les coudes, ou sur le côté, pour l'examen habituel, ne présente que très-exceptionnellement des avantages, et il faut d'une façon générale conseiller le décubitus dorsal, puisque dans cette position l'exploration externe, ou interne, ou toutes deux combinées, peuvent être faites facilement et exactement.

EXPLORATION EXTERNE.

§ 55. Pour pratiquer l'exploration externe, on découvre le bas-ventre de la femme. Par exception on peut le laisser couvert d'une chemise fine, mais on ne doit jamais oublier que dans ces conditions l'auscultation ne peut être pratiquée que d'une façon beaucoup moins exacte et que l'on se prive de l'aide de la vue. En tout cas, si l'on a un point important à éclaircir, il est expressément indiqué de supprimer même ce dernier vêtement, puisque ce qui est avant tout indispensable c'est l'exactitude du résultat pour l'explorateur et que le ménagement de la pudeur doit dans ce cas être relégué au second plan. Les pantalons et les corsets doivent être retirés avant l'examen. On recouvre la femme jusqu'au pubis avec la couverture, et l'on rejette la chemise et la robe par en haut, si bien que l'abdomen se trouve complétement libre pour l'exploration.

L'examen à l'aide de la vue donne des renseignements sur le volume, la forme du ventre, sur la coloration et les cicatrices des téguments (vergetures), sur la forme du nombril.

§ 56. C'est la *palpation* qui dans les derniers temps de la grossesse donne par l'exploration externe les renseignements les plus importants. Pour la pratiquer, on se place d'un côté du lit, le dos tourné vers les pieds de la malade, et l'on place les mains à plat sur les deux côtés du bas-ventre. Si alors on palpe non-seulement avec l'extrémité des doigts mais avec tous les doigts, on obtient des résultats très-exacts sur la situation, la forme, la consistance de l'utérus, aussi bien que sur la situation de l'enfant. La consistance est d'une nature particulière, dure, élastique, ce n'est que dans des cas très-exceptionnels que l'on sent une véritable fluctuation, et de plus la consistance est inégale dans différentes places suivant la présentation de l'enfant. La plupart du temps, on trouve au fond une grosse partie et à côté de celle-ci d'autres petites plus ou moins aiguës, tandis que le côté opposé présente une résistance notable régulière. Pour déterminer si une partie fœtale se présente au détroit supérieur, et quelle elle est, on se redresse, on se place près du lit et l'on applique les deux mains au-dessus de la symphyse sur la paroi abdominale, de telle sorte que la pointe des doigts soit dirigée vers la symphyse.

Si alors on exerce simultanément avec les deux mains ou alternativemen. une pression subite, on éprouve, dans le cas ou une grosse partie fœtale se présente, la sensation très-nette du ballottement, c'est-à-dire, la sensation d'un corps dur qui s'éloigne de la pointe des doigts et vient ensuite la choquer de nouveau. Si cette grosse partie est fixée sur le bassin, on la sent également de cette façon très-nettement. Si elle est déjà engagée dans le bassin, la seule chose dont on puisse ordinairement s'assurer, c'est que la tumeur s'avance dans le petit bassin. Le siége peut en particulier, lorsqu'il s'agit d'enfants très-petits et d'une présentation déviée, être pris par des explorateurs inexpérimentés pour une petite partie fœtale. Pourtant il donne toujours la sensation du ballottement et se distingue ainsi sûrement des petites parties.

La percussion chez les femmes arrivées à un degré avancé de grossesse peut être suppléée complétement par les résultats de la palpation seule, chez les femmes enceintes dans les premiers mois, par l'exploration combinée interne et externe.

§ 57. L'*auscultation* fait entendre dans le ventre des femmes enceintes différents bruits ; du côté de l'enfant les *bruits du cœur fœtal* et quelquefois un souffle particulier, de même fréquence qu'eux, le *souffle ombilical;* du côté de la mère, outre les pulsations de l'aorte et le bruit intestinal, le *souffle utérin* qui est isochrone au pouls maternel.

L'auscultation doit être pratiquée de préférence avec le stéthoscope. L'auscultation immédiate ne donne pas de meilleurs résultats, et de plus elle est plus désagréable pour la mère et pour le médecin, et n'est même pas praticable dans certaines régions du ventre.

Les *bruits du cœur* se manifestent sous forme de doubles chocs fréquents, dont on se représentera le mieux les particularités caractéristiques, en auscultant le cœur d'enfants qui viennent de naître. On les entend dans les conditions normales à partir de la 18e à la 20e semaine, par exception quelquefois un peu plus tôt. Chez une femme enceinte bien portante, lorsque l'enfant est vivant, on les rencontre toujours lorsque l'on fait un examen sérieux, que l'on répète au besoin. Leur fréquence est variable, d'environ 120 à 160 et plus. Les mouvements de l'enfant augmentent leur fréquence; leur intensité est très-variable: tandis que souvent on les entend très-nettement et très-clairement, d'autres fois ils sont si faibles que c'est à peine si l'on peut nettement déterminer leur existence, on doit toujours pourtant les entendre assez nettement pour pouvoir les compter. Si cela n'est pas le cas, on ne peut pas affirmer que ce sont eux que l'on a entendus.

L'assertion de Frankenhäuser (1) et après lui de Cumming (2), que l'on peut déterminer le sexe de l'enfant d'après la fréquence des battements du cœur, est inexacte, si l'on veut la prendre dans un sens aussi étendu que Frankenhäuser l'a admis. Pourtant on ne peut nier que d'une façon générale les battements du cœur sont plus fréquents chez les filles que chez les garçons, mais si l'on veut s'en rapporter à cette loi, il faut bien se mettre en garde pour chaque cas particulier.

(1) *M. f. G.*, vol. XIV, p. 161.
(2) *Edinb. med. Journ.*, juin, 1870.

Le *souffle ombilical* est caractérisé par ceci que, dans une place quelconque du ventre, au lieu des bruits purs du cœur, on constate un bruit de souffle sifflant isochrone avec eux. Il n'est pas très-rare, et d'après les assertions de Hecker (1) et les nôtres (2) qui concordent entre elles, on le rencontre dans 14 à 15 pour 100 des cas; il se passe sans aucun doute dans le cordon, quoique les conditions précises de sa production ne soient pas absolument connues. Qu'il se passe dans des circulaires, cela n'est pas vraisemblable, puisque Hecker, comme nous, a trouvé dans les cas où il y avait des circulaires ce souffle beaucoup plus rarement que lorsque ces circulaires n'existaient pas. L'opinion la plus vraisemblable est celle de Hecker, qui admet qu'il se passe dans la région ombilicale, peut-être par suite d'un coude formé par la partie initiale du cordon au niveau de l'anneau ombilical. Une circonstance au moins parle en faveur de cette opinion, c'est ce fait que dans la règle on le perçoit au point où les bruits du cœur sont le plus distincts, tandis qu'il disparaît aux endroits plus éloignés en laissant pourtant subsister les battements du cœur purs mais faibles. Son importance pratique pendant la grossesse est nulle. Il apparaît quelquefois et disparaît sans cause appréciable pour réapparaître au bout d'un certain temps. Est-il pendant l'accouchement très-net et persistant? il est bon de surveiller avec soin les battements du cœur (3). Mais même dans ces circonstances, il n'entraîne en aucune façon un pronostic défavorable.

Dans les cas très-rares où le fœtus présente une maladie du cœur, on peut naturellement entendre un souffle tout à fait semblable, mais en ce cas, il se retrouve partout où l'on entend les bruits du cœur et les accompagne (4).

Les autres bruits que l'on peut entendre dans le ventre de la mère, si l'on fait abstraction des mouvements du fœtus qui quelquefois sont perçus comme un bruit court, particulier, proviennent de la mère.

Ainsi il n'est pas rare d'entendre le bruit intestinal, les battements de l'aorte, et quelquefois très-nettement le retentissement des bruits du cœur maternel. Si ceux-ci, ce qui n'est pas rare, sont très-fréquents, on peut facilement les confondre avec les bruits du cœur du fœtus.

Presque toujours on entend ce qu'on appelle le *bruit de souffle utérin*, anciennement appelé souffle placentaire : il se manifeste comme un bruit analogue au bruit de souffle ombilical, mais s'en distingue nettement par sa fréquence qui est toute différente, et il a la forme d'un bruit soufflant, sifflant, d'intensité variable. Quelquefois faible, il est d'autres fois si éclatant qu'il peut à la place où on l'entend masquer complétement les bruits du cœur. Ce souffle se manifeste de très-bonne heure, assez souvent déjà dans le 3e mois, souvent dans le 4e. On l'entend habituellement des deux côtés, quoique plus

(1) Hecker u. Buhl, *Kl. d. Geb.*, p. 27.
(2) Schröder, *Schw., Geb. u. Wochenbett*, p. 17.
(3) Voy. Winkel, *Zur Path. d. Geb.*, p. 223.
(4) Depaul, *l. c.*, Massmann, *M. f. G.*, vol. IV, p. 81, Gregor Schmitt, *Scanzoni's Beiträge z. Geb. u. Gyn.*, vol. III, p. 173 et Andræ, *Nabelschnurwindung*, etc. D. i. Königsberg, 1870, p. 29.

fortement dans l'un des deux, mais quelquefois il manque complétement dans un de ces côtés. Ce n'est que très-exceptionnellement qu'une explora-tion attentive ne permet pas de le constater. Très-souvent il change de place, habituellement on le rencontre dans un des côtés à la partie inférieure, rare-ment au milieu ou vers le fond ; quelquefois à une place très-limitée, d'autres fois au contraire dans toute l'étendue de l'utérus.

Ce bruit se passe dans les grosses artères de l'utérus. Il ne peut servir en quoi que ce soit à donner des indications sur le siége du placenta. D'après les observations de Rotter, qui ont été publiées tout récemment, on peut assez souvent, d'après les recherches actuelles, dans la moitié des femmes enceintes, suivre la vibration des artères par lesquelles à l'auscultation le bruit utérin est produit sous forme d'un bourdonnement des parois vascu-laires, et cela ou par l'intérieur, du côté du col, ou même par l'extérieur, à tra-vers les téguments. Cette observation avait déjà été faite pour l'exploration interne avant Rotter, par Rapin (1).

§ 58. Lorsqu'il s'agit d'examiner les parties génitales externes, on peut, à défaut d'une chaise ou d'une table gynécologique, laisser la femme dans son lit et dans le décubitus dorsal ; on élève son siége avec un oreiller interposé, on écarte les cuisses, on rejette la couverture de côté et l'on peut alors, en écartant les grandes et les petites lèvres, examiner exactement avec une lumière convenable toute l'entrée du vagin.

§ 59. L'exploration des mamelles peut se faire également dans la position couchée, debout ou assise. On doit diriger son attention en particulier sur la plénitude du corps de la glande, la coloration de l'aréole, et sur le mamelon lui-même. Avec un peu d'habileté, on peut par la pression de la glande, déjà dès le 3e mois de la grossesse, faire écouler sous forme de gouttes le produit de sécrétion de cette glande.

2. EXPLORATION INTERNE.

L'exploration interne se fait avec la main ou avec les instruments.

§ 60. La première, *le toucher* (le toucher, comme on dit dans les anciens manuels des sages-femmes), se pratique de la façon suivante : La femme étant couchée sur le dos, on dirige une main (le mieux est de se servir de la gauche qui est un peu plus petite et plus délicate, et de plus on conserve ainsi libre la main droite) sous la couverture et l'on introduit dans le vagin le doigt indi-cateur, ou l'index et le médius réunis, et enduits de graisse, en passant sur le périnée de telle façon que le pouce soit dirigé en avant et que les autres doigts ou s'appliquent sur le sacrum, ou soient repliés dans la main. (Cette der-nière méthode est préférable pour l'exploration de la paroi antérieure du vagin, mais il faut surtout la conseiller chez les multipares, dont le périnée est si souple qu'il se laisse refouler jusqu'au détroit inférieur). Quand on introduit son doigt il faut surtout veiller à ce que l'on ne retourne pas ni les

---

(1) *Corresp. Bl. f. Schweizer Aerzte*, II, 2.

poils ni les lèvres, et il est utile, dans le cas où les poils sont très-développés, pour éviter ce petit accident, de dégager l'entrée du vagin à l'aide de l'autre main.

Assurément, dans beaucoup de cas, l'introduction d'un seul doigt suffit, pourtant l'emploi de deux doigts, si l'on agit doucement et lentement, est chez les femmes arrivées à un haut degré de grossesse, si peu douloureux, que l'on fait bien de se faire un principe de se servir toujours de deux doigts, si l'on a besoin de renseignements encore plus précis. Ce n'est que très-rarement que ce procédé ne suffira pas à donner des résultats suffisants chez les femmes enceintes, et que l'on sera forcé d'introduire la moitié de la main ou même la main tout entière. On devra alors chloroformiser la malade si les parties génitales ne sont pas extrêmement larges.

Il est bon, par l'exploration interne, de s'armer d'une série de renseignements précis, en commençant par s'assurer de l'état réel de l'entrée du vagin, et de passer ensuite à celui des parois vaginales, puis de se rendre compte de l'état de plénitude du rectum, de l'état de la portion vaginale du col, du fond du vagin, et de l'état du bassin. (Voy. plus loin les règles particulières pour cela.)

L'exploration rectale peut devenir nécessaire en cas d'imperméabilité du vagin. Dans tous les autres cas, l'exploration vaginale remplace cette méthode quoique dans les premiers mois de la grossesse la précision du diagnostic gagne beaucoup à ce que les renseignements fournis par l'exploration vaginale soient complétés par l'exploration rectale.

§ 61. L'examen à l'aide d'instruments se fait chez la femme enceinte au moyen du spéculum. On se sert le plus habituellement avec avantage du spéculum à glace (Fergusson). Cet examen est nécessaire lorsqu'on veut s'assurer de la coloration de la muqueuse vaginale et des modifications de la muqueuse de la portion vaginale. Chez les femmes enceintes, le vagin est du reste si large, que lorsqu'on veut en examiner exactement les parois, le spéculum à glace ne suffit pas, mais qu'il est nécessaire d'employer celui de Sims.

L'exploration à l'aide de la sonde utérine, lorsqu'on soupçonne une grossesse, ne doit pas être employée, ou ne doit l'être que par un homme très-expérimenté, et seulement lorsque l'importance des résultats qu'on doit en obtenir l'autorise.

3. L'EXPLORATION COMBINÉE.

§ 62. L'exploration simultanée, une main dans le vagin ou le rectum, et l'autre sur les téguments abdominaux peut, chez les femmes arrivées à un haut degré de grossesse, être ordinairement laissée de côté, à cause de la pesanteur de l'utérus. Ce n'est que dans le cas de mobilité considérable du fœtus qu'elle présente des avantages réels en permettant de fixer la partie qui se présente. Mais pour les premiers mois de la grossesse, l'exploration combinée est absolument indispensable. Tant que l'utérus n'a pas une grosseur suffisante pour être perçu uniquement à travers les téguments du ventre, c'est le seul moyen de préciser son volume, sa forme et sa consistance. Mais ces trois choses sont précisément celles qui permettent à un observateur exercé de poser de très-bonne heure un diagnostic précis.

L'exploration combinée se pratique de telle sorte que la main appliquée sur l'abdomen corresponde toujours au doigt qui se trouve dans le vagin (ou le rectum). L'ensemble des organes du bassin peut ainsi être senti entre les deux mains. On peut de cette façon se renseigner aussi exactement que possible sur l'état de l'utérus et de ses annexes.

Ce n'est que depuis la deuxième moitié du XVIIe siècle que l'exploration obstétricale atteignit pour la première fois un certain degré de perfection, quand en France se produisirent des spécialistes. Hippocrate et ses successeurs parlent bien, il est vrai, des modifications de l'orifice de la matrice pendant la grossesse, et ont dû par conséquent, puisqu'ils ne faisaient pas d'autopsie, pratiquer l'examen interne, et Soranus (1), cet homme si éminent, dit expressément : « Fœtus autem transverse positos et qui manus projiciunt, vel posituram contra naturam habentes immissis digitis cognoscemus. » Et plus loin : « oleo calido illitis manibus digitum indicem sinistræ manus resecto ungue immittat, leniterque circumducendo ostium sensim magis aperiat. » Et il décrit la forme conique qu'il faut donner à la main pour l'introduire dans l'utérus. Mais en général, il n'existait pas de règles scientifiques pour l'exploration des femmes grosses et en travail, parce que les médecins qui n'étaient appelés que dans les derniers moments des accouchements désespérés, lorsque la charrette était embourbée, comme s'en plaint encore Welssch, le traducteur de Scipio Mercurio, en l'année 1653, n'avaient aucune occasion de pratiquer eux-mêmes cette exploration. Les plus grands légistes de Rome conseillent pourtant, dans les cas douteux, d'avoir recours à l'examen pratiqué par des sages-femmes, et au nombre de cinq afin qu'elles puissent délibérer sur les résultats, et qu'il y ait une majorité pour prononcer la décision. L'assistance des sages-femmes comme experts est encore recommandé dans la *Carolina* (1), et en l'année 1721, le légiste si remarquable, J. P. Kress, dans ses commentaires sur cet ouvrage, agite encore la question de savoir lequel du jugement d'un médecin ou d'une sage-femme doit avoir le plus grand poids, et la décide en faveur de cette dernière, puisqu'il ajoute : « Les accoucheurs apud Gallos quidem, non autem apud nos celebrantur. » Ce n'est que le mauvais résultat obtenu par cette exploration qui amena à changer ces lois. Mauriceau, le premier, en 1688, enseigna d'une façon scientifique l'exploration obstétricale et la porta bientôt à un haut degré de perfection. Puzos (*Gest.*, 1753), enseigne d'une façon si parfaite les avantages de l'exploration obstétricale, qu'il semble incompréhensible de voir la méthode d'exploration combinée si longtemps négligée. Après avoir le premier indiqué que les modifications de la portion vaginale dans les premiers temps de la grossesse sont incertaines, il montre que l'exploration combinée peut, d'une façon certaine, faire reconnaître à partir de deux mois et demi à trois mois le développement de l'utérus. Levret connaissait cette méthode, et il en est de même de Baudelocque, Jörg, W. J. Schmitt. Dans ces derniers temps Kiwisch, Veit, Holst et autres ont prouvé jusqu'à l'évidence l'importance de cette variété de l'exploration. Mais elle n'est pas encore complétement passée dans la pratique, quoique ce soit pour presque toute la première moitié de la grossesse le seul moyen qui puisse conduire à un diagnostic certain. Plus tard le diagnostic est assez facile. Pourtant l'importance de l'exploration externe n'a pas été reconnue d'une façon suffisante jusque dans ces derniers temps, quoique déjà Rœderer (1753) ait appelé avec insistance l'attention sur ce point.

---

(1) *De muliebr. affect.* Ed. Ermerins. 1869, p. 276.
(2) *Constitutio criminalis Carolina*, adoptée en diète générale. Ratishonne, 1532.

Le premier qui, par l'auscultation immédiate, découvrit dans l'utérus les battements du cœur fœtal, fut un chirurgien de Genève, Mayor. Pourtant c'est à un médecin français, Lejumeau de Kergaradec, que revient le mérite d'avoir poussé plus loin les recherches sur ce point et de les avoir rendues utiles au point de vue pratique. C'était dans le but d'entendre le bruit des fluctuations de l'enfant dans le liquide amniotique qu'il avait ausculté, mais il n'atteignit pas le but qu'il se proposait, et il obtint d'autres résultats qu'il a consignés dans un mémoire présenté à l'Académie de médecine de France, en l'année 1822. Il avait entendu les bruits du cœur du fœtus et le soufle utérin (dont il plaçait le siége dans le placenta). Déjà Laennec, Bréheret et de Lens avaient fait des observations analogues à celles de Kergaradec, et ce dernier avait entendu le souffle utérin dès le cours du troisième mois. En Allemagne, d'Outrepont, à Wurzbourg, porta son attention sur l'auscultation, et ses élèves, Ulsamer et Haus, publièrent les comptes rendus des recherches entreprises. Ritgen, le premier, s'éleva contre la désignation du souffle placentaire (le grand bruit, pour le distinguer des bruits du cœur, le petit bruit). Il admit qu'il se produit dans les vaisseaux utérins et que l'on ne peut pas en déduire le siége du placenta. Carus et Busch furent les premiers qui consacrèrent à l'auscultation un chapitre de leur ouvrage. En Angleterre, Nagle, le premier à Dublin (il diagnostiqua une grossesse gémellaire à l'auscultation), Fergusson, Kennedy et autres pratiquèrent l'auscultation chez les femmes enceintes et en travail. En France, cela fut fait en particulier par Dubois, Stolz et Depaul. Hohl et Naegele le jeune firent des recherches précises sur l'auscultation, et depuis cette époque tous les accoucheurs régulièrement se sont appliqués à en constater l'importance. Hüter et Frankenhäuser ont en particulier publié des recherches fort détaillées.

Note du traducteur. — Dès l'année 1839, M. Depaul avait fait connaître ses premières recherches, mais ce n'est qu'en 1847 que parut son *Traité d'auscultation obstétricale* auquel on a peu ajouté depuis.

Après un historique très-complet de la question, M. Depaul fixe à quatre les bruits divers qu'on peut percevoir quand on ausculte le ventre d'une femme enceinte.

1° Le souffle utérin, dont il attribue, avec P. Dubois, l'origine aux communications faciles, directes et nombreuses qui existent entre les veines et les artères utérines, les parois de l'utérus gravide semblant formées par un tissu d'anévrysmes variqueux naturels. La colonne de sang apportée par les artères et divisée dans leurs branches irait se mêler en passant directement dans les veines avec les colonnes moins rapides, moins pressées que contiennent ces canaux. C'est donc le mélange du sang rouge avec le sang noir qui ne circule pas avec la même rapidité, qui déterminerait la production de ce bruit. Mais, pour lui, ce bruit se passerait dans la paroi antérieure; à l'endroit où les artères pénètrent dans le tissu de l'utérus, on les voit se dilater et offrir d'une manière permanente une capacité qui paraît trop grande pour le sang qu'elles ont à recevoir. Cette disproportion, qui n'existe pas naturellement sur les autres points de l'organe, peut cependant se produire sous l'influence de causes diverses dont l'action passagère peut varier à chaque instant. La plus ordinaire lui paraît être les compressions opérées du dedans au dehors par les différentes saillies de l'ovoïde fœtal, et c'est ce qui lui paraît expliquer d'une façon satisfaisante les nombreuses modifications que peut présenter ce phénomène.

2° Les battements du cœur fœtal, seul signe bien certain de la grossesse, qui permettent de reconnaître la présence de fœtus multiples, les présentations, les positions du fœtus et enfin, point au moins aussi important, l'état de santé parfaite ou de souffrance de l'enfant, et fournissent ainsi des indications précises à une intervention active.

3° Le souffle fœtal, souffle ombilical de Naegele dont, comme Hecker et Schrœder, il conteste l'existence constante dans le cas de circulaires, et qu'il attribue à des compressions momentanées du cordon entre le plan fœtal et la paroi utérine, surtout déterminées au moment de l'auscultation par le stéthoscope.

4° Enfin les bruits produits par les mouvements actifs du fœtus, qui sont de deux sortes, les uns consistant en véritables chocs, en saccades qui quelquefois semblent se reproduire avec une certaine régularité, dus aux déplacements de petites parties fœtales, et les autres en un véritable frottement étendu à une très-large surface, dus au mouvement de rotation du fœtus sur son axe. Ces derniers s'accompagnent toujours d'une déformation beaucoup moins évidente de l'utérus.

b. SIGNES DIAGNOSTIQUES DE LA GROSSESSE.

1. SIGNES PARTICULIERS DE LA GROSSESSE.

§ 63. L'ensemble des modifications déterminées par la grossesse dans l'organisme maternel peut servir comme signes de grossesse, il est pourtant évident que plusieurs d'entre elles peuvent aussi se manifester dans beaucoup d'autres circonstances, et n'ont par conséquent qu'une faible valeur au point de vue du diagnostic, tandis que les autres qui ne se produisent absolument, ou presque absolument que dans la grossesse, permettent d'établir d'une façon certaine ou presque certaine le diagnostic.

Aux premières appartiennent surtout les sensations subjectives qui habituellement accompagnent la grossesse. Sentiment de langueur et de malaise général, dépression psychique, éblouissements, douleurs de tête, de dents et avant tout les nausées et les vomissements, particulièrement le matin, sont les signes de cette espèce. Tous naturellement peuvent tenir à d'autres causes ; pourtant, surtout chez les multipares, ils ont une valeur très-grande comme signes de conception, si les signes plus certains de grossesse font défaut.

Dans le cours ultérieur de la grossesse, ils sont remplacés par d'autres signes d'une bien autre valeur. A ces derniers appartiennent :

1° *La suppression des règles.* — Ce signe survient-il chez une femme bien portante, réglée régulièrement jusqu'alors, chez laquelle on peut supposer une grossesse, la conception est extrêmement vraisemblable. Pourtant on ne doit jamais oublier que d'une part, les règles peuvent cesser pour d'autres causes, et que d'une autre part, même lorsqu'il y a conception, l'hémorrhagie périodique peut encore se reproduire une fois. La persistance des règles à une époque plus reculée de la grossesse, si toutefois elle existe, est un phénomène des plus rares.

Le praticien ne se trompera pas, si chez une femme qui croit être enceinte, mais dont les règles reviennent régulièrement, il nie immédiatement la grossesse.

2° *Les modifications qui se produisent dans les organes génitaux.* — Elles ont une très-grande importance, et peuvent, suivant les circonstances, servir à confirmer l'existence d'une grossesse. Assurément le développement de l'abdomen ne prouve encore rien en faveur d'une grossesse, assurément cette dernière n'est pas certaine, lors même que l'on s'est assuré que l'utérus est augmenté de volume. Mais avec un peu d'habitude de l'exploration combinée, et une expérience pratique suffisante, il sera ordinairement difficile à partir environ du troisième mois de la grossesse, souvent même plutôt, de méconnaître le

développement de l'utérus. Pour plus de détails, voyez § 65. Le ramollissement de la portion vaginale, l'arrondissement de l'orifice, le gonflement
œdémateux, l'état particulier et la plus forte sécrétion de la muqueuse, aussi
bien que sa coloration lie de vin, sont des raisons pleines de valeur pour
décider qu'il y a grossesse, quoique nous ne puissions pas leur reconnaître
la valeur absolue que leur attribue *Holst*. De plus les modifications des
mamelles peuvent avoir une grande importance. Il est vrai que dans quelques
états pathologiques, on trouve aussi un gonflement de la glande avec sécrétion, de même qu'un fort développement des tubercules de l'aréole et la pigmentation de l'aréole; mais dans la grossesse, ces signes, en particulier le
dépôt de pigment aussi bien autour du mamelon que sur la ligne blanche
abdominale, atteignent une intensité qu'on ne voit jamais dans d'autres circonstances, de sorte que dans ces cas on peut du seul dépôt pigmentaire
conclure à l'existence certaine de la grossesse (du moins aussitôt, que, ce qui
est facile, on a éliminé les premiers moments des suites de couches).

§ 64. Les signes absolument certains de grossesse sont les suivants :

1° *Le toucher des parties fœtales.* —Quelque sûrement que l'on puisse affirmer
la grossesse, lorsque l'on sent par le toucher la tête, ou de petites parties qui
donnent lieu à des chocs vigoureux, et quelque clairement que dans les derniers temps de la grossesse le palper fasse presque toujours reconnaître les
parties du fœtus, on ne doit pourtant pas oublier qu'il y a des états pathologiques qui, lorsqu'on palpe le ventre, peuvent donner la sensation de
petites parties fœtales. Cela a lieu lorsqu'il existe de petits fibromes sous-
séreux, mais plus encore des carcinomes du péritoine ou de l'épiploon, et
aussi des collections kystiques de l'ovaire à surface bosselées. De plus si ces
tumeurs noueuses sont situées dans du liquide ascitique, et si ce liquide s'est
enkysté, on s'expose à commettre les plus grandes erreurs lorsqu'on s'en
rapporte à ce signe isolé.

2° *La sensation des mouvements du fœtus.* — C'est un signe certain de
grossesse, si c'est un homme expérimenté qui le perçoit, puisqu'il ne les
confondra pas avec les mouvements des intestins. Les renseignements de la
mère au point de vue de ces mouvements doivent être rangés parmi les signes
les plus incertains de grossesse, puisqu'elles s'y trompent souvent.

3° *Les bruits du cœur fœtal.* —C'est le signe absolument certain de la grossesse. Il faut pourtant éviter encore de prendre pour ces bruits du cœur fœtal
le retentissement des bruits du cœur maternel qui peuvent être très-fréquents,
ou les battements de l'aorte. Malheureusement ce n'est qu'à la fin de la première moitié de la grossesse que l'on peut entendre les battements du cœur
fœtal. On entend il est vrai plus tôt le souffle utérin, mais ce n'est aucunement
un signe certain de grossesse, puisqu'il se produit même dans l'inflammation
chronique de l'utérus, mais plus souvent encore dans le cas de tumeurs
fibreuses. (Il est plus rare dans les tumeurs de l'ovaire.)

2. DIAGNOSTIC DIFFÉRENTIEL DE LA GROSSESSE.

BIBLIOGRAPHIE. — F.-A. KIWISCH, *Ritter v. Rotterau, Klinische Vorträge über sp. Path. u. Th. d. Krankh. des weibl. Geschlechts*, 2ᵉ édit., part. II, p. 298. Prag, 1852.

§ **65.** Nous serions entraîné beaucoup trop loin si nous voulions dans ce chapitre examiner tous les états avec lesquels on peut confondre la grossesse. Nous supposerons qu'il y a au moins une tumeur limitée existant dans l'abdomen, et qu'elle fait croire à une grossesse.

Le problème le plus important consiste alors à déterminer si la tumeur est l'utérus développé ou non. C'est là où l'on constate toute l'importance de la combinaison de l'exploration externe et interne. Sent-on une petite tumeur avec le col qui lui est suspendu et cette petite tumeur séparée d'une autre grosse tumeur, c'est l'utérus, et la grosse tumeur est extra-utérine. Pour confirmer le diagnostic, on peut introduire la sonde utérine, mais elle est inutile pour un observateur expérimenté, et entre les mains d'un homme non expérimenté elle est trop dangereuse pour qu'on puisse l'employer dans ce cas. Il peut être très-difficile de constater la présence de l'utérus normal à côté de la tumeur, si celle-ci est très-grosse, mais alors la preuve de l'existence ou de la non-existence de la grossesse peut facilement s'obtenir d'une autre façon.

Est-on certain que la tumeur appartient à l'utérus lui-même ? il peut être impossible dans les deux premiers mois de la grossesse de prouver cette grossesse avec certitude, tandis qu'à partir du troisième mois, le diagnostic en général ne présente pas de difficultés sérieuses. Toutefois dans d'autres circonstances, en particulier dans l'inflammation chronique, dans les fibromes interstitiels et sous-muqueux (les premiers seulement naturellement, s'ils n'ont pas de prolongements bosselés) ou dans l'hématomètre, la forme et la situation de l'utérus peuvent être les mêmes que dans la grossesse, mais dans les circonstances en question la consistance de l'utérus est essentiellement différente.

Dans l'utérus gravide, du deuxième au quatrième mois, cette consistance est particulièrement molle, presque pâteuse, tandis que dans les fibromes elle est beaucoup plus solide, dans l'hématomètre, élastique, ou même il y a de la fluctuation. Dans l'inflammation chronique, l'utérus peut présenter une consistance analogue, quoique habituellement il soit plus dur, mais la plupart du temps il sera un peu douloureux, et les commémoratifs et les sensations subjectives permettent de faire le diagnostic. L'hématomètre, si l'on prend en considération ces dernières circonstances, ne pourra que très-rarement être mis en question. Outre sa plus grande élasticité, il se distingue encore de l'utérus gravide par ceci que le canal cervical s'efface beaucoup plus tôt; à l'occasion cela peut aussi être un signe diagnostique important dans les fibromes sous-muqueux. Pourtant le diagnostic différentiel entre la grossesse d'une part, et les fibromes et les infarctus de l'autre, si l'on se borne à un seul examen, peut présenter de très-grandes difficultés. La répétition de l'examen à quelques semaines de distance éclaire beaucoup, puisque dans les deux derniers cas l'utérus ne se développe pas aussi rapidement que cela a lieu dans les derniers mois de la grossesse.

La différence de consistance des tumeurs est de la plus grande valeur, quoique par exemple l'utérus chroniquement enflammé, même lorsqu'il devient gravide, donne encore une sensation de résistance très-dure. Mais en général, l'utérus gravide est extrêmement mou, d'une part parce que ce n'est qu'exceptionnellement que l'œuf est très-tendu, et d'une autre part parce que, du moins dans les premiers temps de la grossesse, l'utérus n'est pas distendu mécaniquement, mais que son accroissement tient à lui-même. Les fibromes sont presque toujours beaucoup plus durs, et lorsqu'ils existent, les parois utérines sont beaucoup plus résistantes et plus tendues puisque la distension mécanique l'emporte sur l'accroissement spontané. La distension élastique de l'utérus existe au plus haut degré dans l'hématomètre, parce que la pression du sang épanché dans l'utérus le distend en forme de tumeur extrêmement élastique. Outre cela, si l'obstacle siége à l'orifice externe ou plus profondément, le canal cervical s'absorbe dans la cavité de l'utérus (phénomène qui ne se produit dans l'utérus gravide que lorsque de fortes contractions ont considérablement augmenté la pression intra-utérine), et la tumeur, en dépit de son contenu liquide, donne une sensation de très-grande dureté. L'utérus gravide peut enfin devenir dur, mais temporairement, lorsque ses parois présentent une contraction, et par conséquent donnent elles-mêmes une sensation plus grande de dureté et que ces contractions augmentent la tension de son contenu. Il n'est pas rare de voir survenir ces contractions à la suite de l'irritation déterminée par une palpation prolongée, mais l'alternative de dureté et de souplesse qui se produit alors est un signe diagnostique très-certain de grossesse. Braxton Hicks (1) admet même que pendant toute la durée de la grossesse il existe régulièrement de temps en temps des contractions utérines.

Si par conséquent on peut admettre que jusqu'au troisième mois le diagnostic exact de la grossesse peut présenter des difficultés, il faut pourtant reconnaître que d'habitude il n'en présente aucune. Si l'on sent, par la combinaison des explorations, l'utérus avec un volume correspondant à l'époque présumée de grossesse, faiblement antéfléchi, insensible, et de sa consistance molle particulière ; si la femme, en outre, se porte bien et si les règles manquent déjà depuis un temps correspondant à l'époque présumée de la grossesse, on peut avec certitude établir qu'elle existe.

A une époque plus avancée de grossesse, le diagnostic différentiel devient de plus en plus facile, si bien que, à partir du cinquième mois, il ne devrait plus y avoir un seul cas qui restât douteux pour un observateur expérimenté, s'il renouvelle ses explorations. Le diagnostic de la grossesse à cette époque (habituellement déjà plus tôt) est tellement sûr que, même dans les cas où ce que l'on appelle les signes certains manquent, lorsque le fœtus est mort ou qu'il y a une môle, le diagnostic de la grossesse, et même d'une grossesse anormale, peut être fait avec certitude.

Les complications pathologiques peuvent toutefois soulever de notables difficultés pour le diagnostic, et il est beaucoup plus fréquent, dans ces cas, de voir méconnaître la grossesse, parce que l'état pathologique facilement reconnu

(1) *London Obstetr. Transact.*, XIII, p. 216.

fait qu'on n'y pense pas, que de voir, lorsque l'on répète les examens, ne pas se confirmer l'existence supposée d'une grossesse, ou même de voir cette existence absolument contredite. On ne peut établir de règles générales diagnostiqués pour l'ensemble de ces cas, car tout dépend des particularités de chacun d'entre eux.

Les cas de fausse grossesse (grossesse nerveuse, *spurious prægnancy*) (1) sont beaucoup plus intéressants au point de vue psychologique, que difficiles au point de vue du diagnostic. Il est du reste assez commun de rencontrer des femmes qui, sans être enceintes, croient l'être, et éprouvent tous les signes subjectifs de la grossesse. Ces faits se rencontrent aussi souvent peu après le mariage qu'au début de l'âge critique, mais le plus souvent, quoique pas d'une façon exclusive, chez des femmes mariées, surtout chez celles qui désirent ardemment avoir un enfant. Dans ces cas, l'abdomen peut se développer à la suite de tympanite, de dépôt de graisse dans les parois abdominales et l'épiploon, et cela souvent à un degré considérable. La ligne blanche et l'aréole se colorent et les mamelles se tuméfient fortement et laissent couler du colostrum (jusqu'à quel degré peuvent tromper les modifications des seins, c'est ce que montre merveilleusement un cas publié par Simpson, concernant une artiste peintre célèbre qui examina dans un miroir les modifications de ses seins, la première fois dans une fausse grossesse, la deuxième dans une grossesse réelle. Les deux fois, ces modifications étaient identiques). En outre, ces femmes croient sentir nettement les mouvements de l'enfant (quelquefois même fréquents et pénibles), et même à la fin de la grossesse on en a vu se mettre au lit et se plaindre qu'elles ressentent les douleurs. Dans quelques-uns de ces cas, des médecins eux-mêmes s'y sont mépris. Ainsi Simpson raconte qu'un médecin avait été consulté par un de ses collègues pour savoir s'il fallait faire la craniotomie, alors qu'il n'y avait pas d'enfant, et il y a même des cas où l'on a agité la question de savoir s'il ne serait pas nécessaire d'avoir recours à à l'opération césarienne, parce que la nature ne suffisait pas à terminer l'accouchement.

Le diagnostic n'est pas difficile, le signe le plus capable d'éveiller les soupçons avant l'exploration est l'état des règles qui persistent régulièrement, à moins que leur absence ne puisse s'expliquer d'une autre façon (l'âge critique). On pourra arriver à reconnaître définitivement ces cas lorsqu'ils présenteront des difficultés considérables, en chloroformisant les malades et en pratiquant alors l'exploration interne et externe combinées, ce qui permettra de constater le volume normal de l'utérus (quelquefois on sent en outre des tumeurs abdominales évidentes, quoique un peu diffuses, qui sont formées par des amas de graisse dans l'épiploon, ou par des fèces. Lorsque l'on est parvenu à convaincre les femmes qu'elles ne sont pas enceintes, tous ces symptômes de grossesse que nous avons signalés plus haut disparaissent rapidement.

Note du traducteur. — Dans un mémoire extrêmement intéressant, publié en 1874 dans le *Bulletin de thérapeutique*, M. Pajot passe en revue toutes les causes d'erreur dans le diagnostic de la grossesse, et nous ne pouvons mieux faire que d'en donner ici une courte analyse qui complétera l'article de Schrœder.

M. Pajot divise ces erreurs en trois grandes classes :

1° Affirmation de la grossesse quand elle n'existe pas ;
2° Négation de la grossesse quand elle existe ;
3° Confusion d'une espèce de grossesse avec une autre.

---

(1) Montgomery, *Die Lehre v. d. Zeichen, etc. d. menschl. Schwang.*, traduction allemande de Schwann. Bonn, 1839, p. 200.

(2) W.-I. Schmitt, *Samml. zweifelh. Schwangerschafts f.* Wien, 1818, p. 9, 23. — Simpson, *Diseases of women.* Edinb., 1872, p. 363. — More Madden, *Dublin J. of med. sc.*, mars, 1872, p. 255.

1° Affirmation de la grossesse quand elle n'existe pas. Les causes données ont été le plus souvent :

A. Une fausse interprétation des troubles fonctionnels. Il n'est par rare de voir, pendant les premiers mois de la grossesse, paraître de petits écoulements sanguins, mais ce ne sont pas de véritables règles, et quand une femme a ses règles comme d'habitude, pensez tout d'abord qu'elle n'est pas enceinte. Il faut particulièrement se défier des femmes de trente à quarante ans n'ayant jamais pu avoir d'enfant et en désirant avec d'autant plus de passion qu'elles sentent approcher l'heure où toute espérance sera perdue. C'est la persistance des règles qui doit mettre en garde, quels que soient les symptômes que présentent ces malades. Développement du ventre, mouvements du fœtus qu'elles prétendent sentir, troubles digestifs ou mammaires.

B. L'existence de tumeurs de différente nature siégeant dans le bassin et dans l'abdomen.

Kystes de l'ovaire, ascite, fibromes, rétention des règles, abcès, engorgements utérins, météorisme, etc. Un grand caractère est là qui sert au diagnostic, c'est que l'utérus gravide, à partir du dernier tiers de la grossesse, est la seule tumeur abdominale, dans laquelle on puisse percevoir nettement la présence *de corps solides mobiles dans un liquide*. Il y a bien des tumeurs solides et liquides à la fois, mais dans ces tumeurs le liquide est contenu dans le solide et c'est le contraire pour la grossesse. Le ballottement vaginal est donc un signe caractéristique. Le ballottement abdominal pourrait mieux être confondu avec les sensations fournies par certaines tumeurs kystiques du bassin; mais les symptômes généraux dissiperaient tous les doutes.

C. Les modifications du col comparables à celles de la grossesse.

D. Les signes stéthoscopiques comparables aux bruits utérins ou fœtaux, ces derniers, suivant M. Pajot, sont au nombre de quatre :

    a. Le souffle ordinaire classique;

    b. Le souffle ordinaire classique, mais accompagné d'un piaulement ou bruit musical;

    c. Le souffle avec choc;

    d. Les souffles fœtaux.

Dans certains cas de tumeurs abdominales, en particulier de fibromes, comme M. Pajot en cite un exemple, des souffles analogues peuvent se produire et induire en erreur. Il en est de même des battements du cœur de la mère lorsqu'ils sont accélérés pour une raison quelconque.

E. Les mouvements perçus par les femmes. — Il ne faut jamais se fier à ce renseignement sur la parole des malades, car on peut poser en principe que toutes les femmes qui ne sont pas enceintes, mais qui croient l'être, sentent remuer.

2° Méconnaître la grossesse quand elle existe, telle est la seconde classe d'erreurs possibles dans le diagnostic.

L'absence complète des modifications fonctionnelles des premiers temps, les irrégularités de la menstruation habituelle chez certains sujets, le manque absolu de la fonction, soit par apparition tardive, soit sous l'influence d'un état diathésique, soit encore par l'allaitement, peuvent fait méconnaître d'abord la grossesse, surtout dans les premiers temps, et si cette grossesse se trouve masquée par un état morbide antérieur, par une tumeur concomitante, et si l'une des conséquences de cette tumeur est de donner lieu à des hémorrhagies répétées, modérées, il devient difficile d'éviter l'erreur.

Le seul moyen d'éviter l'erreur, c'est d'attendre jusqu'au moment où l'on pourra constater les battements du cœur.

L'amincissement excessif des parois utérines pendant la gestation ne donnera lieu qu'à une erreur momentanée.

Mais lorsque le fœtus est mort dans l'utérus pendant les cinq premiers mois, le diagnostic est difficile. C'est le toucher combiné au palper qui constitue le moyen par excellence pour arriver à lever les doutes.

M. Pajot insiste avec grand soin sur ce qu'il appelle le choc fœtal, il le décrit ainsi. C'est avec le stéthoscope et non avec la main qu'il convient de le chercher.

Sous une pression moyenne de l'instrument, on éprouve en même temps à l'instant où le mouvement se produit, une double sensation de *choc et de bruit brusque mais d'une extrême légèreté*, et l'oreille, frappée simultanément dans sa sensibilité générale et spéciale, reçoit à la fois une expression tactile et auditive qu'on arrive très-vite à distinguer de toutes les autres sensations données par les mouvements et les bruits de la cavité abdominale. On peut l'entendre sur la fin de la première moitié de la grossesse ; ce n'est en définitive qu'un mouvement particulier propre au fœtus, mouvement *comme de totalité* et qui ne se rencontre que du quatrième au sixième mois.

3° Enfin, confusion d'une espèce de grossesse avec une autre.

A. Confondre une grossesse double avec une grossesse simple et réciproquement, c'est l'auscultation seule qui peut éclairer ici, par la constatation de deux cœurs fœtaux entendus en même temps dans deux points éloignés, avec une intensité égale ou presque égale, et de nombre et de rhythme différents. L'erreur est plus facile à commettre si un des fœtus a succombé et s'il se trouve dans une situation telle que les battements du cœur ne puissent être transmis à l'oreille qu'au travers du premier, mais ici encore le palper et le toucher combinés seront d'un grand secours.

B. Quant aux grossesses extra-utérines, le fait même de leur rareté fait que les difficultés sont encore plus grandes lorsqu'il s'agit de poser son diagnostic, et c'est surtout en examinant avec soin le degré de concordance entre le développement de la tumeur, l'époque présumée de la grossesse, les modifications du col et du segment inférieur, que l'erreur pourra être évitée.

M. Depaul publie précisément en ce moment, dans les *Archives de tocologie*, Paris, 1874, un mémoire où il étudie cette question des grossesses abdominales, et nous ne pouvons mieux faire que d'y renvoyer le lecteur.

B. DIAGNOSTIC D'UNE PREMIÈRE GROSSESSE ET DE GROSSESSES RÉPÉTÉES.

§ **66.** Il peut être extrêmement important de déterminer, d'après l'examen objectif, si une femme est enceinte pour la première fois ou si elle a déjà eu des enfants. Les signes différentiels sont en partie caractéristiques, puisque les accouchements antérieurs laissent des traces incontestables.

Chez les primipares, les modifications produites par la grossesse sont, d'une manière générale, celles que nous avons décrites plus haut. Pour remplir le but que nous nous proposons, nous les rapprochons ici les unes des autres, telles qu'elles se montrent à la fin de la grossesse.

La peau du ventre est tendue, résistante, les parois abdominales se laissent difficilement déprimer, si bien que l'utérus est quelquefois difficile à palper. Cela se manifesterait à un degré plus grand encore si l'utérus n'était pas plus résistant. Pour la même raison, les parties fœtales sont la plupart du temps plus difficiles à sentir. Dans les derniers mois de la grossesse, la distension considérable des parois abdominales amène des solutions de continuité dans le réseau de Malpighi qui se traduisent par des vergetures brun rougeâtre ou bleu ardoisé. Habituellement elles ne se rencontrent que sur la paroi abdominale, mais il n'est pas rare d'en trouver sur les cuisses, les fesses et très-habituellement aussi sur les seins. Les seins paraissent tendus, élastiques, arrondis et ne pendent plus.

La vulve n'est que peu ou pas du tout béante, le frein est intact, à l'entrée du vagin on peut reconnaître nettement l'hymen sous forme d'un bourrelet continu partout du côté de la base, sur lequel se trouvent une ou plusieurs déchirures. La saillie formée à la paroi vaginale antérieure par l'urèthre se voit souvent comme un cordon bleu rougeâtre, ridé, à l'entrée du vagin. Le vagin est étroit et rugueux, en partie à cause des plis de la muqueuse, en partie par suite du développement de ses papilles. La portion vaginale est ramollie, mollasse, l'orifice du col est fermé, ou assez souvent, vers la fin de la grossesse, perméable au doigt. Son bord, limite du canal cervical du côté de la muqueuse du vagin qui recouvre la portion vaginale, se sent comme un bord tranchant. L'orifice forme partout un cercle fermé qui ne présente en aucun

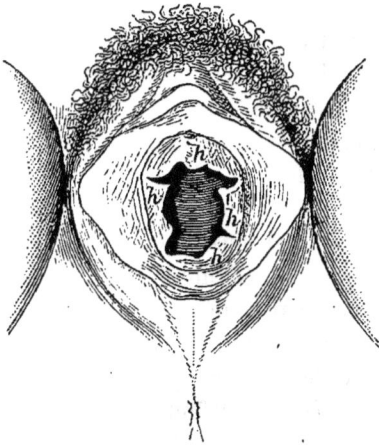

FIG. 28.— Entrée du vagin chez une primipare. FIG. 29.— Entrée du vagin chez une multipare.
hh. Lobes de l'hymen déchiré. cc. Caroncules myrtiformes.

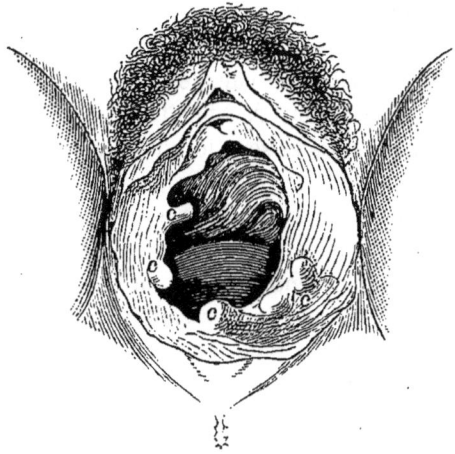

endroit d'interruption, et sur lequel c'est tout au plus si l'un ou l'autre des follicules tuméfiés vient interrompre la sensation lisse qu'il présente partout. Vers la fin de la grossesse, lorsque la tête s'engage dans le bassin, la lèvre antérieure de la portion vaginale s'efface, et si dans ces cas le col est perméable, on peut toujours s'assurer que le canal cervical a conservé toute sa longueur. Dans le dernier mois, quelquefois même plus tôt, la tête se trouve déjà dans le petit bassin et repousse ainsi la paroi vaginale antérieure par en bas, ou bien elle se trouve plus ou moins fixée sur le détroit supérieur.

§ 67. *Chez les multipares*, on trouve régulièrement des traces des accouchements antérieurs, et la description précédente se trouve modifiée de la façon suivante.

La peau du ventre est flasque, ridée, et l'on peut, en passant la main dessus, y déterminer des plis. L'utérus, qui la plupart du temps donne une sensation de flaccidité, peut par conséquent se palper facilement à travers les téguments abdominaux minces et flasques. Quelques-unes des parties fœtales se laissent quelquefois sentir aussi nettement que si elles étaient immédiatement sous la paroi abdominale. Comme le ventre a déjà été antérieurement distendu, le fond de l'utérus se laisse en particulier presque toujours très-facilement délimiter, puisque l'épigastre est facilement et profondément dépressible, état qui ne se rencontre chez les primipares que dans le dernier mois. Les vergetures se comportent quelquefois comme chez les primipares, mais pourtant presque toujours, même lorsqu'il y en a de fraîches, on en trouve à côté, d'autres plus anciennes, blanchâtres, complétement analogues à des cicatrices recouvertes de petites stries transversales, comme cela ne se rencontre qu'exceptionnellement chez les primipares au moment de l'accouchement et très-rarement déjà dans le dernier mois. Les seins sont moins tendus, pendants, et dans la peau qui les recouvre on rencontre également de vieilles cicatrices.

La vulve est plus ou moins béante, elle prend souvent une couleur bleuâtre due à des veines ou des varices que l'on voit par transparence. Le frein ne peut qu'exceptionnellement s'étendre en forme de pli comme chez les primipares, mais à sa place on trouve une cicatrice, trace d'une déchirure antérieure. Tandis que chez les primipares l'hymen, il est vrai déchiré, se laisse encore facilement reconnaître à la continuité de sa base, on n'en trouve plus ici que des traces sous forme de quelques bourgeons mamelonnés (caroncules myrtiformes). Les parois vaginales hypertrophiées font la plupart du temps un léger prolapsus à l'entrée du vagin, elles sont lisses, ont perdu leurs plis, si bien que le vagin spacieux est beaucoup plus mou et plus lisse au toucher. Ce n'est qu'exceptionnellement que l'on y sent les papilles tuméfiées. La portion vaginale ne fait plus saillie comme un cône, mais elle append dans le vagin comme un tubercule mollasse tuméfié. L'orifice utérin est ouvert, le col se rétrécit progressivement vers l'orifice interne de la matrice, le bord aigu de l'orifice externe que présentent les primipares fait ici défaut, et sa continuité est interrompue à gauche et à droite par des encoches très-nettes, souvent par de profondes incisures. Même lorsque ces solutions de continuité ne sont pas très-notables, ce qui arrive quelquefois, on ne peut pourtant de chaque côté méconnaître la présence d'une incisure, si bien que l'on peut nettement distinguer deux lèvres, une antérieure et une postérieure, séparées ainsi l'une de l'autre. Vers la fin de la grossesse, quelquefois déjà vers la fin du neuvième mois, l'orifice interne s'ouvre aussi, mais le canal cervical reste dans l'état précédemment décrit, en formant un entonnoir à pointe supérieure, jusqu'au début de l'accouchement. A travers l'orifice béant on sent souvent, dans les derniers temps de la grossesse, la tête qui se présente, pourtant ce n'est qu'exceptionnellement qu'elle est engagée dans le petit bassin, mais on peut facilement la faire ballotter sur le détroit supérieur où elle se trouve. Il n'est pas rare de la voir un peu déviée à gauche ou à droite, et ce n'est qu'avec le début des douleurs qu'elle se fixe sur le bassin.

La description ci-dessus est celle que l'on rencontre habituellement chez les primipares et les multipares, et l'on peut presque toujours, si l'on tient compte de tous les signes que nous venons d'indiquer, décider avec certitude s'il y a eu antérieurement un accouchement ou non. Naturellement pourtant, il ne faut pas faire de ces signes des preuves absolues, mais seulement relatives. On ne se devrait pas étonner de voir chez les multipares qui présentent un développement plus considérable qu'à l'ordinaire du ventre (beaucoup plus que dans une grossesse antérieure), la peau du ventre se trouver tendue, solide, résistante, et les vergetures de la grossesse se comporter chez elles comme chez les primipares. Il est aussi tout naturel de voir au moment de l'accouchement, et lorsque, les eaux étant écoulées, le volume du ventre s'est beaucoup réduit, se produire chez les primipares des vergetures ridées. Les conditions pathologiques amènent aussi des modifications dans cette description. Ainsi, chez une primipare, un rétrécissement du bassin peut empêcher l'engagement de la tête dans le bassin, et puisque c'est la tête qui, en poussant par en bas, amène l'effacement de la portion vaginale, cette portion peut dans ce cas conserver jusqu'à l'accouchement son apparence conique. Il faut encore remarquer que dans des cas rares, chez les multipares, surtout s'il s'est écoulé un long espace de temps entre les accouchements, le col peut se comporter exactement comme chez les primipares. Pourtant, dans ces cas, il est rare de voir faire défaut une séparation bien nette de la lèvre antérieure et de la postérieure.

Il peut être très-difficile de se prononcer lorsqu'il y a eu antérieurement un accouchement plus ou moins prématuré. Le plus habituellement (pourtant pas constamment), dans la grossesse la plus rapprochée, par suite du ramollissement et de la tuméfaction œdémateuse de la muqueuse, on voit se reproduire nettement les cicatrices du col. On les rencontre assez souvent dans les avortements du troisième et du quatrième mois, toutes les autres traces d'un accouchement antérieur avant terme pouvant faire défaut. La différence qui existe entre les restes de l'hymen est encore un signe plein de valeur (1). Les caroncules myrtiformes se produisent habituellement même après un accouchement avant terme, et rarement les lobes de l'hymen restent complétement intacts. (Que l'hymen puisse se détruire après des maladies qui ont amené une gangrène du vagin, cela se comprend de soi. Une destruction partielle peut être causée par des maladies syphilitiques, mais une destruction considérable ne peut se faire que lorsque le procès ulcératif est extrêmement étendu.)

4. DIAGNOSTIC DE L'AGE DE LA GROSSESSE.

Bibliographie. — Birnbaum, *Ueber die Veränderungen des Scheidentheiles;* Bonn, 1841 et *Arch. f. Gyn.*, IV, p. 414. — Holst, *Beiträge zur Gyn. und Geb.*, I, p. 130 et 150 et II, p. 164. — Hecker, *M. f. G.* vol. XII, p. 401 et Klinik d. Geb., I, p. 32. — Huter, *M. f. G.*, vol. XIV, p. 33. — Schroeder, *Schw., Geb. u. W.*, p. 9. — Duncan, *Edinb. med. J.,* mars et avril 1859 et sept. 1863, et *Res. in Obst.*, p. 243. — Taylor, *Amer. Med. Times,* juin 1862 (voy. *Schmidt's Jahrb.*, vol. CXVII, p. 178). — Spiegelberg, *M. f. G.*, vol. XXIV, p. 435, et *De cerv. ut. in gravid. mutat.* etc. Regimonti, 1865. — P. Mueller, *Unters. über die Verkürzung der Vaginalportion,* etc. Würzburg, 1868 (*Scanzoni's Beiträge,* vol. V, cah. 2). — Lott, *Z. Anat. u. Phys. d. cervix uteri.* Erlangen, 1872.

§ 68. Au point de vue pratique, il est très-important de pouvoir déterminer l'âge de la grossesse par l'examen objectif. D'après la nature de la chose, comme jamais les modifications indiquées ne correspondent exactement à une époque précise, cela n'est pas absolument possible. Avec une expérience pratique suffisante, on parvient pourtant assez facilement dans les conditions normales à déterminer assez exactement l'âge de la grossesse, par l'examen seul. Chez les primipares, cela est plus facile que chez les multipares, puisque les modifications chez elles sont caractéristiques et typiques. Nous allons exposer ici la série des modifications qui se produisent suivant les différentes

_____
(1) Voy. Schroeder, *Schwang., Geb. u. Wochenbett,* p. 6 et Bidder, *Pet. med. Z.,* 1868, cah. 1, p. 50.

périodes de la grossesse, en faisant ressortir le plus ou moins de possibilité de les reconnaître par l'exploration.

1er *mois*. L'utérus dans le premier mois augmente déjà de volume. La portion vaginale est un peu ramollie, la sécrétion du vagin augmente, les modifications sont à peu près les mêmes qu'à l'époque des règles, pourtant l'utérus est plus gros, en particulier dans le sens de son épaisseur. Cette augmentation de volume ne peut être rapportée à une grossesse que si l'on avait déjà eu avant le début de la conception occasion de palper l'utérus, et encore ici il n'y a que probabilité; pourtant dans ces cas l'accroissement de volume peut être déjà très-frappant.

2e *mois*. L'accroissement de volume de l'utérus se constate facilement par l'exploration combinée, il atteint le volume d'une orange de moyenne grosseur et a particulièrement augmenté d'épaisseur. Sa consistance est encore assez dure, l'axe de l'utérus est un peu plus courbé, si bien que la faible courbure qui existe normalement sur la face antérieure augmente un peu, et en même temps son fond s'abaissant en avant, l'antéversion est un peu plus accentuée. L'orifice du col reste mou, ramolli, et s'arrondit un peu ; les mamelles deviennent plus pleines, l'aréole et la ligne blanche commencent à prendre une teinte brune.

3e *mois*. Le fond de l'utérus par l'exploration combinée se sent dans toute son étendue dans le cul-de-sac antérieur du vagin comme un corps mollasse, presque pâteux, très-nettement appréciable. Il est gros comme une tête d'enfant, et la portion vaginale, puisque le fond s'abaisse un peu en avant, s'enfonce un peu plus en arrière et devient un peu moins facilement accessible.

4e *mois*. Le fond de l'utérus, gros comme le poing, se laisse, dans les cas favorables, apprécier déjà au palper seul, au-dessus de la symphyse. En combinant les explorations on le sent, remplissant toute la partie antérieure du bassin et reposant un peu sur la symphyse. Sa consistance est molle, et en particulier chez les multipares, inégale, plus ferme par place (cela tient au corps du fœtus) ; en combinant le palper et le toucher, et en imprimant des secousses alternatives, on peut produire un ballottement du corps fœtal. A l'auscultation, on entend dans ce mois, souvent même dans le mois précédent, le souffle utérin dans l'un ou l'autre des côtés.

5e *mois*. Le simple palper fait nettement reconnaître et sentir l'utérus dans le milieu de l'espace qui sépare la symphyse de l'ombilic (la plupart du temps un peu obliquement à droite). La portion vaginale est plus ramollie, l'orifice externe chez les multipares laisse pénétrer le doigt. A la fin de ce mois, la mère sent les mouvements du fœtus et à l'auscultation on entend les battements du cœur.

6e *mois*. Le fond de l'utérus s'élève jusqu'à l'ombilic, les parties fœtales chez les primipares se laissent reconnaître, mais seulement peu distinctement ; chez les multipares habituellement sans aucune difficulté. Les dépôts de pigment sont alors prononcés, les mamelles pleines et solides.

7e *mois*. L'utérus s'élève de deux ou trois travers de doigt au-dessus de l'ombilic. La circonférence du ventre dans la région ombilicale est d'environ

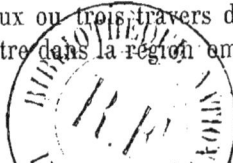

94 centimètres|; dans le milieu de l'intervalle qui sépare l'ombilic de la sym-
physe, 94 centimètres. La distance entre l'appendice xiphoïde du sternum et
la symphyse mesure en moyenne 42 centimètres ; la fossette ombilicale disparaît, l'ombilic s'efface, les parties fœtales se sentent nettement. Par suite
de l'hypertrophie et du gonflement œdémateux de la muqueuse qui recouvre
la portion vaginale et les culs-de-sac du vagin et du tissu sous-muqueux qui
se trouve derrière elle, la portion vaginale, c'est-à-dire la partie du col qui
fait saillie dans le vagin, se raccourcit un peu. Tandis que chez les primipares

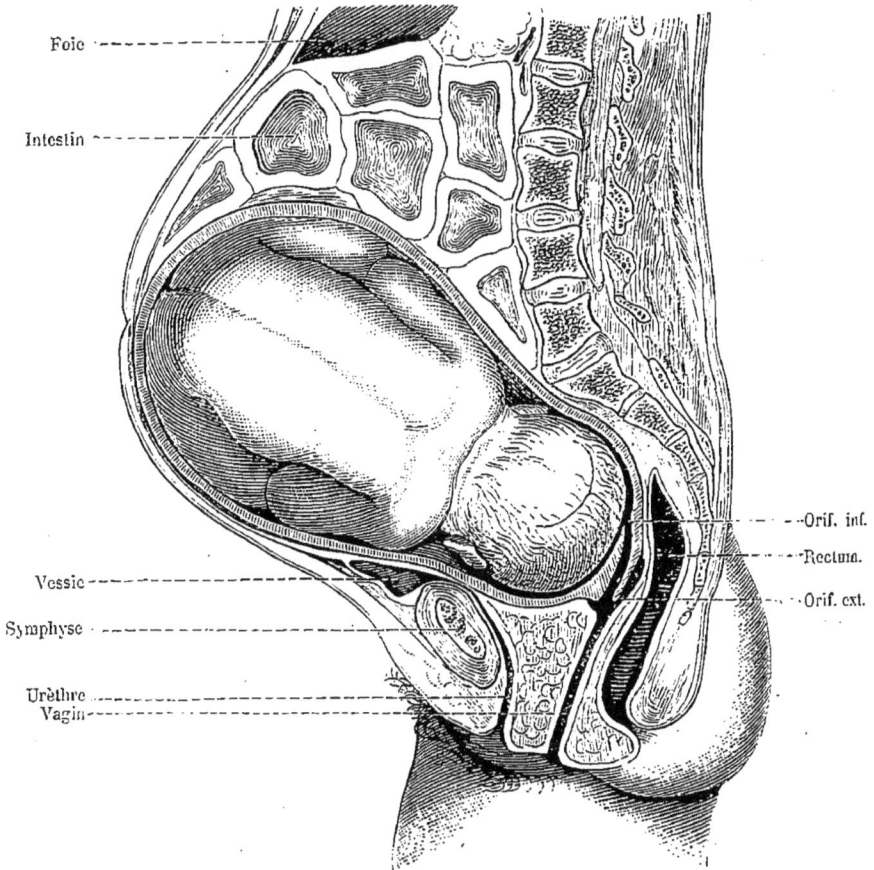

FIG. 30. — Coupe schématique d'une primipare avec grossesse avancée.

l'orifice externe est encore complétement fermé, il est fréquent chez les multipares de voir tout le col perméable au doigt explorateur jusqu'à l'orifice
interne. Chez les premières, on sent quelquefois déjà la tête se présentant
comme un corps dur qui disparaît sous la pression du doigt pour revenir presque aussitôt se remettre en contact avec lui (ballottement). Les seins deviennent plus forts et l'on peut presque régulièrement (habituellement déjà plutôt)
en exprimer à la pression un liquide clair lactescent.

8ᵉ *mois*. Le fond de l'utérus se trouve au milieu de l'espace qui sépare l'om-

bilic du creux épigastrique. La circonférence du ventre a en moyenne 95 centimètres, entre l'ombilic et la symphyse 97 centimètres ; la distance de l'appendice xiphoïde à la symphyse est de 43 centimètres et demi. La paroi abdominale est, surtout chez les primipares, si fortement tendue, que c'est à peine si
l'épigastre se laisse déprimer, tandis que chez les multipares cela est beaucoup plus facile ; l'ombilic est complétement lisse. Le palper suffit presque
toujours pour déterminer déjà facilement et sûrement la présentation de l'enfant. Chez les primipares, la tête dans la règle est facilement mobile sur le

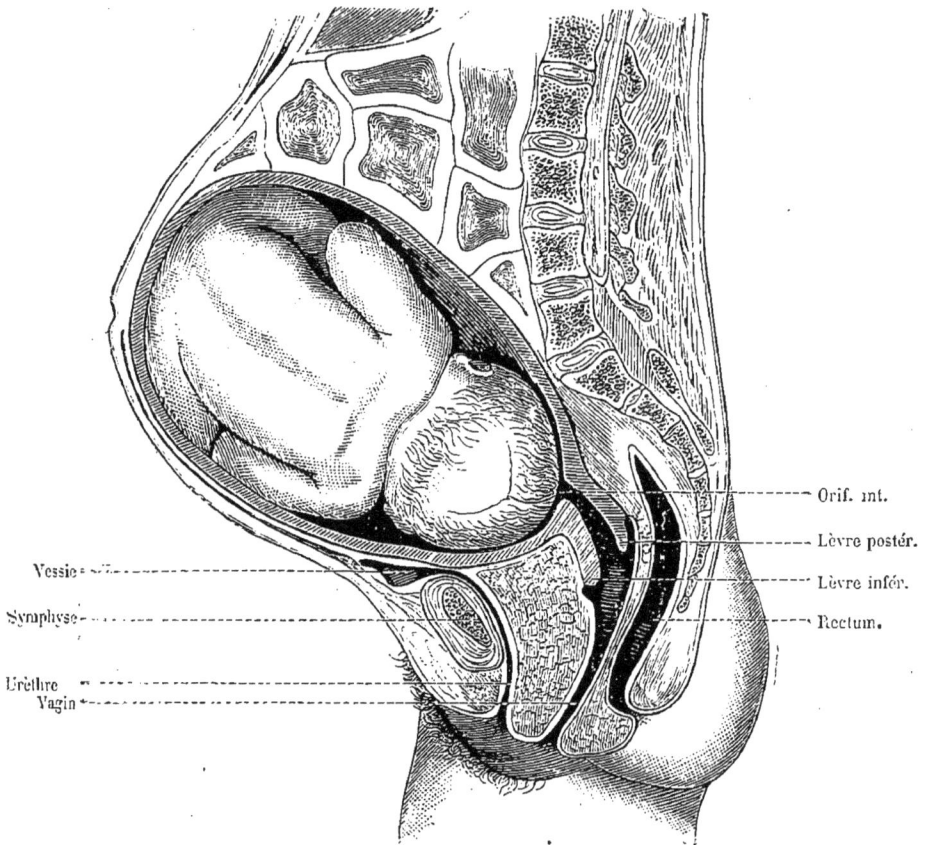

FIG. 31. — Coupe schématique d'une multipare avec grossesse avancée.

détroit supérieur au niveau duquel elle se trouve placée. Chez les multipares,
elle est plus fréquemment déviée vers un des côtés.

9ᵉ *mois.* L'utérus arrive jusqu'au voisinage du creux épigastrique et atteint
ainsi sa situation la plus élevée. Le ventre dans la région ombilicale mesure
97 centimètres et demi, au-dessous de celle-ci 99 centimètres. La distance de
l'appendice xiphoïde à la symphyse est à peu près de 44 centimètres. L'anneau ombilical devient un peu convexe. Chez les primipares, l'orifice externe
s'ouvre souvent assez pour qu'on puisse y introduire la phalange unguéale, mais

le col n'est que rarement déjà perméable. Chez les multipares, on arrive facilement jusqu'à l'orifice interne, quelquefois aussi ce dernier est ouvert et l'on
peut arriver jusqu'à la poche des eaux et à la partie fœtale. Chez les primipares, habituellement, la tête se présente, plus ou moins difficilement mobile
sur le détroit supérieur, dans la deuxième moitié de ce mois, elle s'engage
souvent déjà dans le petit bassin. Chez les multipares, elle se présente quelquefois en donnant encore la sensation du ballottement, plus souvent elle est
déviée latéralement, si bien que par une pression extérieure on peut la ramener et la rendre accessible au doigt qui explore par le vagin. Plus rarement
on sent la présentation de petites parties. Les seins laissent à la pression
écouler un liquide bleuâtre, mélangé de filaments épais, blanc jaunâtre.

10ᵉ *mois*. L'utérus s'est de nouveau abaissé, si bien que son fond occupe à
peu près la même hauteur qu'au huitième mois; mais la circonférence du
ventre n'a pas diminué et comporte à l'ombilic 99 et au-dessous de lui
100 centimètres; la distance de l'appendice xiphoïde à la symphyse mesure
45 centimètres et demi. L'épigastre est alors, puisque le fond de l'utérus s'est
abaissé, facilement dépressible, même chez les primipares, et le fond de
l'utérus est par suite facile à délimiter. Chez les multipares, ce signe dis-
tinctif entre le huitième et le dixième mois n'est pas la plupart du temps
aussi net, puisque chez elles dans le huitième mois l'épigastre souvent n'est
pas aussi distendu. Le fond de l'utérus s'abaisse aussi fortement en avant, la
région ombilicale est saillante, en forme d'ampoule. Le toucher par le vagin
donne chez les primipares et chez les multipares des résultats tout à fait différents. *Chez les primipares,* tout le cul-de-sac antérieur du vagin est refoulé
dans ce conduit par la tête qui est engagée dans le bassin et qui se trouve
même quelquefois déjà au niveau du détroit inférieur. Par suite, les plis de
la muqueuse que formait la paroi antérieure du vagin sont effacés, si bien
que la muqueuse au niveau de l'orifice externe s'attache à la lèvre antérieure,
et que la partie vaginale s'efface en avant (fig. 30). Cet état ne prouve naturellement pas la disparition du canal cervical, celui-ci se trouve, par la présence de la tête, si bien attiré vers le segment inférieur de l'utérus, que l'orifice externe se trouve à la symphyse, l'interne vers le sacrum. Cette raison
fait que la tête semble étroitement appliquée sur l'orifice interne. Si, ce qui
n'est pas rare, le col est déjà perméable pendant la grossesse, ou si les premières
douleurs l'entr'ouvrent, on peut s'assurer que, pour arriver jusqu'à la cavité
utérine, il faut encore franchir toute la longueur du canal cervical, et que
cette longueur comporte environ 3 centimètres. Lorsqu'on a franchi l'orifice
interne, on peut, en recourbant le doigt en crochet, attirer en avant tout
le segment inférieur de l'utérus et modifier ainsi la direction du col; on peu
encore ainsi s'assurer que le col n'a rien perdu de sa longueur. Exceptionnellement pourtant, il arrive que déjà pendant la grossesse il a pu se produire
des contractions qui ont dilaté l'orifice interne; alors on peut, lorsque l'accouchement débute réellement, sentir immédiatement la tête qui repose sur l'orifice externe. *Chez les multipares,* l'orifice externe est notablement plus large
que l'interne qui est presque toujours perméable. Pourtant ce dernier peut

déjà pendant la grossesse être perméable à deux et même trois doigts ; la tête se présente, souvent mobile sur le détroit supérieur, mais souvent aussi plus ou moins déviée latéralement. La muqueuse du vagin et de la vulve est plus molle, spongieuse, et sécrète abondamment un mucus blanchâtre, onctueux.

Les modifications qui se produisent ainsi suivant les différentes époques, sont chez les primipares beaucoup plus régulières, si bien que chez elles la détermination de l'âge de la grossesse est en général beaucoup plus facile et, dans les conditions normales, peut se faire exactement. Dans les conditions anormales (par exemple, grossesse gémellaire, rétrécissement du bassin) cette détermination peut pourtant aussi présenter des difficultés. Cela est surtout et le plus souvent le cas, lorsque l'enfant ne se présente pas par le crâne ou lorsque la tête qui se présente n'est pas encore engagée dans le bassin. Alors la portion vaginale ne s'efface pas et l'examen interne dans le dixième mois donne des résultats tout autres que ceux qui sont indiqués plus haut.

Ahlfeld (1) conseille, pour calculer l'âge de la grossesse, de mesurer là grosseur de l'enfant dans l'utérus d'une façon immédiate à l'aide du compas d'épaisseur. Pour arriver à ce but, dans les présentations longitudinales, il introduit une des branches du compas dans le vagin et l'applique sur la partie qui se présente, tandis que l'autre branche est appliquée à l'extérieur sur l'autre grosse partie qui se trouve dans le fond de l'utérus. (Dans les positions transversales, cette mensuration est encore plus simple, puisqu'elle est tout extérieure). Ses nombreuses mensurations l'ont conduit à ceci, que la longueur de l'axe fœtal ainsi obtenue équivaut à peu de chose près à la moitié de la longueur totale du fœtus.

Quoique les anciens anatomistes, R. de Graaf (1671), Verheyen (1710), Weitbrecht (1750), aient déjà enseigné que le col de l'utérus restait sans modifications jusqu'à la fin de la grossesse, il s'établit pourtant parmi les accoucheurs, et cela par suite de l'effacement apparent de la portion vaginale, cette idée dogmatique, que le col dans les derniers mois de la grossesse était absorbé par la cavité utérine, si bien que, peu avant le début de l'accouchement, la tête reposait immédiatement sur l'orifice externe. Cet enseignement, qui a régné sans limite jusque dans ces derniers temps, appartient particulièrement à Roederer (1753), et à Stein l'ancien (1770). Le premier qui s'éleva contre cette opinion fut Stolz (2), qui exprima l'opinion que le raccourcissement du col était simulé par l'élargissement de la partie moyenne et le rapprochement de l'orifice interne et de l'externe, opinion qui fut surtout adoptée par Cazeaux et Scanzoni ; Kilian (3) s'éleva contre l'opinion de Roederer et de Stein, en admettant que le col n'éprouve pas de modifications jusqu'aux quatre ou cinq dernières semaines, mais qu'à partir de ce moment l'élargissement de l'orifice interne se produit d'après le procédé qu'ont indiqué les anciens. Cette idée du raccourcissement du col pendant la grossesse a encore été contestée et expliquée par Holst (4) et Mathew-Duncan (1859) qui s'appuya sur des recherches faites sur le cadavre. Il trouva très-exactement que le col, jusqu'à la fin de la grossesse, était plutôt allongé que raccourci. Peu après eux, en 1865, Taylor, en Amérique, exprima cette même opinion que le col restait sans modification jusqu'à la fin de la grossesse et quelquefois même dans la première période de l'accouchement. En Allemagne, cette nouvelle opinion trouva bien vite des défenseurs, et le premier d'entre eux fut Spiegelberg (1864). P. Müller expliqua alors, en se basant sur des observations exactes

(1) *Archiv f. Gyn.*, vol. II, p. 353.
(2) *Cons. sur quelques points relat. à l'art des accouch.* Strasb., 1826.
(3) *Die Geburtsh. von d. Seite d. Wiss. u. Kunst.* Frankfurt, 1839, p. 165.
(4) *M. f. G.*, vol. II, p. 250.

et des mensurations à l'aide d'instruments, l'effacement de la lèvre antérieure
par le procédé que nous avons indiqué plus haut, et Lott, si nous l'avons bien
compris, a modifié cette idée en ceci, qu'il admit que la poche formée ainsi par
le segment antérieur et inférieur de l'utérus sous l'influence de la pression de la
tête, se faisait aux dépens de la paroi propre du col, tandis que c'était à la muqueuse qu'était due la persistance du bourrelet aigu formé par l'orifice interne.

Note du traducteur. — C'est M. Stolz qui, le premier, comme le dit si bien
Schroeder, s'attacha à étudier les modifications du col depuis la conception jusqu'à
l'accouchement. Dans les premiers temps d'une gestation, dit-il, le col est plus bas,
plus gros, plus long, plus chaud et ne présente plus tout à fait la même consistance.
La fente transversale qui constitue l'orifice externe s'arrondit peu à peu, la lèvre
postérieure vient au même niveau que l'antérieure, soit que celle-ci se raccourcisse
ou que celle-là s'allonge, et comme le col entier paraît plus long, il est probable
que c'est aux dépens de la lèvre postérieure que ce changement a lieu. Peu à peu
les deux lèvres se confondent entièrement l'une dans l'autre, de sorte qu'on ne peut
plus les distinguer. Le sommet du doigt explorateur touche sur une petite fossette
ou dépression circulaire, lisse et arrondie, cernée par un rebord qui se tend quand
on presse un peu comme s'il était entouré d'un petit ligament. La base du cône devient plus large et plus molle, mais la consistance de tout le col, quoique moindre
que dans l'état ordinaire de vacuité de l'utérus, est encore assez grande pour résister jusqu'à un certain point à l'impression du doigt.

Jusqu'au sixième mois, la portion vaginale du col de l'utérus paraît plutôt plus
longue que raccourcie, mais alors elle commence à perdre de cette longueur, et elle
s'évase à la partie supérieure. Les rides internes très-prononcées pendant la gestation doivent s'effacer en partie, et vers le neuvième mois il ne forme plus qu'un mamelon assez gros. L'orifice externe reste cependant toujours fermé, tout au plus la
fossette devient un peu plus profonde en même temps que le bord est plus mou; il se
rapproche de l'interne. La cavité du col devient par là plus large dans son milieu,
jusqu'à ce que les deux ne soient plus guère éloignés l'un de l'autre; alors l'interne
s'ouvre le premier, ce qui ne paraît arriver que dans la dernière quinzaine du
neuvième mois, le reste du col disparaît alors beaucoup plus vite qu'il n'avait fait
jusqu'alors, on ne sent plus la moindre saillie, et l'orifice externe est encore fermé.
C'est ainsi que lorsque le fond et le corps de la matrice sont distendus au point que
leur substance est assez développée et offre une plus grande résistance, le tour en
est venu au col, qui, étant un peu ramolli, disparaît peu à peu et forme à la fin de la
gestation le segment inférieur de l'utérus. Ce segment est mou, épais d'une ligne
à peu près, quelquefois tendu et plus mince par la pression qu'exerce sur lui la partie
du fœtus qui s'y repose.

Dans les six premiers mois de la gestation, le col utérin qui a peu varié a cependant éprouvé des modifications importantes, qu'on remarque surtout à son orifice
vaginal; mais les changements les plus perceptibles, il les acquiert dans le courant
des trois derniers mois. Il diminue peu à peu de longueur sans qu'on puisse la déterminer précisément aux différentes époques. Sa substance s'amollit davantage d'abord
à la base du cône, ensuite au sommet. Ce qui fait croire que les deux orifices se rapprochent et restent également fermés, c'est l'évasement du col à la base de la portion
vaginale qui se renfle en devenant moins résistante; si l'on presse alors sur l'extrémité du col pour l'affaisser, on sent distinctement une résistance plus haut, dépendante du cercle de l'orifice interne. La direction du col est aussi changée. Plus bas,
au commencement de la gestation, il remonte bientôt, quand l'utérus a acquis un
certain volume, et à la suite il est tourné en arrière vers la partie supérieure du
sacrum (quelquefois [dans une obliquité antérieure) jusque sous l'angle sacro-vertébral, mais ordinairement un peu vers la symphyse iléo-sacrée gauche, côté opposé
à celui où se trouve le fond de l'utérus, quoiqu'il puisse aussi être tourné du même
côté. Loin de descendre dans l'excavation vers la fin de la gestation, comme l'ont

avancé quelques personnes, il est au contraire le plus souvent très-élevé, au point qu'on a beaucoup de peine à l'atteindre.

Le développement du col pendant la gestation, chez une femme qui a fait des enfants, est très-irrégulier, tous les changements qu'il éprouve dans le commencement se passent pour ainsi dire dans sa consistance. Sa figure et sa longueur n'en éprouvent de bien sensibles que vers les derniers mois. Il est ordinairement gros et mou dès le commencement, et le devient de plus en plus vers le huitième mois, rarement lui trouve-t-on encore quelque dureté remarquable. Les lèvres deviennent parfois très-épaisses et comme infiltrées, surtout si les extrémités inférieures et les grandes lèvres le sont. Les échancrures qui s'y trouvaient augmentent en grandeur ou disparaissent en partie, effet contraire qui paraît être le résultat de la résistance qu'offre leur angle supérieur autant que de l'augmentation de volume du col entier, ou de sa disposition à se laisser étendre. L'orifice est toujours plus ou moins béant, arrondi et profond, en forme d'entonnoir, si les échancrures ne sont pas très-prononcées ; mais si au contraire elles le sont, il est transversal, et tellement ouvert qu'il permet facilement l'introduction du doigt dans la cavité du col jusqu'à l'orifice interne qui est toujours fermé jusqu'à la fin de la gestation.

On voit qu'il arrive tout à fait le contraire de ce qu'on remarque dans une première grossesse. Au lieu que là les deux orifices se rapprochent et que l'interne s'évase le premier, c'est dans ce cas l'orifice externe qui s'entr'ouvre dès le commencement pour ainsi dire, et seulement quand l'accouchement est imminent, l'interne est dilaté. *Dans la première gestation le col disparaît donc de l'intérieur à l'extérieur, et dans les subséquentes de l'extérieur à l'intérieur.*

Nous avons tenu à donner ici la description textuelle de Stolz, car il est difficile d'en donner une plus exacte et mieux basée sur l'observation, et elle permettra ainsi aux élèves d'éviter une confusion qu'ils commettent trop souvent entre l'effacement du col et sa dilatation. L'effacement du col, c'est sa disparition, son absorption par l'utérus, son ouverture restant fermée. La dilatation est précisément l'ouverture de son orifice externe, et tandis que l'effacement du col se produit normalement et régulièrement dans les derniers jours, je dirais presque les dernières heures de la grossesse, par un travail insensible et dont la femme n'a pour ainsi dire pas conscience, la dilatation du col ne se produit jamais que lorsque le travail est réellement en train. Les orifices peuvent être ouverts chez certaines femmes, il est vrai, à la fin de la grossesse chez les multipares en particulier, mais cette ouverture, cette béance des orifices ne dépassera jamais une certaine limite ; et tandis que la simple ouverture du col est un phénomène pour ainsi dire passif et qui peut exister avec un col qui conserve encore toute ou presque toute sa longueur, la dilatation vraie est un phénomène actif qui ne se produit jamais qu'après l'effacement du col, et quand le travail est véritablement commencé.

M. Stolz est un observateur trop éminent pour ne pas avoir appelé l'attention sur un phénomène particulier aux primipares, nous voulons parler du refoulement du col en arrière à la fin de la grossesse, phénomène qui s'accentue encore au début du travail. La tête en effet, chez les primipares, plongeant habituellement à la fin de la grossesse jusque dans l'excavation du bassin, pousse devant elle la partie antérieure du segment inférieur de l'utérus qui déborde ainsi sur le col qui se trouve reporté en arrière. Le travail se déclarant, cet état se prononce davantage, à ce point que le col peut devenir inaccessible, et lorsque l'effacement complet s'est produit et que le col n'est plus représenté que par une petite dépression circulaire, si l'orifice externe reste fermé, il faut quelquefois appeler à son secours toute son expérience pour parvenir à l'atteindre et à le découvrir. Pour peu que le segment inférieur de l'utérus soit très-aminci, ce qui a lieu assez souvent chez les primipares, soit par un état spécial de l'utérus, soit par suite de la pression exercée par la tête profondément engagée, et poussée plus fortement en avant par les premières contractions, le doigt n'est plus séparé de cette tête que par une épaisseur de tissu tellement mince et tellement tendue qu'il semble qu'on la touche directement, et pour peu qu'on méconnaisse l'état du col, on peut croire à une dilatation complète du col, et c'est une erreur que nous avons vu pour notre part commettre plusieurs fois, alors que le travail n'est encore qu'à son début. Pour éviter cette erreur, il faut porter le doigt profondément en arrière de la tête; on arrivera alors sur les restes du col ou sur la fossette que nous avons signalée plus haut, et l'on évitera ainsi une erreur dont on peut prévoir toutes les conséquences.

Quant au phénomène du ballottement, il n'est pas compris de même par les deux professeurs de notre faculté. Tandis que M. Pajot admet que le ballottement consiste essentiellement dans un soulèvement artificiel, une impulsion communiquée au fœtus qui retombe sur le doigt explorateur en donnant la sensation d'un choc en retour, de façon à donner une double sensation de toucher pour l'observateur (d'où sa comparaison du choc imprimé à un morceau de glace plongé dans de l'eau et que l'on cherche à y enfoncer), M. Depaul, reproduisant l'opinion de M. Dubois, déclare que dans le plus grand nombre des cas du moins, le déplacement en masse et le choc en retour du fœtus n'existent pas. Le ballottement, pour lui, consiste en un déplacement partiel du fœtus, dans l'agitation sur place de la partie que le doigt peut atteindre, et dans la sensation de résistance que le doigt éprouve lorsque, après avoir soulevé le segment inférieur de l'utérus, il vient heurter contre la surface plus ferme du corps de l'enfant. Le soulèvement en masse du fœtus avec chute consécutive donnant lieu au choc en retour est, suivant lui, un fait rare et qu'on n'observe guère que dans les cas où l'enfant est entouré d'une quantité absolue ou relative considérable de liquide, telle qu'on l'observe normalement au cinquième mois de grossesse et quelquefois plus tard chez les femmes atteintes d'hydramnios.

Pour M. Stolz, le ballottement consiste dans le mouvement imprimé à un corps solide renfermé dans la matrice et contenu dans un liquide. Il n'est pas du tout nécessaire que ce corps retombe immédiatement et lourdement sur le doigt après avoir été soulevé. Le plus ou moins de facilité à ballotter dépend, d'une part, du volume du corps à déplacer, et d'autre part, de la quantité du liquide dans lequel il nage. Cela peut même dépendre de la manière dont l'opération a été exécutée.

Si le corps à ballotter est relativement très-volumineux, on peut à peine le soulever; c'est ce qui arrive à la fin de la gestation quand la tête appuie fortement sur le segment inférieur.

Si au contraire le corps est relativement peu volumineux ou le liquide dont il est entouré relativement abondant, on pourra le sentir retomber sur le doigt après l'avoir soulevé. Ceci arrive souvent du commencement du quatrième à la fin du sixième mois de la grossesse.

Si l'on soulève lentement le corps mobile renfermé dans la matrice, il ne retombe que lentement aussi et sans produire de choc. (Stolz, communication écrite. Voyez Bailly, *Dictionnaire de médecine et de chirurgie*. Paris, 1866.)

Tel est le vrai ballottement, le ballottement vaginal. Quant au ballottement abdominal, il s'obtient à travers la paroi abdominale par une manœuvre analogue à celle qui permet au doigt de le constater par le vagin. Les mains étant appliquées chacune sur deux points opposés de la matrice, l'une communiquera au fœtus par une impulsion brusque un mouvement de déplacement qui sera perçu par la main placée du côté opposé.

5. DIAGNOSTIC DES GROSSES MULTIPLES.

§ 69. On a donné bien des signes pour diagnostiquer les grossesses gémellaires, mais la plupart d'entre eux sont incertains. Ainsi, un ventre très-volumineux, très-large, une dépression longitudinale se manifestant sur l'utérus, la sensation de mouvements fœtaux perçus des deux côtés, en général mouvements très-accentués et douloureux, de très-forts malaises pendant la grossesse, œdème des jambes, siége élevé du segment inférieur de l'utérus, absence de présentation d'une partie fœtale, etc. Parmi ces signes, celui dont il faut le plus tenir compte est encore le volume exagéré de l'utérus; du moins lorsque cela existe, cela devrait toujours éveiller les soupçons et faire procéder à un examen précis. Le sillon longitudinal manque ordinairement dans les grossesses gémellaires, et même avec une grossesse simple, il est quelquefois nettement exprimé sur le fond (reste de la disposition fœtale de l'utérus divisé en deux moitiés, *uterus arcuatus*). Les autres signes signalés plus haut sont encore plus incertains.

Ce n'est que la palpation et l'auscultation pratiquées d'une façon précise qui peuvent assurer le diagnostic.

La première peut donner des conclusions très-importantes. Dans les cas favorables, on peut, avec son aide, ou prouver que les parties que l'on sent dans l'utérus appartiennent à un seul et même enfant, ou au contraire, par exemple, on sent trois grosses parties fœtales qu'il est de toute impossibilité (l'enfant étant bien conformé) de voir appartenir à un seul enfant. Il faut naturellement toujours comparer les résultats obtenus par le toucher à ceux que donne la palpation, et ils peuvent, dans les cas de doute, confirmer ceux ainsi obtenus; par exemple, lorsque la tête est profondément engagée dans le bas-bassin et que le palper permet de constater encore nettement dans l'abdomen l'existence de deux grosses parties. L'auscultation associée à la palpation et au toucher est très-importante, surtout si, ce qui est quelquefois déjà possible pendant la grossesse, on peut reconnaître la position de la partie qui se présente. Si, par exemple, on trouve la tête en première position et si l'on sent, en outre, de petites parties fœtales, à gauche, dans le fond de l'utérus, et si l'on entend les battements du cœur à droite, on peut en conclure que la partie qui se présente dans le vagin n'appartient pas à l'enfant dont le palper fait reconnaître la présence. Plus fréquemment encore c'est ainsi que l'on fait le diagnostic chez les parturientes.

Par l'auscultation, on réussit de plus, par un examen attentif, dans le plus grand nombre des cas, à déterminer deux foyers différents pour les bruits du cœur à des places différentes. — Que ces bruits ne proviennent pas du même cœur, c'est ce que l'on peut admettre si on les entend avec éclat à plusieurs endroits du ventre, tandis que dans les places qui se trouvent entre ces endroits ils ne sont que très-faibles ou même ils disparaissent complétement, ou bien, si ces bruits, constatés par deux observateurs qui auscultent ensemble, pour un même laps de temps, présentent une fréquence différente. — L'un de ces deux foyers se trouve la plupart du temps facilement, l'autre peut présenter plus de difficultés et se limiter à une très-petite place, souvent immédiatement au-dessus d'une des branches du pubis. Si les bruits du cœur ont une fréquence notablement différente, cela parle avec quelque vraisemblance en faveur de jumeaux de sexes différents, et les plus fréquents appartiennent aux filles.

Il est très-difficile de diagnostiquer des grossesses de trijumeaux, et ce n'est qu'un observateur extrêmement habile et seulement s'il était favorisé par des circonstances particulières qui pourrait y parvenir.

6. DIAGNOSTIC DE LA VIE OU DE LA MORT DU FŒTUS.

§ 70. Il est toujours désirable et il peut être d'une grande importance de constater, déjà pendant la grossesse, si l'enfant est vivant ou mort.

Abstraction faite de ceci que chez une femme bien portante, chez laquelle on n'a aucune raison d'admettre que l'enfant soit mort, on doit supposer que l'enfant est vivant, la vie de l'enfant se constate avec certitude si la main appliquée sur le ventre perçoit les mouvements du fœtus, et si les bruits du cœur s'entendent avec netteté.

L'idée de la mort possible du fœtus peut être éveillée dans les circonstances suivantes.

Les maladies de la mère qui, d'après l'expérience, entraînent souvent la mort de l'enfant (syphilis), la cessation des mouvements actifs que la mère avait antérieurement nettement perçus (ce signe n'a pas de valeur réelle et perd toute signification aussitôt que les contractions sont survenues, puisque, à partir de ce moment, ce n'est que par exception que la mère ressent encore quelques mouvements du fœtus), la diminution de volume et le ramollissement de l'utérus, aussi bien que la flaccidité et l'affaissement des seins, la sensation éprouvée par la mère d'un corps lourd qui retombe çà et là dans son ventre, des frissons, un sentiment de lassitude, un mauvais goût dans la bouche et autres sensations anormales qui n'existaient pas antérieurement.

La certitude absolue de la mort n'est obtenue que lorsque, à travers l'orifice du col un peu entr'ouvert, on arrive nettement à sentir que les os se déplacent en crépitant les uns sur les autres, et que l'absence des bruits du cœur, lorsqu'il n'existe aucune autre condition pathologique, a été constatée à plusieurs reprises et à la suite de recherches minutieuses.

IV. HYGIÈNE DE LA GROSSESSE

BIBLIOGRAPHIE. — L.-J. BÖER, *Naturliche Geburtshülfe*, 13ᵉ édit., vol. I, p. 48. Wien, 1817. — F.-A. VON AMMON, *Die ersten Mutterpflichten und die erste Kindespflege*, 13ᵉ édit. Leipzig, 1868.

§ 71. Quoique la grossesse soit un phénomène complétement physiologique, les conditions dans lesquelles se trouvent les femmes enceintes s'écartent de façons si multiples des conditions habituelles et les écarts d'un régime rationnel, qui dans les circonstances ordinaires n'auraient aucun inconvénient, ont pour la mère et l'enfant, des conséquences si fâcheuses, qu'il est expressément nécessaire de diriger l'hygiène d'une femme enceinte d'après des règles rationnelles.

Tout d'abord il faut poser en principe de ne rien changer à l'hygiène habituelle de la femme enceinte, et seulement de lui interdire tous les efforts extraordinaires et tous les écarts contre une manière de vivre raisonnable et de se borner aux premières règles de l'hygiène (avant tout un air pur et frais).

Dans ce but, il faut conseiller les lavages des parties génitales, des bains généraux pas trop chauds (26 degrés Réaumur) et un exercice régulier en plein air. Les anomalies de composition du sang, les troubles de l'alimentation, l'absence de sommeil, sont souvent les suites d'une vie trop sédentaire, la femme restant assise ou couchée. Pourtant il faut qu'elle évite les efforts violents et qui sortent de ses habitudes, comme de soulever de lourds fardeaux, la danse, les voitures non suspendues, le cheval.

En ce qui concerne les aliments et les boissons, la femme enceinte doit se nourrir comme d'habitude, pourtant elle doit éviter les aliments indigestes et fortement épicés, ainsi que les boissons échauffantes. Quant aux envies particulières qui existent souvent, il ne faut les satisfaire que quand cela ne peut pas être nuisible. Il est très-important que les femmes aient des garderobes régulières. Pourtant il faut pendant toute la grossesse éviter d'avoir recours aux purgatifs, surtout aux purgatifs drastiques; en particulier vers la fin de la grossesse, il ne faut pas, lorsque la constipation est opiniâtre et fatigue les femmes, redouter par trop les purgatifs. Les purgatifs doux, en particulier la magnésie calcinée (moyen qui non-seulement régularise les garderobes, mais diminue aussi les renvois acides si pénibles pour elles), peuvent être employés de temps en temps dans le courant du mois et cela avec avantage. Les saignées locales et générales ne sont jamais indiquées par le fait même de la grossesse, et ce n'est guère qu'exceptionnellement qu'on doit y avoir recours chez certaines femmes enceintes.

Les vêtements des femmes enceintes doivent être tels que les pieds et le ventre soient tenus chaudement, sans que ces vêtements soient trop rudes ni trop étroits. On doit conseiller avec autant de soin les pantalons un peu larges, l'emploi de jupes à bretelles, que l'on doit en mettre à bannir tous les corsets et les jarretières trop étroites. Chez les multipares, qui ont les parois du ventre très-flasques, il est bon de conseiller l'emploi d'une ceinture bien faite.

Il faut, au point de vue de l'allaitement futur, porter une attention particulière aux seins et en particulier aux mamelons. Il faut tenir les seins à une chaleur modérée et éviter toute pression et raffermir les mamelons s'ils sont trop tendres et trop sensibles, et l'on y parvient le mieux en les lavant pendant la grossesse avec de l'eau froide ou des liquides spiritueux. S'ils sont enfoncés profondément, on cherche plusieurs fois le jour à les attirer en avant, pourtant avec précaution, pour ne pas exciter les contractions utérines.

Il est extrêmement important, en particulier chez les femmes qui n'ont aucune occupation régulière qui les réclame, de s'occuper de l'hygiène de leur esprit. On doit chercher à procurer aux femmes enceintes une humeur sereine, enjouée, et à écarter d'elles toutes les émotions qui peuvent les exciter. Les craintes exagérées qu'elles manifestent souvent avant l'accouchement doivent être combattues par des conseils et des exhortations judicieuses. Les malaises souvent pénibles qui se produisent pendant les derniers mois de la grossesse, vomissements, douleurs dans la région sacrée et dans les côtés, défaillances, névralgies dentaires, etc., doivent être traités suivant leurs symptômes. Pourtant le traitement reste souvent sans aucun résultat, et l'on fait bien pour cette raison, si les troubles n'atteignent pas une intensité qui dépasse l'ordinaire et si l'accouchement est prochain, de les présenter aux femmes enceintes, comme la conséquence toute simple de leur état de grossesse, état qu'il faut par conséquent supporter, et de les rassurer en affirmant qu'ils disparaîtront d'eux-mêmes aussitôt l'accouchement.

PHYSIOLOGIE DE L'ACCOUCHEMENT

§ **72.** Dans l'accouchement normal, l'œuf, à la fin de la grossesse, est expulsé hors de la cavité utérine, à travers le vagin, à l'aide des seules forces de la nature.

Deux facteurs, par conséquent, sont en jeu dans l'accouchement : Les forces expulsives et la résistance qu'elles rencontrent.

Cette dernière est déterminée par la nature de l'objet à expulser, c'est-à-dire de l'œuf, et la nature des voies que l'œuf a à traverser.

Ces voies normales de l'accouchement ainsi que le fœtus ont déjà été étudiés dans les §§ 2, 16 et 37.

Avant d'étudier plus intimement les phénomènes mécaniques de l'accouchement, nous devons encore rechercher quelles sont les présentations et les positions que l'enfant peut occuper au moment de l'accouchement, faire leur diagnostic, et nous pourrons ensuite, après avoir étudié brièvement la marche générale de l'accouchement, procéder à l'étude détaillée du mécanisme des différentes phases de l'accouchement, c'est-à-dire de la physiologie propre de l'accouchement.

I. LES DIFFÉRENTES PRÉSENTATIONS DU FŒTUS

§ **73.** Comme nous l'avons vu plus haut, la présentation et la position de l'enfant dans l'utérus, pendant la grossesse, sont sujettes à de grandes variations. Un peu avant le début de l'accouchement, l'enfant, chez les primipares, a déjà ordinairement la tête plongée dans le bassin, tandis que chez les multipares la tête reste mobile au-dessus du détroit supérieur ou est déviée un peu latéralement vers l'un ou l'autre des côtés du bassin. Par exception, cette déviation latérale peut être assez considérable pour que les premières contractions ne suffisent pas à ramener l'enfant à la position longitudinale, de sorte que pendant l'accouchement il conserve encore plus ou moins une position transversale. — Dans d'autres cas, il arrive que, par suite des circonstances exposées dans la note du § 43, c'est le siége qui se présente au détroit supérieur ou du moins s'en trouve plus rapproché que la tête, si bien que lorsque les premières douleurs tendent à le ramener à la présentation longitudinale, le fœtus conserve une présentation de l'extrémité pelvienne.

Il résulte de ce qui précède que chez les primipares les présentations transversales, pendant l'accouchement, doivent être considérées comme de grandes exceptions qui sont toujours causées par des anomalies considérables (la plupart du temps des vices du bassin), tandis que chez les multipares elles sont beaucoup plus fréquentes.

§ 74. Lorsque la tête se trouve dirigée en bas, et lorsque le fœtus a son attitude normale, c'est le crâne qui se présente (le sommet) ; lorsque le menton s'est éloigné de la poitrine et lorsque la tête s'est étendue sur la nuque, c'est la face.

Lorsque l'extrémité pelvienne est dirigée en bas et que le fœtus a son attitude normale, c'est le siége qui se trouve être la partie la plus basse, et c'est tout au plus si au début de l'accouchement on peut, à côté de lui, constater la présence des pieds qui, pourtant, dans le cours consécutif de l'accouchement, sont retenus plus haut. Dans des cas exceptionnels, il peut arriver que les cuisses s'éloignent du ventre, les pieds s'abaissent alors au devant du siége, dans l'orifice du col, ou, ce qui naturellement se présente très-rarement, il peut arriver que les jambes restent appliquées sur les cuisses et ce sont alors les genoux que l'on sent à l'orifice du col. Si les pieds ne restent pas réunis et s'il n'y a qu'un pied qui s'abaisse pendant que l'autre reste appliqué sur la paroi abdominale du fœtus, on dit qu'il y a présentation incomplète des pieds. — On peut donc, par conséquent, distinguer les présentations suivantes :

A. Présentat. longitudinales.
- I. Prés. céphaliques.
  - a. Prés. du crâne (mieux prés. du sommet).
  - b. Présentation de la face.
- II. Prés. pelviennes.
  - a. Prés. du pelvis (mieux prés. du siége).
  - b. Présentation des pieds.

B. Présentations transversales.

Tout le monde est d'accord pour admettre que les présentations transversales appartiennent à la pathologie de l'accouchement, puisque l'accouchement, dans ces cas, ne peut ordinairement pas se terminer par les seules forces de la nature. Il est beaucoup plus difficile de préciser la classe dans laquelle on doit ranger les autres présentations. Pour les présentations de la face et des pieds, l'enfant, dans ces présentations, n'a plus son attitude normale, on peut donc, à priori, ne pas les considérer comme des accouchements normaux. On y est d'autant plus autorisé que les accouchements dans les présentations des pieds, lorsqu'on les abandonne aux seules forces de la nature, sont très-fâcheux pour l'enfant, et que les présentations de la face se terminent avec beaucoup plus de difficultés et de lenteur pour la mère et pour l'enfant et compliquent déjà par cela seul le pronostic. Les présentations franches du siége tiennent ici un véritable rang intermédiaire ; car, d'une part, elles sont relativement fréquentes (environ 3 pour 100) et, de plus, le dégagement mécanique à travers les parties maternelles est, dans ces présentations, tout d'abord plus facile et n'est assurément pas plus difficile que dans les présentations du sommet ; et, pour la mère, le pronostic est pour le moins aussi favorable que dans ces dernières présentations. Mais, d'une autre part, le pronostic pour l'enfant est beaucoup plus défavorable (d'après Ch. Bell,

Monthly J. of med. sc., sept. 1853, p. 225), sur 2367 présentations du siége, 519 enfants, presque 22 pour 100, sont nés-morts, et très-souvent, dans la dernière période de l'accouchement, au moment du dégagement de la tête, ces présentations réclament les secours de l'art, de sorte qu'on ne peut certes plus les considérer comme des accouchements parfaitement normaux. — L'accouchement réellement normal n'est donc représenté que par l'accouchement avec présentation du sommet et même encore, dans cette présentation, il peut survenir, dans la situation, la position, l'attitude du crâne, des déviations que l'on ne peut pas considérer comme normales.

Si, dans la physiologie de l'accouchement, nous nous bornons à éliminer les présentations transversales et si nous embrassons, dans un seul examen, l'ensemble des présentations longitudinales, ce n'est pas, ainsi que nous venons de le dire, parce que nous pouvons les considérer comme normales, mais parce que cela a son utilité. Sauf le diagnostic, nous faisons un chapitre à part pour les présentations transversales, parce que, habituellement, chez elles, il ne peut être question d'un mécanisme de l'accouchement, et nous réunissons les autres présentations prises en bloc dans un seul chapitre pour pouvoir donner un tableau unique du mode et de la façon dont l'enfant est poussé au travers du bassin.

Note du traducteur. — M. Pajot, dans l'article ACCOUCHEMENTS du *Dictionnaire encyclopédique des sciences médicales*, 1874, insiste avec raison sur un point qui, quoique signalé déjà par Paul Dubois, a été érigé par lui en une véritable loi unique, d'où dérive l'identité du mécanisme des accouchements pris d'une façon générale.

Tous les accouchements, au point de vue des phénomènes mécaniques, sont soumis à la même loi. Il n'y a réellement qu'un seul mécanisme d'accouchement quelles que soient la présentation et la position, pourvu que l'expulsion s'exécute spontanément, c'est-à-dire sans intervention de l'art, et se fasse à terme, les avortements ne donnant pas lieu à des expulsions régulières.

Dans tous les accouchements naturels spontanés et à terme, il y aura cinq temps, que la présentation soit celle du sommet, de la face, de l'extrémité pelvienne complète ou décomplétée, ou même de l'épaule (s'il arrivait par hasard que l'accouchement se terminât seul) et quelle que soit la position.

Dans le *premier temps*, quelles que soient la présentation et la position, la partie fœtale qui se présente au détroit supérieur subira des pressions tendant à diminuer son volume et à conformer ce volume, et aussi la forme de cette partie, à la forme et à la capacité du canal à traverser. Ce temps sera donc dans tous les accouchements un temps *d'amoindrissement*. Il est le résultat réel des premiers efforts de la matrice et à mesure qu'il est atteint, le deuxième temps se dispose à l'exécution.

Le *deuxième temps*, c'est la descente de la partie fœtale. Cette partie descend de plus en plus, quelle qu'elle soit, dans l'excavation du bassin, et gagne la région inférieure du canal, autant que le volume et la forme de la partie le permettent.

Dans le *troisième temps*, la partie fœtale qui se présente exécute ce que Baudelocque appelait le mouvement de pivot, et ce qu'on appelle aujourd'hui le *mouvement de rotation*. Dans tous les cas, cette rotation a pour but de placer cette partie fœtale de façon que sa plus grande dimension soit dirigée dans le sens antéropostérieur, c'est-à-dire du diamètre coccy-pubien, et l'extrémité la plus basse de cette grande dimension en avant, sauf anomalie.

Le *quatrième temps* consiste en l'expulsion de la première partie du fœtus, tête ou tronc. La région fœtale située sous l'arcade pubienne apparaît d'abord, l'autre parcourant la courbure du sacrum et la gouttière formée par le périnée distendu se dégage la seconde, et de cette manière la partie qui constituait ce qu'on appelle la *présentation* est chassée des organes maternels.

Enfin le *cinquième temps* consiste dans un double mouvement qui représente pour la seconde partie fœtale le mécanisme de rotation et d'expulsion tel qu'il s'est exécuté pour la sortie de la première, c'est-à-dire que ce cinquième temps se compose à la fois d'une rotation destinée, elle aussi, à placer cette seconde partie de manière que son grand diamètre se trouve antéro-postérieurement situé; puis la rotation faite, d'un mouvement qui projette au dehors la dernière partie fœtale, quelle qu'elle soit, et l'expulsion de l'enfant est ainsi achevée.

M. Tarnier fait de cette dernière partie du mécanisme un.temps à part. (Voyez plus loin.)

Il suffit, en particulier, pour la présentation de la face, de remplacer le mot d'extension par flexion, et *vice versa*, pour pouvoir constater l'identité du mécanisme.

Pour les présentations de l'épaule, le vrai mécanisme est l'évolution spontanée.— Nous y reviendrons plus loin.

§ **75.** Dans les présentations de la tête et de l'extrémité pelvienne, la position de l'enfant, au point de vue du mécanisme de l'accouchement, est très-importante à connaître.

Nous diviserons par conséquent ces positions en deux classes suivant que le dos de l'enfant se trouve du côté gauche ou du côté droit de l'utérus, et nous nommerons la première classe, qui est plus de deux fois plus fréquente que l'autre, la première position, l'autre sera la deuxième, qu'il s'agisse de la tête ou de l'extrémité pelvienne. Par le toucher vaginal on reconnaît la position de l'enfant, suivant la position de la partie qui se présente, à la petite fontanelle (dans les positions de la face, du front) ou au sacrum, qui correspondent au côté dans lequel se trouve le dos de l'enfant. Une autre question importante est de savoir si le dos de l'enfant se trouve à peu près exactement dirigé de côté, ou s'il est dirigé plus ou moins en avant ou en arrière. Le plus souvent, mais pourtant cela n'est pas absolu, dans la première position du sommet, il est dirigé plus en avant, dans la deuxième plus en arrière, fait qui s'explique facilement d'après les considérations exposées dans la note du § 43 sur les causes de la présentation et de la position du fœtus. Le fait que la première position est environ deux fois aussi fréquente que la deuxième, ne doit pas étonner si l'on réfléchit que sur vingt-quatre heures, l'espèce humaine en passe au moins seize dans la position verticale et huit dans l'horizontale.

La présentation de beaucoup la plus fréquente est la présentation du sommet. Elle a lieu dans 95 pour 100 des présentations fœtales (c'est-à-dire $\frac{1}{1,05}$). — Les présentations de la face dans 0,6 pour 100, c'est-à-dire 1 sur 166; les présentations du siége, dans 3,11 pour 100, 1 sur 32,1; les présentations transversales, dans 0,56 pour 100 ou 1 sur 178.

Ces chiffres ont été calculés par nous d'après un grand nombre de faits rapportés dans les traités cliniques.

La fréquence des présentations du crâne a été calculée sur une moyenne de 200 176 présentations fœtales. Celle des présentations de la face sur 293.593. Celle des présentations de l'extrémité pelvienne sur 361 874, et celle des présentations transversales sur 335 825 (Winckel, sur 242 791 accouchements, rencontra 1534 présentations de la [face, c'est-à-dire 1 sur 158). Il faut, du reste, remarquer que l'excédant des présentations du crâne dans les accouchements tout à fait normaux est encore beaucoup plus considérable. Ainsi, si l'on écarte les accouchements avant terme et les jumeaux, elles se présentent dans 96 à 97 pour 100 des cas. Dans le cas d'enfants à terme et d'accouchements d'un seul enfant, les présentations de l'extrémité pelvienne sont de moitié et les présentations transversales d'un tiers plus rares que ne l'indiquent les chiffres précédents. Dans ces conditions, les présentations pelviennes ne se présentent qu'environ 1 fois sur 70 accouchements, les présentations transversales, 1 fois sur 250 accouchements environ. Elles deviennent encore bien plus rares, ainsi que les présentations de la face, si l'on fait abstraction des autres anomalies et en particulier des rétrécissements du bassin. Pour avoir un compte exact de la fréquence des positions du crâne, dans les accouchements normaux, à tous les points de vue, on n'a pas encore un nombre de cas suffisants.

La fréquence de la première position du sommet par rapport à la seconde est, d'après Hecker, comme 2,26 est à 1. Celle de la première position de la face par rapport à la seconde, d'après Winckel, comme 1,4 est à 1. Celle des présentations pelviennes, trois premières positions contre une seconde. Les présentations du siége s'observent deux fois plus souvent que les présentations des pieds. Les présentations des genoux sont fort rares, 1 sur 185 présentations de l'extrémité pelvienne.

La simple observation de l'accouchement avait déjà conduit très-anciennement à reconnaître différentes présentations du fœtus. Ainsi Hippocrate, outre les présentations du crâne, signale déjà les présentations des pieds (qu'il considère comme très-dangereuses), les présentations transversales et les présentations des bras.

Les auteurs qui vinrent après lui adoptèrent ses opinions et les désaccords qui règnent entre eux portent surtout sur l'idée qu'ils se font du plus ou du moins de danger de chacune des présentations. A partir d'Eucharius Roesslin seulement, en 1513, par un excès de raffinement, on admit autant de présentations que l'on peut découvrir de régions sur le corps de l'enfant.

Cet effort pour multiplier les présentations de l'enfant et les diviser d'une façon schématique, a été réalisé en 1775 par Baudelocque qui n'admet pas pour l'enfant moins de 94 présentations.

Ce n'est que dans ces derniers temps que les présentations de l'enfant ont été de nouveau simplifiées.

Chez les mammifères unipares, les présentations céphaliques, comme chez la femme, prédominent également. Ainsi chez les juments 99 pour 100, chez les vaches 95 à 96 pour 100, pendant que chez quelques pluripares (porc, chat, lapin) les présentations de l'extrémité pelvienne sont aussi fréquentes que celles de l'extrémité céphalique. (La cause de la fréquence des présentations céphaliques chez les premières dépend précisément de la gravitation. Chez tous les quadrupèdes, dans l'attitude normale, les parties supérieures de l'utérus sont plus basses que l'orifice du col. La tête se trouve donc dans ce dernier, parce que chez les animaux le train de derrière, qui est le plus lourd, tombe par en bas.) Les présentations céphaliques chez les animaux mammifères se distinguent de celles de l'homme d'une façon très-notable, en ce que les petits ne peuvent naître que lorsque le museau se présente le premier et que l'accouchement, lorsque le sommet ou l'occiput se présente, ne peut s'accomplir par les seules forces de la nature. En outre, en avant de la tête se présentent les membres antérieurs, et chez la vache si par exception les membres antérieurs restent en arrière, l'obstacle à l'accouchement est absolu. Les présentations de l'extrémité pelvienne se rencontrent sous forme de présentation du siége et de présentations incomplètes ou complètes des pieds. Pourtant chez les juments, les vaches, les présentations franches du siége, ne permettent pas l'accouchement par les seules forces de la nature (1), puisque les membres postérieurs viennent butter contre la symphyse maternelle.

II. DIAGNOSTIC DE CHAQUE PRÉSENTATION

§ 76. Il est très-important chez les femmes en travail d'établir aussitôt que possible le diagnostic des présentations fœtales. Si la partie qui se présente est profondément engagée, et la poche des eaux rompue, le toucher permet la plupart du temps de reconnaître sans difficulté la présentation. Pourtant si la poche des eaux est fortement tendue, si la partie fœtale est trop haut pour le doigt explorateur, on peut reconnaître cette présentation à l'aide de l'exploration externe (palper), qui, si l'utérus dans l'intervalle des douleurs est assez souple, donne d'excellents résultats.

Pour l'observateur peu expérimenté, dans les cas favorables, la reconnaissance de la présentation à l'aide du palper expose à moins de causes d'erreur que si l'on se borne au simple toucher, et le palper ne devrait jamais être négligé, car on y trouve toujours un excellent moyen de contrôle pour les résultats fournis par l'exploration interne (le toucher).

Note du traducteur. — Nous croyons utile, dans l'intérêt des élèves, de revenir un peu plus longuement que Schroeder ne l'a fait sur cette question des présentations et des positions.

Par le mot de *présentation* on exprime quelle est la partie qui s'offre la première au détroit supérieur. Par celui de *position*, on comprend les rapports que la partie qui se présente a contractés avec les différents points du détroit supérieur. Telle est la définition que donne Tarnier dans les notes qu'il a ajoutées au *Traité d'accouchements* de Cazeaux. Elle est parfaitement juste et d'une grande netteté, mais comme il n'est aucune région du fœtus qui ne puisse à un moment donné pendant le travail s'offrir au détroit supérieur, on a voulu se limiter et l'on réserve le nom de *présentation* à la présence au détroit supérieur d'une région assez considérable du fœtus pour occuper tout ce détroit. D'après ces idées, Naegele et après lui Stolz et Dubois ont admis la classification suivante :

Le fœtus peut se présenter par trois régions principales, la tête, le pelvis et le tronc.

Lorsque la tête se présente, elle peut être fléchie sur la poitrine, alors c'est le sommet qui se présente le premier, ou bien défléchie, c'est-à-dire étendue et renversée sur le dos de l'enfant, c'est alors la face qui s'engage la première.

Lorsque le pelvis se présente, les jambes sont habituellement fléchies sur les cuisses, les cuisses sur l'abdomen ; c'est la présentation complète du siége ; ou bien ces différentes parties ne restent pas pelotonnées, les membres inférieurs se défléchissent, s'étendent et cela totalement ou en partie. Si la déflexion est totale, les pieds se présentent les premiers (présentation des pieds) et ils peuvent se présenter ou tous les deux à la fois, ou un seul isolément ; ou bien la déflexion est incomplète, c'est-à-dire que les cuisses s'étendent, mais que les jambes restent fléchies sur les cuisses ; on a alors la présentation des genoux. Ces présentations ont lieu en général d'aplomb, c'est-à-dire que la partie qui se présente le fait de telle façon que le diamètre longitudinal du fœtus soit à peu près parallèle à l'axe du détroit supérieur. Mais il n'en est pas toujours ainsi et la mobilité du fœtus, l'obliquité si fréquente

(1) Kehrer, *Vergl. Phys.*, etc., p. 104.

de l'utérus, peuvent faire que le grand axe du fœtus soit plus ou moins incliné en avant, en arrière ou sur les côtés, de là de petites variétés qui ne modifient pas réellement la présentation.

La présentation de la tête ou de l'extrémité céphalique comprendra donc toutes les parties de l'extrémité céphalique, y compris le cou jusqu'aux épaules.

La présentation du pelvis ou de l'extrémité pelvienne, toute la partie comprise entre le sommet des fesses et les hanches.

La présentation du tronc comprendra le reste du fœtus, c'est-à-dire la partie comprise depuis les épaules jusqu'aux hanches.

Mais, d'après les observations de Mme Lachapelle, lorsque le tronc se présente au détroit supérieur, il s'y présente toujours par un de ses côtés, de là deux sortes de présentations du tronc : une pour le plan latéral droit, une pour le plan latéral gauche. Donc, en résumé, nous admettrons cinq présentations :

Extrémité   { 1° Présentation du sommet.
céphalique. { 2° Présentation de la face.

     3° Présentation de l'extrémité pelvienne { complète.
                                                 { incomplète.
     4° Présentation du plan latéral droit.
     5° Présentation du plan latéral gauche.

Chacune de ces présentations peut se trouver en rapport avec tous les points du détroit supérieur, de là un nombre infini de positions que Naegele a simplifié de la manière suivante :

Il divise le bassin en deux moitiés latérales, gauche et droite. Puis il prend des points de repère sur le fœtus, l'occiput pour le sommet, le menton pour la face, le sacrum pour le siége, et alors il étudie les rapports de ces points avec la moitié gauche ou droite du bassin, et obtient ainsi des premières et des secondes positions. Mais ces positions offrent des variétés suivant que ces points de repère sont dirigés en avant, en arrière ou transversalement ; de là des nuances qui ne sont qu'accessoires.

Enfin chacune des régions latérales se présentant, la tête peut se trouver au-dessus d'un des points de la moitié latérale gauche ou de la moitié latérale droite du bassin. Il y a donc encore deux positions pour chacune des régions latérales du fœtus et sur ces régions on prend comme point de repère l'épaule ou l'acromion. Nous obtiendrons donc le tableau suivant qui résume la question :

1° Présentation du sommet	occipito-iliaque gauche... 3 variétés	{ antérieure. / transversale. / postérieure.
	occipito-iliaque droite... 3 variétés	{ antérieure. / transversale / postérieure.
2° Présentation de la face	mento-iliaque droite.... 3 variétés	{ antérieure. / transversale / postérieure.
	mento-iliaque gauche.... 3 variétés	{ antérieure. / transversale. / postérieure.
3° Présentation du siége	sacro-iliaque gauche.... 3 variétés	{ antérieure. / transversale, / postérieure.
	sacro-iliaque droite..... 3 variétés	{ antérieure. / transversale. / postérieure.
4° Présentation du plan latéral droit	céphalo- ou acromio-iliaque gauche .. / céphalo- ou acromio-iliaque droite...	antérieure.
5° Présentation du plan latéral gauche.	céphalo- ou acromio-iliaque gauche.. / céphalo- ou acromio-iliaque droite...	transversale. / postérieure.

a. L'EXPLORATION EXTERNE (LE PALPER).

§ 77. L'exploration externe, le *palper*, nous permet de tirer des conclusions extrêmement importantes pour la présentation fœtale. Tout d'abord on a à s'assurer si l'on a affaire à une présentation longitudinale. Pour cela, on se place d'un côté du lit, on applique de haut en bas les deux mains sur la partie inférieure du bas-ventre de la femme, de telle sorte que la pointe des doigts soit dirigée vers la symphyse, le talon de la main vers l'ombilic.

Par de petits mouvements de percussion, on peut alors reconnaître si une grosse partie mobile se présente au-dessus du détroit supérieur. Si c'est le cas, on a une sensation très-nette de ballottement. Cette sensation se transmet encore plus facilement à l'une des mains si la partie se trouve un peu déviée vers un des côtés. Si cette grosse partie se trouve fixée sur le détroit supérieur, on peut encore facilement la sentir à travers la partie inférieure du segment utérin. Cela est beaucoup plus difficile si elle est en grande partie ou tout à fait déjà engagée dans le petit bassin. Ce que l'on peut alors constater, c'est que l'on ne peut pas pénétrer profondément entre la symphyse et le segment inférieur de l'utérus, mais que la tumeur que l'on sent se prolonge dans le petit bassin. Il est clair que dans ce cas le toucher donnera des résultats très-importants. Pour s'orienter sur la façon dont les autres grosses parties se présentent, on se place sur un des côtés du lit, on applique la main à plat sur le bas-ventre, de façon que la pointe des doigts soit dirigée vers le sternum, et l'on cherche alors à déterminer vers le fond la sensation de ballottement par de courts mouvements de percussion. De cette façon on réussit facilement à reconnaître aussi la grosse partie qui se trouve située vers le haut.

Lorsque l'on a constaté la présentation longitudinale, on se demande si l'on a affaire à une présentation céphalique ou pelvienne.

La présentation céphalique se distingue de la pelvienne en ce que la première donne une sensation plus dure, ce qui rend le ballottement plus clair, plus facile. De plus la tête est plus grosse et donne une sensation moindre de convexité. La présence des membres à côté de la partie en question peut quelquefois contribuer au diagnostic; ces parties se trouvent immédiatement appliquées contre le siége, tandis que lorsque c'est la tête, on sent d'abord la dépression du cou et seulement alors la présence de petites parties. (Fassbender (1) fait en outre remarquer que dans les présentations pelviennes ou transversales on peut quelquefois, et dans certaines circonstances favorables, sentir au travers des téguments abdominaux le craquement parcheminé que présentent assez souvent les os du crâne, et qu'ainsi le siége et le crâne se reconnaissent sûrement.) Quelquefois, en particulier lorsque l'enfant est petit, le siége est remarquablement petit et pointu, si bien qu'on peut le confondre avec les petites parties fœtales. Il s'en distingue pourtant par le ballottement que les petites parties ne présentent jamais.

(1) *M. f. G.*, vol. XXXIII, p. 435.

La question de savoir si l'on a affaire à une première ou une deuxième position n'est pas en général difficile à résoudre. Il faut palper avec soin la grosse partie qui est située en haut et sans se laisser pourtant entraîner, par sa situation prise absolument par rapport au ventre, à aucune conclusion prématurée, il faut rechercher exactement de quel côté de cette grosse partie on sent de petites parties fœtales. Il peut arriver, notamment lorsque l'utérus est fortement incliné vers un des côtés, que par exemple on pourra sentir la grosse partie dans le côté droit du ventre, de sorte que l'on serait tenté de croire à une deuxième position, tandis qu'une palpation exacte ne permettra de trouver à gauche aucune petite partie, et qu'au contraire on les sentira à droite à côté de cette grosse partie fœtale, et que l'on pourra ainsi s'assurer que l'on a affaire à une première position.

Il peut être difficile de sentir les petites parties fœtales si le dos se trouve à peu près directement en avant, et l'on peut dans ces cas, lorsque la tête n'est pas solidement fixée dans le bassin, assez souvent porter le dos tantôt à droite tantôt à gauche. Il est une cause qui peut très-facilement faire commettre un diagnostic faux pour la position, et qui peut faire croire à la présence de petites-parties fœtales, c'est l'existence de petits fibromes, surtout lorsqu'ils sont interstitiels, car ils donnent d'une façon frappante la sensation de petites parties fœtales.

§ 78. L'*auscultation* est très-importante pour distinguer la première et la deuxième position, mais lorsqu'on veut s'en rapporter à elle, on ne doit jamais, si l'on veut qu'elle ait de la valeur au point de vue du diagnostic de la position, se borner à entendre d'une façon générale les bruits du cœur, mais il faut toujours rechercher la place où ces bruits s'entendent avec leur maximum. Dans la première position, on entend les bruits du cœur dans la région abdominale inférieure, à gauche assez loin en dehors, et seulement dans des cas rares jusque vers la ligne médiane. Dans la deuxième on les entend (la position du cœur fœtal répondant à la moitié gauche du thorax) la plupart du temps vigoureusement à droite, le long de la ligne blanche, rarement plus en dehors, souvent aussi encore un peu à gauche de la ligne blanche. (Une inclinaison considérable de l'utérus à droite ou à gauche peut donner lieu à des erreurs, si l'on prend comme point de section la ligne blanche et non la ligne moyenne de l'utérus.) S'il s'agit de distinguer les présentations céphaliques des présentations pelviennes, l'auscultation ne doit être employée et utilisée qu'avec la plus grande précaution. Très-souvent toutefois dans ces dernières on entend les battements du cœur très-haut dans la région de l'ombilic ou au-dessus de celui-ci, mais cela n'a rien de constant et peut aussi se présenter dans les présentations du sommet.

L'auscultation nous est d'un grand secours pour distinguer les présentations de la face des présentations du sommet. Dans les premières notamment, le thorax vient s'appliquer si exactement dans là moitié utérine qui ne correspond pas au dos du fœtus, que c'est là ou l'on entend les battements du cœur. Par conséquent dans la première position de la face, on sent le siége en haut et à gauche, et à droite de petites parties fœtales, mais on perçoit les battements du cœur un peu à droite à partir de la ligne blanche. Si de plus on sent au-dessus de la branche gauche de l'arcade pubienne la saillie de l'occiput, on a constaté la présentation faciale.

Il est extrèmement difficile par le palper de faire le diagnostic entre les présentations des pieds et du siége. On peut reconnaître la première si le siége est un peu dévié du côté du dos, par conséquent à gauche dans la première présentation.

On reconnaît les présentations transversales à ce que de chaque côté de l'utérus on sent ballotter une grosse partie fœtale, tandis que le fond est vide et que l'on peut pénétrer plus ou moins profondément entre la symphyse et le segment inférieur de l'utérus. La distinction entre la tête et le siége est souvent facile, mais peut aussi quelquefois offrir de grandes difficultés (voy. § 71). On entend la plupart du temps les bruits du cœur dans le côté où se trouve la tête. Si l'on sent à la paroi abdominale antérieure de petites parties fœtales, c'est que le dos est tourné en arrière et la plupart du temps en bas.

b. L'EXPLORATION INTERNE (TOUCHER).

§ 79. L'exploration interne (toucher) seule, lorsque l'explorateur est expérimenté, si la partie fœtale est déjà assez engagée et si la poche des eaux est flasque ou déjà rompue, peut permettre de déterminer exactement, non-seulement la présentation, mais aussi la position du fœtus. Pour l'explorateur peu expérimenté, le toucher, au contraire, peut être l'occasion de nombreuses erreurs, et il fera bien, pour cette raison, de toujours contrôler par la palpation les résultats que lui aura fournis le toucher.

On reconnaît la présentation du sommet à la présence d'une grosse partie ronde, offrant partout la solidité osseuse, qui, si elle est encore un peu élevée et si elle est mobile, ballotte facilement. Si cette partie est fixée, on arrive, la plupart du temps, à sentir facilement sur cette partie les sutures ou tout au moins une fontanelle. — Pour pouvoir alors s'orienter immédiatement, faites cheminer le doigt explorateur sur le crâne en le dirigeant vers le sacrum. En suivant ce chemin vous arriverez sur une suture qui, dans le plus grand nombre des cas, est la suture sagittale. Suivez cette suture des deux côtés aussi loin que possible jusqu'à ce que vous arriviez au point où plusieurs sutures se rencontrent. Pour reconnaître les deux fontanelles l'une de l'autre, on s'en rapporte avant tout à leur forme différente (§ 38). Pourtant on peut s'y tromper, car les os peuvent être si fortement refoulés l'un vers l'autre que l'espace interosseux de la grande fontanelle a presque complétement disparu, et, d'une autre part, lorsque la pointe occipitale est fortement refoulée au-dessous des pariétaux, la petite fontanelle peut aussi donner la sensation fausse d'un espace interosseux.

Il peut aussi arriver, par exception, qu'à la pointe occipitale se trouve une fissure avec deux bords s'écartant l'un de l'autre, ou qu'un os wormien s'y trouve enclavé de telle sorte que la petite fontanelle se rapproche beaucoup par sa forme de celle de la grande. — Dans le parcours de la suture sagittale à environ 1 centimètre au-dessus de la petite fontanelle, il se produit aussi assez souvent un élargissement rhomboïdal de la suture, qui peut conduire à des erreurs (1). — Que l'on ne se prononce donc d'une manière certaine, que si l'on peut facilement toucher et sentir toute la fontanelle. Trois sutures en partent-elles? c'est la petite ; quatre sutures? c'est la grande. Il est bien plus facile de reconnaître les fontanelles, lorsqu'on les touche toutes deux.

Une cause fréquente d'erreur dans le toucher, c'est lorsque l'on confond la suture sagittale avec la suture lambdoïde. Cela arriverait beaucoup moins souvent, si par la palpation on s'était déjà fait une idée préalable de la présentation de l'enfant. Du reste, voici les signes auxquels on peut les distinguer l'une de l'autre : la suture sagittale a un trajet plus rectiligne, la suture lambdoïde plus convexe ; à la suture sagittale convergent progressivement les pariétaux qui deviennent plus minces, plus flexibles, pendant que le bord pariétal qui aboutit à la suture lambdoïde est beaucoup plus aigu, plus taillé à pic, plus déprimé.—Dans la suture lambdoïde on sent souvent très-nettement qu'elle n'est pas aussi régulière dans la direction rectiligne, pendant que le trajet de la suture sagittale est droit.— Lorsque les os chevauchent fortement, on peut, il est vrai, sentir un des pariétaux qui s'enfonce à pic sous l'autre, mais la ligne-limite forme toujours une ligne droite et le bord osseux est en outre un peu plus mou que celui qui se trouve du côté de la suture lambdoïde.

De plus, on se trompera très-rarement dans la reconnaissance des sutures, si l'on sait que l'occiput, du moins à la pointe, est presque tout à fait régulièrement refoulé au-dessous des deux pariétaux. Confondre la suture sagittale avec les sutures coronales arrive rarement. Ce n'est que par exception que celles-ci se trouvent aussi bas, et alors la plupart du temps la grande fontanelle est si facilement reconnaissable, que l'on peut reconnaître les sutures rien qu'à la forme de la fontanelle elle-même, dont l'angle aigu se prolonge entre les os du front. — C'est ainsi encore que la suture frontale, pour la même raison, et parce qu'on ne peut la suivre loin sans arriver sur la racine et le dos du nez, ne peut que difficilement être confondue avec la suture sagittale.

La certitude du diagnostic de la présentation du sommet en général et de sa position peut être rendue impossible par la tension de la poche des eaux et la formation de la bosse sanguine. Cette dernière peut être si considérable qu'elle peut faire paraître molle toute la partie de la tête qui se présente. On peut alors arriver très-facilement à sentir les os du crâne, en portant son doigt en haut immédiatement derrière la symphyse.

Le diagnostic de la présentation de la face, si la tête n'est pas très-élevée et l'orifice du col ouvert, est facile. — Les parties de la face, nez, yeux (surtout les bords sus-orbitaires du frontal), la suture frontale et en dessous la bouche et le menton, sont si caractéristiques qu'il est bien difficile de les confondre

---

(1) Voy. Hartmann, *Beitr. z. Osteol. d. Neugeb.* D. i. Tübingen, 1869 avec planche, et Kueneke, *Die vier Factoren der Geburt*, 1869, p. 261.

avec d'autres parties. Si l'on place son doigt dans la bouche, on sent quelquefois très-nettement des efforts de succion. Le diagnostic peut devenir difficile lorsque la bosse sanguine qui se trouve sur la face est très-considérable. Elle déforme, en effet, quelquefois si bien les parties, qu'elles sont même difficilement reconnaissables à la vue une fois l'accouchement terminé.

La présentation du siége, lorsque l'orifice du col est ouvert, est dans le plus grand nombre des cas également facile à reconnaître. — Règle générale, on arrive sur une partie molle (la fesse antérieure), et de là, en se dirigeant en arrière, on arrive à l'ouverture de l'anus, facilement reconnaissable. De chaque côté de celui-ci on reconnaît au toucher les tubérosités de l'ischion et, en se dirigeant vers le dos, on arrive sur la pointe du coccyx et plus haut sur les apophyses épineuses de la colonne sacrée, tandis que, en suivant la paroi ventrale, on arrive sur la vulve ou le scrotum. Ce dernier peut être tellement tuméfié qu'il donne la sensation d'une grosse poche. (Les organes génitaux ne sont pas toujours faciles à atteindre, car souvent c'est le sacrum qui se présente.) Quelquefois, à l'extrémité inférieure du sacrum, quelques centimétres au-dessus de l'anus, on sent une dépression de la peau qui donne tout à fait la sensation de l'anus, mais qui en diffère en ce qu'elle siége sur les os. On doit connaître ce phénomène pour ne pas se laisser induire en erreur. Lorsque le siége est profondément engagé on peut, en avant, arriver jusqu'au pli de l'une des aines.

Lorsque les pieds se présentent, et que l'orifice est encore fermé, on les reconnaît à leurs chocs rapides et caractéristiques et à leur rapide déplacement; lorsque l'orifice est ouvert on peut, sans difficulté, les différencier d'avec les mains.

On doit toujours penser à une présentation transversale lorsqu'on ne peut arriver à sentir de partie fœtale. Souvent on sent une main à l'orifice du col, main qui se distingue du pied par la grande longueur, la mobilité des doigts et par l'absence du talon. Tandis que le pied, de plus, exécute des petits mouvements de chocs, la main reste, la plupart du temps, en repos, mais quelquefois elle peut saisir le doigt explorateur ou se retirer lentement en arrière. — Si ce n'est que plus tard que l'on est appelé pour une présentation transversele, on sent l'épaule plus ou moins engagée au niveau du détroit supérieur; quelquefois le bras, qui alors est facile à reconnaître, est descendu dans le vagin. L'épaule se reconnaît au creux de l'aisselle dans lequel on sent les côtes. — D'après la direction de ces deux parties, on reconnaît de quel côté du bassin se trouve la tête. D'après la clavicule qui se dirige en avant et l'omoplate qui est en arrière, aussi bien que d'après la série rugueuse des apophyses épineuses de la colonne vertébrale, on s'assure si le dos est tourné en avant (vers la symphyse) ou en arrière (vers le sacrum).

Note du traducteur. — Le diagnostic des présentations et des positions est loin d'être aussi facile que l'on veut bien le dire dans les livres classiques, et si en général on peut dire que le diagnostic des présentations ne présente pas de grandes difficultés, il est loin d'en être de même quand il s'agit des positions : et si nous admettons avec Schroeder que la palpation associée à l'auscultation suffise dans l'immense majorité des cas pour faire reconnaître la présentation, c'est le toucher seul qui peut faire reconnaître exactement la position. Or, si au début du travail cela est ordinairement assez facile, il n'en est plus de même lorsque le travail est un peu plus avancé. La dilatation plus considérable du col permettra il est vrai au doigt de parcourir une plus grande étendue de la partie fœtale, mais si les membranes sont rompues depuis déjà un certain temps, la bosse sanguine peut avoir pris des proportions assez considérables pour masquer complétement les caractères auxquels on reconnaît d'ordinaire la position, qu'il s'agisse de l'extrémité céphalique, sommet ou face, ou de l'extrémité pelvienne (nous ne parlons pas de la présentation de l'épaule), et pour rendre le diagnostic absolument impossible. Nous avons vu nos maîtres hésiter même quelquefois sur le diagnostic de la présentation. Nous croyons donc utile de revenir sur quelques-uns de ces points.

Ces difficultés sont les plus considérables de toutes dans les présentations du sommet, car à la bosse sanguine s'adjoignent encore d'autres difficultés qu'il est bon de connaître. La bosse sanguine sera d'autant plus volumineuse que la dilatation du col sera plus considérable, mais comme cet état s'accompagnera d'un engagement plus prononcé de la tête (nous ne parlons que de l'accouchement normal, le bassin étant supposé normal) il en résultera qu'à mesure que la tête s'engagera davantage, les os du crâne tendront d'autant plus à se rapprocher, à chevaucher, et que par conséquent les sutures et les fontanelles perdront d'autant plus leurs caractères spéciaux et deviendront d'autant plus difficiles à reconnaître. Ajoutez-y que la saillie de la bosse sanguine éloignera d'autant plus le doigt qu'elle sera plus considérable, et l'on comprendra que dans certains cas il soit nécessaire d'introduire la moitié de la main, ou même la main tout entière pour arriver à un diagnostic précis. On a beau, comme le conseille Schroeder, porter son doigt entre la symphyse et la partie fœtale, cela permettra bien de reconnaître nettement qu'il s'agit d'une présentation du sommet, mais cela ne suffira pas pour permettre d'établir le diagnostic de la position.

Le diagnostic de la présentation de la face peut aussi devenir extrêmement difficile à une période avancée du travail; la bosse sanguine, en effet, tuméfie et déforme tellement la face qu'on a de la peine à la reconnaître. Le nez est caché dans le sillon que forment les joues; la bouche, au lieu de sa direction transversale, sous l'influence de la tuméfaction des lèvres, se transforme en une ouverture arrondie qui peut être confondue avec l'anus, la saillie de la joue qui est en avant simule la présence d'une fesse, et si l'on ne s'attache pas à constater la présence ou l'absence du rebord alvéolaire, de la langue, la contractilité ou la non-contractilité de l'orifice, on peut prendre la face pour le siége. Un signe excellent dans ce cas consiste à introduire le doigt dans cet orifice : si c'est la bouche, il revient intact; si c'est l'anus, il revient couvert de méconium; mais il faut encore dans ce cas faire ses réserves, car lorsque l'enfant souffre il rend du méconium, et comme dans la présentation de la face le doigt pourrait revenir ainsi taché, ce signe n'acquiert toute sa valeur que lorsque l'on s'est assuré, en constatant l'intégrité parfaite des battements du cœur, que l'enfant est en état complet de santé. Quant au diagnostic de la position, une fois la présentation reconnue, il n'offre plus de difficulté, car il est toujours facile, une fois que l'on atteint la bouche, de reconnaître de quel côté se dirige le menton.

Pour les présentations de l'extrémité pelvienne, outre les indices fournis par le palper et l'auscultation, il est un signe qui doit tout d'abord appeler l'attention. Comme les présentations de l'extrémité pelvienne sont de beaucoup les plus fréquentes après les présentations du sommet, mais que tandis que dans celles-ci la partie fœtale est plus ou moins engagée dans le détroit supérieur ou du moins au niveau de ce détroit, les présentations pelviennes au contraire sont beaucoup plus élevées, il en résultera que le plus ordinairement, lorsque l'on touchera une femme au début du travail, on sentira l'excavation pelvienne complétement ou en grande partie vide, et que ce signe à lui seul devra déjà éveiller l'attention et faire soupçonner une présentation de l'extrémité pelvienne : soupçon qui ne tardera pas à se confirmer en certitude, si lorsque la partie fœtale sera un peu plus descendue on sent à côté d'elle de petites parties mobiles, qui fuient sous le doigt, et se déplacent avec la plus grande facilité, surtout lorsque la poche des eaux est encore intacte. Une fois les eaux percées, l'écoulement du méconium, coïncidant avec l'intégrité parfaite des battements du cœur, sera encore un excellent signe, et le diagnostic ne tardera pas à être confirmé d'une façon absolue par le toucher qui permettra de reconnaître l'anus, le coccyx, et donnera à la fois et le diagnostic de la présentation et celui de la position.

Si les pieds seuls sont accessibles, leur direction suffira à donner la position ; mais il ne faut pas oublier, lorsque les jambes sont fléchies et entrecroisées, que les membres pelviens sont dans un état d'adduction forcée, et que le plan antérieur du fœtus répond au côté vers lequel sont dirigés les deux bords péroniers ou externes des pieds. Il faut encore se mettre dans ces cas en garde contre une cause d'erreur. Car la présence d'un pied ou même des deux pieds ne prouve pas absolument qu'il y a présentation de l'extrémité pelvienne, un pied ou même les deux pouvant faire procidence dans une présentation du sommet ou de la face, et il faut dans ces cas s'assurer toujours que la partie qui se présente au-dessus des pieds est bien l'extrémité pelvienne et non l'extrémité céphalique.

Il est difficile avec un peu d'attention de confondre le pied avec la main. Les orteils sont rangés sur la même ligne, ils sont plus courts, moins mobiles, les doigts de la main sont plus longs, et le pouce est séparé des autres doigts, le bord interne du pied est beaucoup plus épais que le bord externe ; les deux bords de la main sont à peu près de la même épaisseur. Le pied s'articule à angle droit avec la jambe, la main continue la ligne du bras.

Pour reconnaître le pied droit du pied gauche, il suffit de déterminer, comme le dit Tarnier, d'une façon exacte la position occupée par les orteils, le talon et le bord interne, et de placer alors par la pensée son propre pied dans la situation exacte du pied de l'enfant, de façon que le talon, le bord interne et les orteils puissent pour ainsi dire être superposés. On diagnostiquera un pied droit, si l'on réussit avec son propre pied droit, ou un pied gauche, si l'on ne réussit qu'avec son pied gauche.

Si le palper permet souvent et l'auscultation quelquefois de soupçonner une présentation de l'épaule, ce n'est qu'après la rupture des membranes, que le toucher peut donner une certitude complète. Le creux axillaire, l'omoplate et le gril intercostal permettront toujours d'y arriver, et la direction du creux axillaire indiquant le côté où se trouve la tête, donnera la position.

Si le coude est accessible au doigt, le diagnostic de la position est facile, puisque le coude est toujours dirigé du côté opposé à celui où se trouve la tête, et l'avant-bras toujours placé sur le plan antérieur.

Lorsque l'avant-bras est défléchi, et que la main pend dans le vagin ou à l'extérieur de la vulve, pour connaître quelle est la main qui se présente, il suffit de la retourner de façon que la face palmaire soit placée en avant et en haut regardant le bord inférieur de la symphyse : si c'est la main droite, le pouce se dirige vers la cuisse droite, si c'est la main gauche, vers la cuisse gauche de la mère.

On peut même faire le diagnostic de la position, en se bornant, lorsque la main pend à la vulve, à examiner avec soin. Si alors, en effet, le dos de la main est tourné vers la cuisse droite, c'est que la tête est à droite, s'il est tourné vers la cuisse gauche, la tête est à gauche. Le petit doigt dirigé vers le coccyx indique que le plan dorsal du fœtus est tourné vers les lombes de la mère, le petit doigt dirigé vers le pubis indique que le plan dorsal est en avant.

Il faut encore se rappeler dans ce cas, que la main peut dans quelques cas faire procidence à côté de l'extrémité céphalique ou pelvienne, et que l'on pourrait s'exposer à commettre des erreurs si l'on voulait, de la présence de la main dans le vagin ou même à la vulve, conclure absolument à une présentation de l'épaule. Outre que dans le cas de procidence, la main ne descend presque jamais aussi profondément que dans le cas de présentation de l'épaule, il est toujours possible, en suivant cette main et le bras auquel elle appartient, d'arriver dans le cas de présentation de l'épaule jusqu'au creux axillaire et aux espaces intercostaux, dans le cas de présentation de l'extrémité pelvienne ou céphalique, jusqu'à ces parties que l'on reconnaîtra à leurs caractères particuliers.

b. L'EXPLORATION COMBINÉE.

§ 80. La pratique simultanée de l'exploration interne et externe est inutile, aussitôt que la partie qui se présente est fixée ou est devenue difficilement mobile. Mais si cette partie est facilement mobile, il faut, si l'on veut s'orienter exactement sur sa position, la fixer à l'extérieur. Cette méthode d'exploration sera encore plus importante lorsque la partie qui se présente sera déviée latéralement ou lorsque l'enfant est placé tout à fait transversalement. Dans le premier cas, on peut, par une pression simultanée exercée à l'extérieur, rendre cette partie accessible au doigt qui se trouve dans le col, et l'on réussit même dans les présentations transversales assez souvent au début de l'accouchement à rapprocher du doigt explorateur une partie assez grosse pour qu'on puisse la reconnaître exactement.

III. MARCHE DE L'ACCOUCHEMENT

Lorsque l'accouchement marche régulièrement, on lui distingue surtout trois périodes. La période d'ouverture du col, la période d'expulsion et la période de la délivrance.

§ 81. La *période d'ouverture du col, de dilatation*, commence à la fin de la grossesse et se termine par la dilatation complète de l'orifice. Quelquefois, surtout chez les multipares, les douleurs commencent assez subitement, si bien qu'entre la grossesse et le travail, il y a une véritable limite de séparation; habituellement pourtant, surtout chez les primipares, la transition est progressive. Lorsque les contractions ont déjà duré un certain temps, contractions qui sont moins appréciables pour la femme enceinte que pour la main placée sur le ventre, elles augmentent de force et de fréquence. La femme s'agite et cherche pour ses reins un point d'appui, en les soutenant avec les bras ou bien en les appuyant contre un point résistant. Si l'orifice du col, comme cela est fréquent chez les primipares, n'est pas encore ouvert, les premières douleurs le rendent perméable au doigt. On trouve alors habituellement le col ayant conservé toute sa longueur et la dilatation de l'orifice interne se produit la première. Ce n'est que dans des cas exceptionnels, que, dans les derniers temps de la grossesse, les douleurs deviennent si fortes (travail insensible) que l'on trouve le col déjà effacé, c'est-à-dire le canal du col absorbé par la cavité utérine, si bien que cette dernière s'étend jusqu'à l'orifice externe. Chez les primipares, la tête habituellement se trouve déjà complètement dans le bassin, chez les multipares, pendant la douleur, elle se trouve au moins fixée sur le détroit supérieur. Si l'orifice interne est dilaté, on sent pendant la douleur une tension notable de l'orifice externe. Il devient de plus en plus mince et son bord tout à fait aigu ; on sent la poche des eaux tendue et rendue élastique par le liquide amniotique (la poche des eaux se forme), et s'il n'y a que peu d'eau entre la poche et le crâne qui se présente, on peut derrière la première sentir les os du crâne. La douleur passée, l'orifice et la poche des eaux s'affaissent, la tête se sent alors nettement. Les douleurs devenant plus fortes, l'orifice externe s'élargit davantage, le mucus vaginal se mélange de sang (la femme marque), par suite de petites déchirures des bords du col : la poche des eaux pénètre dans l'orifice (quelquefois elle est comme un boudin, dans le vagin) et reste tendue même dans l'intervalle des douleurs. Enfin, lorsque l'orifice a atteint un diamètre de 3 à 4 pouces, elle se rompt, et alors le liquide amniotique qui se trouve devant la tête s'écoule (premières eaux, écoulement des eaux). Le reste du liquide se trouve retenu par la tête, qui fait tampon. Pourtant, au début de chaque douleur, il s'écoule habituellement le long de la tête un peu d'eau de la cavité utérine. Il n'est pas rare de voir la poche se rompre, alors que l'orifice n'est encore que peu ouvert. Dans ce cas, cet orifice se trouve directement dilaté par la tête elle-même.

Lorsque l'accouchement marche lentement, il se forme sur le pariétal qui se trouve en avant une exsudation séro-gélatineuse sous la calotte du crâne, la *bosse sanguine* (caput succedaneum, § 104). On trouve tout à fait habituellement aussi sous la peau du crâne, entre les os et l'épicrâne, de petits épanchements sanguins.

Quelquefois la rupture de la poche ne se fait que longtemps après la dilatation du col, pendant le dégagement de l'enfant, ou même ce dernier vient au monde sans que les membranes se soient rompues (avec la coiffe, signe de bonheur). Assez souvent il arrive que malgré la persistance de la poche des eaux, il s'écoule de l'eau pendant la douleur. Plus rarement, cela est dû à l'existence d'une collection d'eau entre l'œuf et l'utérus, et cela se manifeste le plus souvent lorsque la poche ne se rompt pas au niveau de l'orifice, mais lorsqu'il s'est fait plus haut une déchirure de cette poche, si bien que, malgré l'existence de cette dernière, le liquide s'écoule réellement du sac fœtal. Dans ce cas, la poche s'affaisse progressivement et semble se réduire peu à peu, si bien qu'il n'y a pas à proprement parler de poche d'eau. Après la rupture de la poche, il y a en général un léger temps d'arrêt dans les douleurs, puis elles se reproduisent de nouveau plus fortes et l'orifice se dilate assez pour que la tête s'y engage. Ceci termine la période de dilatation.

Note du traducteur. Nous renvoyons le lecteur à ce que nous avons dit à propos de l'effacement du col, dans la note de la page 103. L'effacement du col et la dilatation du col sont deux phénomènes parfaitement distincts l'un de l'autre, l'un pouvant se produire en dehors de tout travail sensible, l'autre étant un des phénomènes spéciaux du travail et ne pouvant nullement se produire en dehors de ce travail.

§ 82. La *période d'expulsion* débute avec le retrait du col sur la tête et se termine par la sortie complète de l'enfant. Les douleurs deviennent de plus en plus fortes et se succèdent à brefs intervalles. Les efforts d'expulsion deviennent involontaires. Pendant chaque douleur l'enfant progresse d'une façon très-nette, tandis que dans l'intervalle des douleurs, la tête rentre un peu. La manière et le procédé à l'aide desquels le crâne progresse dans le bassin sont extrêmement intéressants. La description exacte de ce mécanisme se trouve au § 98. Lorsque la tête est arrivée au détroit inférieur, pendant le douleur, le périnée se trouve distendu en forme de sphère. Les lèvres s'entrouvrent un peu et entre elles on aperçoit une partie du crâne (la tête est au dégagement). Comme dans l'excavation, à chaque cessation de la douleur, la tête rétrograde un peu, puis, à chaque nouvelle douleur, elle est

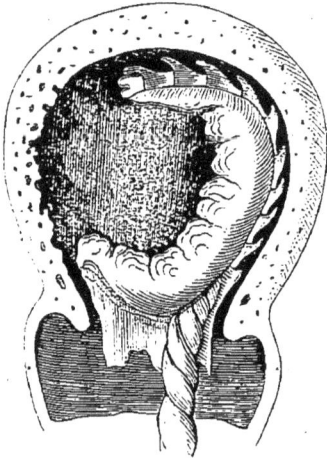

FIG. 32. — Décollement du placenta, d'après B. Schultze.

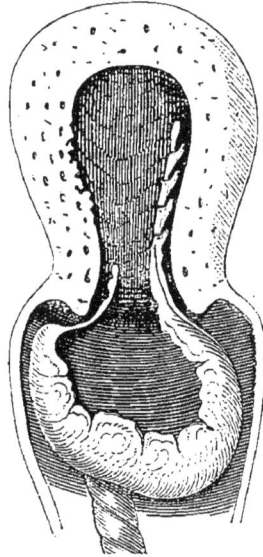

FIG. 33. — Expulsion du placenta, d'après B. Schultze.

de nouveau propulsée en avant. Alors sous l'influence de la distension de plus en plus forte du périnée, l'anus est refoulé en avant et très-souvent il survient des garderobes involontaires. Le frein et les lèvres, à chaque douleur, embrassent la tête qui est poussée en avant, par un bord mince, jusqu'à ce qu'enfin celle-ci pendant une dernière douleur, quelquefois dans l'intervalle de deux douleurs, et par les seuls efforts des muscles abdominaux, franchit ce bord, et la tête se dégage. La plupart du temps cette même douleur ou celle qui la suit expulse le reste du tronc. En même temps que la tête sort, mais plus souvent avec l'expulsion du reste de l'enfant, s'écoule le reste du liquide amniotique qui se trouvait encore dans l'utérus, mélangé la plupart du temps avec du sang qui provient du décollement partiel ou déjà total du placenta.

Tandis que chez les primipares, cette période peut durer fort longtemps et que l'engagement et le dégagement de la tête se font presque toujours progressivement, chez les multipares, dont le vagin et la vulve ont été déjà élargis par des accoucheménts antérieurs l'enfant passe quelquefois d'une façon si rapide à travers le bassin et la vulve, qu'une seule douleur embrasse toute la deuxième période.

Si la tête, en particulier lorsque la vulve est étroite, reste longtemps engagée, il se forme dans la région en contact avec la vulve, et cela pour les mêmes raisons que plus haut au col, une deuxième bosse sanguine qui presque toujours occupe une place un peu différente de la première, si bien que sur la même tête on peut trouver deux bosses sanguines.

§ 83. La *période de délivrance* commence après l'expulsion de l'enfant et se termine avec l'expulsion complète du délivre. Par suite de la réduction considérable de volume que subit l'utérus après l'expulsion de l'enfant, le diamètre de la partie de l'utérus qui est occupée par le placenta se réduit tellement que celui-ci ne peut suivre cette rétraction et se trouve ainsi détaché de la paroi utérine. La séparation se fait aux dépens de la mère, c'est-à-dire que les touffes choriales du fœtus restent intactes, et qu'une partie de la caduque sérotine de la muqueuse maternelle reste adhérente au placenta. Par suite les vaisseaux maternels se trouvent ouverts, si bien qu'ils sont béants et que si leur lumière ne se trouve pas fermée par les contractions de l'utérus, il peut survenir des hémorrhagies considérables. Le placenta et les membranes restent provisoirement dans l'utérus, jusqu'à ce qu'après un temps très-variable comme durée, de nouvelles contractions surviennent, qui poussent le délivre dans le vagin et qui, unies aux contractions du vagin, l'expulsent ordinairement de la vulve (voy. fig. 32 et 33).

Note du traducteur. La bosse sanguine est un des phénomènes les plus curieux qui se passent sur la tête de l'enfant pendant le travail de l'accouchement. D'autant plus volumineuse que le travail a duré plus longtemps après la rupture de la poche des eaux, elle ne se forme que sur la tête des enfants vivants et est toujours située sur la partie de la tête de l'enfant qui correspond au vide du bassin, et elle est quelquefois si considérable qu'elle rend le diagnostic de la position extrêmement difficile, sinon impossible. Mais ce diagnostic peut alors être fait à coup sûr une fois que l'enfant est sorti. La bosse sanguine est-elle à gauche, c'est que l'on a affaire à une position droite. Est-elle à droite, c'est qu'il s'est agi d'une position gauche. Enfin la situation même de cette bosse sanguine indique les variétés de position. La bosse sanguine se trouve-t-elle en avant et à gauche, c'est que la position était droite et postérieure. Est-elle en arrière et à droite, c'est que la position était gauche et antérieure. On peut donc ainsi, à la simple inspection de la tête de l'enfant, contrôler l'exactitude de son diagnostic primitif.

Cette bosse sanguine du reste ne se forme pas seulement dans les présentations du sommet, et c'est elle qui donne aux enfants qui naissent par la face cet aspect hideux et effrayant qu'ils présentent. Pour les présentations du siége elle se forme sur la fesse qui se trouve en rapport avec le vide du bassin. Il en est de même pour la présentation de l'épaule, et elle peut ainsi dans ces cas comme dans la présentation du sommet servir à établir un diagnostic rétrospectif certain dans le cas ou l'on aurait pu conserver quelques doutes pendant le travail.

---

(1) S. Lemser, *Die physiolog. Lös. d. Mutterkuchens*, et M. Duncan, *Edinburgh Obst. Trans.*, vol. II, p. 331.

IV. LE MÉCANISME DE L'ACCOUCHEMENT

84. Nous examinerons d'abord la force expulsive et le mode et la manière suivant lesquels elle agit pour amener l'ouverture des parties molles et déterminer l'expulsion de l'œuf. Nous passerons ensuite en revue chacun des phénomènes du dégagement de l'enfant à travers le bassin.

1. LES FORCES EXPULSIVES.

Ces forces consistent principalement dans les contractions des muscles lisses de l'utérus. La contraction des muscles abdominaux doit être considérée comme une puissante force adjuvante, tandis que les contractions et l'élasticité du vagin sont d'une importance secondaire.

A. LES CONTRACTIONS UTÉRINES (DOULEURS).

1° Innervation de l'utérus.

a. *Anatomie.*

BIBLIOGRAPHIE. — WALTER, *Tabulæ nerv. thorac. et abd.* Berol., 1783. — W. HUNTER, *Anat. desc. of the hum. grav. uterus.* London, 1794. — TIEDEMANN, *Tab. nerv. ut.* Heidelberg, 1822. — R. LEE, *Anat. of the nerves of the uterus.* London, 1841. — SNOW-BECK, *Philos. Trans.*, 1846, XVI. — FRANKENHAEUSER, *Die Nerven der Gebärmutter.* Jena, 1867.

§ **85.** En ce qui concerne l'anatomie des nerfs qui se rendent à l'utérus, nous nous bornerons strictement au travail de Frankenhäuser qui est le plus nouveau et le plus complet.

La source la plus éloignée à laquelle on peut anatomiquement faire remonter l'origine des nerfs génitaux est, d'après Frankenhäuser, le ganglion solaire. Les ganglions cœliaques fournissent, en partie directement, en partie par les ganglions rénaux, des branches aux organes génitaux; mais la source principale des nerfs génitaux est le plexus aortique que Frankenhäuser divise en plusieurs parties. — La supérieure, le plexus mésentérique supérieur, envoie des branches nerveuses aux premier, deuxième et troisième ganglions spermatiques. Les deux ganglions qui se trouvent placés de chaque côté de l'artère mésentérique inférieure doivent être considérés comme des ganglions spermatiques ou génitaux. Avec eux s'anastomosent deux fortes branches des deuxième et troisième ganglions lombaires du grand sympathique.

Les branches efférentes du plexus mésentérique supérieur, ainsi que les quatre ganglions génitaux, se rencontrent à la bifurcation de l'aorte et s'y réunissent en un large cordon nerveux, le grand plexus utérin qui reçoit de fortes branches du quatrième ganglion du cordon sacré du sympathique. Environ un pouce et demi au-dessous de sa bifurcation, le plexus se divise de nouveau, ses deux branches forment les plexus hypogastriques et à droite et à gauche elles embrassent le rectum jusqu'à la partie supérieure du vagin et jusqu'à l'utérus. Sur leur chemin se joignent à elles de nombreuses branches nerveuses du premier ganglion lombaire et du troisième sacré du sympathique. Sur les côtés du rectum, le plexus hypogastrique se divise en deux parties dont l'une, la plus petite, va directement à la partie postérieure et latérale de l'utérus, la plus grosse aide en partie à former le gros ganglion du col, en partie se réunit avec les nerfs sacrés.

Le ganglion cervical, est, chez les femmes enceintes, un gros plexus long de deux pouces, large de un pouce et demi, qui se trouve le long de la paroi postérieure du vagin et à la formation duquel concourent les deux plexus hypogastriques, les trois premiers ganglions sacrés du sympathique et les deuxième, troisième et quatrième nerfs sacrés. C'est ce ganglion cervical qui fournit à tout l'utérus, et en particulier au col, des nerfs très-nombreux.

b. *Physiologie.*

BIBLIOGRAPHIE. — KILIAN, *Zeitschrift für ration. Med.*, nouv. sér., vol. II, p. 1852. — SPIEGELBERG, *Zeitschr. f. ration. Med.*, 1858, 3e sér,, vol. II, p. 1 et *M. f. Geb.*, 24, p. 11.— KEHRER, *Zusammenz. des weibl. Genitalk.*, 1863. — FRANKENHAEUSER, *Jenaische Z. f. Med. und Naturw.*, I, 1864 et *Die Nerven d. Gebärmutter*. Jena, 1867. — ODERNIER, *Nerven d. Uterus*. Bonn, 1865.— KÖRNER, *Studien d. phys. Inst. zu Breslau*, cah. 3.— OSER et SCHLESINGER, *Wiener med. Jahrb.*, 1872, p. 37 et SCHLESINGER, *eod. loc.*, 1873, p. 1.

§ 86. Nos connaissances sur la manière physiologique dont se comportent les nerfs de l'utérus sont beaucoup plus incertaines. Les expériences faites sur les lapins se contredisent directement pour la plupart. Ce qui paraît être certain, c'est que le courant principal moteur, dans le plexus hypogastrique, se dirige vers l'utérus.

Les recherches de Oser et de Schlesinger ont conduit à ce résultat intéressant qu'il existe dans la moelle allongée, pour l'activité utérine, un centre exactement semblable à celui qui existe pour les mouvements automatiques; centre qui est excité et détermine avec une grande netteté la production des mouvements dans l'utérus, lorsqu'il ne renferme que du sang asphyxique ou qu'il est privé de sang.

Cela ne fait pas beaucoup avancer la question de savoir quelle est la cause du début des douleurs et des circonstances qui règlent la puissance d'action utérine une fois qu'elle est éveillée, puisque, étant admise l'existence de ce centre, il ne fonctionne évidemment pas ordinairement en tant que centre, c'est-à-dire que la puissance motrice de l'utérus n'est pas habituellement mise en jeu par une irritation centrale.

Depuis que l'on sait que de nombreuses fibres spinales viennent s'ajouter aux plexus que l'on considérait anciennement comme appartenant exclusivement au sympathique, et depuis que l'importance particulièrement centrale des ganglions sympathiques est fortement révoquée en doute, on peut, en se basant sur les expériences, se représenter ainsi le fait : Le courant principal des nerfs sensitifs se transmet, par la moelle épinière, jusqu'à la moelle allongée, où le courant moteur principal est établi surtout par les fibres centrales qui se répandent dans les branches du plexus aortique, tandis que les ganglions sympathiques interposés n'agissent plus que d'une façon accessoire pour modifier le courant moteur.

Les expériences cliniques, signalées dans la note suivante, nous apprennent toutefois que le chemin à travers la moelle allongée n'est pas nécessaire, mais que l'action réflexe peut être mise en jeu par une voie plus courte, quoique, sur cette voie plus courte, il existe tant d'obstacles, ou que le courant soit si peu prononcé que, tant que le courant central est praticable, c'est cette voie qui est choisie de préférence.

On ne connaît, du reste, rien de plus certain sur toutes ces questions.

L'expérience clinique apprend que l'activité utérine est surtout facilement mise en jeu par des irritations extérieures de l'utérus et même du vagin, de la vulve et des mamelles ; et que le courant n'ait pas, du moins d'une façon indispensable, besoin de passer par la moelle épinière, c'est ce que nous apprennent les cas dans lesquels, lorsque le courant se trouve supprimé dans la moelle épinière, l'accouchement ne se fait pas moins comme d'habitude.

Les résultats que les expérimentateurs ont obtenus sur des lapins sont très-différents. Kilian arriva à la conclusion que le centre, déterminant les mouvements de l'utérus, se trouvait dans la moelle allongée et son voisinage, et que le courant principal moteur passait par le nerf vague. Spiegelberg trouva que les contractions utérines s'éveillent par le cervelet, la moelle allongée et la moelle épinière, que le courant passe par la moelle et le sympathique, et que les troubles de la circulation déterminent les contractions utérines ; tandis que Kehrer refuse au sympathique cette propriété d'exciter les contractions et conteste aussi l'influence des troubles de la circulation. Franckenhäuser à son tour considère le plexus aortique comme le nerf essentiellement moteur. Obernier put éveiller les contractions utérines en excitant la moelle allongée et le cervelet ; il ne les considère pourtant pas comme un centre, et il détermina de même les contractions utérines en irritant la moelle épinière, et il obtint constamment les mêmes résultats en excitant les plexus aortiques et les troncs lombo-sympathiques. D'après Körner, l'excitation de la moelle allongée et de son voisinage et de la moelle épinière amène les contractions, le courant moteur passerait par les branches sacro-spinales et le plexus aortique. Schlesinger a continué les recherches entreprises au début en collaboration avec Oser et au point de vue du courant moteur qui va à l'utérus, il est arrivé aux résultats suivants : L'irritation du tronçon central d'une moelle épinière détermine très-exactement les mouvements réflexes de l'utérus et le courant passe par la moelle allongée. Quel chemin le courant moteur suit-il de là pour aller à l'utérus ? C'est ce qu'on ne peut décider encore avec certitude. Le plexus aortique est, il est vrai, une voie puissante, mais on peut difficilement admettre qu'elle soit la seule, puisque dans la plupart des cas on a aussi observé des mouvements réflexes, alors même qu'on a, avec le plus grand soin, détruit les branches qui montent sur l'aorte.

Une question encore intéressante à élucider avant de continuer notre étude, c'est la cause du début de l'accouchement (1).

On a fait de tout temps à ce sujet les hypothèses les plus variées. Dans toute l'antiquité régnait l'opinion d'Hippocrate (400 avant J.-C.) que l'enfant était l'agent

---

(1) C. C. Th. Litzmann, article SCHWANGERSCHAFT dans *Wagner's Handwörterbuch. d. Phys.*, III, 1, p. 107. — J. Veit, *Verh. d. Geseilsch. für Geb. in Berlin*, cah. 7, 1853, p. 122. F. A. Kehrer, *Vergl. Phys. d. Geb. d. Mensch. u. d. Säugethiere.* Giessen, 1867, p. 8.

actif de sa naissance; et quoique le père de la médecine n'ait pas absolument
méconnu l'action des muscles abdominaux, il la considérait comme de très-peu
d'importance. D'après lui, dans les derniers temps de la grossesse, la nutrition est
insuffisante, et c'est la faim qui est le motif réel de l'accouchement. L'enfant avec
ses pieds s'arc-boute contre le fond de l'utérus, presse avec sa tête contre le col,
déchire la poche, et par ses efforts ouvre l'orifice de la matrice. A cette action
directe de l'enfant vient encore s'ajouter la pesanteur. Cette opinion fut acceptée
par tous les médecins les plus instruits de l'antiquité (Aristote, Aetius, Avicenne), et
même dans ces derniers temps (1831) Friedrich a reproduit cette idée que ce n'était
pas la mère qui enfantait son enfant, mais bien celui-ci qui était l'agent actif de sa
naissance. L'opinion beaucoup meilleure de Galien (164 ans après J.-C.) que l'expulsion du fœtus était la conséquence de la contraction des fibres musculaires transversales et longitudinales de l'utérus et de la dilatation active de l'orifice, aidée des
contractions des muscles abdominaux, passa sans laisser de traces. Conséquents
avec ces principes, les auteurs admettaient : 1° que les filles naissaient plus difficilement que les garçons « *Nam non est ita fortis, sicut masculus, neque ad motum
ita agilis* », comme Savonarole (gest. 1466) le dit expressément, et 2° que la mort
de l'enfant entraînait une difficulté considérable pour l'accouchement, erreur qui,
par suite de la confusion faite entre la cause et l'effet, devait avoir pour la pratique
des conséquences funestes. Cette opinion ne pouvait se maintenir devant une observation exacte. Mais nous serions entraîné beaucoup trop loin si nous voulions
passer en revue toutes les hypothèses qui étaient destinées à la soutenir. En général, on a cherché dans trois circonstances la cause du début de l'accouchement :
dans la pression exercée par la partie fœtale qui se présente, sur le col (Petit, Dubois,
Kilian); dans la distension exagérée de l'utérus (Mauriceau), et dans la congestion
menstruelle (Osiander, Mende, etc.). Scanzoni en donne pour raison la combinaison
des deux dernières causes.

Simpson (1) a, à notre avis, le premier donné la vraie explication d'une manière
précise, quoique déjà Huwé et Naegele eussent cherché la cause de l'accouchement
dans la flétrissure de l'œuf, explication qui se résume en ceci, que les modifications
qui à la fin de la grossesse se produisent dans la caduque, et qui font de l'œuf un
corps étranger pour la matrice, sont la cause de la cessation de la grossesse.

Voici comment les choses se passent : Dans les derniers temps de la grossesse, il
se produit progressivement et peu à peu une dégénérescence graisseuse de la
caduque. Cette dégénérescence graisseuse des cellules qui se trouvent entre l'œuf
et l'utérus détruit les connexions organiques qui existaient jusque-là entre ces deux
tissus. Dans tous les points où cette dégénérescence a atteint un certain degré, les
extrémités terminales des nerfs utérins qui s'y trouvent sont excitées. Mais pour mettre
en jeu l'action réflexe, la contraction du muscle utérin, il faut une certaine somme
d'excitation agissant sans interruption. Aussitôt que cette somme est atteinte, l'action
réflexe se produit sous forme de contraction (au début très-faiblement). Puis survient
un temps de repos, jusqu'à ce qu'il se soit de nouveau produit une somme d'excitation
suffisante pour ramener une nouvelle contraction. Mais à mesure que les contractions
deviennent plus fortes, elles amènent un déplacement de la paroi utérine *par rapport* à l'œuf, déplacement qui détermine une séparation plus étendue d'avec les
fibres nerveuses et par conséquent une excitation plus considérable. Par suite, l'action réflexe se manifeste sous forme de douleurs, de contractions de plus en plus
fortes et plus répétées, si bien que définitivement les douleurs se succèdent coup
sur coup, jusqu'à ce que l'expulsion de l'œuf soit accomplie.

Une observation importante pour comprendre le début régulier de l'accouchement, aussi bien que la lenteur fréquente de ces contractions lorsque le décollement
de l'œuf se fait prématurément, est celle de Brown-Séquard (2), d'Obernier et de

(1) *Edimb. Journ. of med. sc.*, juillet 1853, p. 51, et *Sel. Obst. W.*, vol. I, 1871, p. 94.
(2) *Exp. Researches appl. to phys. and path.*, 1853, p. 117.

Kehrer — qui tous sont d'accord sur ce point, que l'irritabilité de l'utérus augmente toujours progressivement avec le cours de la grossesse.

Que ce soit là la vraie cause du début de l'accouchement, c'est ce que tendent à prouver diverses expériences pathologiques. La cause de beaucoup la plus fréquente de l'accouchement prématuré, c'est la mort du fœtus. Mais l'expulsion de l'œuf ne se produit pas toujours immédiatement après la mort du fœtus et cela n'a lieu que lorsque, à la suite de la mort, tout l'œuf, y compris la caduque, a subi la dégénérescence et qu'il est devenu pour l'utérus un véritable corps étranger. Une autre cause fréquente de l'avortement consiste dans les hémorrhagies qui se font entre l'œuf et l'utérus et qui naturellement, en tant que corps étrangers, déterminent l'excitation des nerfs utérins. Mais ce ne sont pas seulement les expériences pathologiques qui confirment notre manière de voir, et pour résoudre la question dont il s'agit, nous nous trouvons dans la position heureuse, mais toujours rare, de pouvoir appeler à notre aide l'expérience physiologique sur la femme vivante.

Il est certains cas, notamment, où il peut être extrêmement désirable d'éveiller la contraction utérine avant la fin normale de la grossesse. Nous aurons donc à nous demander de quelle manière nous obtiendrons le plus sûrement ce résultat. Car les méthodes pour la provocation de l'accouchement prématuré artificiel n'agissent pas toutes d'une façon aussi certaine. Ainsi les douleurs peuvent être éveillées en irritant les nerfs sympathiques qui s'anastomosent avec les nerfs utérins (douche chaude vaginale, tamponnement du vagin, irritation des mamelles). Mais l'effet sera obtenu beaucoup plus sûrement si l'on exerce cette irritation sur les terminaisons nerveuses qui tapissent la face interne de l'utérus.

L'introduction d'un corps étranger (sonde, injections intra-utérines, etc.) entre l'œuf et l'utérus est par conséquent la méthode la plus sûre et celle qui conduit le plus rapidement au but que l'on se propose, c'est-à-dire à l'accouchement prématuré. Les contractions prématurées se produisent aussi d'une façon très-sûre lorsque le liquide amniotique s'écoule prématurément, parce que précisément par suite de la diminution de son contenu la périphérie de l'œuf se trouve déplacée par rapport à la face interne de l'utérus. De même, le fait que lorsqu'une fois les contractions utérines se sont manifestées elles s'élèvent d'elles-mêmes jusqu'à leur maximum, s'explique, comme cela a déjà été signalé plus haut, facilement. A chaque contraction, les parois utérines se trouvent déplacées par rapport à la surface de l'œuf; à chaque douleur, par conséquent, la séparation déjà provoquée entre l'œuf et l'utérus devient plus complète, et chaque douleur, par conséquent, est la cause d'une douleur nouvelle plus forte.

Que la dégénérescence graisseuse de la caduque marche seulement d'une façon tout à fait progressive, cela ne fait aucune objection. C'est surtout chez les primipares, chez lesquelles le contrôle des phénomènes physiologiques est en général plus facile, que l'on peut, et cela très-habituellement déjà pendant tout le dernier mois de la grossesse, constater de faibles contractions utérines.

2° Mode des contractions.

§ 87. Les contractions utérines sont indépendantes de la volonté. La volonté ne peut ni les éveiller, ni, lorsqu'elles existent, les interrompre, pas plus qu'elle ne peut les ralentir ou les accélérer. Pourtant, les émotions morales peuvent très-bien altérer la force des contractions (d'après l'analogie avec ce qui se passe pour l'intestin, cela pourrait tenir à une action spasmodique ou à la paralysie des nerfs vasculaires).

Quant à ce qui concerne le mode et la manière d'être des contractions de l'utérus, elles ont surtout le caractère qui appartient aux contractions des fibres musculaires lisses. La contraction se fait lentement, augmente progressivement, persiste pendant un temps court avec son maximum, pour après cela décroître de même lentement.

Le renforcement progressif de la contraction s'explique facilement par la grandeur croissante de l'irritation qui a déterminé ces contractions, comme nous l'avons établi dans la note du paragraphe précédent.

Comment les contractions des faisceaux musculaires pris isolément se comportent-elles par rapport les unes aux autres, c'est ce qu'il est difficile de déterminer. Chez les chiennes, les lapines, les contractions utérines sont évidemment péristaltiques. Pourtant *Obernier* admet déjà que chez ces animaux, dans quelques cas, la contraction débute si rapidement que les stades isolés se distinguent à peine. Mais cette action péristaltique n'est prouvée que pour les utérus bicornes. D'après l'analogie toutefois, il est très-vraisemblable que dans l'espèce humaine aussi la contraction marche d'une façon péristaltique (en tous cas, elle commencerait aux muscles des ligaments et marcherait du fond de l'utérus vers le col), mais que les ondulations se transmettent si rapidement à tout l'organe, qu'au point de vue pratique on peut considérer la contraction comme se produisant simultanément dans tout l'organe.

3' Forme et situation de l'utérus pendant la contraction.

§ 88. A chaque douleur l'utérus change de forme et de position.

En ce qui concerne la première, l'utérus devient plus étroit dans son diamètre transverse, tandis qu'il devient plus long et plus épais d'avant en arrière.

On peut facilement s'assurer par la mensuration du rétrécissement et de l'allongement de l'utérus. Le diamètre de l'épaississement ne peut, il est vrai, se mesurer sur le vivant, pourtant on peut admettre comme certain que l'agrandissement de la distance qui le sépare de la région lombaire et du point le plus saillant du ventre en avant, comme on peut facilement le constater pendant la douleur, n'est pas seulement le résultat de la modification de position, mais aussi de la modification de forme de l'utérus. Cette diminution est la plus considérable dans le sens du diamètre transversal, pendant que l'augmentation de longueur est un peu moindre. Lorsque l'action des muscles abdominaux est énergique, toutes ces modifications atteignent un degré très-prononcé, surtout chez les multipares, puisque les muscles de la paroi abdominale compriment latéralement l'utérus et le poussent dans l'espace qui existe entre les muscles droits. Il sera, par conséquent, facile de donner à la hauteur un chiffre trop élevé, car l'épigastre en se contractant s'écarte du fond de l'utérus.

S'il n'est pas difficile de constater cette modification de forme, il est loin d'en être de même lorsqu'il s'agit d'en trouver la cause.

Schatz a admis que l'utérus change de forme, parce que la contraction tend à le rapprocher de la forme sphérique. D'une façon générale, cela est certainement exact, car l'utérus en se contractant tend à réduire son contenu au volume le plus petit possible, c'est-à-dire à la forme sphérique. Mais l'expérience apprend que quoique la contraction fasse un peu disparaître l'inégalité, qui à l'état de flaccidité existe entre le diamètre transverse et le diamètre antéro-postérieur, de telle sorte que l'utérus, aux dépens de sa largeur, devient un peu moins aplati, il n'en est pas moins vrai que la longueur, qui déjà, indépendamment de cela, l'emporte notablement sur les deux autres diamètres, se trouve encore un peu augmentée par la contraction.

Pourtant il est probable que cet allongement pendant la douleur, qui se produit dans les présentations longitudinales, est dû exclusivement à l'extension du corps fœtal. L'enfant, dans un utérus flasque, se trouve fortement courbé sur sa face antérieure, et cela a surtout lieu dans la position verticale du corps, qu'il s'agisse de présentations longitudinales ou de présentations transversales. (Cela pourrait bien être dû pour la plus grande part à la tension des téguments abdominaux, qui est plus grande dans la station debout que dans le décubitus dorsal.) L'enfant subira donc une compression telle que sa plus grande longueur d'après *Ahlfeld* (1) ne comporte en réalité que la moitié de l'étendue totale de son corps. Il n'en est plus de même pendant la douleur. Dans la présentation longitudinale du fœtus, par suite du raccourcissement de l'utérus dans sa direction transversale, le corps de l'enfant se trouvera étendu, si bien que lorsque cette extension est considérable, le siége de l'enfant imprime au fond de l'utérus une forte voussure. Cette extension de l'enfant est incomplète tant que les eaux ne sont pas écoulées, mais une fois la poche rompue, dans l'intervalle des douleurs, cette courbure de l'enfant sur lui-même n'est plus aussi forte qu'avant, et pendant la douleur, il subira une extension telle, que, quoique sa tête se trouve alors notablement plus engagée qu'avant, le fond de l'utérus se trouve aussi haut ou même plus haut placé qu'auparavant.

Ainsi l'utérus, pendant la douleur, modifie sa forme en ce qu'il devient plus étroit, mais en même temps plus long et plus épais qu'à l'état de flaccidité.

En même temps que la forme, la position change aussi.

Pendant que l'organe à l'état de flaccidité se trouve, dans le décubitus dorsal, appliqué sur la colonne vertébrale (fig. 26), pendant la douleur, par suite de la rigidité de la paroi, il se relève, si bien que son fond s'applique sur la paroi abdominale antérieure, et la refoule un peu en avant. Cette modification de situation se trouve secondée par la contraction des muscles des parois abdominales.

Le diaphragme qui se déprime par en bas pousse le fond en avant, et en même temps les muscles abdominaux qui se contractent latéralement poussent l'utérus dans l'espace qui existe entre les muscles droits qui, du moins chez les femmes multipares arrivées à un degré avancé de grossesse, sont habituellement fort écartés.

(1) *Archiv f. Gyn.*, II, p. 353.

4° La douleur de la contraction.

§ 89. Le nom de *douleurs* indique déjà que les contractions utérines sont liées à une douleur physiologique. Celle-ci a son siége dans le sacrum surtout et s'irradie de là dans le bas-ventre et les cuisses. Elle est due, pour la plus grande partie, à la pression à laquelle sont exposés les nerfs qui se trouvent entre les fibres musculaires qui se contractent. Son intensité est très-variable, et la douleur est la plus forte lorsque la tête fœtale porte sur les nerfs dépendant du système nerveux cérébro-spinal, et franchit la vulve qui est toujours très-sensible. De plus l'intensité de la douleur dépend toujours des individualités, quelquefois elle excite fortement la parturiente, s'accompagne de sueurs générales ou de vomissements, et il peut même au moment du dégagement survenir une perte totale de connaissance.

L'influence de chaque douleur sur l'ensemble de l'organisme se traduit par une augmentation de pression dans le système artériel. La fréquence du pouls augmente depuis le début de la douleur jusqu'à son summum, et diminue ensuite lentement, à mesure que la douleur disparaît (1).

B. LA CONTRACTION DES MUSCLES ABDOMINAUX.

BIBLIOGRAPHIE. — KEHRER, *Vergl. Phys.* etc., p. 51. — SCHATZ, *Der Geburtsmech. der Kopfendlagen.* Leipzig, 1868, p. 23.

§ 90. La contraction des muscles abdominaux a une influence notable sur la progression de l'enfant. Elle peut être volontairement mise en action. Au moment où les efforts d'expulsion atteignent leur summum, l'action combinée des muscles entre en jeu par la voie de l'action réflexe. La contraction des muscles abdominaux agit de la façon suivante : Les membres prenant un point d'appui, le tronc se trouve fixé, et une inspiration profonde et soutenue se produisant, le diaphragme est refoulé par en bas. En même temps que les muscles abdominaux se contractent, le diaphragme s'abaisse encore davantage, en partie par suite de sa propre contraction, mais surtout par l'action puissante des muscles expirateurs, mise en jeu par la fermeture de la glotte, et il exerce une pression régulière sur tout le contenu de l'abdomen.

Ce n'est pas la contraction des muscles abdominaux, mais bien la contraction de l'utérus, qui est l'agent essentiellement nécessaire pour l'expulsion de l'œuf, et c'est ce que prouvent les cas dans lesquels cette assistance des muscles abdominaux fait complétement défaut, sans que le cours de l'accouchement en soit entravé. Ces cas ont été observés dans les prolapsus utérins, les paralysies, les syncopes profondes, l'anesthésie profonde et la mort apparente.

C. LES CONTRACTIONS DU VAGIN.

§ 91. Comme le vagin relativement étroit est nécessairement distendu violemment par la partie fœtale qui progresse, il s'oppose, du moins au début,

(1) Voy Martin, *Archiv für phys. Heilkunde*, 13e année, p. 369, et Mauer, *Ibid.*, p. 377.

à la progression de l'enfant. Mais lorsque la grosse circonférence de l'enfant l'a franchi, l'expulsion du reste du corps fœtal aussi bien que du délivre est notablement aidée par son élasticité et la contraction des fibres musculaires lisses qui vont se perdre dans ses parois hypertrophiées.

2. L'ACTION DES FORCES EXPULSIVES.

BIBLIOGRAPHIE. — WIGAND, *Die Geburt d. Menschen*, vol. II, Berlin, 1820, p. 197, u. a. a. St. — G. VEIT, *Verh. d. Berliner geb. Ges.*, cah. 7, 1855, p. 131.— HOHL, *Lehrb. d. Geb.*, 2ᵉ édit., p. 385. Leipzig, 1862. — KEHRER, *Vergl. Phys. u. s. w.* p. 41. — V. SCANZONI, *Lehrb. der Geb.*, 4ᵉ édit., Vienne, 1867, vol. I, p. 227.— SCHATZ, *Der Geburtsmechanismus der Kopfendlagen.* Leipzig, 1868, *Wiener med. Presse*, 1868, nᵒˢ 30, 32, 42 et 43 et 1869 nᵒ 29, *Arch. f. Gyn.*, III, p. 58, et IV, p. 34.— KUENNEKE, *Die vier Factoren der Geburt.* Berlin, 1869. — LAHS, *Zur Mechanik der Geburt*, Marburg, 1869 et Berlin, 1872, *Arch. f. Gyn.*, I, p. 430, III, p. 195, IV, p. 321 et 558.

§ 92. Après avoir étudié l'innervation de l'utérus et vu combien l'utérus contracté est différent de l'utérus à l'état de flaccidité, nous devons maintenant étudier les phénomènes mécaniques par lesquels la contraction arrive à expulser progressivement le contenu de l'utérus.

Pour que la force contractile des fibres musculaires utérines puisse suffire à un travail long et persistant, il faut qu'il y ait une alternative de contraction et de repos. Seul, l'acte de la contraction peut produire un travail manifeste. La persistance de la contraction n'y entre pour rien. Dans cette dernière circonstance, les forces d'expansion chimiques devenues libres par l'oxydation de la myosine, ne produisent que des mouvements moléculaires (tonicité musculaire et chaleur).

La force d'un muscle creux agit par pression sur son contenu. La force ne réalise donc un travail manifeste que si ce muscle creux peut expulser son contenu.

Ainsi le cœur fournit un travail manifeste persistant, en ce que à chaque systole il expulse son contenu, tandis qu'à chaque diastole il se remplit de nouveau. L'utérus est essentiellement constitué d'une façon tout autre, puisque par sa propre force il doit produire d'abord une ouverture de dégagement, et qu'alors c'est à travers cette ouverture que son contenu doit être expulsé.

§ 93. Différents facteurs concourent à l'ouverture du col. D'abord : 1ᵒ Le canal du col se trouve élargi, d'une façon considérable, par ce fait que vers le début de l'accouchement il se produit une imbibition et un ramollissement œdémateux de tout le col. Par suite de ce ramollissement, le tissu du col même se trouve augmenté et son calibre devient plus large et son canal plus long (1).

2ᵒ Le col, à chaque contraction, subit un tiraillement par suite duquel les bords de l'orifice sont attirés loin l'un de l'autre.

3ᵒ Puisqu'à chaque contraction du muscle creux, la tension intra-utérine

(1) Kueneke, *loc. cit.*, p. 158; Breisky, *M. f. Geb.*, 34, p. 378 et Lott, *Cervix uteri.* Erl., 1872, p. 87.

se trouve augmentée et que, par suite, le contenu fluide tend à se créer une issue, il se produit sur chaque partie de la surface interne une pression régulière qui tend à rompre la cohésion de la paroi renfermante. Cela se produit le plus facilement au point où existe déjà une ouverture de dégagement.

Le ramollissement organique du col, et la dilatation qui en est la conséquence, ont surtout été signalés par Kueneke, qui va beaucoup trop loin, quand il admet que toute la dilatation du col en est le résultat.

L'orifice interne du col tend à s'écarter, parce que le tissu utérin qui partout ailleurs offre la même constitution se trouve interrompu en cet endroit par une ouverture, et parce que là il ne s'agit pas seulement comme aux orifices des trompes d'un canal mince qui perfore la paroi utérine, dont les faisceaux entrecroisés et réfléchis d'une façon multipliée l'entourent de tous les côtés, mais parce que la direction de chacun des faisceaux musculaires qui se dirige vers le col est plus longitudinale. Ainsi, à chaque douleur il se produit sur toute la périphérie de l'orifice interne une traction régulière, et les faisceaux musculaires disposés concentriquement autour de cet orifice interne sont trop faibles pour pouvoir faire autre chose que ralentir un peu le phénomène de l'ouverture de cet orifice.

Par suite de l'ouverture qui existe et de la disposition des fibres musculaires, l'orifice interne est devenu le point qui offre le moins de résistance, il constitue l'ouverture dont les bords, lorsque tout l'ensemble du muscle se contractera, vont se trouver écartés l'un de l'autre. Dans les circonstances pathologiques cette place plus faible du muscle creux peut se trouver ailleurs. Ainsi, par exemple, on peut voir les bords de la cicatrice d'une opération césarienne pratiquée antérieurement être sous l'influence des contractions, progressivement tiraillés en sens contraire, et cette cicatrice peut s'amincir et se trouver refoulée en forme de poche jusqu'à ce qu'elle se rompe. Un grand nombre de ruptures utérines résulte encore de ce qu'une autre place que l'orifice interne, par suite de modifications pathologiques, est devenue le point de moindre résistance et que, par conséquent, dans les douleurs, ses bords tendent à s'écarter l'un de l'autre.

Cette action de la tendance à l'écartement des bords pourrait aussi se produire si le contenu de l'utérus était plus invariable, plus solide. Mais dans le cas actuel le contenu en partie liquide peut se déplacer vers l'endroit qui subit la pression la moindre ou même une pression nulle.

Comme la pression est produite par les contractions de la paroi, elle manque au point où cette paroi est percée d'un trou. C'est dans ce trou, par conséquent, que sera refoulée la poche des eaux, qui vient à son tour agir comme un coin pour écarter l'un de l'autre les bords du trou.

Cette dernière circonstance fait défaut lorsque la poche se rompt prématurément, et la dilatation du col se fait alors très-lentement; dans les cas où la poche des eaux agissait déjà comme un coin dans le col lorsqu'elle vient à se rompre, le col revient notablement sur lui-même, signe que la dilatation du col est en partie causée par l'engagement de la poche des eaux.

§ 94. De ce qui vient d'être dit, il ressort que la mise en jeu de l'activité utérine devrait par elle-même avoir pour résultat la rétraction du muscle creux sur son contenu à mesure que l'ouverture de dégagement deviendrait plus grande. Ce ne serait donc pas, à proprement dire, le contenu qui, en se déplaçant, serait expulsé, mais, au contraire, le muscle qui se rétracterait sur son contenu vers le pôle opposé à l'orifice.

Mais en fait, il en est tout autrement. — En réalité, l'œuf est expulsé au dehors de l'utérus, puisque le fond de l'utérus, à la fin de l'accouchement, est moins élevé qu'avant. Ce phénomène est dû à l'intervention de dispositions auxiliaires, c'est-à-dire la fixation de l'utérus dans le bassin et aux contractions des muscles abdominaux.

Examinons maintenant dans leur ensemble le mécanisme de l'ouverture des voies de l'accouchement et l'expulsion de l'œuf hors des voies génitales, et considérons, provisoirement, l'œuf comme une poche complétement remplie de liquide.

Au début de l'accouchement, chez les primipares, habituellement le segment inférieur de l'utérus (et avec lui la tête fœtale qui s'y trouve) se trouve dans le petit bassin. Il y est parvenu déjà pendant la grossesse, non pas tant par son propre poids (l'utérus pour sa plus grande part, dans la station verticale, se trouve supporté par la symphyse et la paroi abdominale antérieure, dans la position horizontale par la colonne lombaire) que par la pression intra-abdominale et par la contraction des ligaments ronds qui, de chaque côté de l'utérus, l'attirent dans le bassin et que chez les primipares on peut exactement sentir ordinairement comme deux cordes solidement tendues (1). Les contractions commençant, tout d'abord l'orifice interne se trouve tiraillé de tous côtés puisque les parois de la cavité utérine tendent à se rétracter sur l'œuf, et qu'ainsi la pointe inférieure de l'œuf pénètre progressivement dans le canal cervical. (Le déplacement de l'œuf qui se produit nécessairement alors par rapport à la paroi utérine se fait habituellement dans la caduque, mais, quelquefois aussi, si le chorion se déchire, entre le chorion et l'amnios.)

Chez les primipares précisément, pendant que le segment inférieur de l'œuf remplit déjà la cavité cervicale, l'orifice externe oppose à son ouverture une résistance considérable, si bien qu'il peut encore être presque complétement fermé alors que, sous l'action continue des douleurs, l'orifice interne est déjà fortement attiré par en haut et le col notablement distendu dans sa longueur. Précisément par suite de cette distension, la traction sur les bords de l'orifice externe devient si forte qu'il est obligé de céder à son tour, mais non pas toutefois sans que son bord se déchire, et de se rétracter aussi sur le segment inférieur de l'œuf. (Combien le col peut définitivement être allongé, c'est ce que l'on voit dans la figure 34 qui n'est qu'une réduction de la coupe de Braune d'une femme en travail dans laquelle l'orifice externe étant complétement dilaté, le col avait été allongé jusqu'à une dimension de 4 centimètres.) Précisément, chez les primipares, chez lesquelles le segment utérin inférieur est très-bas, le pôle inférieur de l'œuf n'est quelquefois pas descendu jusque-là et, par conséquent, c'est l'utérus qui s'est exclusivement rétracté sur l'œuf. A mesure que la dilatation de l'orifice externe fait des progrès, les choses se comportent autrement. La région de l'orifice externe se trouve alors déjà placée si haut (déjà au-dessus du petit bassin) que l'utérus, dont les liens avec les organes du voisinage sont fortement distendus, ne peut plus se rétracter sur l'œuf, mais qu'il le chasse déjà dans la partie supérieure du vagin. Il est aidé en cela par les contractions des muscles abdominaux qui, pendant la contrac-

(1) Voy. Lott, *Cervix uteri*, p. 43.

tion utérine, poussent la matrice et l'œuf avec elle dans la direction du canal du bassin. Si l'orifice externe est alors complétement dilaté, la cavité utérine, le canal cervical et le vagin forment une grande cavité (fig. 35) dans laquelle l'œuf se trouve fixé et hors de laquelle il sera expulsé à travers l'entrée du vagin qui, sous sa pression, se dilate peu à peu, parce que l'utérus fixé par ses points d'appui ne peut plus se retirer par en haut, et parce que la contraction

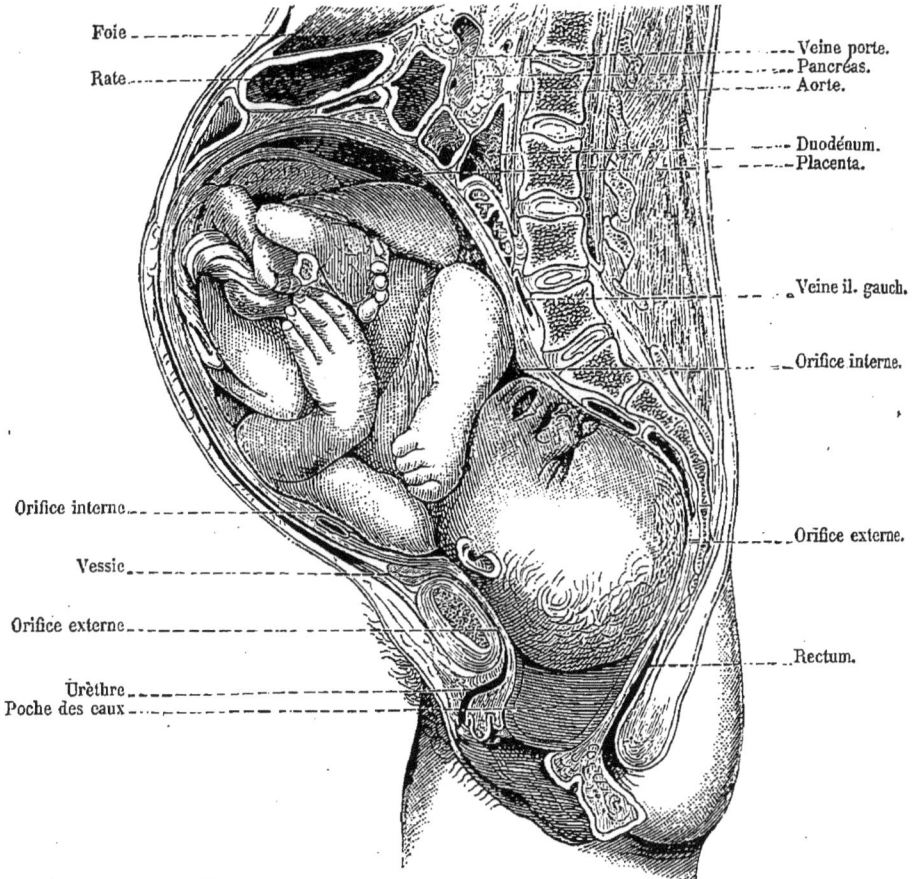

Fig. 34. — Coupe du cadavre gelé d'une femme en travail pendant la période d'expulsion, d'après Braune.

des muscles abdominaux, agissant fortement, le pousse par en bas avec son contenu.

Nous étudierons tout à l'heure en détail ce dégagement aussi bien que le déplacement en avant qu'impriment à l'œuf les planchers du bassin qu'il rencontre dans son chemin, et nous nous y arrêterons § 99.

Si un obstacle très-considérable s'oppose à la propulsion de l'enfant, comme dans les rétrécissements du bassin, il peut accidentellement arriver, si les douleurs sont énergiques, que l'utérus se rétracte progressivement sur l'œuf, assez loin pour que le vagin soit extraordinairement tiraillé dans sa longueur, et qu'à la fin l'utérus, si le dégagement de l'œuf ne se fait pas, se déchire à ses points d'attache.

Chez les multipares, ces phénomènes présentent quelques différences. Elles consistent en particulier en ceci, que chez elles la pression intra-abdominale, et la puissance d'action du ligament rond ne suffisent habituellement pas pour engager, dès la fin de la grossesse, le segment inférieur de l'utérus dans le

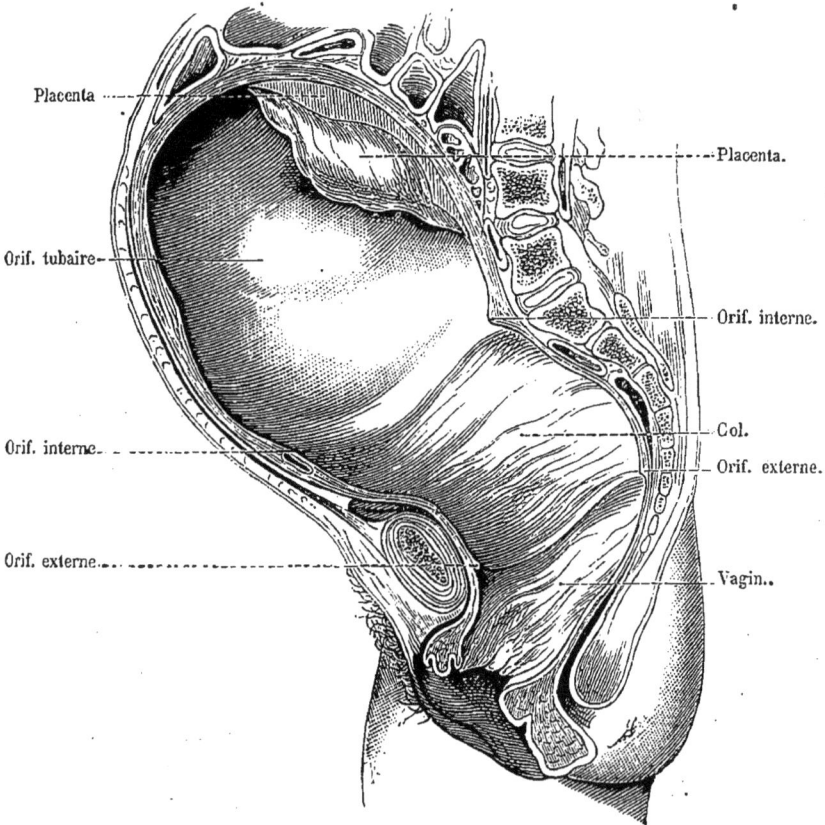

Fig. 35. — Coupe pratiquée à travers le canal génital après l'enlèvement de l'enfant.
d'après Braune.

petit bassin, et que l'orifice externe ne présente pas, en restant fermé, la résistance qu'il a chez les primipares.

Au début de l'accouchement, le segment inférieur de l'utérus se trouve par conséquent encore très-haut. L'orifice interne s'ouvrira comme d'habitude ; mais, avec lui et en même temps, l'orifice externe s'ouvre un peu, si bien que le col n'est plus distendu en masse comme chez les primipares. — Le segment inférieur de l'œuf pénètre d'une façon différente dans le petit bassin ; ou bien il y pénètre encore entouré de la paroi utérine, sous l'influence de ces mêmes forces qui déterminaient déjà son engagement pendant la grossesse chez les primipares, ou bien il n'y pénètre que lorsque le segment inférieur de l'utérus s'est rétracté sur lui sous l'influence des contractions des muscles abdominaux et de la résistance que les moyens de fixation de l'utérus opposent à un retrait trop considérable; ou bien, enfin, ce n'est qu'après la rupture de la poche des eaux que la partie fœtale qui se présente sera poussée dans le bassin sous l'influence d'une autre force que nous apprendrons encore à connaître. (Les différences de l'ouverture du col, chez les primipares et les multipares, sont représentées schématiquement dans les figures 36 et 37.)

§ 95. Quant à ce qui concerne le mode d'action des contractions de l'utérus, nous n'avons, jusqu'à présent, tenu compte que d'un seul procédé, puisque nous avons considéré l'œuf comme une vessie complétement remplie d'eau, c'est-à-dire la pression régulière que la contraction d'un muscle creux exerce sur son contenu. C'est cette force que Schatz désigne sous le nom de pression générale

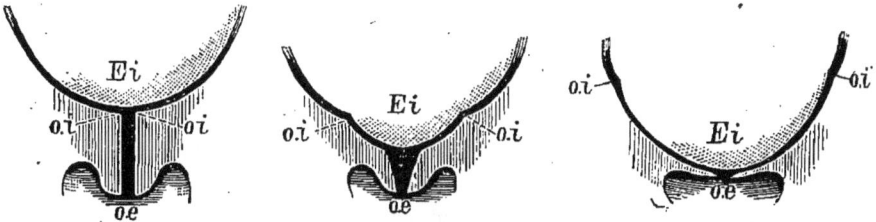

FIG. 36. — Ouverture du col chez une primipare représentée d'une façon schématique.
oi. Orifice interne. *oe*. Orifice externe.

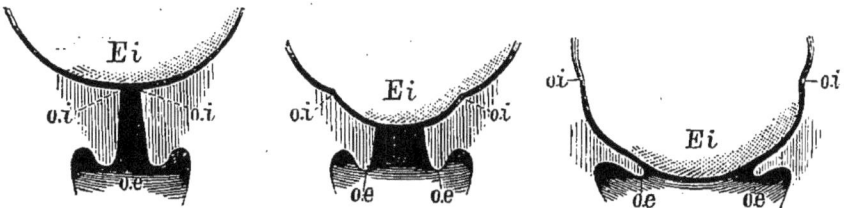

FIG. 37. — Ouverture du col chez une multipare représentée d'une façon schématique,
oi. Orifice interne. *oe*. Orifice externe.

utérine interne (JU). Mais, en réalité, dans l'expulsion de l'enfant, il faut encore tenir compte d'une autre variété d'action de la contraction utérine.

Puisque, notamment pendant la douleur, l'utérus diminue surtout dans le sens de son diamètre transverse, dans les positions longitudinales le fœtus se trouvera allongé, c'est-à-dire que sa courbure sur la surface utérine sera diminuée et que le fœtus, par conséquent, deviendra plus long. La longueur du fœtus empêche ainsi l'utérus de se raccourcir régulièrement dans son diamètre longitudinal ; et il en résulte une pression particulière qui s'exercera sur les deux pôles du fœtus. C'est cette force que Schatz désigne sous le nom de force de restitution de forme (FK), puisqu'il la considère comme une force à l'aide de laquelle l'utérus tend à reprendre sa forme primitive, la forme sphérique.

L'existence de cette force FK est contestée par Lahs, du moins pour les phénomènes habituels de l'accouchement. Elle existe pourtant d'une façon incontestable,
quoique l'intensité de son action puisse être variable. Elle ne manque absolument
que dans les accouchements dans lesquels l'œuf contient tant de liquide que la longueur de l'enfant, modérément incurvé, n'atteint pas la longueur de l'utérus. Qu'elle
existe habituellement, c'est ce que prouve la fixation de la tête, alors que la poche
des eaux existe encore et que l'orifice du col est peu dilaté, ce qui ne peut s'expliquer par l'intervention de la force JU, pas plus que par le poids seul du fœtus. Si la
force FK manque, comme dans l'hydramnios, la tête ballotte alors très-facilement,
même malgré des douleurs fortes, car la tête ne représente alors que la partie spécifiquement lourde de l'œuf et elle se laisse déplacer extrêmement facilement par le
doigt qui la percute. On peut encore s'assurer facilement de l'existence de la
force FK par l'observation immédiate au lit de la malade, en constatant par l'intérieur, que pendant la douleur la tête est solidement fixée sur le détroit supérieur, et
par l'extérieur le siége solidement appliqué sur le fond de l'utérus ; et si l'on remarque
que chaque pression exercée sur le siége est transmise à la tête et que par conséquent
les deux pôles du fœtus, le segment supérieur et inférieur de l'utérus sont dépen-
dants l'un de l'autre, quoique la propulsion partielle du fond, par suite précisément
de la contraction, ne soit pas appréciable.

§ 96. Il est très-utile aussi pour la pratique, au lit de la malade, de
décomposer, d'analyser la force JU et la force FK.

Avant la rupture de la poche des eaux, l'action de FK est toujours incomplète.

Si notamment FK agit fortement, la tête sera appliquée avec force contre le
segment inférieur de l'utérus, et la partie de l'œuf qui se trouve en avant de la
tête, la poche des eaux distendue, se séparera du reste du contenu de l'œuf.
Cette partie tendue, derrière laquelle se trouve le liquide amniotique, peut
être d'un volume très-variable. Si le segment inférieur de l'utérus oppose à la
tête un obstacle puissant, il peut suffire à compenser FK seule, et alors la pression
à laquelle est soumis le liquide amniotique peut être notablement moindre que
celle qui agit sur le reste du fœtus. (C'est ainsi que, par exception, une
bosse sanguine peut exister malgré l'intégrité de la poche des eaux.) Mais dans
l'autre cas, la force FK poussera fortement la tête contre le liquide amniotique qui se trouve au devant d'elle. Mais comme par suite de l'application de la tête sur le segment inférieur de l'utérus, ce liquide ne peut
pas se retirer par en haut, la tension sera très-grande, et comme ce
liquide est, pour ainsi dire, incompressible, il exercera, si la poche ne se
rompt pas, une pression en sens contraire sur la tête, de sorte que la poche
devient alors précisément l'obstacle qui empêche la tête de progresser.

Il en est autrement si la poche est rompue. La tête sera alors poussée en
avant par la force JU comme étant la partie la plus inférieure de l'œuf. Mais FK
agit pour chasser la tête hors de l'œuf, si bien que ce n'est qu'à ce moment
que les deux forces agissent avec leur plénitude d'action.

Pendant toute la durée de l'accouchement, le fond de l'utérus reste en
contact avec le siége, puisque l'utérus diminue d'autant plus qu'une plus grande
partie du fœtus est expulsée. Ce n'est que quand la tête est sortie que les parois
antérieure et postérieure de l'utérus commencent à s'appliquer l'une sur

l'autre et que le tronc est expulsé par les contractions des muscles abdominaux et du vagin.

§ 97. Nous ne savons que fort peu de chose sur la force que l'utérus peut déployer. On a, il est vrai, cherché par différentes méthodes à déterminer cette force, mais, jusqu'à présent, on n'est pas arrivé à des résultats satisfaisants.

On a cherché à mesurer de différentes manières la force musculaire déployée pendant l'accouchement. C'est ainsi que Poppel (1) et Duncan (2), de la force qui est nécessaire pour déchirer les membranes, ont voulu conclure à l'intensité de celle qui produit l'accouchement.

Poppel trouva que, en moyenne, 4248 grammes sont nécessaires pour rompre une surface des membranes ayant 5 centimètres de diamètre. Le minimum du poids était 1300 grammes, le maximum 6037. Il en conclut que dans un accouchement facile la tête passe à travers le bassin sous l'action d'une force de 4 à 19 livres. Duncan trouva pour un diamètre des membranes de 4 pouces 1/2 que la force nécessaire pour la rupture, variant de 4 à 37 livres 1/2, était en moyenne de 16 livres 3/4. Comme dans quelques accouchements la force nécessaire pour amener la rupture de la poche suffit aussi pour l'expulsion de l'enfant, Duncan en conclut que cette dernière est en général produite par une force de 40 livres et que dans les cas les plus faciles l'enfant vient au monde presque par son seul et propre poids. Le maximum de la force déployée dans les accouchements difficiles peut s'élever jusqu'à 80 livres; d'après Joulin (3), jusqu'à 100 livres; d'après Haughton (4) seulement jusqu'à 54 livres, pour une circonférence ayant 4 pouces 1/2 de diamètre. Lahs (5) s'élève à bon droit contre cette méthode en montrant que le liquide amniotique qui se trouve en avant de la tête n'a pas besoin d'être soumis à la même pression que le contenu de l'utérus.

Les recherches de Schatz sont bien plus importantes. Cet auteur emploie pour mesurer directement la pression utérine interne le procédé suivant qui est extrêmement ingénieux. Il introduit par-dessus la tête, jusque dans la cavité utérine, un ballon uni par un tube avec un manomètre à mercure et un kymographe de Ludwig. La pression à laquelle ce ballon, faiblement rempli de liquide, est soumis dans l'utérus, se constate sur le manomètre et toute la force d'action de l'utérus s'imprime sur le tambour du kymographe sous forme d'une courbe. Pour les détails de la méthode, aussi bien que pour la manière de compter, nous renvoyons au travail original.

D'après ses recherches, Schatz trouva que la pression qui, pendant la grossesse, est exercée, l'organe étant en inactivité, par la tonicité utérine et celle des muscles abdominaux, comporte 5 millimètres de mercure et que cette pression, dans l'intervalle des douleurs, reste la même tant que l'épaississement du muscle utérin n'a pas augmenté avec la diminution de son contenu. — La pression exercée à la fin de l'accouchement par les douleurs et la contraction des muscles abdominaux varie de 80 à 250 millimètres, par conséquent, la force nécessaire pour l'expulsion du fœtus serait de 17 à 55 livres. Quelque importantes que soient les recherches de Schatz, les résultats ne peuvent pourtant pas assurément être admis comme définitifs. Car l'introduction du

---

(1) *M. f. G.*, vol. XXII, p. 1.
(2) *Obst. Researches.* Edinburgh, 1868, p. 299.
(3) *Traité compl. d. accouchem.*, p. 447.
(4) *Dublin quart. Journ. of med. sc.*, mai 1870; Duncan, *eod. loc.*, mai 1871, p. 300.
(5) *Sitzungsb. d. Marburger Ges. z. Bef. d. ges. Naturw.*, 1870, n° 1.

ballon dans la cavité utérine, en exerçant une irritation mécanique, et de plus, ce ballon étant exposé, entre les parois utérines et l'œuf, à une pression plus grande que le contenu utérin, modifie ces rapports. De plus, il faut tenir compte (ce que Schatz lui-même a fait de la façon la plus décisive) de ceci que, du côté ventral, le fœtus, par suite de son allongement, se trouve exposé à une pression moindre. Mais, de plus, la méthode de Schatz ne donne pas seulement la mesure de la pression utérine, mais bien celle de toutes les forces qui concourent à l'accouchement ; et jusqu'à présent on n'est pas en état de déterminer séparément la force des contractions des muscles abdominaux pas plus que celle de l'utérus.

§ 98. Avant de passer à une étude plus détaillée de la manière et de la façon dont l'enfant franchit le canal du bassin, nous devons encore élucider cette question : quelles sont les modifications que le muscle utérin éprouve pendant l'accouchement et comment les modifications des fibres musculaires isolées se comportent-elles pour l'exercice de la force.

Au début de l'accouchement, l'utérus forme un sac avec des parois assez minces, fortes environ de 1/2 à 1 centimètre, mais d'une capacité considérable. Après l'expulsion de l'œuf, les parois antérieure et postérieure se mettent en contact et la cavité utérine ne renferme qu'un peu de sang, mais les parois de l'organe sont fortement épaissies et mesurent environ 2 à 5 centimètres. Il est évident que ces modifications ne peuvent se produire que lorsque chaque partie isolée de la paroi a subi une certaine modification dans sa position respective. — On se représente le plus simplement la chose en admettant que deux faisceaux musculaires, qui au début de l'accouchement se trouvent côte à côte, seront, à la fin de l'accouchement, déplacés l'un par rapport à l'autre ; l'un restant placé périphériquement, tandis que l'autre s'est placé au-dessous du précédent.

Ce déplacement des faisceaux musculaires l'un par rapport à l'autre doit être d'autant plus considérable que les faisceaux musculaires, pris isolément pendant le cours de l'accouchement, sont devenus plus courts et plus épais, si bien que la même circonférence sphérique est remplie par un moins grand nombre de faisceaux musculaires qu'avant.

L'épaississement des faisceaux musculaires n'est pas seulement causé par la cessation de leur tension élastique, mais ils sont, du moins dans le cour ultérieur de l'accouchement et après l'expulsion définitive de l'œuf, dans un état de contraction active, persistante, qui, pendant l'accouchement, est interrompue à chaque douleur et, après l'accouchement, à chaque tranchée par une contraction plus énergique.

La supposition que les faisceaux musculaires, pris isolément, se raccourcissent et s'épaississent pendant l'accouchement, a été combattue par Schatz. Schatz lui substitue l'idée d'une modification de position de chaque faisceau musculaire, de sorte que pendant tout le cours de l'accouchement ils conserveraient la même longueur. Cela nous paraît inadmissible, car nous ne pouvons trouver de cause suffisante pour forcer les faisceaux musculaires à se déplacer de la position qu'ils occupent, assez pour pouvoir en conservant la même longueur continuer à déployer la même force, et il semble encore bien difficile d'admettre que dans ces circonstances, après l'accouchement, l'affaissement pathologique de l'utérus puisse être produit par le retour des fibres musculaires à leur position antérieure. La modification de position des fibres musculaires isolées que nous acceptons, nous la considérons comme produite par le raccourcissement des fibres musculaires, et par conséquent la modification de position qui les ramène à l'état primitif est naturellement une conséquence nécessaire de l'affaissement de l'utérus.

Cet affaissement de l'utérus qui se reproduit dans quelques cas exceptionnels semble précisément et nécessairement nous entraîner à l'idée que l'utérus puerpéral se trouve aussi en état de contraction active, permanente, par conséquent dans une sorte d'état modéré de tétanos. Cette contraction active empêche l'utérus de recevoir des matériaux nutritifs, puisque les vaisseaux qui les y conduisent se trouvent comprimés. Il en résulte la prompte dégénérescence du muscle utérin. Tant qu'il y a encore un contenu capable de fonctionner, la contraction persistante des fibres musculaires isolées se maintient, interrompue de temps en temps par une contraction plus forte, la tranchée. Lorsque le contenu cellulaire est complétement dégénéré, alors la fibre musculaire s'arrête dans la forme qu'elle avait à l'état de contraction et son contenu subit progressivement la résorption.

Que dans l'intervalle des douleurs et dans l'état puerpéral l'utérus se trouve en état de contraction active, persistante, c'est une supposition qui ne paraît pas tout d'abord très-acceptable. Pourtant dans les muscles lisses ce phénomène n'est certainement pas sans exemple, puisqu'on a déjà décrit une contraction active persistante pour le sphincter de la vessie et pour l'iris.

Les phénomènes qui se passent pendant l'accouchement, aussi bien que dans l'utérus puerpéral, s'expliquent le plus aisément du monde par cette supposition.

Le rapetissement de l'utérus et l'épaississement des fibres musculaires pourraient il est vrai s'expliquer aussi par la suppression de la tension élastique des fibres musculaires isolées, et cette dernière circonstance a en tout cas de l'importance au point de vue du raccourcissement des fibres musculaires.

Nous savons que les muscles striés en travers sont, dans une certaine mesure, trop courts pour leur position qui est fixée par leurs attaches, si bien que même à l'état de repos ils présentent une distension élastique comme un morceau tendu de gomme élastique. Or bien des choses parlent en faveur de la supposition qu'habituellement les fibres musculaires lisses de l'utérus fortement gravide se trouvent dans un état de distension très-forte. Il est vrai que l'expérience montre que la tension à laquelle est soumis le contenu de l'utérus présente de grandes différences. Tandis que l'utérus à un haut degré de grossesse semble quelquefois extrêmement tendu et élastique, dans quelques cas particuliers il semble être appliqué d'une façon assez flasque sur son contenu. Pourtant, ordinairement, les parois utérines sont si étroitement tendues sur l'œuf qu'une extension notable par suite de la pression du sang artériel extravasé n'est pas possible. (Ce n'est que dans des cas extrêmement rares que de grandes hémorrhagies intra-utérines peuvent se produire avant l'accouchement.) Or tout en admettant que la tension des fibres musculaires utérines à la fin de la grossesse est plus considérable que celle des muscles striés en travers du tronc et des extrémités, on n'est pas en droit pour cela d'admettre que les lois de contraction que l'observation a permis de fixer pour les dernières puissent être appliquées aux premières. Si c'est au début de la contraction que le muscle actif développe sa plus grande force, cela ne prouve pas que le muscle lisse utérin, quoique peut-être beaucoup plus fortement distendu, se comporte de même. En général, la force d'un muscle est déterminée par sa tension élastique et par le volume de sa section transversale. Par la contraction, la première diminue, la dernière augmente. Quoique dans les muscles striés l'effet de la diminution de la tension l'emporte sur celui du grossissement de la section transversale, la fibre musculaire lisse, fortement tendue, étant donnée une faible diminution de tension et une augmentation de section transversale, pourrait encore augmenter de force, et ce n'est que plus tard, alors que la tension diminuerait beaucoup, qu'elle perdrait de cette force. Que cela se passe ainsi c'est ce que semble prouver l'observation que dans les cas où la tension du muscle est évidemment considérable, comme dans l'hydramnios, la grossesse gémellaire, etc., l'utérus avant l'évacuation partielle de son contenu est incapable d'un développement considérable de force.

En exposant ces faits, nous voulons seulement montrer que l'on ne peut arriver à des conclusions définitives, si l'on veut reporter sur le muscle utérin les faits observés pour les muscles striés. Nous ne croyons pas non plus que la supposition d'une très-considérable tension élastique suffise à expliquer pourquoi la force de l'utérus reste la même sans diminuer, malgré les progrès de l'expulsion du fœtus. Nous ne le croyons pas, en particulier parce que si la contraction de l'utérus dépendait de la cessation de sa tension, le phénomène du retour à l'état de flaccidité qui supposerait alors une force distendant l'utérus serait incompréhensible.

Quel que soit le peu de certitude avec laquelle on peut se prononcer sur les modifications qui produisent le rapetissement persistant de l'utérus, nous croyons pourtant que, en particulier, le fait clinique ne peut s'expliquer d'une façon satisfaisante que d'après la manière précédente.

La loi trouvée par Schatz avec le toco-dynamomètre que la tension du muscle utérin dans le cours de l'accouchement ne s'accroît qu'à partir du moment où la paroi utérine augmente d'épaisseur, et pendant le cours de l'accouchement tout entier n'augmente tout au plus que de moitié, s'appuie sur des bases trop peu certaines pour qu'on se laisse aller à en tirer des conclusions dans l'un ou l'autre sens.

3. MODE ET FAÇON SUIVANT LESQUELS LE FŒTUS FRANCHIT LE CANAL DE L'ACCOUCHEMENT. — MÉCANISME DE L'ACCOUCHEMENT.

a. PRÉSENTATIONS DU CRANE.

BIBLIOGRAPHIE. — FIELDING OULD, A treatise of midwifery. Dublin, 1742. — W. SMELLIE, A treatise on the theory and pract. of midw. London, 1752. — R.-W. JOHNSON, A new system of midw., etc. London, 1769. — M. SAXTORPH, De div. partu ob div. cap. ad pelv. rel. mut. Havn., 1771 et Ges. Schriften, traduct. de Scheel. Kopenh., 1803. — J. BANG, Tent. med. de mech. part. perf. Havniæ, 1774. — F.-L.-J. SOLAYRÈS DE RENHAC, Diss. de partu virib. mat. abs., etc. Paris, 1771, et Comment. de p. v. m. a., traduct. de E.-C.-J. von Siebold. Berlin, 1831. — J.-L. BAUDELOCQUE, L'art des accouch. Paris, 1781. — L.-J. BOER, Abh. und Vers. geburtsh. Inhalts, 1791-1807. — W.-J. SCHMITT, Geburtsh. Fragmente. Wien, 1804. — J.-H. WIGAND, Die Geburt des Menschen, trad. de F. C. Naegele. Berlin, 1820, II. — F.-C.-NAEGELE, Ueber den Mechanismus der Geburt. Meckel's Archiv für die Physiol. 1819, vol. V, cah. 4, p. 483, et en outre Mme LACHAPELLE Prat des accouchements. Heidelberger Jahrb. d. Liter., 1823, cah. 5. — C. F. MAMPE, Bemerk. über den Herg. d. menschl. Geb. Meckel's Archiv, 1819, 5,4, p. 532, et De partus hum. mech. Diss. in. Halis, 1821. — Mme LACHAPELLE, Prat. des accouch., publ. par Ant. Dugés. Paris, 1821. — H. F. NAEGELE, Die Lehre vom Mechanismus der Geburt. Mainz, 1838. — M. DUNCAN, Edinb. med. J., 1861, Obst. Res., p. 344, Edinb., Med. J., juin 1870 (Edinb., Obst. Trans., 1872, p. 116), et RITCHIE eod. loc., p. 345. — H. L. HODGE, Princ. and pract. of Obstetrics. Philadelphia, 1864, et Amer. Journ. of the med. sc., oct. 1870, p. 325. — W. LEISHMAN, An essay, hist. and crit. on the mech. of part. London, 1864. — RITCHIE, Med. Times and Gaz., 1865, vol. I, p. 381 et 408. — H. HILDEBRANDT, De mech. partus cap. pr. norm. et enormi. Reg., 1866. — O. SPIEGELBERG, M. f. G., vol. XXIX, p. 89. — SCHROEDER, Schw., Geb. u. Wochenbett. Bonn, 1867, p. 43. — DE SOYRE, Étude hist. et crit. sur le méch. de l'acc. sp. Paris, 1869. — ERNEST BRAUN, Wiener med. Presse, 1872, nos 40-44. — BRAUNE, Die Lage des Uterus und Fœtus, etc. Leipzig, 1872. — Voyez en outre les travaux cités avant, § 92 de SCHATZ, KUENECKE et LAHS.

§ 99. Comme nous l'avons déjà vu plus haut, chez les primipares au début de l'accouchement, la tête entourée par le segment utérin inférieur se trouve déjà engagée dans le petit bassin, tandis que, chez les multipares, ce n'est que pendant le cours de l'accouchement qu'elle pénètre dans le bassin.

Ce n'est donc que chez les multipares habituellement, que l'on a l'occasion d'observer comment et de quelle façon le crâne pénètre dans le petit bassin. La position suivant laquelle se fait cette pénétration, dépend exclusivement de la position que la tête avait au-dessus du détroit supérieur. Comme le diamètre droit de la tête est trop long pour le diamètre droit du détroit supérieur, la tête ne peut s'engager dans cette position. Mais dans toutes les autres positions, l'engagement est possible et se fait en réalité. La position peut par conséquent (c'est la direction de l'occiput qui servira à la désigner) présenter des variétés. Occiput directement à gauche, à gauche et en arrière, ou en avant. Occiput directement à droite, à droite et en arrière, ou en avant.

Nous ne croyons pas inutile de signaler que, ordinairement, la tête ne s'engage pas dans le diamètre transverse, parce que les limites sont trop étroites. La tête peut aussi s'engager dans le diamètre transverse, si elle n'est pas placée tout à fait transversalement, mais si elle se trouve rapprochée seulement plus du diamètre transverse que de l'oblique.

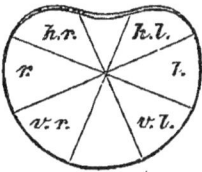

Le mieux pour se représenter les dimensions de chacun des diamètres, est d'imaginer un cercle ayant pour centre le point d'intersection du diamètre droit et du diamètre transverse, et de le diviser en huit segments égaux, de telle sorte que les diamètres du bassin partagent ces segments en deux parties égales. Chaque segment correspond ainsi à un angle de 45°. Dans les segments qui se trouvent en avant et en arrière, la tête ne s'engage jamais par son long diamètre, de sorte que nous n'avons à considérer que les six segments désignés par des lettres.

Fig. 38. — Étendue des diamètres du détroit supérieur.

Comme nous l'avons vu dans la note du § 43, le dos de l'enfant lorsqu'il peut obéir à sa pesanteur, dans la position verticale de la mère, tombe en avant et à gauche, dans la position horizontale en arrière et à droite, car la tête s'engage le plus souvent dans le premier diamètre oblique (occiput en avant et à gauche ou en arrière et à droite) au détroit supérieur. Mais il y a de nombreuses exceptions à cette règle, et en particulier la tête se trouve souvent dans le diamètre transverse, et assez souvent dans le diamètre oblique gauche.

La tête se trouve donc au début de l'accouchement, entourée par le segment inférieur de l'utérus, chez les primipares dans le petit bassin, chez les multipares dans le détroit supérieur. L'attitude et la position de la tête sont tout à fait normales. Le menton est penché sur la poitrine, si bien que la grande et la petite fontanelle sont à peu près à la même hauteur, l'occiput est vers l'un des côtés, la plupart du temps dirigé un peu en avant ou en arrière, et la suture sagittale (puisque l'axe de l'utérus coïncide presque avec l'axe du bassin et fait ainsi un angle droit avec le plan du détroit supérieur) se trouve dans le milieu de l'espace qui sépare le promontoire et la symphyse.

§ **100.** Dans son passage à travers le canal de l'accouchement, le crâne exécute certains mouvements réguliers qui, lorsque la poche des eaux n'est pas rompue et n'est pas séparée par la tête du reste du contenu de l'œuf, sont seulement déterminés par FK, et dans d'autres circonstances, mais seulement en partie par la force JU. Mais le premier de ces mouvements peut toujours être produit uniquement par la force FK.

La première modification dans la position de la tête consiste dans une rotation autour du diamètre transverse, par suite de laquelle la petite fontanelle s'engage plus profondément. Cela se produit de la façon suivante.

La force expulsive agit sur la tête par la colonne vertébrale. Si celle-ci était appliquée sur le milieu de la tête, cette dernière devrait, si elle rencontrait partout la même résistance, se mouvoir évidemment dans les conditions où elle se trouve placée dans ou au-dessus du bassin, c'est-à-dire l'occiput et le

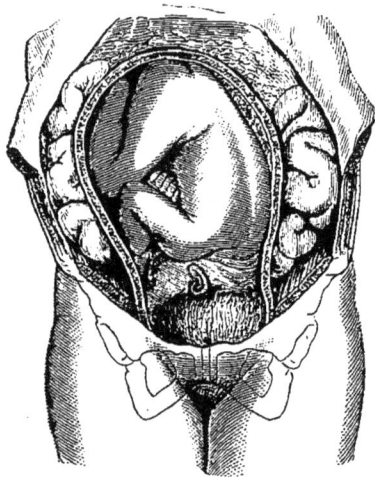

Fig. 39. — Présentation du sommet. tête en O. I. G. A.

sinciput à la même hauteur. Mais la colonne vertébrale est fixée à la tête bien plus près de l'occiput; son point d'insertion partage donc la longueur de la tête en deux bras de levier, dont l'un, le plus long, correspond au sinciput. Mais comme la résistance, égale de chaque côté, agit plus sur le bras de levier le plus long, le sinciput doit rester plus élevé que l'occiput. Dans les conditions normales par conséquent, la tête, au début de l'accouchement, doit chez les multipares s'engager dans le bassin, chez les primipares se trouver dans le bassin, la suture sagittale suivant un trajet plus ou moins oblique, la petite fontanelle étant située profondément et bas. Cette dernière descend naturellement d'autant plus, que la force expulsive est plus intense, que la résistance est plus considérable, que les douleurs habituellement sont aussi plus énergiques, et que les parties molles sont plus rigides et plus fermes. (On observe à un très-haut degré cette position basse de la fontanelle dans le cas de rétrécissement général du bassin, c'est-à-dire dans les cas où la propulsion de la tête rencontre de la part du bassin osseux une résistance régulière.)

Si ces rapports persistaient dans le trajet ultérieur du canal de l'accouchement, et si ce dernier se comportait à peu près comme un cylindre, la tête devrait le traverser en conservant cette attitude. Mais il se produit une modification très-importante (fondamentale), par ce fait que, à la paroi antérieure du canal de l'accouchement, se trouve l'ouverture de sortie, tandis qu'il est fermé en arrière et en bas par le plancher du bassin qui s'oppose dans une direction oblique à la tête qui tend à avancer. Par suite, se produisent dans la position de la tête deux autres changements ultérieurs très-importants.

§ 101. Le plancher du bassin amène en effet un changement dans la direction rectiligne, de la tête et la repousse en avant. Le mécanisme de cette déviation est simple.

Si la direction de la force expulsive agissait perpendiculairement sur le plancher du bassin, l'inflexibilité de ce plancher devrait empêcher la tête de descendre davantage, et l'accouchement serait complétement arrêté. Mais comme la partie antérieure non fixée du plancher souple du bassin est refoulée en arrière par les efforts de la tête qui presse sur elle, la direction dans laquelle les forces expulsives agissent et la direction dans laquelle le plancher du bassin offre la résistance, forment bientôt entre elles un angle, si bien que la tête peut progresser de nouveau sous l'influence de l'association de ces forces dont les directions défavorables l'une part rapport à l'autre se trouvent en grande partie compensées l'une par l'autre. On peut se représenter le chemin que suit la tête en construisant le parallélogramme des forces. Examinons (fig. 40) le chemin que suit un point situé à peu près au milieu de la tête. Si nous supposons que ce point dans une unité de temps déterminée soit poussé par la force expulsive seule vers u, et par la force du plancher résistant seule vers b, ce point parviendra en k; mais alors comme la tête a avancé, le plancher du bassin plus fortement distendu et refoulé en arrière, agit avec une plus grande force et dans une direction plus favorable à l'expulsion de la tête. Au lieu d'être poussée vers u et b, la tête dans une deuxième unité de temps atteindra ainsi k'', et dans une troisième unité de temps, la position du plancher du bassin se trouvant encore plus modifiée, la tête atteindra k'''. La tête se meut ainsi aussitôt qu'elle presse le plancher du bassin, suivant une courbe dirigée en bas et en avant.

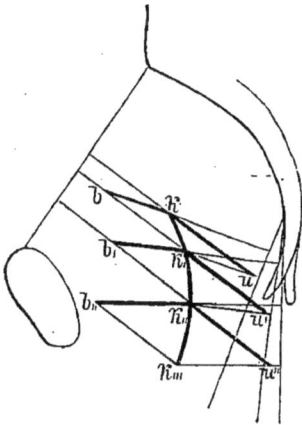

FIG. 40. — Expulsion de la tête en avant par le plancher du bassin

Mais comme, pour des raisons que nous étudierons tout à l'heure, l'occiput subit une rotation qui du point latéral qu'il occupe le ramène en avant; il apparaît aussitôt qu'il est assez bas placé pour cela, au-dessous de la symphyse dans la fente vulvaire. Poussé en avant par le plancher du bassin, il s'avance dans la vulve autant que le permet la nuque comprimée contre la face postérieure de la symphyse. Comme les forces expulsives (fig. 41) se trouvent alors à peu près compensées par la résistance du périnée fortement distendu, deux forces agissent sur la tête : la partie supérieure du plancher du bassin dans la direction de l'entrée du vagin, et la résistance que la nuque trouve à la symphyse. Comme, par suite de cette résistance insurmontable, la tête ne peut plus se mouvoir en avant, la pression de la partie supérieure du plancher du bassin sur le front imprime à la tête un mouvement de rotation autour de son axe transversal, si bien que le menton s'éloigne de la poitrine : et comme le plancher du bassin agira d'autant plus fortement sur la face que la distance entre le menton et la poitrine sera plus grande, on voit apparaître (fig. 42) une partie de plus en plus grande du crâne sur la fourchette. Lorsque la grande circonférence de la tête est dégagée, le reste de la tête sort rapidement, puisque par sa propre élasticité le périnée se rétracte derrière la tête.

§ 102. L'autre modification dans la position de la tête, qui se trouve pro-

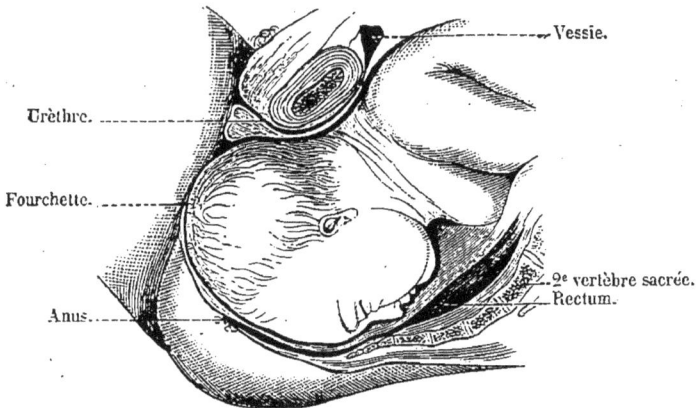

Fig. 41. — Engagement de la tête représenté d'une façon schématique.

duite par le plancher du bassin et s'oppose à la progression ultérieure de la tête, est une rotation autour de son diamètre vertical, de sorte que la petite fontanelle vient se placer en avant. La tête parvient jusqu'au plancher du

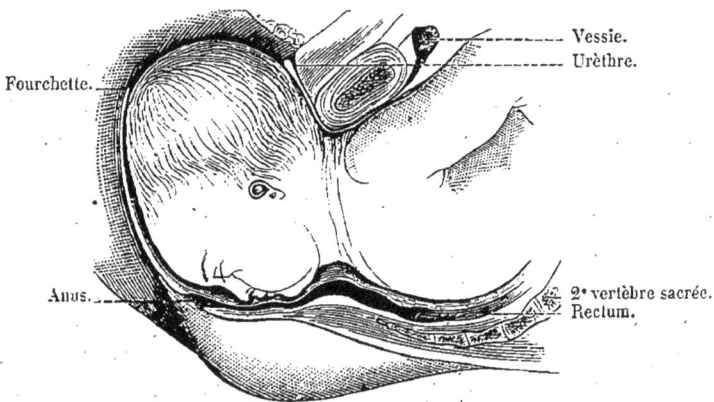

Fig. 42. — Début du dégagement de la tête représenté schématiquement.

bassin avec la petite fontanelle placée profondément en bas et ordinairement déjà un peu dirigée en avant. La tête, comme nous venons précisément de le voir, se déplace en avant. Naturellement cette direction sera prise en premier lieu par la partie qui se trouve la plus basse, c'est-à-dire que c'est la petite fontanelle qui se tournera en avant. Cette rotation deviendra presque complète par la distension du plancher du bassin, puisque la tête doit passer à travers la fente longitudinale du releveur de l'anus.

§ 103. Représentons-nous, maintenant que nous avons appris à reconnaître les différentes causes des modifications de position du crâne, la marche de l'accouchement dans la première position du crâne. La petite fontanelle se trouve, lorsque les douleurs ont déjà fait progresser la tête, plus basse que la grande, et la suture sagittale est à peu près transversale ou plus ou moins oblique. Si on la suit à gauche, on arrive sans difficultés sur la petite fontanelle qui peut être dirigée un peu en arrière, mais beaucoup plus souvent se trouve dirigée en avant. La grande fontanelle est si haut que l'on ne peut l'atteindre que difficilement ou même qu'elle est inaccessible. Mais même si la

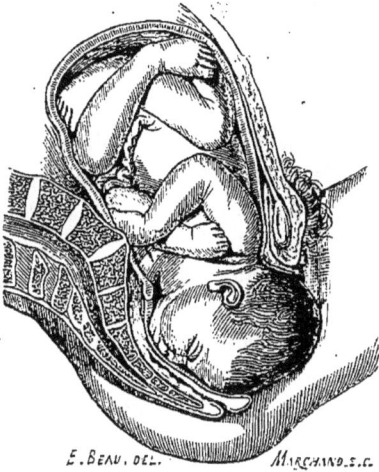

FIG. 43. — Présentation du sommet :
le 3ᵉ temps, rotation de la tête,
est achevé.

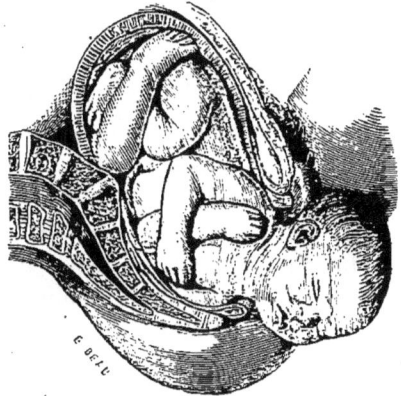

FIG. 44. — Présentation du sommet :
rotation extérieure de la tête et
intérieure des épaules.

petite fontanelle se trouve au début un peu dirigée en arrière, aussitôt que la tête presse sur le plancher du bassin, elle se tourne en avant, si bien qu'elle se trouve alors dans la région du trou obturateur gauche. Comme la tête alors a une situation plus basse, on peut la plupart du temps atteindre aussi la grande fontanelle que l'on trouve plus haut et dans la région de l'articulation sacro-iliaque droite. A chaque douleur la tête est pressée fortement contre le plancher du bassin, et ce dernier, dans l'intervalle de la douleur, la refoule un peu en arrière, si bien qu'à chaque douleur la tête rétrograde un peu. Pourtant, après chaque douleur, elle occupe une situation un peu plus basse que celle qu'elle avait auparavant, si bien que progressivement elle arrive au dégagement. On voit alors apparaître dans la fente vulvaire l'angle supérieur et postérieur du pariétal droit; puis l'occiput s'engage sous l'arcade pubienne, et alors commence la rotation autour de l'axe transversal, le menton s'éloignant de la poitrine. Apparaissent alors sur la fourchette la grande fontanelle, la suture frontale, la racine du nez, le nez, la bouche et le menton. Une fois le menton sorti, la tête se fléchit de nouveau en arrière. La face sortie se trouve tournée vers le côté interne de la cuisse droite de la mère.

Les épaules pénètrent dans le bassin, dans le diamètre oblique inverse de la suture sagittale, et se placent dans le détroit inférieur à peu près dans le sens du conjugué. L'épaule antérieure se fixe sous l'arcade pubienne, et l'autre se dégage alors sur le périnée. Le tronc suit par le propre poids de l'enfant et par l'élasticité et la contraction du vagin. Dans la deuxième position du crâne, l'occiput est tourné à droite et se trouve au début de l'accouchement, pour les raisons données plus haut, un peu en arrière. Mais dans le cours ultérieur de l'accouchement, il revient régulièrement en avant. Du reste les rapports, si on les considère à droite au lieu de gauche et *vice versa,* sont exactement les mêmes.

§ 104. Dans son passage à travers le canal de l'accouchement, la tête subit diverses modifications, aussi bien dans ses parties molles que dans la forme du crâne osseux, sur lesquelles nous devons revenir avec un peu plus de détails (1).

Lorsque le crâne franchit lentement le canal de l'accouchement, il se forme ce qu'on appelle la bosse sanguine, tuméfaction des parties molles, située au-dessous de la calotte du crâne, produite par une exsudation séro-glutineuse, qui dans la première position du sommet est placée sur l'angle postérieur et supérieur du pariétal droit, mais s'étend aussi souvent jusque sur la suture sagittale et la petite fontanelle vers l'autre côté et par en bas. Cette tumeur résulte de ce que la partie du crâne sur laquelle elle se forme est soumise à une pression moindre que le reste du corps fœtal. Elle est extrêmement rare avant la rupture de la poche des eaux, si bien que les cas dans lesquels on a observé une bosse sanguine, la poche des eaux étant intacte (voy. § 96), appartiennent aux plus grandes exceptions. Si après la rupture de la poche, l'orifice utérin étant peu dilaté, le segment inférieur de l'utérus est solidement appliqué sur la tête, l'exsudation séreuse se fait sous la partie de l'aponévrose crânienne qui se trouve dans l'orifice. Mais ce n'est que plus tard que se forment la plupart des bosses sanguines ou du moins qu'elles atteignent une plus grande dimension, c'est-à-dire, lorsque la tête est pressée contre le plancher du bassin. Alors c'est le pariétal droit qui, se trouvant en avant, fait saillie dans le canal du vagin qui s'ouvre, c'est cette partie qui se trouve soumise à une moindre pression, et c'est pour cela que toujours la bosse sanguine se trouve sur la partie du pariétal tournée

---

(1) S. Barnes, *London, Obst. Tr.,* VII, p. 171. — Dohrn, *M. f. G.,* vol. XXIV, p. 418. — Schroeder, *Schw., Geb. u. Woch.* Bonn, 1867, p. 100. — Stadtfeldt, *Brit. and for. med.-chir. Review,* juillet 1862 (*M. f. G.,* 22, p. 461) et *Dubl. quart. Journ. of med. sc.,* août 1864. — Kueneke, *Die vier Factoren der Geburt.* Berlin, 1869. — Olshausen, *Volkmann's S. klin. Vortr.* Leipzig, 1870, n° 8. — Frankhauser, *Die Schädelform nach Hinterhauptslage.* D. i. Bern, 1872.

vers la symphyse qui limite la suture sagittale (fig. 45). Ce phénomène est
quelquefois encore favorisé dans ces cas par ceci, que le plancher du bassin
qui se contracte énergiquement et qui pousse la peau du crâne d'arrière en
avant, retrousse et plisse les tissus épicrâniens sur la partie du crâne qui se

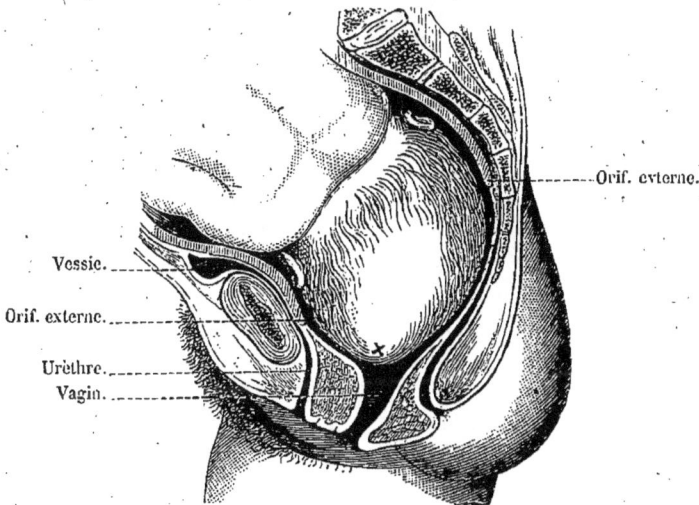

FIG. 45. — Formation de la bosse sanguine. ⁺ Point où se trouve la bosse sanguine.

trouve dans la lumière du vagin, si bien que au toucher on sent là une série
de plis bien nets qui, si l'accouchement ne se termine pas promptement, sont
bientôt remplacés par la bosse sanguine.

§ 105. Mais la forme du crâne osseux éprouve aussi pendant l'accouchement, s'il ne marche pas trop vite, des modifications qui persistent encore
quelques jours après l'accouchement. Ils sont favorisés par le chevauchement
possible des os dans les sutures et par la souplesse et la flexibilité que présentent les os eux-mêmes.

Le chevauchement des os au niveau des sutures est extrêmement facile.
Presque toujours on trouve à la petite fontanelle l'occipital, à la grande
fontanelle le frontal placé plus bas que les pariétaux, et un chevauchement
s'étendant plus loin en dehors se rencontre souvent pour l'occipital, tandis
qu'il existe très-rarement pour le frontal. Les pariétaux chevauchent aussi
assez régulièrement l'un sur l'autre, si bien qu'à la suture sagittale l'un
d'eux (plus souvent, mais pas exclusivement, le postérieur) se trouve plus
bas que l'autre. Entre les os du front, qui habituellement sont de niveau, on
trouve rarement le même déplacement, un peu plus souvent le déplacement
inverse de celui qui a lieu pour les pariétaux.

Le dégagement de la tête, l'occiput étant abaissé, comme cela a lieu dans
les présentations habituelles du crâne, entraîne à sa suite ceci, que le crâne
pendant l'accouchement est comprimé dans la direction du front à la nuque,
tandis qu'il peut s'étendre du menton à la petite fontanelle. De plus, le crâne
est en outre comprimé par le plancher du bassin, dans une direction trans-

versale. De là résulte une configuration particulière et spéciale du crâne. Pendant que le front se déprime, l'occiput prend une forme cylindrique ou plus pointue. Les diamètres S. B. et B. P. (§ 48) se raccourcissent, les diamètres M. O. et F. O. s'allongent. Si l'on compare un crâne né dans la présentation occipitale habituelle (fig. 46) avec celui d'un enfant né en présen-

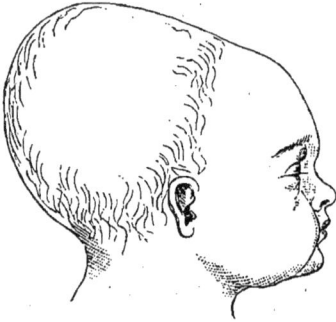

FIG. 46. — Modification de la forme du crâne, dans une présentation de l'occiput.

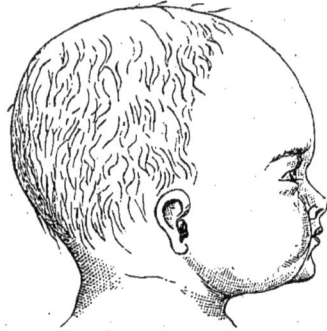

FIG. 47. — Crâne non altéré dans la forme d'un enfant né en présentation pelvienne.

tation du siége (fig. 47) (dans cette présentation, la tête, dans la règle, naît si vite qu'elle ne subit aucune déformation), ou si l'on mesure le premier crâne de nouveau, plusieurs jours après l'accouchement, on trouve que pendant l'accouchement il a subi, dans le sens que nous venons de dire, une déformation qui disparaît progressivement.

La pression du plancher du bassin contre le pariétal dirigé en arrière amène encore une autre modification (qui dans les bassins rétrécis atteint à un très-haut degré par suite de la pression du promontoire), c'est-à-dire, un aplatissement du pariétal situé en arrière, tandis que celui qui est situé en avant devient un peu plus convexe. Par suite le crâne conserve, surtout si on le considère par derrière, une asymétrie particulière (fig. 48).

FIG. 48.—Crâne asymétrique d'un enfant né en 2ᵉ position du sommet.

Une autre asymétrie se rencontre encore sur le crâne des nouveau-nés, c'est un déplacement des deux moitiés du crâne, l'une par rapport à l'autre. Les avis diffèrent encore sur l'existence constante de cette asymétrie aussi bien que sur ses causes déterminantes.

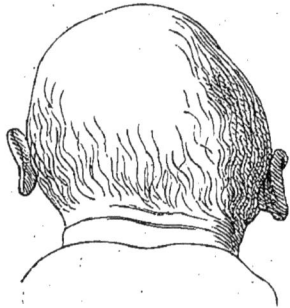

Stadfeldt, qui l'explique par une scoliose congénitale de la vertèbre crânienne, l'a rencontrée aussi sur des enfants encore renfermés dans la matrice et représente (ouvrage cité) le crâne d'un enfant à terme, extrait du cadavre de sa mère par l'autopsie, et qui montre ce déplacement à un haut degré. Dohrn, au contraire, attribue cette déviation aux phénomènes de l'accouchement, puisque le pariétal postérieur se trouve retenu par le promontoire, et que suivant que la grande ou la petite fontanelle est le plus basse, il se trouvera déplacé en arrière ou en avant. Ce sera par conséquent dans la première position du crâne le pariétal gauche, dans la deuxième le pariétal droit qui sera déplacé, et cela si la grande fontanelle est le plus basse, en arrière, si c'est la petite, en avant. Nous avons nous-même fait des mensurations, et nous sommes arrivé à ce résultat, qu'il existe une asymétrie congénitale puisqu'on la trouve encore habituellement sur les crânes d'enfant de huit à quatorze jours, et où les modifications acquises par l'accouchement ont déjà disparu ; elle est telle que Stadfeldt la décrit. Nous avons trouvé cette asymétrie notablement accusée dans 60 pour 100, l'asymétrie inverse dans 23 pour 100 et aucune asymétrie notable dans 17 pour 100 des cas. Cette asymétrie sera modifiée essentiellement par le cours de l'accouchement, et en réalité dans le sens de Dohrn (non par le promontoire mais par le plancher du bassin), si bien que les chiffres proportionnels précédents donnent immédiatement après l'accouchement 37 pour 100, 57 pour 100 et 6 pour 100. D'après nos mensurations, il existe par conséquent une asymétrie congénitale dans laquelle le pariétal gauche paraît plus fortement voûté, et où la distance de la bosse occipitale à la tubérosité pariétale gauche est moindre qu'à droite. Mais cette asymétrie dans la plupart des cas ne persiste pas après l'accouchement, car dans la plus fréquente des positions du crâne (la première avec la petite fontanelle le plus basse), le pariétal gauche se déplace en avant et ce n'est qu'un peu de temps après l'accouchement qu'il reprend sa place. Ainsi s'explique que, immédiatement après l'accouchement, le déplacement qui correspond aux premières positions habituelles du crâne est le plus fréquent, tandis que plus tard ce qui domine c'est la scoliose indiquée par Stadfeldt comme normale.

§ 106. Le mécanisme décrit plus haut pour les présentations du crâne est le mécanisme normal, mais il subit assez souvent des déviations. Ainsi dans les bassins dont le conjugué vrai (diam. A. P.) n'a pas tout à fait les dimensions normales (parce que la résistance que la tête rencontre dans le conjugué tombe plus près de l'occiput que du sinciput), ou lorsque la tête est anormalement conformée (têtes chez lesquelles le bras de levier postérieur a à peu près la même longueur que l'antérieur), il arrive que la grande et la petite fontanelle, après l'entrée de la tête dans le bassin, restent à la même hauteur. Cette déviation de la règle ne se modifie pas dans l'excavation et la descente de la petite fontanelle ne se fait pas, la suture sagittale continue à avoir un trajet à peu près transversal, et la tête peut se dégager dans cette direction transversale, quoique cela, puisque habituellement et définitivement l'occiput s'abaisse, soit très-rare.

Si les proportions s'écartent encore plus de la normale, si par conséquent ou le conjugué est plus fortement rétréci, ou la tête tout à fait anormale, c'est-à-dire ou volumineuse avec un occipital très-fortement développé, ou si elle est petite et ronde, de façon que le front peu saillant ne rencontre pas la résistance habituelle, ce peut être la grande fontanelle qui se présente lors de l'engagement dans le bassin. Elle est alors le plus basse, se trouve dans les cas les plus parfaits dans la ligne de l'axe du bassin et se tourne en avant aussitôt que l'excès d'influence de la paroi postérieure du bassin se fait sentir, pour la même raison qui fait que la petite fontanelle se tourne en avant, lorsqu'elle est le plus basse. Dans le plus grand nombre des cas, les rapports dans le petit bassin se modifient de telle sorte que (quelquefois cela n'a lieu qu'au détroit inférieur) la petite fontanelle vient encore définitivement se placer le plus bas. Mais aussitôt qu'elle est le plus basse, la rotation en avant se fait et la tête se dégage dans la façon habituelle. Ce n'est que rarement que la grosse fontanelle reste définitivement le plus basse et alors elle se tourne de plus en plus en avant, et la tête se dégage avec l'occiput dirigé en arrière *en présenta tion de la partie antérieure du sommet* (Wigand et Hecker) (1).

A la vulve se montrent donc d'abord les angles de la grande fontanelle formée par le pariétal antérieur et le frontal. Le frontal en question (par conséquent dans la première position le droit, dans la deuxième, le gauche) se fixe contre la symphyse du pubis, l'occiput se dégage sur le périnée et par conséquent la face se dégage sous la symphyse. Les épaules s'engagent à travers le bassin, dans le diamètre opposé à celui qu'occupe la suture sagittale. Correspondant à la

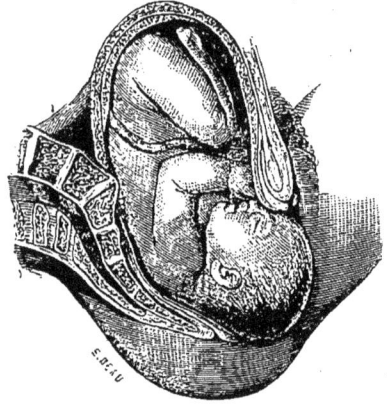

Fig. 49. — Présentation du sommet : rotation anormale en occipito-sacrée.

basse situation de la grande fontanelle, la bosse sanguine a son siége sur l'angle de la grande fontanelle appartenant au pariétal situé en avant, quelquefois sur la grande fontanelle elle-même, ou même sur l'angle du frontal qui en est rapproché.

Le dégagement, l'occiput en arrière, se produit, d'après Kehrer, une fois sur 79 accouchements et 75 présentations du sommet. D'après Hecker, plus souvent encore, 1 fois sur 62 accouchements et 58,5 présentations du sommet.

Litzmann (2) appelle l'attention sur une irrégularité de position de la tête qui jusqu'alors n'avait été observée que dans les rétrécissements du bassin. Elle consiste dans la présentation du pariétal tourné vers le promontoire, si bien que la suture sagittale ne se trouve plus au milieu de l'espace qui sépare le promontoire de la symphyse, mais se rapproche davantage de cette dernière, et lorsque le cas est très-prononcé, se trouve même tout près derrière ou au-dessus de la symphyse. Cette position est très-défavorable, en ce sens que la tête ne peut s'engager ainsi dans le bassin. Dans la plupart des cas, toutefois, la nature seule suffit avec quelques fortes douleurs à régulariser la situation de la tête, mais cette régularisation peut aussi nécessiter l'emploi de la main, et, si celle-ci ne suffit pas, forcer même de recourir à la perforation.

Dans le dégagement du crâne au détroit inférieur, il arrive assez souvent que la petite fontanelle se tourne vers l'autre côté ; si bien que par conséquent dans la première position du crâne, au dernier moment de l'accouchement, elle se dégage sous la branche droite du pubis. La face regarde alors à gauche

(1) Kehrer, *Die Geb. in Schädell.*, etc. Giessen, 1859. — Hecker, *Klinische d. Geb.*, vol. II, p 40. — Sentex, *Étude st. et cl. sur les pos. occip. post.* Paris, 1872.
(2) *Arch. f. Gyn.*, vol. II, p. 433.

et en arrière et les épaules se dégagent comme dans la deuxième position du sommet. Plus souvent encore la tête naît de la façon normale, tandis que les épaules se dégagent dans le diamètre oblique inverse, si bien que par exemple dans la première position du crâne, l'épaule gauche se dégage sous la symphyse. Les causes de cet excès de rotation ne sont pas encore connues d'une façon satisfaisante (1).

La connaissance du mécanisme de l'accouchement, c'est-à-dire du mode et de la façon dont le crâne s'engage dans le bassin et le traverse, ne remonte pas au delà du milieu du siècle précédent.

Depuis Hippocrate jusqu'au milieu du XVIᵉ siècle on supposait que dans les derniers mois, le fœtus, jusque-là assis sur le siège, faisait la culbute, que lorsque la nourriture dans l'utérus devenait insuffisante il rompait ses membranes, et était lui-même l'agent de sa naissance, puisque le bassin, par lui-même trop étroit, s'ouvrait sous les efforts du fœtus.

Ce n'est que depuis les recherches des grands restaurateurs de l'anatomie que quelques-unes de ces opinions furent éclaircies. Pourtant les hommes les plus estimés des temps suivants n'avaient encore aucune connaissance quelconque du mode et de la manière dont la tête franchit le bassin. Comme l'observation au moment du dégagement de la tête apprenait que le diamètre droit de la tête allait à peu près de la symphyse au coccyx, on admit que la tête s'avançait dans cette position à travers le bassin. (Les descriptions historiques détaillées des opinions anciennes, se trouvent dans l'*Histoire des recherches sur le mécanisme de l'accouchement*, qui ont été recueillies par Ritgen à Giessen, dans une série de dissertations de Stammler).

F. Ould, 1742, fut le premier poussé par l'observation à admettre que la tête pénétrait par son diamètre droit dans le diamètre transverse du bassin. C'est encore lui qui admit que la poitrine de l'enfant se trouvait placée sur la colonne vertébrale de la mère, de telle façon que le menton devait se trouver par suite placé sur une épaule. En même temps il chercha à prouver la nécessité de cet engagement en comparant la forme du crâne fœtal avec celle du détroit supérieur. Smellie le premier, en 1751, montra que le tronc de l'enfant correspondait à la direction tranversale du crâne, et que le menton reposait sur la poitrine. Nous sommes encore redevables aux observations très-exactes de Smellie d'une description tout à fait excellente et encore aujourd'hui exacte du mode et de la manière dont la tête s'engage dans le bassin et le franchit. Il enseigna que la tête se présentait, à l'accouchement, par le sommet (non par l'occiput), le front tourné vers un des côtés. Dans cette position transversale (ou diagonale), la tête s'engage dans le détroit supérieur et le franchit par le pariétal placé en avant. Dans l'excavation l'occiput est habituellement la partie la plus basse, et se tourne en avant vers la partie inférieure de la symphyse du pubis, si bien qu'au détroit inférieur la tête se trouve dans la direction droite. Johnson, 1769, enseigna également que la tête se présente au moment de l'accouchement transversalement ou un peu obliquement, et le premier, qu'elle sort du détroit inférieur un peu obliquement.

L'enseignement du contemporain de Smellie, Levret, 1747, à Paris, qui fonda une école qui eut une influence immense en Allemagee, fut tout à fait faux. D'après Levret, la tête s'engage dans le détroit supérieur par l'occiput, la suture sagittale suivant le trajet du conjugué. Il fut suivi dans cette voie par ses élèves en Allemagne, Rœderer, 1753, Stein l'ancien, 1770.

Pour Rœderer la position qui vient d'être indiquée est « *situs capitis rectus et æquus.* » Toute autre présentation est « *situs capitis obliquus et iniquus!* » Tous deux étaient des observateurs trop parfaits pour que l'inexactitude de cet enseignement pût leur échapper.

(1) Dohrn, *Arch. f. Gyn.*, vol. IV, p. 362.

Rœderer ne semble persister dans cette idée que parce qu'il ne peut accepter une rotation de la tête produite par la force de l'utérus et parce que, par conséquent, l'explication de ce phénomène lui fait défaut, et Stein a, dans la cinquième édition de son livre, abandonné l'opinion de Levret et accepté la rotation de la tête.

En Danemark, à cette époque, il se fondait une école très-importante d'accouchements sous la direction de Berger. Tout le monde connaît en particulier Saxtorph, 1764, qui envisagea d'une façon schématique les rapports de la tête avec le bassin et mit ainsi fin à cette grande erreur, que la tête est par elle-même trop grosse pour le bassin et que ce n'est que quand les pariétaux sont comprimés qu'elle peut franchir le bassin. Du reste, il admet que la tête s'engage dans le diamètre oblique du bassin. Un autre élève de Berger, Bang 1774, examina le premier le dégagement des épaules dans les présentations du crâne.

C'est Solayres de Renhac, 1771, qui, le premier, traita d'une manière exacte et systématique du mécanisme de l'accouchement, malheureusement il mourut phthisique, à trente-cinq ans. Il accepta le premier les six variétés, de position du crâne (telles qu'elles sont indiquées en chiffres arabes dans le bassin, fig. 51); décrivit particulièremeet la marche du crâne à travers le bassin, et fut le premier qui admit une rotation de l'occiput de droite et en arrière, à droite et en avant. Baudelocque, 1781, devenu son élève le plus distingué, continua ses principes, mais fixa un autre ordre aux positions (voyez fig. 50 les chiffres arabes autour du bassin) et conserva celles dans le conjugué, quoiqu'il les considérât comme des plus rares.

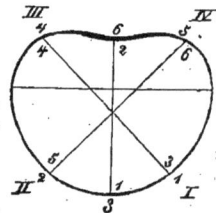

Fig. 50. — Positions du sommet.

Ces opinions de Baudelocque furent, en France aussi bien qu'en Allemagne, acceptées partout, seulement avec Busch on rejeta les positions dans le conjugué, si bien qu'il n'en resta plus que quatre d'admises (elles sont indiquées fig. 50 par les chiffres romains).

L'autorité de Baudelocque, en Allemagne, fut un malheur en ce que les leçons si importantes de Boer, de Schmitt, à Vienne, passèrent inaperçues. Boer, 1791, admit que la tête se place au détroit supérieur, ou tout à fait transversalement, ou dans un des diamètres obliques. Elle ne s'engage presque jamais dans le conjugué, à moins de bassins tout à fait extraordinaires, ou à moins que l'enfant ne soit extrêmement petit.

Dans le bassin, la tête se tourne de telle façon que l'occiput se place sous la symphyse pubienne. J. Schmitt, 1804, a observé très-exactement le passage de la tête. La tête s'engage par le sommet au détroit supérieur, et ce n'est que dans le bassin que la petite fontanelle s'abaisse. Le mode d'engagement au détroit supérieur n'a pas de lois fixes. La tête peut s'engager dans le diamètre transverse ou dans un des obliques, la petite fontanelle pouvant rester dirigée en arrière. Au point de vue des résultats, cela est tout à fait indifférent. Cette direction en arrière de la petite fontanelle n'exerce aucune influence sur le mécanisme de l'accouchement, car la tête, dont l'occiput est dirigé en arrière, décrit son arc de cercle aussi bien que lorsqu'elle est transversale et au détroit inférieur la position redevient identique. Wigand aussi, 1800, enseigna que l'engagement de la tête au détroit supérieur n'a pas de loi fixe.

En France, il faut surtout citer les opinions de Mme Lachapelle, qui, en 1795, devint sage-femme en chef de la Maternité, séparée de l'Hôtel-Dieu. D'après elle, la tête peut au détroit supérieur prendre toutes les positions, sauf celles dans le conjugué. Elle admet que l'occiput étant dirigé en arrière, l'accouchement est encore naturel et l'enfant peut naître ainsi; mais dans ses observations elle rapporte des cas où la rotation s'est faite spontanément.

Naegele l'ancien, 1819, a le mérite d'avoir exposé d'une façon claire la manière dont la tête venant la première franchit le bassin, quoiqu'on ne puisse pas contester, lorsqu'on voit les choses sans idées préconçues, qu'il a pu commettre des erreurs et que la description que W. J. Schmitt donne, quoique moins claire pourtant, correspond bien mieux aux faits réels. Naegele nous apprend que dans la présentation du crâne, de beaucoup la plus fréquente, la tête se trouve placée sur le détroit supérieur, de telle façon que le pariétal droit est le plus bas et que la suture sagittale passe plus près du promontoire que de la symphyse. La petite fontanelle est dirigée en avant et à gauche. Dans le détroit supérieur, la suture sagittale n'est pas non plus dans le diamètre droit, mais encore un peu oblique. Après cette position, la plus fréquente est celle où l'occiput, au début de l'accouchement, est dirigé à droite et en arrière. Si l'occiput est en arrière, la règle est que dans le cours ultérieur de l'accouchement il revienne en avant, si bien que la troisième position devient la deuxième, la quatrième la première. Il est très-rare de voir l'engagement se faire la petite fontanelle à droite et en avant. Naegele propose à cause de cela d'appeler deuxième position celle où au début de l'accouchement l'occiput est dirigé à droite et en arrière.

En même temps, et indépendamment de Naegele, parut dans la même partie des *Archives de Meckel* une première communication de Mampe qu'il reprit avec détails plus tard dans sa thèse inaugurale. Mampe fit remarquer avec raison que puisque la tête déjà pendant la grossesse pénètre très-souvent dans le bassin, on n'a que très-peu d'occasions d'examiner son mode de pénétration dans le bassin au début de l'accouchement. La tête pénètre par le diamètre transverse dans le bassin et ce n'est qu'alors qu'elle se place dans un des diamètres obliques. Les deux fontanelles sont à la même hauteur, le pariétal antérieur est le plus bas, surtout dans le cas de ventre en besace et de bassin rétréci dans le conjugué. Dans la première position, la rotation de l'occiput en arrière est l'exception; dans la deuxième, c'est la règle. Mais, à part des cas très-rares, à mesure que l'accouchement marche il revient en avant. Il arrive aussi que la petite fontanelle primitivement en arrière tourne d'abord en arrière pour revenir enfin en avant. La tête se dégage comme l'a indiqué Naegele. Dans quelques cas très-rares il arrive que la rotation de la tête dépasse le diamètre droit du détroit inférieur, si bien que la tête vient se placer dans le diamètre oblique opposé. La deuxième position est loin d'être aussi rare que le pense Naegele. Ce qui est le plus d'accord avec la nature, c'est de n'admettre que deux positions du crâne : première position, occiput à gauche; deuxième position, occiput à droite; et de faire ensuite des sous-divisions suivant que la tête sort le front en arrière ou en avant; ou, ce qui vaut mieux, il appelle accouchements normaux ceux où l'occiput se dégage en avant, et il considère comme des exceptions ceux où la rotation ne se fait pas. Cette division, qui n'admet que deux positions, est préférable en ce que la tête pendant l'accouchement prend plusieurs positions, si bien, par exemple, qu'elle se trouve tantôt en quatrième, tantôt transversale, tantôt en première position. (Mampe est le premier qui ait ainsi divisé les positions du crâne, après lui viennent Lederer, Kilian et enfin Naegele.)

Les observations de Mampe subirent le sort de presque toutes les thèses, c'est-à-dire qu'elles passèrent inaperçues, tandis que les idées de Naegele furent adoptées presque partout, quoiqu'un très-petit nombre d'accoucheurs admissent encore la direction primitive de l'occiput en avant et à droite comme aussi rare que Naegele l'avait supposé. Le plus grand nombre s'était convaincu que l'engagement du crâne dans le diamètre oblique gauche n'est pas des plus rares. L'opinion de Naegele que la suture sagittale se trouve plus près du promontoire que de la symphyse a été vigoureusement combattue par Duncan et Leishmann. De la position du fœtus dont l'axe longitudinal coïncide à peu près avec l'axe du détroit supérieur, il résulte que la tête, si elle n'est pas inclinée sur une des épaules, s'engage à peu près, la suture sagittale se trouvant au milieu du détroit supérieur, et l'on peut se convaincre de la réalité de ce fait par une exploration attentive. Duncan a essayé d'expliquer de la manière suivante l'erreur de Naegele. La tête s'engage dans le bassin, la suture sagittale également distante du promontoire et de la symphyse, et elle progresse suivant l'axe du bassin tant que la résistance du plancher du bassin ne la pousse pas en avant. Comme le sacrum s'incurve dans sa partie inférieure, à partir du milieu de la troisième vertèbre sacrée la suture sagittale doit passer plus près du sacrum que de la symphyse.

Par conséquent, aussitôt que la tête se trouve aussi bas dans le bassin, l'opinion de Naegele est exacte, mais non pas parce que la suture sagittale se rapproche du sacrum, mais au contraire parce que dans sa partie inférieure c'est le sacrum qui se rapproche de la suture sagittale. Nous pouvons encore ajouter qu'on n'a que rarement occasion d'observer l'engagement de la tête, le bassin étant normal, chez les primipares, mais que cela a lieu bien plus souvent lorsque le bassin est modérément rétréci dans son conjugué. Mais du temps de Naegele on n'avait encore aucune idée de ce rétrécissement du bassin. Comme en réalité, dans ce rétrécissement du bassin la suture sagittale passe auprès du promontoire, Naegele a bien pu, dans les cas où il observait réellement l'engagement, s'être convaincu de l'exactitude de cette variété d'engagement, sans pouvoir reconnaître cette anomalie légère du bassin. Il prit, par conséquent, l'exception pour la règle. Du reste, le fait que la vulve par laquelle nous pratiquons le toucher est près de la symphyse, mais loin du promontoire, est propre à faire admettre l'idée préconçue que le pariétal antérieur se trouve plus bas par rapport au bassin que le postérieur.

L'inclinaison du bassin, telle que Leishmann la suppose, ne peut pas entrer ici en ligne de compte.

Si l'on n'est pas déjà parfaitement d'accord sur le mode de rotation du crâne dans le bassin, il y a encore bien plus de divergences dans les opinions en ce qui concerne les causes de ce mouvement. La raison réelle pour laquelle la petite fontanelle pénètre plus bas dans le bassin que la grande a été donnée par plusieurs anciens auteurs, en particulier par Saxtorph et Solayrès. Nous la trouvons clairement exposée par Wigand qui admet que cela s'explique par la simple action de levier admise par F.-C. Naegele.

Le fait que l'occiput revient presque toujours en avant a donné lieu à des explications très-différentes, souvent très-alambiquées. Kiwisch et après lui en particulier les auteurs anglais West et Leishman ont observé que cette rotation fait défaut si la grande fontanelle est le plus basse et conserve cette situation. L'explication précitée est par conséquent simple et naturelle. L'action du plancher du bassin sur le mécanisme de l'accouchement a été en particulier signalée par Hildebrandt.

Dans ces derniers temps, on a commencé dans l'étude du mécanisme de l'accouchement à ne pas se borner à l'observation des modifications dans la position du crâne et à leur explication, mais on a cherché à isoler les facteurs qui entrent en jeu isolément dans l'accouchement, à examiner et à expliquer physiquement leur mode d'action et à construire ainsi un véritable traité de la mécanique de l'accouchement. On ne peut dire que cette voie ait conduit jusqu'à présent à des résultats bien satisfaisants. Et à notre avis, ce qui fait l'importance des travaux de Schatz, Lahs, etc., ce n'est pas la certitude des résultats auxquels ils croyaient être arrivés, mais c'est parce que l'étude physique plus exacte qu'ils ont faite, des phénomènes de l'accouchement, tout en ne mettant pas à l'abri de conclusions fausses et d'erreurs évidentes par suite de la multiplicité des rapports en question et de l'incertitude des principes, est pourtant encore, tout compte fait, la voie vraie, qui, là même où elle conduit à un but faux, donne encore pourtant à peu près les meilleurs résultats, lorsque l'on cherche à comprendre nettement et exactement chacun des phénomènes de l'accouchement, et que c'est par conséquent celle qui devra être suivie dans les recherches ultérieures, puisque jusqu'à présent c'est la seule qui ait donné des résultats.

Un fait qui a fait époque et a permis d'obtenir des connaissances précises sur quelques-uns des phénomènes de l'accouchement normal, c'est lorsque Braune a publié, dans le supplément de son atlas anatomo-topographique et représenté la coupe du cadavre gelé d'une femme enceinte. Nous en avons donné la reproduction fig. 34 et 35.

Note du traducteur. — Nous regrettons que Schroeder, parmi les noms des auteurs qui se sont particulièrement adonnés à l'étude du mécanisme de l'accouchement, ait complétement oublié de citer celui de Paul Dubois qui, dans le *Journal des connaissances médico-chirurgicales*, 1833-34-35, a traité ce sujet d'une façon vraiment magistrale. Nous sommes heureux de combler cette lacune en donnant ici une courte analyse de ce mémoire remarquable.

Après avoir admis 4 positions pour le crâne, la face ou le siége, P. Dubois prend comme type la première position, occipito-iliaque gauche antérieure et il reconnaît cinq temps à l'accouchement. M. Tarnier en ajoute un sixième pour l'expulsion du tronc :

1er temps. Temps de flexion ou d'amoindrissement.

2e temps. Temps de descente.

3e temps. Temps de rotation.

4e temps. Temps d'extension.

5e temps. Temps de rotation extérieure.

6e temps. Expulsion du tronc (de Tarnier).

1° Au moment où les premières contractions utérines se manifestent, la poche des eaux étant intacte, la tête du fœtus est fléchie, le menton repose presque sur la partie antérieure de la poitrine. La tête fœtale tend à s'engager en présentant son diamètre occipito-frontal dans un sens et son diamètre transversal dans l'autre. La suture bipariétale occupe à peu près le centre du bassin. La fontanelle postérieure et la fontanelle antérieure placées presque au même niveau, la première pourtant un peu plus bas que l'autre, sont situées, la fontanelle postérieure à gauche, la fontanelle antérieure à droite. La première, presque toujours en avant, quelquefois directement de côté, très-rarement en arrière, la seconde, presque toujours en arrière, quelquefois de côté et fort rarement en avant. Mais, dans tous les cas, l'une et l'autre à distance à peu près égale du contour du bassin.

La tête ne s'offre donc pas dans une direction exactement perpendiculaire au plan du détroit supérieur, mais, au contraire, dans une direction légèrement oblique et telle que le pariétal droit qui est en avant se trouve évidemment plus bas que le pariétal gauche qui est en arrière; et que la bosse pariétale droite est déjà descendue dans l'excavation lorsque la bosse pariétale opposée est encore au niveau du bord du détroit abdominal en arrière.

La suture bipariétale au lieu de se trouver sur le trajet de l'axe du détroit supérieur, est un peu plus en arrière que cet axe, et elle regarde la dernière ou l'avant-dernière pièce du sacrum. Dubois se range donc ainsi à l'avis de Naegele tout en reconnaissant qu'il a un peu exagéré l'étendue de cette inclinaison. C'est la suture sagittale qui est la partie la plus déclive de la tête. La circonférence de la tête qui répond au contour du détroit abdominal peut être représentée par une ligne qui, passant sur les extrémités du diamètre occipito-frontal, laisserait bien au-dessous d'elle en avant la bosse pariétale droite et passerait en arrière sur la bosse pariétale gauche. Ce n'est donc pas précisément le diamètre bipariétal qui croise le bassin de gauche à droite, mais un diamètre étendu de la bosse pariétale gauche au bord inférieur du pariétal droit, près de la suture temporale. Ajoutons que ce diamètre transversal de la tête ne se trouve pas non plus dans la direction du diamètre oblique du bassin qui va de la cavité cotyloïde droite à la symphyse sacro-iliaque gauche lorsque le diamètre occipito-frontal se trouve dans la direction du diamètre oblique du côté opposé. Ce diamètre est étendu dans la direction d'une ligne qui se rendrait de la symphyse sacro-iliaque gauche au milieu de la branche horizontale du pubis du côté droit. La région dorsale du fœtus répond à la paroi latérale gauche, et la région abdominale à la paroi latérale droite de la matrice; le côté droit du fœtus est dirigé obliquement en avant et le côté gauche obliquement en arrière. Le doigt porté jusqu'à l'orifice utérin, difficile à atteindre parce qu'il est porté en arrière (il s'agit dans cette description d'une femme primipare). sent à travers cet orifice très-peu dilaté une petite partie ronde et solide, constituée par la région supérieure et postérieure des deux pariétaux, mais surtout du pariétal droit qui est en avant. Sur cette partie ronde et solide, le doigt distingue une ligne enfoncée : c'est la suture bipariétale qui croise ordinairement l'orifice d'avant en arrière et de gauche à droite. Si le doigt soulève le bord antérieur et latéral gauche de cette ouverture, il reconnaît la fontanelle occipitale et une petite partie des deux branches de la suture lambdoïde ; s'il soulève de même le bord postérieur et latéral gauche pour glisser entre les membranes et cette partie de l'orifice utérin, il atteint, mais plus difficilement, la grande fontanelle qui est plus en arrière et plus élevée.

Au moment où le travail débute, les rapports des diamètres de la tête avec les diamètres du détroit supérieur sont donc les suivants. Le diamètre occipito-frontal est parallèle au diamètre oblique gauche du détroit supérieur. Le diamètre bipariétal est à peu près parallèle au diamètre oblique droit. La circonférence occipito-frontale est à peu près parallèle au pourtour du détroit supérieur. L'axe de ce détroit supérieur passe par le diamètre trachélo-bregmatique.

Premier temps.—Temps de flexion ou d'amoindrissement.—La tête, si nous supposons les membranes rompues, tend, sous l'impulsion que lui communique la contraction utérine, à franchir le col utérin et à s'engager dans l'excavation. Mais les résistances qu'elle rencontre font qu'elle doit naturellement se fléchir davantage sur la poitrine, par suite de l'inégalité des deux bras du levier sur lesquels vient s'articuler le rachis et représenté par le diamètre occipito-mentonnier. L'impulsion agira plus sur l'occiput que sur le menton. Elle abaissera donc le premier tandis que le second se relèvera, c'est-à-dire que la tête se fléchira davantage. Il y a donc substitution de diamètres plus petits à ceux qui se présentaient avant. Ainsi le diamètre sous-occipito-bregmatique a remplacé le diamètre occipito-frontal.

Deuxième temps. — Il consiste dans la descente de la tête jusqu'au plancher du bassin, et il n'y a que deux cas où cette descente ne se fait pas, lorsque le bassin est vicié, ou lorsque le fœtus est trop gros.

Troisième temps. — Temps de rotation interne. — Il consiste dans un mouvement qui ramène l'occiput derrière la symphyse du pubis, quel que soit le point où ait été cet occiput au début du travail. Baudelocque et les anciens accoucheurs croyaient que l'occiput revenait en avant quand il occupait la moitié antérieure du bassin ; quand il occupait la moitié postérieure, suivant eux, il tournait en arrière. Ils expliquaient ce mouvement par ce qu'ils appelaient les plans inclinés du bassin antérieurs et postérieurs, les premiers devant conduire, dans l'arcade du pubis, et les seconds, dans la courbure du sacrum, celle des deux extrémités de la tête qui se trouve en rapport avec leur surface. Desormeaux et Dubois font remarquer avec raison que la rotation s'exécute ordinairement quand la tête est descendue au-dessous de ces plans inclinés et se trouve ainsi hors de leur sphère d'action, et ils déclarent que les causes de ce mouvement de rotation sont multiples. Il y a d'abord la contraction, puis le volume, la forme et la mobilité des parties qui sont expulsées, et d'autre part la capacité, la forme et la résistance du canal qui est parcouru. Il y a en outre la résistance du plancher du bassin qui force le fœtus à s'accommoder aux formes du bassin. Les glaires, l'enduit sébacé et le liquide amniotique aident encore à ce mouvement. C'est sous l'influence de la combinaison de tous ces éléments que les parties du fœtus se placent dans les conditions les plus favorables à leur passage.

Quatrième temps.—Temps de déflexion ou extension.—C'est un mouvement qui tend à porter l'occiput sur le dos du fœtus et vers le ventre de la femme. Ce mouvement permet le dégagement du menton. Cela ne se fait pas du tout comme on pourrait le croire, ce n'est pas la poitrine qui pousse le menton.

La force arrivant par la colonne au trou occipital se décompose en deux forces,

SCHRÖDER. — Manuel.   11

une qui presse l'occiput qui ne peut bouger à cause de la nuque, une qui se porte sur le menton qui recule peu à peu sous son influence et se relève. Les diamètres que la tête présente alors successivement sont : le sous-occipito-bregmatique, le sous-occipito-frontal, le sous-occipito-mentonnier, et le résultat est le dégagement de la tête.

M. Tarnier repousse cette explication et donne la suivante :

Le tronc s'engage dans l'excavation pendant que la tête distend et repousse le périnée, et le menton reste appliqué sur la poitrine non-seulement jusqu'au moment où l'occiput se place sous l'arcade pubienne, mais encore jusqu'au moment où le bregma apparaît à la commissure postérieure de la vulve; c'est alors que le périnée agit comme une sangle élastique qui, d'une part, repousse la tête en haut sous l'arcade pubienne, tandis que, d'autre part, elle glisse rapidement sur la face, qu'elle laisse à découvert en se rétractant vers la région coccygienne qui lui donne attache.

Le dégagement de l'occiput et du vertex ne commence qu'autant que la tête est refoulée par le tronc, mais à ce moment le périnée, qui jusque-là était passivement distendu, reprend son activité et se rétracte, comme nous l'avons dit, et, en glissant sur la face, imprime à toute la tête un mouvement d'extension qui a pour centre l'arcade du pubis. Ainsi c'est dans cette deuxième période du dégagement du sommet que le mouvement d'extension est vraiment évident.

Si le périnée manquait en totalité, la tête se dégagerait au sortir du détroit inférieur sans présenter son mouvement d'extension.

Cinquième temps. — Temps de rotation externe. — C'est le temps de rotation interne du tronc et externe de la tête. On l'appelait anciennement temps de restitution. La tête qui vient de se dégager reste quelques secondes immobile, puis on voit l'occiput se porter vers la face interne de la cuisse gauche, et la face vers la face interne de la cuisse droite. Jusqu'aux recherches de Gerdy on croyait que le tronc ne participait pas au mouvement de rotation interne de la tête qui entraînait ainsi un certain degré de torsion du cou. Lorsque la tête était complètement dégagée le cou se détordait, et la tête se restituait dans ses rapports naturels avec le tronc. Gerdy a montré que le tronc participait au mouvement de rotation intérieur de la tête, de manière que les épaules placées obliquement au début du travail sont après ce mouvement à peu près transversales. Elles rencontrent donc au détroit inférieur une résistance à franchir, et sous l'influence de cette résistance elles éprouvent un mouvement de rotation en sens inverse de celui qu'a exécuté la tête, et celle-ci, libre à l'extérieur, suit le mouvement imprimé aux épaules. Pourtant dans quelques cas il semble bien y avoir un léger mouvement qui est dû à un véritable mouvement de détorsion, de restitution tel que le comprenaient Baudelocque et les anciens, et qui précède de quelques secondes le mouvement correspondant à la rotation des épaules.

Sixième temps. — Enfin M. Tarnier décrit ce temps sous le nom d'expulsion du tronc. Les épaules se dégagent, l'épaule antérieure ou sus-pubienne la première suivant P. Dubois, la seconde suivant M. Tarnier, qui admet que si l'épaule antérieure apparaît bien la première à l'extérieur, c'est la postérieure qui, parcourant la courbure périnéale, vient se dégager la première. Pendant ce dégagement des épaules le fœtus subit une inflexion sur sa région latérale droite pour s'accommoder à la courbure du canal pelvien. Aussitôt après le dégagement des épaules, le reste du tronc est expulsé en décrivant quelquefois une spirale très-allongée.

Nous avons déjà, du reste, fait allusion à ce mémoire lors de la note que nous avons empruntée au travail de M. Pajot dans le *Dictionnaire encyclopédique des sciences médicales* et qui se trouve dans les premières pages de ce chapitre.

Le mécanisme de l'accouchement dans les positions postérieures ne diffère pas, dans le plus grand nombre des cas, de celui des positions antérieures. Pourtant il peut se présenter quelques irrégularités et ces irrégularités, portent surtout sur le troisième et le quatrième temps.

Ainsi l'occiput peut rester en arrière sans éprouver le mouvement de rotation jusqu'à la fin du travail, et l'accouchement se termine alors de la façon suivante : La flexion de la tête se prononce encore plus et la tête reste oblique. Le front se montre le premier à l'extérieur, mais c'est l'occiput qui, après avoir parcouru toute la courbure du périnée alors fortement distendu, vient se dégager le premier en avant de la commissure antérieure. Le périnée glisse sur la nuque autour de laquelle la tête subit un mouvement d'extension, et la tête se dégage de telle sorte que le menton sort le dernier.

D'autres fois la présentation du sommet se transforme en présentation de la face. L'occiput, arrêté d'abord contre un des points du bassin, remonte ensuite dans la courbure du sacrum en exécutant le mouvement de rotation et en se renversant sur le dos du fœtus. En même temps, le front et la face descendent derrière les pubis et se portent en arrière et en bas, jusqu'à ce que le menton vienne s'engager sous l'arcade. La tête se dégage comme dans une présentation de la face.

Quant à ce que l'on appelle les présentations inclinées ou irrégulières du sommet, elles se redressent et se régularisent presque toujours sous l'influence du progrès du travail et c'est à peine si elles en modifient le mécanisme.

Dans un mémoire lu à l'Académie de médecine, en 1860, M. le docteur Jacquemier signale le volume de la poitrine et des épaules du fœtus, comme pouvant, dans certains cas, devenir une cause de dystocie et empêcher ainsi l'expulsion régulière de l'enfant dans le cas de présentation de l'extrémité céphalique, et il admet : 1° que la tête peut se trouver arrêtée dans le trajet qu'elle a à parcourir du détroit inférieur à la vulve, par le volume trop considérable des épaules et de la partie supérieure du tronc retenues à l'entrée du bassin ; 2° qu'il n'est pas toujours vrai que lorsque la tête du fœtus a frayé la voie dans le canal destiné à son passage, le reste du corps suit sans peine immédiatement ou après quelques instants de repos, et qu'il ne suffit pas toujours d'une légère traction sur le cou ou mieux sur les aisselles avec les doigts indicateurs recourbés en crochets, pour triompher de la résistance.

Dans tous les cas observés par lui, la situation du tronc était diagonale et absolument comme à l'état normal, mais tandis que l'épaule antérieure semblait arrêtée, partie au-dessus, partie derrière l'un des pubis, l'épaule postérieure était déjà engagée profondément et placée au-devant de la symphyse sacro-iliaque du côté opposé. Lorsque la partie supérieure du tronc éprouve de la peine à s'engager et à descendre dans le bassin, c'est justement pendant la période d'expulsion que les effets de cette difficulté se font sentir et, par conséquent, la part principale ou accessoire de cette cause de dystocie se confond non-seulement avec la résistance naturelle du vagin, du périnée et de la vulve, mais encore avec toutes les autres causes de dystocie que la tête peut rencontrer en s'engageant dans le détroit inférieur.

D'autres fois la difficulté ne se fait réellement sentir que quand la tête est dégagée.

Dans le premier cas, il conseille de tenter une application de forceps, et si elle échoue, la craniotomie aussi complète que possible et le dégagement des bras.

Dans le deuxième cas, il engage à essayer d'abord des tractions avec les doigts engagés en crochet dans les aisselles ; mais si elles échouent, il conseille le dégagement successif des deux bras, et les tractions exercées sur eux lui ont donné alors d'excellents résultats.

b. PRÉSENTATIONS DE LA FACE.

BIBLIOGRAPHIE. — L. BOURGEOIS, dit BOURSIER, *Obs. div. sur la stérilité, perte de fruict. etc.* Paris, 1609. — PAUL PORTAL, *La pratique des accouch., etc.* Paris, 1685. — JOHANN VAN HOORN, *Die zwo um ihrer Gottesfurcht und Treue willen von Gott wohl belohnten Weh-Mutter, Siphra u. Pua, etc.* Stockholm u. Leipzig, 1726. — M.-F.-A. DELEURYE, *Traité des accouch., etc.* Paris, 1770. — SIMON ZELLER'S, *Bem. über einige Gegenstände aus. d. prakt. Entbindungskunst.* Wien, 1789. — L.-J. BOER, *Abh. und Vers. geburtsh. Inhalts,* 1791-1807. — WIGAND, *Die Geb. d. Menschen,* vol. II. — F. C. NAEGELE, *Meckel's Archiv für die Phys.,* 1819, 5, 4, p. 513. — MADAME LACHAPELLE, *Pratique des accouch.* Paris, 1821. — WINKEL, *M. f. G.,* vol. XXX, p. 8 et *Klin. Beob. z. Path. d. Geburt.* Rostock, 1869, p. 47-131. — HECKER, *Ueb. d. Schädelform bei Gesichtslagen.* Berlin, 1869 (voy. le compte rendu de SCHULTZE, *Arch. f. Gynaek.,* I, p. 355) et *Arch. f. Gyn.,* vol. II, p. 429.' — FASSBENDER, *Berliner Beitr. z. Geb. u. Gyn.,* vol. I, p. 100. — AHLFELD, *Die Enstehung d. Stirn. und Gesichtslagen.* Leipzig, 1873.

Pour l'historique voyez H.-F. NAEGELE, *Die Lehre vom Mechismus d. Geburt,* p. 146 et W.-A. FREUND, *Klin. Beiträge zur Gyn.,* cahier 2. Breslau, 1864, p. 179.

§ 107. Dans les présentations de la face, il n'y a plus de lois fixes pour le mode et la façon dont la face s'engage dans le bassin. Le diamètre longitudinal de la face se trouve à peu près dans le diamètre transverse ou dans un des diamètres obliques, le menton en avant ou en arrière. Mais comme la direction suivant laquelle la colonne vertébrale dans les présentations de la face agit sur la progression de la tête, partage la longueur de la face en deux branches de levier inégales, dont la branche de beaucoup la plus longue se trouve du côté du front, la résistance étant égale des deux côtés, elle doit agir plus fortement sur le plus long bras de levier, par conséquent le front doit se trouver arrêté et le menton descendre plus bas. Des raisons que nous avons données pour des présentations du crâne, il résulte encore ici que le menton qui se trouve toujours le plus bas, doit, quand même il aurait été primitivement dirigé en arrière, subir dans le cours ultérieur de l'accouchement un mouvement de rotation en avant. On trouve par conséquent dans la première position de la face, que la face se présente sur le bassin de telle sorte que le front est dirigé à gauche. Le diamètre longitudinal de la face se trouve ainsi à peu près transversal, ou dans un des diamètres obliques. Le front et le menton sont à peu près à la même hauteur, ou bien le front est plus bas. Mais aussitôt que la face s'engage dans le bassin, le menton s'abaisse et dans l'excavation se tourne en avant. La rotation est naturellement d'autant plus grande

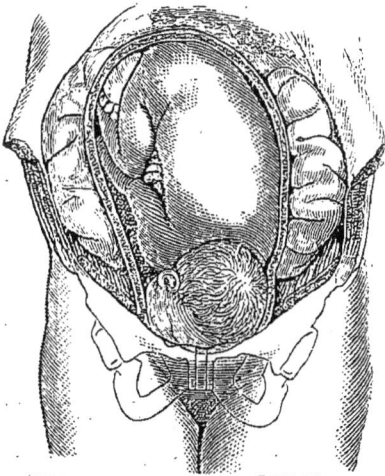

FIG. 51. — Présentation de la tête en M. I. D. P. ou F. I. G. A.

que primitivement le menton était plus dirigé en arrière. Lorsque la face se dégage (fig. 52), ce que l'on aperçoit d'abord à la vulve, c'est la joue droite et l'angle de la bouche, le menton s'avance alors sous la branche droite de l'arcade

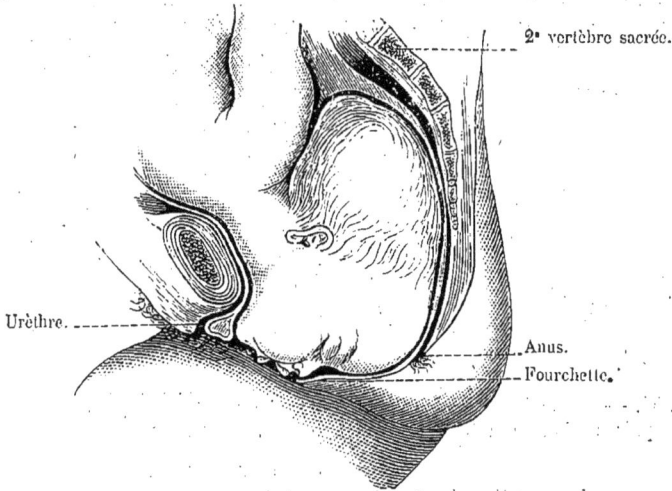

FIG. 52. — Dégagement de la face.

pubienne, et pendant que le cou s'y fixe, on voit se dégager sur le périnée le nez, le front et tout le crâne; la face, une fois que la tête est sortie, regarde par conséquent en avant et à droite. Les épaules pénètrent dans le bassin, dans le premier diamètre oblique, et au moment du dégagement l'épaule droite se fixe sur la branche ascendante gauche du pubis, et la gauche se dégage sur le périnée. La deuxième position de la face se comporte de la même façon, toutes proportions gardées.

§ 108. Les raisons qui font que dans les présentations du sommet les téguments du crâne se tuméfient déterminent aussi dans les présentations de la face une bosse sanguine sur le visage. Elle est placée dans la région de la bouche, à l'angle qui était dirigé en avant, c'est-à-dire dans la première position de la face, à l'angle droit de la bouche. Si la bosse est considérable, elle envahit toute la joue, la région du

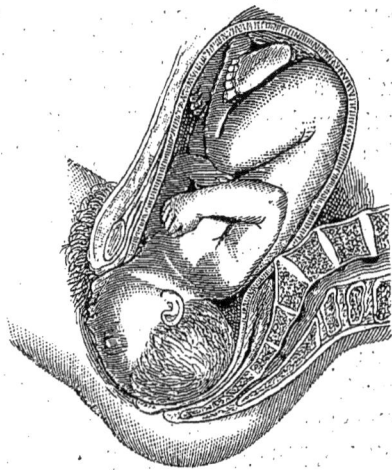

FIG. 53. — Présentation de la face. Le 3ᵉ temps, rotation en mento-pubienne opérée. Degré plus prononcé du dégagement que dans la figure précédente.

nez et passe même de l'autre côté, si bien que la face est horrible et peut être bleu noir par suite du sang épanché. Après l'accouchement tout cela disparaît en quelques jours.

Dans les présentations de la face, le crâne, en passant à travers le canal de l'accouchement, éprouve toujours une modification de forme en ce qu'il est comprimé dans le sens du diamètre vertical. [Par suite, la partie supérieure du crâne est aplatie (quelquefois il existe dans la région de la grande fontanelle une dépression en forme d'ensellure) tandis que l'occiput est étiré en arrière et un peu allongé vers la nuque. Par suite, la tête se trouve surtout agrandie dans son diamètre droit, tandis que le vertical est diminué et que le transverse éprouve aussi une certaine compression. Dans les jours qui suivent l'accouchement, cette modification de forme disparaît. (Nous verrons, quand nous parlerons de l'étiologie, qu'un développement congénital anormal de l'occiput peut exposer aux présentations de la face, et

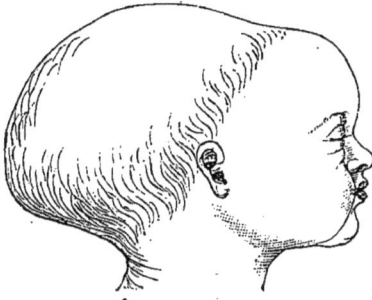

FIG. 54. — Forme du crâne dans la présentation de la face.

que par conséquent l'occiput, déjà par lui-même fortement saillant, peut encore se trouver allongé par le fait de l'accouchement.)

§ 109. Les accouchements par la face ne semblent pas chez les primipares être beaucoup plus rares que chez les multipares. Ils sont plus fréquents dans les rétrécissements du bassin que dans les bassins normaux.

Il faut chercher la cause des présentations de la face essentiellement dans ce fait, que l'ensemble des contractions utérines, en diminuant le diamètre transverse de l'organe, a pour effet de transformer les présentations obliques du fœtus en présentations longitudinales. Voici comment se produira cette présentation longitudinale. La partie fœtale la plus élevée, c'est-à-dire, dans le plus grand nombre des cas, le siége, se trouvera repoussée vers le fond de l'utérus, la partie la plus basse, au contraire, la tête, sera refoulée vers le détroit supérieur. Si (comme cela a lieu en particulier lorsque l'enfant est volumineux) cette transformation en position longitudinale rencontre des difficultés, et si l'enfant se trouve placé de telle façon que son dos regarde en bas vers le bassin, une fois que les contractions utérines auront amené le siége dans le fond, la pression de l'autre paroi latérale de l'utérus se trouvera nécessairement agir, surtout sur le sinciput. La courbure de l'enfant sur lui-même tendra donc à augmenter, et le menton à s'appliquer étroitement sur la poitrine. Mais si le dos de l'enfant se trouve regarder le fond de la matrice, et si le ventre est tourné vers le détroit supérieur, une fois que le siége aura été refoulé vers le fond de la matrice, la pression exercée par l'autre paroi latérale de l'utérus agira surtout sur l'occiput et le poussera vers la nuque. Alors, pendant que l'occiput s'arc-boute contre la paroi utérine, la tête, par suite de la résistance que le siége éprouve vers le fond, sera refoulée par en bas. Dans ce cas, c'est le sinciput qui vient le premier, quoique la force agissante tombe sur un point plus rapproché de l'occiput, parce qu'une résistance plus considérable se trouve agir sur le bras de levier le plus court (l'occiput), tandis qu'une résistance presque nulle agit sur le bras le plus long (sinciput). Dans certains cas favorables donc, le menton peut s'écarter de la poitrine, assez pour que le diamètre de la tête qui s'engage dans le détroit supérieur (du menton à la région de la grande fontanelle, le mento-bregmatique) se trouve partagé par la force agissante, en deux bras de leviers inégaux, dont le plus court correspond au menton. Ce point acquis, le crâne doit nécessairement se trouver de plus en plus arrêté, et la présentation de la face devenir de plus en plus complète. Cette transformation de l'attitude de la tête se produira d'autant plus facilement que l'occiput est plus fortement développé, puisque alors l'excès de la résistance à l'occiput pourra être d'autant plus faible.

S'il existe de l'obliquité utérine, sa variété n'est pas non plus sans importance. Si l'utérus est incliné à droite, et si l'enfant se trouve le dos dirigé en haut et la tête à droite, la paroi utérine qui se dirige de bas en haut et de gauche à droite tendra beaucoup plus à rapprocher ainsi l'occiput de la nuque et à amener par suite une présentation de la face, que si la tête se trouve à gauche. Or, comme l'obliquité utérine droite est la règle, on comprend facilement que comme la première position du sommet est à la seconde comme 2, 6 est à 1, les premières positions de la face l'emportent sur les secondes positions comme 1, 4 est à 1. (Duncan explique d'une façon tout à fait analogue (1) la fréquence relative de la deuxième position de la face, par rapport à la première.)

Les rétrécissements du bassin favorisent la production des présentations de la face, en ce qu'ils empêchent l'engagement de la tête dans le bassin, engagement qui existe ordinairement déjà chez les primipares, à la fin de la grossesse, et favorisent la production des présentations obliques.

D'après cette étiologie, les présentations de la face devraient se produire seulement au début de l'accouchement (présentations secondaires). Mais chez les primipares, chez lesquelles en particulier il y a déjà des contractions notables pendant la grossesse, les présentations de la face peuvent aussi se produire déjà pendant la grossesse (présentations primitives).

§ 110. Les déviations au mécanisme habituel de l'accouchement sont très-rares dans les présentations de la face. — Le plus souvent il arrive encore que le front et le menton se trouvent au même niveau dans l'excavation et que la face franchit le bassin dans le diamètre transversal. — Le dégagement à travers le bassin, le menton restant dirigé en arrière, est impossible lorsque le menton est la partie la plus basse, parce que l'occiput et la poitrine devraient franchir ensemble le conjugué. Mais, en outre, il est encore impossible, parce que le menton se trouvant être la partie la plus basse, le menton revient dans tous ces cas en avant. Si, pourtant, c'est le front qui est le plus bas, alors, pour les raisons déjà plusieurs fois signalées plus haut, le menton reste dirigé en arrière, et la tête peut encore, dans des circonstances particu-

(1) *Edinb. med. Journ.*, mai 1870, p. 971 et *Edinb obst. Trans.*, II, 1872, p. 108.

lièrement favorables, se dégager de telle façon que le front et la grande fontanelle deviennent visibles, le crâne, dans la région de cette dernière, restant
appliqué contre la symphyse, et que la face se dégage ainsi sur le périnée.

Il est encore plus rare, et cela n'est possible que dans des cas particulièrement favorables, de voir le front être comprimé contre la paroi antérieure du
bassin et alors le nez et les yeux apparaître à la vulve, et la bouche, le menton, se dégager sur le périnée, et enfin le front et le crâne passer sous la symphyse (1).

Ces déviations sont donc extrêmement rares et ne sont possibles que dans
des conditions si exceptionnellement favorables, que malgré ces exceptions la
loi persiste et doit avant tout persister pour la pratique, *que : dans les présentations de la face, le menton dirigé en arrière, l'accouchement n'est possible
que si le menton se tourne en avant.* — Le mécanisme dévié n'est possible et
n'a lieu, en réalité, que si le front se trouve plus bas que le menton (2).

Note du traducteur. — Cette loi formelle des présentations de la face que le
menton doit toujours revenir en avant présente cependant quelquefois des exceptions,
mais, comme le dit Schroeder, elles exigent des conditions exceptionnellement
favorables.

Ainsi, Mme Lachapelle a vu deux ou trois fois la face sortir transversalement, ce
que Schroeder a constaté aussi.

Mais dans les cas où le menton reste en arrière et où l'accouchement a pu néanmoins se terminer seul, voici les explications que l'on en a données :

Velpeau suppose une variété mento-sacrée, position, comme le fait remarquer
Tarnier, déjà à peine admissible. Le front alors s'avancerait derrière le corps ou la
symphyse du pubis en même temps que le menton au-dessous de l'angle sacro-vertébral. Toute la tête s'engage alors jusqu'au delà de la fontanelle antérieure et jusqu'au-devant du cou et de la poitrine en arrière. Alors le diamètre occipito-mentonnier bascule de haut en bas et d'arrière en avant. Le menton s'engageant de
plus en plus, et retenu par le thorax qui ne peut plus avancer, la suture sagittale
glisse nécessairement derrière les pubis et le front gagne la partie supérieure du
détroit inférieur. Les bosses frontales s'appuient sur le périnée, la fontanelle postérieure descend à son tour et finit par se montrer au sommet de l'arcade ; enfin la
tête se dégage comme dans la position occipito-antérieure.

M. Tarnier repousse cette explication, car ce n'est pas, comme le dit Velpeau,
l'occipito-frontal qui est dans ce cas le plus grand diamètre qui puisse se présenter aux plans des détroits. Il faudra toujours que l'occipito-mentonnier, à un
moment donné, traverse le diamètre antéro-postérieur. L'explication n'est donc
pas valable.

M. Guillemot, lui, admet deux modes pour la terminaison de l'accouchement :

1° Le front continue de descendre et de s'engager sous la branche du pubis, jusqu'à ce que la fontanelle antérieure apparaisse au dehors. Cette progression permet
au menton d'atteindre le rebord du périnée, d'où alors début du mouvement de
flexion, etc.

M. Tarnier fait observer avec raison que cela suppose l'engagement profond de
la tête accompagnée de la poitrine, ce qui est impossible.

(1) S. Braun, *Wiener Medicinalhalle*, 1860, n°s 1 et 2, supplément M. f. G., vol. XVII,
p. 157 et les planches de *Smellie's* 25 et 26.

(2) *Beobachtungen des abnormen Mechanismus*, voy. FLUEGEL *Casper's Wochenschrift*, 1851,
n° 38, p. 596; Köhler, *Verh d. Ges. für Geb. in Berlin*, cah. 5, p. 43; Jacobs, *Deutsche
Klinik*, 1863, n° 12, Br. Hicks, *Obstetr. Transactions*, VII, p. 57, et C. Braun, *loc. cit.*

2° La deuxième manière est la transformation de la présentation de la face en présentation du vertex. La face fortement poussée, ne pouvant s'échapper à travers le détroit périnéal, remonte en haut et en arrière. Le menton s'éloigne du périnée, se rapproche de la poitrine du fœtus en se dirigeant dans la courbure du sacrum et vers l'angle sacro-vertébral. Le front atteint à son tour le sacrum, le vertex s'est abaissé en glissant derrière les pubis, et au moment où le menton s'applique sur la poitrine de l'enfant l'occiput s'engage sous l'arcade.

Ici encore il faudrait admettre l'engagement simultané de la tête et de la poitrine, et il faudra toujours qu'à un moment donné le diamètre occipito-mentonnier franchisse le diamètre antéro-postérieur de l'excavation. Donc encore ici l'explication est défectueuse.

M. Tarnier admet que cela n'est possible que dans les positions obliques. Le menton arrivant jusqu'au niveau de la grande échancrure sciatique y rencontrera des parties molles qu'il pourra déprimer. Cette dépression sera suffisante pour augmenter de 6 à 8 millimètres le diamètre oblique de l'excavation, et permettre au diamètre occipito-mentonnier de le franchir, et à la tête d'exécuter le mouvement de flexion qui conduira l'occiput sous la symphyse pubienne.

§ 111. Si la situation du front est encore plus basse, alors il s'avance dans l'axe du bassin et la tête prend une attitude qui se trouve être moyenne entre la normale dans les présentations du crâne, et la normale dans les présentations de la face. La tête s'engage au détroit supérieur dans cette position, dans les circonstances anormales, en particulier dans les rétrécissements du bassin et cela assez souvent. L'insertion de la colonne vertébrale partage alors le diamètre du crâne qui s'engage dans le bassin (diamètre qui va environ de la région du menton à la région de la suture sagittale qui est à peu près à moitié entre la petite et la grande fontanelle), en deux bras de levier égaux, de sorte que si les directions de la force expulsive et de la résistance restaient sans se modifier, le crâne devrait franchir tout le bassin dans cette direction. Mais ce n'est que rarement que les rapports restent les mêmes dans le cours ultérieur de l'accouchement, presque toujours la direction de la force expulsive dévie progressivement vers un des côtés. Aussitôt que cela est produit, un des bras de levier devient plus long que l'autre, et si c'est le bras de levier qui se trouve du côté du menton qui devient le plus long, la présentation du front se transforme en présentation du sommet ; si au contraire c'est le bras de levier qui se trouve du côté du sommet qui devient le plus long, le menton s'abaisse et la présentation du front se transforme en présentation de la face.

Ce n'est que dans des cas très-rares que le crâne s'engage le front en avant, par conséquent en *présentation du front*. D'après V. Helly (1), au moment où l'on peut s'attendre à la persistance de la présentation du front, alors par conséquent que, après l'écoulement des eaux, la tête se trouve comprimée dans le bassin, la suture frontale se trouve dans le diamètre transverse ; au moment de la descente, le front se tourne en avant et le sommet en arrière. Le front apparaît dans la vulve, puis les yeux ; et pendant que la mâchoire supérieure s'arc-boute contre la symphyse, le sommet se dégage sur le périnée. Ce n'est qu'après la sortie de toute la voûte du crâne que l'on voit apparaître sous la

_____

(1) *Zeitschr. d. Ges. d. Wiener Aerzte*, vol II, 1861, p. 52.

symphyse la mâchoire supérieure, la bouche et le menton. Mais quelquefois la tête reste transversale. Alors, la face se dégage à l'exception de la mâchoire inférieure, qui reste en arrière arrêtée sur l'une, et l'occiput sur l'autre des branches de l'arcade pubienne, et c'est la mâchoire inférieure qui sort en dernier de la vulve.

La bosse sanguine siége sur le front, de la racine du nez à l'angle supérieur de la grande fontanelle. Par suite la tête prend déjà un aspect particulier qui se trouve encore augmenté par la configuration du crâne. Celui-ci en effet est très-haut par devant, si bien que la distance entre le front et le menton devient très-longue. Mais à partir de la grande fontanelle, les pariétaux s'abaissent en se déprimant en arrière d'une façon assez brusque, si bien que la voussure de l'occiput se trouve très-bas vers la nuque (fig. 55). Le crâne est comprimé dans la direction du menton à la région qui se trouve au-dessus de la petite fontanelle.

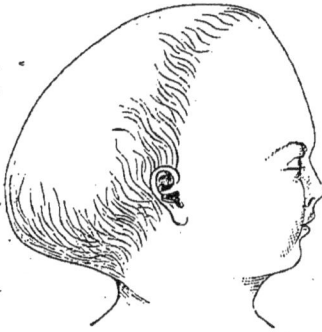

FIG. 55. — Forme du crâne dans les présentations du front.

La forme que le crâne né en présentation du front a prise pendant son passage à travers le bassin disparaît, comme pour les présentations de la face, très-peu de temps après l'accouchement, si bien que le diamètre qui va du menton à la petite fontanelle augmente, tandis que celui qui va du front à la nuque diminue. Nous avons dans un cas obtenu les chiffres suivants :

	D. T. maj.	D. T. min.	D. droit.	Grand obliq.	Petit obliq.
Immédiatement après l'accouchement.	9 c.	8 1/2	14ᶜ,3/4	12 1/4	11 1/2
Huit jours après l'accouchement. . . .	9 1/4	8 3/4	11ᶜ,3/4	13 1/4	10 1/4

La marche de l'accouchement dans les présentations du front est très-difficile, et cela en partie parce qu'il arrive assez souvent que ce vice de présentation du crâne tient à un faible degré de rétrécissement du bassin. Lorsque le rétrécissement est considérable, le crâne ne peut s'engager de cette façon. Mais c'est surtout au détroit inférieur que le dégagement est rendu difficile, car la tête doit alors franchir par son plus grand diamètre le diamètre droit du détroit inférieur.

§ 112. Puisque les présentations de la face, et plus encore les présentations du front, nous ont entraîné à parler ici déjà des anomalies et de la pathologie de l'accouchement, nous devons en quelques mots parler aussi du pronostic et du traitement de ces présentations.

Le *pronostic*, même dans les présentations de la face qui présentent le mécanisme régulier, est de beaucoup plus défavorable que dans les présentations du sommet : tandis qu'en effet, dans ces dernières, il meurt environ 5 0/0 des enfants, cette proportion dans les présentations de la face s'élève à 13 0/0. Pour la mère aussi les présentations de la face sont plus défavorables par cela seul que, en moyenne, elles durent plus longtemps que les présentations du sommet. Le pronostic deviendra encore bien plus fâcheux lorsque le mécanisme n'est pas normal. Aussi lorsque le menton reste dirigé en arrière, ce n'est qu'à grand'peine qu'on voit les enfants naître vivants.

Dans les présentations du front aussi, le pronostic est fâcheux pour l'enfant. D'après Massmann (1), Stadfeldt (2), Hecker (3) et quelques autres, sur 41 enfants, 21 vinrent morts. Le pronostic serait beaucoup meilleur d'après Ahlfeld (4). D'après lui, la mortalité est faible, si l'on compte seulement les cas dans lesquels l'enfant est réellement né par le front. Pour la mère, le pronostic, à cause du défaut de proportion de la capacité du bassin et de la longue durée de l'accouchement, est plus mauvais que d'habitude.

En ce qui concerne le traitement, il faut distinguer soigneusement les présentations de la face et celles du front. Dans les premières, lorsque la face est complétement engagée dans le bassin, la seule pratique rationnelle est un traitement purement expectant, tant qu'il est justifiable, et c'est au forceps qu'il faut avoir recours lorsqu'une indication d'agir se présente. Si la rotation du menton en avant tarde trop longtemps, on peut essayer de produire sa descente et par suite cette rotation en exerçant pendant la douleur une pression en sens contraire sur le front. Mais si la face dont le menton est dirigé en arrière ne s'engage pas dans le bassin, et si l'on ne peut pratiquer la version, on peut encore chercher à transformer cette présentation en une présentation du sommet, ce qui, contre toute attente, réussit quelquefois assez facilement (5).

Dans les présentations du front, il faut, lorsque l'orifice est suffisamment dilaté et que le front est encore mobile, faire la version. Si la version n'est plus possible, on peut encore essayer d'après le procédé de Hildebrandt (6) de transformer la présentation du front en présentation du crâne ou de la face. Dans le premier cas, on exerce une pression dans la direction de la face, dans le deuxième cas, dans la direction du crâne. Hildebrandt fait remarquer avec raison que l'on doit essayer cette transformation pendant la douleur. Nous avons réussi, dans un cas où le front avait déjà exercé sur le bassin une compression telle (eaux écoulées depuis 36 heures) qu'il se produisit une fistule vésico-vaginale pendant les couches, à opérer la transformation en présentation du crâne, après quoi la tête descendit dans le bassin et fut extraite par le forceps en présentation du sommet. On n'obtient pas grand'chose par la simple position. La position rationnelle serait, par exemple, dans la première position du front, le décubitus sur le côté droit, parce que lorsque le tronc de l'enfant a de la tendance à tomber à droite, et lorsque ainsi le point d'insertion de la colonne vertébrale prend une autre direction, le bras de levier allant au crâne se raccourcit, et celui qui va à la face s'allonge, et cela favorise

---

(1) *Petersb. med. Z.*, 1868, p. 205.
(2) *Brit. and for. med.-chir. Review.*, juillet 1869, p. 172.
(3) *Die Schädelform*, etc., p. 54.
(4) *Loc. cit.*, p. 94.
(5) Voy. Pippingsköld, *Berl. B. z. Geb. u. Gyn.*, I, p. 279, et Fritsch, *Berl. kl. W.*, 1872, n° 32.
(6) *M. f. G.*, vol. XXV, p. 222.

ainsi la transformation en présentation du sommet. Mais en réalité la femme, dans la première position du front, doit se placer sur le côté gauche, parce qu'alors le crâne, puisque le siége a de la tendance à se porter à gauche, glisse plus facilement sur le détroit supérieur, tandis qu'en se plaçant sur le côté droit, il peut se former une présentation complétement transversale.

Si la transformation ne réussit pas, il faut lorsque l'enfant est mort, aussitôt qu'il y a des difficultés mécaniques, faire la perforation ; si l'enfant est vivant, attendre autant que possible, et lorsque l'on ne peut plus différer, appliquer le forceps. La direction des tractions doit être d'abord en bas, jusqu'à ce que la mâchoire supérieure se fixe, et alors on relèvera pour dégager l'occiput sur le périnée. Lorsque le forceps échoue, il faut alors avoir recours à la perforation, malgré la vie de l'enfant.

A part une indication de Celse qui ne peut même pas avec certitude se rapporter aux présentations de la face, c'est Moschion, le premier (au temps d'Adrien), qui montre une certaine connaissance des présentations de la face. Il les appelle « situs in dentes » et donne le conseil, encore suivi plus tard, de les transformer en présentations du sommet. Eucharius Roesslin les signale très-brièvement dans le quatrième chapitre de son livre Der Svangern Frauwen und hebammen Rosegarten, Strasbourg, 1513, dans lequel il figure toutes les présentations qu'il suppose possibles et les représente en partie. « Ob aber das Kind sich erzeugte mit der » brust/od' mit dé angesicht/Soll die hebamm gleicher wyss thun / als obstat, » et « Item ob das Kind geteilt lege oder vff seinem angesicht /etc.» (Si l'enfant se présentait par la poitrine ou par la face, la sage-femme doit se conduire comme plus haut, et encore, si l'enfant se présente par sa moitié ou sur sa face, etc.) Il semble à peine qu'il ait observé les présentations de la face, mais, en tous cas, il n'en montre aucune connaissance détaillée. La première qui parle d'une façon détaillée et précise de la présentation de la face est Louise Bourgeois, la très-habile sage-femme de Marie de Médicis, femme de Henri IV, roi de France. Elle conseille de les transformer en présentation du siége et engage à recourir à tous les moyens possibles pour solliciter l'activité des douleurs, afin que l'enfant naisse promptement. « Car pour peu qu'il demeure en cet état, il vient si contrefait et si monstrueux de visage, qu'il semble qu'il soit tout meurtri », comme cela est dit dans la traduction parue en 1628 à Francfort. Avec Mauriceau (1668) reparaît le conseil de transformer les présentations de la face en présentations du sommet. Mauriceau et de Lamotte (1721) les virent se terminer naturellement et sans danger, mais ce dernier ajoute qu'il ne peut le comprendre.

C'est seulement Paul Portal (1685) qui, fidèle à son précepte de ne pas intervenir dans l'accouchement en le troublant, formula avec conviction que les accouchements par la face pouvaient aussi bien être abandonnés à la nature que les présentations du sommet. A lui s'adjoignit son élève Johann von Hoorn dans son livre des sages-femmes, Siphra et Pua (1715). Parmi les accoucheurs postérieurs, qui tous considéraient les présentations de la face comme très-défavorables, Deleurye (1770) fait une exception digne d'éloges, car d'une façon générale il considère l'emploi de l'art comme inutile. Ce qui prouve qu'il avait bien observé, c'est ce fait qu'il ne signale pas du tout, la présentation le front en avant, qui presque partout était admise comme première présentation de la face. Smellie (1751) a le mérite d'avoir fait remarquer avec précision que lorsque l'on a recours au forceps, le menton doit toujours être ramené en avant. Si, comme nous l'avons vu, quelques auteurs s'élevaient contre le précepte généralement admis que les présentations de la face, par le seul fait de leur présence, réclamaient l'intervention de l'art, d'un autre côté pourtant l'amélioration du traitement des présentations de la face ne date que de l'école de Vienne à la fin du siècle dernier. Zeller (1789) montra clairement que les accouchements par la face se terminent heureusement d'une façon naturelle, et que la bosse sanguine n'a aucun inconvénient pour l'enfant; sur plus de 40 présentations de la face, il n'eut que 2 morts, et Boër (1791) accepta absolument la terminaison naturelle de l'accouchement dans les présentations de la face, et montra que le menton revient toujours vers la symphyse, quelle que soit au début la position de la face. Sur 80 accouchements par la face, 79 furent abandonnés aux seules forces de la nature, et le forceps ne fut appliqué qu'une fois pour insuffisance des douleurs. Depuis Boër, cette amélioration du traitement des présentations de la face passa dans la pratique.

Au point de vue des causes des présentations de la face, les opinions les plus diverses règnent encore aujourd'hui. D'après Winckel on ne compte pas moins de trente-trois hypothèses à ce sujet. On accepte avec raison presque généralement que primitivement le menton est toujours rapproché de la poitrine, et que ce sont des conditions extérieures qui viennent modifier cette attitude dans les présentations de la face (Dubois et Simpson cherchent la raison de l'attitude particulière que prend la tête dans les présentations de la face, dans l'enfant lui-même). Il est dans la nature

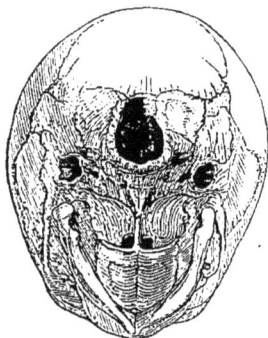

FIG. 56. — Faible développement de l'occiput. Le bras de levier antérieur est beaucoup plus long que le postérieur, d'après Hecker.

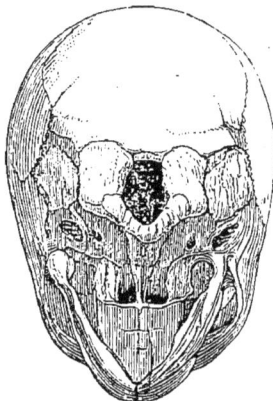

FIG. 57. — Fort développement de l'occiput. Les bras de levier antérieur et postérieur sont à peu près égaux, d'après Hecker.

des choses que ces conditions ne se rencontrent habituellement que pendant l'acouchement, et, en conséquence, il est très-exceptionnel de rencontrer pendant la grossesse une présentation de la face, si bien que, par exemple, un homme très-expérimenté comme Hohl, nie complétement les présentations primitives de la face. Du reste, leur existence pendant la grossesse n'est pas douteuse, quoiqu'elles ne se forment réellement que lorsqu'il y a déjà des contractions. L'opinion la plus répandue, qui est en tous cas exacte, est qu'elles se développent progressivement par l'arrêt de l'occiput, quoique, comme cela est admis par Ahlfeld, nous ne puissions rendre le bassin responsable de cet arrêt de l'occiput, car entre le bassin et le crâne se trouve la paroi utérine qui se contracte ; et de plus nous avons fait remarquer que l'arrêt de l'occiput ne se produit que si le dos de l'enfant se trouve placé vers le fond de l'utérus. Chez une femme enceinte (1), chez laquelle le dos était placé en bas et la tête à droite, nous avons pu, par une pression sur cette dernière, produire très-facilement une présentation du sommet. Mais comme quelques jours plus tard l'enfant, tout en conservant cette même position transversale, avait le dos alors tourné

(1) Voy. Schroeder, Schw., *Geb. u. Wochenb.*, p. 34.

en haut, la pression sur la tête amena la face, et ce n'est que par une pression ultérieure sur l'occiput resté en arrière que l'on put déterminer la présentation du crâne. Hecker a signalé l'influence de la dolichocéphalie.

Breisky (1) et Kleinwachter (2) ont prouvé par leurs mensurations, que la dimension exagérée du diamètre droit qui est caractéristique pour les présentations de la face était surtout produite par le fait de l'accouchement ; pourtant, toutes choses égales d'ailleurs, une longueur exagérée du bras de levier postérieur doit favoriser la formation des présentations de la face. Le plus grand nombre des cas, que Hecker rapporte à l'appui de son opinion, doit, il est vrai, être rejeté, puisque les mensurations faites sur des enfants qui sont morts pendant ou immédiatement après l'accouchement ne permettent pas de reconnaître cette forme primordiale du crâne, sans qu'elle ait été influencée par l'accouchement et que les crânes macérés et séchés conservent exactement la forme qu'ils ont prise pendant l'accouchement. Pourtant il est quelques-uns de ces crânes qui se sont présentés par la face, qui sont très-propres à appuyer sa proposition, puisque dans ces crânes la longueur du bras antérieur du levier ne l'emporte sur celle du bras postérieur que de $0^m,04$ et deux fois seulement de $0^m,01$. Hildebrandt (3) a fait aussi des expériences qui confirment cette opinion. Nous devons donc, puisque la forme du crâne présente des différences individuelles et tout à fait indépendantes de l'accouchement (fig. 56 et 57), admettre qu'un fort développement de l'occiput est un facteur réel qui favorise l'existence des présentations de la face et cela à un haut degré. Dans des cas très-rares, des tumeurs congénitales du cou (*strumers*), ou des extensions du tronc, qui empêchent mécaniquement l'abaissement de la tête, peuvent aussi conduire à des présentations du front et de la face (4). Winckel a signalé combien est grande l'importance des bassins rétrécis. D'après lui, sur 4,6 cas de présentation de la face il y a 1 bassin rétréci, et il faut ajouter que les mensurations régulières du bassin, qui seules peuvent conduire à la découverte des bassins rétrécis, ne sont pas encore faites partout et que, par conséquent, nombre de bassins rétrécis ayant coïncidé avec des présentations de la face ont pu, sans doute, échapper à l'observation.

Note du traducteur. — Schroeder, et avec lui Massmann, Stadfeldt, Hecker, semblent considérer les présentations du front comme beaucoup plus défavorables, au point de vue du pronostic, que les présentations de la face, aussi ces auteurs sont-ils entraînés à une intervention qui ne nous paraît pas, pour notre part, à beaucoup près aussi indiquée.

Déjà Ahlfeld s'est élevé contre cette idée, et en France on repousse absolument, à moins d'indication formelle, l'idée de toute intervention hâtive.

Aussi, tandis que Schroeder conseille la version lorsque le front est encore mobile, ou si la version n'est plus possible, la transformation, par le procédé de Hildebrandt, de la présentation du front en présentation du sommet, en France on donne le conseil complétement opposé de se borner à l'expectation et de se bien garder d'intervenir avant une indication absolue. Loin de considérer les présentations du front comme graves, on se borne à en faire des variétés, inclinées ou irrégulières de la face et, comme le dit Tarnier, ce ne sont que des nuances de présentation qui presque jamais ne rendent le travail plus difficile.

Avec un peu de patience, en ne se hâtant pas d'intervenir, on voit le travail régulariser peu à peu la présentation et la transformer suivant les cas, spontanément, et sans aucune intervention opératoire, en présentation du sommet ou de la face parfaitement franche et régulière.

(1) *M. f. G.*, vol. XXXII, p. 458.
(2) *Prager Vierteljahrsschrift*, vol. CVIII, 1870, p. 76.
(3) Voy. Hecker, *Die Schädelform*, etc., p. 31.
(4) Simpson, *Sel. Obst. Works*, I, p. 127 et 128 ; Hecker, *Kl. d. Geburtskunde*, I, p. 63 ; Ahlfeld, *Tagebl. d. Rostocker Naturforschervers.*, 1871, p. 154

Loin donc de conseiller une intervention hâtive, nous croyons qu'elle ne peut servir qu'à compliquer la situation et à empêcher la rectification de ces positions, qui, encore une fois, se fait habituellement d'elle-même et sous la seule influence des progrès du travail. Il se passe, quoiqu'un peu plus lentement, il est vrai, un phénomène tout à fait analogue à celui qui se produit pour les présentations inclinées du sommet.

En France, c'est aux travaux de Chevreul et de Mme Lachapelle qu'est due la réaction contre l'intervention dans les présentations de la face. Cette dernière alla même si loin qu'elle est presque disposée à considérer les présentations de la face comme plus favorables que les présentations du sommet. Cette opinion est certes loin d'être exacte, mais Mme Lachapelle a au moins le mérite d'avoir démontré que les présentations de la face se terminaient le plus habituellement seules et heureusement pour la mère et l'enfant, tandis que l'intervention augmentait notablement la gravité du pronostic.

Loin donc d'intervenir hâtivement dans les présentations de la face, on attend le plus possible, et ce n'est que dans les cas où l'impossibilité de la terminaison par les seules forces de la nature est constatée que l'on se décide à intervenir. Dans ces cas, c'est au forceps que l'on a recours, et si celui-ci échoue, à la perforation et à la céphalothripsie.

Lorsque, en effet, le menton ne revient pas en avant, le forceps est souvent impuissant à produire artificiellement cette rotation et il faut bien dans ces cas se décider à sacrifier et à mutiler l'enfant. Cazeaux et Tarnier admettent en outre que dans les positions mento-sacro-iliaques, droites ou gauches, la terminaison spontanée peut quelquefois se faire encore sans engagement simultané de la poitrine et de la tête.

« Supposons, en effet, une position mento-iliaque droite ; après l'extension complète de la tête, la face descendra dans l'excavation autant que le permet la longueur du cou, et le menton arrivera par conséquent jusqu'au niveau de la grande échancrure sciatique, d'autant plus qu'il sera facilité dans ce mouvement de progression par la forme de cette portion de l'os ilium, qui paraît en ce point taillé en cône. Arrivé dans la grande échancrure sciatique, le menton trouvera là des parties molles qu'il pourra facilement déprimer. Cette dépression sera suffisante pour augmenter de 6 à 8 millimètres le diamètre oblique de l'excavation, permettre au diamètre occipito-mentonnier de le franchir et à la tête d'exécuter le mouvement de flexion qui conduira l'occiput sous la symphyse pubienne. »

Cette question des causes des présentations de la face, qui semble aujourd'hui complétement résolue, est une de celles, on le voit, qui ont le plus préoccupé les anciens accoucheurs, et l'obliquité utérine à laquelle ils faisaient jouer un si grand rôle, aussi bien que l'inclinaison latérale du fœtus, sont aujourd'hui reléguées sur le second plan. Tandis qu'autrefois, en effet, Deventer, Baudelocque, etc., faisaient de l'obliquité utérine la condition expresse des présentations de la face, quoiqu'ils l'interprétassent d'une façon différente et considérassent toujours les présentations de la face comme secondaires, Mme Lachapelle en faisant l'autopsie de deux femmes mortes à la fin de la grossesse, trouva que le fœtus se présentait par la face et que par conséquent il existait aussi des présentations primitives. Puis les auteurs du *Dictionnaire de médecine* ont montré que sur 85 femmes ayant eu des présentations de la face, il n'y en avait que 3 chez lesquelles l'utérus fût dans un état d'obliquité très-prononcé, et qu'une seule chez laquelle la quantité de liquide amniotique fût assez considérable pour être remarquée. Aujourd'hui donc on admet que les présentations de la face sont plus souvent primitives que secondaires, et cela semble se confirmer de plus en plus, depuis que l'attention a été appelée sur les développements exagérés de l'occiput qui semblent en effet se rencontrer particulièrement dans les cas de présentation faciale.

C. PRÉSENTATIONS DE L'EXTRÉMITÉ PELVIENNE.

BIBLIOGRAPHIE. — MAURICEAU, *Traité des mal. des femmes grosses*, 6e édit. Paris, 1721. — DE LA MOTTE, *Tr. compl. des acc.*, etc. Paris, 1722. — P. PORTAL, *La prat. des acc.*, etc. Paris, 1685. — J. VAN HOORN, *Die zwo Weh-Mütter Siphra u. Pua*, etc. Stockholm u. Leipzig, 1726. — H. VAN DEVENTER, *Neues Hebammenlicht.* Jena, 1717. — SOLAYRÈS DE RENHAC, *Diss. de partu vir. mat. abs.* Paris, 1771. — BAUDELOQUE, *L'art des acc.* Paris, 1781. — L. BOER, *Naturliche Geburtshülfe*, vol. I, liv. III, 3e édit. Wien, 1817. — E. v. SIEBOLD, *Neue Zeitschr. für Geburtsk.*, vol. XXVI, p. 175. — H. F. NAEGELE, *Die Lehre vom Mech. d. Geb.*, etc., p. 222. — HODGE, *Amer. J. of med. sc.*, p. 17, juillet 1871.

§ 113. Dans les présentations de l'extrémité pelvienne, au début de l'accouchement, le dos de l'enfant occupe les mêmes positions diverses que le sommet et se trouve par conséquent à gauche, ou à droite et en somme ou à peu près exactement tourné vers l'un des côtés ou plus ou moins en avant ou en arrière. Nous distinguons les positions de la même manière que celles du sommet, et nous appelons première position de l'extrémité pelvienne celle où le dos est à gauche, deuxième position, celle où il est à droite. Comme la force d'expulsion est transmise à l'extrémité pelvienne par la colonne vertébrale, c'est l'extrémité de cette colonne, le sacrum, qui s'engage le plus profondément, et devient ainsi la partie qui se présente la première, c'est lui qui, pour les raisons déjà tant de fois signalées, doit se tourner en avant. Dans la première position du siége, on trouve par conséquent, au moment de l'engagement dans le bassin, le sacrum assez exactement à gauche ou dirigé un peu en avant ou en arrière. Il est en outre assez fréquent de sentir les talons dans l'autre côté du bassin. Mais aussitôt que le siége a été poussé dans le bassin les pieds restent retenus, le sacrum descend plus bas, et revient, lorsqu'il a atteint le plancher du bassin, régulièrement en avant.

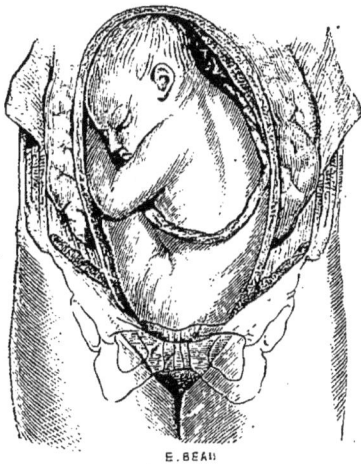

FIG. 58. — Présentation du siége en S. I. G. A.

La largeur des hanches se place par conséquent dans le cours ultérieur de l'accouchement, et dans la première position du siége, dans le diamètre oblique gauche. La fesse gauche apparaît la première à la vulve au moment où le siége se montre, et se fixe sous la symphyse une fois qu'elle y est parvenue, après quoi la fesse droite se dégage sur le périnée. Le ventre de l'enfant regarde alors en arrière et à droite. Les épaules pénètrent également dans le diamètre oblique gauche au détroit supérieur, et les bras sortent en même temps que la poitrine, en conservant leur position naturelle. La tête s'engage au détroit supérieur, son diamètre longitudinal répondant au diamètre oblique droit et elle franchit ainsi le bassin, le menton restant appliqué sur la poitrine dans sa position naturelle. Pendant le dégagement, l'occiput se fixe contre la branche gauche de l'arcade pubienne et le menton, la face et le sommet se dégagent sur le périnée.

La deuxième position du siége se comporte exactement comme la première, il suffit de remplacer le mot gauche par droit et *vice versâ*.

Les raisons qui entraînent dans les présentations du crâne, la formation d'une bosse sanguine, amènent aussi dans les présentations du siége la formation d'une tumeur sur la fesse qui est en avant, tumeur qui peut être très-grosse et colorée en noir bleuâtre par du sang épanché. Le scrotum participe quelquefois à cette bosse sanguine et se présente alors comme une poche fortement élastique et tendue.

§ 114. Dans les présentations des pieds le mécanisme est identique, seulement si le dos était au début en arrière, la rotation en avant ne se fait habituellement que plus tard, puisque le siége sans les cuisses est si petit que

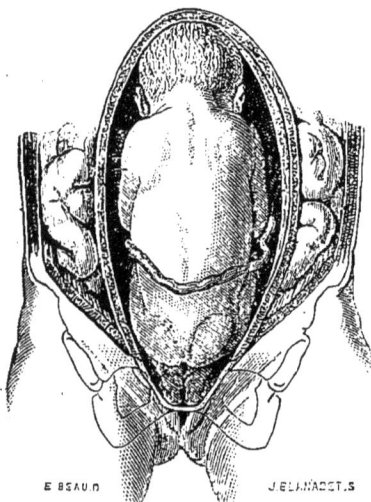

FIG. 59. — Présentation des pieds, talons en avant.

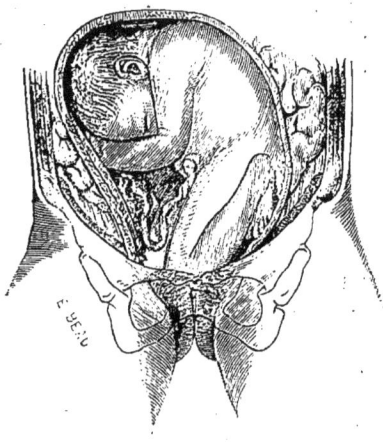

FIG. 60. — Présentation des genoux.

l'obstacle qu'il rencontre sur le plancher du bassin ne suffit pas à déterminer la rotation. Dans ces cas le mouvement de rotation peut encore se faire lorsque le dos presse contre le plancher du bassin, si bien que, abstraction faite des cas où les proportions sont tout à fait inhabituelles (enfants avant terme, détroit inférieur très-grand, plancher du bassin très-flasque), la rotation du dos en avant se produit toujours.

La position des pieds n'a pas de règle fixe, puisque tantôt ils sont à côté l'un de l'autre, tantôt croisés l'un sur l'autre. Les présentations incomplètes des pieds se rapprochent des présentations du siége.

Ce mécanisme régulier ne présente que de rares exceptions. Plus souvent encore que dans les présentations du crâne, il se produit un excès du mouvement de rotation, de sorte que, par exemple, dans la première position de l'extrémité pelvienne, au moment où le tronc se dégage, le dos se tourne d'en avant et à gauche en avant et à droite.

§ 115. Nous avons déjà vu § 74, que les présentations du siége et en particulier des pieds entraînaient pour l'enfant un pronostic beaucoup plus fâcheux que les présentations du crâne. Le danger pour l'enfant commence aussitôt que la tête de l'enfant tarde un peu à sortir. Car d'une part, lorsque le tronc est sorti jusqu'au nombril, le cordon se trouve si facilement comprimé que le cours de la circulation placentaire s'arrête, et d'une autre part, l'utérus, pour pouvoir expulser la tête, se contracte si fortement que le placenta se détache de la paroi utérine. Dans ces cas par conséquent, même lorsque le cordon n'est pas comprimé, quand l'expulsion de la tête traîne en longueur, la communication entre le sang fœtal et le sang maternel se trouve interrompue, et par suite le fœtus fait un effort respiratoire qui entraîne dans les voies aériennes des corps étrangers, il s'asphyxie et meurt si la nature ou l'art n'expulsent pas promptement la tête. Pour la mère, le pronostic des présentations pelviennes est dans les conditions normales, le même que dans les présentations du sommet.

Des remarques précédentes, il résulte que souvent les présentations pelviennes réclament les secours de l'art. On ne doit pas, étant supposé qu'il n'y ait pas d'indications spéciales, intervenir dans le cours naturel de l'accouchement, tant que le siége n'est pas sorti, puisque, par des tractions prématurées sur les pieds ou le siége, on pourrait produire le redressement des bras, l'éloignement du menton, de la poitrine et amener ainsi des difficultés, pour le reste de l'expulsion. Pourtant on doit à ce moment surveiller exactement les battements du cœur de l'enfant. Mais aussitôt que l'enfant est à peu près sorti à moitié, si l'accouchement ne doit pas se terminer promptement, le devoir de l'accoucheur est d'extraire artificiellement la tête. L'extraction de celle-ci, dans tous les cas où il n'y a pas d'anomalies, est en générale facile et sûre, et elle doit être tentée promptement, parce que l'on ne peut prévoir le moment où se fera le premier mouvement d'inspiration, et que cette inspiration, en remplissant les poumons de corps étrangers, met en danger la vie de l'enfant.

La possibilité pour l'enfant de se présenter par le siége au moment de l'accouchement était connue des auteurs les plus anciens. Ces accouchements étaient généralement considérés comme dangereux, non-seulement pour la mère et l'enfant (d'où le nom de *Partus agrippinus*, parce qu'on nommait les enfants, d'après l'explication de Pline, *Agrippa*, c'est-à-dire *in ægre partos*), mais cette variété particulière de naissance a en outre alimenté bien des superstitions. Les enfants ainsi nés devaient être dangereux et pour eux et pour leurs contemporains, et l'on citait comme exemples Agrippa, Néron, Richard III et Louis XV.

A partir d'Hippocrate, tous les vieux auteurs admirent que ces accouchements rentraient dans la classe des dangereux. Ils ne différaient au point de vue pratique que sur le mode d'assistance à employer. Tandis que l'école hippocratique conseille d'une façon absolue la version sur la tête (cette doctrine a été suivie de la façon la plus absolue par quelques Arabes; ainsi Rhazès conseille, dans le *Liber Helchavy* de diriger la tête en partie par des manœuvres internes, en partie par le lit à bascule d'Hippocrate, et si cela ne suffit pas, de faire autant de sections de membres que cela est nécessaire pour se créer un espace suffisant pour pouvoir amener la tête en bas), d'autres conseillent seulement les tractions sur les pieds.

A l'époque classique de l'épanouissement de l'obstétrique française, les opinions sur les présentations pelviennes et leur traitement étaient encore très-variées, et si l'on veut les juger d'après leur utilité pratique, il faut avant tout tenir compte de la découverte tardive, et de l'admission générale encore plus tardive du forceps. Avant cette époque la présentation du crâne était naturellement aussi la plus favorable pour la mère et pour l'enfant, et cela était vrai surtout, alors que la femme n'était assistée que d'une façon insuffisante ou qu'elle ne l'était pas du tout. L'opérateur habile, par contre, lorsque l'accouchement artificiel devenait nécessaire dans les présentations de la tête, se trouvait sans ressources, tandis que le siége lui offrait tout au moins une prise incomplète; le pied, au contraire, une prise complétement suffisante pour l'extraction. Nous trouvons cet avantage expressément signalé par plusieurs accoucheurs de cette époque, par Peu, de Lamotte, Deventer, Dionis, etc., et par Justine Siegemund. De Lamotte dit : « Cette situation (*Fusslage*) est l'unique qui assure dans le moment la fin de l'ouvrage », et Deventer : « Ich gedächte zü behaupten, dass die » Geburt mit den Füssen voran öfters weniger Gefahr als die andern habe. » (Je pense devoir faire remarquer que l'accouchement par les pieds en avant entraîne souvent moins de danger que les autres.

Une autre raison qui ne doit pas être passée sous silence lorsqu'il s'agit de juger les anciens auteurs à propos des présentations pelviennes, c'est l'incertitude dans laquelle ils étaient au point de vue du diagnostic de la vie ou la mort de l'enfant pendant l'accouchement. Avant l'introduction de l'auscultation, l'issue du méconium était, dans la pratique obstétricale, presque le seul signe qui indiquât un danger pour l'enfant, et précisément dans les présentations du siége ce signe est trompeur; si bien que Viardel, qui en concluait à la mort du fœtus, en a été très-fortement blâmé par Mauriceau et Portal. Mais comme l'expérience montrait que dans les présentations pelviennes les enfants dans l'accouchement succombaient d'une façon relativement fréquente, et comme ces accoucheurs n'avaient pas le moyen de reconnaître le danger imminent et même la mort certaine de l'enfant; qui pourrait les blâmer d'avoir voulu extraire les enfants par les pieds aussi rapidement que possible. Cette tendance à terminer artificiellement les présentations pelviennes a certainement conservé la vie à quelques enfants, quoique la prescription donnée par quelques auteurs « de toujours rompre la poche, même les pieds étant élevés, et d'extraire l'enfant, aussi bien que de refouler le siége déjà engagé dans l'excavation et d'aller dégager les pieds » ait, sans doute, causé beaucoup de dommages.

A partir de cette époque nous devons considérer les leçons de Louise Bourgeois, Mauriceau, Peu et de Lamotte comme les plus complètes pour leur époque. La première qui toutefois redoute trop et pour des raisons mal fondées les présentations du siége, conseille dans les présentations des pieds, si les douleurs sont faibles, d'attendre, si elles sont fortes d'extraire. (A partir de cette époque la frayeur que causaient les présentations pelviennes diminua considérablement, comme le montre le fait que depuis L. Bourgeois la version céphalique disparaît presque complétement de la pratique des accoucheurs français.) Mauriceau abandonne les présentations du siége à la nature, lorsque l'enfant est petit et les voies de l'accouchement suffisamment larges; dans les cas opposés, il faut dégager les pieds. Mais il remarque expressément que cela ne réussit que lorsque le siége n'est pas trop engagé. Si cela a lieu, il faut faire l'extraction à l'aide de deux doigts introduits dans le pli des hanches. Peu et de Lamotte s'expriment tout à fait de la même façon.

Tout en reconnaissant d'une part que le traitement opératoire dirigé d'après ces principes était, dans les mains des maîtres, parfaitement apte à donner les meilleurs résultats, nous ne devons pas, d'autre part, oublier que les hommes qui faisaient remarquer avec énergie que les présentations du siége, comme celles des pieds, pouvaient être heureusement terminées par la nature seule, et que l'intervention opératoire était dans ces cas inutile ou même nuisible, avaient rendu les plus grands services, au moins à la pratique des sages-femmes qui ne connaissaient pas le traitement opératoire.

Parmi ces hommes, il faudrait citer Moschion (qui vraisemblablement au temps de l'empereur Adrien écrivit tout un traité pour les sages-femmes); parmi les Arabes, Sérapion, qui vivait au commencement du IXᵉ siècle ; à l'époque française classique P. Portal, ainsi que son élève J. V. Hoorn, puis Deventer, et en Angleterre en particulier W. Hunter. A Boër qui, cela va de soi, abandonnait les présentations du siége à la nature, ajoutez Wrisberg, le précurseur d'Osiander à Göttingen, qui a expressément formulé ses opinions dans les dissertations de ses élèves Scheffel et Spangenberg.

Le mécanisme de l'accouchement dans les présentations pelviennes, et en particulier le mode et la manière dont la tête se dégage, ont été pour la première fois signalés par Solayrés de Renhac; et son élève distingué Baudelocque insista expressément sur le dégagement du tronc. En Allemagne, le mécanisme a été exactement étudié par Wigand, Lederer (élève de Boër), Naegele et Éd. de Siebold.

La désignation des différentes variétés de présentation du siége est très-variable. Pour beaucoup d'accoucheurs modernes, la première position est celle où le dos est en avant, la deuxième celle où le dos est en arrière. (Déjà Deventer divise les présentations du siége suivant que le dos est en avant ou en arrière, et considère la première comme la plus favorable.) Puis on a fait des sous-divisions suivant que le dos regarde plus à gauche ou plus à droite. Mais comme le dos n'est jamais directement en arrière et, ce que Boër fait déjà remarquer, comme il éprouve régulièrement la rotation en avant dans le cours ultérieur de l'accouchement, il faut pour ces motifs accepter pour les présentations pelviennes la division de E. de Siebold et de Hohl, c'est-à-dire suivant que le dos regarde à gauche ou à droite.

Note du traducteur. — En France, on admet pour les présentations pelviennes quatre positions correspondant aux quatre positions du sommet et de la face — avec leurs mêmes variétés de fréquence — c'est-à-dire que les présentations sacro-iliaques gauches sont plus fréquentes que les sacro-iliaques droites. La sacro-iliaque gauche antérieure étant un peu plus fréquente que la sacro-iliaque droite postérieure, mais toutes deux étant beaucoup plus fréquentes que la sacro-iliaque gauche postérieure et la sacro-iliaque droite antérieure.

Ainsi sur 1390 présentations pelviennes observées par Mᵐᵉ Lachapelle, 756 fois le dos était à gauche, 494 fois à droite, 13 fois en avant, 24 fois en arrière directement.

Sur les 85 positions de P. Dubois, 41 fois le dos était à gauche, 44 fois à droite.

Sur 163 présentations pelviennes de Naegele, 121 fois le dos était en avant et à gauche, 40 fois en arrière et à droite.

M. Depaul, à la Clinique, a l'habitude dans les présentations de l'extrémité pelvienne, lorsque le siége est presque arrivé à la vulve, d'administrer à la femme 1 gramme de seigle ergoté, dans le but d'activer les contractions utérines, d'accélérer le dégagement de la tête et d'empêcher le redressement des bras le long de la tête.

V. L'ACCOUCHEMENT MULTIPLE

BIBLIOGRAPHIE. — ED. V. SIEBOLD, *M. f. G.* vol. XIV, p. 401. — CHIARI, BRAUN U. SPAETH, *Kl. d. Geb. u. Gyn.*, p. 5. Erlangen, 1852. — HECKER U. BUHL, *Kl. d. Geb.*, Leipzig, 1861, p. 72 et HECKER, vol. II, p. 63. Leipzig, 1864. — WINKEL, *Zur Path. d. Geb.*, p. 132. Rostock, 1869. — KLEINWACHTER, *Lehre von den Zwillingen.* Prag, 1871. — REUSS, *Arch. f. Gyn.*, IV, p. 120; voy. aussi § 44 et suiv.

§ 116. Les accouchements gémellaires ne s'écartent habituellement de la règle que d'une façon insignifiante. Le premier enfant se dégage comme dans l'accouchement simple, le second suit la plupart du temps de dix minutes à une demi-heure plus tard. Habituellement les deux enfants naissent en présentation du sommet, mais les exceptions sont très-fréquentes, si bien que le premier enfant naît en présentation du sommet, le deuxième en présentation du siége ou *vice versa*, ou bien tous deux en présentation du siége. Les présentations transversales sont en particulier assez communes pour le deuxième enfant. Les placentas sont presque toujours, qu'ils soient unis ou non, expulsés seulement après la naissance du deuxième enfant.

Les cas dans lesquels entre l'accouchement des deux enfants il s'écoule plus d'une demi-heure ne sont pas rares. Un intervalle de plusieurs heures se rencontre encore assez souvent. (De plus longs intervalles ont encore été signalés ; voyez § 47, Note, et Küssmaul, *Von dem Mangel u. s. w. der Gebärmutter*, p. 298). D'après Kleinwachter (1), sur 262 cas, l'intervalle fut 1/4 heure dans 119 cas, 1/2 heure 78 fois, 1 heure 32 fois, 6 heures 26 fois, 12 heures 7 fois. Les cas dans lesquels un enfant mort abortif fut expulsé tandis que l'autre continua à se développer jusqu'à son terme ne sont pas des plus rares, — et même, de deux jumeaux, l'un peut naître mort et macéré, et l'autre vivant et sain. Kleinwachter (2) a aussi donné des chiffres pour les différentes présentations dans les accouchements gémellaires. Ainsi les jumeaux naquirent 69,58 pour 100 en présentation du sommet, 25,25 pour 100 en présentation pelvienne, et 5,17 pour 100 en présentation transversale (comparez § 84). Les deux enfants se présentaient par le sommet dans 49,29 pour 100, par le pelvis dans 6,23 pour 100, et transversalement dans 0,33 pour 100 des cas. Une présentation du sommet et une présentation pelvienne se rencontrent dans 34,49 pour 100, une présentation du sommet et une transversale dans 6,11 pour 100, et une présentation pelvienne et une transversale dans 3,55 pour 100 des cas.

§ 117. Le diagnostic des grossesses gémellaires au moment de l'accouchement présente souvent des difficultés beaucoup plus considérables que pendant la grossesse. Les parois utérines, fortement contractées, empêchent de reconnaître facilement et sûrement les parties fœtales isolées, et l'auscultation est plus difficile à pratiquer d'une façon précise chez les femmes en travail que chez les femmes enceintes. Toutefois, une circonstance facilite le diagnostic. C'est l'exactitude avec laquelle on peut reconnaître la partie fœtale qui se présente et sa position. Si cette dernière ne concorde pas avec les résultats donnés par le palper, on peut en conclure que la partie qui se présente appartient à un autre enfant, que par conséquent il y en a deux. Tous les autres signes quoique incertains de la grossesse gémellaire, que nous avons donnés § 69, ont naturellement aussi besoin d'être confirmés. Il est très-rare, ce qui est arrivé à *Spaeth* (3), de pouvoir affirmer son diagnostic par ce fait que, au toucher, on trouve des os mobiles, c'est-à-dire un enfant mort, et des battements du cœur à l'auscultation, c'est-à-dire un enfant vivant, ou que l'on constate la présence de deux poches d'eaux. Dans des cas favorables, il peut aussi arriver de déplacer un peu de côté la partie fœtale qui se présente, et une autre

(1) *L. c.*, p. 153.
(2) *L. c.*, p. 119.
(3) *Zeitschr. d. Ges. d. Wiener Aerzte*, 1860, n° 15.

partie fœtale venant ainsi, par suite de cette manœuvre, se présenter, permettra de reconnaître l'existence d'un deuxième enfant.

Lorsqu'un des enfants est sorti, le diagnostic de la présence possible d'un deuxième enfant est facile. L'application de la main sur le ventre d'une femme qui vient d'accoucher doit suffire à nous donner la certitude qu'il contient encore un autre enfant, ou seulement des parties molles comme le placenta ou du sang] (le diagnostic des tumeurs, en particulier des fibromes, [n'est pas difficile). En explorant par le vagin, on peut aussi naturellement, mais souvent seulement lorsque l'on va profondément, sentir la présence d'un nouvel enfant ou d'une nouvelle poche, ou la partie fœtale qui se présente.

C'est surtout lorsqu'il y a deux jumeaux qu'il est extrêmement important de contrôler exactement les bruits du cœur. La réduction subite et considérable qui se produit dans le volume de l'utérus après l'accouchement du premier enfant peut notamment produire un décollement partiel ou complet du placenta du deuxième enfant, décollement qui l'expose à des dangers et exige son extraction artificielle. La même raison fait qu'on ne doit pas rompre la deuxième poche, puisque cela réduirait encore le volume de l'utérus. Si après l'accouchement du premier enfant, dans un temps relativement court, on ne peut acquérir la certitude de l'intégrité des battements du cœur du deuxième enfant, il faut procéder à l'extraction. On peut le faire d'autant plus rapidement que dans ces cas l'opération réussit vite et facilement.

VI. ACTION DE L'ACCOUCHEMENT SUR L'ENSEMBLE DE L'ORGANISME

§ 118. L'accouchement s'accompagne d'une excitation générale considérable, et la plupart du temps d'une élévation de la température du corps. Cette dernière il est vrai n'est pas constante et est même quelquefois tout à fait insignifiante, mais elle peut s'élever jusqu'à 39 degrés et au-dessus, sans que cela indique des conditions pathologiques. En somme, la température des femmes en travail suit d'une part les oscillations diurnes habituelles, d'une autre part elle augmente aux approches de l'accouchement, quoique très-fréquemment aussi elle s'abaisse de nouveau un peu avant l'accouchement. Cette dernière circonstance est peut-être due uniquement à l'augmentation de la dépense de chaleur (1).

§ 119. Gassner (2) a fait sur la perte de poids qu'éprouvent les parturientes des recherches d'où il résulte qu'elle est en moyenne de 6564 grammes. Gassner compte 5760 grammes pour l'œuf, et 804 grammes pour le sang, les excréments et les excrétions pulmonaires et cutanées. Ce dernier chiffre est trop faible et par conséquent le chiffre de 1877 pour le liquide amniotique trop grand, si bien que la perte de poids indépendante de l'œuf pendant l'accouchement est au moins de 1500 grammes.

---

(1) Winkel, *M. f. G.*, vol. XX, p. 409, et *Zur Path. d. Geb.*, p. 1. — Schroeder, *Schw.*, *Geb. und Woch.*, p. 185. — Gruber, *Beob. über Temp. u. Puls bei Gebärenden*. Bern, 1867. — Wurster, *Beitrag. zur Tocothermometrie*, etc. D. i. Zurich, 1870.
(2) *M. f. G.*, vol. XIX, p. 18.

VII. DURÉE DE L'ACCOUCHEMENT

§ 120. La durée totale de l'accouchement est très-variable : chez les multipares, il suffit quelquefois d'un temps extrêmement court, d'autres fois il faut plusieurs jours. Chez les primipares l'accouchement est en moyenne notablement plus long que chez les multipares. Il dure d'après Veit (1), chez les premières environ vingt heures, chez les secondes environ douze heures. La plus grande partie de ce temps appartient à la première période. La deuxième dure chez les primipares en moyenne 1 heure 3/4, chez les multipares 1 heure. La durée naturelle du troisième temps de l'accouchement est très-variable et est très-rarement observée, car elle est presque toujours raccourcie par l'art. L'accouchement peut débuter et finir à n'importe quel moment du jour. Pris en bloc, la plupart des accouchements commencent le soir de 9 à 12 heures et se terminent le matin de 12 à 3 heures.

VIII. SOINS A DONNER A LA FEMME PENDANT L'ACCOUCHEMENT

§ 121. L'accouchement est un phénomène physiologique; lors donc que sa marche est normale il ne réclame aucun traitement. Pourtant, comme tout accouchement s'accompagne non-seulement de douleurs et d'une excitation considérable de la mère, qui peuvent être diminuées par des soins appropriés, mais qu'en outre, lorsque ces soins ne sont pas donnés, des accidents peu sérieux, ou le moindre écart de la règle, peuvent devenir très-dangereux pour la mère ou l'enfant, il semble expressément indiqué de confier les femmes en travail aux soins d'un homme de l'art. Tout le problème à résoudre par le traitement se résume à soutenir les parturientes de ses conseils et de ses actes, à surveiller attentivement le travail, afin d'écarter tout ce qui pourrait troubler le cours normal de l'accouchement, et d'une autre part, s'il survenait un accident réel ou un danger quelconque, à le reconnaître promptement et à appliquer immédiatement le traitement convenable.

Ordinairement cette fonction est remplie par des femmes dressées particulièrement à ce métier, les sages-femmes. Il ne faut cependant pas méconnaître qu'elles ne sont que très-incomplétement capables de remplir cette fonction, car pour remplir près d'une parturiente le traitement prophylactique, il ne suffit pas d'une accoucheuse qui n'a que de la routine, mais il faut un médecin expérimenté dans toutes les branches de la science. Tandis que ce dernier pourra éviter souvent, par les moyens les plus simples, comme par exemple en faisant changer la femme de position, des dangers qui, si le remède est appliqué trop tard, peuvent compromettre la vie de la mère et de l'enfant, la sage-femme n'est en état de reconnaître les phénomènes patholo-

---

(1) *M. f. G.*, vol. V, p. 344 et vol. VI, p. 105; voy. aussi Hecker et Bulh, *Kl. d. Geb.*, p. 83 et Ahlfeld, *M. f. G.*, vol. XXIV, p. 302.

giques que lorsqu'ils sont complétement développés, et d'une autre part, elle est, ceux-ci une fois reconnus, obligée d'avoir recours à un médecin dont l'arrivée peut souvent se faire attendre plus que cela n'est nécessaire à la femme.

Puisque par conséquent une parturiente qui, dès le début de ses douleurs est surveillée par un médecin instruit, se trouve dans des conditions beaucoup meilleures que si le travail de l'accouchement n'est surveillé que par une sage-femme, il n'y a pas d'objection possible à ce que dans les hautes classes de la société, et en particulier dans les grandes villes, l'usage s'introduise de plus en plus de confier à des médecins accoucheurs expérimentés la surveillance même des accouchements normaux. Cette habitude mérite d'autant plus d'être conseillée, même dans l'intérêt des médecins, que c'est seulement ainsi que ces médecins trouveront l'occasion si importante de pouvoir observer des accouchements normaux.

La cause qui a retardé si longtemps le développement scientifique de l'obstétrique est précisément le fait que dans les temps anciens jamais les médecins n'étaient appelés dans les accouchements normaux, mais que ce n'était que dans les cas où les sages-femmes étaient complétement à bout de ressources, quand la plupart du temps les enfants étaient déjà morts et la mère plus près de la mort que de la vie que l'on appelait les chirurgiens, qui alors faisaient avec des instruments vulnérants l'extraction de l'enfant généralement mort ou du moins considéré comme mort. — Le sort des parturientes devait être d'autant plus pénible que les sages-femmes manquaient de toute instruction obstétricale bien ordonnée, et par conséquent se bornaient à consoler les parturientes. (Au lieu de porter secours, dit Osiander en parlant des vieilles sages-femmes israélites, elles prodiguaient leurs consolations aux parturientes jusqu'à ce que mort s'ensuivit, déplorable coutume des sages-femmes qui s'est propagée jusqu'à notre époque.) Anciennement, les écoles de sages-femmes manquaient complétement. En instruisant les jeunes sages-femmes, les vieilles leur transmettaient comme par héritage leurs préjugés surannés et leurs fausses méthodes de traitement. Les commençantes ne présentaient aucune garantie au point de vue de leurs connaissances obstétricales. (Ainsi à Leipzig, les sages-femmes à leur début étaient choisies et examinées par la femme du bourgmestre.) Ce n'est qu'à la fin du xvie siècle que parurent en Allemagne les premiers règlements sur les sages-femmes. Ainsi s'explique que les médecins n'étaient appelés que dans les dernières périodes des accouchements les plus désespérés par les sages-femmes qui étaient complétement hors d'état de se rendre compte des difficultés de l'accouchement; les sages-femmes du reste faisaient encore concurrence aux médecins au point de vue du manuel opératoire. C'est ainsi par exemple que le duc Ludwig de Wurtemberg, en l'année 1580, dut, par un décret particulier, interdire aux bergers et aux pâtres de faire des accouchements. Dans les cas même où le secours de l'homme était absolument nécessaire, les médecins n'étaient admis qu'avec les plus grandes précautions. C'est ainsi que l'accoucheur hollandais, Samuel Janson, représente, dans un écrit publié en 1681, un dessin où l'on voit l'accoucheur et la parturiente assis l'un en face de l'autre. Entre eux se trouve un grand drap de lit lié d'un côté au cou de l'opérateur, de l'autre au cou de la femme, et c'est sous le drap dont les côtés sont un peu soulevés par deux femmes que l'opération était entreprise. Il en résultait naturellement que la connaissance de l'accouchement naturel échappait complétement aux médecins. C'est en Italie que cela se modifia d'abord. En ce pays, d'après Gottfried Welsch, le traducteur de Scipio Mercurio, dès la première moitié du xviie siècle, les hommes furent appelés presque généralement pour les accouchements. En France, les accoucheurs devinrent en crédit depuis que Jules Clément eut accouché Lavallière;

en l'année 1663, et fut pour cela comblé d'honneurs par Louis XIV. Depuis lors, les chirurgiens qui pratiquaient les accouchements adoptèrent le titre honorifique que Clément avait pris et se nommèrent *accoucheurs*, et dès lors les sages-femmes ne se contentèrent plus de ce titre, pourtant si estimable, de sage-femme, mais se nommèrent *accoucheuses*. Se faire accoucher par un homme devint une mode, et dans les hautes classes, à Paris aussi bien que dans les autres cours d'Europe, il fut de bon ton de se faire accoucher par un médecin, et l'on envoya les chirurgiens s'instruire à Paris, ou bien les cours faisaient venir des accoucheurs de Paris. Ainsi Clément fut appelé trois fois à Madrid pour accoucher la femme de Philippe V. Ce n'est que plus tard encore, dans le milieu du XVIIIe siècle que la coutume de se servir des accoucheurs s'établit en Angleterre, où entre eux et les sages-femmes, au temps de Smellie et de Hunter, se livrait par pamphlets et par satires un combat des plus acharnés. — Les femmes allemandes résistèrent le plus longtemps, si bien que Welsch dit qu'elles aimeraient mieux mourir que de s'abandonner pour ces soins à un médecin ou à un barbier. Les médecins allemands ne purent recevoir un enseignement pratique de la conduite à tenir dans les accouchements que lorsque des maisons d'accouchement pour l'enseignement des médecins eurent été fondées à Strasbourg (1730), Gottingue (1751), et Vienne (1752).

§ 122. Le médecin est-il appelé à surveiller un accouchement, si ce n'est pas loin de chez lui, il peut se borner pour tout instrument à emporter son stéthoscope. Mais il fait bien d'avoir sur lui une sonde d'homme, en métal, et une élastique, parce que l'on est très-fréquemment obligé de sonder les parturientes, et que dans les cas difficiles on n'y parvient souvent qu'avec la sonde d'homme. L'asphyxie possible de l'enfant rendant utile l'emploi de la sonde élastique sera étudiée plus tard, en détails. Il est bon d'avoir un forceps à sa portée. Si le lieu où doit se passer l'accouchement est loin de son domicile, le médecin doit emporter avec lui tout son sac obstétrical.

§ 123. La *position habituelle* que l'on fait prendre à la femme en travail est le décubitus dorsal ou latéral, mais on ne peut contester que ni l'une ni l'autre de ces positions ne répondent à toutes les indications que l'on pourrait remplir, en faisant prendre à la femme une position rationnelle.

La position de la femme en travail, doit être telle que d'une part la direction de la force agisse autant que possible perpendiculairement à la section du canal de l'accouchement, dans laquelle se trouve la tête, parce que alors la résistance est la plus faible, et que d'une autre part, le poids de l'enfant offre alors le moins d'obstacle à cette action. Cette dernière indication sera remplie si le plan du bassin que doit franchir la tête est horizontal. La position qui à chaque période de l'accouchement remplira ces indications sera la meilleure qu'on puisse donner à la femme.

La première indication, c'est-à-dire l'action de la force d'expulsion perpendiculaire au plan dans lequel se trouve la tête, ne se trouve remplie que dans la partie initiale du canal du bassin, et elle est en général remplie, puisque l'axe de l'utérus et celui du détroit supérieur ont à peu de chose près la même direction. Mais aussitôt que le canal de l'accouchement s'incurve en avant, par suite de la résistance du plancher du bassin, une très-notable partie de la force expulsive se trouve perdue. Cette déperdition est d'autant plus considérable que l'angle ouvert en avant, angle formé par l'axe de l'utérus avec le plan du détroit inférieur est plus aigu, elle est d'autant plus faible que cet angle est plus obtus.

Dans le premier cas, c'est-à-dire lorsque l'utérus se trouve très en avant, la direction de la force expulsive aboutira directement au plancher du bassin, et la tête ne subira son mouvement normal de progression en avant, qu'elle éprouve à la vulve à l'ouverture de dégagement du vagin, que lorsque la partie antérieure du plancher du bassin sera assez refoulée en arrière, pour que la direction de la force expulsive forme un angle obtus en avant avec le plancher du bassin.

Les conditions mécaniques sont beaucoup plus favorables, lorsque l'utérus est reporté aussi en arrière que possible, parce qu'alors la force expulsive et la résistance du plancher du bassin ne se font qu'en partie équilibre. Il faut donc, dans la période d'expulsion, veiller à ce que l'utérus repose sur la colonne vertébrale, et à ce que cette dernière forme un angle aussi obtus que possible avec le détroit supérieur. Sous ce dernier rapport on peut faire beaucoup, puisque B. Schultze (1), par des mensurations exactes, a montré que la mobilité de la colonne lombaire, par rapport au bassin, est assez considérable. Il faut donc, pour rendre cet angle aussi grand que possible, aider l'incurvation du sacrum en dedans, en plaçant un coussin sous le siége. Dans le décubitus dorsal, dans lequel l'utérus retombe sur la colonne vertébrale, les conditions mécaniques de la période d'expulsion, seraient donc sous ce rapport aussi complètes que possible, si l'utérus, pendant la douleur, restait ainsi appliqué sur la colonne vertébrale. Mais comme à chaque contraction il s'écarte de la colonne, se redresse et se rapproche de la perpendiculaire au plan du détroit supérieur, il faut, en ce qui concerne la direction de la force expulsive dans la période d'expulsion, chercher dans le problème que nous avons à résoudre moins à faciliter à l'utérus la possibilité de ce déplacement en arrière, que tenter d'empêcher les obliquités antérieures anormales de cet organe.

Pour la deuxième indication, le poids de l'enfant doit venir offrir le moins d'obstacle possible à la puissance d'action. (Pour l'influence de la pesanteur, sur le mécanisme de l'accouchement, voy. § 9. Note.) On y parviendra si à chaque instant de l'accouchement la section transversale du canal de l'accouchement que franchit la tête se trouve horizontalement placée. La parturiente doit donc, jusqu'à ce que la tête presse sur le plancher du bassin, garder une position demi-assise, demi-couchée, puisque dans cette position le détroit supérieur se trouve dans l'horizontale.

Aussitôt que la tête s'engage plus profondément, il faut, puisque le canal de l'accouchement regarde alors en avant, que la parturiente soit placée le dos de plus en plus élevé, de façon que dans le cours ultérieur de l'accouchement elle se trouve assise ; et lorsque la tête s'engage au détroit inférieur, elle doit prendre une attitude fortement courbée, en avant.

Puisque c'est dans la position demi-assise, demi-couchée, que les deux

_____

(1) *Jenaische Z. f. M. u. N.*, vol. III, p. 272.

indications pour l'engagement de la tête dans le bassin se trouvent complétement remplies, c'est, au début de l'accouchement, cette position qui est
incontestablement la plus rationnelle. C'est dans l'attitude courbée en avant de
la femme que la pesanteur agit le plus favorablement sur le dégagement de
la tête au détroit inférieur, et si dans cette position on a soin de veiller à ce
que l'utérus ne retombe pas en avant, mais à ce qu'il reste autant que possible appliqué contre la colonne vertébrale lombaire, qui est dirigée en
arrière, par l'incurvation du sacrum, c'est cette position qui correspondra le
mieux aux indications rationnelles du dernier temps de la période d'expulsion.

§ 124. En ce qui concerne les positions généralement adoptées, le décubitus dorsal habituel, la partie supérieure du corps un peu élevée suffit à l'engagement de la tête et cela d'autant plus que le dos est plus élevé. Mais pour
la période d'expulsion, le décubitus dorsal n'est pas tout à fait rationnel,
car le plancher du bassin a ainsi non-seulement à accomplir la simple
flexion en avant, mais aussi en partie à lutter contre le poids de l'enfant. Le
décubitus dorsal remplit encore moins ce but, si, comme cela arrive souvent,
on élève le siége avec un oreiller; car, d'une part, le poids de l'enfant offrira
une résistance encore plus grande, et d'une autre part, la situation de la
colonne lombaire, par rapport au bassin, est encore plus défavorable.

Le décubitus latéral ne convient pas tant que la tête n'est pas encore
engagée dans le bassin (étant admis qu'il n'y a pas d'indication thérapeutique
spéciale), parce qu'alors cette tête se déplace facilement vers le côté opposé.

Il n'offre pas autant d'inconvénients que le décubitus dorsal pour le dégagement de la tête, mais il ne présente aucun avantage, car le poids de l'enfant
ne s'en trouve aucunement modifié. La conclusion que notre observation
nous permet de tirer est donc que, pour la période du début de l'accouchement,
le décubitus dorsal, le dos élevé fortement, est très-convenable; mais que le
dégagement de l'enfant se fait le plus facilement, lorsque la position est un peu
celle de l'inflexion en avant. On peut facilement obtenir cette posture dans le
lit, puisqu'il est facile à la parturiente, qui se trouve placée dans le décubitus
latéral, de se retourner encore davantage, de se mettre à genoux et de se tenir
avec les mains au chevet du lit ou mieux encore, puisque lorsqu'elle est dans
le décubitus dorsal elle peut se redresser et soutenir la partie supérieure du
corps en s'appuyant avec les mains sur le pied du lit. Si, en outre, elle
rejette fortement le sacrum en arrière, la position répond à toutes les indications rationnelles, étant supposé que les parois abdominales sont rigides (si
elles ne le sont pas, et si le ventre est un peu en besace, il faut soutenir
l'utérus avec une bande). Les contractions des muscles abdominaux peuvent
aussi dans cette posture agir plus fortement que dans le décubitus dorsal ou
latéral.

La posture « accroupie sur les genoux » a été indiquée à Leipzig, 1868, dans une
brochure très-remarquable d'un anonyme n'appartenant pas au corps médical (1)
intitulée : *Pourquoi laisse-t-on les femmes accoucher dans le décubitus dorsal?* et

_____

(1) Deux. édit. de H. von Ludwig. Breslau, 1870.

expressément conseillée, et nous devons reconnaître que dans la période d'expulsion elle offre des avantages sur le décubitus dorsal.

Contrairement aux expériences faites sur ce sujet par Fränkel (1), nous devons signaler avec soin que l'expulsion de l'enfant, dans la position accroupie sur les genoux, réussit facilement et sans fatigue pour la femme, et que le périnée est un peu plus protégé que dans le décubitus dorsal (2).

Quant à une position naturelle, fixe, c'est-à-dire adoptée régulièrement chez les peuples qui se trouvent à l'état primitif, on ne peut, d'après les études ethnographiques de Ploss (3), rien en dire, puisque les coutumes de chaque peuple présentent

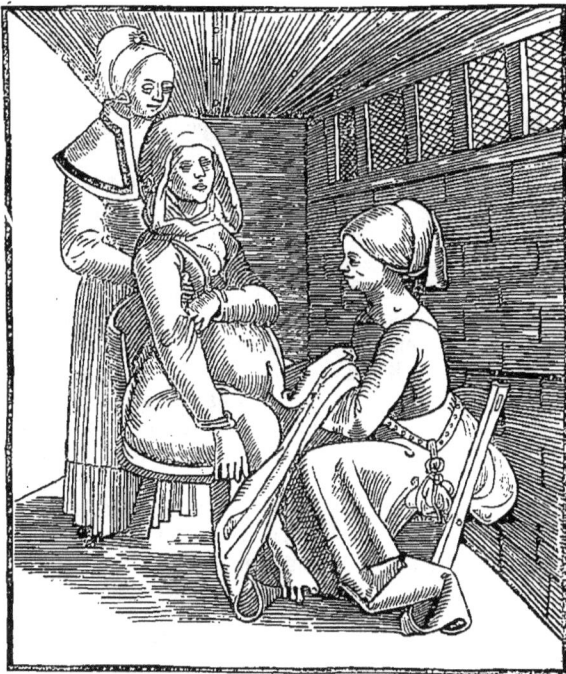

Fig. 61. — Accouchement pratiqué sur une chaise obstétricale, d'après l'original de Roesslin, 1528.

en cela les plus grandes différences, et que quelques-uns des peuples qui se trouvent à un état tout à fait inférieur de culture intellectuelle ont pour l'accouchement les modes les plus baroques.

L'accouchement, la femme couchée, est très-répandu, et il se fait ou comme encore aujourd'hui en Allemagne et en France, dans le décubitus dorsal, ou comme en Angleterre et dans l'Amérique du Nord, dans le décubitus latéral (gauche). Très-fréquemment dans le décubitus dorsal, la partie supérieure du corps est tellement relevée, qu'il s'agit presque de la position assise qui est également très-répandue. L'accouchement dans la position assise, sur des chaises obstétricales appropriées, que connaissaient déjà les anciens Israélites ainsi que les Grecs et les Romains, est peut-être une dérivation de l'accouchement sur les genoux d'un homme ou d'une autre femme, tel que cela se pratique chez les Bédouins et les Kalmouques, et il a

(1) *Berl. Klin. W.*, 1871, n° 28.
(2) Voy. § 127 et Ahl, *Berl. kl. W.*, 1872, n° 3.
(3) *Ueber die Lage u. Stell. d. Frau*, etc. Lepzig, 1872, voy. aussi Goodell, *Amer. J. of Obst.*, IV, p. 673.

peut-être été aussi anciennement employé en Europe. (En Hollande, les femmes employées à cette fonction s'appelaient des chaises obstétricales vivantes, *Schoosters*.) Pourtant Soranus (sous Trajan) considérait déjà cette dernière méthode comme un simple succédané pour les chaises d'accouchement dont il décrit expressément la construction. Soranus et Moschion (sous Adrien), qui conseillent aussi un « *sedile obstericum cathedræ simile* », trouvèrent une foule de sectateurs. (La figure représentée fig. 61 est exactement gravée d'après l'original qui se trouve dans l'ouvrage de Roesslin, année 1528.) Kilian a décrit 32 chaises d'accouchement différentes, 24 lits pour accouchement, 8 lits-chaises pour accouchement et 5 tables à accouchement.

L'emploi des chaises obstétricales était presque général (en Hollande, chaque mariée dont le trousseau était complet apportait une chaise obstétricale de Deventer) et cela s'est continué jusque dans ces derniers temps. Encore aujourd'hui la chaise obstétricale, quoique dans quelques coins de l'Allemagne cela soit encore un remède secret, est employée universellement chez les peuples de l'Asie, comme chez les Turcs et les Grecs. Chez les autres nations de l'Europe, on se sert généralement pour l'accouchement d'un lit ordinaire. Il suffit, dans le milieu du lit, de placer sous le drap une étoffe imperméable et par-dessus un drap de toile sur lequel la femme est couchée.

Mais il est quelques peuples où les femmes accouchent dans cette position debout qui semble si incommode, et qui a été considérée par quelques personnes comme tout à fait impossible pour cette fonction. Les femmes indiennes sont au moins soutenues à droite et à gauche par deux de leurs compagnes, tandis que les négresses, aux îles Philippines, se bornent à appuyer leur ventre sur une canne de bambou. Chez les nègres de l'Afrique centrale, les Boers au Cap, aussi bien que chez les Indiens de l'Amérique du Nord, l'accouchement debout est l'habitude.

L'accouchement dans la position sur les genoux ou accroupie remonte à la plus haute antiquité, car il est répandu dans la plupart des peuples asiatiques, aussi bien que chez les Abyssiniens et les Indiens d'Amérique. En Grèce aussi, dans les temps les plus reculés, on accouchait sur les genoux (cela arrive encore aujourd'hui dans quelques parties). D'après Homère, Latone s'agenouilla sur la terre pour accoucher d'Apollon en tenant un palmier étreint dans ses deux mains. Une des variétés les plus originales de 'accouchement est lorsqu'il se fait dans la position suspendue en l'air ou pendante. Ainsi chez quelques peuplades sauvages de l'Amérique du Sud, les femmes accouchent suspendues à un arbre, et dans quelques contrées de l'Allemagne et d'Angleterre la coutume était de faire accoucher les femmes en les faisant tenir en l'air par un homme vigoureux ou en les laissant suspendues au cou d'une autre femme.

§ 125. Lorsque le médecin est arrivé auprès de la parturiente, après s'être préalablement renseigné par quelques questions (primiparité, multiparité, âge de la grossesse, début des douleurs, etc.), il doit immédiatement procéder à l'exploration, comme cela a été dit. On fait bien de faire toujours précéder l'examen interne de l'examen externe (palpation et auscultation). Il est inutile avant le toucher d'entrer dans de longues explications pour faire comprendre à la femme la nécessité de cet examen. Le fait de demander de l'huile et une serviette montrera le plus simplement qu'on est dans l'intention de le pratiquer. Si sans plus d'hésitation on y procède, on ne rencontrera pas de résistance, car la parturiente qui fait demander le médecin est préparée à ce que celui-ci l'examine. On ménage, bien entendu, la pudeur de la femme autant que possible, mais pourtant il n'y a pas de considération qui doive faire reculer devant un mode quelconque d'exploration, si on le juge nécessaire. Après l'examen, on vous questionne généralement sur le pronostic et la durée proba-ble de l'accouchement. Si vous n'avez rien trouvé de pathologique, assurez sous le premier rapport que jusqu'alors tout est complétement dans l'ordre. Quant à la deuxième question, répondez à la femme que l'on ne peut rien préjuger de la durée de l'accouchement qui dépend de la force des douleurs. Que si elle a peu de douleurs, cela durera plus longtemps, que si les douleurs devien-nent très-fortes, elle sera bientôt débarrassée. Si la femme a des douleurs très-vives, la meilleure consolation à lui donner est celle-ci : plus les dou-leurs sont fortes et plus l'accouchement se termine vite. Ne vous laissez pas aller à donner un terme fixe à la durée de l'accouchement, car l'expérience apprend que l'on s'expose ainsi à des erreurs très-considérables.

§ **126.** Tant que les douleurs sont encore faibles, et n'agissent pas suffi-samment pour dilater l'orifice, vous pouvez laisser la femme se promener dans la chambre. A ce moment, pour évacuer le rectum, ordonnez un lavement. Veil-lez aussi soigneusement à l'évacuation de l'urine, car la distension de la vessie empêche l'engagement dans le bassin de la partie qui se présente et peut rendre les douleurs irrégulières. Si la tête du fœtus est fixée dans le bassin, la femme peut se promener jusqu'à ce que l'orifice soit presque dilaté. Mais si la tête n'est pas encore engagée dans le bassin, il faut être réservé sur ces pro-menades, et la faire coucher aussitôt que l'orifice est fortement dilaté, et que la poche des eaux menace de se rompre.

Si la poche est rompue et l'orifice dilaté, engagez la femme à pousser pen-dant les douleurs (tandis qu'avant il faut interdire tout effort prématuré, pour aider les douleurs, comme apportant trop peu d'aide et pouvant épuiser la femme). S'il se produit pendant la période d'expulsion un besoin d'aller à la garderobe, ne laissez pas la femme aller sur la chaise percée, mais passez-lui un bassin.

§ **127.** Lorsque la tête devient visible à la vulve, le point le plus important du traitement est d'éviter la rupture du périnée. Dans ce but, veillez à ce que la tête se dégage lentement, afin que l'élasticité du périnée se fasse valoir tout entière, et que lors du dégagement, elle présente au bord vulvaire une cir-conférence aussi faible que possible.

Pour cela, on retient la tête pendant la douleur, en fixant le talon du pouce ou les doigts contre les parties de la tête encore recouvertes par le périnée, ou mieux en pressant directement sur la tête.

Ce n'est que lorsque l'occiput a complétement pénétré sous la symphyse qu'il faut laisser la tête se dégager en dehors d'une douleur, parce qu'alors elle se dégage par sa plus petite circonférence. On peut quelquefois y parvenir en laissant, une fois la douleur finie, la femme faire des efforts à l'aide de ses muscles abdominaux, mais le procédé suivant mène encore mieux au but. Lorsque l'occiput est bien sorti de dessous la symphyse, et que la tête est tellement avancée que sans la contre-pression, la dernière douleur amène-rait son dégagement, on retrousse, au moment où la douleur cesse, le bord de l'entrée du vagin par-dessus la tête, en commençant à la commissure anté-rieure. Lorsqu'une partie du bourrelet a été refoulée au-dessus de la grande circonférence de la tête, le reste se rétracte spontanément et la tête sort complétement dans l'intervalle de deux douleurs. Olshausen (1) conseille dans l'intervalle des douleurs, à l'aide de deux doigts introduits dans l'anus, de faire passer la tête à travers l'orifice du vagin, en pressant sur le front et la face (2).

La position de la femme n'est pas indifférente. Dans le décubitus dorsal, les chances de conservation du périnée sont les plus défavorables, puisque la tête, du moins lorsque les tissus du périnée sont un peu flasques, ne sera pas suffisamment repoussée dans l'arcade pubienne. Ce reproche s'applique moins au décubitus latéral, mais la manière la plus complète d'éviter la déchirure est de faire prendre à la femme la posture accroupie sur les genoux, puisque dans cette position, la tête par son propre poids se place pleinement dans l'arcade pubienne. D'après les observations de Alt (3), chez les primipares qui accouchèrent dans cette position le frein resta intact dans 50 0/0, et il ne se produisit des déchirures du périnée que dans 25 0/0 des cas. Tandis que d'après nos observations, dans le décubitus dorsal, le frein ne resta intact que dans 39 0/0, et que le périnée se déchira dans 37,6 0/0 des cas.

Du reste, le périnée se déchire régulièrement, lorsque la tête est grosse et la vulve très-étroite. On fait bien dans ces cas de ne pas attendre la déchirure du périnée dont on ne peut prévoir à l'avance l'étendue, mais de faire latéralement dans la direction des tubérosités de l'ischion avec un bistouri ou des ciseaux, sur le bord tendu, deux incisions qui dilatent suffisamment la vulve pour permettre la sortie de la tête.

Giffard (*Gesta*, 1731) est le premier qui décrit un cas où il il employa le soutien manuel du périnée pour empêcher sa déchirure. Puzos (*Gesta*, 1753), qui le conseille également, montre encore ici son parfait talent d'observateur en disant qu'il est presque impossible d'éviter des « déchirements modérés » chez les primipares. Dans ces derniers temps, on a généralement conseillé, comme une chose indispensable, de soutenir le périnée. Quelques auteurs seulement ont considéré cette manœuvre comme inutile ou même nuisible (en particulier Wigand, Mende, Leishman), et l'on ne peut nier que dans le décubitus dorsal, du moins, il soit impossible d'empêcher les petites déchirures en soutenant le périnée. Comme pourtant, lorsque l'on ne le soutient pas, il peut se produire des déchirures considérables qui peuvent s'étendre jusqu'au rectum, tandis que ces dernières s'évitent en soutenant convenablement le périnée, on doit dans ces circonstances avoir recours à cette manœuvre. Si l'accouchement se fait dans la position accroupie sur les genoux, il est complètement inutile de soutenir le périnée, puisque celui-ci ne se dilate alors qu'autant qu'il est absolument nécessaire pour la sortie de la tête. Pour empêcher la déchirure du périnée, G. Ph. Michaelis (1810) conseilla de le fendre, mais il ne trouva aucun imitateur, Ritgen et Birnbaum faisaient des incisions multiples pour agrandir la vulve, et Eichelberg, Chailly-Honoré, Lumpe, Chari, Braün, Spaeth, Scanzoni et Schultze conseillent deux incisions latérales et, seulement dans les cas exceptionnels, un nombre plus considérable (4).

---

(1) *Volkmann's Samml. Kl. Vortr.* Leipzig, 1872, n° 44.
(2) Voy. Goodell, *Amer. Journ. of med. sc.* Janv. 1871, p. 53, et *Amér. J. of Obst.*, III, p. 717.
(3) *Berl. klin. W.*, 1872, n° 3.
(4) S. Goodell, *Amer. J. of med. sc.*, janv. 1871, p. 53.

§ 128. Lorsque la tête est sortie, il faut avant tout débarrasser la bouche et le nez des mucosités et les tenir en état de recevoir l'air. Si le tronc n'est pas promptement expulsé, il faut chercher à hâter sa sortie, surtout si le cordon se trouve enroulé autour du cou. On essaye d'y arriver au moyen de la méthode de Kristeller, la *méthode d'expression*, ou bien on engage la parturiente à faire de nouveaux efforts pour pousser, on repousse la tête un peu en arrière, afin que l'épaule qui est en avant s'engage sous la symphyse, puis on relève la tête, afin que l'autre épaule glisse sur le périnée. Si cela ne réussit pas, on peut (comme cela se comprend avec précaution et jamais brutalement, cela est surtout à dire aux sages-femmes) exercer une traction modérée sur le menton et l'occiput, ou bien l'on va avec deux doigts accrocher l'épaule qui est en arrière, et l'on extrait ainsi l'enfant. Le cordon enroulé autour du cou doit être dégagé en faisant passer la tête à travers l'anse. Si le cordon ne se laisse pas dégager, il faut le couper, comprimer alors l'extrémité fœtale entre les doigts et extraire rapidement l'enfant. Lorsque les épaules sont sorties, le reste du corps suit facilement. On place l'enfant entre les cuisses de la mère, de façon que le cordon ne soit pas tendu et que sa bouche et son nez soient libres.

§ 129. La ligature et la section du cordon seront faites de la façon suivante : Quelques minutes après l'expulsion de l'enfant, alors que les artères du cordon ne battent plus fortement, on place sur le cordon à environ 3 centimètres de l'ombilic une première ligature, et à peu près à égale distance du côté du placenta on en applique une deuxième (en particulier si le cordon est très-gros), et on le sectionne avec précaution entre les deux ligatures.

La ligature qui se trouve du côté de l'enfant est nécessaire en ce que des hémorrhagies dangereuses peuvent survenir, non-seulement lorsque l'on ne lie pas le cordon, mais même lorsqu'il est mal lié. L'autre ligature est inutile, et lorsque le placenta est sorti n'a plus aucun sens. Mais lorsque le placenta n'est pas complétement détaché, il faut conseiller la double ligature, car les placentas fortement distendus par le sang qui les gonfle se détachent mieux que ceux qui n'en sont plus remplis.

Pendant longtemps la doctrine émise par Mesmer, que les plus fréquentes et les plus dangereuses maladies étaient dues à la ligature du cordon qui est contraire à la nature, eut un retentissement immérité. Il est certain que dans la déchirure ou l'arrachement du cordon, habituellement il n'y a pas d'hémorrhagie, mais par exception elle peut aussi alors se produire et elle se manifeste presque toujours si la section du cordon est régulière. Chez les enfants asphyxiques, le danger de l'hémorrhagie est des plus grands puisque le sang du cœur droit n'est pas chassé vers les poumons, mais que par le trou de Botal il est envoyé dans l'aorte descendante.

La double ligature du cordon est très-ancienne. Déjà Soranus (au temps de Trajan) la conseille, parce qu'il craint que la mère elle-même ne puisse perdre son sang. Paul Portal (1645) fait toujours une double ligature au premier jumeau afin que le second enfant ne perde pas son sang, et de plus il la conseille d'une façon générale, afin que le placenta se présente sous un meilleur aspect et plus plein, « par ce moyen l'arrière-faix a plus d'apparence lorsqu'on en veut faire la démonstration à messieurs les médecins et aux personnes qui assistent. » Deventer aussi (1701) et

Astruc (1766) conseillent la double ligature. Zeller (1781) fait remarquer dans une note que par la double ligature le placenta restant rempli de sang se détache plus facilement.

Chez les animaux, la séparation du cordon se fait de différentes façons. Chez les vaches et les chevaux, il se déchire, puisque le petit tombe par terre ou que la mère se redresse ; le jeune porc piétine son cordon et le tire jusqu'à ce qu'il se rompe, et chez les carnassiers, la mère mâche et triture le cordon jusqu'au voisinage de l'ombilic. Cette dernière façon, c'est-à-dire la section du cordon par la mâchure, se pratique encore chez quelques peuplades sauvages du Brésil. Mais chez les Peaux-Rouges eux-mêmes, le cordon est coupé habituellement avec des instruments mousses et l'extrémité fœtale est nouée par un nœud ou traitée par des styptiques, ou même lié (1).

Note du traducteur. — On doit toujours appliquer sur le cordon une double liga-ture. On évite ainsi, dans le cas où il n'y a qu'un seul enfant, l'écoulement du sang par le bout placentaire, et l'on évite ainsi de souiller le lit sur lequel la femme est étendue. Mais, en outre, on prévient ainsi les hémorrhagies par le cordon, pour le cas possible où l'on aurait méconnu une grossesse gémellaire et où il existerait une anastomose vasculaire entre les placentas des deux enfants.

Schroeder, en insistant sur les dangers de l'hémorrhagie par le cordon dans les cas d'asphyxie du fœtus, oublie de faire une distinction capitale, car s'il est vrai qu'il soit dangereux pour l'enfant de perdre du sang lorsqu'il vient au monde pâle et décoloré, il est loin d'en être ainsi lorsqu'il naît livide et congestionné. Autant dans le premier cas il est important pour lui de ne pas perdre de sang, autant dans le se-cond cas il y a avantage à laisser saigner un peu le cordon, et cette petite saignée suffit le plus ordinairement dans le deuxième cas pour le ramener à la vie. Il y a là deux états bien différents sur lesquels nous ne saurions trop appeler l'attention. Ce sont deux degrés divers de l'asphyxie, qui réclament tous deux un traitement absolu-ment différent. Nous y reviendrons en détail dans le chapitre qui traite de la mort apparente des nouveau-nés. Nous nous bornons à les signaler ici.

§ 130. On peut abandonner aux contractions utérines l'expulsion du délivre. Pourtant, comme celles-ci très-souvent se font attendre longtemps, et qu'il est à désirer que la femme qui vient d'accoucher puisse aussitôt que possible goûter un repos complet, la méthode de Credé est aujourd'hui presque généralement employée pour l'expulsion du délivre. Ce procédé mérite complétement d'être conseillé, puisqu'il n'a aucun inconvénient et qu'il a l'avantage de provoquer souvent et rapidement la sortie du délivre.

Pour cela on s'assure, aussitôt après l'accouchement, que l'utérus est con-tracté comme d'habitude. S'il est flasque, par des frictions douces on sollicite les contractions. Aussitôt qu'il se contracte, on embrasse son fond avec une ou deux mains et l'on cherche ainsi à exprimer le délivre. Si cela ne réussit pas tout de suite, on attend un peu de temps et l'on renouvelle alors la ma-nœuvre. On réussit ainsi presque toujours à terminer la délivrance en quel-ques minutes, tout au plus en un quart d'heure, après la naissance de l'enfant.

— *Goschler* fait remarquer très-judicieusement (2) que souvent le placenta se trouve retenu par suite d'une antéversion utérine. L'emploi de la méthode de Credé pare à cet inconvénient, en relevant le fond de la matrice). Quelquefois

(1) Voy. Ploss, *Deutsche Kl.*, 1870, nos 48 et 49.
(2) *Wiener allg. Med. Z.*, 1863, no 37.

le placenta, ou du moins une partie des membranes, reste dans le vagin ; alors on l'extrait à l'aide d'une faible traction, mais il faut veiller à ce que les membranes ne se déchirent pas, on y parvient en tordant le placenta comme une corde.

A partir d'Hippocrate l'opinion des anciens médecins fut généralement qu'il fallait faire la délivrance aussi rapidement que possible, et ils cherchaient à atteindre ce but par des tractions sur le cordon, des secousses qu'ils imprimaient au corps, des poudres vomitives et sternutatoires et des moyens excitants internes, etc., moyens que déjà Soranus critique violemment; il apprend à décoller artificiellement, par la saisie et l'arrachement avec la main, le placenta retenu dans l'utérus.

D'après Ploss (1), des moyens analogues sont encore employés par les peuples sauvages. La méthode active a été employée de la façon la plus absolue par Mauriceau et Deventer qui enseignaient que l'on devait immédiatement extraire le délivre en introduisant la main, parce que toujours sans cela l'orifice de la matrice se contracte rapidement et emprisonne le délivre. Le conseil tout à fait opposé d'attendre sans réserve fut en particulier donné par l'anatomiste Ruysch, qui pour cela se basait sur la découverte d'un muscle circulaire au fond de l'utérus, muscle destiné à expulser le placenta. Puzos, Levret, Smellie, s'opposent particulièrement à la méthode active hâtive de la délivrance. L'adjonction de la pression extérieure pour la délivrance fut plus tard, à plusieurs reprises, conseillée et en partie pratiquée en Angleterre et pour la première fois en Allemagne par Busch et E. V. Siebold. Credé transforma ce procédé, en ce qu'il supprima complétement la traction sur le cordon et confia l'expulsion à la simple pression externe dans une mesure beaucoup plus grande qu'on ne le croyait possible jusqu'à lui. Presque tous les nouveaux accoucheurs se rangèrent à son opinion sauf quelques modifications (2). Si la méthode est bien appliquée, elle n'offre aucun danger.

Les cas d'inversion utérine que Sinclair, Johnston (3) et Schnorr (4) ont publié ne doivent pas lui être attribués, et dans les cas dans lesquels, même lorsque la seule pression a été employée, il est resté des morceaux de placenta, comme Hecker (5) et Martin (6) en ont publié et comme nous en avons observé nous-mêmes, ces morceaux n'étaient autres que de petits placentas isolés (*placentæ succenturiatæ*), morceaux qui par parenthèse auraient pu être retenus de même si l'on avait abandonné à la nature le décollement et l'expulsion du délivre.

§ 131. La délivrance faite, on nettoie avec grand soin les parties génitales externes avec une éponge, et l'on s'assure des lésions qui peuvent exister à l'entrée du vagin. Celles-ci se rencontrent régulièrement chez les primipares, chez les multipares, dans le plus grand nombre des cas. Elles consistent principalement dans des déchirures plus ou moins grandes de la fourchette, mais même lorsque celle-ci est intacte, on rencontre souvent des déchirures derrière et dans la fosse naviculaire. Très-habituellement, on trouve de plus sur les côtés des petites lèvres, des déchirures de la muqueuse, plus fréquem-

(1) *Deutsche Klinik*, 1871, n° 28.

(2) Voy. Credé, *Klinische Vorträge über Geb.*, 1853, p. 599, et *M. f. G.*, vol. XVI. p. 337 et 345, vol. XVII, p. 274 et vol. XXII, p. 310; Spiegelberg, *Würzb. med. Z.*, II, 1861, p. 39; Winkel, *M. f. G.*, vol. XXI, p. 365; Schüle, *M. f. G.*, vol. XXII, p. 15; Küneke, *Schuckardt's Zeitschr. f. prakt. Heilk.*, 1866, p. 447; Chantreuil, *Arch. g. d. méd.* et *Amer. J. of Obst.*; IV, p. 334.

(3) *Pract. midw.*, p. 450.

(4) *M. f. G.*, vol. XXX, p. 1.

(5) *Kl. d. Geb.*, II, p. 172.

(6) *M. f. G.*, vol. XXIX, p. 257.

ment encore du côté de l'urèthre ou même aussi entre l'urèthre et le clitoris. Ces dernières peuvent donner lieu à des hémorrhagies notables : si ces lésions sont peu considérables et saignent peu, on les abandonne à elles-mêmes, dans d'autres cas elles nécessitent les secours de l'art. Voyez alors à la pathologie de l'accouchement.

Lorsqu'on s'est à plusieurs reprises assuré d'une contractilité suffisante de l'utérus, on quitte l'accouchée qui a besoin du plus grand repos.

Note du traducteur. — Cette méthode à laquelle Credé a donné son nom, et qui (comme nous l'avons prouvé dans un mémoire sur les hémorrhagies puerpérales, Paris 1874) ne lui appartient pas, puisqu'elle est tout au long indiquée par Hardy et Mac Clintock, ne nous semble pas mériter tout le bruit que l'on a fait autour d'elle. Credé, en effet, comme Hardy et Mac Clintock, recommande expres-sément d'attendre la première contraction utérine pour pratiquer la méthode d'expression. Or, cette première contraction a précisément pour résultat, par le resserrement qu'elle amène dans l'utérus, de décoller le placenta et de l'amener au niveau du col. Les manœuvres de Credé tendraient donc tout simplement à l'engager dans ce col et à le faire tomber dans le vagin. Or, on y parvient bien plus sûrement en faisant de légères tractions sur le cordon, et s'il existe des adhérences du placenta, la méthode de Credé ne suffira pas pour en triompher. De plus, ces frictions éner-giques, telles que Credé les conseille, sont difficilement supportées par la femme, et nous ne les croyons pas aussi inoffensives qu'il veut bien le dire. Schrœder, Grenser, Hüter, ont déjà déclaré que, dans certains cas, elles ont laissé après elles de l'endo-lorissement de la matrice, un certain degré de métrite légère, il est vrai, mais qui n'en existe pas moins et qui peut avoir des conséquences graves. Enfin quelquefois elle échoue complétement. Nous ne croyons donc pas qu'il faille en faire une règle absolue, et, pour notre part, nous nous bornons à la méthode française. Attendre la première contraction utérine, soutenir le fond de la matrice avec la main pour suivre la rétraction utérine, et tirer légèrement sur le cordon, une fois que nous nous sommes assuré que le placenta se trouve au niveau de l'orifice du col. Telle est la méthode que nous employons. Nous évitons ainsi les tentatives prématurées de délivrance, auxquelles il faut attribuer une grande partie des accidents de la délivrance. Nous n'avons pas vu les hémorrhagies être plus fréquentes par le procédé français que par le soi-disant procédé allemand, et nous évitons ainsi de vouloir faire ces délivrances hâtives dans les trois ou quatre premières minutes qui suivent l'accouchement, et qui, surprenant la matrice dans son moment de repos, nous paraissent plus nuisibles qu'utiles à la malade. Nous croyons qu'il en est de la déli-vrance comme de l'accouchement, c'est un phénomène purement physiologique dans lequel la nature doit avant tout nous guider. Or, la première contraction utérine ne survient ordinairément après l'accouchement qu'au bout de huit à dix minutes. Vouloir, comme le fait un de nos collègues, obtenir la délivrance par la méthode de Credé dans les trois ou quatre premières minutes qui suivent l'accouchement (344 fois dans les quatre premières minutes sur 540 délivrances) nous paraît aussi dangereux qu'inutile. C'est donc au bout seulement de huit à dix minutes que l'on devrait en tout cas appliquer la méthode de Credé, et à ce moment elle nous paraît inutile, puisque le placenta se décolle tout naturellement et de lui-même, et qu'il suffit de quelques tractions sur le cordon pour l'extraire. Du reste, dans les cas où nous avons employé la méthode de Credé, nous n'avons jamais vu, comme on veut bien le dire, le placenta être expulsé comme un noyau de cerise pressé entre les doigts, et nous avons vu dans quelques cas des hémorrhagies se produire aussi bien que dans les autres procédés.

APPENDICE DE L'ANASTHÉSIE DES PARTURIENTES

BIBLIOGRAPHIE. — SIMPSON, *Edinb. Monthly Journ.*, mars 1847 et *Lancet*, 11 déc. 1847. — KAUFMANN, *Die neue in London gebr. Art der Anw. d. Chloroform.* Hannover, 1853.—HOUZELOT, *De l'emploi du chlorof. dans l'acc. nat.* Meaux, 1854. — KRIEGER, *Verh. d. Ges. f. Geb. in Berlin*, cah. 3 et 8. — SCANZONI, *Beitr. z. Geb. u. Gyn.*, vol. II, p. 62, 1855. — SPIEGELBERG, *Deutsche Klinik*, 1856, n⁰ˢ 11 et suiv. — CHAPMAN, *Chlorof. and other anæsthetics, their hist. and use dur. childb.* London, 1859. — KIDD, *Obstetr. Transact.*, II, p. 130 et V, p. 135.

LAMBERT, *Édinb. med. Journ.*, août 1870, p. 113 et *Edinb. Obst. Trans.*, II, p. 157. — GERSON DA CUNHA, *Lancet*, 1870, vol. II, p. 342. — DU HAMEL, *Amer. Journ. of med. sc.*, voy. *Berliner Klin. W.*, 1871, n⁰ 8.

§ **132.** D'une façon générale, le *chloroforme* en obstétrique sera employé avec avantage dans tous les cas dans lesquels on l'emploie aussi en chirurgie. En particulier dans toutes les opérations difficiles et douloureuses, il est un bienfait incommensurable pour la malade, il offre un avantage réel à l'opérateur et mérite dans tous les cas l'emploi le plus étendu.

Mais en obstétrique il y a une autre question. L'accouchement est un phénomène purement physiologique, qui est accompagné de douleurs, et souvent de douleurs réellement intenses. Doit-on diminuer ou même supprimer ces douleurs qui dépendent d'un phénomène physiologique?

A notre avis cela est incontestable. Diminuer la douleur est un des devoirs les plus stricts du médecin. D'un autre côté, puisque les contractions des muscles lisses de l'utérus, qui causent ces douleurs, sont nécessaires pour la terminaison de l'accouchement, mais non la perception de cette douleur, il n'y a aucune raison valable qui s'oppose à l'emploi d'un moyen qui diminue cette douleur. On ne devrait s'en abstenir que si le moyen était dangereux ou s'il entravait réellement la marche de l'accouchement.

La narcotisation par le chloroforme n'est pas, comme malheureusement quelques faits le prouvent, à l'abri de tout danger. Mais le narcotisme dont nous avons besoin pour notre but est précisément jusqu'à présent sans danger. Les parturientes se laissent endormir complétement avec la plus grande facilité. Cette narcose survient souvent en quelques inspirations même sans les moindres symptômes d'agitation. Mais il n'est pas nécessaire d'aller jusqu'à la perte complète de connaissance, si l'on n'a pas d'autre but que de diminuer la douleur. Une courte administration du chloroforme au début de la douleur suffit habituellement pour interrompre les manifestations jusque-là éclatantes de la douleur. La parturiente a encore sa connaissance, elle parle quelquefois à voix haute, avec éclat, les muscles abdominaux agissent fortement, et pourtant la douleur est supprimée, et jamais la narcose, restant dans ces limites, n'est dangereuse ni pour la mère, ni pour l'enfant. Car s'il n'est pas douteux pour nous qu'une narcose très-profonde, prolongée plusieurs heures (comme on peut être forcé de l'employer dans l'éclampsie), agisse sur l'enfant et puisse devenir mortelle pour lui, de nombreuses expériences prouvent qu'une narcose même complète, si elle ne dure que peu de temps, n'est pas nuisible à l'enfant; et l'enfant en sera encore bien moins influencé, si on l'emploie comme nous l'avons indiqué plus haut.

§ 133. Une autre question c'est de savoir si l'accouchement par le chloroforme n'est pas considérablement retardé ou compliqué d'autres symptômes défavorables (hémorrhagies).

Winkel (1) a prouvé par des recherches précises, que dans la narcose, le stade de maximum des douleurs, est un peu raccourci et que les intervalles des douleurs sont un peu plus longs. Mais cette modification de la puissance d'action des douleurs n'a lieu en général que dans la narcose complète; lorsque l'on amène seulement un début de narcotisme comme nous le faisons pour nous borner à diminuer les douleurs, cette douleur n'est pas modifiée.

De plus les observations de *Winkel* ne prouvent aucunement que l'accouchement soit retardé, car peut-être la narcose amène-t-elle un relâchement plus complet dans l'intervalle des douleurs et l'accomplissement du travail produit, qui dépend de l'alternance des contractions et des relâchements est-il plus considérable. Quoique l'intensité des contractions elle-smêmes soit un peu diminuée, l'action auxiliaire des muscles abdominaux qui, par suite des douleurs très-violentes, est insuffisante, se produit plus fortement dans le narcotisme. L'expérience montre que lorsque la délivrance est conduite judicieusement, les hémorrhagies ne sont pas plus fréquentes avec le chloroforme que lorsqu'on ne l'emploie pas. Ajoutons encore que le chloroforme amène l'abaissement de la température, puisque d'après les recherches de Scheinesson (2) il diminue la production de chaleur et que nous avons ainsi, d'après nos observations, avec une narcose modérée obtenu toujours une influence favorable et jamais défavorable.

Nous ne pouvons, il est vrai, nous dissimuler que le chloroforme détermine souvent des vomissements. Mais cela se produit souvent chez les parturientes en dehors de toute narcose et n'a aucune influence défavorable. Les nouvelles accouchées sont moins sujettes aux conséquences fâcheuses du chloroforme et la plupart du temps elles se sentent ensuite très à leur aise, lorsque, la narcose finie, on ne les tourmente pas, mais qu'on les laisse tranquillement dormir.

C'est donc une question résolue aujourd'hui de savoir si l'accoucheur est autorisé à proposer la narcose dans les accouchements normaux, pour supprimer la douleur qui les accompagne. Mais cela ne veut nullement dire qu'il faut pratiquer le narcose dans n'importe quel accouchement. Quelques accouchements se font sans douleurs considérables, et un emploi général du chloroforme est contre-indiqué et par le haut prix du chloroforme et par le mode d'emploi qui demande beaucoup de temps au médecin.

Mais si les circonstances ne s'y opposent pas, et si les douleurs sont réellement très-intenses, il n'y a pas réellement de raison qui doive faire

---

(1) *M. f. G.*, vol. XXV, p. 241.
(2) *Petersb. med. Z.*, 1868, cah. 7 et 8, p. 137.

rejeter l'emploi de la narcose, elle rend dans ces cas de si grands services, et elle est si bienfaisante pour la parturiente qui se consume dans ces violentes douleurs, que même les femmes qui, au début, hésitent à s'y soumettre, réclament ensuite expressément sa continuation et le réclament de nouveau dans leurs autres accouchements.

§ **134.** Le *chloral* ne paraît jusqu'à présent avoir été essayé que dans un petit nombre de cas, chez les parturientes normales. Lambert, qui le recommande beaucoup, préfère le donner à petites doses (1 gramme) tous les quarts d'heure qu'à fortes doses et en une seule fois. D'après lui, il agirait sur les douleurs plutôt en les renforçant qu'en les diminuant. Nous pouvons confirmer ce fait par quelques expériences. Car, quoique l'emploi de ce moyen prolonge aussi un peu les intervalles des douleurs, celles-ci augmentent pourtant d'activité.

L'emploi interne et sous-cutané de la morphine est, comme cela va de soi, aussi d'une grande utilité dans nombre de cas (1).

Note du traducteur. — Il y a quelques mois, M. le docteur Campbell a publié dans le *Bulletin de thérapeutique* un mémoire sur l'emploi du chloroforme dans les accouchements, et la tolérance que les femmes en travail présenteraient à cet agent.

Après avoir rappelé que sur les milliers de cas où le chloroforme a été employé en obstétrique, on n'a jamais observé de cas fatal, M. Campbell constate que non-seulement le chloroforme présente dans ces cas de grands avantages, mais qu'il est parfaitement inoffensif, pourvu qu'on se serve de son procédé. Commencer par faire respirer de très-petites doses de chloroforme, quelques gouttes seulement versées sur un mouchoir tenu à 5 ou 6 centimètres au-devant de la bouche et des narines, afin d'accoutumer la patiente à l'odeur et aux premiers effets de la pénétration de vapeurs chloroformiques dans les voies aériennes, tout en permettant l'inspiration simultanée d'une bonne quantité d'air pur. Retirer le chloroforme dans l'intervalle de deux douleurs, et procéder toujours par petites doses suspendues. Éviter l'anesthésie profonde chirurgicale, non nécessaire dans l'accouchement physiologique.

Allant plus loin encore, M. Campbell admet pour les femmes en travail une véritable tolérance chloroformique.

Avec M. Claude Bernard, il constate que pendant l'état anesthésique, les centres nerveux sont profondément anémiés, anémie dont une des manifestations est la syncope. Or la femme en travail étant toujours en état d'effort pendant la deuxième période ou le temps d'expulsion d'un travail physiologique, il se fait à chaque effort une hyperémiation des centres nerveux tant cérébro-spinaux que ganglionnaires. La contraction utérine suffisant à jouer ce rôle de l'effort, pendant la première période du travail, c'est à cette hyperémiation des centres nerveux se produisant à chaque effort qu'il attribue l'innocuité constatée si fréquemment de l'anesthésie obstétricale.

Dans un article qui a paru en janvier 1875, dans les *Annales de gynécologie*, M. le professeur Pajot attaque vivement le travail de M. le docteur Campbell, et déclare que la prétendue méthode de la demi-anesthésie n'est en réalité qu'une illusion de la part des médecins qui la recommandent. Car ces médecins donnent toujours le chloroforme seuls, et les lois de la plus simple prudence exigent toujours, dans les cas où le chloroforme doit être administré sérieusement, la présence d'un aide chargé de surveiller le pouls et la respiration de la femme. Pour

(1) Voy. Kormann, *M. f. G.*, vol. XXXII, p. 114.

lui, la demi-anesthésie n'est en réalité qu'une pseudo-anesthésie. Il conteste ensuite le choix du moment où les anesthésistes administrent le chloroforme. Car les prôneurs de la demi-anesthésie déclarent ne consentir à l'employer que dans la période d'expulsion. Or, ce n'est pas cette période qui est en réalité la plus douloureuse, c'est la période de dilatation, et si les douleurs de la sortie vulvaire ne sont pas moindres que celles de la dilatation, quoique vives, elles affectent les organes de perception d'une façon différente ; et si l'on devait faire usage de l'*anesthésie vraie* ce serait pendant l'achèvement de la dilatation et la traversée des deux orifices utérin et vaginal qu'il faudrait l'employer.

Quant aux résultats obtenus par le chloroforme donné comme il l'est dans les accouchements naturels, ils sont absolument nuls, car la femme n'est en réalité pas chloroformisée, et la preuve c'est que s'il survient un léger stertor et que le pincement de la peau ne soit plus du tout ou à peine senti, si la patiente enfin n'obéit plus à la voix qui la sollicite, soit à pousser, soit à retenir ses efforts, c'est-à-dire lorsqu'en réalité la femme est sous l'influence du chloroforme, les anesthésistes s'empressent d'interrompre et de faire cesser cet état. M. Pajot rejette donc absolument le chloroforme dans les accouchements naturels, à moins d'indications spéciales, mais il le recommande dans toutes les opérations obstétricales, et le donne alors, mais franchement, à dose chirurgicale, c'est-à-dire de façon à obtenir une anesthésie vraie, et non cette pseudo-anesthésie qui explique à bon droit la sécurité des accoucheurs qui administrent le chloroforme dans les accouchements naturels.

PHYSIOLOGIE DES SUITES DE COUCHES

I. ÉTAT DE LA MÈRE

[BIBLIOGRAPHIE. — F. WINKEL, *Die Path. u. Th. d. Wochenbettes.* Berlin, 1866, p. 1 à 11.

§ **135.** Que les suites des couches soient un état physiologique, c'est là naturellement un fait incontestable. Néanmoins il est évident que cet état se distingue essentiellement de tous les autres états physiologiques et qu'il se rencontre dans les suites de couches des phénomènes que nous n'observons habituellement que dans des conditions pathologiques. La dégénérescence aiguë du tissu utérin est déjà un phénomène que, dans d'autres circonstances, si nous considérions non le genre de l'acte, mais l'importance de cet acte et la rapidité de son accomplissement, nous rangerions absolument dans les faits pathologiques. A bien plus forte raison lorsqu'il s'agit des phénomènes qui se passent à la face interne de l'utérus. L'exfoliation d'une grande partie de la muqueuse, restée dans l'utérus au moment de l'accouchement, et la formation d'une nouvelle muqueuse partant des couches profondes, accompagnées d'une néoformation considérable de jeunes cellules en voie de préparation, et d'une forte transsudation séreuse, s'appelle en général, hors de ces circonstances, inflammation catarrhale. L'obstruction des vaisseaux qui pénétraient dans la cavité utérine par des orifices béants, à l'aide de formations de thrombus, est un phénomène qui est produit dans ce cas uniquement par des conditions physiologiques. Ajoutons encore à cela que les suites de couches prédisposent à plusieurs variétés de maladies. Ainsi, les vaisseaux déchirés peuvent donner lieu à des hémorrhagies ; ainsi, les modifications considérables auxquelles sont soumis les organes génitaux dans les suites de couches, conduisent facilement à des inflammations et à des déplacements.

Si donc, malgré tout cela, on continue à considérer les suites de couches comme un état physiologique, non-seulement pourtant on peut, mais on doit formellement considérer l'accouchée comme une malade dont tout le traitement doit être purement expectant.

De ce que nous venons de dire, il résulte déjà qu'il est très-difficile d'établir des limites entre l'état physiologique et l'état pathologique. Nous pourrons considérer les suites de couches comme parfaitement normales si ces modifications qui se produisent dans les organes pris isolément se produisent de la façon que l'expérience a montrée être favorable, et si ni dans ces organes ni dans l'état général, on ne voit se manifester aucune perturbation notable.

§ 137. Examinons maintenant la série de ces phénomènes avec leurs manifestations principales dans les suites de couches.

Les suites de couches commencent avec l'expulsion du placenta et durent quatre à six semaines; après cette époque, le retour des organes génitaux à l'état normal, est à peu près complétement accompli.

BIBLIOGRAPHIE. — HECKER, *Charitéannalen*, V, 2, 1854. — WINKEL, *M. f. G.*, vol. XXII, p. 321. — VON GRUENEWALD, *Petersb. med. Z.*, 1863, cah. 7, p. 1. — LEHMANN, *Nederl. Tijdschr. voor Geneesk.*, 1865 (*M. f. G.*, vol. XXVII, p. 229). — SCHROEDER, *M. f. G.*, vol. XXVII, p. 108, et *Schwang., Geb. u. Wochenbett*, p. 117. — WOLF, *M. f. G.*, vol. XXVII, p. 241. — BAUMFELDER, *Beitr. zu der Beob. d. Körperwärme, etc.*, d. i. Leipzig, 1868. — LEFORT, *Études cliniques, etc.* Strasbourg, thèse, 1869.

§ 136. L'accouchement terminé, l'accouchée, quoique très-fatiguée, éprouve cependant un sentiment de soulagement et de bien-être. Quelquefois il survient un court frisson qui n'a pas de pronostic fâcheux et qui sert de prélude à l'élévation normale de la température qui se produit dans les premières douze heures des suites de couches. Sa production est favorisée par la rapidité avec laquelle la femme a perdu du sang, et le fait que pendant l'accouchement inévitablement la femme a été découverte. Immédiatement après l'accouchement, la température commence à s'élever, pour, dans les douze heures qui suivent les douze premières, subir une dépression complète.

L'intensité de cette élévation de température dépend des phénomènes qui se sont passés pendant l'accouchement et qui peuvent très-rapidement, après sa terminaison, déterminer une élévation temporaire de la température qui peut aller jusqu'à 39 degrés, élévation qui dépend surtout du moment du jour où l'accouchement s'est fait. Elle atteint son maximum lorsque l'accouchement a lieu dans la matinée, puisque l'élévation normale qui se produit chaque jour vers le soir tombe alors dans les douze premières heures des suites de couches. L'abaissement qui se produit ensuite est le plus considérable possible lorsque l'accouchement a eu lieu dans les premières heures du matin. Dans ces conditions, le stade le plus haut se produit 4 à 6 heures, le plus faible 20 à 22 heures après l'accouchement. L'élévation est chez les multipares en moyenne de 0°,5, chez les primipares de plus de 0°,8. L'abaissement chez les premières est de 1 degré et chez les secondes de 1°,5. Cette élévation absolue est à son maximum de 38 degrés, ou un peu au-dessus (quelquefois 39 degrés, sans qu'il en résulte de maladie dans les couches), à son minimum 37 degrés ou un peu au-dessous. Dans les jours suivants, la marche de la température atteint le soir à 5 heures le maximum, la nuit de 11 à 1 heure le minimum.

Ce n'est qu'exceptionnellement que les exacerbations se produisent le matin et les rémissions le soir. La température est un peu supérieure à celle de tous les autres états physiologiques. Ainsi, elle s'élève souvent à 38 degrés, le pouls conservant une très-faible fréquence et l'état général étant excellent. Cette élévation de la température est due à la combustion des substances organiques qui se résorbent pendant l'involution de l'utérus. Elle serait encore plus considérable si la sécrétion d'une sueur abondante n'absorbait, par son évaporation, une quantité considérable de chaleur, et si les lochies et le lait ne soustrayaient pas à l'organisme une quantité de combinaisons organiques ayant subi une combustion incomplète.

Les excrétions considérables qui se font par les poumons, la peau, les organes génitaux et les seins, font perdre aux accouchées, d'après Gassner (1), en moyenne 4500 grammes de leur poids dans la première semaine.

§ 138. Le pouls dans les suites de couches normales, abstraction faite des oscillations individuelles, est dans la règle très-bas, la plupart du temps aux environs de 60, souvent plus bas, même au-dessous de 50, et il peut descendre jusqu'à 40 pulsations. Ce ralentissement du pouls est d'un pronostic très-favorable (2).

§ 139. Habituellement les nouvelles accouchées présentent déjà très-rapidement, pendant toute la première semaine qui suit l'accouchement, une très-grande tendance à des sueurs profuses qui se manifestent surtout pendant le sommeil; mais après la première semaine, l'activité de la peau est encore très-élevée. La capacité des poumons augmente dans le plus grand nombre des cas, par rapport à celle qu'ils avaient pendant la grossesse (3). La respiration est d'une fréquence modérée de 12 à 25 environ à la minute.

§ 140. L'appétit des accouchées est diminué, la soif, par suite de l'élévation de la température et des excrétions considérables, est augmentée. Les garde-robes sont rares et souvent suspendues pendant plusieurs jours. La sécrétion de l'urine est augmentée (l'excrétion de l'urée prise absolument est un peu diminuée), le besoin d'uriner pourtant faible. Très-fréquemment les femmes conservent les urines 12 et 14 heures et même plus (4).

Olshausen (5) croit, d'après l'opinion de Mattei, que cette rétention d'urine est causée par une courbure du canal de l'urèthre. Cela expliquerait à la rigueur rétention d'urine, mais non le fait réel de l'absence du besoin d'uriner, et le fait qu'il suffit d'une faible pression sur la vessie, lorsqu'elle est pleine, pour déterminer immédiatement l'issue de l'urine, parle contre cette opinion.

A notre avis, cette rétention d'urine s'explique de la façon suivante : L'utérus se trouve, pendant la grossesse, appliqué contre la paroi abdominale, de telle façon que la vessie ne peut se distendre d'avant en arrière que d'une façon insignifiante. Comme la vessie, en se remplissant, perd la faculté de prendre la forme sphérique, même par à peu près, sa capacité diminue considérablement, quoique la distension de ses parois soit la même, si bien que pour pouvoir contenir la même quantité d'urine, il faut qu'elle subisse une distension beaucoup plus considérable. Aussi voit-on, dans les premiers temps de la grossesse, survenir très-fréquemment le besoin d'uriner, parce que précisément la vessie, comprimée d'arrière en avant, ne

(1) M. f. G., vol. XIX, p. 47.
(2) Blot, Bullet. de l'Acad. de méd., 1863, n° 21, p. 926, et Hémey, Arch. génér. de méd., 1868.
(3) Voy. Dohrn, M. f. G., vol. XXVIII, p. 460.
(4) Winkel, Studien über d. Stoffw. bei d. Geb. u. im Wochenbett. Rostock, 1865, p. 65-83.
(5) Arch. f. Gyn., II, p. 273.

peut plus contenir que peu d'urine, dans son état de distension habituelle, tandis que dans la suite de la grossesse, la vessie s'habitue progressivement à une plus grande distension de ses parois, de sorte que même dans les conditions défavorables où elle se trouve, elle peut contenir à peu près la même quantité d'urine qu'avant la grossesse. La compression d'arrière en avant vient-elle à cesser immédiatement après l'accouchement, la vessie, qui alors peut reprendre la forme sphérique avec la même distension de ses parois, peut contenir une quantité d'urine beaucoup plus considérable qu'avant l'accouchement. Or, comme sans aucun doute habituellement le besoin d'uriner est causé par la distension exagérée de la vessie, ce besoin, puisque la vessie, pendant la grossesse, s'est habituée à supporter une plus grande distension, se manifestera à des intervalles beaucoup plus éloignés.

La rétention d'urine qui, dans le cas de péritonite partielle, se produit quelquefois pour la première fois dans la deuxième semaine, s'explique d'après notre expérience tout simplement par ceci que la vessie ne peut pas être vidée, parce que l'utérus, fixé en arrière par des productions inflammatoires, ne peut pas accompagner dans son mouvement en avant la vessie qui se vide, que celle-ci se trouve ainsi rester mécaniquement distendue dans une certaine mesure, et parce que sa paroi postérieure qui se trouve en connexion avec la paroi antérieure de l'utérus est retenue solidement en arrière.

Note du traducteur. — Sans vouloir nier la valeur de l'explication que donne Schrœder, il nous semble qu'il en est une autre au moins aussi simple. Si la rétention d'urine s'observe souvent après des accouchements très-faciles, il est bien plus ordinaire de la rencontrer à la suite des accouchements qui ont duré beaucoup plus longtemps, qui ont exigé une application de forceps ou une version, ou dans lesquels la tête est restée très-longtemps dans le vagin et a été dégagée à l'aide de manœuvres. Dans tous ces cas, le canal de l'urèthre a subi une compression plus ou moins notable, ainsi que le reste des parties génitales ; il nous semble donc qu'alors on peut attribuer la rétention de l'urine à une paralysie momentanée du canal de l'urèthre et du col de la vessie, déterminée par les compressions auxquelles ils se sont trouvés soumis pendant les derniers temps du travail. Un fait semble venir nous prouver que c'est bien à cette cause qu'est due la rétention d'urine, dans ces cas, c'est que c'est surtout dans ceux où les parties génitales, après les accouchements, conservent pendant les premiers jours un peu de gonflement et de tuméfaction, que se manifeste cet accident, et nous savons tous que cette tuméfaction des organes génitaux est d'autant plus prononcée que l'accouchement a plus traîné en longueur dans sa dernière période, et que les manœuvres pour l'extraction de l'enfant ont exigé plus de temps et de force. Que sera-ce quand les malheureuses femmes sont tombées entre les mains de sages-femmes ou même de médecins aussi inhabiles qu'audacieux, et qui sont obligés de faire des tentatives répétées sans pouvoir parvenir à appliquer le forceps ou à atteindre les pieds de l'enfant. Que de fois n'avons-nous pas vu à la Clinique apporter de la ville de malheureuses femmes avec des vulves noires, livides, à moitié gangrenées, et dont les grandes lèvres faisaient entre les cuisses une saillie plus grosse que les poings. Toutes présentaient dans les jours qui suivaient l'accouchement une rétention des urines, rétention due certainement à la paralysie produite par le traumatisme du col de la vessie et du canal de l'urèthre, et qui ne disparaissait, dans les cas malheureusement trop rares où ces victimes de la maladresse de l'opérateur parvenaient à guérir, qu'au bout de plusieurs jours, c'est-à-dire quand, à l'aide du temps et des soins appropriés, les parties génitales étaient revenues à peu près à leur état normal.

§ 141. Quant à ce qui concerne le retour progressif des organes génitaux à l'état normal, qu'ils avaient avant la conception, celui de l'utérus commence déjà pendant l'accouchement. Les contractions puissantes qui se succèdent l'une l'autre consomment le contenu cellulaire des fibres musculaires lisses et empêchent en même temps, par la compression des vaisseaux qui s'y rendent, un nouvel afflux de protoplasma oxygéné. Après l'expulsion de l'œuf, la dégénérescence graisseuse des fibres musculaires marche rapidement. Au début il existe encore un contenu cellulaire capable de fonctionner, ce qui se reconnaît encore à des contractions pendant les suites de couches.

Mais peu à peu, les substances albumineuses du protoplasma se transforment en une graisse qui subit facilement la résorption et détruit par une résorption progressive les cellules colossalement développées. Lorsque ce procès est arrivé à son summum, commence dans les couches les plus externes de l'organe la néoformation de jeunes cellules qui sont destinées à former le nouvel utérus. Ce procès est terminé au bout d'environ quatre à six semaines, époque à laquelle cesse habituellement l'influence puerpérale, et à laquelle, chez les femmes qui ne nourrissent pas, reparaissent les règles (chez les nourrices, les règles ne reparaissent ordinairement que beaucoup plus tard). L'utérus qui, immédiatement après l'accouchement, pesait deux livres, huit jours plus tard pèse encore une livre ; quinze jours après seulement, trois quarts de livre (il y a pourtant de grandes variations) (1), et au bout d'environ six semaines il est revenu à son volume primitif, autant du moins qu'il le peut (2).

§ 142. A la face interne de l'utérus, il reste après l'expulsion de l'œuf, plus ou moins de muqueuse. Quelquefois l'œuf est expulsé, enveloppé presque uniquement de la caduque réfléchie, mais habituellement il entraîne avec lui des lambeaux de différentes grandeurs, de la caduque vraie, étroitement unis à la caduque réfléchie. Pourtant à la face interne de l'utérus reste la partie principale de la caduque vraie, c'est-à-dire toute la couche glandulaire et une partie de la couche cellulaire de Friedländer (voy. § 36). D'après cet auteur (3), la formation de la nouvelle muqueuse se fait de la façon suivante : Tout ce qui est resté de la couche cellulaire abondamment infiltrée de sang, ainsi que la partie superficielle de la couche glandulaire, s'exfolie progressivement, et s'en va avec les lochies, si bien que les utricules glandulaires aplatis qui se trouvent intimement appliqués contre la couche musculaire s'ouvrent, et que leur épithélium cylindrique forme le nouvel épithélium de la muqueuse de la face interne de l'utérus. Tandis que le tissu conjonctif qui se trouve entre les utricules glandulaires se réorganise et prolifère plus fortement, il se produit, par suite de l'accroissement d'épaisseur de la muqueuse, une élongation de l'épithélium aplati jusque-là, si bien que par ce procédé, les glandes utérines se trouvent de nouveau reformées dans la nouvelle muqueuse.

L'endroit où s'insérait le placenta se comporte après l'accouchement exactement comme les autres parties de l'utérus, seulement les sinus qui la traversent restent béants. Une partie de ces sinus subit du reste déjà la thrombose d'après Friedländer, dès le huitième mois de la grossesse, par invasion

---

(1) Voy. Hecker et Buhl, *Klin. d. Geb.*, p. 85.
(2) Voy. Heschl, *Zeitschr. d. Ges. d. Wiener Aerzte*, 1852, VIII, 2.
(3) *Phys. anat. Unters. über den Uterus*, p. 19 et 31.

des cellules géantes provenant de la sérotine. Les sinus encore béants subissent alors la thrombose, et le thrombus s'organise ou par l'endothélium ou par l'invasion des corpuscules blancs, en jeune tissu conjonctif. La coagulation de ce tissu gélatineux se fait très-lentement, si bien que l'endroit où s'insérait le placenta peut encore être nettement reconnu, quelquefois même quatre mois après l'accouchement (1).

Note du traducteur. — C'est encore au mémoire de Robin que nous emprunterons la description des modifications de la muqueuse inter-utéro-placentaire, après que le placenta s'en est détaché.

Sauf la mince couche superficielle que ce dernier a entraînée, la muqueuse utéroplacentaire est restée adhérente à la musculeuse, telle qu'elle était pendant la grossesse. Il ne s'est pas produit entre elle et la musculeuse de l'utérus une mince muqueuse nouvelle ou de remplacement comme il en existe une entre cette dernière et la caduque utérine à partir du quatrième mois de la grossesse.

Si l'on examine la muqueuse utéro-placentaire sur le placenta encore adhérent à l'utérus chez une femme morte enceinte du septième au neuvième mois, on la trouve mince, aussi large que le placenta, les sinus aplatis plus larges qu'épais, sa surface est légèrement rugueuse mais relativement lisse.

Après l'accouchement, la contraction des parois utérines diminue beaucoup l'étendue en surface de la sérotine. Elle est réduite bientôt à une largeur de 6 à 8 centimètres environ, et ce diamètre va toujours en diminuant. Sa forme devient irrégulièrement ovale à contour sinueux dentelé. Elle gagne en épaisseur ce qu'elle perd en largeur pendant cette contraction. En même temps sa surface devient plissée, rugueuse, comme mamelonnée ; son tissu devient brunâtre et rougeâtre, se ramollit peu à peu, prend une consistance muqueuse ou pultacée. Quelques jours après l'accouchement, elle est épaisse de 15 à 18 millimètres. Les bords saillants irréguliers de cette plaque se continuent avec la mince muqueuse nouvelle qui tapisse le reste de l'utérus. Celle-ci est rosée, lisse, un peu luisante, la sérotine au contraire est rugueuse, comme tuberculeuse ; elle est d'aspect pultacé ou muqueux, ramollie, facile à enlever par le raclage, brun rougeâtre ou grisâtre, tirant quelquefois sur le noir, d'autres fois, au sommet des irrégularités entaillées de la surface et même d'une manière uniforme, elle prend une teinte grise particulière.

Il n'est pas rare à la surface de cette couche d'apercevoir des orifices vasculaires bouchés par des caillots fibrineux brun rougeâtre ou un peu décolorés. Ces caillots vont jusqu'aux sinus de la musculeuse utérine. On est frappé de l'aspect aréolaire caverneux que donnent à cette couche les anastomoses nombreuses de ces larges vaisseaux une fois qu'on les a ouverts. Son épaisseur et les saillies qu'elle fait à la face interne de l'utérus sont dues principalement aux caillots sanguins qui remplissent et distendent plus ou moins les tissus. Les intervalles qui séparent ces sinus sont peu considérables, ils sont représentés par une mince épaisseur de tissu qui adhère intimement à la couche musculeuse de l'utérus, mais celui-là étant beaucoup plus mou, peut être détaché facilement et exactement par le raclage.

Les caillots se décolorent et diminuent peu à peu, mais on les retrouve jusqu'au vingtième jour de l'accouchement et bien au delà ; ils se terminent en pointe au niveau de la jonction de la tunique musculaire avec la muqueuse.

On voit encore cette sérotine rugueuse lorsque plus tard l'utérus est revenu sur lui-même au point de ne presque plus dépasser les dimensions normales. Les tissus sont encore pleins de caillots vermiformes, mais ils ne font plus saillie à la surface de la sérotine. — Le tissu de la muqueuse s'est régénéré au devant d'eux, les recouvre et a obstrué la lumière des sinus du côté de la cavité utérine. Le tissu de

---

(1) Voy. Virchow, *Ges. Abh.*, p. 782, Priestley, *Lectures on the devel. of the grav. ut.* p. 100, Robin, *Mém. de l'Acad. imp. de méd.*, 1861, p. 137, Duncan, *Obst. Res.*, p. 186.

la sérotine interposé entre ces sinus se compose alors de corps fibro-plastiques fusiformes, entrecroisés dans tous les sens. Mais il contient encore beaucoup de matière amorphe, et çà et là se voient des cellules propres (cellules géantes de Friedländer) encore assez nombreuses, accompagnées d'un certain nombre de noyaux ovoïdes grisâtres finement granuleux. Ces cellules sont les unes très-granuleuses, les autres peu chargées de granules.

Presque tous les capillaires de ce tissu renferment un grand nombre de leucocytes volumineux chargés de granulations grisâtres ; il est de ces capillaires qui sont littéralement comblés et distendus par ces leucocytes.

Les modifications que subit l'épithélium au niveau de la muqueuse utéro-placentaire sont des plus intéressantes.

L'épithélium est en partie formé de noyaux libres et en partie de cellules. Celles-ci l'emportent de beaucoup en quantité sur les précédents. Quelques-unes de ces cellules, bien qu'hypertrophiées, conservent encore un peu la forme des épithéliums prismatiques dont l'extrémité adhérente est tantôt étroite, tantôt au contraire renflée, arrondie. D'autres sont devenues nettement polyédriques. Dans presque toutes, le noyau a augmenté de volume dans les mêmes proportions que la cellule et renferme de un à deux nucléoles à centre brillant jaune, à contour foncé noirâtre. Mais en même temps, entre les cellules précédentes ou dans leur voisinage, on en trouve qui, soit isolées, soit juxtaposées en lambeaux ou lamelles plus ou moins grandes, ont subi une hypertrophie et une déformation beaucoup plus considérable et des plus singulières.

Il en est qui atteignent jusqu'à un dixième de millimètre de long. Elles se sont élargies et offrent de 1 à 4 centièmes de millimètres dans le sens transversal. — Lorsqu'elles s'hypertrophient dans tous les sens, elles deviennent sphériques, ovoïdes ou un peu polyédriques par pression réciproque lorsqu'elles se touchent. Elles ont un aspect turgescent très-remarquable, surtout lorsqu'elles sont parsemées seulement de granulations grisâtres sans granules graisseux.

Les cellules les plus déformées et hypertrophiées sont allongées et se terminent aux deux bouts en pointe, généralement irrégulièrement tronquée, plus rarement aiguë et régulière. Souvent cet allongement en pointe n'a lieu que d'un seul côté, l'autre restant polyédrique ou arrondi, ovoïde ou en forme de massue. Leurs bords sont parfois comme incisés ou au contraire pourvus d'un ou de plusieurs prolongements plus ou moins étroits. Ils leur donnent alors des formes très-bizarres.

Certaines de ces cellules possèdent de deux à six noyaux, le plus habituellement elles n'en contiennent qu'un, mais remarquablement volumineux, étant peu granuleux, à contour net et régulier. Ce noyau est ovoïde sphérique, mais très-hypertrophié. Chaque noyau renferme un ou deux nucléoles à centre brillant de teinte ambrée à contour net foncé noirâtre.

Les noyaux libres et l'épithélium sont semblables à ceux que renferment les cellules.

Ces éléments sont souvent comme plongés entre les fibres lamineuses disposées en faisceaux lâches ou en nappe à la partie la plus superficielle de la muqueuse utéro-placentaire ou dans la matière amorphe transparente qui aboutit ici. Entre elles se voient souvent des granules graisseux disposés en chapelet ou en amas triangulaires allongés, dirigés dans le même sens que les fibres de la trame.

Ce n'est qu'à partir du neuvième jour qu'on trouve des cellules épithéliales à la surface de la muqueuse utérine en voie de se régénérer. Ce n'est qu'à compter du vingtième ou vingt-cinquième jour et même plus tard que l'épithélium à cellules polyédriques forme une rangée superficielle continue ou à peu près à la surface de la trame, mais l'épithélium ne devient prismatique qu'assez tard.

Immédiatement au-dessous de l'épithélium existent les éléments de la muqueuse tels qu'ils sont à une époque encore éloignée de la grossesse, c'est-à-dire avec un nombre considérable de noyaux embryoplastiques. Plus profondément se trouve le tissu musculaire qui offre une couleur d'un gris rougeâtre de chair.

De nombreux vaisseaux capillaires contenant presque toujours beaucoup de leucocytes parcourent cette trame molle. Dès le dix-huitième jour ou environ se trouvent des glandes larges de 6 à 8 centièmes de millimètre, à paroi finement granuleuse et presque pleines d'épithélium nucléaire ovoïde.

Voyez encore la thèse de Colin sur la muqueuse utérine, 1858.

§ 143. Lorsque l'on examine le retour progressif de l'utérus à l'état normal, on peut chez les femmes en couches, noter les phénomènes suivants :

Après l'expulsion du placenta, le corps de l'utérus, sous l'impulsion des muscles abdominaux, qui agissent sur sa face postérieure, se trouve repoussé en avant, et on le sent comme un corps rond, dur, entre la symphyse et l'ombilic. Au bout de quelques heures il devient plus mou, et sa situation, par suite de la vessie qui se remplit et refoule mécaniquement son fond en arrière et en haut, s'élève, si bien qu'on peut le sentir de nouveau à la hauteur de l'ombilic et même plus haut. Du reste le plus souvent, l'utérus, comme pendant la grossesse, se trouve un peu incliné à droite (1). A partir de ce moment, il commence à diminuer, si bien que vers le dixième ou douzième jour, souvent plus tard, on ne peut plus le sentir par l'extérieur.

Schneider (2) a, avec un mètre, mesuré le degré de cette diminution de volume. Ces mensurations exposent bien à quelques erreurs, mais on peut néanmoins en conclure que chez les multipares l'involution se fait plus régulièrement que chez les primipares, et que c'est en particulier chez les femmes qui ne nourrissent pas que l'on rencontre les plus grandes irrégularités. Pourtant ces irrégularités sont produites en grande partie par la distension si variable de la vessie, qui, même quand elle est très-peu importante, a, comme nous devons le faire remarquer avec Pfannkuch, pourtant une influence sur le fond de l'utérus.

Note du traducteur. — J'ai moi-même entrepris pendant mon clinicat des recherches sur ce point, et j'ai trouvé, contrairement à l'opinion de Schneider, que le retrait de l'utérus se faisait en général plus rapidement chez les primipares que chez les multipares, — que ce retrait était à peu près de 1 centimètre par jour, et que vers le dixième ou douzième jour, l'utérus était rentré dans le petit bassin. L'allaitement, loin de favoriser ce retrait de l'utérus, m'a toujours paru, au contraire, le retarder de quelques jours.

M. le docteur Wieland, dans une thèse publiée en 1858, a consigné les recherches qu'il a faites à la Maternité.

M. le docteur Autefage (thèse, Paris, 1869, *Étude clinique sur le retrait de l'utérus après l'accouchement*, s'est servi pour ses mensurations du pelvimètre de Baudelocque, modifié par M. Depaul. Une des branches est introduite dans le vagin et est maintenue par un doigt en contact avec le col. L'autre est portée en contact avec le point le plus élevé du fond de l'utérus.

La mensuration vaginale prise le premier jour était renouvelée du sixième au huitième jour, et par la décroissance de l'utérus prise à l'extérieur, M. Autefage a pu constater une certaine différence qu'il a notée avec soin.

L'examen a été fait tous les jours à la même heure, après avoir eu la précaution de vider la vessie, et il a embrassé un ensemble de soixante femmes.

Voici les résultats qu'il a obtenus :

(1) Voy. Pfannkuch, *Arch. f. Gyn.*, III, p. 327.
(2) *M. f. G.*, vol. XXXI, p 357.

Ses observations concordent avec les miennes et ont été pratiquées presque simultanément.

1° Chez 12 femmes, la mensuration vaginale, dans les six premières heures après la délivrance, a donné une hauteur qui a varié de 14 à 21 centimètres. Moyenne, 16 centimètres.

La hauteur du pubis au fond a varié de 9ᶜ,5 à 17 cent. Moyenne, 12ᶜ,5.
La largeur   —   —   9 à 17 —   Moyenne, 12 c.

2° Chez 16 femmes, de 6 à 12 heures après la délivrance :

Hauteur réelle,   de 13 à 21 cent. Moyenne, 16ᶜ,5.
Hauteur du pubis, de 9 à 15   —   Moyenne, 12ᶜ,5.
Largeur   —   de 9 à 15   —   Moyenne, 12ᶜ,5.

La moitié de ces femmes étaient multipares.

3° Chez 7 femmes, de 12 à 18 heures après la délivrance :

Hauteur réelle,   de 15 à 18 cent. Moyenne, 16ᶜ,5.
Hauteur du pubis au fond, de 12 à 17   —   Moyenne, 13ᶜ,4.
Largeur   —   —   de 9 à 16 . —   Moyenne, 13 c.

4° Chez 19 femmes, de 18 à 24 heures après la délivrance :

Hauteur réelle,   de 13 à 22 cent. Moyenne, 16ᶜ,2.
Hauteur du pubis au fond, de 9 à 16   —   Moyenne, 11ᶜ,6.
Largeur   —   —   de 10 à 14   —   Moyenne, 12ᶜ,2.

Dans le tableau qui suit, M. Autefage donne la série des diverses hauteurs réelles, au jour le jour, calculées en se basant sur les résultats ci-dessus obtenus, et les chiffres qu'il a obtenus par les mensurations vaginales, si peu nombreuses qu'elles soient, concordent avec ceux du tableau suivant :

TABLEAU DU RETRAIT DE L'UTÉRUS DANS LES PREMIERS 12 JOURS QUI SUIVENT L'ACCOUCHEMENT.

JOURS.	HAUTEUR réelle de la matrice.	HAUTEUR en chiffres ronds.	DIFFÉRENCE sur la veille.	HAUTEUR du pubis au fond.	HAUTEUR en chiffres ronds.	DIFFÉRENCE sur la veille.	LARGEUR du corps	LARGEUR en chiffres ronds.	DIFFÉRENCE sur la veille.	MOYENNE de la situation de l'ombilic.
1er jour......	16.3	16 à 16 1/2	»	12.5	12 1/2	»	12.5	12 1/2	»	
2e jour.......	15.1	15	1 à 1 1/2	10.9	10 1/2 à 11	1 1/2 à 2	12.2	12 à 12 1/2	1/2	
3e jour.......	14.4	14 à 14 1/2	1/2 à 1	10.0	10	1/2 à 1	11.3	11 à 11 1/2	1	
4e jour.......	13.5	13 1/2	1/2 à 1	8.8	8 1/2 à 9	1 à 1 1/2	10.1	10 à 10 1/2	1	
5e jour.......	12.7	12 1/2 à 13	1/2 à 1	7.8	7 1/2 à 8	1	9.5	9 1/2	1/2 à 1	0m,13 au-dessus du pubis. — 0m,14 au-dessous de l'appendice xiphoïde.
6e jour.......	11.7	11 1/2 à 12	1/2 à 1	6.7	6 1/2 à 7	1	8.9	8 1/2 à 9	1/2 à 1	
7e jour.......	11.4	11 1/2	1/2 à 1	6.3	6 à 6 1/2	1/2	8.2	8 à 8 1/2	1/2	
8e jour.......	10.6	10 1/2	1/2 à 1	5.3	5 à 5 1/2	1	7.8	7 1/2 à 8	1/2	
9e jour.......	9	9 à 9 1/2	1	4	4 à 4 1/2	1	6.9	6 1/2 à 7	1	
10e jour.......	8	8 à 8 1/2	»	3	3 à 3 1/2	1	»	»	»	
11e jour.......	7	7 à 7 1/2	»	2	2 à 2 1/2	1	»	»	»	
12e jour.......	»	»	»	»	»	»	»	»	»	

Comme moi, M. Autefage a constaté que chez les primipares la matrice descendait plus rapidement dans l'excavation pelvienne que chez les multipares. Comme M. Depaul, comme moi, M. Autefage admet que l'influence de l'allaitement retarde l'involution utérine.

Les causes qui retardent le retrait de la matrice sont toutes les maladies qui suivent les couches. Les gerçures au sein elles-mêmes exercent une légère influence, à plus forte raison les inflammations utérines, la fièvre puerpérale, les phlegmasies de voisinage. Mais ce qui avant tout influe, c'est la distension de la vessie, et l'on a tous les jours occasion de le constater pour peu qu'on suive un service clinique.

§ 144. Le toucher, pratiqué immédiatement après l'accouchement, fait reconnaître le vagin et le col, comme deux parties également flasques et ramollies sans forme déterminée. L'orifice externe seul se présente comme un anneau plus solide, mais encore perméable à plusieurs doigts. Le col est par suite de son extension, pendant l'accouchement, encore très-long, de 5 à 10 centimètres d'après Lott (1) en moyenne, environ 7 centimètres. Dans

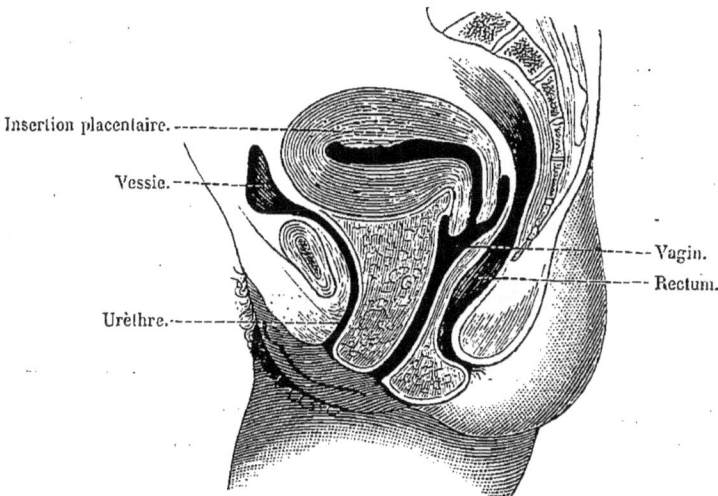

FIG. 62. — Antéflexion de l'utérus puerpéral.

les jours suivants, le col se rétracte sur lui-même et en particulier cela débute par l'orifice interne qui, la plupart du temps, reste ouvert jusqu'au dixième ou onzième jour. L'orifice externe, où l'on sent régulièrement des encoches, reste plus longtemps encore franchissable pour le doigt, en outre le col se raccourcit progressivement. Ce n'est qu'au bout de cinq à six semaines que le col, autant que cela est possible, a repris son état primitif. Par suite de ce fait que le col, l'utérus étant incliné normalement en avant, se reforme en s'accommodant à la longueur du vagin, il existe dans les suites de couches ordinairement une *antéflexion* que l'on constate régulièrement dans les premiers jours, mais qui, par suite du progrès de l'involution utérine, disparaît peu à peu, jusqu'à ce que l'organe ait repris le degré de faible cour-

(1) *Cervix uteri*. Erl., 1872, p. 403.

bure physiologique sur la face antérieure qu'il présentait avant l'accouchement.

§ 145. Les contractions de l'utérus pendant les suites de couches se manifestent sous forme de *tranchées*, qui sont extrêmement douloureuses. Lorsque l'accouchement a été très-lent, elles manquent complétement, tandis qu'elles sont le plus prononcées lorsque l'utérus a été très-distendu et l'accouchement très-rapide. Aussi ne les rencontre-t-on qu'à titre d'exception chez les primipares, tandis que chez les multipares elles sont la règle. On les distingue des autres douleurs à leur apparition périodique, à leur douleur qui est caractéristique des contractions utérines (elles partent du sacrum pour s'irradier dans le ventre et les cuisses), à la constatation de la contraction de l'utérus à l'aide de la main appliquée sur le ventre et à l'absence de la sensibilité à la pression. Sous ce dernier rapport, il n'y a pas d'erreur possible, car par la pression on réveille la tranchée et l'on ramène ainsi la douleur. Les accouchées disent souvent d'elles-mêmes que ces tranchées ressemblent aux douleurs. L'application de l'enfant au sein les ramène souvent. Souvent elles ne se montrent que le premier jour, quelquefois elles durent jusqu'au troisième ou quatrième, rarement jusqu'au sixième jour ou même plus.

§ 146. Le vagin se rétablit très-lentement et toujours incomplétement. Après l'accouchement, sa paroi antérieure flasque fait saillie dans le canal du vagin. Ce n'est que dans la troisième ou la quatrième semaine qu'il commence à se rétrécir et qu'il s'y reforme des plis. Mais il ne reprend jamais son étroitesse antérieure et sa nature rugueuse. (Il est exceptionnel de voir le vagin et en particulier la vulve se rétrécir dès les premiers jours après l'accouchement d'une façon si frappante que c'est à peine si l'on peut constater une différence avec son état antérieur.) A l'entrée du vagin, chez les primipares, on trouve très-habituellement, chez les [multipares très-souvent, les petites lésions de la muqueuse que nous avons signalées plus haut. Chez les primipares, les débris de l'hymen déchiré sont profondément infiltrés de sang et sont souvent pris d'une sorte de gangrène, si bien qu'à l'entrée du vagin il ne reste plus que quelques irrégularités mamelonnées ou en forme de languettes, les caroncules myrtiformes.

Note du traducteur. — La persistance trop prolongée des tranchées est un phénomène qui doit toujours éveiller l'attention de l'accoucheur, car elles sont souvent, lorsqu'elles se prolongent au delà de quarante-huit heures, l'indice d'une inflammation commençante de l'utérus, et elles peuvent ainsi laisser le médecin dans une sécurité trompeuse. Le moyen héroïque contre les tranchées est le laudanum employé en quarts de lavement, à la dose de 15 à 20 gouttes, lavements que l'on renouvelle au besoin au bout de quelques heures.

Le frein est souvent détruit, les parties génitales sont béantes et reprennent très-incomplétement leur état antérieur. La paroi abdominale reste également flasque pendant plusieurs semaines, ridée et plissée, si bien que les accouchées, par suite de la facile extensibilité de la paroi abdominale antérieure, présentent souvent du météorisme.

§ 147. L'excrétion qui se fait par les parties génitales, les lochies, son[t] d'après Werthheimer (1) pendant plusieurs heures purement composées d[e] sang et de caillots fibrineux, puis commence une exsudation d'un liquid[e] séreux à réaction alcaline, mélangé de mucus vaginal. Dans les deux ou troi[s] premiers jours, le sang est encore si abondant que les lochies (lochies rouges) ont un aspect brun rougeâtre ; le troisième et le quatrième, quelquefois le cinquième jour, il y a moins de sang, si bien que les lochies (lochies séreuses) sont rosées, analogues à de la lavure de chair. On y trouve au microscope des globules de sang, des lamelles épithéliales, des corpuscules muqueux et quelquefois des restes de la caduque. Comme parties constituantes, on y trouve de l'albumine, de la mucine, de la graisse et différents sels. A partir du huitième ou du neuvième jour, les lochies restent séreuses. Les corpuscules sanguins diminuent ; par contre, on y rencontre une quantité considérable de globules de pus. A partir du huitième ou du neuvième jour, cette sécrétion a un aspect gris blanchâtre ou jaune verdâtre (lochies blanches), la consistance crémeuse et une réaction neutre ou acide. On y trouve comme prédominance du pus et de l'épithélium la plupart du temps, seulement jeune, en voie de préparation, rond, et de plus des cellules de tissu conjonctif jeune, étoilées, avec des corpuscules graisseux, puis de la graisse libre et des cristaux de cholestérine.

On rencontre en outre chez les accouchées un infusoire, le *Trichomonas vaginalis*. Il faut encore remarquer que très-souvent, même après le cinquième jour, en particulier surtout lorsque les femmes quittent pour la première fois le lit, on voit reparaître du sang pur dans les lochies (2).

En ce qui concerne la quantité des lochies, d'après Gassner (3), elle est pour les lochies rouges, jusqu'au quatrième jour, de 1 kilogramme ; pour les lochies séreuses, jusqu'au sixième jour, de $0^k,280$, et pour les lochies blanches, jusqu'au neuvième jour exclusivement, de $0^k,205$; si bien que, par conséquent dans les huit premiers jours la quantité perdue par les lochies est de $1^k,485$. Chez les femmes qui ne nourrissent pas, la quantité des lochies est environ du double.

La durée des lochies est très-diffférente. Depuis le quinzième jour jusqu'à la troisième semaine, la sécrétion n'est plus ordinairement que très-minime, surtout chez les femmes qui nourrissent, tandis que chez celles qui ne nourrissent pas elle dure beaucoup plus longtemps. Pourtant cela n'est pas absolu ; souvent l'écoulement se prolonge chez les femmes bien portantes, fortes, qui ne nourrissent pas, moins longtemps que chez des femmes qui nourrissent, qui sont d'une faible constitution, chez lesquelles l'écoulement blanc persiste souvent pendant longtemps.

Note du traducteur. — M. Robin n'admet pas la présence du pus dans les lochies, les leucocytes pour lui n'étant nullement caractéristiques du pus. Ces leucocytes

(1) *Virchow's Archiv*, vol. XXI, cah. 3, p. 314.

(2) Voy. encore Scherer, *Chemische u. mikrosk. Unters. z. Path.* Heidelberg, 1843, p. 131.

(3) *M. f. G.*, vol. XIX, p. 51.

augmentent de quantité à mesure que les globules rouges diminuent, et ce sont eux qui, à partir du cinquième ou du sixième jour, constituent dans les lochies l'élément anatomique prédominant. Parmi eux il en est qui sont devenus volumineux, pleins de granules graisseux, qui, en un mot, ont pris les caractères qui les font appeler globules granuleux.

Cette composition des lochies reste la même jusqu'à leur cessation, seulement, dans les derniers jours, les leucocytes qui ont pris l'état granuleux deviennent plus nombreux.

BIBLIOGRAPHIE. — DONNÉ, *Du lait, etc.* Paris, 1837. — FRANZ SIMON, *Die Frauenmilch.*, etc. Berlin, 1838. — SCHERER, article MILCH, dans *Wagner's Handwörterbuch der Phys.*, vol. II, 1845, p. 449. — BECQUEREL ET VERNOIS, *Comptes rendus*, t. XXXVI, p. 188, et l'*Union*, 1857, 26. — MOLESCHOTT, *Phys. der Nahrungsmittel.* Giessen, 1859. — HOPPE, *Virchow's Archiv.* vol. XVII, 1859, p. 417. — VON GORUP-BESANEZ, *Lehrbuch der physiol. Chemie.* Braunschweig, 1862, p. 385. — BEIGEL, *Virchow's Archiv*, 1868, vol. XLII, p. 442. — LANGER, *Stricker's Handb. d. L. v. d. Geweb.* Leipzig, 1870, IV, p. 627. — KEHRER, *Arch. f. Gyn.*, vol. II, p. 1,

§ 148. Les modifications des mamelles qui ont débuté dans la grossesse se continuent pendant les suites de couches. Le liquide sécrété, qui déjà pendant la grossesse pouvait être exprimé hors des mamelles par la pression, est sécrété en quantité considérable.

Il provient, comme toutes les sécrétions glandulaires, de deux sources. La partie liquide est une simple transsudation du sang, les parties constituantes morphologiques proviennent des cellules glandulaires. Dans ces dernières que l'on rencontre accidentellement encore bien conservées dans le produit de sécrétion des glandes, il se produit d'abord sous l'influence du gonflement des cellules un dépôt finement granuleux jusqu'à ce que les molécules, fines devenues plus analogues à une sorte de poussière, se réunissent progressivement en gouttelettes graisseuses extrêmement fines (fig. 63, *a*). En outre, les noyaux et les contours des cellules disparaissent déjà de bonne heure, et lorsque les plus petites gouttelettes graisseuses se sont réunies pour en former de plus grosses, les cellules primitives constituent des amas de gouttes graisseuses en forme d'une mûre, qui adhèrent entre elles par les restes du protoplasma cellulaire (fig. 63, *b*).

Les cellules glandulaires primitives rondes, finement granulées, qui ont perdu leurs noyaux et leurs contours, aussi bien que ces amas graisseux adhérents entre eux, sont désignés sous le nom de *corpuscules du colostrum*. Enfin, ceux-ci se désagrégent en gouttes graisseuses de différentes grosseurs (fig. 63, *c*), qui, associées avec le transsudat du sang, forment une fine émulsion. C'est le lait.

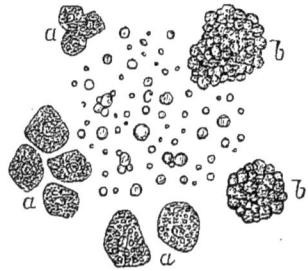

FIG. 63. — Sécrétion des mamelles d'après le docteur Léo Gerlach. *a.* Cellules glandulaires de la mamelle. *b.* Corpuscules du colostrum. *c.* Petits amas de lait.

Ces modifications progressives ne se produisent pas à une époque exactement fixe. Déjà chez des femmes arrivées à un degré avancé de grossesse, chez lesquelles ce n'est que rarement que l'on peut exprimer de la glande, par pression, un produit de sécrétion qui ne renferme presque que des cellules altérées nageant dans le sérum (transsudat du sang), on trouve la plupart du temps la dégénérescence graisseuse des cellules déjà si avancée, que les corpuscules du colostrum s'y rencontrent seulement à l'état d'isolement. Chez les femmes tout à fait récemment accouchées, il s'écoule ce que l'on appelle le *colostrum*, qui se caractérise par ceci, que dans le produit de sécrétion très-aqueux et seulement un peu blanchâtre, on trouve des stries d'un liquide un peu épais, jaune-citron.

Ces stries se composent presque exclusivement de gouttes graisseuses de volume très-différent. (Les corpuscules du colostrum se rencontrent toujours à l'état d'isolement très-prononcé).

Le colostrum se distingue du lait parfait en ce que les cellules devenues graisseuses, qui adhèrent encore les unes aux autres de façons multiples, et le transsudat séreux ne se sont pas suffisamment mélangés, et que par l'é-bullition il se coagule, ce qui prouve qu'il contient de l'albumine. Ces deux parties constituantes se sont-elles mélangées plus intimement, si bien que les gouttes graisseuses isolées qui sont presque toujours de volumes différents soient presque universellement isolées, alors le lait parfait est constitué. Dans ce dernier, l'albumine s'est transformée en caséine.

Le lait renferme, suivant Vernois et Becquerel (moyenne de 89 analyses), pour 1000 parties, 889 parties d'eau et 111 parties solides, notamment 39,24 de caséine, 26,66 de beurre, 43,64 de sucre de lait, et 1,38 de sels inorganiques (en particulier phosphate de chaux).

Les parties graisseuses du lait se composent certainement de matières albumi-noïdes, et l'albumine que le colostrum renferme se transforme en caséine. Kemmerich (1) a démontré que dans le colostrum frais, après qu'on l'a extrait des mamelles, la caséine augmente en proportion de la diminution de l'albumine. Pourtant, d'après Zahn (2), le lait parfait renfermerait aussi un peu d'albumine, 0,108 ou 1,45 0/0. Elle forme, lorsque l'on fait bouillir le lait, de petits coagula qui restent au fond du vase lorsqu'on le vide avec précaution. La caséine est, d'après Kehrer, contenue dans les débris des cellules glandulaires qui, gonflées et devenues invisibles, forment avec le sérum du lait un mucus clair et déterminent l'émulsion du globule graisseux.

§ 149. Le début de la vraie sécrétion lactée est régulièrement accompagné d'une faible élévation physiologique de la température. Elle survient le troisième ou le quatrième jour, est habituellement seulement de quelques dixièmes de degré, atteint pourtant assez souvent, surtout chez les femmes qui ne nour-rissent pas, ou si l'allaitement n'a commencé que le troisième ou le quatrième jour, sous l'influence de la forte tuméfaction et de l'endolorissement des glandes et de la rougeur de la peau qui les recouvre, un degré fébrile. A par-tir de ce moment, la sécrétion normale du lait est complétement en train; si la mère ne nourrit pas, elle se tarit promptement; chez les femmes qui

(1) Voy. *Centrabl. f. die med. Wissensch.*, 1867, n° 27, et *Pflüger's Archiv*, vol. II, p. 401.

(2) *Pflüger's Archiv*, 1869, p. 598.

nourrissent, la quantité augmente jusqu'au sixième ou au septième mois; à par
tir du huitième elle diminue la plupart du temps, et comme à cette époque
l'enfant réclame une nourriture plus consistante, on fait bien de le sevrer
peu à peu, si bien qu'à partir du neuvième ou du dixième mois, il ne prenne
plus du tout le lait de sa mère.

Note du traducteur. — Nous croyons, en opposition avec Schrœder, qu'on ne
doit pas sevrer les enfants aussi promptement, et nous cherchons nos indications
pour cela dans l'évolution du système dentaire de l'enfant, c'est là ce qui nous sert
de guide ; nous faisons commencer l'alimentation de l'enfant aussitôt qu'il a quatre
dents, et ce n'est que dans le cas où l'enfant est fort et vigoureux que nous permet-
tons les infractions à cette règle.

II. DIAGNOSTIC DES SUITES DE COUCHES

§ 150. Les signes à l'aide desquels on peut faire le diagnostic des suites
de couches consistent en partie dans les modifications produites par la grossesse et qui sont appréciables encore un certain temps après elle ; en partie,
dans les traces qu'a laissées le phénomène de l'accouchement, et d'une autre
part dans des modifications particulières qui se passent dans les organes génitaux et les mamelles pendant les suites de couches. Les plus essentiels sont
les suivants.

La paroi du ventre est flasque, flétrie et ridée, on voit sur elle de petites cicatrices blanches couvertes de rides transversales. La ligne blanche est fortement pigmentée, la vulve est un peu tuméfiée, les lèvres sont béantes, à l'entrée
du vagin on trouve presque toujours de petits ulcères recouverts d'une peau
fine ou des cicatrices richement vascularisées. (Dans les premiers temps naturellement de petites éraillures fraîches de la muqueuse.) Le vagin est large,
lisse, contenant une sécrétion abondante, particulièrement fade ou même à
odeur mauvaise qui a la nature caractéristique des lochies dans les premiers
temps des suites de couches. L'utérus est plus ou moins augmenté de volume
et en antéflexion. La preuve de son augmentation de volume s'obtient facilement sans sonde, par le palper et le toucher combinés. Si l'orifice interne
de la matrice est encore franchissable, on sent la cavité utérine large, elle présente souvent une sécrétion abondante et une plaie saillante rugueuse avec
de petits tubercules. (C'est le siége de l'insertion antérieure du placenta.) Les
seins sont gros, élastiques, l'auréole pigmentée. Les glandes laissent écouler,
ou l'on peut en faire sortir par la pression le produit connu de sécrétion,
c'est-à-dire dans les premiers jours le colostrum, plus tard le lait.

§ 151. Ces signes, naturellement, n'ont pas tous la même valeur. Pourtant un
grand nombre d'entre eux est caractéristique. A elles seules les parois abdominales, flasques, flétries, couvertes de rides et de cicatrices, constituent un signe
certain, puisque les états dans lesquels des tuméfactions de l'abdomen d'une
autre nature (ascite, tumeurs ovariques, etc.) ont été guéries par l'art, sont
facilement éliminés. Les dépôts de pigment sont très-fréquemment si intenses,
qu'aucune autre circonstance que la grossesse et les suites de couches ne

peuvent les produire. Les petites lésions de l'entrée du vagin sont caractéristiques; la sécrétion lochiale, du moins dans les premiers temps, ne peut être confondue avec aucune autre. Le volume et la forme de l'utérus vide, comme on les rencontre dans les suites de couches, ne se rencontrent dans aucun autre état; la sensation de la place thrombosée où s'insérait le placenta rend le diagnostic indubitable. Les modifications des seins, prises isolément, suffisent, à elles seules, à établir un diagnostic certain. Quoiqu'un faible dépôt de pigment sur le mamelon et la sortie d'un produit de sécrétion puissent se manifester dans quelques états pathologiques, le dépôt de ce pigment et la quantité du lait sécrété sont dans les suites de couches presque toujours si considérables qu'on ne les rencontre à ce degré dans aucun autre état pathologique.

§ 152. Étant admis ainsi qu'il est facile de poser sûrement le diagnostic des suites de couches dans les premières semaines, par l'examen objectif seul, il peut pourtant être difficile de fixer exactement l'âge de ces suites de couches, et les difficultés de cette question augmentent à mesure que l'on s'éloigne davantage du moment de l'accouchement.

Existe-t-il encore des lésions à l'entrée du vagin? si elles sont encore fraîches, la femme n'est accouchée que depuis peu. Au contraire, les cicatrices sont-elles déjà évidentes, alors les premiers jours des suites de couches sont passés. (Les petites éraillures de la muqueuse guérissent extrêmement vite.) Les modifications plus haut signalées des lochies peuvent fournir des points de repère précieux, mais il faut se rappeler que précisément dans les cas qui ont une importance médico-légale, les lochies rouges durent habituellement beaucoup plus longtemps. Le point de repère le plus important pour un observateur exercé, c'est le volume de l'utérus. Lorsque, à l'aide de l'exploration combinée, on a examiné beaucoup de femmes en couches, on peut arriver à se faire un jugement assez sûr sur le volume de l'utérus correspondant à différentes époques des suites de couches. Pourtant ce volume est soumis aussi à des variations individuelles. L'orifice interne, qui rarement n'est plus perméable le dixième jour, et qui l'est encore le treizième, donne jusqu'à présent pour l'âge des couches un signe plein de valeur. Il faut du reste faire attention à ceci, que si la grossesse n'a pas été jusqu'à terme, l'utérus, dans les suites de couches, présente un volume moindre qu'on ne devrait s'y attendre à cette époque dans les conditions tout à fait normales. De même le col, quoique cela ne soit pas absolu, se rétracte après l'accouchement avant terme, plus tôt qu'après l'accouchement à terme. La sécrétion mammaire est aussi très-importante, dans les premiers temps, puisque le colostrum, quoique cependant cela ne soit pas absolu, indique les premiers jours des suites de couches. En faisant attention à tous ces signes, on doit, dans les quinze premiers jours des couches, arriver à fixer exactement l'époque de l'accouchement, à quelques jours près. Plus tard, il faut toutefois fréquemment se contenter de chiffres beaucoup moins précis.

III. ÉTAT DE L'ENFANT DANS LES PREMIERS TEMPS QUI SUIVENT L'ACCOUCHEMENT

§ 153. Nous avons déjà (§ 40) appris à connaître les modifications qui surviennent après l'accouchement dans la circulation du fœtus, ainsi que celles qui se passent dans les voies suivies par le sang fœtal. Avec la cessation de la circulation dans le cordon, celui-ci se dessèche. A la limite entre la paroi abdominale et la gaîne du cordon, il se forme une ligne de démarcation, et le cordon, sous l'influence d'une faible suppuration, se détache, très-rarement le troisième jour, plus souvent le quatrième, habituellement le cinquième ou le sixième jour, mais souvent aussi plus tard (1). L'anneau ombilical reste humide encore pendant longtemps et se cicatrise seulement progressivement par seconde intention.

Note du traducteur. — Robin (*Mémoire sur la rétraction des vaisseaux ombilicaux*, Académie de médecine 1858) explique ainsi cette chute du cordon.

Les vaisseaux ombilicaux, artères et veine, cessent de présenter des capillaires aussitôt leur sortie de la peau et leur pénétration dans le cordon. Tous les anatomistes, dit-il, savent avec quelle netteté la peau cesse au niveau de sa continuité avec le tissu du cordon. Tous connaissent l'élégance du cercle veineux et artériel qui entoure la base de cet organe sur la plupart des sujets, à quelques millimètres de la continuité du tissu du derme et de la substance du cordon.

De ce cercle vasculaire partent des vaisseaux très-fins qui se dirigent sur le cordon ; on peut les suivre jusqu'à la limite où a lieu le changement de couleur, au niveau du point de continuité des deux tissus.

Là on voit les capillaires artériels très-fins se recourber en anse à 5 ou 6 millimètres environ du cercle vasculaire dont ils partent, pour revenir parallèlement comme veinule et se réunir à d'autres qui se jettent dans la veine de ce cercle. La vascularité et le tissu du derme cessent ainsi nettement sur une même ligne circulaire, et l'on ne voit pas d'anse capillaire terminale dépasser d'une façon appréciable celles qui l'avoisinent. Plus profondément, le tissu lamineux sous-cutané, interposé aux vaisseaux à la base du cordon, offre des capillaires qui se terminent en anses de la même manière, mais qui s'avancent à 1 ou 2 millimètres plus avant dans le cordon que le niveau des anses capillaires du derme. On sait que celui-ci se termine parfois circulairement au niveau même de la surface des parois abdominales, et que d'autres fois il se prolonge sur la base du cordon en une sorte de gaîne cutanée qui peut avoir jusqu'à 2 centimètres de longueur environ avant de se terminer comme il vient d'être dit.

Lors donc que le sang fœtal cesse de parcourir les artères et la veine du cordon, il cesse de recevoir les matériaux nécessaires à la nutrition de son tissu, d'autre part, ne plongeant plus dans le liquide amniotique, il ne se trouve plus dans les conditions qui lui permettent de se nourrir ; dès lors il se dessèche. La portion seule qui se trouve plongée dans les tissus vasculaires continue à vivre, l'autre se mortifie et se détache de la première avec laquelle elle est en continuité de substance au point même où s'arrêtent les vaisseaux, au niveau du plan de continuité de la portion vasculaire avec la portion non vasculaire du cordon. La partie dont la substance a cessé de se nourrir et s'est desséchée se sépare moléculairement de celle

(1) Voy. Gregory, *Arch. f. Gyn.*, vol. II, p. 51 et Churchill, *Dublin J. of med. sc.*, juin, 1872, p. 528.

dans laquelle la rénovation nutritive persistant, les éléments anatomiques sont restés intacts avec leur consistance, leur flexibilité et leurs autres propriétés.

Les tissus des divers organes qui entrent dans la composition du cordon jouissant de propriétés différentes, ne se divisent pas tous le même jour au niveau de leur partie extérieure mortifiée et de leur portion restée vivante au sein des parois ventrales vasculaires.

Les artères se détachent avant la veine. La séparation des artères se fait du troisième au cinquième jour environ et toujours avant que le tissu lamineux ambiant et l'épiderme se soient détachés, avant, en un mot, la chute du cordon qui a lieu, comme on sait, du cinquième au septième jour, quelquefois au quatrième même ou au huitième jour. Avant la séparation des portions intra- et extra-abdominales des artères, lorsqu'elles sont encore continues, on voit au niveau de l'anneau fibreux ombilical, deux ou trois jours après la section du cordon, les artères offrir une dépression circulaire. Là elles sont plus minces que leur portion intra-abdominale ; cette dépression est analogue à celle qu'aurait produite l'action momentanée d'une ligature peu serrée.

Cette chute du cordon se fait, suivant M. Robin, sans véritable suppuration. Ce que l'on prend pour du pus est dû à un état particulier de la fibrine des caillots contenus dans les artères et la veine. Mais ce n'est pas du pus véritable, c'est du pseudo-pus, et ce n'est que dans le cas de maladies qui ont entraîné la mort des enfants que l'on trouve du véritable pus.

On trouve habituellement sur la tête de l'enfant des signes considérables d'hypérémie. Les muqueuses sont tuméfiées, la sécrétion est considérable, la conjonctive est injectée, et sous la conjonctive scléroticale se trouvent quelquefois, en forme de demi-lune autour de la cornée, de petits épanchements sanguins. Tout le tégument crânien est un peu infiltré, et le point qui, pendant l'accouchement, était situé au niveau de la lumière du canal vaginal, est la plupart du temps le siége d'une tumeur circonscrite, qui est constituée par une infiltration séro-gélatineuse du tissu cellulaire, et régulièrement aussi de petites suffusions sanguines dans le tissu. Cette infiltration disparaît presque complétement le plus habituellement au bout de vingt-quatre heures.

Peu après l'accouchement, le méconium, contenu noir verdâtre de l'intestin des nouveau-nés qui remplit fortement le gros intestin, est évacué. Ce n'est qu'au bout de quelques jours que les excréments prennent un aspect féculent. La sécrétion des reins est très-abondante. Sur la peau qui était recouverte par le vernis caséeux (enduit sébacé), l'épithélium se détache abondamment, la couleur rouge de la peau disparaît, et, du troisième au quatrième jour, fait place à une coloration ictérique, quelquefois très-intense qui, seulement plus tard, est remplacée par la couleur normale (1).

Les petits seins se tuméfient très-habituellement peu après l'accouchement, chez les garçons comme chez les filles, et autant chez les uns que chez les autres. Ils deviennent sensibles, la peau qui les recouvre rougit, et par une faible pression on peut en faire sortir une sécrétion séreuse lactescente; le procès inflammatoire s'éteint rapidement de lui-même.

§ 154. Dans les premiers jours qui suivent l'accouchement, on a habituellement observé que l'enfant perd de son poids, diminution qui, tant qu'elle

(1) Voy. Kehrer, *Studien über den Icterus neonatorum.*

est causée par la perte du méconium et de l'urine, peut être considérée comme physiologique. Il semble pourtant que lorsque les accouchées sont bien nourries, toutes les autres conditions étant normales, cette diminution de poids peut être complétement ou presque complétement évitée. Plus tard, un enfant, bien portant pendant les quatre premiers mois, doit augmenter chaque jour de 20 à 25 grammes, et à partir du cinquième mois, de 10 à 15 grammes. D'après Odier et Blache, un enfant à la fin du quatrième mois doit peser le double de ce qu'il pesait au moment de l'accouchement, et à 16 mois avoir encore atteint le double de cette dernière pesée.

La diminution du poids des enfants dans les premiers jours de leur vie a été constatée de différents côtés, et l'usage habituel de mettre les femmes en couches à la diète dans les premiers temps des couches en est la cause principale. D'après Winckel, cette diminution de poids dure deux à trois jours et est en moyenne de 12 demi-onces 2 dixièmes. Si les enfants sont bien portants, et nourris au sein, immédiatement après que cette diminution de poids cesse, le troisième ou le quatrième jour, l'enfant recommence à augmenter de poids, si bien qu'au dixième jour le poids du début est déjà dépassé. Les enfants nourris artificiellement diminuent habituellement de poids pendant plus longtemps (1).

D'après *Pollak* (2), les enfants, à partir du huitième jour jusqu'à deux mois et demi, perdent de 250 à 410 c.c. d'urine, en vingt-quatre heures. Cette urine est pâle, jaune-paille (n° 1 de l'échelle des couleurs, de Vogel), très-faiblement acide et d'un poids spécifique de 1005 à 1007. Elle contient très-peu d'urée, d'acide urique et de phosphates, un peu de mucus mélangé avec un peu d'albumine et très-peu de sucre (un peu plus que chez les adultes).

L'urine des nouveau-nés, qui se trouve en général dans la vessie en quantité de 7 1/2 c.c., est, d'après Dohrn (3), encore plus pâle, quelquefois claire comme de l'eau et a un poids spécifique de 1001,8 à 1006, et ne renferme habituellement pas d'albumine.

IV. HYGIÈNE DES SUITES DE COUCHES

a. SOINS A DONNER AUX ACCOUCHÉES

§ 156. Nous avons déjà (§ 135) insisté sur ce point, que quoique les suites de couches, comme la grossesse et l'accouchement, soient un état physiologique, il se passe pourtant pendant leurs cours, dans l'organisme, des modifications que nous ne rencontrons habituellement que dans des conditions pathologiques. Aussi peut-il y avoir inconvénient, pendant les suites de couches, à

(1) Voy. Siebold, *M. f. G.*, vol. XV, p. 337, Breslau, *Denkschr. d. med. chir. Ges. des Kanton Zurich*, etc., 1860, p. 111 (*M. f. G.*, vol. XVI, p. 75); Haake, *M. f. G.*, vol. XIX, p. 339 : Winkel, *M. f. G.*, vol. XIX, p. 416; Odier et Blache fils, *Notes sur les causes de la mort. des nouv.-nés* (*Union méd.*, 1867, 26, II, et suiv.); Ritter v. Rittershain, *Jahrb. f. Phys. u. Path. d. ersten Kindesalters*, Prag, 1868, p. 17 et *Oesterr. Jahrb. f. Paediatrik*, vol. II, Wien, 1870, p. 192; Kehrer, *Arch. f. Gyn.*, vol. I, p. 124, et Gregory, *Arch. f. Gyn.*, vol. II, p. 48.

(2) *Jahrbuch für Kinderheilkunde*, 2me année, cah. 1. Leipzig, 1809, p. 27.

(3) *M. f. G.*, vol. XXIX, p. 105.

conserver la manière de vivre habituelle, comme on le fait dans tous les autres états physiologiques; cela peut parfois entraîner momentanément des accidents sérieux ou même compromettre tout l'avenir, si bien qu'il est expressément indiqué de considérer l'accouchée comme une malade que l'on traitera par l'expectation.

La conséquence naturelle de cette manière d'envisager les choses est que l'accouchée doit, pendant les premiers temps, garder le lit, et que ce n'est que progressivement qu'elle doit reprendre sa vie et ses occupations habituelles. Le lit doit être gardé sans interruption au moins pendant huit jours, s'il est bien supporté, mais même plus longtemps, puisque jusqu'à cette époque le volume et le poids de l'utérus, ainsi que la flaccidité et le peu de résistance de ses attaches, ainsi que du vagin, peuvent déterminer facilement des déplacements persistants de l'utérus. L'activité habituelle ne doit être reprise qu'après environ six semaines, puisque ce n'est qu'après cette époque que les organes de la génération reprennent, autant que cela est possible, leur état primitif.

C'est perdre son temps que de discuter la question de savoir si c'est la civilisation qui a tellement raffiné le sexe humain que l'état physiologique des femmes en couches réclame des mesures de précaution particulières. Il est parfaitement vrai que chez les peuplades sauvages, les accouchements se font rapidement et heureusement et que les accouchées reprennent immédiatement leurs occupations habituelles. Ainsi l'Indienne, lorsque sa tribu est partie en guerre et lorsque le moment de l'accouchement est arrivé, se détourne le long d'un buisson, accouche et rejoint alors, alourdie de son nouveau-né, la tribu qui a continué sa route. Chez les peuples sauvages, il existe encore cette coutume bien plus originale et très-répandue, que tandis que la mère après son accouchement modifie à peine ses occupations habituelles, l'heureux père garde plusieurs semaines le lit, pour, à ce qu'il semble, affirmer ainsi sa paternité (1). Les femmes européennes ne sont pas complétement dégénérées, et c'est ce que prouvent ces cas encore assez fréquents, dans lesquels des femmes qui accouchent subitement viennent dans les Maternités portant leurs enfants dans leurs bras, ou dans lesquels des femmes accouchées clandestinement reprennent leurs travaux habituels, quelquefois très-pénibles, et cela sans en être incommodées. Même dans ces cas, il ne survient aucune maladie. Cela pourtant ne peut que confirmer cette loi si ancienne, que les règles de l'hygiène peuvent très-souvent être impunément violées; mais comme il est certain que souvent une hygiène mal dirigée pendant les couches est suivie de maladies aiguës et en particulier chroniques des organes génitaux, et que le manque de précautions et le fait de laisser les femmes se lever trop tôt jouent dans l'étiologie d'un grand nombre de maladies des femmes le rôle capital, il semble expressément indiqué de maintenir l'accouchée au repos pendant la période d'involution qui se produit alors dans son organisme.

§ 157. Immédiatement après l'accouchement, on doit s'assurer tout d'abord que l'utérus est bien rétracté et qu'il n'existe pas de lésion considérable aux parties molles. Lorsque l'accouchement a été normal, si l'on sent à l'extérieur l'utérus bien contracté, s'il ne s'écoule que peu de sang, et s'il n'y a pas de symptômes suspects dans l'état général, il n'est pas nécessaire de pra-

_____

(1) Voy. Taylor, *Researche into the early history of mankind and the develop. of civil.* London, 1865, p. 288.

tiquer le toucher. Pourtant on ne doit jamais oublier d'examiner l'entrée du vagin, car là on peut rencontrer des déchirures du périnée qui réclament l'intervention de l'art. Alors on essuie les parties génitales des accouchées avec une serviette de toile fine, et l'on procède aux soins ordinaires de propreté. Les linges souillés pendant l'accouchement et les draps mouillés doivent être remplacés par des linges propres. Il est bon d'approcher du lit de la malade un lit frais, bassiné, et d'y transporter avec précaution l'accouchée.

Le repos est ce dont l'accouchée a pour le moment le plus besoin : on la laisse donc se livrer au sommeil sous la surveillance de la sage-femme ou d'une garde intelligente. Le traitement des suites de couches est purement expectant. Comme un examen interne répété est inutile, et qu'il n'est pas sans danger dans ces circonstances (voyez chapitre de la fièvre puerpérale), on doit s'en abstenir à moins que des symptômes précis ne l'indiquent. On peut être parfaitement rassuré à cet égard, si l'on prend régulièrement tous les jours les mesures de la température et de la fréquence du pouls.

Le thermomètre chez les femmes en couches décèle avec tant de précision les moindres perturbations, que l'on peut, tant que la température reste au-dessous de 38°, ou ne dépasse que fort peu ce chiffre, s'abstenir de l'exploration interne. Si en outre le pouls est très-lent, il faut considérer cela comme la preuve que tout se passe dans l'ordre parfaitement normal.

On peut s'assurer des contractions utérines dans les premiers moments par l'application de la main sur le bas-ventre. Mais il est toujours bon, avant de quitter l'accouchée, de faire un examen exact. C'est une éponge ou une serviette de toile qui conviennent le mieux pour la toilette des parties génitales. Il est nécessaire de changer souvent les alèzes.

La chambre doit être autant que possible, grande, haute et aérée. Une forte obscurité n'est pas nécessaire, et sous beaucoup de rapports elle est pénible. En été, il faut laisser les fenêtres ouvertes pendant le jour. En hiver, on doit au moins renouveler souvent l'air.

§ 158. L'évacuation des fèces et des urines réclame une attention particulière. Si le troisième jour, il n'y a pas encore eu de garderobes, on prescrit un lavement ou on fait prendre à l'accouchée une ou deux cuillerées d'huile de ricin. Si la malade a de la répugnance pour ce médicament, ou s'il provoque des vomissements, on ordonne une légère infusion de séné ou un peu de magnésie, ou de sulfate de soude. Il ne faut pas redouter, chez les accouchées, une légère diarrhée. Pourtant, il faut s'abstenir des purgatifs drastiques. S'il y a de la rétention d'urine, on doit avoir recours à la sonde, au moins trois fois dans les vingt-quatre heures, jusqu'à ce que l'urine s'écoule de nouveau spontanément.

Le régime doit être léger, naturellement. Immédiatement après l'accouchement, il y a moins d'appétit, on doit donc se borner à du bouillon, à des potages légers, un œuf, un peu de pain blanc. Comme boisson, il faut conseiller le lait. Mais aussitôt l'appétit revenu, on doit avoir recours à la viande, et l'on peut les jours suivants déjà donner des légumes légers, jusqu'à ce que progressivement on revienne à l'alimentation ordinaire.

§ 159. La mère doit, à moins de raisons particulières, allaiter son enfant, puisque dans les premiers jours de sa vie extra-utérine il y a avantage pour lui à être nourri par sa mère. Il faut interdire l'allaitement, lorsque la mère est malade ou que l'enfant est trop faible, et lorsque l'expérience montre que le lait ne convient pas à l'enfant. L'allaitement peut être rendu impossible par le manque de lait et par une disposition des mamelons telle que l'enfant ne peut pas les saisir.

L'enfant ne sera présenté au sein que lorsque la mère sera suffisamment reposée, quelquefois au bout de douze heures après l'accouchement. On doit s'abstenir de donner à l'enfant de la tisane ou de l'eau sucrée. Quelquefois il faut beaucoup de peine pour que l'enfant prenne bien le sein. Les primipares en particulier ont besoin d'être guidées par les conseils du médecin. Dans les deux premiers jours, la mère peut donner le sein toutes les fois que l'enfant à faim. Mais il est bon de le régler très-promptement. Un intervalle de trois heures, est suffisant pendant le jour et l'enfant s'y habitue très-vite. La nuit, de six à sept heures, plus tard il suffit de donner six fois le sein en vingt-quatre heures.

Si le lait est relativement ou absolument trop abondant et si les seins deviennent sensibles, la meilleure manière d'éviter leur inflammation est de faire une forte dérivation du côté de l'intestin à l'aide de doses suffisantes de sels neutres. C'est encore le meilleur moyen pour faire passer le lait, si la mère ne veut ou ne peut nourrir elle-même.

b. SOINS A DONNER A L'ENFANT.

BIBLIOGRAPHIE. — Von AMMON, *Die ersten Mutterpflichten und die erste Kindespflege*, 13ᵉ édit:, de Grenser. Leipzig, 1868. — G. MAYER, *Verh. d. Ges. für Geb. in Berlin*, I, 1846, p. 56. — WEGSCHEIDER, *M. f. G.*, vol. X, p. 81.

§ 160. L'enfant une fois séparé de l'arrière-faix, on le porte dans un bain à environ 28° R., et on le débarrasse à l'aide d'une éponge du sang, du liquide amniotique et de l'enduit sébacé. Si ce dernier est très-abondant, on frotte l'enfant avec de l'huile qui enlève facilement les corps gras. Une fois l'enfant essuyé et séché avec des serviettes chaudes, on enveloppe les restes du cordon dans une petite compresse huilée, on les relève par en haut, et l'on place par-dessus une bande lâche afin de le fixer. Ce bandage doit être renouvelé les jours suivants, jusqu'à ce que le cordon desséché soit tombé. Tant que l'ombilic est encore humide, on y place une petite compresse huilée fixée par une bande, plus tard on supprime tout bandage ombilical.

Il faut veiller avec soin, et les parents doivent aussi de leur côté faire attention à ce que la température du bain ne soit pas trop élevée, car les sages-femmes et les gardes, par l'emploi fréquent qu'elles font de l'eau chaude, ne sont pas en état d'apprécier exactement le degré de chaleur du bain. Ainsi Keber (1) raconte qu'en deux ans, sur 380 accouchements, une sage-femme perdit 99 enfants de tétanos, et cela, sans qu'on puisse en douter, à la suite d'un bain trop chaud.

(1) *M. f. G.*, vol. XXXI, p. 432.

§ 161. Le vêtement des enfants doit les tenir chaudement, sans pourtant empêcher les mouvements des extrémités et gêner la liberté des mouvements respiratoires ; le meilleur maillot pour les enfants est par conséquent le suivant :

Une chemise et une brassière, les deux jambes placées librement dans un lange, le tout recouvert par une longue robe de laine ou une grosse serviette que l'on assujettit lâchement par une bande courte et large. La tête doit être recouverte avec un petit bonnet aussi léger que possible.

L'enfant sera placé la tête un peu élevée dans un berceau dans lequel on place un petit matelas ou de la paille coupée en petits morceaux. Par-dessus on place une toile de caoutchouc et une serviette de toile et l'on recouvre l'enfant avec une couverture de laine ou un léger édredon.

Le moyen capital pour favoriser le développement de l'enfant est, outre la nourriture convenable, de le tenir avec la plus grande propreté. Il faut le baigner tous les jours, et chaque fois qu'il a souillé ses langes le laver et le sécher. Il faut veiller aussi à nettoyer la bouche, et après chaque tetée l'essuyer avec un petit linge de toile.

§ 162. Si l'enfant ne peut pas être nourri par sa mère, le meilleur moyen d'y suppléer, c'est de lui donner une bonne nourrice. Celle-ci doit être parfaitement bien portante, et il ne doit pas y avoir dans la famille de maladies héréditaires; les seins, c'est-à-dire le corps de la glande mammaire et les mamelons, doivent être bien développés et normalement conformés. Outre les qualités nécessaires du caractère et du cœur, il faut encore faire attention à ce qu'elle ne soit ni trop vieille ni trop jeune. Il est à désirer qu'il n'y ait pas trop d'écart entre l'accouchement de la nourrice et l'époque de la naissance de l'enfant. La question de savoir si une nourrice a du lait de bonne qualité, en quantité suffisante et en particulier si elle le conservera, est difficile à résoudre. Le lait, lorsque l'enfant ne vient pas immédiatement de teter, doit s'écouler à plein jet des mamelles distendues lorsque l'on vient à les presser. Il doit avoir une bonne couleur blanche et ne doit pas être trop clair. Si la nourrice a déjà depuis un certain temps allaité son propre enfant, l'aspect de celui-ci est un point de repère très-avantageux pour décider en faveur de la bonté du lait. Si l'enfant est bien nourri et fort, la nourrice a évidemment du bon lait; mais le conservera-t-elle, c'est là malheureusement une autre question. Pour ne pas empêcher cette conservation du lait, il faut éviter avant tout de modifier trop fortement la nourriture et la manière de vivre habituelle de la nourrice. C'est précisément par suite de l'amélioration de leur situation que les plus fortes nourrices de la campagne perdent leur lait souvent très-vite, parce que toute la journée elles restent assises sur une chaise et sont gorgées de viande rôties et de gâteaux.

Si l'enfant doit être nourri artificiellement sans le lait de la mère ou d'une nourrice, les soins de propreté et la régularité sont les meilleurs agents pour qu'il prospère. Le lait de vache qui, habituellement, est substitué au lait de femme, est plus chargé de graisse et moins sucré que le lait de femme; on doit par conséquent le couper et y ajouter un peu de sucre. Il est très-désirable que le lait, qui doit venir de la même vache, soit donné aussi frais que possible à l'enfant. Dans les premiers jours, il faut le couper fortement (y ajouter 2/3 d'eau). Les quinze jours suivants, moitié eau et moitié lait, et seulement plus tard 2/3 de lait et 1/3 d'eau. Pour le rendre plus doux, on y ajoute un peu de sucre qui en même temps réveillera légèrement l'activité de l'intestin. Dans les grandes, villes où il est fort difficile d'avoir de bon lait frais de vache, le lait condensé de Suisse peut y suppléer avantageusement.

La boisson doit toujours avoir la même température (environ 28°R.), et sera donnée de préférence dans une petite bouteille munie d'un bouchon à teter. La bouteille, aussi bien que le bouchon, lorsqu'ils ne doivent pas servir, seront conservés dans de l'eau pure. Si la boisson s'aigrit, on y ajoute un peu de carbonate de chaux et l'on décante les parties non dissoutes, qui se rassemblent au fond du vase. Dans les premiers mois, ce lait suffit; plus tard on peut y ajouter un peu de bouillon de poulet ou de veau, ou une bouillie faite avec de la farine de froment, du lait et du sucre. Parmi les nombreuses préparations qui sont destinées à la nourriture artificielle des enfants, il faut conseiller les succédanés du lait maternel de Scharlau (1), et les poudres nutritives de Liebig (2).

(1) Voy. *M. f, G.*, vol. XXVIII, p. 324.
(2) J. v. Liebig. *Suppe für Saüglinge*, 2ᵐᵉ édit. Braunschweig, 1866.

OPÉRATIONS OBSTÉTRICALES

§ 163. Avant de passer à l'étude de la pathologie spéciale et du traitement de la grossesse, de l'accouchement et des suites de couches, il nous semble rationnel de donner préalablement la description des opérations qui sont essentiellement obstétricales.

Il va de soi que l'accoucheur, pour le traitement des cas pathologiques qui rentrent dans son domaine, a à sa disposition tout l'arsenal de la médication interne ; mais, de plus, il est souvent obligé d'avoir recours au bistouri et aux instruments, en se conformant aux règles générales de la chirurgie. Nous admettrons qu'il les connaît. Abstraction faite de cela, il existe un certain nombre d'opérations particulières qui sont propres à l'obstétrique. Quelques-unes d'entre elles, qui sont extrêmement simples, ou qui ne trouvent leur emploi que dans une variété tout à fait déterminée d'accidents, ont leur place indiquée dans la thérapeutique spéciale de l'accouchement ; c'est là que nous les décrirons.

Mais le plus grand nombre des opérations obstétricales réclame tout d'abord une connaissance exacte du manuel opératoire souvent très-difficile et très-compliqué qui s'y rapporte, et trouve son emploi dans une série d'accidents extrêmement variés, si bien qu'il semble indiqué pour éviter les répétitions et les renvois au chapitre spécial de la thérapeutique, de les réunir d'abord toutes ensemble, et de les décrire ici ; de sorte que plus tard nous pourrons les supposer connues. Toutefois, il ne suffit pas d'une simple description de ces opérations pour enseigner leur manuel opératoire et apprendre à les connaître d'une façon suffisante. Nous pouvons par conséquent nous borner à exposer ici d'une façon générale leur mode et leur variété d'exécution, mais il sera indispensable de s'exercer tout au moins à la pratique de ces opérations sur un mannequin bien fait représentant la coupe du bassin maternel, et dans lequel on reproduira ces opérations sur un fœtus conservé dans l'esprit-de-vin, ou mieux encore sur un fœtus frais. Mais une expérience suffisante et la sûreté de main ne s'acquerront jamais que par la pratique répétée de ces opérations sur la femme vivante.

§ 164. Les opérations obstétricales se pratiquent en grande partie avec la main, en partie aussi avec les instruments habituels de chirurgie, ou plus souvent encore avec des instruments spéciaux construits en vue de l'obstétrique.

Le médecin qui s'occupe de la pratique obstétricale doit par conséquent avoir en sa possession au moins les plus nécessaires d'entre ces derniers, et même il doit, s'il est appelé fort loin pour terminer un accouchement, emporter avec lui tout son bagage instrumental, car il ne doit pas s'en rapporter du tout ou ne s'en rapporter que le moins possible aux renseignements des profanes, et s'il s'agit d'une sage-femme, il doit avoir peu de confiance dans les renseignements qu'elle donnera pour décider quel est l'instrument dont il pourra avoir besoin dans le cas dont il s'agit.

Le moyen le plus commode pour l'accoucheur d'emporter ses instruments est de les avoir dans une grande trousse de cuir construite dans ce but, et dans laquelle se trouvent placées également quelques fioles de médicaments.

Cette trousse de cuir remplira le mieux toutes les indications lorsqu'elle se composera, outre un stéthoscope, d'une sonde d'homme en argent (la sonde de femme ne suffit pas dans les cas difficiles), d'un bistouri boutonné et d'un non boutonné, de porte-aiguilles, d'aiguilles et de fils de soie. Elle devra renfermer les objets suivants :

Un forceps de moyenne grandeur ;

Quelques sondes élastiques de $3^{mm},5$ au plus de diamètre (pour l'asphyxie des nouveau-nés) ;

Un kolpeurynter de caoutchouc pour tamponner, avec sa seringue, qui peut en même temps servir de seringue à injections utérines ;

Un trocart explorateur pour la ponction de la poche des eaux ;

Deux lacs à version ;

Un perforateur en forme de ciseaux ;

Une forte paire de ciseaux de Siebold légèrement courbés sur leur face ;

Un céphalotribe ;

Un crochet mousse et un demi-mousse ;

Une pince à os ;

Un crochet de Braune ;

Un porte-cordon.

Comme médicaments, du chloroforme, de la teinture d'opium, des prises de poudre de morphine et du seigle ergoté frais.

§ **165.** Nous allons maintenant passer à la description des opérations obstétricales, en commençant par l'interruption artificielle de la grossesse.

I. AVORTEMENT ARTIFICIEL.

§ **166.** L'avortement artificiel, c'est-à-dire la provocation artificielle de l'accouchement à une époque où le fœtus n'est pas apte à vivre de la vie extra-utérine, est indiqué d'une façon incontestable quand l'accomplissement de l'avortement est la seule espérance qui reste de conserver la vie de la mère. On est alors évidemment en droit de le pratiquer. Le médecin, dans ces circonstances, n'a que l'alternative, ou de sauver la mère par l'avortement provoqué, ou de la laisser mourir. Or, comme la mort de l'enfant est presque nécessairement liée à la mort de la mère, le fœtus, dans ces deux cas, est également perdu. L'alternative est donc la suivante : ou sauver la mère, ou laisser mourir à la fois la mère et l'enfant. Dans ces circonstances, il n'y a donc pas seulement permission, mais devoir de sauver la vie de la mère par la provocation de l'avortement.

Si cette indication primitive est incontestable, il est beaucoup plus difficile de déterminer les cas dans lesquels elle se présente.

Les cas dans lesquels la vie de la mère est évidemment en danger, et où il y a possibilité ou vraisemblance de la sauver par l'avortement, sont :

1° L'enclavement de l'utérus gravide en état de rétroflexion ou de prolapsus (Scanzoni [1] provoqua l'avortement pour une inflammation de l'utérus gravide contenu dans une hernie inguinale). Lorsque toutes les tentatives de réduction sont restées sans résultat, la seule espérance qui reste de sauver la mère réside dans l'évacuation de l'utérus, et celle-ci est d'autant plus indiquée que l'écoulement du liquide amniotique amène déjà à lui seul une notable diminution de l'utérus et une amélioration immédiate de l'état de la mère.

2° Les maladies habituelles des femmes enceintes, qui mettent la vie en un danger évident, et qui ont résisté à tous les autres traitements. Parmi ces maladies, il faut surtout citer les vomissements incoercibles, et aussi, mais très-rarement, les maladies du cœur, des poumons ou des reins, quand elles présentent des symptômes aigus et très-menaçants.

§ 167. Le droit de pratiquer l'avortement est plus douteux lorsque le danger qui menace la mère n'est pas imminent, et ne réclame pas nécessairement sa suppression immédiate, mais lorsque les conditions sont telles que sa vie ne sera menacée qu'au moment de l'accouchement. Le cas dont il s'agit se présente particulièrement lorsque le bassin est rétréci, soit par lui-même, soit par des tumeurs volumineuses, à un point tel que l'enfant ne peut absolument pas le franchir. Le droit, dans ce cas, est d'autant plus douteux qu'il reste alors un autre moyen qui, employé à la fin de la grossesse, peut sauver l'enfant et la mère. Si l'on pratique notamment alors l'opération césarienne, l'enfant a les plus grandes probabilités d'être sauvé, tandis que le pronostic pour la mère est assurément très-mauvais, mais n'est pas absolument défavorable. Mais comme la mère a le droit de décider si, dans l'intérêt de son enfant, elle veut s'exposer à ce danger, et qu'il faut le lui reconnaître aussi bien au début qu'à la fin de la grossesse, aussitôt que le mère déclare qu'elle ne veut pas se soumettre à l'opération césarienne, on est en droit de provoquer l'avortement, et sa provocation est d'autant plus justifiable que de la conservation de la vie de la mère dépend le salut corporel et moral de toute une série d'enfants qui peuvent être déjà nés antérieurement.

Du reste, le médecin, lorsque l'indication de provoquer l'avortement dans les cas où la conservation des deux existences est encore possible, n'est plus tout à fait incontestable, fait bien, dans son intérêt, de ne pratiquer l'opération qu'après avoir réuni plusieurs de ses confrères en consultation.

[1] *Sc'. s. Beiträge*, vol. VII.

§ 168. Outre ces indications, acceptées en Allemagne par le plus grand nombre des accoucheurs, on en a encore donné d'autres qui ne sont pas péremptoirement valables.

Ainsi la provocation de l'avortement ne deviendra jamais nécessaire dans les hémorrhagies, puisque, lors même qu'on ne peut les arrêter complétement, on peut toujours avec certitude les limiter assez pour que la vie de la mère ne coure plus aucun danger, et puisque lorsque ces hémorrhagies durent longtemps, l'avortement se fait spontanément. Jamais l'avortement artificiel n'est indiqué dans l'éclampsie (qui du reste est extrêmement rare à l'époque dont il s'agit), puisque la narcose les guérit sûrement. Il en est de même du cancer de l'utérus, puisque cette lésion permet l'accouchement d'un enfant vivant et à terme, et qu'on serait inexcusable de sacrifier la vie de l'enfant pour prolonger de quelques semaines la vie de la mère, qui est irrévocablement perdue; enfin, dans les rétrécissements du vagin, puisqu'ils n'offrent jamais un obstacle absolu à l'accouchement.

Une opération qui, en principe, est analogue à l'avortement, c'est la ponction de l'œuf lorsqu'il se développe en dehors de l'utérus. Comme, dans ce cas, l'enfant est perdu, mais que la mère est toujours exposée à un immense danger, la destruction de l'œuf, dans ce cas, est un bienfait absolu.

§ 169. Le procédé opératoire est, la plupart du temps, très-simple. On introduit une sonde utérine jusqu'à l'orifice interne de la matrice, et on la pousse à travers les membranes jusqu'à ce que le liquide amniotique s'écoule. Dans la rétroflexion de l'utérus gravide, ce procédé peut être très-difficile et même impossible, et l'on peut être forcé de ponctionner l'œuf à travers la paroi postérieure de l'utérus, et de rendre ainsi l'avortement possible.

L'avortement artificiel était dans l'antiquité provoqué dans une foule de cas, pour répondre à des indications médicales ou autres, et nous trouvons, par exemple, dans le *Tétrabiblion* d'Aétius, d'après l'enseignement d'Aspasie, une foule de moyens abortifs. La propagation du christianisme fit disparaître tout au moins les enseignements à ciel ouvert des moyens de pratiquer les avortements. Les Arabes seuls (Rhazès dans le livre d'Helchavy et Avicenne dans son *Canon*) donnent encore une quantité de moyens. Ce n'est que dans le siècle dernier que reparut, en Angleterre, où l'opération césarienne donnait des résultats déplorables, le conseil d'avoir recours à l'avortement provoqué. William Cooper fut le premier qui le pratiqua dans un rétrécissement du bassin du plus haut degré, et en Angleterre il rencontra une adhésion presque générale. En France le plus grand nombre des accoucheurs se prononcèrent en sa faveur, la plupart avec une grande décision, tels Fodéré, Cazeaux, Dubois, Stolz, Jacquemier, Chailly, etc. Les accoucheurs allemands se montrèrent moins disposés à adopter cette manière de voir, et ils posèrent en principe que la vie de l'enfant équivaut à celle de la mère. Mende, Kiwisch et Scanzoni furent au début les seuls qui le défendirent chaudement.

Note du traducteur. — En France, les accoucheurs présentent les mêmes divergences qu'en Allemagne, et pour ne parler que des deux hommes qui sont à la tête de l'enseignement actuel, tandis que M. Pajot n'hésite pas à proscrire absolument l'opération césarienne et à recourir à l'avortement, M. Depaul y met beaucoup plus de réserve, et quoique nous l'ayons vu pour notre part à plusieurs reprises provoquer l'avortement, il serait plus disposé à attendre le terme légal de la grossesse et à recourir alors à l'opération césarienne. Nous croyons pour notre part que l'hésitation n'est pas possible, et entre la vie future probable d'un enfant qui reste exposé pendant toute la grossesse à toutes les chances de destruction et dont on ne peut pas absolument répondre et celle de la mère qui sera presque sûrement sauvée par cette opération, la balance ne nous paraît pas exacte, surtout si cette mère a déjà d'autres enfants vivants dont elle est responsable vis-à-vis de la famille et de la société, et nous croyons que la provocation de l'avortement prématuré est, dans les cas où elle est nettement indiquée, comme le dit très-bien Schroeder, non-seulement un droit, mais un devoir.

Nous diviserons donc les indications de l'avortement provoqué en deux grandes classes.

Dans la première, rentrent tous les accidents qui menacent très-prochainement la vie de la mère, et qui sont si intimement liés à la grossesse qu'on est autorisé à croire qu'en l'interrompant à propos, on les fera cesser. C'est la certitude et l'imminence du danger qui détermineront le moment où l'on devra intervenir. Vomissements incoercibles, rétroversion irréductible de l'utérus gravide, quelques cas de maladies thoraciques ou cardiaques dans lesquels l'asphyxie est imminente, et enfin, quoi qu'en dise Schroeder, certains cas d'hémorrhagie par insertion vicieuse, cas rares, il est vrai, puisque la règle est que cette hémorrhagie ne se produise ordinairement qu'à partir du septième mois, c'est-à-dire à une époque où l'enfant est viable, et qu'il ne s'agit plus ainsi d'un avortement, mais d'un accouchement prématuré artificiel, mais qui n'en peuvent pas moins se produire quelquefois à partir du quatrième, cinquième et sixième mois, et réclament alors une intervention énergique et hâtive.

La deuxième classe comprend les cas où l'indication est fournie par l'étroitesse extrême des voies naturelles, ne laissant d'autres alternatives que l'opération césarienne ou le sacrifice du fœtus.

Les rétrécissements des parties molles céderont presque toujours à d'autres moyens et doivent, par conséquent, être exclus.

Restent donc les rétrécissements du canal osseux, qu'ils soient dus à des rétrécissements par obstruction, c'est-à-dire à des tumeurs qui ne peuvent être ni ponctionnées, ni enlevées, ni déplacées, ou à un rétrécissement vrai, c'est-à-dire à une réduction des dimensions du bassin, par maladies ou déformation des os. Or ici les divergences se reproduisent.

Les tumeurs, en effet, qui obstruent le bassin sont le plus ordinairement des tumeurs fibreuses et, comme nous le verrons plus en détail quand nous étudierons la pathologie de l'accouchement, on a vu depuis quelques années se multiplier les cas dans lesquels des tumeurs fibreuses qui, jusqu'au moment de l'accouchement, remplissaient hermétiquement le bassin, se sont, par suite d'un travail particulier, assez modifiées pour permettre le passage d'un enfant même vivant et à terme, alors que cela paraissait absolument impossible à priori. Il y a donc là un point d'incertitude qui ne pourra être complétement élucidé que quand les observations se seront multipliées, mais qui doit en tous cas rendre assez réservé sur la décision à prendre.

Mais il n'en est pas de même quand il s'agit des rétrécissements dus à une réduction des dimensions du bassin, par maladie ou déformation des os. Ici l'indication est absolue. Reste seulement à poser la limite de ces rétrécissements.

Si tout le monde est d'accord, quand il s'agit des rétrécissements extrêmes, c'est-à-dire au-dessous de 5 centim., il n'en est plus tout à fait de même lorsque l'on se trouve avoir affaire aux bassins compris entre 6 et 5 centim. Et tandis que M. Depaul serait disposé à tenter encore l'accouchement prématuré artificiel, quitte à employer des tractions énergiques, soit seul, soit en se faisant assister d'un aide pour amener la sortie du fœtus, M. Jacquemier et surtout M. Pajot proscrivent absolument ces tractions violentes et se prononcent nettement en faveur de l'avortement provoqué, toutes les fois que le bassin a moins de 6 centim. Les cas heureusement fort rares dans lesquels nous avons vu, pendant notre clinicat, M. Depaul pratiquer l'accouchement prématuré artificiel pour des rétrécissements au-dessous de 6 centim., ont donné des résultats si peu satisfaisants que nous n'hésitons pas pour notre part à nous prononcer en faveur de l'avortement, et si nous avions une tendance, ce serait plutôt à reporter l'avortement jusqu'à 6 centim. 1/2, car si dans ces cas nous avons vu des enfants naître vivants, ils ont, dans l'immense majorité des cas, succombé dans les quelques heures ou les quelques jours qui ont suivi leur naissance, et la mortalité des mères a augmenté dans une proportion telle, que nous nous croirions, pour notre part, dans ces cas, autorisé à provoquer l'avortement.

Il faut pourtant encore ici faire une distinction entre les rétrécissements rachitiques et les rétrécissements ostéomalaciques.

Dans ces derniers en effet, les os présentent encore, dans certains cas, une flexibilité et une mollesse telle que, comme l'ont prouvé les observations aujourd'hui assez nombreuses de Pagenstecher, de Kilian, de Schrœder et autres, des bassins qui présentaient des rétrécissements presque absolus ont pu céder à la pression du corps fœtal et permettre son expulsion, même à terme; l'indication de l'avortement pourrait se trouver ainsi écartée, et remplacée au moins par celle de l'accouchement prématuré artificiel.

Quant au procédé opératoire, tout en reconnaissant la valeur du procédé auquel Schrœder donne la préférence (sonde laissée dans la matrice), nous n'hésitons pas à lui préférer la perforation des membranes. Il est vrai qu'il est un peu plus dangereux pour la mère lorsqu'il est pratiqué par une main un peu moins expérimentée, mais c'est le plus sûr et le plus certain de tous, et comme, dans les cas dont il s'agit, il faut avant tout d'être sûr de pouvoir déterminer les contractions utérines, et que c'est le seul moyen qui mène sûrement à ce but, c'est à lui que nous aurions recours, de préférence à tout autre.

Reste maintenant, l'avortement une fois décidé, à savoir à quel moment il faut le pratiquer. Dans la première classe, c'est-à-dire dans le cas où c'est une maladie intercurrente qui met la vie de la femme en danger, cela n'est pas douteux, il faut intervenir aussitôt que la vie de la femme se trouve sérieusement compromise. Mais il n'en est pas de même lorsque le danger n'est pas immédiat, c'est-à-dire lorsqu'il s'agit de rétrécissements du bassin. Faut-il interrompre la grossesse aussitôt que le rétrécissement aura été constaté, ou bien peut-on attendre encore un certain temps? Les partisans de cette dernière opinion se basent sur cette idée que l'avortement dans le cinquième ou le sixième mois n'est qu'un accouchement en petit, et que par conséquent on se rapproche plus de l'état physiologique, que par conséquent on met les femmes dans des conditions plus favorables. Nous serions assez disposé à adopter cette manière de voir; pourtant si nous avions à choisir entre un avortement provoqué dans les deux premiers mois, deux mois et demi ou au cinquième mois, nous n'hésiterions pas à nous prononcer en faveur de l'intervention hâtive. Mais il n'en est presque jamais ainsi, les femmes ne venant guère nous consulter que quand elles sont parfaitement sûres de leur grossesse, c'est-à-dire à trois mois et demi, quatre mois, et nous attendrions volontiers dans ces cas le cinquième ou le sixième mois pour pratiquer l'opération, nous basant surtout dans ces cas sur le degré du rétrécissement et l'état physique de la malade.

II. ACCOUCHEMENT PRÉMATURÉ ARTIFICIEL.

BIBLIOGRAPHIE. — DENMAN, *Introd. to the pract. of midw.*London, 1795, p. 395. — F.-A. MAI, *Progr. d. necess. part. quand. praem*, etc. Heidelb., 1799. — WENZEL, *Allg. geb. Betr. und über die kunstl. Frühgeb.* Mainz, 1818. — REISINGER, *Die künstl. Frühgeb.*, etc. Augsb. u. Leipzig, 1820. — RITGEN, *Die Anzeigen d. mech. Hülfen*, etc., Giessen, 1820, et *Gem. d. Zeitschr. f. Geb.*, I, p. 281. — BURCKHARDT, *Essai sur l'acc. prém. art.* Strasbourg, 1830. — STOLTZ, *Mém. et observ. sur la prov. de l'acch. prém.*, etc., Strasb., 1835, et *Gaz méd. de Strasb.*, 1842, n° 14, et 1843, n° 1. — HOFMANN, *Neue Zeitschr. f. Geb.*, vol. XV, p. 321, vol. XVI, p. 18 et vol. XXIII, p. 161. — KRAUSE, *Die künstl. Frühgeb.* Breslau, 1855. — GERMANN, *M. f. G.*, vol. XII, p. 81, 191, 271, 361, et vol. XIII, p. 209. — ELLIOT, *Obstetr. clinic.* New-York, 1868, p. 157. — THOMAS, *Amer. Journ. of Obst.*, vol. II, p. 732. — SPIEGELBERG, *Arch. f. Gyn.*, vol. I, p. 1. — STADFELDT, voy. *Virchow-Hirsch'cher Jahresbericht*, année 1870, p. 540. — LITZMANN, *Arch. f. Gyn.*, vol. II, p. 169.

Historique. — L'accouchement prématuré artificiel, comme moyen d'éviter dans les bassins rétrécis la disproportion entre le bassin et la tête de l'enfant, est dû aux Anglais. D'après Denman en 1756, il se rencontra à Londres une réunion d'accoucheurs distingués qui, se basant sur le fait bien constaté que les femmes atteintes de bassin rétréci et qui, par accident, étaient accouchées prématurément, avaient mis au monde des enfants vivants, se prononça en faveur de l'accouchement prématuré artificiel. Macaulay opéra pour la première fois avec succès, et Denman avait déjà pratiqué en partie lui-même ou fait pratiquer plus de vingt accouchements prématurés.

En Allemagne, ce fut Franz Ant. Mai qui, le premier, en 1799 conseilla l'opération, et Wenzel le premier qui la pratiqua en 1804. Ce n'est que vingt ans plus tard qu'elle fut généralement acceptée.

En France, l'influence de Baudelocque, qui déjà en 1781 avait absolument condamné l'opération, était si dominante que personne ne se hasardait à l'entreprendre, et ce fut Stolz à Strasbourg qui, après avoir dans la thèse de son élève Burckhardt appelé l'attention sur cette opération, pratiqua le premier accouchement prématuré artificiel en l'année 1831. Ce fut sous les auspices de Dezeimeris, M. P. Dubois, Lacour, Lazare Sée, etc., que cette opération s'acclimata alors dans ce pays.

La provocation artificielle de l'accouchement était déjà du reste conseillée et pratiquée depuis longtemps dans les hémorrhagies de la grossesse.

C'est Justine Siegemund, 1690, qui dans le placenta prævia, pour modérer les hémorrhagies, pratiqua la première la perforation des membranes au travers du placenta qui se présentait. Bohn 1717 et Puzos 1707 voulurent en particulier remplacer l'accouchement forcé, jusque-là conseillé dans les fortes hémorrhagies de la grossesse, en activant l'action des contractions utérines. Dans ce but, Bohn conseilla la perforation artificielle des membranes, Puzos (1) les frictions sur l'orifice interne de la matrice et ensuite la rupture des membranes.

§ 170. La provocation de l'accouchement prématuré artificiel a pour but, dans les cas où la continuation de la grossesse, où l'accouchement au terme normal de cette grossesse, entraînerait les plus grands dangers pour la mère, l'enfant, ou tous deux ensemble, d'améliorer le pronostic en interrompant la grossesse, *à une époque où le fœtus est en état de vivre de la vie extrautérine.*

Cette définition indique naturellement à peu près le moment où l'on peut

---

(1) Voy. Ritgen, *M. f. G.*, vol. XI, p. 43.

pratiquer l'opération. Comme notamment, comme nous l'avons vu § 36, les fœtus qui naissent avant la vingt-neuvième semaine succombent presque régulièrement, on ne doit jamais avant cette époque pratiquer l'accouchement prématuré artificiel, mais même dans la vingt-neuvième et la trentième semaine, on doit être très-réservé, car dans la grande majorité des cas les enfants nés à cette époque succombent dans les jours qui suivent l'accouchement.

§ 171. La provocation artificielle de l'accouchement est indiquée dans les cas suivants :

Dans les rétrécissements modérés du bassin, c'est-à-dire dans les cas dans lesquels le bassin est conformé de telle sorte que le passage d'un enfant à terme de moyen volume sera, sinon impossible, du moins, autant qu'on peut le prévoir, accompagné de grandes difficultés et de grands dangers ; tandis que l'on peut espérer qu'un enfant pas tout à fait à terme, mais viable, pourra passer sans dommage pour lui et sans danger pour la mère.

Quelque claire que soit d'une façon générale cette indication, il peut cependant déjà être difficile de décider si l'on doit admettre l'opération dans les bassins rétrécis à un haut degré, mais il est encore plus difficile de préciser le moment de la grossesse où l'opération doit être entreprise.

Il est déjà une question dont il faut tenir compte et qui peut être difficile à résoudre, c'est l'âge de la grossesse de la femme soumise à l'observation. Car si dans les conditions normales, l'examen subjectif seul permet de fixer avec une assez grande exactitude l'âge de la grossesse, cela peut, dans les cas qui ne sont pas tout à fait réguliers, devenir très-difficile. Mais précisément ces cas sont ceux dont il s'agit ici, et les rétrécissements du bassin en particulier, en empêchant l'engagement de la tête dans le petit bassin, masquent souvent d'une façon extraordinaire les signes auxquels on peut reconnaître l'âge de la grossesse. Il est donc très-important d'avoir égard à la manière dont les femmes enceintes font elles-mêmes leur calcul, et il ne faut négliger ce calcul que lorsqu'il est évidemment faux. On a la plus grande certitude possible si le calcul des femmes et l'examen objectif donnent des résultats qui concordent.

Si déjà le rétrécissement du bassin rend par lui-même difficile la détermination de la grossesse, à l'aide de l'examen, la solution exacte de cette question devient impossible, si l'on rencontre encore d'autres conditions anormales. On doit avant tout veiller à ne pas méconnaître l'existence d'une grossesse gémellaire si l'on ne veut pas se trouver dans la situation désagréable d'obtenir deux enfants avant terme au lieu de l'enfant viable qu'on attendait. Les maladies de l'œuf peuvent aussi rendre très-incertaine la détermination de l'âge de la grossesse. Outre la syphilis, l'hydramnios en particulier doit ici entrer en ligne de compte.

Comme dans certaines variétés de l'hydramnios, le fœtus est atrophié, c'est-à-dire moins développé que l'on ne devrait s'y attendre eu égard à l'âge de la grossesse, on est facilement exposé à des erreurs, puisque lorsque la collection du liquide n'est pas trop considérable le diagnostic de l'hydramnios peut être très-difficile. Dans un cas analogue, où le calcul très-positif de la mère indiquait la trente-deuxième semaine, et où le résultat de l'examen permettait de fixer au moins le même âge à la grossesse, nous obtînmes un fœtus qui, quoique en réalité âgé de trente-deux semaines, correspondait tout au plus à la vingt-huitième par son développement et qui, comme cela a lieu dans ces cas, mourut au bout de quelques heures.

Lorsqu'on est parvenu à préciser aussi exactement que possible l'âge de la grossesse, il s'agit de savoir à quelle semaine de la grossesse il y a indication à provoquer l'accouchement.

C'est là une question à laquelle il est toujours extrêmement difficile de répondre.

Plus tôt notamment on interviendra, moins le traumatisme de l'accouchement sera grand pour la mère, et plus l'enfant aura de chance de naître vivant, mais moins il en aura de continuer à vivre et *vice versâ*. Plus l'accouchement sera provoqué tard, plus il sera dangereux pour la mère et l'enfant, mais plus l'enfant peut, s'il naît vivant, être facilement conservé à la vie. On doit par conséquent choisir le moment où l'enfant peut encore franchir le bassin, précisément sans danger pour la mère, ni pour lui-même. Pour pouvoir trouver à peu près exactement ce moment, il faut tâcher de se faire une idée aussi exacte que possible de la grandeur du bassin et du volume de la tête fœtale.

Si l'on a affaire, comme dans le plus grand nombre des cas, à un bassin aplati, c'est-à-dire à un bassin rétréci uniquement, ou surtout dans le conjugué, on peut arriver à mesurer aussi exactement que possible cette dimension. On doit par conséquent faire l'examen du bassin de la façon la plus précise en suivant les règles qui seront données plus tard. Comme dans cette variété de rétrécissement du bassin qu'il n'y a précisément qu'un seul des diamètres de rétréci, le rapport du bassin à la tête peut être constaté de la façon la plus simple et la plus facile. Cela devient plus difficile lorsque le bassin rentre dans la catégorie des bassins irrégulièrement rétrécis, ou généralement rétrécis (comme cela a lieu en particulier dans l'ostéomalacie). Dans ce dernier cas, il ne faut plus se contenter de déterminer les dimensions d'un ou de plusieurs diamètres, mais il faut, en introduisant plusieurs doigts, et quand cela se peut toute la main, tenter de se faire une idée de la capacité du bassin.

L'estimation du volume de la tête fœtale est encore bien plus incertaine. Comme cette tête ne peut être mesurée directement, et que son volume ne peut être qu'approximativement déterminé par le palper, on doit se contenter de taxer ces dimensions d'après les moyennes correspondant à l'âge de la grossesse.

Il s'agit, par conséquent, en se basant sur un nombre aussi grand que possible de mensurations isolées précises, de trouver le volume moyen de la tête fœtale dans chaque mois ou chaque semaine de la grossesse, et en réalité de prendre surtout en considération les dimensions du diamètre transverse de la tête, puisque dans l'immense majorité des cas le rétrécissement du bassin porte de préférence, ou presque uniquement, sur le conjugué (D. A. P), et puisque dans ces bassins la tête fœtale s'engage à peu près par son diamètre transverse. Les idées jusqu'à présent admises que le grand diamètre transverse dans le dernier mois est de 3″ 1/2 (9ᶜ,5), dans le précédent 3″ (8ᶜ,1), et dans le troisième avant-dernier de 2″ 1/2 (6ᶜ,75), ne sont pas absolument exactes, et ces dernières mesures sont certainement trop faibles. D'après les mensurations que nous avons pratiquées sur 68 enfants avant terme, dont l'âge avait été déterminé aussi exactement que possible, les diamètres transverses du crâne sont précisément relativement grands chez les enfants nés avant terme. Ils sont, en moyenne, dans la trente-sixième à la quarantième semaine de 8ᶜ,83, dans la trente-deuxième à la trente-sixième semaine de 8ᶜ,69 et dans la vingt-huitième à la trente-deuxième semaine de 8ᶜ,16. Toutefois, ce volume relatif des diamètres transverses est, dans une certaine mesure, compensé par ce fait, que la tête des enfants avant terme est plus facilement compressible et cela à un degré plus prononcé. Les têtes fœtales présentent, du reste, des différences individuelles considérables, non-seulement en général au point de vue de leur volume, mais aussi dans le rapport du diamètre droit au diamètre transverse, si bien que lorsque l'on veut se baser sur les moyennes, on n'obtient jamais qu'une certitude approximative. Il faut encore faire remarquer que d'après nos mensurations (1) le diamètre transverse du crâne, chez les enfants de jeunes primipares, est relativement petit, tandis que chez les multipares d'un âge plus avancé il atteint des dimensions plus élevées.

De ce que nous venons de dire, il résulte évidemment que l'on ne peut jamais exactement calculer le rapport du bassin à la tête fœtale. Malheureusement, chez les primipares, chez lesquelles on n'a aucun autre point de repère pour déterminer le moment le plus convenable, il faut se contenter de cela. Mais chez les multipares la marche et les résultats des accouchements antérieurs méritent la plus grande considération. Il est en particulier très-important de connaître le volume de la tête des enfants nés antérieurement. Si la marche des accouchements antérieurs a été difficile et défavorable, il est bon, même dans les bassins qui ne sont que peu rétrécis, de provoquer l'accouchement prématuré.

Quel est le degré de rétrécissement du bassin jusqu'auquel il est rationnel de pratiquer l'accouchement prématuré ? c'est ce que l'on ne peut fixer que d'une manière approximative.

A-t-on comme presque toujours, affaire à un bassin aplati, une dimension du conjugué (D. A. P.) de 7 centimètres (2″ 7‴) ou tout au plus de 6 c. 3/4 (2″ 1/2) devrait être la limite extrême, puisque une tête dont le diamètre mesure environ 8 centimètres, ne peut franchir un bassin ainsi rétréci, qu'en étant fortement comprimée. Dans les rétrécissements irréguliers du bassin, on ne peut donner des limites précises, les indications variant, suivant les cas pris isolément.

Note du traducteur. — Nous renvoyons au chapitre des rétrécissements du bassin pour étudier à nouveau cette question des indications de l'accouchement prématuré artificiel. En traitant ici cette question nous nous exposerions à des répétitions que nous voulons éviter.

§ 172. Il est des femmes chez lesquelles on peut accidentellement se trouver dans la nécessité de provoquer l'accouchement prématuré ; ce sont celles chez lesquelles l'expérience a appris que les enfants meurent chaque fois à une époque déterminée de la grossesse, lorsque cette époque n'est pas trop éloignée du terme normal de la grossesse, et que les autres moyens,

(1) Voy. *Scanzoni's Beiträge*, vol. V, p. 401.

pour empêcher l'enfant de succomber pendant sa vie intra-utérine ont toujours échoué dans les grossesses précédentes.

Ces cas sont extrêmement rares; pourtant en se guidant d'après ces indications, l'opération a été plusieurs fois suivie de succès, et entre autres cas, Denman a réussi déjà deux fois. Denman pourtant, ce dont il faut tenir compte dans chaque cas, ajoute : « *There is always something of doubt in these cases, whether the child might not have been preserved without the operation.* »

Dans les cas, également fort rares, de grossesse gémellaire, dans lesquels on a observé la mort d'un des jumeaux dans les derniers temps de la grossesse, on pourrait également tenter la provocation de l'accouchement prématuré pour sauver l'autre fœtus.

§ 173. La provocation de l'accouchement prématuré est encore indiquée, lorsque des maladies qui mettent la vie de la mère en danger ont résisté à tous les autres moyens, et lorsqu'on a l'espoir qu'elles disparaîtront après l'accouchement, ou qu'alors elles présenteront moins d'incommodités ou de dangers.

Cette indication est très-élastique, et ce qui doit guider dans ce cas c'est surtout l'âge de la grossesse. Tandis que dans la vingt-neuvième ou la trentième semaine, c'est-à-dire à une époque où l'enfant n'a que très-peu de chances de continuer à vivre de la vie extra-utérine, il faut un danger qui menace réellement la vie de la mère pour pouvoir se déterminer à provoquer l'accouchement prématuré, on peut, à partir de la trentième semaine, être moins réservé sur l'emploi de ce moyen, puisque l'expérience apprend que les enfants qui naissent à cette époque résistent presque aussi bien que les enfants tout à fait à terme, et puisque l'opération par elle-même n'est dangereuse ni pour la mère ni pour l'enfant. La provocation de l'accouchement prématuré est indiquée à cette époque, lorsque l'on peut, en l'employant, épargner à la mère un danger réel, ou même seulement des inconvénients très-sérieux, et auxquels elle serait soumise encore pendant de longues semaines.

Nous serions entraînés trop loin et nous ne suffirions pas à la tâche, si nous voulions examiner isolément tous les cas dans lesquels la provocation de l'accouchement prématuré peut devenir nécessaire, et dans lesquels en fait elle a été pratiquée. D'une façon générale, il faut remarquer qu'il n'existe pas chez les femmes enceintes de maladie spéciale qui le réclame par elle-même, mais qu'il en est un grand nombre, qui, suivant les circonstances, peuvent le rendre nécessaire. Pourtant ce sont surtout les maladies qui entraînent pour les femmes des menaces d'asphyxie, comme les maladies des organes de la circulation et de la respiration, et tous les obstacles mécaniques à la respiration par suite du développement exagéré du ventre, qui fournissent les indications les plus nombreuses.

§ 174. Stehberger (1), pour éviter l'opération césarienne *post mortem*, pratiqua deux fois l'accouchement prématuré artificiel chez des femmes enceintes dont la mort devait sûrement arriver avant la fin de la grossesse. Les deux fois l'accouchement se fit facilement et rapidement, et les enfants du moins vinrent vivants. Cette indication, quoiqu'elle se présente rarement, mérite certainement d'être prise en considération.

(1) *Arch, f. Gyn.*, vol. I, p. 465.

§ **175.** Habituellement, on ne devra naturellement provoquer l'accouchement que si l'on s'est assuré de la vie de l'enfant. Pourtant ce n'est pas une condition absolue, puisque l'état de l'enfant dans la troisième indication, où l'on opère uniquement dans l'intérêt de la mère, est complétement indifférent. Nous laissons encore de côté, sans y répondre, la question de savoir si l'on ne fait pas mieux, même lorsque la mort du fœtus est certaine, d'interrompre la grossesse. Car, quoique le séjour d'un enfant mort, dans l'utérus, n'ait pas l'influence fâcheuse que lui attribuaient les anciens auteurs, il faut pourtant admettre que la sortie aussi rapide que possible de cet enfant, lorsqu'elle peut se faire sans danger, est désirable.

Il n'est pas le moindrement nécessaire que l'enfant se présente par l'extrémité céphalique. Car d'une part on pourra, même lorsque l'enfant se présente par le siége, en pratiquant l'accouchement prématuré, faire dans le plus grand nombre des cas la version céphalique, et d'une autre part lorsque les soins du médecin sont appliqués d'une façon convenable, le pronostic, dans les présentations du siége, est à peine plus fâcheux que celui des présentations du sommet.

Bien plus, dans les rétrécissements du bassin, la présentation pelvienne est certainement plus avantageuse pour la mère et même, suivant les circonstances, pour l'enfant.

Les présentations transversales ne sont nullement une contre-indication de l'opération, puisque l'engagement de la tête ou du siége leur succède presque toujours, et puisque, même si la présentation reste transversale, du moment où par l'application d'un tampon on cherche à prévenir la rupture prématurée des membranes, la version, lorsque l'orifice est dilaté, ne complique pas essentiellement le pronostic.

Note du traducteur. — C'est la première fois que nous voyons indiquée l'idée d'appliquer un tampon pour prévenir la rupture prématurée des membranes dans le cas de présentations transversales. Nous ne savons jusqu'à quel point elle a été expérimentée, mais cette idée nous paraît tout au moins rationnelle, car nous savons combien la présence du liquide amniotique facilite la version, et combien elle devient dans certains cas difficile lorsque le liquide amniotique est écoulé depuis longtemps. Nous verrons à l'article *Embryotomie*, que dans certains cas même ces difficultés sont telles qu'on est obligé de renoncer à la version et d'avoir recours à d'autres opérations. Quant à la question de savoir si les présentations du siége sont plus favorables à l'enfant que les autres dans les rétrécissement du bassin, c'est une question que nous traiterons en détails à l'article *Version dans les rétrécissements du bassin.*

§ **176.** Le *pronostic,* si l'on opère d'après des indications réelles et par une méthode ayant fait ses preuves, est favorable pour la mère, et dans les cas de rétrécissements du bassin, il est d'autant plus favorable que l'accouchement est pratiqué plus tôt. Les enfants, si l'opération a été pratiquée pour des indications réelles et après que l'on a exactement pesé toutes les circonstances, doivent naître vivants, du moins dans le plus grand nombre des cas. Pourtant, dans ces cas, si le volume de la tête s'écarte de la normale, le pronostic peut devenir fâcheux pour l'enfant, et même les enfants qui naissent vivants peuvent ne pas être conservés à la vie. Plus l'enfant est éloigné du terme, moins il a de chance de conserver la vie.

Les conditions extérieures dans lesquelles se trouve la mère sont sous ce rapport de la plus grande importance. Tandis que les enfants qui naissent de femmes devenues enceintes en dehors du mariage, et qui sont placés en nourrices, meurent presque tous, le pronostic devient beaucoup plus favorable si l'enfant reçoit les soins attentifs et tendres de sa propre mère, et si les conditions extérieures permettent à la mère de veiller avec une attention de tous les instants sur son enfant et de lui donner tout ce qui peut contribuer à développer ses forces.

Des remarques précédentes, il résulte que le but que l'on se propose souvent, presque uniquement par l'opération, c'est-à-dire la conservation de l'enfant, n'est assez souvent pas atteint. Pourtant nous devons faire surtout remarquer que dans les rétrécissements du bassin l'opération doit être pratiquée moins dans l'intérêt de l'enfant que dans celui de la mère, à qui l'on évite ainsi les dangers d'un accouchement à terme.

Tout récemment, Spiegelberg (1), en rassemblant dans des collections statistiques les résultats d'un grand nombre d'accouchements prématurés artificiels, est arrivé à émettre cette opinion, que dans les rétrécissements du bassin, au-dessous de $0^m,08$, la provocation de l'accouchement doit être rejetée comme trop dangereuse pour la mère et pour l'enfant. Nous ne pouvons adopter cette manière de voir pour les raisons suivantes.

Les cas rassemblés par Spiegelberg proviennent pour la plus grande part des Maternités, et d'une façon générale, la mortalité qui y règne ne peut donner de moyenne ni pour la mère, ni pour l'enfant. Les cas d'accouchement prématuré artificiel excitent dans les cliniques l'attention des étudiants, et cela à un haut degré, si bien que les femmes sont ainsi touchées souvent et minutieusement. De plus, tandis qu'ordinairement la majorité des femmes en travail n'ont pas été examinées avant le début de l'accouchement, et que quelques-unes même ne sont pour la première fois soumises à cet examen qu'au moment de la période d'expulsion, alors que le col est complètement dilaté, celles chez qui l'on provoque l'accouchement sont touchées avec une attention particulière, non-seulement dès le début des douleurs, mais même de longues heures avant. Ces touchers répétés et pratiqués par des doigts nombreux à toutes les périodes de l'accouchement irritent déjà par eux-mêmes les parties génitales et sont fortement dangereux, surtout avec ce que nous savons de l'étiologie de la fièvre puerpérale, et c'est ce qui expliquera précisément pourquoi nous ne croyons par pouvoir attribuer ce danger à l'opération elle-même. Nous ne contestons pas que quelques-uns des procédés opératoires ne sont pas sans être dangereux pour la mère, mais nous devons pourtant signaler que la méthode qui consiste à introduire avec ménagement et à laisser dans l'utérus une sonde élastique n'entraîne réellement pour la mère aucun danger, et que nous pouvons, par conséquent, considérer le pronostic de l'opération en elle-même comme favorable pour la mère. Litzmann (2) et Hugenberger (3) d'après leurs propres expériences sont arrivés au même résultat.

Le pronostic n'est pas tout à fait aussi favorable pour l'enfant. Car quoique le résultat pour les enfants nés dans les Maternités soit aussi peu propre à donner des

(1) *Loc. cit.*
(2) *Loc. cit.*
(3) *Petersb. med. Z.*, XVII, 1869, p. 354.

moyennes que pour les mères, nous devons ajouter avec Litzmann (1) que les enfants avant terme sont plus exposés que les enfants à terme à des hémorrhagies dangereuses dans la cavité crânienne. Et c'est en partie pour cette raison, en partie parce que les enfants qui naissent avant la trente-quatrième semaine ont peu de chances d'être conservés à la vie, que, même dans les rétrécissements considérables du bassin, l'accouchement prématuré artificiel n'est indiqué avant cette époque que d'une façon tout à fait exceptionnelle. Mais les enfants qui ont à peu près trente-six semaines ne sont pas beaucoup plus vulnérables que les enfants à terme, si bien que comme leurs crânes sont néanmoins un peu plus petits et avant tout plus flexibles, le résultat de l'accouchement, si les conditions extérieures sont favorables, est certainement plus avantageux pour la mère, aussi bien que pour l'enfant, que si l'on a attendu la fin de la grossesse. L'interruption de la grossesse est en particulier indiquée dans les cas où l'on a des raisons pour compter sur un enfant très-volumineux, avec une tête grosse et dure, puisque ces enfants dans les rétrécissements du bassin compliquent à un très-haut degré le pronostic de l'accouchement à terme. Quoique, par conséquent, d'une façon générale, nous n'admettions pas l'opinion de Spiegelberg, nous nous rapprochons de lui en ce sens que nous admettons que dans l'intérêt de l'enfant il vaut mieux pratiquer l'opération un peu trop tard que trop tôt, et ce n'est que tout à fait à contre cœur que nous pratiquons l'opération avant la trente-quatrième semaine.

Quant à ce qui concerne les *procédés opératoires*, il en existe un grand nombre que nous allons décrire en peu de mots, et que nous soumettrons à un court examen critique.

§ 177. C'est l'*introduction d'une sonde élastique ou d'une bougie*, ce que l'on appelle la *méthode* de Krause, qui, à notre avis, mérite dans presque tous les cas la préférence.

On introduit, sous la conduite d'un doigt, une sonde élastique (à partir de l'orifice interne au moins, sans mandrin) dans le col ; on la pousse à partir de l'orifice interne, entre l'utérus et les membranes, à une hauteur de plusieurs pouces, et on la laisse à cette place sans y toucher. Afin qu'elle ne glisse pas, on la fixe dans le vagin, ou bien à l'aide d'une serviette appliquée au-devant de la vulve, ou bien on l'attache solidement. On doit, en l'introduisant, veiller à ne pas rompre les membranes. Il arrive assez souvent que, après que la sonde a été complétement introduite, il s'écoule un peu d'eau, quoique la poche des eaux subsiste, signe que cette poche a été déchirée non pas dans l'orifice, mais plus haut. Cela ne peut naturellement être considéré que comme un avantage, puisque l'accouchement n'en sera que plus tôt provoqué, et que l'écoulement progressif et goutte à goutte du liquide amniotique n'a aucun inconvénient. Chez les multipares, les douleurs se manifestent souvent immédiatement ; chez les primipares, il faut au moins quelques heures.

Cette méthode donne tout ce que l'on peut raisonnablement désirer. Elle est très-simple, ne réclame aucun appareil compliqué, et est d'une pratique facile ; elle agit sûrement, relativement vite, et n'entraîne à sa suite aucun dommage ni danger. Si les douleurs, par exception, étaient longues à se produire, on peut facilement lui associer la méthode suivante.

L'introduction d'une bougie de *Laminaria digitata*, qui se gonfle, au lieu

(1) *Loc. cit.*, p. 206.

de la sonde, est inutile, et n'est pas aussi inoffensive, puisque, lorsqu'elle doit rester plusieurs heures, elle prend une odeur désagréable, et peut donner lieu à la décomposition des produits de sécrétion.

Mampe (Stargard) avait déjà conseillé, en 1838 (1), d'introduire cinq ou six fois dans différentes directions, au-dessus de l'orifice interne, une sonde élastique entre l'œuf et l'utérus, et d'exciter ainsi les contractions. Lehmann, à Amsterdam, introduisait aussi dans ce but une bougie dans la cavité utérine, et ne la laissait pas non plus à demeure. Son procédé fut largement employé en Hollande. Krause (2) améliora ce procédé d'une façon essentielle en conseillant de laisser la sonde en place jusqu'à ce que l'activité utérine se soit éveillée d'une façon suffisante (3).

§ 178. Les injections entre l'utérus et l'œuf. Méthode de Cohen.

On introduit, entre les membranes et l'utérus, soit un instrument particulier construit dans ce but, qui est plus gros à son extrémité, et remplit ainsi l'orifice de la matrice, soit une sonde élastique ordinaire, et l'on injecte à travers leur canal de l'eau tiède, jusqu'à ce que les femmes aient la sensation d'une plus grande distension. Le liquide injecté sépare les membranes de l'utérus dans une grande étendue, et éveille rapidement les contractions.

Ce procédé agit vite et sûrement, pourtant il est un peu plus compliqué que le précédent, et, ce qui est plus important, il est beaucoup plus dangereux. Toute une série de cas mortels ont déjà été signalés en partie à la suite d'injections intra-utérines, en partie à la suite d'injections simplement vaginales, et chaque fois par l'introduction de l'air dans les veines de l'utérus. R. Barnes (4), Lazzati, Tarnier, ont publié chacun deux cas mortels; Salmon, Depaul, Blot et Esterle, chacun un (5).

Avant Cohen, Schweighäuser (6) avait du moins, en passant, conseillé dans ce but les injections intra-utérines, pourtant c'est Cohen (7) qui, le premier, décrivit en détails la méthode qui fut il est vrai plus tard très-simplifiée. Lazarewitsch (8) trouva qu'il y a avantage à ce que l'orifice du tube par lequel on fait l'injection ne soit pas placé latéralement, mais à l'extrémité du tube, de façon que le liquide injecté soit dirigé vers le fond de l'utérus.

§ 179. La méthode de dilatation intra-utérine de Tarnier.

Tarnier (9) conseille un nouvel instrument qui reste placé comme une vessie au-dessus de l'orifice interne. Il consiste en un tube de caoutchouc qui a l'aspect d'une sonde élastique, et qui, à son extrémité supérieure, présente un point où les parois sont très-minces. A l'aide d'un instrument tout à fait analogue à une sonde, on conduit le tube jusqu'au-dessus de l'orifice interne

(1) Casper's Wochenschrift, p. 657.
(2) Loc. cit., p. 75.
(3) Voy. aussi Valenta, Die catheterisatio uteri. Wien, 1871.
(4) Obst. Oper., London, 1871, 2ᵐᵉ édit., p. 365.
(5) Voy. aussi Olshausen, M. f. G., vol. XXIV, p. 350, et Litzmann, Arch. f. Gyn., vol. II, p 176.
(6) Das Gebären nach der beobachteten Natur, etc. Strassburg, 1825, p. 230.
(7) Neue Zeitschrift f. Geb., vol. XXI, p. 116.
(8) Obst. Tr., IX, p. 161.
(9) Gaz. d. hôp., nov. 1862, et Cazeaux, Traité de l'art d. acc., 7ᵐᵉ édit., par Tarnier. Paris, 1867, p. 1039.

de la matrice. Si alors, à l'aide d'une forte pression, on injecte de l'eau, le point qui présente les parois minces, et qui se trouve au-dessus de l'orifice interne, se distend en forme de sphère, et si l'on retire alors l'instrument conducteur, la sphère distendue reste au-dessus de l'orifice interne.

Spiegelberg (1) a employé ce procédé dans sept cas et le recommande fortement. D'après les résultats pour la mère et l'enfant, les essais ne sont toutefois pas très-engageants, pourtant il faut ajouter qu'on ne doit pas attribuer à la méthode les résultats défavorables. Comme nous ne l'avons employée que dans un cas, nous ne sommes pas en état de nous prononcer définitivement. Mais il est malgré cela pour nous très-évident qu'elle ne supplantera pas dans la pratique la sonde élastique. Car si elle éveille très-rapidement la contractilité utérine, celle-ci, comme Tarnier le dit lui-même, s'arrête souvent après l'expulsion de l'ampoule, si bien que la fin de l'accouchement arrive à peine un peu plus tôt que lorsque l'on emploie la sonde élastique. Dans un cas où l'ampoule avait été expulsée, nous avons été forcé, parce que les douleurs avaient complétement cessé, de recourir à nouveau à l'emploi de la sonde élastique qui ramena rapidement une suffisante activité des douleurs. Si l'on injecte seulement l'ampoule d'une façon modérée (jusqu'à la grosseur d'une noix) elle est rapidement expulsée; si l'on injecte l'ampoule plus fort (de la grosseur d'un œuf de poule) elle se rompt très-facilement, ou sous la seule influence de la pression déterminée par les douleurs, ou dans des efforts de toux, de vomissements.

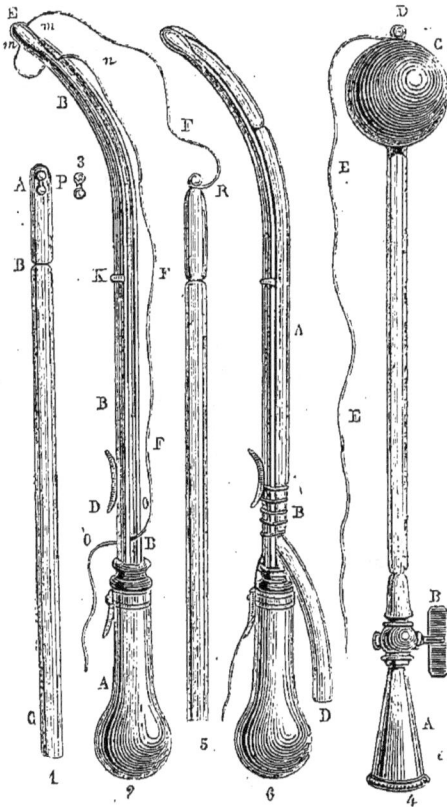

FIG. 64. — Pièces du dilatateur intra-utérin de Tarnier.

Comme le robinet s'ouvre facilement, et qu'ainsi l'ampoule s'affaisse, on pourrait conseiller, avec Tarnier, d'enlever complétement le robinet et de lier le tube de caoutchouc. Comme tout le procédé est assez compliqué et exige un appareil spécial, il est certain que pour le plus grand nombre des praticiens, il ne remplacera pas la sonde élastique. Ce n'est que dans les cas dans lesquels il serait indiqué d'avoir une marche aussi rapide que possible de l'accouchement, que l'on pourrait conseiller l'emploi du dilatateur de Tarnier, et, si celui-ci était expulsé, l'emploi du dilatateur de Barnes, que nous allons décrire.

Note du traducteur. — En France, c'est l'appareil de Tarnier dont on se sert le plus généralement. Il agit, en effet, vite et bien, mais il n'est pas à l'abri de tout reproche, et outre le glissement facile de l'ampoule signalé déjà par Schrœder et qui est la règle chez les multipares, il présente chez les primipares un autre inconvé-

(1) *Berl. kl. W.*, 1869, nᵒˢ 9 et 10.

nient. Il arrive en effet quelquefois que certaines primipares ont le col si étroit, l'orifice si petit, que le volume du conducteur devient un obstacle réel à l'introduction du tube de caoutchouc, et nous avons vu, pour notre part, une fois notre maître, M. Depaul, obligé d'avoir recours à un autre procédé. M. Pajot a modifié l'appareil de Tarnier en remplaçant le conducteur de Tarnier par un mandrin creux que l'on introduit dans le tube de caoutchouc et à l'aide duquel on peut au besoin faire l'injection, et a ainsi paré à ce dernier inconvénient.

Mais il n'en reste pas moins le glissement facile de l'instrument, lorsqu'il est peu distendu, et la rupture lorsqu'il l'est trop. Ce sont là de petits inconvénients, et en somme l'instrument de Tarnier nous rend tous les jours de très-grands services.

§ 180. *Dilatation mécanique du col.* (Brunninghausen, Kluge et Barnes.)

Dans le premier procédé, qui consiste dans l'emploi de l'éponge préparée, on commence, si le col est encore complétement fermé, par la douche ascendante vaginale ou par le tamponnement du vagin ; on introduit ensuite un morceau d'éponge préparée dans le col, et on le fixe par un tampon d'ouate.

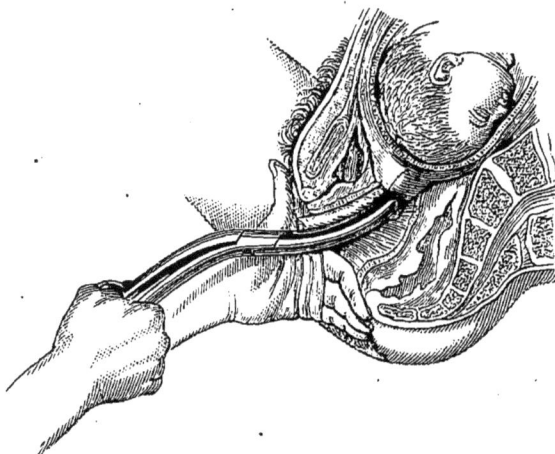

FIG. 65. — Accouchement prématuré artificiel, introduction d'un cône d'éponge préparée dans le col.

Comme l'éponge prend très-facilement une mauvaise odeur, on doit, au plus tard, la retirer au bout de douze heures, et si l'activité des douleurs n'est pas suffisante, en réintroduire une autre. Au lieu de l'éponge préparée qui irrite fortement la muqueuse du col, et qui déjà, au bout de fort peu de temps, prend une mauvaise odeur, on se sert, pour le même but, d'un cône de laminaria. Pourtant celui-ci, s'il reste appliqué trop longtemps, donne aussi lieu à la décomposition des produits sécrétés. Cette dernière raison, jointe à ce que l'introduction peut être très-difficile, et à ce que cette méthode est inférieure aux précédentes comme rapidité et persistance d'action, fait qu'aujourd'hui ce procédé ne doit plus être conseillé.

Brunninghausen, dès 1820 (1), proposa cette méthode, et Elias de Siebold (2), le

(1) *Neue Z. für Geb.*, vol. III, p. 326.
(2) *Siebold's Journal*, vol. IV, p. 270.

premier, la mit en pratique, Kluge (1) modifia un peu la méthode, inventa un instrument pour introduire l'éponge et appela sur elle l'attention générale.

Déjà, antérieurement, on avait tenté de dilater le col à l'aide d'instruments particuliers. Osiander, Busch, Mende et Krause inventèrent des dilatateurs destinés à cela. Il est à peine besoin de dire que la·dilatation à l'aide d'instruments de métal est un procédé brutal qu'il ne faut pas conseiller. Schnackenberger (2) conseilla, dans ce but, un autre instrument qui agit beaucoup plus doucement, et auquel il a donné le nom harmonieux de sphénosiphon. C'est une vessie d'animal qui est liée sur une seringue que l'on remplit d'eau, et qui distend ainsi mécaniquement le col.

De la même idée dérive le procédé de Barnes (3), dans lequel le col se trouve dilaté par des poches de caoutchouc en forme de guitare qu'il emploie sous trois grandeurs différentes. A l'aide d'une sonde, elles sont introduites dans le col, y sont remplies de liquide, et y restent placées, puisque le milieu est plus étroit que les extrémités. Comme ces dilatateurs sont assez épais, ce procédé ne peut être employé que lorsque le col permet déjà l'introduction de deux doigts, c'est-à-dire la plupart du temps alors seulement que l'accouchement a déjà été mis en train par une autre méthode. Elliot (4) les recommande chaudement.

§ 181. *Le tamponnement du vagin*, d'après Schöller, Hüter et Braun.

Le *colpeurynter* (c'est une vessie de caouchouc munie d'un robinet de maillechort) est introduit dans le vagin, et à l'aide d'une seringue y est rempli d'eau. L'action de l'instrument, en particulier, s'il est modérément distendu, est lente et incertaine; mais, s'il est fortement rempli, il devient très-pénible à supporter et détermine même des douleurs très-intenses. Pourtant on pourrait conseiller cette méthode dans certains cas, et, de préférence, s'il y avait des hémorrhagies; de plus, lorsque l'accouchement étant déjà mis en train, les douleurs s'arrêtent, et lorsque l'on désire aussi bien renforcer des douleurs que s'opposer par une contre-pression à la rupture menaçante des membranes. (Le tampon de caoutchouc empêche avec une grande sûreté la rupture de la poche des eaux.)

Schöller (5) a conseillé le *tamponnement avec de la charpie*, méthode qui est tout à fait insuffisante pour le but qu'on se propose. Hüter (6) conseilla une vessie de veau et Carl Braun (7) le tampon de caoutchouc qui, si l'on se décidait pour cette méthode, mérite incontestablement la préférence.

§ 182. *La douche utérine ascendante. Méthode de* Kiwisch.

On dirige sur le segment inférieur de l'utérus un jet d'eau de 30 à 35 de-

(1) *Mende's Beobacht. und Bem.*, 1826, vol. III, p. 26.
(2) *Siebold's Journal*, vol. XII, p. 472
(3) *Lancet*, janv. 1863.
(4) *Obstetric Clinic.* New-York, 1868.
(5) *Die k. Frühgeburt, bew. durch. d. Tampon.* Berlin, 1842.
(6) Daniel, *De nova part. praem. arte leg. prov. meth.* D. i. Marburg, 1843.
(7) *Zeitschr. d. Ges. d. Wiener Aerzte*, 1851, vol. II, p. 527.

grés Réaumur. Le meilleur instrument est un irrigateur qui donne un jet régulier et empêche le mieux l'injection simultanée de l'air ; l'injection doit durer dix à quinze minutes, et être renouvelée, si l'on veut obtenir une action jusqu'à un certain point précise, toutes les deux ou trois heures, jusqu'à ce qu'il survienne des douleurs suffisantes. Cette méthode n'est pas infaillible, et n'est pas non plus absolument sans danger (§ 178), pourtant elle peut, dans certains cas, être employée pour déterminer un premier degré de dilatation du col lorsqu'il est complétement fermé, et permettre ainsi l'emploi d'une autre méthode.

Cette méthode a été conseillée par Kiwisch (1). Blot (2), pour augmenter son action, a conseillé d'introduire la canule dans le col lui-même. C'est une modification dont il faut absolument s'abstenir, parce que le clysopompe pourrait envoyer dans l'utérus de l'air qui pourrait pénétrer dans les veines.

§ 183. *La perforation des membranes. Méthode de* Scheel, de Hopkins, de Meissner.

D'après la méthode de Scheel, la rupture de la poche est pratiquée au niveau de l'orifice de la matrice avec une sonde utérine ordinaire, ou à l'aide d'un des nombreux instruments pointus inventés pour cela. Le résultat est certain quoique souvent il soit très-long à se produire. Le procédé, puisqu'il entraîne avec lui les dangers de la rupture prématurée des membranes, était abandonné, quand il fut récemment, après de nombreuses expériences faites dans la clinique de Braun, à Vienne, conseillé de nouveau vivement par Rokitansky le jeune (3). Rokitansky ponctionne l'œuf avec une plume d'oie taillée en pointe et introduite par-dessus une sonde utérine. D'après Rokitanski, le liquide amniotique s'écoule alors lentement et le pronostic est plus favorable pour la mère et l'enfant que dans les autres méthodes.

Meissner perfore la poche en un point élevé à l'aide d'un long trocart courbe, construit dans ce but, et que l'on retire après qu'il s'est écoulé une demi-once de liquide amniotique ; le liquide s'écoule ensuite peu à peu goutte à goutte, et les contractions utérines se manifestent. Comme ce procédé est toujours difficile à pratiquer, et qu'il nécessite un instrument particulier, il est assez généralement abandonné.

La perforation des membranes est la méthode la plus ancienne, et, comme nous l'avons vu plus haut, a été déjà employée par J. Siegmund contre les hémorrhagies. Les Anglais s'en servirent aussi pour leur première opération. La méthode a conservé le nom du Danois Paul Scheel, qui la conseilla en 1799. Le procédé de Meissner avait, du reste, déjà été avant lui conseillé par Hopkins (4).

Il est encore quelques autres méthodes qui n'ont qu'un intérêt historique ; elles ne déterminent l'accouchement prématuré que lentement et d'une façon très-aléatoire, et ne sont en partie pas à l'abri de tout danger. Parmi ces

(1) *Beiträge zur Geb.*, I. p. 114 et II, p. 1.
(2) Voy. aussi Kleinwächter, *Prager Vierteljahrsschrift*, 1872, I, p. 56.
(3) *Wiener med. Presse*, 1871, nᵒˢ 30-33.
(4) *Accoucheur's Vademecum*, 4ᵐᵉ édit. London, 1826.

méthodes se rangent : La *méthode* d'Hamilton (les membranes sont décollées avec le doigt de la paroi utérine, dans la circonférence de l'orifice interne. Les *frictions sur le fond de l'utérus*, d'Outrepont. Les *frictions de l'orifice du col*, de Ritgen. Le *seigle ergoté* à l'intérieur, de Ramsbootham. L'*irritation des mamelles* par la succion, de Scanzoni. La *douche d'acide carbonique*, de Scanzoni (un cas mortel). Le *galvanisme*, d'après Schreiber. L'*électricité d'induction*, d'après Henning. Les bains chauds. Les lavements excitants, etc.

III. L'ACCOUCHEMENT FORCÉ.

§ 184. L'orifice de la matrice à l'état normal se dilate sous l'influence de douleurs un peu fortes, assez rapidement, et n'oppose jamais un obstacle à la marche ultérieure de l'accouchement. Pourtant dans les cas qui réclament une accélération de l'accouchement, et dans lesquels les douleurs, quoique puissantes, ne sont pas en état de terminer l'accouchement dans la période de temps que réclame l'intérêt de la mère ou de l'enfant, on peut être forcé de recourir à la dilatation artificielle de l'orifice, comme premier acte de l'accouchement forcé.

Avant le début des douleurs, lorsque l'orifice du col est peu ouvert et que le col n'est pas encore effacé, la dilatation artificielle de l'orifice de la matrice, si l'on ne veut pas témérairement déchirer ou diviser les parties molles maternelles, est impossible, et il n'y a aucune indication qui puisse chez une femme enceinte autoriser dans ces conditions à pratiquer cette opération.

Les convulsions éclamptiques cèdent avec certitude à l'emploi des anesthésiques, tandis que les interventions sur le col les excitent au plus haut degré ; et chez une femme qui vient de mourir, l'opération césarienne est la seule ressource qui puisse sauver l'enfant. Le plus habituellement, celui-ci succombe déjà bien longtemps avant qu'on puisse réussir à lui faire franchir les voies naturelles, lorsqu'elles ne sont pas encore dilatées. Il est absolument contraire au bon sens d'avoir recours à l'accouchement forcé, dans les conditions que nous avons signalées pour les hémorrhagies graves qui menacent la vie de la mère, puisque pendant le long espace de temps que l'on mettra à pratiquer l'opération l'hémorrhagie restera pour le moins aussi considérable.

On ne peut obtenir la dilatation complète du col en peu de temps, que si la nature a déjà commencé le travail provocateur.

§ 185. Lorsqu'il s'agit de décider si l'opération est praticable, il faut avant tout considérer si l'on a affaire à une primipare ou à une multipare. Chez les primipares, il faut absolument que le col soit complétement effacé, que par conséquent l'orifice interne soit complétement dilaté et que le bord de l'orifice externe soit mince. Pourtant si, comme cela a lieu si souvent, le segment inférieur de l'utérus est déjà fortement aminci, on peut, si cela est indispensable, procéder à la dilatation artificielle, alors que l'orifice du col n'est pas encore complétement franchissable. Naturellement, cette opération est d'autant plus facile que l'orifice et le segment inférieur de l'utérus sont déjà plus amincis.

Chez les multipares, le col doit au moins être effacé dans sa plus grande partie, pourtant chez ces femmes on voit quelquefois l'orifice se dilater relativement assez facilement, alors même qu'il forme encore un gros bourrelet.

Comme l'opération n'est faite que pour faciliter l'extraction de l'enfant, et comme les parties de l'enfant, à mesure qu'elles s'engagent, sont le meilleur agent pour compléter la dilatation, on termine l'opération aussitôt que l'on peut tirer sur la partie qui se présente. Dans les présentations de l'extrémité pelvienne, la dilatation est par conséquent quelquefois suffisante, aussitôt que l'on peut attirer un pied à travers l'orifice du col, et dans les présentations du crâne, aussitôt que l'espace est suffisant, pour que l'on puisse faire passer les cuillers du forceps. Si l'on commence alors l'extraction, l'orifice se dilate sous l'influence de l'engagement progressif de la partie fœtale elle-même.

§ 186. L'opération se fait ou à l'aide de la main, ou à l'aide des instruments. Chez les multipares, si l'orifice forme encore un bourrelet, mais s'il est extensible, c'est la première méthode qui est la meilleure. Chez les primipares, lorsque l'orifice est tout à fait mince, c'est la seconde. On peut rationnellement combiner ces deux méthodes. Dans la dilatation manuelle, on introduit le plus de doigts possible dans l'orifice, et ce sont eux qui opèrent la dilatation. Pour la dilatation instrumentale, on se sert d'un bistouri boutonné; ou mieux, on introduit des ciseaux courbes sur leur face, à branches mousses, entre l'œuf et le col, et l'on incise ce dernier en deux ou trois points et même plus. Les incisions ne doivent pas être trop profondes, et il vaut mieux en pratiquer plusieurs à différentes places.

§ 187. L'opération peut devenir nécessaire, dans l'intérêt de la mère ou dans celui de l'enfant. La première indication résulte presque exclusivement des hémorrhagies (voyez pour plus de détails la pathologie spéciale de l'accouchement). L'intérêt de l'enfant ne réclamera l'opération que si l'orifice étant encore loin de sa dilatation complète, une circonstance quelconque vient mettre la vie de l'enfant en danger. Il faut dans ce cas peser avec le plus grand soin, si l'accouchement forcé peut être pratiqué avec la rapidité nécessaire et sans faire courir à la mère le danger de perdre la vie.

Si la parturiente meurt subitement, l'accouchement forcé est indiqué, lorsque l'on peut espérer pouvoir par ce moyen amener l'extraction de l'enfant plus rapidement que par l'opération césarienne. Dans l'autre cas, puisque la mère étant morte, on n'a plus à s'occuper que de la vie de l'enfant, il faut donner la préférence à l'opération césarienne.

§ 188. Le pronostic de la dilatation sanglante de l'orifice, est favorable pour la mère, si l'on n'entreprend l'opération que lorsqu'elle peut être suivie de succès. L'expérience apprend que les incisions ne s'étendent pas plus loin et ne sont pas suivies de fortes hémorrhagies. La dilatation manuelle est, dans les conditions signalées plus haut, presque toujours facile et n'entraîne aucune conséquence fâcheuse pour l'enfant; le choix du procédé est indifférent.

IV. LA MÉTHODE D'EXPRESSION

BIBLIOGRAPHIE. — KRISTELLER, *Berl. klin. Woch.*, 1867, n° 6, et *M. f. G.*, vol. XXIX, p. 337. — PLOSS, *Zeitschr. f. M., Ch. u. Geb.*, 1867, p. 156. — ABEGG, *Zur Geb. und Gyn.* Berlin, 1868, p. 32. — SITZLER, *Ueber die Kristeller'sche Expression*, etc. D. i. Königsberg, 1868. — PLAYFAIR, *Lancet*, 1870, vol. II, p. 465. — DE VRIJ, *Ovez de nitdrijving der Vrucht*, etc. Utrecht, 1870

§ 189. La méthode de l'expression artificielle du fœtus se pratique de la façon suivante :

La femme étant couchée sur le dos, on se place à ses côtés ; puis après avoir autant que possible rapproché la paroi abdominale antérieure de l'utérus, et écarté les anses intestinales qui peuvent se trouver entre eux, on embrasse le fond de l'utérus avec les deux mains, de telle sorte que les pouces saisissent aussi loin que possible la paroi antérieure, les mains dirigées avec leur bord cubital vers le bassin, embrassant la paroi postérieure. On débute par des frictions légères, puis on les augmente progressivement de haut en bas, pendant cinq à huit secondes, et on les diminue ensuite progressivement à la façon des contractions utérines. Après un repos de 1/2 à 3 minutes suivant l'exigence des cas, on recommence la pression sur un autre point de la même façon, et l'on renouvelle cette compression, suivant qu'il en est besoin, 10, 20, 40 fois.

§ 190. En employant ainsi cette pression externe, on obtient comme par les simples frictions du fond de l'utérus un renforcement des douleurs qui existent déjà ; en d'autres termes, la méthode d'expression par la pression exercée de haut en bas agit d'une façon analogue à la contraction des muscles abdominaux, si bien que l'on peut considérer cette méthode comme remplaçant et renforçant l'ensemble des forces qui agissent pour l'expulsion du fœtus.

Cette méthode par conséquent doit être employée, d'une façon générale, lorsque les forces expulsives présentent une faiblesse anormale, lorsque par conséquent les contractions utérines n'agissent pas d'une façon suffisante ou lorsque les douleurs ne sont pas très-fortes et que l'activité des contractions des muscles abdominaux, pour une raison quelconque, fait défaut ou est insuffisante. On se propose par conséquent, au moyen de cette méthode, d'accomplir progressivement l'accouchement d'une façon analogue à celle qu'emploie la nature.

Il est facile de se rendre compte de l'efficacité de la pression lorsque le col est dilaté et la tête engagée dans le bassin, en exerçant cette pression avec une seule main, tandis que les doigts et l'autre main sont appliqués sur la tête. Cette tête se meut nettement sous l'influence de chaque compression, et vient presser sur le plancher du bassin, tandis qu'elle remonte en arrière à chaque arrêt de cette pression. L'action de la compression est donc tout à fait analogue à celle des contractions des muscles abdominaux.

§ 191. Les avantages de ce procédé sont : son emploi facile, son innocuité et son analogie avec le procédé employé par la nature. Par contre il agit lentement, ne conduit à son but que dans les cas faciles et est souvent douloureux. Si les douleurs qu'il détermine ont pour la plus grande part, leur origine dans les vraies contractions utérines, il n'en est pas moins vrai que ce procédé les augmentant les femmes s'en prennent à la manœuvre et se révoltent contre elle, pour la même raison qui fait que pendant la contraction utérine, elles ne supportent pas volontiers ni même tranquillement la présence d'un doigt dans le vagin.

Ce procédé est plus facile à employer lorsque les parois abdominales sont minces et souples, que lorsqu'elles sont chargées de graisse et fortement tendues. Son emploi ne sera pas indiqué pour la dilatation du col, car il agit trop lentement, et continué trop longtemps il fatigue extrêmement l'opérateur. On ne doit par conséquent ordinairement y avoir recours que si l'on a chance de pouvoir terminer rapidement l'accouchement.

Dans les cas où l'accouchement artificiel réclame le plus de célérité, à cause d'un danger pour la mère ou l'enfant, ce procédé est également contre-indiqué parce que la méthode d'extraction conduit assurément beaucoup plus vite au but. Et quoique Kristeller, dans une présentation du siége où l'enfant déjà né jusqu'aux épaules s'asphyxiait, ait obtenu son dégagement complet en deux minutes, à l'aide des compressions, on ne doit pourtant pas oublier qu'il eût pu obtenir le même résultat en moins d'une demi-minute, à l'aide de l'extraction manuelle. Si pourtant, dans une présentation de l'extrémité céphalique qui réclamerait l'accélération de l'accouchement on n'avait pas son forceps sous la main, on pourrait conseiller un emploi énergique de la méthode d'expression.

C'est encore un moyen de terminer beaucoup plus facilement l'accouchement lorsque, la tête étant sortie, l'expulsion des épaules traîne en longueur. La combinaison de l'expression et de l'extraction trouverait sa plus grande utilité dans les présentations complètes du siége, puisque dans ces cas lorsqu'il se présente quelques difficultés, l'action de la traction sur le siége est lente et incertaine, et qu'en employant la *vis à tergo*, les bras qui, lorsque l'on se borne à des tractions, se relèvent facilement, restent appliqués sur la poitrine. La combinaison de la méthode de Kristeller avec l'extraction est surtout indiquée lorsque la tête vient la dernière, et c'est précisément dans les cas les plus difficiles qu'elle rend des services éminents.

Lorsqu'il y a un rétrécissement du bassin, ce procédé du reste ne donne aucun résultat (abstraction faite des cas où la tête vient la dernière, et où l'on peut alors exercer sur elle une forte pression), car il n'agit pas avec une force suffisante.

La méthode d'expression mérite une application beaucoup plus étendue et la trouve dans la délivrance, c'est ce que l'on appelle la méthode de Credé, voyez § 130.

Kristeller a le mérite d'avoir appelé l'attention dans ces derniers temps sur la valeur considérable des manœuvres externes pour faire progresser l'enfant, tandis que jusqu'alors ce mode de traitement n'était appliqué qu'à l'expulsion du délivre et de la tête restée la dernière. Ce n'est que chez les peuples sauvages que l'on trouve, comme Ploss (*l. c.*) l'a montré par de nombreux exemples très-intéressants; l'emploi de la *vis à tergo* appliqué des façons les plus variées (1). Quelques anciens auteurs qui s'occupaient d'accouchements signalent aussi cette méthode pour accélérer l'accouchement. Ainsi Albucasis, à propos des accouchements naturels, dit : « Cum ergo vides ista signa tunc oportet ut comprimatur uterus ejus, ut descendat » embryon velociter », et Roderic a Castro, en 1594, conseille aux sages-femmes de comprimer le ventre, de le frotter pour pousser l'enfant par en bas. Jacob Ruffs dans : *Un beau et joyeux livre de consolation pour les conceptions et les accouchements de l'espèce humaine*, Zurich, 1554, signale ces pressions dans le 1er chapitre du quatrième livre où il traite des présentations pelviennes : « Doch sol ein geschickte frouw zu » dieser zyt hinter jren der schwangern frouwen ston / sy mit beiden armen umb- » geben / vñ hart / geschicklich vnnd hoflich trucken / das kind nid sich streiffen » vnd strychen / vnd nit ob sich tringen noch fächten lassen / so lang bis dem kind)- » lein von der not vnd statt geholffen wirdt. » (Cependant une femme habile doit à ce moment se placer derrière la femme enceinte, l'entourer de ses deux bras, et la serrer doucement et avec précaution et habileté; puis pousser l'enfant par en bas, jusqu'à ce qu'il soit délivré, et non le laisser se débattre et se loger par en haut. Ambroise Paré conseille aussi cette méthode en ces termes : « Une matrone luy presse les parties supérieures du ventre, en pressant l'enfant en bas. »

Johann von Hoorn paraît, jusqu'à un certain point, avoir perfectionné les manœuvres externes employées dans ce but.

Il dit notamment, Note 30 de son livre *Siphra et Pua* : « Weil sie aber innerhalb » einiger Stunden mit ihrer Arbeit nichts ausrichtete, so trachtete man die Geburt » mit auswendiger Hülffe zu befördern. Man legte sie auf ein bequehmes Kreissbette, » unter denen Hüfften wurde ein Handquehle geschobe, worbey zwey Persohnen sie » in die Höhe heben könnten, wann es nöthig war, und die Wehe ankam, schobe » die in der Seiten liegende Gebähr-Mutter mitten in den Leibe, mit der flachen » Hand auf dem Bauche gelegt, stiess man nach, wann die Wehe kam, und derglei- » chen mehr. Welche Handgriffe ich offtermahls habe gesehen, dass sie gar viel zu » der Entbindung beygetragen und geholfen haben. » (Mais comme la femme n'obtenait pas de résultat de son travail au bout de plusieurs heures, on chercha à avancer l'accouchement par une assistance extérieure. On la coucha sur un lit de misère commode. Un essuie-mains fut poussé sous les hanches, ce qui permit à deux personnes de la soulever. Lorsque cela devenait nécessaire, et au moment où la douleur approchait, on repoussait vers le milieu du ventre la matrice couchée latéralement, avec la paume de la main placée sur le ventre, et quand la douleur venait on l'aidait et ainsi de suite à chaque douleur. J'ai vu souvent ces manœuvres contribuer et aider à l'accouchement).

Aider l'extraction de la tête restée la dernière par des manœuvres externes est un usage aussi vieux que la version sur les pieds (version podalique). C'est un procédé qui a été conseillé par Celse (au temps d'Auguste), par Ambroise Paré (1560), Pugh (1753), Wigand (1800), Ch. Braun et Éd. Martin.

Note du traducteur. — Nous ne pouvons ici que répéter ce que nous avons dit à propos de la méthode de Credé pour la délivrance. Si nous ne considérons pas comme inoffensives des pressions exercées sur la matrice pendant quelques secondes, que sera-ce lorsqu'il s'agira de pressions aussi énergiques que le veut Kristeller, et répétées comme il le dit jusqu'à 30 ou 40 fois. Outre que l'on trouvera bien peu de malades disposées à se soumettre, nous ne craignons pas de le dire, à un moyen aussi barbare, nous n'y voyons aucun avantage, car, comme le fait remarquer Schrœder, la méthode d'expression est destinée à suppléer à l'action des muscles

(1) Voy. aussi *Boston gyn. J.*, 1870, vol. III, p. 274.

abdominaux, à l'insuffisance des douleurs, et elle ne peut guère servir à dilater le col. C'est donc lorsque le col est dilaté ou dilatable, c'est-à-dire l'accouchement déjà très-avancé, que Kristeller emploie son procédé. Or, si la tête se présente, c'est dans ces cas, comme nous le verrons, que le forceps est indiqué, et c'est à lui que l'on doit avant tout avoir recours. L'accouchement sera terminé beaucoup plus rapidement et ne sera pas plus dangereux pour la mère. Si l'enfant se présente par l'extrémité pelvienne, la dilatation du col sera suffisante pour permettre l'introduction de la main et l'extraction. Les bras, il est vrai, pourront se relever, mais ce redressement des bras n'entraîne pas grande difficulté dans ces cas, et leur abaissement sera d'autant plus facile que la matrice se contractera plus faiblement et opposera ainsi moins de résistance. Un seul cas peut-être autoriserait pour nous jusqu'à un certain point la méthode de Kristeller. Ce serait la brièveté du cordon, mais elle est bien difficile à reconnaître d'une façon précise avant la fin de l'accouchement, comme nous le verrons quand nous étudierons ce sujet, et dans ces cas encore le forceps offre dans les présentations céphaliques un moyen sûr et rapide de terminer l'accouchement.

Quant à son emploi dans les rétrécissements du bassin, il faudra que le rétrécissement soit bien peu prononcé pour que des pressions raisonnables puissent le faire franchir à la tête, et ne vaut-il pas mieux encore dans ces cas avoir recours au forceps?

Cette méthode n'a guère été expérimentée en France que par M. le docteur Suchard, qui en a fait le sujet de sa thèse en 1872.

Il va même plus loin que Kristeller, puisqu'il croit qu'on peut l'employer pour remédier *à des arrêts de travail tenant à un défaut de contractions utérines, à une époque où le col n'est pas assez entr'ouvert pour permettre l'introduction des fers.*

Elle peut servir à *dilater un col spasmodiquement contracturé,*

A obtenir *une tête restée en arrière après l'expulsion du tronc et retenue par le retrait du col sur le cou de l'enfant,*

A mettre *au jour une tête restée dans l'excavation par suite de la résistance du périnée.*

Nous ne pouvons laisser passer sans objections les propositions précédentes, car elles nous semblent contraires à tous les principes de la pratique rationnelle.

Si les contractions utérines s'arrêtent à une époque où le col n'est pas assez entr'ouvert pour permettre l'introduction des fers, le mieux est, à moins d'indications urgentes, d'attendre, et dans le cas contraire de pratiquer le débridement du col et d'appliquer le forceps, car on agira ainsi beaucoup plus sûrement et plus rapidement.

Quant à obtenir la dilatation d'un col contracté spasmodiquement, ou rétracté spasmodiquement sur une tête restée en arrière, la méthode de Kristeller appliquée à ces cas nous semble aller directement contre le but. Comment, on a déjà affaire à un col contracté spasmodiquement, et l'on va chercher à augmenter encore l'activité utérine! L'antagonisme qui existe entre les fibres du col et du corps sera certainement invoqué par les partisans de la méthode, mais comme du moment où l'on excite la fibre utérine on n'est jamais sûr de limiter son action, et que l'on s'expose ainsi à augmenter ce spasme, je crois qu'il y a là au contraire une contre-indication formelle, et, loin de chercher à augmenter l'activité utérine, je m'efforcerai de la calmer par tous les moyens possibles.

Quant à la résistance des muscles du périnée, quand c'est elle qui seule arrête la tête dans l'excavation et empêche sa sortie, le forceps est dans ces cas un instrument si inoffensif, même entre des mains peu expérimentées, que je n'hésiterai jamais à lui donner la préférence sur tout autre moyen.

Dans plusieurs des observations citées, la méthode d'expression du reste n'a pas été employée seule, mais elle a été associée à l'extraction. Or, on ne peut de bonne foi, dans ces cas, mettre les succès obtenus à son acquit.

On imite, dit-on, par cette méthode, la nature, et l'on évite l'emploi des instruments et leur introduction dans la matrice. On évite, il est vrai, les instruments, et leur action sur la face interne de la matrice, mais cela me paraît largement compensé par celle que l'on exerce sur sa face externe, et pour ma part, comme je considère toute action sur la matrice, de quelque nature qu'elle soit, comme non inoffensive, entre une intervention qui ne dure que quelques minutes et une intervention qui peut se prolonger pendant une demi-heure et plus (30 ou 40 expressions), je n'hésite pas et je donne la préférence à l'instrument qui, entre des mains expérimentées, cela va de soi, donnera des résultats plus rapides et pour le moins aussi satisfaisants.

V, EXTRACTION DE L'ENFANT A L'AIDE DU FORCEPS

Bibliographie. — Levret, *Observ.* etc., p. 82 et suiv., et *Suite des Observ.*, etc. p. 154 et suiv. — Smellie, *A treatise on the Theory and Pract. of Midw.*, 3me édit. London, 1856, vol. I, p. 248. — Baudelocque, *L'art des acc.*, 8me édit. Paris, 1844, t. II, p. 133 et suiv. — Wigand, *Beiträge zur Geburtshülfe*, cah. 2. Hamburg, 1800, p. 27. — Boer, *Natürliche Geburtshülfe*, vol. III. Wien, 1817, p. 75. — F.-B. Osiander, *Handbuch der Entbindungskunst.* Tübingen, 1830, p. 245. — Madame Lachapelle, *Prat. des acc.*, t. I. Paris, 1821, p. 60. — G.-V. Stein le jeune, *Lehre der Geb.*, part. II, 1827, § 686, etc., *Siebold's Journal f. Geb.*, etc.; vol. VI, p. 481, *Gemeins. deutsche Z. f. G.*, 1829, vol. IV, p. 374 et dans beaucoup d'autres passages. — Kristeller, *M. f. G.*, vol. XIII, p. 396. — Spöndli, *Die unschädliche Kopfzange*, etc. Zurich, 1861. — Dieterich, *M. f. G.*, vol. XXXI, p. 262.

Historique. — C'est à la découverte si tardive du forceps, cet instrument inoffensif, qu'il faut évidemment rapporter la cause des conditions défavorables dans lesquelles s'est trouvée l'obstétrique, qui demeura si longtemps abandonnée aux mains des femmes, le secours des médecins n'étant réclamé ordinairement que dans les cas désespérés, alors que l'enfant était déjà mort ou tenu pour tel. Ainsi Celse, ce Romain si instruit, parle des opérations obstétricales comme étant une des branches de la chirurgie, et toutes les indications qu'il donne se rapportent expressément et uniquement à l'accouchement des enfants morts.

D'une autre part, il ne faut pas s'étonner de ce que précisément, comme il n'existait aucun moyen inoffensif de terminer l'accouchement lorsque la tête était arrêtée dans le bassin, les femmes eussent de l'effroi et de la répulsion à accepter les soins d'un homme, car aussitôt que la version était devenue impossible, on était obligé d'avoir recours à la perforation du crâne et à l'extraction de l'enfant avec les crochets : « An this expedient, dit Smellie, produced a general clamour among the women who » observed, that when recourse was had to the assistance of a manmidwife, either » the mother or child, or both, were lost. » (Cet expédient produisit un tolle général parmi les femmes, qui faisaient l'observation que quand on avait recours à l'assistance d'un accoucheur, soit la mère, soit l'enfant, soit tous deux étaient perdus.)

Il ne faut donc pas s'étonner que les femmes en travail se révoltassent contre l'intervention des chirurgiens et préférassent se confier, elles et leurs enfants, aux soins passifs du moins de sages-femmes ignorantes.

Mais quand des hommes d'une haute capacité commencèrent, d'abord en France, à se consacrer spécialement à l'obstétrique, ils ne tardèrent pas à reconnaître toute la nécessité d'avoir à leur disposition un moyen d'extraction innocent, lorsque la tête était arrêtée dans le bassin, si bien que, d'autre part, la découverte de ce moyen releva rapidement aux yeux du public la valeur de l'intervention obstétricale des médecins, enleva aux sages-femmes le privilége de s'occuper seules des accouchements et leur laissa seulement la direction des accouchements normaux.

L'absence du forceps inoffensif explique pourquoi, comme déjà nous l'avons signalé note du § 115, les accoucheurs les plus expérimentés dans beaucoup de cas préféraient les présentations des pieds aux présentations de l'extrémité céphalique. Ainsi Peu, 1694, dit expressément que les présentations de l'extrémité céphalique, en particulier lorsque l'accouchement dure très-longtemps, peuvent devenir extré-

mement dangereuses, et que dans ces cas une présentation anormale de l'enfant qui peut se terminer par la version et l'extraction est de beaucoup préférable. Dionis, 1718, s'exprime de même, ainsi qu'en Hollande Deventer 1701, et en Allemagne Justine Siegemund, 1690. Cette dernière dit : « Ich muss bekennen, ich gehe viel
» lieber zu Hülffe, wo die Kinder unrecht zur Geburt stehen, als auf solche ver-
» harrete Art. Denn wann die Kinder unrecht kommen, da man sie wenden
» muss, ist keines Hakens nöthig ; aber solche rechtstehende, hartangetriebene
» Kinder können mit meinem Wissem von der Mutter nicht anders, als mit
» Ziehung eines Hakens gebracht werden, wann die Mutter schon von Kräfften
» kommen und nicht weit mehr vom Tode ist. » (Je dois reconnaître que je vais bien plus volontiers à un accouchement lorsque l'enfant se présente d'une façon anormale que lorsque les enfants se trouvent ainsi enclavés. Car lorsque l'enfant se présente mal, comme il faut faire la version, il n'est pas besoin d'avoir recours aux crochets. Mais lorsque les enfants se présentent bien et se trouvent ainsi enclavés, je ne connais pas d'autres moyens que les crochets pour les extraire du sein maternel, et la mère est alors déjà épuisée et bien près de succomber.

De Lamotte, 1721, s'exprime encore plus énergiquement... « Cette situation (présentation du crâne) se rend la plus inquiétante et la pire de toutes, puisque je n'en connais aucune où un chirurgien expérimenté dans la pratique ne puisse accoucher la mère d'un enfant vivant, au lieu qu'il se trouve alors souvent réduit à voir périr l'enfant et même la mère dans cette situation si préconisée, les préceptes de la religion chrétienne liant alors les mains à l'accoucheur et l'empêchant de mettre en usage les moyens que son art a pu jusqu'à présent lui suggérer en ces rencontres pour sauver la mère. »

Les accoucheurs ne se bornèrent pas à exprimer leurs plaintes, mais ils commencèrent à chercher un moyen d'extraction qui fût inoffensif. Le mérite d'avoir le premier cherché à extraire la tête d'une façon inoffensive, au moyen d'un instrument introduit dans le vagin, revient à Pierre Franco, 1561, quoique son instrument (spéculum à trois valves) aussi bien que son procédé, fût très-peu apte à donner le résultat désiré. Ces tentatives se multiplièrent encore lorsque le bruit se répandit dans le monde scientifique que la famille Chamberlen, en Angleterre, avait en sa possession un remède secret qui remplissait le but désiré. Ainsi Johann von Hoorn, 1715, dans la note 27 et 28 de son ouvrage intitulé *Wehemutter*, décrit différentes manœuvres qui en partie sont destinées à écarter les parties génitales maternelles de la tête lorsqu'elle se montre, en partie, à exercer sur elle une faible traction, et il croit avoir ainsi découvert la manœuvre signalée par Hugo de Chamberlen dans la préface de la traduction de *Mauriceau*. Les autres, comme Deventer, se servaient de bandes ou de lacs de toile qu'ils portaient avec beaucoup de peine derrière la tête, et ils cherchaient ainsi à l'extraire. Smellie, en même temps que son forceps, décrit ces *Filets* et représente dans son atlas, planche 38, celui qui était le plus en usage. De Lamotte, 1721, se flatte également d'avoir trouvé pour ces cas un autre moyen que ses prédécesseurs. C'est la version qui, dans ses mains habiles, réussit, même lorsque la tête était déjà au détroit inférieur. C'est de cette façon qu'il accoucha une femme qui était en travail depuis 10 jours et 10 nuits, d'un enfant mâle, asphyxié, mais qu'il rappela à la vie. En l'année 1713 enfin, Palfyn, chirurgien à Gand, présenta à l'Académie de médecine de Paris le premier instrument officiellement connu, instrument analogue à un forceps et destiné à l'extraction inoffensive de la tête.

Il peut sembler étonnant qu'il ait fallu tant de peine pour qu'un instrument dont l'idée est si simple fût trouvé par les accoucheurs. Il faut en chercher l'explication dans les fausses idées préconçues que l'on se faisait de ce que l'on appelait l'enclavement de la tête. Ainsi De Lamotte lui-même dit, à propos de l'instrument de Palfyn....., « que la chose étoit autant impossible que celle de faire passer un câble par le trou d'une aiguille ; en effet, comment un instrument d'acier ou autre pourroit-il être porté à l'endroit où cette tête est arrêtée ou enclavée de telle manière qu'on ne pût introduire une sonde pour procurer l'évacuation de l'urine retenue depuis plusieurs jours, non plus qu'une canule pour un lavement, pas même une feuille de myrthe, comment, dis-je, pourroit-on passer cet instrument et lui faire jouer son jeu si à propos que l'enfant fût tiré du péril auquel l'étroitesse des parties l'ont exposé; » et il ajoute, convaincu de l'importance d'une telle découverte : « Si la chose était vraye autant qu'elle est fausse, que cet homme mourût sans rendre cet instrument public, il mériterait qu'un ver lui dévorât ses entrailles pendant l'éternité, par rapport au crime qu'il feroit de ne pas donner un moyen de sauver la vie à un nombre infini de pauvres enfants qui la perdent par le défaut d'un tel secours; toute la science humaine n'ayant pu le trouver jusqu'à présent; » il ne prévoyait pas jusqu'à quel point ses paroles seraient justifiées d'une manière écrasante par l'événement.

En effet, déjà depuis soixante-quinze ans environ cet instrument si désiré se trouvait d'une façon très-complète entre les mains d'une famille anglaise, les Chamberlen, qui s'en servaient comme d'un remède secret. Car, quoique anciennement on pût conserver de grandes incertitudes sur la nature du secret des Chamberlen (d'après Exton, c'était une variété particulière de version, d'après d'autres une préparation opiacée, ou un spéculum de matrice, ou un simple levier), la lumière s'est faite en l'année 1815 par suite d'une heureuse découverte faite dans la maison occupée anciennement par les Chamberlen. A Woodham, en Essex, on trouva en effet (1) dans une armoire fermée, avec plusieurs lettres de Chamberlen, et quelques leviers, différents forceps qui, sans avoir la courbure du bassin, se signalaient surtout par la prédominance de leur courbure céphalique. Les cuillers sont fenêtrées, elles se croisent, et le mode d'articulation aussi bien que les poignées sont ceux des ciseaux ordinaires (voy. fig. 66.) A quelle année (vraisemblablement déjà avant 1647) remonte la découverte, et quel fut le véritable inventeur (probablement Paul Chamberlen, le père de Hugh Chamberlen), c'est ce qui reste il est vrai dans l'obscurité. Hugh Chamberlen, qui avait à Londres une grande clientèle obstétricale, se rendit en 1670 à Paris dans le but de vendre son secret pour 10 000 écus. Malheureusement, il ne put donner de preuves concluantes et échoua dans un cas pour lequel le forceps ne put être appliqué, c'est-à-dire dans un bassin rétréci à un haut degré et dans lequel Mauriceau (2) avait déjà vainement appliqué toutes les ressources de son art. La femme mourut, non accouchée, des lésions faites à l'utérus. Chamberlen s'en retourna à Londres, sans avoir pu réaliser son projet, traduisit l'ouvrage de Mauriceau en anglais, et gagna par sa pratique à Londres une rente de 30 000 livres. Dans la traduction de Mauriceau, il parle de son secret. Son père, ses frères et lui avaient un moyen pour extraire la tête de l'enfant sans crochet ni version, et il s'excuse de n'avoir pas publié ce secret en disant qu'il n'en avait pas seul la propriété. En 1688, Hugh Chamberlen, qui était partisan de Jacques II, émigra en Hollande, où il vendit son secret à Roonhuysen. Si la famille Chamberlen a la honte d'avoir, poussée par un vil égoïsme, dissimulé pendant de longues années une des découvertes les plus utiles à l'humanité, l'histoire du forceps en Hollande est encore plus vile. Ce n'était pas assez que le forceps fût transmis pour de l'argent comme un remède secret, de main en main; mais il parut même en 1746, à Amsterdam un décret du collège médico-pharmaceutique portant que personne ne pourrait exercer les accouchements avant d'avoir prouvé qu'il était en possession de ce remède secret, qu'il devait acheter à ses examinateurs au prix d'une grosse somme d'argent, et pour mettre le comble à cette honteuse histoire, il arriva en outre que quand Jac. de Visscher et Hugo v. de Poll achetèrent le secret et le publièrent, ils furent dupés par-dessus le marché, en ce que ce ne fut pas le forceps dont Roonhuysen et ses élèves se servaient avec avantage qu'on leur vendit, mais seulement une des cuillers de ce forceps, *le levier*.

En Angleterre, le forceps, dans l'intervalle, parvint à la connaissance d'autres

_____

(1) Voy. *Medico-chir. Transact.* London, 1818, vol. IX, p. 181, *Edinb. med. and surg. Journ.*, vol. XL, 1833, p. 339 et *Siebold's J. f. Geb.*, vol. XIII, p. 540, avec figures.

2) Voy. *Obs. sur la grossesse*, XXVI, p. 23.

accoucheurs. Ainsi Drinkwater, qui pratiquait les accouchements à Brentford, s'en servit de 1668 jusqu'à 1728. Chapmann dit déjà en 1733 : « That the secret mentioned » by Dr Chamberlen was the use of forceps, now well known by all the principal men » of the profession both in town and country. » (Le secret du docteur Chamberlen était l'emploi du forceps maintenant connu de tous les hommes éminents de l'art en ville et à la campagne), et dans sa deuxième édition, 1735, il donna une figure de son forceps. Édouard Hody publia en 1735 un recueil des cas de la pratique de William Giffard, mort en 1731, qui, dans beaucoup d'entre eux, s'était servi de l'*extracteur*, un forceps très-analogue à celui de Chapmann. Dans ce même ouvrage, on trouve encore représenté un autre forceps de Freke.

Comme nous l'avons déjà dit plus haut, en 1713, Palfyn, le chirurgien anatomiste de Gand, quoique stimulé par la découverte de Chamberlen, mais sans la connaître (il avait déjà découvert un instrument meilleur), présenta à l'Académie de médecine de Paris une variété de forceps qui se composait de deux branches non croisées, non fenêtrées et fortement courbées. (Voy. fig. 67.) Comme cet instrument est déjà figuré dans la deuxième édition, parue en 1724, de la *Chirurgie* de Heister à Helmstadt, Palfyn doit être regardé comme le premier qui ait fait connaître sans

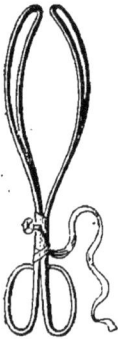 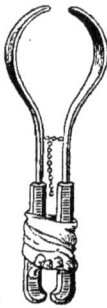 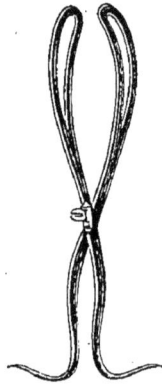 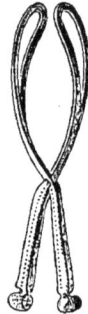

FIG. 66.   FIG. 67.   FIG. 68.   FIG. 69.

FIG. 66. — Forceps de Chamberlen.   FIG. 68. — Forceps de Levret.
FIG. 67. — Forceps de Palfyn.   FIG. 69. — Forceps de Smellie.

réserve le forceps à deux branches. Son forceps fut essentiellement perfectionné par un accoucheur français, Dussé, et plus tard par les deux Grégoire (père et fils).

Le forceps ne passa dans la pratique générale des médecins, en France et en Angleterre, que quand Levret et Smellie, chacun d'une façon très-différente, l'eurent essentiellement perfectionné. Levret donna à son long forceps la courbure pelvienne, 1751, et lui donna une simple articulation, à axe tournant, 1760, en outre conserva les deux poignées minces en fer qui se terminaient en crochets (fig. 68). Le forceps de Smellie (1752), très-court, a par contre des poignées épaisses et courtes en bois, et la fermeture se fait par simple emboîtement. Tout le forceps est recouvert de cuir (fig. 69). Les Anglais et les Français s'en sont tenus essentiellement à ces réformes.(Johnson y ajouta en 1769 encore une autre courbure périnéale qui fut bientôt abandonnée), tandis que les Allemands, quelque tard que le forceps soit devenu chez eux d'un usage général, l'ont encore essentiellement perfectionné.

L'Allemagne était restée bien en retard, par rapport notamment à l'élan qu'avait pris en France et en Angleterre l'obstétrique entre les mains des hommes pleins de talent et d'ardeur qui s'en occupaient. Dans ce pays, pendant une bonne partie du xviiie siècle, l'obstétrique resta encore entre les seules mains des sages-femmes, qui ne réclamaient l'assistance des chirurgiens que dans les cas désespérés. L'éminent chirurgien Heister avait déjà, en 1724, fait connaître les cuillers de Palfyn, et Bœhmer, en 1746, dans son édition de Manningham, signale le forceps de Grégoire. Ce dernier fut recommandé aussi par Thebesius, un élève de Fried l'ancien, à Strasbourg, et c'est à l'importante école obstétricale de cette ville que l'obstétrique allemande est redevable de sa réforme. Stein l'aîné fut le premier qui, en 1767, grâce à sa grande autorité, conseilla chaudement et généralisa l'emploi du forceps de Levret avec ses derniers perfectionnements. Des perfectionnements importants lui furent encore ajoutés eu 1796 par J.-D. Busch, qui ajouta à la naissance des poignées des ailes en forme de crochet pour faciliter la traction, et par Brunninghausen, 1802, qui adopta ces deux ailes et trouva en outre un mode d'articulation très-complet. F.-C. Naegele rendit plus tard plus léger, plus élégant le forceps de Brunninghausen, qui était un peu grossier, si bien que le forceps de Naegele remplit à peu près toutes les indications.

Outre les forceps que nous venons de faire connaître, on en a inventé une foule d'autres dont quelques-uns présentent une certaine utilité, tandis que chez les autres l'idée et l'application sont défectueuses. Déjà, presque immédiatement après que le forceps fut connu, la force d'invention des accoucheurs s'était dirigée vers son perfectionnement, si bien que Stein l'aîné, en 1767, disait déjà qu'il n'y avait pas un instrument de chirurgie qui eût subi autant de modifications que le forceps. Depuis cette époque, on en a donné encore tant d'autres, que Kilian, en 1840, en connaissait déjà 130, et que le nombre dépasse 200. L'année la plus fertile fut 1833, où l'on a décrit 15 nouveaux forceps.

Pour l'histoire du forceps, voyez G.-F. Danz, *Brevis, forc. obst. historia.* Giessen, 1790. — J. Mulder, *Histo. lit. et crit. forc. et vert. obst.* Lugd. Bat. 1794, traduit par J.-W. Schlegel, Leipzig, 1798, *m. K.* — J. Lunsingh Kymmel, *Hist. lit. et crit. forc. obst. ab anno* 1794 *ad nostra usq. temp.* Groning. 1838, *c. fig.* (c'est la continuation de l'ouvrage de Mulder). — Ed. V. Siebold, *Abh. aus dem Gesammtgebiete der Geb.* 2e édit., Berlin, 1835, p. 243, et *Versuch einer Gesch. der Geburtsh.* 2 vol. Berlin, 1845, p. 267 et suivantes.

Note du traducteur. — Dans l'article FORCEPS du *Nouveau dictionnaire de médecine et de chirurgie pratique*, M. Tarnier a repris d'une façon très-complète l'histoire du forceps, et c'est à lui que nous emprunterons la plupart des notes que nous ajoutons à l'article de Schrœder.

Aux forceps indiqués par Schrœder, on peut encore ajouter ceux de Campbell, de Paris, dont le forceps peut se raccourcir ou s'allonger à volonté par un système de glissement et d'emboîtement ménagé dans les manches mêmes de l'instrument. Une vis de pression arrête le glissement au point voulu ; — de Stolz, qui, un peu moins long que le forceps français en usage à Paris, l'est un peu plus que ceux usités en Allemagne, ses cuillers sont plus larges qu'on ne les trouve d'ordinaire sur les autres forceps, les fenêtres sont plus ouvertes, la courbure sur le plat est plus prononcée, l'ellipsoïde est rapproché de l'extrémité des cuillers ; — de Trélat, qui se distingue par la grande élasticité de ses branches ; — de Simpson, la courbure pelvienne est plus prononcée et monte seulement à 4 centim. au-dessus du plan horizontal ; à partir du point de jonction les branches s'écartent brusquement, puis elles se coudent à angle droit pour monter parallèlement jusqu'à la partie fenêtrée des cuillers. Elles laissent ainsi entre elles un intervalle de 35 millim. en diamètre transversal, et de 6 centim. dans le sens longitudinal. Cette disposition a pour but de favoriser l'engagement profond de la tête entre les deux cuillers.

Parmi les forceps destinés à éviter le décroisement des branches, il faut citer le forceps de Thenance (1801), connu sous le nom de *forceps lyonnais*. Les branches sont parallèles, au lieu d'être croisées, et l'articulation ne se fait qu'à l'extrémité des manches à l'aide d'une charnière avec goupille. Les deux branches sont en outre percées d'une ouverture ovalaire destinée à recevoir un lacs qui complète l'articulation en assujettissant plus solidement ces deux branches l'une contre l'autre. Il a été depuis un peu modifiée par Valette, de Lyon.—Le forceps de Tarsitani. Les branches y sont croisées comme dans le forceps de Levret, mais le pivot traverse de part en part la branche mâle, de telle sorte que la branche femelle peut aussi bien être placée dessous que dessus. L'articulation est aussi facile dans le premier que dans le deuxième cas, seulement les manches n'ont plus une direction parallèle, et pour les ramener dans le même plan, Tarsitani a été obligé de briser l'un des manches et de placer au niveau de cette brisure une charnière qui permet à volonté d'abaisser ce manche pour rétablir le parallélisme.

§ 192. Le *tire-tête inoffensif*. Le *forceps* (*fig.* 70) se compose de deux lames ou branches qui se croisent et dont les moitiés supérieures, lorsque le forceps est appliqué et fermé, embrassent la tête de chaque côté, comme une paire de minces mains de fer. L'articulation au point de croisement est dirigée de telle façon que les branches peuvent être facilement désunies et réunies à volonté.

Sur chaque branche on distingue la partie supérieure, la cuiller qui s'applique sur la tête de l'enfant, et la partie inférieure, le manche. La cuiller, dont le manche au moment de l'introduction est tenu de la main gauche et qui est placée sur le côté gauche de la mère, s'appelle la branche gauche, l'autre s'appelle la branche droite.

§ 193. Les caractères essentiels d'un bon forceps sont les suivants :

Les branches ne doivent être ni trop longues, ni trop courtes. Si le forceps est trop court, l'articulation, pour peu que la tête ne soit pas très-basse, se trouve à l'entrée du vagin, ce qui rend difficile la fermeture de l'instrument. La traction sur des manches trop courts est aussi moins commode et ne permet pas de déployer une force notable. Si le forceps est trop long, il est lourd et ne se manie pas facilement, or, il n'est pas besoin que le forceps ait une longueur exagérée, puisque il y a avantage à n'appliquer le forceps que lorsque la tête est parvenue dans le petit bassin.

Les cuillers doivent être faites en bon acier, et elles sont percées d'une fenêtre dont les bords ne doivent jamais être coupants et doivent être légèrement convexes en dedans. Les fenêtres rendent l'instrument plus léger.

Il est très-important que la courbure céphalique et la courbure pelvienne soient bien appropriées. La courbure céphalique des deux cuillers, doit être telle que lorsque les poignées du forceps sont en contact, les extrémités des cuillers ne doivent pas se toucher, mais présenter un écartement de plus de 1 centimètre. Le plus grand écart des deux cuillers comporte 7 centimètres. Suivant la pression plus ou moins forte que l'on exerce sur les manches, on peut, suivant les circonstances, saisir la tête placée dans le forceps, plus doucement ou plus fortement ; pourtant il faut se garder de trop presser sur les manches et il faut toujours avoir devant les yeux, que lorsque les manches se touchent, une tête de moyen volume est soumise à une compression qui, prolongée ne serait inoffensive que dans des cas très-rares. La courbure pelvienne n'a pas besoin d'être très-considérable, et doit augmenter progressivement de l'articulation à la pointe des cuillers.

La nature de l'articulation est très-importante. Les forceps anglais, dans lesquels l'articulation est formée uniquement par une crête saillante, se distinguent par la facilité avec laquelle les cuillers s'articulent, mais les cuillers se déplacent facilement au niveau de l'articulation, par en haut ou par en bas. Dans le forceps français, la fermeture est difficile, puisque l'ouverture placée sur une des cuillers doit se trouver ramenée exactement au-

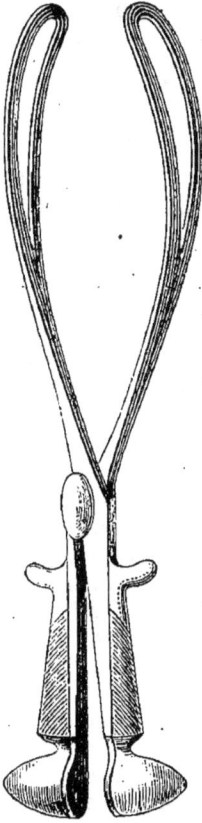

Fig. 70. — Forceps de Naegele.   Fig. 71. — Articulation du forceps de Naegele.

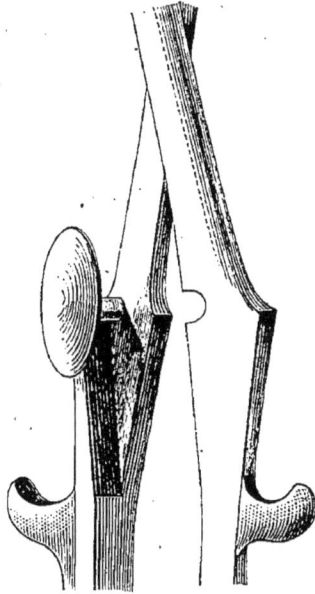

dessus du pivot, qui se trouve sur l'autre, mais lorsque le forceps est articulé, les cuillers sont fortement réunies l'une à l'autre. Le forceps en usage en Allemagne réunit les avantages de ces deux modes d'articulation, c'est celui de Brunninghausen.

Il s'articule comme le forceps anglais, seulement sur la branche gauche se trouve une tige terminée par un bouton aplati, qui s'adapte à une encoche qui se trouve sur l'autre branche.

Le forceps peut donc ainsi être facilement articulé et la fermeture est solidement fixée par le bouton qui fait saillie et la tige qui s'adapte à l'encoche.

Les meilleurs manches sont les manches métalliques, recouverts d'une épaisse lame de bois. Le maniement est rendu beaucoup plus facile par un évidement qui se trouve à l'extrémité inférieure, et deux saillies en forme de crochets qui se trouvent près de l'articulation, comme le montre le forceps de Naegele, fig. 70. Le poids du forceps ne doit pas dépasser une livre et demie.

§ 194. Le forceps est destiné à remplacer, par une traction exercée sur la tête, la pression de la contraction utérine qui, dans les accouchements normaux, fait progresser la tête. Aussi la tête placée dans le forceps doit-elle autant que possible conserver la faculté de pouvoir accommoder sa forme aux proportions du bassin. La pression exercée par le forceps sur la tête doit donc être aussi faible que possible. Toutefois on ne peut obtenir une application solide du forceps sur la tête, sans une certaine pression, mais cette compression de la tête est toujours une action accessoire fâcheuse, et le forceps idéal serait celui qui, sans exercer la moindre compression sur la tête, la tiendrait pourtant encore d'une façon suffisamment solide.

Anciennement, alors que l'on n'avait encore que des idées pour la plus grande part erronées sur la nature des bassins rétrécis et le mécanisme de l'accouchement, on admettait que l'action principale du forceps était la compression de la tête, puisque l'on admettait comme un fait démontré que le diamètre de la tête comprimée par le forceps était celui qui devait franchir la partie rétrécie du bassin. Smellie, qui savait bien que la tête pénètre par son diamètre transverse, dans le détroit supérieur rétréci dans son conjugué, représente en conséquence l'application du forceps de telle façon que la tête se trouve saisie par son diamètre transversal, si bien qu'une des cuillers se trouve devant le promontoire, l'autre derrière la symphyse. Mais en pratique cette application est impossible. *Plus la tête sera élevée lorsqu'on appliquera le forceps, plus il devra s'adapter au diamètre transverse du bassin.* Car évidemment sa courbure pelvienne est faite pour qu'il soit ainsi placé dans ce diamètre, et la paroi antérieure et la paroi postérieure du bassin présentent une hauteur très-différente. Si, par conséquent, on applique le forceps sur la tête étant encore au niveau du détroit supérieur, il comprimera cette tête dans le sens du diamètre transverse du bassin, compression qui ne peut être compensée que par un agrandissement de tous les autres diamètres, et, par conséquent, ne peut que gêner son passage à travers le conjugué rétréci. Baudelocque fut le premier qui, s'appuyant sur des expériences faites sur des cadavres d'enfants morts, combattit l'idée que l'action du forceps était une action de compression (1). Parmi les auteurs allemands, Brunninghausen (2) fut le premier qui déclara nettement que l'action du forceps est une action de traction. Cette idée fut soutenue après lui par Weidmann (3). La raison que ces auteurs donnaient contre l'emploi du forceps comme instrument de compression était que, ce que la nature ne faisait que progressivement par la pression partagée entre les os du bassin, le forceps le produisait rapidement et d'une façon moins inoffensive ; raison qui ne paraît pas absolument péremptoire, puisqu'on sait que souvent la compression, même très-forte et rapide qui se produit lorsqu'il s'agit d'extraire à travers un bassin rétréci la tête venant la dernière, se fait sans inconvénient pour l'enfant. Le premier qui reconnut la véritable raison pour laquelle le forceps ne doit pas agir par pression, et qui, par conséquent, porta un

---

(1) *L. c.*, t. II, § 1827, p. 17 et suiv.
(2) *Ueber eine neue Geburtszange*, 1802, p. 27 et suiv.
(3) *Entw. d. Geb.*, 1808, § 606, p. 205.

coup mortel à l'emploi du forceps dans les bassins rétrécis, fut Stein le jeune (1). Il fit remarquer que, pendant l'opération, la tête modifie sa situation dans le forceps (pour la même raison, on ne peut pas admettre la preuve *mathématique certaine* que Stein l'ancien voulait donner de la compression, en mesurant le degré de cette compression avec son labimètre), et il montra l'absurdité qu'il y avait à attendre un résultat heureux de la compression, dans les cas de rétrécissement du bassin, cas dans lesquels le forceps comprime la partie située dans le diamètre transverse du bassin, et ne fait ainsi qu'agrandir au plus haut point la partie qui se trouve dans le conjugué.

§ 195. Dans les cas où le mouvement de progression qu'il s'agit d'imprimer à la tête, à l'aide du forceps, ne rencontre pas de trop grandes difficultés, il suffit pour extraire complétement la tête de diriger la traction dans la direction de l'axe du bassin. Le forceps alors n'agit pas comme un levier, mais il constitue simplement un prolongement artificiel de la tête, une sorte de poignée à l'aide de laquelle la tête s'extrait. Mais, dans les cas difficiles, on peut renforcer notablement l'efficacité des tractions, en imprimant à l'instrument des mouvements latéraux d'oscillation. Le forceps n'agit pas seulement alors comme une poignée, mais comme un levier.

Si l'on suppose en effet le forceps placé dans le bassin et faisant un tout immobile avec la tête, il faut, si, par exemple, par une traction simultanée on fixe la cuiller gauche sur la paroi gauche du vagin, et si l'on reporte les manches du forceps vers le côté gauche de la femme, que la cuiller droite quitte la place du vagin où elle se trouvait, et se déplace un peu par en bas. Le forceps constitue alors un levier coudé à un seul bras, dont une des branches est formée par le plus grand diamètre transverse du forceps, tandis que l'autre a à peu près la direction de la cuiller droite. L'hypomochlion, ou point fixe du levier, se trouve au point où la cuiller gauche s'applique sur le vagin, et cet hypomochlion se trouve fixé par la traction que l'on exerce en même temps. Le point d'application de la résistance est la place où la cuiller droite est appliquée sur le vagin, et le point d'application de la puissance est la poignée du forceps.

Si par conséquent l'hypomochlion est immobilisé par la traction, l'autre cuiller, dans un premier mouvement oscillatoire, descendra un peu du côté de l'hypomochlion. Dans un autre mouvement oscillatoire, dirigé du côté opposé, le point d'application de la résistance devient le point fixe du levier qui doit être alors fixé par la traction et *vice versa*. Le forceps, et avec lui la tête, descend donc alors un peu sur l'autre côté du vagin. De cette façon, si l'on continue les mouvements oscillatoires, ils abaissent un peu le forceps et avec lui la tête, tour à tour dans l'un ou l'autre côté du bassin. Les mouvements de rotation agissent tout à fait de même : ce sont des mouvements que l'on exécute en faisant décrire aux manches du forceps un arc de cercle (2).

Mais ces mouvements oscillatoires du forceps, si puissants qu'ils soient, ne

(1) *Siebold's J.*, vol. VI, p. 481, et *Lehrb. d. Geb.*, 2, § 606, Notes 6-12.
(2) Pour plus de détails à ce sujet, voyez l'article cité plus haut de Dieterich.

doivent jamais être faits qu'avec la plus grande précaution, car ils exposent à une forte pression les parties maternelles, qui se trouvent du côté vers lequel les manches sont poussés. On fait par conséquent bien, dans les cas où la simple traction suffit, de laisser de côté cette action de levier.

Une autre action du forceps, c'est une action dynamique. Il réveille les contractions utérines. Quoiqu'il soit incontestable que dans nombre de cas l'introduction d'une seule cuiller suffise à rendre plus fortes des douleurs jusque-là faibles, dans nombre de cas cette action ne se produit pas, ou elle est si faible qu'on n'en peut tirer aucune utilité.

C'est surtout Stein le jeune qui a appelé l'attention sur cette action dynamique du forceps, à laquelle il attacha une importance beaucoup trop grande, quand il voulut y voir l'action capitale du forceps (1).

§ 196. Si l'on veut atteindre avec la plus grande sûreté possible le but auquel le forceps est particulièrement destiné, c'est-à-dire l'extraction d'un enfant vivant sans danger pour la mère ou pour l'enfant, on ne doit appliquer le forceps que dans les circonstances suivantes :

1° Les parties molles maternelles doivent être suffisamment préparées, c'est-à-dire : le col doit être effacé, et l'orifice, pour le moins assez large pour que la tête puisse le franchir facilement.

2° La poche des eaux doit s'être déjà rétractée au-dessus de la tête, il faut par conséquent que le liquide amniotique qui se trouve en avant de la tête se soit écoulé. Si l'on appliquait le forceps sur la tête encore enveloppée des membranes, on les déchirerait dans les tractions à leur point d'insertion à l'œuf, et l'on pourrait ainsi amener un décollement prématuré du placenta.

3° La tête, puisque la courbure céphalique du forceps est calculée pour cela, doit avoir à peu près le volume et la solidité normales. On ne doit appliquer le forceps ni sur une tête hydrocéphale, ni sur la tête d'un enfant qui n'est pas à terme, ni sur la tête ramollie d'un enfant putréfié. La tête diminuée artificiellement de volume (par la perforation), ne se laisse plus saisir aussi sûrement par le forceps.

4° La tête doit être engagée dans le petit bassin et doit être en bonne position pour le forceps (*Zangenrecht*).

5° La petite fontanelle doit être dirigée en avant.

Lorsque ces conditions réunies sont remplies, l'application du forceps et l'extraction ne doivent, dans le plus grand nombre des cas, offrir aucune difficulté, mais doivent se terminer d'une façon aussi heureuse pour la mère que pour l'enfant.

§ 197. Il peut cependant se présenter des cas dans lesquels ces conditions ne se trouvent pas toutes remplies et dans lesquels pourtant l'extraction avec le forceps semble expressément indiquée. L'application du forceps n'est pas alors contre-indiquée, mais il faut se bien rappeler qu'on entreprend alors

---

(1) Voy. en particulier *Gem. deutsch. Z. f. Geb.*, 1829, vol. IV, p. 374 et *Was war Hessen der Geburtshülfe*, etc., 1819, p. 55 et 78.

l'extraction dans des circonstances difficiles, exceptionnelles, et l'opérateur doit ainsi en accepter toute la responsabilité.

La deuxième condition, la rupture préalable de la poche des eaux, est toujours facile à remplir, si le liquide ne s'est pas déjà écoulé spontanément.

Quant à la première, on peut, lorsque l'indication est urgente, appliquer le forceps, aussitôt que les cuillers peuvent passer à travers l'orifice. Si de plus les bords de celui-ci sont extensibles, l'orifice se dilate complétement sous l'influence de la traction elle-même. Si ce n'est pas le cas, ou si l'ouverture de l'orifice est encore petite, et si l'application du forceps est formellement indiquée, on peut la faire précéder de la dilatation artificielle des parties molles (voy. § 184).

La troisième condition devra être observée le mieux possible et de la façon la plus stricte, puisque le forceps glisse facilement sur les têtes qui ne sont pas normales, et les commençants feront bien de s'en tenir strictement à la quatrième condition.

Il faut, en effet, une grande expérience obstétricale pour pouvoir apprécier avec une certaine certitude les difficultés qui s'opposent à l'extraction, lorsque la tête est encore élevée; et il est de la plus grande importance sous ce rapport de savoir apprécier les proportions de capacité qui existent entre le bassin et la tête. Si la tête n'est pas trop grosse, et le bassin pas trop rétréci, on peut toutefois, suivant les circonstances, appliquer avec avantage le forceps sur la tête encore mobile, au-dessus du détroit supérieur. (On comprend que ce n'est que lorsque la tête est fixée que l'on peut appliquer le forceps avec quelque certitude; pourtant on peut, lorsque la tête est mobile, la faire fixer à l'extérieur par un aide, de sorte que l'application des cuillers n'offre plus aucune difficulté.) Mais même dans ces conditions, il faut se garder de faire des tractions trop énergiques. Car, puisque le forceps, au détroit supérieur, ne peut être appliqué que transversalement, la tête, lorsque cela est possible, se tourne toujours dans les cuillers du forceps, de telle façon que ces cuillers viennent se placer sur les côtés, et la tête encore mobile se tourne de telle façon que la suture sagittale a un trajet à peu près parallèle au conjugué et qu'un des frontaux se trouve solidement appliqué contre le promontoire. Si les rapports de capacité ne sont pas extrêmement favorables, on peut, même avec un bassin normal, pour peu que l'on exerce de fortes tractions, enfoncer le frontal de l'enfant sur le promontoire. Or, comme la version est facile, quand la tête est au-dessus du bassin, c'est à cette dernière opération qu'il faudrait donner la préférence.

La cinquième condition est très-désirable, mais n'est pas nécessairement indispensable. Si la petite fontanelle est directement vers un des côtés ou même en arrière, l'extraction avec le forceps, quoique plus difficile, est encore possible. Voyez pour plus de détails § 209.

, *Note du traducteur.* — Les limites que Schrœder donne à l'emploi du forceps sont beaucoup trop restreintes, et si Schrœder rejette les applications de forceps dans les cas d'hydrocéphalie, ou lorsque la tête a été perforée, c'est qu'il est un partisan convaincu de la version, et qu'il lui donne la préférence sur le forceps toutes les fois qu'il a le choix entre les deux méthodes. Cette manière de faire est en opposition complète avec les idées de l'école française, qui entre la version et le forceps n'hésite pas et donne toujours le pas à ce dernier. Tous les accoucheurs français emploient le forceps dans les cas d'hydrocéphalie, même après l'écoulement du liquide. Quelques-uns même font toujours la perforation entre les manches du forceps, et j'ai vu plusieurs fois, une fois entre autres avec M. Tarnier, une tête broyée par le céphalotribe ne pouvoir être extraite qu'avec le forceps. P. Dubois a même inventé pour ce but un forceps plus étroit que les autres, qu'il a employé plusieurs fois à la Clinique avec succès.

Quant à la quatrième et à la cinquième condition indiquées par Schrœder, c'est en effet un avantage quand on peut les rencontrer, mais si l'on voulait s'y conformer exclusivement, cela supprimerait toutes les applications du forceps au détroit ou au-dessus du détroit supérieur, et l'on se priverait ainsi d'une ressource qui peut rendre d'immenses services.

Schrœder lui-même sent si bien qu'il a été trop exclusif, que dans le paragraphe suivant il reprend une à une ces indications, et indique les cas dans lesquels on peut s'écarter des règles absolues qu'il vient de poser.

Il suffirait du reste de comparer les statistiques entre elles pour voir que la version est une opération qui par elle-même est beaucoup plus compliquée et dangereuse que le forceps, pour faire préférer ce dernier ; et il suffit de se rappeler que dans l'application du forceps toutes les difficultés peuvent être prévues à l'avance, tandis qu'elles peuvent se présenter inopinément dans le cours de la version, pour que l'on n'hésite pas à donner la préférence au forceps sur la version toutes les fois que cela sera possible.

Nous discuterons du reste un peu plus loin cette question en détails à propos de la version dans les rétrécissements du bassin.

198. Peut-on se renfermer exactement dans les conditions ci-dessus, ou doit-on se décider à s'en écarter ; cela dépend essentiellement des raisons qui font que l'on entreprend l'opération.

On peut diviser les *indications du forceps* en deux groupes principaux. Le forceps est indiqué :

1° Lorsque, en l'absence d'une résistance anomale, les douleurs sont si faibles qu'elles sont insuffisantes à amener l'expulsion de l'enfant, ou du moins qu'elles ne peuvent le faire en un temps aussi rapide que cela serait désirable, dans l'intérêt de la mère ou de l'enfant.

2° Lorsque dans les cas où il survient des symptômes graves qui réclament la terminaison immédiate de l'accouchement, dans l'intérêt de la mère ou de l'enfant, c'est la terminaison avec le forceps qui semble la plus inoffensive de toutes.

Puisque, comme nous l'avons déjà dit plus haut, les douleurs, malgré leur énergie, ne suffisent pas dans ce deuxième cas à amener la terminaison de l'accouchement dans un temps aussi rapide que cela serait désirable, toutes les indications du forceps peuvent se résumer brièvement en : faiblesse absolue ou relative des contractions. C'est-à-dire que le forceps est indiqué toutes les fois que les contractions utérines, soit par elles-mêmes, soit par suite des conditions particulières d'un cas donné, sont trop faibles pour pouvoir amener la terminaison de l'accouchement dans un temps aussi court que cela serait désirable.

199. Ce n'est que par exception grande que le forceps est indiqué pour des résistances anomales. Celles qui tiennent à l'étroitesse de l'orifice du col, ou à l'étroitesse de la vulve, seront surmontées le mieux du monde par les incisions. Et ce n'est que dans les cas d'étroitesse générale du vagin, comme cela arrive assez souvent chez les primipares, qu'il peut y avoir quelque utilité à se servir du forceps, puisque ce vagin qui est dilatable s'élargit sous l'influence des tractions; pourtant, il faut, lorsqu'on applique le forceps dans un vagin étroit, prendre beaucoup de précautions, puisque des déchirures de la muqueuse du vagin sont souvent la conséquence de cette application. Lorsque les résistances trop considérables sont dues aux parties dures des voies génitales, comme les tractions exercées par le forceps ne peuvent amener la dilatation de ces parties, le forceps ne peut avoir une influence avantageuse que si l'on peut l'appliquer de telle façon qu'il comprime le diamètre de la tête, qui se trouve dans la partie rétrécie du bassin. Mais dans la grande majorité des cas de rétrécissement du bassin (bassin aplati), cela n'est jamais possible, et ce n'est que dans les cas extrêmement rares de rétrécissement transversal, que l'application du forceps pourrait peut-être à l'occasion être avantageuse; mais il faut alors toujours agir avec beaucoup de précaution, car les branches métalliques du forceps se trouvent alors appliquées exactement dans le point rétréci, entre la tête et le bassin, et peuvent ainsi exercer une influence très-fâcheuse sur les parties molles maternelles déjà comprimées sans cela. Les détails sur l'emploi du forceps dans les rétrécissements du bassin seront donnés dans la pathologie spéciale de l'accouchement.

Quoique le forceps habituellement ne doive pas agir comme agent de compression, on peut cependant avec lui comprimer notablement la tête du fœtus, et l'on est naturellement autorisé à l'employer dans les cas très-rares où l'on peut espérer retirer quelque avantage de cette compression. Delore [1] et Joulin [2] ont, dans ces derniers temps, fait des expériences sur le degré de compressibilité de la tête. D'après le premier, le diamètre saisi par la tête peut sans inconvénient subir une réduction maximum de $0^m,01$. D'après Joulin, le diamètre saisi pourrait, avec son aide-forceps, être réduit de $0^m,015$ sans lésion pour l'enfant.

§ 200. Dans la pratique, la première des indications signalées plus haut se rencontre dans des cas très-différents. Elle a été du reste beaucoup trop limitée par ceux qui voulaient qu'on n'eût recours au forceps que s'il existait un danger évident, menaçant la vie ou la santé de la mère et de l'enfant. Comme dans les cas où la période d'expulsion traîne trop en longueur, la dépense de forces et l'excitation de la femme augmentent considérablement, comme aussi, toutes choses égales d'ailleurs, le pronostic s'aggrave pour l'enfant avec la prolongation du travail de l'accouchement, nous nous croyons en droit de poser en principe qu'il ne faut pas attendre, pour faire l'application du forceps, que la santé de la mère soit sérieusement menacée, ou que la fré-

[1] *Gaz. hebd.*, 1865, n° 22 et 26.
[2] *Archives gén.*, 1867, p. 149 et p. 313.

quence des battements du cœur fœtal soit diminuée d'une façon persistante, mais nous croyons que le médecin remplit son devoir de la façon la plus complète, lorsqu'il raccourcit un travail qui devient exténuant, et qu'il abrége les douleurs de la mère en employant le forceps, *étant supposé que l'on peut obtenir ce résultat sans danger pour la mère et pour l'enfant.* Le commençant peut dans ce cas avoir beaucoup de peine à prendre une décision, tandis que l'opérateur expérimenté est mieux à même de peser exactement les conditions. Aussi le médecin qui a moins d'expérience doit-il, dans les conditions précédentes, n'appliquer le forceps que si la tête est très-basse et si toutes les autres conditions que nous avons signalées § 194 se trouvent remplies (1).

§ 201. En ce qui concerne le manuel opératoire, nous allons décrire ici la méthode d'application d'une façon générale, tandis que la connaissance détaillée de chacune des manœuvres ne peut s'acquérir que sur le mannequin, et que la dextérité suffisante et l'expérience pratique ne s'obtiennent que par des applications réitérées sur la femme vivante.

Si le lit sur lequel se trouve la parturiente est accessible des deux côtés, on peut, dans la majorité des cas, lorsque la tête est profondément engagée, pratiquer l'opération, la femme étant dans le décubitus dorsal habituel, pourvu que l'on ait la précaution de relever le siége avec un oreiller.

Si l'on redoute quelque difficulté pour l'extraction après l'application du forceps, il est facile d'attirer davantage la femme vers le pied du lit, et l'on peut, en se plaçant au pied du lit, faire très-commodément l'extraction. Si un des côtés du lit se trouve appliqué contre le mur, et si l'on ne peut l'en écarter facilement, on peut également faire l'extraction par-dessus le pied du lit ; on peut encore placer la femme un peu obliquement, de façon que le pied qui se trouve sur le bord libre du lit soit appuyé sur une chaise, ou bien on applique le forceps, la femme étant dans le décubitus latéral. Dans le décubitus dorsal habituel, dans ces circonstances, l'application est incommode ; du reste, lorsque la tête est très-basse, elle n'offre pas de grandes difficultés. Ce n'est qu'exceptionnellement qu'on a besoin de faire placer la femme en travers du lit alors que l'on s'attend à de grandes difficultés, pour l'application ou l'extraction.

Sous le nom de lit en travers *(Querbett)*, on désigne une situation de la femme sur le lit ordinaire telle, que la femme est placée en travers, le siége sur un des bords du lit, le dos et la tête soutenus par des oreillers. Les pieds reposent sur deux chaises et entre celles-ci on se place ou assis, ou à genoux, ou debout.

L'exclusion de la position en travers, dans les cas habituels, vient de l'école de Vienne. Déjà Boer (2) conseillait dans les cas faciles le décubitus dorsal habituel, ou le décubitus latéral, et W.-J. Schmidt (3) adopta cette manière de faire pour des raisons d'humanité et s'exprime ainsi : « Nicht jedem kleinen Handgriffe den Schein einer Operation zu geben, sondern das wirkliche operative Handeln im milden Lichte einer unbedeutenden Hülfeleistung erscheinen zu lassen, ist die einzige gebührliche Maxime für den humanem Künstler. » (Ne pas donner à une toute

(1) Voy. Poppel, *M. f. G*, vol. XXVIII, p. 303.
(2) *Natürliche Geburtshülfe*, vol. III, p. 103.
(3) *Ges. obst. Schriften* Wien, 1820, p. 294.

petite manœuvre l'apparence d'une opération, mais dissimuler une opération réelle sous l'aspect d'une assistance insignifiante. Voilà la seule maxime qui convienne à un opérateur charitable.) Martin (1) conseille de faire l'extraction en se tenant debout à côté ou derrière le pied du lit, tandis que Winckel (2) voit un avantage, précisément dans les cas difficiles, à faire prendre à la femme le décubitus latéral.

§ 202. Après avoir légèrement chauffé le forceps et l'avoir enduit de graisse à sa face externe, l'opérateur (comme pour toute opération) fait mettre à côté de lui quelques serviettes propres, et il examine de nouveau avec précision quelle est la position de la tête ; règle absolue, et qui ne devrait jamais être négligée, puisque la tête dans l'intervalle peut avoir modifié sa position et que l'on peut ainsi reconnaître des erreurs qui auraient pu être commises antérieurement au point de vue du diagnostic.

Si l'on applique le forceps dans le décubitus dorsal habituel, on peut exé-

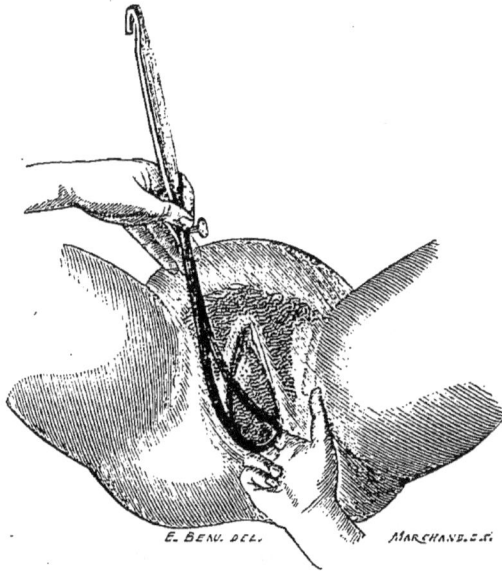

FIG. 72. — Application du forceps la tête étant à la vulve. Introduction de la branche gauche, la première.

cuter toute l'opération sans aide, mais il est plus commode d'avoir sous la main un aide, homme ou femme. Si l'on opère la femme étant en travers du lit, on a besoin au moins de deux aides, l'un qui tient les jambes et la cuiller déjà placée, l'autre qui sert à maintenir la femme.

§ 203. L'application du forceps, dans les cas où la tête est très-basse et où la petite fontanelle est dirigée de côté et en avant, se fait de la façon suivante :

L'opérateur saisit la cuiller gauche comme une plume à écrire avec la main gauche, se place au côté droit du [lit et dans l'intervalle de deux dou-

(1) M. f. G., vol. XIV, p. 82.
(2) M. f. G., vol. XXIV, p. 424.

leurs introduit dans le vagin deux doigts de la main droite en les dirigeant du
côté gauche du bassin en haut jusqu'à la tête. Alors la main gauche sous la
direction des doigts de la main droite, en partant de la région au-dessus du
pubis, conduit la cuiller dans la région de l'articulation sacro-iliaque jusqu'au niveau de la tête (il faut atteindre au moins le bord de l'orifice entre
la tête et le col). Jamais la cuiller ne doit être poussée avec force. Si on la
pousse en avant comme une sonde, et si l'on n'abaisse pas trop tôt la main qui
la conduit, on réussit facilement à la pousser assez haut sur la tête pour que

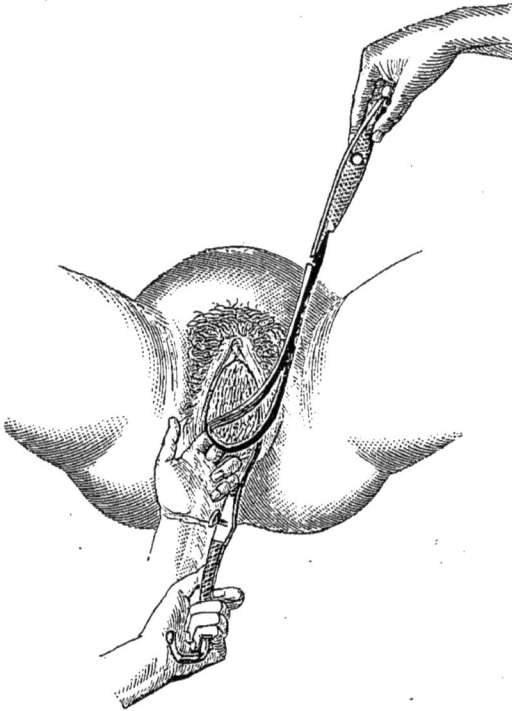

Fig. 73. — Mêmes conditions que dans la figure 72. Introduction de la branche
droite, la seconde.

celle-ci se trouve dans la concavité de la cuiller. Alors l'opérateur passe de
l'autre côté du lit, saisit la cuiller droite de la main droite, introduit la main
gauche dans la partie latérale droite du bassin, et opère ensuite comme pour
l'autre côté. Comme les deux cuillers se trouvent ainsi toutes deux un peu en
arrière, il faut, pour pouvoir articuler le forceps, ramener un peu en avant, ou
ces deux cuillers, ou une seule d'entre elles lorsque la petite fontanelle est
encore un peu latéralement située (dans la première position du sommet,
c'est-à-dire lorsque la suture sagittale est dans le diamètre oblique droit, la
droite et *vice versa*). On y arrive le plus facilement en abaissant fortement le
manche sur le périnée. Habituellement, le forceps s'articule facilement, dans
le cas contraire on saisit chaque manche à pleine main et l'on adapte les deux
cuillers; puis, par une courte traction d'essai, on s'assure que le forceps est

bien appliqué sur la tête, et, la première partie de l'opération, l'application du forceps, est terminée.

La cuiller gauche est introduite la première, parce que c'est elle qui porte l'articulation. Si la droite est introduite la première, et par dessus elle la gauche, il faut, pour pouvoir articuler le forceps, décroiser les manches des cuillers. Mais comme cela exige certaines façons et peut même dans quelques cas être difficile et douloureux, on ne s'écarte de la règle, qui veut que la cuiller gauche soit introduite la première, que si l'on a pour cela des raisons particulières. Et comme on peut être gêné pour introduire la deuxième cuiller par dessus la première qui est bien placée, il peut, dans les cas où la cuiller droite offre des difficultés toutes particulières, être avantageux de la placer par exception la première.

Il est une question importante, c'est de savoir dans quel diamètre du bassin le forceps doit être appliqué. Le forceps est évidemment construit pour être uniquement placé dans le diamètre transverse du bassin, et si la tête est encore élevée dans le bassin, on ne peut le placer dans aucun des autres diamètres du bassin. D'un autre côté, le forceps embrasse la tête fœtale de la façon la plus satisfaisante lorsqu'il la saisit par ses parties latérales, si bien que le forceps ne peut être complétement bien appliqué, par rapport au bassin et à la tête, que lorsque la suture sagittale est parallèle au diamètre antéropostérieur (droit) du bassin. Mais ce n'est que très-rarement que la tête a cette position, et cela ne se produit complétement qu'au détroit inférieur. Habituellement la tête est placée de telle sorte que la suture

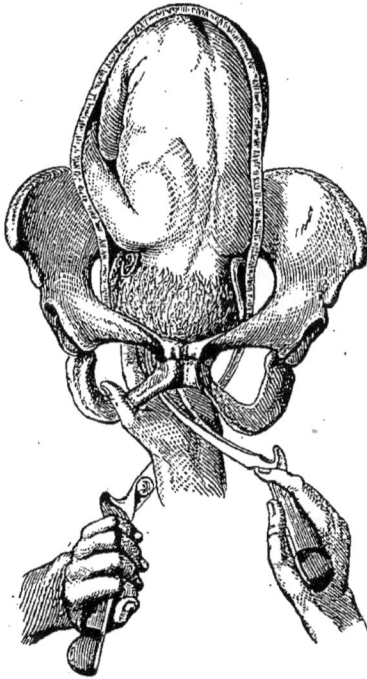

FIG. 74. — Application du forceps. Introduction de la branche droite la tête étant dans l'excavation, et après l'introduction de la branche gauche (Scanzoni).

sagittale, dont la petite fontanelle est dirigée en avant, est parallèle à l'un des deux diamètres obliques. Si l'on veut alors saisir la tête par son diamètre transverse, il faut placer son forceps dans le diamètre oblique opposé. On peut le placer ainsi lorsque la tête est déjà engagée dans le bassin, en plaçant une des cuillers en arrière et de côté, et l'autre, de la façon décrite plus haut, en avant; mais si la tête a la suture sagittale à peu près dans le diamètre transverse du bassin, il faudrait que le forceps, pour pouvoir la saisir transversalement, fût appliqué dans le diamètre droit. A. P. du bassin. Mais comme on ne peut le placer ainsi, il ne reste, lorsque la tête est transversale, qu'à l'appliquer obliquement sur la tête. Si par exemple la tête se trouve avec la petite fontanelle en avant et à gauche, la cuiller gauche reste appliquée en arrière, de façon à embrasser le côté gauche de l'occipital, et la cuiller droite est reportée en avant, de façon qu'elle recouvre la moitié droite du front. Le forceps se trouve alors dans le diamètre oblique gauche du bassin et la tête est saisie obliquement. Si alors on fait des tractions pour engager davantage la tête, elle se tourne dans les cuillers du forceps, de sorte que la petite fontanelle revient en avant et à gauche, et le forceps se trouve bientôt la saisir ainsi dans son diamètre transverse. (On peut en outre, pour atteindre ce but, aider à la rotation de la tête qui ramène la petite fontanelle en avant, en imprimant au forceps un mouvement de rotation. Pendant cette manœuvre, qui doit toujours se faire très-doucement, le forceps doit toujours se borner à aider cette tendance de la tête à se tourner, mais il ne doit jamais l'y contraindre.) Comme la tête de la partie latérale gauche de l'occipital, à la moitié droite du front, est plus grosse que dans son diamètre transversal, les cuillers du forceps et par suite aussi les manches sont très-écartés l'un de l'autre. Lorsque la tête se tourne dans le forceps, de façon à être saisie par son diamètre transverse, les cuillers du forceps et par suite les manches se rapprochent. On peut naturellement voir et sentir cet écartement primitif et le rapprochement consécutif des branches, et anciennement on considérait cela comme une preuve certaine de la compression de la tête par le forceps (le labimètre de Stein était basé là-dessus), tandis que cela indique seulement que la tête a modifié d'une façon favorable sa situation dans le forceps.

Les accoucheurs français, jusqu'à ces derniers temps, et parmi les anglais Smellie, ont posé en principe que le forceps doit toujours être appliqué sur les côtés de la tête, que par conséquent, dans certains cas, on doit le placer dans le diamètre droit du bassin ; pourtant Stein l'aîné (1) et Saxtorph (2) ont déjà signalé l'impossibilité de ce procédé.

Dans les cas faciles, en particulier lorsque la tête est très-basse, on réussit facilement à introduire immédiatement en avant la cuiller qui doit plus tard occuper cette position.

Note du traducteur. — On doit toujours appliquer la branche gauche ou mâle sur le côté gauche du bassin et la branche femelle sur le côté droit. C'est la seule loi qui ne doit pas être transgressée, car elle est fondée sur la forme du forceps et sur les courbures qu'il présente pour s'adapter à la forme du bassin.

Quant à la branche qu'il faut introduire la première, il est impossible de donner à cet égard de règle absolument fixe, car cela dépend de la position de la tête fœtale. On devrait, si cela était toujours possible, commencer par la branche gauche pour éviter ainsi le décroisement ; mais il est loin d'en être toujours ainsi, et, dans nombre de cas, il y a avantage à placer la branche droite la première, et dans ces cas, comme il faut toujours introduire la deuxième branche par-dessus la première, il faut bien procéder à ce décroisement. Ce décroisement est du reste ordinairement beaucoup plus simple qu'on ne se l'imagine, et ce n'est que dans des cas extrêmement rares qu'on ne pourra le pratiquer. M. le professeur Stolz, loin d'adopter cette méthode, en emploie une absolument opposée — et il affirme qu'il est toujours facile de soulever la première branche et de glisser la seconde au-dessous d'elle, et que cette manœuvre est beaucoup plus facile à exécuter que le décroisement. Quelle que soit la position de la tête, il applique *d'abord la branche droite*, puis il relève le manche en attirant légèrement la cuiller et introduit au-dessous, où il existe toujours plus d'espace, la branche gauche. Celle-ci, amenée au point qu'elle doit occuper, il saisit de la main droite le manche de la branche droite et l'abaisse vers celui de la branche gauche, en faisant de nouveau pénétrer la cuiller droite.

Cela prouve qu'il n'y a rien d'absolu dans le choix de la branche qui doit être introduite la première, et tout dépend en effet des particularités que l'on peut rencontrer au lit de la malade. Il faut seulement savoir ne pas s'obstiner, et si la première branche étant placée, on ne peut pas introduire la seconde, il faut les retirer toutes deux et recommencer l'application en sens inverse.

Deux grandes méthodes existent pour décider le point où l'on doit placer les branches du forceps. En Allemagne, en effet, on cherche toujours à appliquer l'instrument dans le sens du diamètre transverse du bassin, tandis qu'en France on cherche au contraire à saisir la tête par ses parties latérales, sans s'occuper outre

(1) *Anl. z. Geb.*, Marburg, 1805, 7me édit., § 765.
(2) *Ges. Schriften*, p. 204.

mesure du point du bassin où reposent les cuillers. Ces deux méthodes sont aussi impossibles à remplir d'une façon absolue l'une que l'autre, et toutes deux présentent des avantages. Car ce n'est que lorsque la tête a exécuté son mouvement de rotation et qu'elle est pour ainsi dire à la vulve que l'on peut placer les branches à la fois dans le diamètre transverse du bassin et sur les côtés de la tête. Et dans ces cas l'application du forceps est extrêmement simple et facile, et ce n'est pas dans ces cas qu'il y a désaccord entre les auteurs.

Mais lorsque la tête est élevée dans l'excavation, et à plus forte raison quand elle

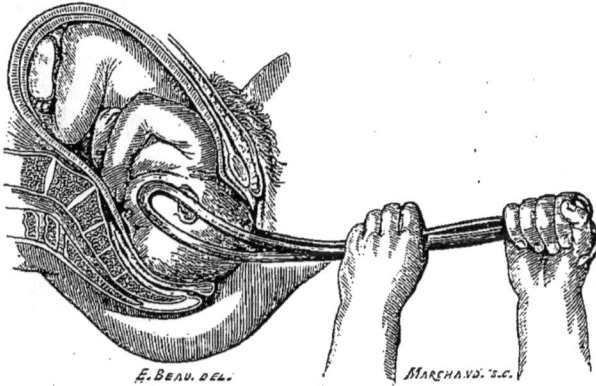

FIG. 75. — Tenue des cuillers. Tractions pour extraire la tête en occipito-pubienne dans l'excavation.

est au détroit supérieur, il est souvent difficile de placer les branches sur les côtés de la tête, car la forme de l'instrument oblige l'opérateur à placer les deux cuillers sur les parties latérales du bassin, et presque toujours alors la tête est saisie par son diamètre antéro-postérieur ou par l'un de ses diamètres obliques.

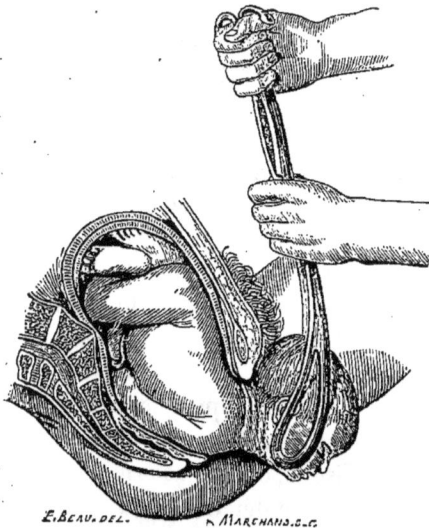

FIG. 76. — Dégagement du sommet en occipito-pubienne.

§ 204. L'extraction de la tête se fait en exerçant une traction puissante sur le forceps, traction qui se transmet à la tête. Comme le canal génital a un trajet qui correspond de haut en bas à une ligne courbe dont la concavité est en avant, la traction, pour agir, doit, suivant la situation de la tête dans les différentes sections du bassin, être dirigée dans une direction différente. Si la tête est encore élevée, la traction doit être fortement dirigée en bas, et plus la tête se rapproche du point où elle se dégage, plus il faut, pour répondre à l'axe du bassin, relever les manches, si bien que ces derniers, lorsque la tête est au dégagement, se trouvent relevés sur la symphyse.

La traction ne doit jamais être subite et saccadée, mais elle doit augmenter progressivement, puis être maintenue avec la même force pendant un certain temps, et après cela être reprise lentement. La plupart des lésions qu'entraînent les opérations obstétricales sont causées par ce fait que la force est employée par secousses, et que le degré de force déployée échappe ainsi à tout contrôle. Le mieux c'est quand la tête obéit à une traction continue agissant dans une même direction.

Pourtant, dans les cas difficiles, il y a indication à faire de légers mouvements oscillatoires, mais on ne doit jamais oublier que, comme les mouvements de rotation, ils ne sont pas indifférents pour les parties molles de la mère.

§ 205. La rapidité de l'extraction dépend essentiellement des causes qui ont indiqué l'emploi du forceps. L'emploi du forceps est-il nécessité par un danger qui menace la vie de la mère, ou, ce qui est plus fréquent encore, la vie de l'en-

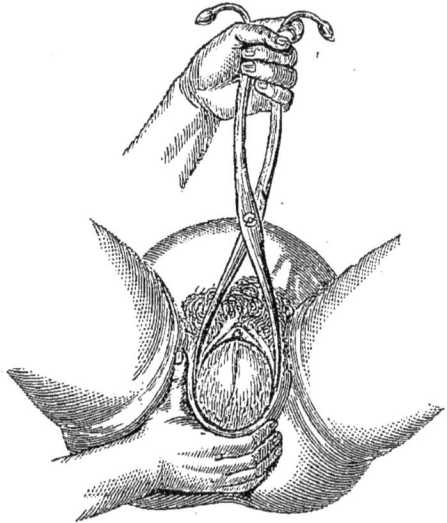

FIG. 77. — Dégagement du sommet, la main droite soutenant le périnée.

fant? Il s'agit alors de faire l'extraction le plus vivement possible, et l'on doit alors tirer presque sans interruption sur le forceps. — Le danger est-il moins pressant, ou le forceps n'est-il appliqué que pour la faiblesse des douleurs, il est mieux d'imiter autant que possible la marche naturelle de l'accouchement. On commence alors la traction avec une douleur, on l'augmente progressivement, et lorsque la douleur cesse, on cesse de même la traction. Mais il est bon, même dans l'intervalle des douleurs, de maintenir solidement le forceps, puisque, lorsque en particulier la sortie de la tête est empêchée par un vagin étroit ou l'élasticité du plancher du bassin, la tête remonte dans l'intervalle des douleurs. L'ensemble des tractions ou exercées d'une façon continue, ou se composant d'une série de mouvements d'oscillation ou de rotation s'appelle une *traction*. Au bout de quelques instants, si cela se peut avec une nouvelle douleur, on fait une nouvelle traction et ainsi de suite jusqu'à ce que la tête se dégage. Puisque, comme nous le verrons plus bas, la pression du forceps sur la tête fœtale peut déterminer la production des mouvements inspiratoires et amener ainsi l'asphyxie, il est nécessaire, si l'on fait lentement la traction, de contrôler exactement les bruits du cœur de l'enfant. On doit accélérer l'extraction, non-seulement lorsque le nombre de ces battements est considérablement abaissé, mais même quand ils augmentent notablement de fréquence. (160-180 et au-dessus.)

Note du traducteur. — Schrœder se trouve ici en opposition avec M. Depaul, qui considère l'accélération des battements du cœur fœtal comme insignifiante, et ne lui attribue aucune influence sur la vie ou sur la santé de l'enfant. (Voy. son *Traité d'auscultation.*)

§ 206. La pression sur les manches, lorsque l'on doit tirer faiblement, n'a besoin que d'être très-minime. Mais plus on tire fort, plus on doit solidement comprimer les manches, si l'on ne veut pas voir glisser son forceps. Pourtant, il ne faut jamais oublier que la main qui comprime les manches comprime en même temps la tête.

§ 207. Lorsque la tête arrive au dégagement, comme l'on est complétement maître de la tête qui se trouve dans le forceps, il est plus facile d'éviter les déchirures du périnée que dans les accouchements naturels.—Si l'on est placé du côté droit de la mère, on saisit l'instrument de la main gauche, et si la tête veut se dégager poussée par une forte douleur, on la retient dans le vagin. Aussitôt que la douleur cesse, on pousse en arrière le bord de l'entrée du vagin sur la tête que l'on attire un peu, avec la main droite, de façon que la tête se dégage dans l'intervalle de deux douleurs. Si le bord du périnée est trop tendu, il vaut mieux l'inciser.

Lorsque la tête est sortie, on enlève les cuillers, en ramenant par en bas le manche de chaque cuiller, et l'on se conduit ensuite comme il a été dit dans l'hygiène de l'accouchement.

§ 208. Lorsque la tête est élevée, si le bassin est normal, l'application du forceps et l'extraction ne diffèrent pas essentiellement de ce que nous venons de dire. Le forceps ne peut être appliqué que dans le diamètre transverse; il saisit par conséquent la tête du front à l'occiput. Lorsque le bassin est rétréci, le forceps est contre-indiqué, si la tête n'a pas déjà franchi le détroit supérieur rétréci.

§ 209. *Application du forceps lorsque la grande fontanelle est dirigée en avant.* Tant que la grande fontanelle est encore en avant, l'emploi du forceps est contre-indiqué, puisque le forceps se trouvant appliqué dans le diamètre oblique opposé empêcherait la rotation de la tête. Il faut par conséquent attendre que la rotation ait ramené en avant la petite fontanelle, ou au moins jusqu'à ce que la suture sagittale soit parallèle au diamètre transverse. On

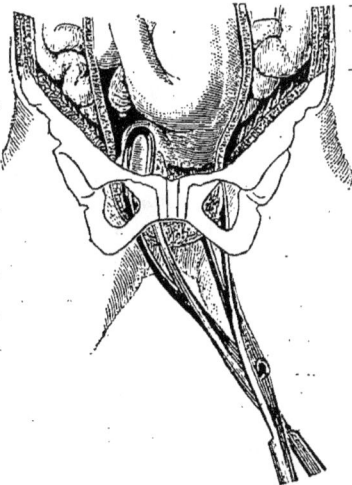

Fig. 78. — Position oblique de la tête dans l'excavation : application terminée.

ne doit faire exception à cette règle que si la vie de la mère ou de l'enfant sont en danger. Alors on applique le forceps dans le diamètre oblique du bassin opposé à celui où se trouve la suture sagittale. Ainsi, par exemple, lorsque la petite fontanelle est en arrière et à gauche, dans le diamètre oblique droit du bassin. Si l'on fait alors des tractions, le forceps vient se placer plus transversalement, et la petite fontanelle se tourne d'autant plus en arrière. On renonce par conséquent ainsi à ramener en avant la petite fontanelle. La tête est alors extraite par l'art avec la grande fontanelle dirigée en avant, comme elle peut être expulsée quelquefois par les seules forces de la nature (§ 106). L'extraction, qui est toujours plus difficile que lorsque l'occiput est dirigé en avant, deviendra plus facile si on laisse porter en arrière la direction de la traction jusqu'à ce que le front apparaisse sous l'arcade pubienne, et si ce n'est qu'à ce moment qu'on relève le forceps, pour laisser se dégager sur le périnée, le sommet et l'occiput.

Si la suture sagittale est à peu près transversale et si l'occiput n'est que peu dirigé en arrière, on peut conseiller d'appliquer le forceps en suivant la méthode que Lange(1) a si largement conseillée ; ainsi par exemple, si dans une première présentation du sommet la suture sagittale ne se trouve qu'un peu dans le diamètre oblique gauche (à peu près dans le transverse), et si, par conséquent, la petite fontanelle se trouve à gauche et un peu en arrière, on introduit la cuiller gauche le plus loin possible en arrière, de façon qu'elle vienne se placer sur le côté gauche de l'occipital, tandis que la cuiller droite est introduite fortement en avant, de telle sorte qu'elle se trouve placée derrière le pubis droit et appliquée sur la région droite du front. La tête se trouve alors à peu près dans le diamètre oblique gauche, plus rapprochée du diamètre transverse et le forceps se trouve placé fortement dans le diamètre oblique gauche, se rapprochant plus du diamètre droit. Si alors on tire légèrement et si en même temps on fait exécuter un mouvement de rotation au forceps, de telle façon qu'il vienne se placer davantage dans le diamètre transversal du bassin, l'occiput exécute son mouvement de rotation en avant, et l'on a alors affaire à une première présentation normale du sommet.

Scanzoni (2) conseille un autre procédé pour produire artificiellement la rotation de la tête. Il veut, lorsque la suture sagittale se trouve dans le diamètre oblique gauche, et lorsque la petite fontanelle est dirigée en arrière, que l'on applique le forceps comme d'habitude dans le diamètre oblique droit. Mais au lieu de faire des tractions, on se borne alors à imprimer au forceps un mouvemement de rotation de façon à le rapprocher du diamètre droit du bassin. Lorsque la position de la tête se trouve ainsi améliorée, en ce que la suture sagittale se trouve ainsi à peu près transversale, on retire le forceps, et on le réapplique dans le diamètre oblique gauche, et, par conséquent, lorsque la suture sagittale est tout à fait transversale, comme cela a lieu dans les présentations transversales de la tête, ou bien lorsque la petite fontanelle se trouve encore un peu en arrière, on le réapplique comme d'après la méthode de Lange.

Nous préférons, d'accord en cela avec Hecker (3) et autres, dans tous les cas où ce n'est pas une indication pressante qui réclame l'application du forceps, attendre la rotation naturelle, et dans les cas pressants extraire la tête en laissant le front tourné en avant. En tout cas, on ne doit jamais faire exécuter de force, avec le forceps, la rotation de la tête, mais on ne doit l'essayer que quand elle est facile à exécuter ; car on ne doit jamais oublier que, dans la règle, lorsque la tête a une

(1) *Prager Vierteljahrsschrift*, 1844, 2, p. 53, et *Lehrbuch d. Geb.* Erlangen, 1868, p. 513.
(2) *Lehrb. d. Geb.*, 4ᵉ édit. Wien, 1867, vol. III, p. 170.
(3) *Kl. d. Geb.*, II, p. 192.

situation anormale, cela est dû à l'état anormal de la tête ou du bassin et que, par conséquent, cette situation anormale est justement celle qui convient le mieux au cas dont il s'agit.

Le forceps, comme moyen d'améliorer la situation de la tête, a été, outre Smellie en particulier, recommandé en France par Baudelocque, Lachapelle, Dubois, en Allemagne par Fried, Ritgen, F. B. Osiander, et dans ces] derniers temps à Prague par Kiwisch, Lange, Scanzoni. Cette manière de voir avait été déjà combattue anciennement par Stein l'aîné, Saxtorph, Weidmann et plus tard Kilian, Hohl, Hecker, etc.

Note du traducteur. — Cette méthode, qui consiste à ramener l'occiput en avant, n'est pas admise aujourd'hui encore par tous les accoucheurs. Inventée par Smellie, elle fut repoussée par Puzos, Levret, Deleurye, Petit, Astruc, Solayres, Baudelocque, Herbiniaux, Capuron, Moreau, Naegele, Chailly, Cazeaux, qui la considéraient comme dangereuse pour le fœtus à cause de la torsion exagérée que devait éprouver le cou. La pratique de Smellie fut remise en honneur par P. Dubois et Danyau, mais ces deux maîtres ne l'adoptèrent que pour des cas exceptionnels ; leurs élèves et leurs successeurs : Jacquemier, Depaul, H. Blot, Joulin, L. Bailly, Tarnier, l'adoptèrent au contraire comme règle de conduite générale. Cette pratique a rencontré de nombreux adversaires, parmi lesquels il faut citer aujourd'hui encore les professeurs Stoltz et Pajot, Grenser, Hyernaux, Chassagny et Villeneuve de Marseille. On lui reproche de faire exécuter à la tête plus d'un quart de rotation, pendant que le tronc est immobilisé par le resserrement de l'utérus, d'exposer par conséquent l'enfant à des lésions mortelles qui se produiraient dans la région cervicale de la colonne vertébrale au niveau de l'articulation atloïdo-axoïdienne ; à ces objections, Tarnier oppose les raisons suivantes :

D'abord, il n'est pas démontré qu'en imprimant à la tête du fœtus plus d'un quart de rotation on produira des lésions graves du fœtus, de plus, il résulte de ses expériences sur le cadavre d'enfants nouveau-nés que, lorsqu'on fait exécuter à la tête une rotation d'un demi-cercle, et qu'on ramène le menton au niveau du dos et par conséquent l'occiput au niveau du sternum, tout en maintenant les épaules immobiles, ce mouvement ne se passe pas seulement dans l'articulation atloïdo-axoïdienne, mais dans toute la longueur de la région cervicale et d'une partie de la région dorsale dont les vertèbres se tordent en spirale. Une dissection minutieuse ne lui a jamais révélé aucune lésion appréciable dans le rachis ou la moelle épinière. « Mais dira-t-on, ajoute Tarnier, si les vertèbres se tordent, le canal rachidien doit s'aplatir et comprimer la moelle épinière. » Pour aller au-devant de cette objection, il a substitué à la moelle épinière une colonne liquide qui pouvait refluer dans un tube placé à l'extérieur. Toute compression du canal rachidien faisait monter le liquide dans le tube, et, en faisant exécuter à la tête une demi-rotation, le liquide restait immobile. Comme contre-épreuve, Tarnier fléchissait très-fortement la tête et le liquide refluait dans le tube.

La rotation peut donc et doit être toujours essayée, mais s'il est des cas où elle se fait si facilement que le forceps semble tourner de lui-même entre les mains de l'opérateur, il en est d'autres où elle est absolument impossible. Il faut du reste toujours faire précéder les tentatives de rotation de tractions directes, pour abaisser la tête jusqu'à ce qu'elle apparaisse à la vulve, si c'est possible. Ces tractions ont pour résultat de fléchir fortement la tête qui tournerait mal sans cela. On combine ensuite ces tractions avec un mouvement de rotation qui portera d'abord l'occiput sur le côté du bassin en position occipito-iliaque transversale. On peut alors, suivant les cas, ou désarticuler le forceps et le réappliquer de nouveau, ou, comme H. Blot l'a fait le premier, compléter le mouvement de rotation sans désarticuler le forceps. Mais alors le forceps se trouve la petite courbure dirigée directement en arrière, la grande en avant, direction pour laquelle le forceps n'est pas fait, mais cela n'a pas d'inconvénient si l'opérateur est habile. Aussi vaudrait-il mieux, dans ces cas, employer le forceps droit. M. Bailly a développé toutes ces idées dans un mémoire particulier, reproduit en grande partie dans la thèse de Mme Chantereau. Paris, 1869.

§ 210. *Dans les présentations de la face*, on ne doit jamais appliquer le forceps si la face est encore assez élevée pour que l'on puisse pratiquer la version. Si déjà, dans les présentations du sommet, on fait mieux, dans les cas où les deux méthodes sont praticables, de préférer la version, c'est encore bien plus le cas dans les présentations de la face.

Lorsque la face est engagée dans le bassin, la règle est que le menton revienne en avant. L'application du forceps sur les côtés de la face, dans un des diamètres obliques ou transverses du bassin, ne présente alors aucune difficulté. On ne doit pas, dans l'extraction, relever les manches du forceps trop tôt, mais il faut attendre que le menton soit suffisamment avancé sous l'arcade pubienne, et alors on relève la tête sur le périnée.

Tant que le diamètre longitudinal de la face se trouve encore dans le diamètre transverse du bassin, on doit éviter, autant que cela est possible,

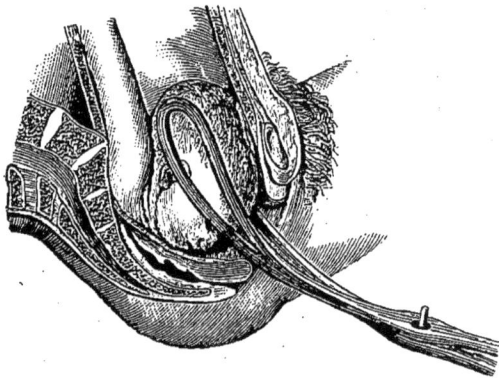

Fɪɢ. 79. — Application du forceps dans la présentation de la face.

d'avoir recours au forceps. Dans les cas pressants, il faut l'appliquer la concavité de sa courbure pelvienne dirigée vers le côté du bassin où regarde le menton. Par conséquent, si le menton est à droite, dans le diamètre oblique droit ; si en outre la face est profondément engagée dans le bassin, elle se tournera facilement dans le forceps.

Ce n'est que très-exceptionnellement que le menton reste dirigé en arrière, lorsque la face est complétement engagée dans le bassin. L'extraction, dans cette situation, est encore moins possible que l'expulsion par les contractions utérines seules. Pourtant, si à ce moment il devient absolument nécessaire de terminer l'accouchement, et si l'enfant est vivant, on peut essayer d'imprimer à la face le mouvement de rotation, avec le forceps, en suivant le procédé de Lange ou de Scanzoni (§ 209, note). Les manœuvres sont *mutandis mutatis*, exactement les mêmes que dans les présentations du sommet, alors que l'occiput est dirigé en arrière.

Mais comme c'est surtout dans les présentations de la face que l'emploi du forceps réclame les plus grandes précautions, il faut même dans ce cas éviter toute tentative trop violente. Si c'est l'intérêt de l'enfant qui réclame la terminaison de l'accouchement, cet enfant, si la rotation ne réussit pas vite et facilement, succombe pendant l'opération, et l'on peut alors attendre la rotation naturelle, ou, en cas de besoin, perforer la tête de l'enfant mort. Mais si c'est l'intérêt de la mère qui réclame la terminaison rapide de l'accouchement, des tentatives longtemps continuées pour produire la rotation augmenteront certainement le danger d'une façon considérable. Si donc on veut, dans ces cas, avoir encore quelque chance de sauver la mère, il faut faire la perforation, même l'enfant étant vivant, si la rotation de la face ne réussit pas relativement facilement et vite.

On a encore conseillé généralement l'application du forceps lorsque la tête vient la dernière. Nous sommes convaincu que dans les cas où une forte tentative d'extraction à l'aide de la main ne conduit pas au but, le forceps amènera encore moins un enfant vivant; et il est pour la mère beaucoup plus dangereux que la traction manuelle. Nous nous sommes déjà, dans un autre chapitre, expliqué sur ce fait, que la crainte de blesser le fœtus dans l'extraction manuelle, et le recours au forceps qui en est résulté, la tête venant la dernière, a tué beaucoup d'enfants et en tue encore tous les jours. L'application du forceps, et l'extraction avec cet instrument réclament des minutes, et chaque seconde de retard aggrave le pronostic pour l'enfant. Ces raisons font que nous repoussons l'application de forceps sur la tête venant la der-

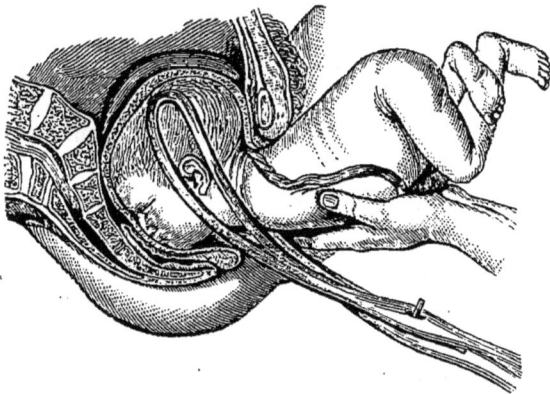

Fig. 80. — Application du forceps sur la tête dans la présentation du siège, [le tronc étant en dehors.

nière : si le cas n'est pas très-difficile, elle est inutile et aggrave pour le moins le pronostic pour l'enfant; dans les cas très-difficiles, elle n'offre aucun avantage pour l'enfant, mais elle est beaucoup plus dangereuse pour la mère que la perforation de la tête venant la dernière.

Note du traducteur. — C'est surtout dans les présentations de la face qu'il faut placer les cuillers sur les côtés de la tête et toujours ramener le menton en avant, et ces conditions jointes à la disposition anatomique qui rend le mécanisme de l'accouchement plus difficile pour la face que pour le sommet, font comprendre comment une application de forceps est plus laborieuse pour une présentation de la face que pour une présentation du sommet. On ne devra donc l'appliquer que dans le cas d'absolue nécessité, surtout si le menton est dirigé en arrière, et il faut toujours se rappeler que les accouchements par la face se terminent le plus souvent seuls, et que, dans ces cas, on peut, en se pressant trop d'agir, troubler et arrêter la marche d'un accouchement qui se serait terminé seul, si l'on n'était intervenu prématurément. Schrœder, on le voit, repousse absolument le forceps lorsque la tête est retenue dans les parties maternelles après l'expulsion du tronc; il est cependant des cas où il devient indispensable; alors on repousse le tronc de l'enfant du côté de son plan postérieur pour glisser les branches du forceps sur son plan sternal; suivant par conséquent que l'occiput sera en avant ou en arrière, on relèvera ou l'on abaissera davantage le tronc de l'enfant. On procédera ensuite comme d'habitude.

Si la tête reste seule dans l'utérus après s'être détachée du tronc, et si l'on ne peut parvenir à la faire fixer par un aide, on la fixe à l'aide d'un crochet appliqué sur la mâchoire ou d'une longue pince à griffes sur le cuir chevelu, et l'application du forceps deviendra ensuite beaucoup plus facile.

Enfin, dans des circonstances exceptionnelles, les professeurs Stolz et Dubois, n'ont pas craint d'appliquer le forceps même sur le siége. Tarnier, qui les a imités, a pu comme eux obtenir quelquefois ainsi des enfants vivants. Les règles de l'application sont les mêmes que pour une application faite sur le sommet, mais il faut avoir le soin de placer autant que possible les cuillers sur les côtés du bassin de l'enfant d'un os iliaque à l'autre, et s'efforcer de ne pas trop serrer l'instrument au risque même de s'exposer à son glissement.

Pronostic. § 211. Si, dans un cas ordinaire, la tête étant profondément engagée et le col dilaté, le forceps est appliqué avec un peu d'adresse, et l'extraction entreprise prudemment, le pronostic est favorable pour la mère et l'enfant.

Il est vrai que quelquefois, même lorsque le forceps a été employé avec habileté, on a constaté sur la muqueuse du vagin, lorsqu'on l'a examiné avec soin, de légères déchirures, mais ces déchirures sont dues à la distension considérable que la tête fait subir au vagin; elles se produisent même dans les accouchements naturels, et guérissent sans aucune suite fâcheuse. On peut même, lorsque le forceps est appliqué habilement, éviter plus facilement les lésions du vagin, que lorsque l'on se borne à surveiller l'accouchement naturel.

L'enfant présente souvent, après des applications très-faciles et très-bien faites du forceps, les impressions évidentes du forceps sur la tête, et il n'est même pas rare de pouvoir constater de légères excoriations de la peau. Ces deux lésions n'entraînent pas pour l'enfant la moindre conséquence. La paralysie du nerf facial lui-même, qui peut être causée accidentellement par la pression d'une des cuillers du forceps, a toujours un pronostic favorable.

Note du traducteur. A côté de ces paralysies faciales si fréquentes chez les nouveau-nés après les applications de forceps, M. Nadaud, thèse, Paris 1872, a étudié en outre d'autres paralysies qu'il appelle les paralysies obstétricales. Ce sont des paralysies qui peuvent atteindre différents organes du corps de l'enfant, et en particulier les membres. Après un court chapitre consacré à la paralysie du nerf facial, M. Nadaud cite deux cas de paralysie du nerf moteur oculaire commun recueillies par le docteur Lebobinnec à la maternité de Dublin. Un cas de paralysie du membre supérieur dû à Smellie, un analogue de Danyau, un de Gueniot, un de Blot, un de Depaul, un de Duchenne et un de Doherty. Ces paralysies sont encore bien plus fréquentes à la suite de version; M. Nadaud en cite dix observations empruntées différents auteurs.

. . J'ai eu occasion de voir il y a quelques mois un fait plus rare encore. A la suite d'une application de forceps qui n'avait présenté aucune difficulté et où l'extraction avait été facile, l'enfant fut pris d'une myosite du sterno-mastoïdien qui se termina au bout de quinze jours par résolution. M. le professeur Dolbeau, à qui j'avais adressé le petit malade, m'a dit en avoir déjà vu pour sa part un ou deux cas.

Voyez encore Pajot, thèse de concours, *Des lésions du fœtus*, etc., et Duchenne de Boulogne, *Traité de l'électricité médicale.*

§ 212. Les résultats de l'application du forceps, même dans les cas de bassins normaux, deviennent plus fâcheux lorsqu'il a fallu déployer une grande force pour l'extraction, et en particulier lorsque les cuillers ont dû être fortement appliquées dans un diamètre oblique. La mère éprouve ainsi plus facilement, dans les parties molles, des meurtrissures qui auront une action d'autant plus fâcheuse que les parties molles, dans ces cas, ont déjà été ordinairement exposées à une compression longtemps prolongée. Pour l'enfant, le pronostic s'aggrave considérablement aussitôt que l'extraction a exigé une force considérable. Plus on tire fort, plus on saisit fort les manches, et plus on est obligé de les comprimer pour que le forceps ne glisse pas sur la tête, et plus par conséquent la tête de l'enfant est exposée à une compression considérable. Les lésions que dans ces cas le crâne éprouve à l'extérieur (inflammation superficielle de la peau, sugillation, et même gangrène circonscrite au point comprimé) n'entraînent il est vrai, comme le prouve l'expérience, aucun danger sérieux pour l'enfant; mais les phénomènes qui se passent à l'intérieur du crâne à la suite d'une trop forte compression, en ont une signification pronostique d'autant plus mauvaise. Il peut se produire des déchirures des sinus veineux ou des autres vaisseaux sanguins du crâne, et en outre il est certain que les branches du forceps peuvent exercer directement une compression du cerveau telle que par suite de l'irritation du nerf pneumogastrique il se produit un ralentissement notable du pouls. Ce dernier phénomène peut agir sur la circulation placentaire d'une façon si fâcheuse que l'enfant s'asphyxie profondément et meurt.

D'après Hecker (1) la mort des enfants peut survenir rapidement et est due à la pression exercée par une des extrémités des cuillers sur le cordon enroulé autour du cou ou sur les gros vaisseaux du cou.

Que le forceps par lui-même aggrave le pronostic, c'est ce qui résulte de l'ensemble des statistiques de Poppel (2). Sur 102 enfants où le forceps avait été appliqué sans aucune complication, il y en eut 61 de bien vivants, 36 d'asphyxiés (il en mourut 6), et 5 morts. Il succomba par conséquent, à la suite des accouchements terminés par le forceps, sans autre complication, 10,8 pour 100 des enfants.

§ 213. Si le forceps est appliqué dans un bassin rétréci, cela peut avoir les conséquences les plus funestes pour la mère et l'enfant. D'après Hugen-

---

(1) *Kl. d. Geb.*, II, p. 197.

)2) *M. f. G.*, vol. XXV, Suppl., p. 43. .

berger (1), dans ces cas, 70 pour 100 des mères furent malades, et il en mourut 30 pour 100. Les enfants dont la tête subit une double compression, latéralement par le forceps, et d'avant en arrière par le bassin rétréci, succombent également très-facilement.

Déjà plus haut nous avons brièvement exposé les raisons qui font que dans les rétrécissements du diamètre antéro-postérieur nous considérons le forceps comme contre-indiqué ; mais même l'application du forceps sur une tête qui se trouve dans un bassin généralement rétréci peut, si des tractions très-énergiques sont nécessaires, avoir les conséquences les plus funestes.

Les parties molles de la mère peuvent, sous l'influence de la pression, éprouver des gangrènes très-étendues, si bien que la carie des os du bassin, l'oblitération du vagin, avec hématomètre consécutive, des fistules vésicales peuvent en être la conséquence, et même si la force déployée est très-grande, les articulations du bassin peuvent se disjoindre et les os se briser.

§ 214. Un autre danger, le glissement du forceps, lorsque l'introduction du forceps a été faite par un homme suffisamment expérimenté, ne se produit que lorsque la tête est très-élevée ; or, dans ce cas, d'une façon générale, nous repoussons l'application du forceps. Le forceps peut glisser sur la tête perpendiculairement ou horizontalement. Il ne glisse dans le dernier sens que lorsque la tête est encore mobile au-dessus du détroit supérieur ; mais dans le premier cela peut arriver même lorsque la tête est profondément engagée, si l'on ne maintient pas bien les manches. Se laisse-t-on surprendre par ce glissement du forceps, si bien que le forceps sort avec force du vagin, il peut naturellement en résulter des lésions graves pour la mère.

Les autres lésions, comme par exemple la perforation des culs-de-sac du vagin par le forceps, sont des fautes de l'opérateur qui ne se produisent plus depuis que nos accoucheurs reçoivent une éducation scientifique.

Nous devons incidemment signaler encore quelques instruments qui étaient destinés par leurs inventeurs à remplacer le forceps. Parmi eux se range le levier, instrument analogue à une des branches du forceps avec lequel les plus enthousiastes de ses partisans croyaient pouvoir terminer artificiellement les accouchements dans les présentations difficiles du crâne. Son emploi est aujourd'hui presque complétement abandonné. Il n'est en tout cas pas bon pour l'extraction, tout au plus pourrait-il être employé avec quelque avantage pour amener l'engagement au détroit supérieur d'une tête déviée latéralement. Goodell (2) l'a de nouveau dans ces derniers temps vivement recommandé.

L'extracteur à air de Simpson n'a pas pu détrôner le forceps. Quoiqu'il repose sur un principe vrai (une coiffe solide est appliquée sur la tête, on y fait le vide à l'aide d'une pompe, et elle adhère ainsi solidement à la tête), et que considéré au point de vue théorique il présente des avantages réels sur le forceps (il n'est pas placé entre la tête et les parties molles de la mère et il peut se mouler exactement sur le crâne), son emploi est encore bien plus incertain et compliqué que celui du forceps, si bien qu'il a bien vite pris sa place auprès de beaucoup d'autres instruments dans l'arsenal non employé de Lucine.

Nous pouvons de même nous borner à signaler quelques nouvelles inventions

(1) *Bericht u. s. w.* Petersburg, 1863, p. 72.
(2) *Amer. Practitioner.* Janv. 1873, p. 23.

françaises qui n'auront jamais la moindre valeur pratique. Parmi celles-ci se rangent le léniceps de Mattei, l'appareil de forceps avec treuil et cordes de Chassagny, et l'aide-forceps analogue de Joulin, de même que le rétroceps de Hamon.

Note du traducteur. A côté de ces lésions ordinaires du forceps, il en est d'autres qui sont plus rares; nous voulons parler des paralysies puerpérales qui surviennent chez les nouvelles accouchées, et qui dans certains cas sont dues à un traumatisme évident. Telles sont les observations de Romberg, *Lehrbuch der Nervenkrankheiten.*, Berlin, 1857; Jaccoud, *Paraplégies et ataxie du mouvement;* Bianchi, *Des paralysies traumatiques des membres inférieurs chez les nouvelles accouchées,* thèse, Paris 1865; *obs.* de Jacquemier et Chateau; *obs.* de Horand fils, à Lyon; *obs.* V. Bianchi. Voyez encore Charpentier, *Contributions à l'histoire des paralysies puerpérales,* Paris 1872.

Nous ne serons pas aussi affirmatifs que Schrœder à propos des forceps à tractions mécaniques, et sans leur donner notre approbation absolue nous dirons avec Tarnier que les faits sont encore trop peu nombreux pour que l'on puisse juger la nouvelle méthode, et que nous ne pouvons encore préjuger de l'avenir qui lui est réservé. C'est Chassagny qui le premier a suivi cette voie, imité bientôt par Joulin qui, en appliquant un dynamomètre à l'extrémité d'un forceps, a démontré que les tractions manuelles faites sur cet instrument, au lieu d'être régulières et continues, se composent d'une succession de secousses saccadées qui se suivent à de courts intervalles, tandis que les tractions mécaniques sont au contraire lentes, progressives, et qu'on peut les régler à volonté avec un dynamomètre dont l'emploi est toujours indispensable. Les tractions manuelles ne peuvent en aucun cas dépasser un certain degré, les tractions mécaniques ont une puissance illimitée, aussi faut-il toujours employer *un bon dynamomètre.*

La plus sérieuse objection qu'on ait faite aux tractions mécaniques c'est d'être invariables, de tirer toujours dans le même sens, et de ne pas pouvoir être modifiées à volonté et dirigées suivant l'axe curviligne du bassin. Tarnier croit avoir obvié à cet inconvénient en remplaçant l'appareil à traction mécanique de Chassagny et Joulin par une simple moufle. Voici comment il décrit son procédé (voyez *Dict. de méd. et chir. prat.*, t. XV, p. 402):

« Je me sers d'un forceps ordinaire : au moment d'appliquer la première branche je passe dans la fenêtre un double lacs d'un mètre de long au moins, lubrifié à sa partie moyenne par un corps gras : je place la branche sans m'occuper autrement du lacs. Cette première branche étant appliquée, je saisis le lacs au point où il correspond à la concavité de la cuiller, et je l'introduis dans la fenêtre de la seconde branche en allant de la concavité à la convexité; je termine ensuite l'application de l'instrument sans m'occuper davantage du lacs qui traverse les deux fenêtres et dont les deux chefs sortent du côté de la vulve. Ces deux chefs sont ensuite réunis à leur sortie des parties génitales et noués en anse sur un dynamomètre. De petites moufles de 2 mètres de long s'accrochent par une de leurs extrémités à ce dynamomètre, et par l'autre extrémité prennent un point d'appui sur un crochet fixé sur le parquet. Un simple clou suffit même pour cela. Suivant la direction affectée par le forceps les cordes des moufles passent au-dessus ou au-dessous de son manche. La femme étant maintenue par des aides dans la posture ordinaire, il ne reste plus qu'à faire des tractions sur la corde qui commande les moufles, et le dynamomètre marque aussitôt l'effort produit sur la tête. Le lacs qui traverse les cuillers les rapproche avec une force proportionelle à l'énergie des tractions, et la prise du forceps sur la tête de l'enfant est très-solide. Avec l'une des mains on gradue la traction à volonté suivant les indications fournies par le dynamomètre : avec l'autre main on dirige le manche du forceps ou le faisceau des cordes dans toutes les directions convenables, tantôt en les abaissant ou en les soulevant, tantôt en les portant à droite ou à gauche par un mouvement de latéralité. La manœuvre est facile, et les tractions quoique mécaniques peuvent être dirigées dans tous les sens aussi facilement que dans l'opération purement manuelle.

» D'autres fois j'ai modifié cette opération en plaçant des lacs séparés sur chacune des cuillers; je les réunissais ensuite en les liant sur un dynamomètre. Les lacs ainsi disposés sont presque parallèles aux branches du forceps, et n'en rapprochent les cuillers qu'avec une force qui serait insuffisante pour assurer une prise solide sur la tête. Dans ce cas, je place un lien sur l'extrémité des manches et je les serre assez fortement pour empêcher le glissement du forceps ».

Sur trente-sept malades opérées par le forceps à tractions mécaniques, on a :

	Accouchements.	Mortalité des mères.	Mortalité des enfants.
Chassagny, son appareil....	10	»	4
Joulin, son appareil.......	2	»	2
Berne, appareil Chassagny .	18	6	14
Tarnier, moufles..........	7	2	4

VI. EXTRACTION AVEC UN SEUL OU AVEC LES DEUX PIEDS

BIBLIOGRAPHIE. — MAURICEAU, *Traité des mal. des femmes grosses,* 6ᵐᵉ édit. Paris, 1721, chap. XIII, p. 280. — PORTAL, *La pratique des accouch.,* etc. Paris, 1685. — DE LAMOTTE, *Traité complet des acc.,* etc. Paris, 1722. — J. VON HOORN, *Die zwo u. s. w. Weh-Mütter Siphra und Pua.* Skockholm et Leipzig, 1726. — PUZOS, *Traité des acc.* Paris, 1759, p. 184 et suiv. — LEVRET, *L'art des accouch.,* 2ᵐᵉ édit. Paris, 1761, p. 122 et suiv. — BAUDELOCQUE, *L'art des acc.,* 8ᵐᵉ édit. Paris, 1844, p. 513 et suiv. — DELEURYE, *Traité des acc.* Paris, 1770, tr. de Flemming. Breslau, 1778, p. 186 et suiv.

Historique. — Quoique l'on manque à ce sujet de renseignements précis, on se tromperait pourtant grossièrement si l'on ne considérait pas l'extraction par les pieds comme la plus ancienne des opérations obstétricales. Car le premier qui fut appelé pour un accouchement où l'expulsion du tronc et de la tête, venant la dernière, traînait en longueur, n'eut rien de plus pressé que de tirer sur les parties déjà sorties. Il est vrai que l'on chercha plus tard, même dans l'enfance de l'obstétrique, sinon à bannir complétement, du moins à limiter très-notablement cette opération, puisque, d'après la manière de voir d'Hippocrate, on ne considérait comme normales que les présentations du crâne, et que, par tous les moyens possibles, on cherchait à transformer en présentation du crâne même les présentations de l'extrémité pelvienne.

Cette idée que les présentations pelviennes étaient fort dangereuses fut longtemps l'opinion régnante. Celse, qui conseilla la version sur les pieds, connaissait naturellement l'extraction et déclara seulement qu'elle n'était pas difficile à pratiquer. Il conseilla aussi dans les présentations du siége de dégager un pied. Pourtant, on trouve dans ses œuvres, aussi bien que dans celles d'Aëtius, de Paul d'Égine (dont la source est Philumenos), ce conseil contraire au bon sens, lorsque les pieds se présentent et que le reste du corps ne sort pas, de les amputer et de se priver ainsi soi-même du moyen qui peut permettre de faire l'extraction.

A partir de l'époque où vivaient ces deux auteurs, jusqu'au début du XVIᵉ siècle dans tout l'Occident, où les moines seuls possédaient les connaissances médicales, il règne une nuit profonde sur l'obstétrique, si bien que cette science était retombée au-dessous de ce qu'elle était au temps d'Hippocrate. Savonarole (1466) est le premier qui de nouveau parle de l'extraction par les pieds, puisqu'il conseille, si un pied se présente et si la version sur la tête ne réussit pas, d'aller chercher l'autre pied et d'extraire ainsi l'enfant. Alexander Benedictus (1525), dont le *Traité d'obstétrique* est une compilation des meilleurs auteurs grecs, conseille aussi, dans les présentations du siége, si la version sur la tête ne réussit pas, l'extraction par les

pieds. Pourtant les présentations pelviennes inspiraient encore une terreur si profonde que Eucharius Roesslin (1513) enseigne, il est vrai, l'extraction par les pieds
et le dégagement des bras, mais non sans jeter sur la version céphalique un regard
plein de convoitise. Ainsi il dit à propos des présentations des pieds : « Wo aber es
» möglich wer / dz die hebamm die füess des Kindes senfftikliche vñ subtiliche vber
» sich wyse / also dz iñwdeig in muter leib / die solen des Kindes füesslin / geschy-
» ben wurdet / gege d'muter nabel / vnd sein heuptlin / gege seine muter rucke /
» und sich gege de vssgang gestürtzt vnd gewendet / wer ,vyl bösser. » (Mais s'il
était possible que la sage-femme tournât les pieds de l'enfant doucement et adroi-
tement vers le haut, si bien que, à l'intérieur du sein maternel, les talons des pieds
de l'enfant fussent poussés vers l'ombilic de la mère et la tête vers le dos de la
mère, et qu'il fût retourné et renversé vers la sortie, cela serait beaucoup meilleur),
et, à propos des présentations du siége : « Wo aber möglich wer / das sie das Kind
» schybe möcht / damit es mitt dem haupt vnder sich kam / wer vyl besser da die
» erst Geburt. » (« Mais là où il serait possible qu'elle pût pousser l'enfant de telle
façon qu'il vienne se placer la tête en bas, cela vaudrait encore mieux que l'accouchement précédent).

Ce n'est qu'après qu'Ambroise Paré eut de nouveau remis en pratique la version
podalique que l'extraction par les pieds se répandit de nouveau et qu'elle atteignit
alors entre les mains des grands maîtres français son plus haut développement.
Mauriceau, Portal, de Lamotte, Puzos, Levret, Baudelocque et Deleurye ont décrit
les manœuvres de l'extraction manuelle par les pieds d'une façon si complète que,
jusque dans ces derniers temps, on n'a pas trouvé à y ajouter de perfectionnement
essentiel. Pour plus de détails sur le développement de la technique voyez note du
§ 224.

§ 215. Pour que l'extraction par les pieds permette d'avoir les espérances
les plus certaines qu'elle réussira avantageusement pour la mère et l'enfant,
il faut que les parties molles des voies génitales soient suffisamment dilatées,
et qu'il n'existe aucune disproportion entre le bassin et l'enfant.

Lorsque ces conditions sont remplies, l'extraction manuelle se fait en si
peu de temps, que l'enfant naît sans avoir fait d'effort inspiratoire prématuré
(étant naturellement toujours supposé que l'enfant était parfaitement bien
portant au début de l'opération), et elle réussit d'autant plus vite que la
traction sur la partie qui se présente est aidée par des contractions utérines
plus énergiques.

Quelque désirables que soient les conditions précédentes, elles ne sont
pourtant pas absolument indispensables. Pour les parties molles, c'est habituellement l'orifice du col, s'il n'est que peu dilaté, qui oppose des difficultés
à l'extraction. Mais lorsque les bords de l'orifice sont minces et dilatables,
on peut, si elle est nécessaire, faire l'extraction aussitôt que l'orifice est assez
large pour laisser passer un pied. Le corps constitue alors un cône qui augmente d'épaisseur de bas en haut, et qui élargit l'orifice à mesure qu'il y est
attiré. Il est vrai que l'extraction ne se fait pas toujours aussi rapidement que
cela serait à désirer.

Quelque importance que l'on doive attacher à ce que le bassin osseux
n'oppose aucun obstacle à la tête venant la dernière, on peut pourtant, dans
certaines circonstances, même à travers un bassin rétréci dans son conjugué
(D.A.P.) faire passer la tête sans danger pour l'enfant. Il est vrai qu'en général
le pronostic de l'extraction, lorsqu'il y a disproportion entre la tête et le

bassin, est alors précisément aussi fâcheux que lorsque la tête vient la première. (Pour plus de détails, voyez à la pathologie spéciale de l'accouchement dans les bassins rétrécis.)

§ 216. Quant à ce qui concerne les *indications* de l'extraction par les pieds, il faut se souvenir de ceci, que dans les présentations du siége, en dehors de toute intervention de l'art, la vie de l'enfant court beaucoup plus de dangers que dans les présentations du sommet.

Tandis que dans les présentations du crâne, c'est la partie la plus volumineuse et la moins compressible du corps fœtal qui sort la première, et que par conséquent la sortie du tronc et des extrémités devient facile, et que l'élasticité et la contractilité du vagin suffisent habituellement pour terminer l'accouchement ; dans la présentation des pieds, c'est l'inverse qui se passe. Les pieds et le siége franchissent sans grande difficulté les voies génitales, tandis que les épaules et surtout la tête réclament de fortes contractions utérines. Mais celles-ci, une fois que la plus grande partie du contenu de l'utérus est évacuée, ne se reproduisent très-ordinairement qu'après un long intervalle de temps. L'expulsion de l'enfant exige par conséquent, dans les présentations des pieds à partir du dégagement de la partie qui se présente la première, un temps beaucoup plus long que dans les présentations du sommet. Mais ordinairement, s'il ne reste plus qu'une petite partie de l'enfant dans l'utérus, et si l'utérus pour l'expulser se contracte fortement, l'enfant éprouve le besoin de respirer, car le point où s'insère le placenta se rétracte alors fortement, et cela amène un décollement partiel ou complet du placenta. Si ce besoin dans les présentations du crâne se fait une fois que la tête est sortie, l'enfant, avec son premier effort inspiratoire, commence sa vie extra-utérine, quoique une partie de son individu se trouve encore dans les parties génitales. Mais si la circulation placentaire se trouve altérée alors que le siége vient le premier au jour, comme l'air ne peut pas arriver jusqu'à la bouche, la première inspiration a pour résultat l'aspiration de corps étrangers et l'asphyxie. L'asphyxie qui, dans le plus grand nombre des cas, se produit de la façon que nous venons de signaler, peut du reste aussi être amenée par la compression du cordon.

Ainsi s'explique que, dans les cas de présentation pelvienne, si après la sortie du siége les autres parties ne sortent pas rapidement, la vie de l'enfant court de grands dangers.

Or comme à ce moment, ordinairement, c'est-à-dire dans les cas où les forces de la nature expulseraient, en un temps relativement assez court, le reste du corps de l'enfant, l'extraction manuelle de cet enfant ne présente pas la moindre difficulté et est complétement inoffensive pour la mère et l'enfant, nous n'attendons jamais que l'asphyxie commence, mais nous faisons toujours l'extraction *si, après la sortie de la moitié inférieure du corps, les autres parties du corps fœtal ne se dégagent pas immédiatement et spontanément.*

Si nous n'attendons pas le début de l'asphyxie, ce n'est pas tant parce que nous craignons de ne pouvoir rappeler à la vie cet enfant faiblement asphyxié, que parce que nous redoutons que des corps étrangers se soient introduits dans les voies aériennes avec la première inspiration, ce qui peut y développer une inflammation mortelle.

§ 217. Outre cette indication d'agir, lorsque l'enfant est déjà en partie sorti, l'extraction manuelle, tant que les pieds sont encore à l'intérieur des parties maternelles, est nécessaire dans tous les cas où la tête se présentant, l'accouchement immédiat est indiqué, c'est-à-dire où la santé de la mère et de l'enfant sont menacées. Puisque l'enfant qui se présente par les pieds court un danger d'autant plus grand que les pieds s'engagent davantage, il est absolument nécessaire de surveiller attentivement par l'auscultation les bruits du cœur fœtal.

Nous avons déjà signalé, dans l'aperçu général, qu'il y a des cas dans lesquels l'enfant, lorsqu'il y a indication pressante à terminer l'accouchement, ne peut pas être extrait par la tête, qui se présente la première. Il faut alors, pour pouvoir faire l'extraction par les pieds, amener artificiellement une présentation des pieds. Cette version sur les pieds est alors une opération préparatoire qui rend possible l'extraction manuelle.

§ 218. *L'opération se fait de la façon suivante :* Comme il peut devenir nécessaire de fléchir fortement en arrière le tronc du fœtus, on fait bien, pour pratiquer l'opération, de placer la femme sur le bord du lit, par conséquent en travers du lit (1), ou tout au moins dans une position oblique (une jambe en dehors du lit sur une chaise, l'autre dans le lit. On ne peut s'en abstenir que dans le cas où, comme par exemple, s'il s'agit d'un deuxième jumeau, l'extraction ne présente pas la moindre difficulté. Dans le décubitus latéral (qui, lorsqu'il s'agit de faire la version de l'enfant, présente des avantages tout à fait réels) l'extraction est incommode, et il ne faut par conséquent pas conseiller cette position, au moins dans les cas difficiles. On place à côté de soi quelques serviettes chaudes et une sonde élastique mince, pour le cas où il deviendrait nécessaire de faire le cathétérisme des voies aériennes du fœtus. Il est bon d'avoir aussi un lacs à sa disposition.

Lorsque la main tout entière doit être introduite dans le vagin, il faut chloroformiser la femme, dans tous les cas où on a le temps de l'administrer. Si les pieds sont faciles à atteindre, il est inutile d'avoir recours au chloroforme.

§ 219. Si la présentation des pieds est complète, on introduit dans le vagin la main dont le dos est enduit d'huile, et l'on saisit les deux pieds de telle sorte que le médius se trouve entre eux au-dessus des malléoles, et que les autres doigts se trouvent placés sur les parties latérales (un des pieds se trouve donc entre le médius et l'index, l'autre entre le médius et l'annulaire). Alors on tire sur eux jusqu'à ce qu'ils apparaissent au dehors, et pour pouvoir les tenir plus solidement on les enveloppe d'une serviette. Chaque main saisit alors un des pieds dont les orteils sont dirigés en arrière, de telle sorte que les pouces se trouvent placés sur le mollet, et les autres doigts sur la face

(1) Voy. § 201, note.

dorsale du pied et le côté antérieur de la jambe. De fortes tractions qui doivent être dirigées en arrière amènent les cuisses et le siége jusqu'au dégagement. Plus l'enfant sort, plus on le saisit haut, de sorte qu'au moment où l'on extrait le siége les deux cuisses sont saisies à pleines mains. Si un seul pied se présente, on tire sur lui aussitôt qu'il y a place pour cela avec les deux mains, et ce n'est que quand le siége apparaît que l'on conduit l'index d'une main dans le pli de l'aîne situé en arrière, pour pouvoir exercer sur lui une traction. Si le cordon passe entre les deux jambes, si l'enfant *est à cheval* sur son cordon, on repousse ce cordon aussitôt que cela peut se faire par-dessus la fesse qui correspond au pied encore arrêté dans les parties génitales. Lorsque le siége est dégagé, le second pied tombe à son tour

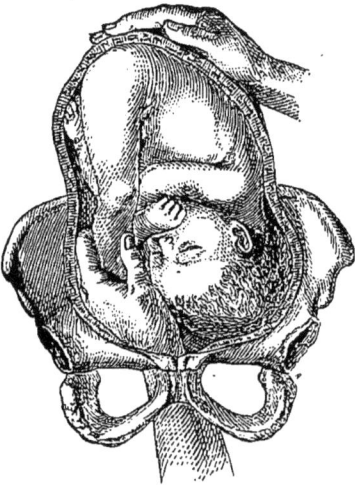

Fig. 81. — Version pelvienne par manœuvres internes : dégagement d'un pied dans une présentation du sommet.

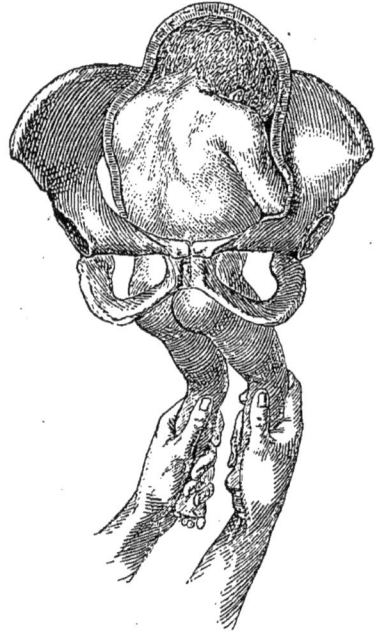

Fig. 82. — Version pelvienne par manœuvres internes : extraction par les pieds.

hors des parties génitales, et l'extraction se fait alors absolument comme dans la présentation complète des pieds. On saisit alors le siége de telle façon que les deux pouces soient placés sur les fesses, tandis que les index prennent un point d'appui sur les crêtes iliaques, et l'on tire fortement en bas jusqu'à ce que l'on voie la poitrine. On relâche un peu le cordon pour éviter sa déchirure. Si le cordon est fortement tendu et ne peut être relâché, on le coupe rapidement, et l'on fait comprimer le bout fœtal par un aide. (On fait cela lorsque dans la présentation complète des pieds l'enfant est à cheval sur son cordon, et que ce dernier ne peut pas être reporté derrière un pied.) Si, l'enfant ne présentant pas déjà des signes d'asphyxie, on a pratiqué l'extraction lentement jusqu'au dégagement du siége, il faut, à partir de ce moment, agir avec la plus grande rapidité. Car, même si le cordon n'est pas comprimé, le contenu de l'utérus se trouve alors déjà si notablement diminué, qu'ordinairement il se produit tout au moins un décollement partiel du placenta. Les manœuvres consécutives réclament donc une rapidité aussi grande que le permettent les ménagements dus à la mère et à l'enfant.

§ 220. Si à côté du tronc apparaît une main appliquée contre lui, on la saisit, et l'on attire profondément par en bas l'épaule qui lui correspond. Dans l'autre cas, il faut procéder au dégagement artificiel du bras. On dégage d'abord le bras situé en arrière, car on trouve bien plus de place pour les manœuvres que cela réclame dans la cavité du sacrum qu'entre la symphyse et le thorax. Pour y parvenir, si le dos de l'enfant par exemple est dirigé en avant et un peu à gauche, on relève par en haut les pieds du fœtus, et l'on place le tronc dans le pli de l'aîne droit de la mère. Cela fait descendre plus

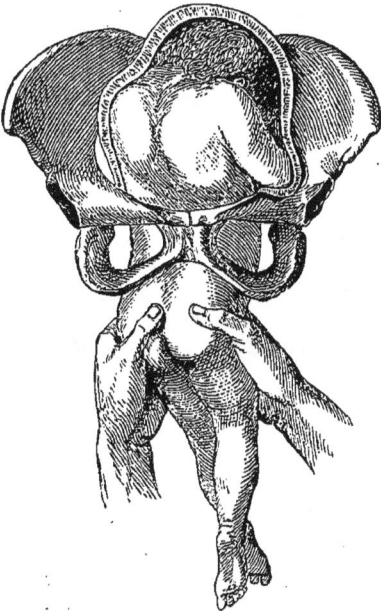

FIG. 83.—Application des deux pouces sur le sacrum et dégagement du tronc.

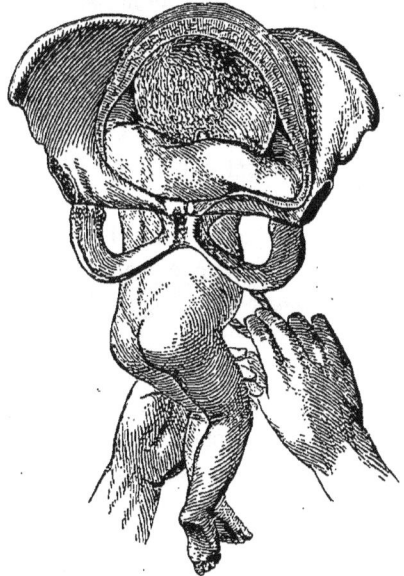

FIG. 84. — Dégagement du cordon ombilical trop tendu.

profondément l'épaule droite, ce qui est de la plus grande importance pour permettre de dégager facilement le bras.

La descente de l'épaule peut être encore amenée par le procédé que conseillait Rosshirt (1) et que déjà Baudelocque (2) avait indiqué : la pression sur les épaules. On dégagera le bras lui-même en portant deux doigts dans le pli du coude et en pressant sur le pli du coude ; le bras sera ainsi ramené tout entier en avant et en bas en le faisant passer sur la face. Après avoir alors forte-

(1) Die geb. Op. Erlangen, 1842, p. 169.
(2) L. c., p. 522.

ment tiré sur le bras dégagé pour faire descendre profondément l'épaule et pour obtenir un espace suffisant pour le dégagement de l'autre bras, on porte le tronc de l'enfant du côté opposé, en lui imprimant une légère rotation autour de son axe longitudinal. En agissant ainsi, l'autre épaule descend plus profondément et un peu en arrière, et le bras qui lui correspond est dégagé de la même façon.

§ 221. Les bras une fois dégagés, on procède immédiatement à l'extraction de la tête au moyen de la *manœuvre de Smellie et de Veit*. Pour y parvenir, on introduit dans le vagin la main qui correspond au plan abdominal du fœtus, et lorsque l'on a atteint la mâchoire inférieure, on introduit deux doigts de cette main dans la bouche, de façon à ne pas peser sur le plancher de la bouche, mais sur le bord alvéolaire de la mâchoire. Tandis que l'on place alors le tronc de l'enfant sur le bras correspondant, de façon que l'enfant soit pour ainsi dire à cheval sur ce bras, on applique les doigts de l'autre main en forme de crochet sur le cou de l'enfant. En exerçant alors une traction simultanée sur le cou et la mâchoire (naturellement il faut de préférence tirer sur le premier), on force la tête à s'engager davantage. Elle se dégage sur le périnée lorsqu'on relève le tronc.

Fig. 85. — Dégagement du premier bras.

§ 222. En agissant ainsi, l'enfant, dans les cas ordinaires, est extrait sans difficultés. Pourtant il y a de nombreux écarts à cette règle.

Si le dos de l'enfant est directement tourné en avant, on peut avoir de la peine à savoir quel est le bras qui est le plus en arrière. On fait bien dans ce cas d'essayer le dégagement sur les deux bras, et de commencer par celui qui offre le plus de facilité.

Il peut survenir des difficultés considérables, si le bras s'est relevé derrière la nuque. On essaye alors d'imprimer au tronc, en même temps qu'on le repousse un peu en haut, un mouvement de rotation autour de son axe longitudinal, de façon que l'épaule qui appartient au bras mal placé vienne se mettre un peu plus de côté, et l'on essaye, si cela ne réussit pas, à l'aide d'une très-forte pression, de faire quitter au bras le point où il est enclavé. Il se rencontre pourtant des cas (et cela se produit en particulier facilement, si l'on n'a procédé au dégagement du bras, qu'après que des tractions fortes ont dégagé la plus grande partie du tronc et attiré solidement la tête dans le détroit supérieur) dans lesquels le dégagement du bras enclavé entre la symphyse et la tête est absolument impossible sans produire de désordres. Alors on essaye d'attirer à la fois au travers du bassin, et la tête et le bras placé

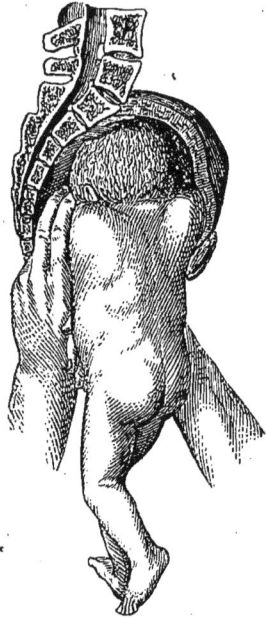

dans cette situation défavorable. Si cela ne réussit pas, et si le dégagement sans lésion du bras, pas plus que l'extraction, ne sont possibles, c'est que le bras conserve sa position vicieuse. Le devoir de l'accoucheur est, pour sauver la vie de l'enfant, de dégager le bras de son enclavement, au risque de déterminer une fracture de l'humérus.

La fracture d'un bras n'est assurément pas faite pour contribuer à la réputation de l'accoucheur. On lui pardonnera d'amener un enfant mort, car les gens du monde savent qu'il est arrivé que des enfants naissent morts, mais l'extraction d'un enfant vivant qui présentera une fracture du bras sera attribuée à son manque d'habileté, si bien qu'il vaut mieux, pour la réputation de l'accoucheur, faire l'extraction d'un enfant mort mais dont les bras sont intacts, que celle d'un enfant vivant dont les bras sont fracturés. Aussi l'accoucheur, dans ce cas, devra, comme cela arrive si souvent, trouver sa consolation dans le sentiment du devoir accompli. Il est donc bon, lorsque l'on procède à l'extraction, de prévenir les parents du danger qui menace l'enfant, et de l'impossibilité où l'on se trouve de l'extraire sans lésion.

Nous espérons, du reste, que le passage précédent ne sera pas mal interprété, et que l'on ne se figurera pas que nous conseillons de briser les bras, dans tous les cas où le dégagement peut offrir des difficultés, nous ne parlons ici que des cas où l'accoucheur, après avoir épuisé toutes ses forces, a acquis la conviction qu'il ne peut ni dégager le bras mal placé, ni extraire tout à la fois le bras et l'enfant, où par conséquent l'enfant est exposé à mourir entre ses mains, et nous croyons avoir indiqué d'une façon suffisamment claire qu'il faut préférer l'extraction d'un enfant vivant, eût-il le bras cassé, à celle d'un enfant mort. Une fracture de l'humérus n'est pas, du reste, pour l'enfant, une blessure dangereuse, et il suffit de lui appliquer un bandage plâtré pour que le pronostic devienne très-favorable.

§ 223. Si d'habitude les pieds sortent de la vulve avec les orteils dirigés en arrière, il arrive aussi assez souvent que ces orteils sont dirigés en avant. Presque toujours alors, dans le cours ultérieur de l'accouchement, le tronc subit un mouvement de rotation qui ramène au moins le dos en avant et d'un côté, rotation que l'on aide en tirant plus fortement sur le pied que l'on veut ramener en avant.

Du reste, pendant l'extraction, sur un seul pied, le pied sur lequel on fait l'extraction se tourne toujours en avant, parce que c'est là où la résistance est la plus faible. On doit laisser de côté toute espèce de tentative pour produire artificiellement et par force le mouvement de rotation, parce que souvent la rotation se fait sans qu'on s'y attende. Mais il est très-utile d'aider au mouvement de rotation lorsque c'est la nature qui l'accomplit.

Si cette rotation ultérieure du dos en avant ne se produit pas, le dégagement des bras peut devenir très-difficile. On doit alors essayer de refouler en arrière une des épaules, et de se créer ainsi dans un côté du bassin assez de place pour que le bras puisse passer. Si cela ne réussit pas, on repousse en arrière l'articulation du coude, et l'on attire alors en bas le bras en tirant sur l'avant-bras (1).

§ 224. L'extraction de la tête venant la dernière peut offrir des difficultés si le menton est plus ou moins dirigé en avant. On réussit souvent alors à

(1) Voy. Michaelis, *Abhandlungen*, etc. Kiel, 1833, p 229.

introduire deux doigts dans la bouche, ce qui permet d'attirer facilement la face dans un des côtés du bassin. Si l'on n'y réussit pas, on peut essayer, par des pressions extérieures, de faire faire à la tête un mouvement de rotation qui la place transversalement.

Si cela échouait, on s'assure exactement du point où se trouve le menton, et l'on tire sur l'enfant en employant ce que l'on appelle la *Méthode de Prague* qui consiste à tirer seulement avec les doigts placés en crochets sur le cou, mais de telle façon, que la tête et le tronc de l'enfant restent dans leur situa-

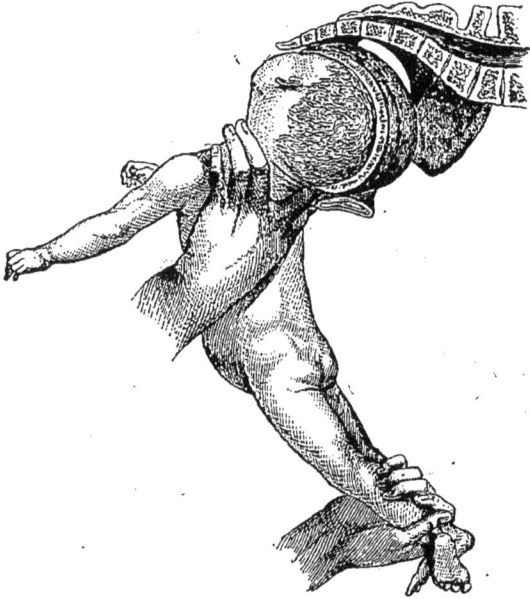

Fig. 86. — Soulèvement du tronc fœtal pour favoriser le dégagement de la tête.

tion normale. On réussit par cette traction à placer la tête plus latéralement, si bien que l'on peut alors atteindre la bouche.

Il est très-bon, dans les cas où l'extraction de la tête venant la dernière présente des difficultés, de soutenir la traction par des pressions extérieures sur la tête. Cette pression peut, sans danger, être forte et vigoureuse.

Tandis que la plupart des grands accoucheurs, au temps classique de l'obstétrique française, ne pratiquaient l'extraction que sur les deux pieds, Mme de la Marche, 1677, maîtresse sage-femme de l'Hôtel-Dieu, à Paris, fut la première qui conseilla de se contenter d'un seul pied pour faire l'extraction. Dans les derniers temps de sa pratique, Paul Portal, 1685, adopta cette méthode, tandis que de Lamotte, quoiqu'il dise lui-même avoir souvent et facilement pu extraire avec un seul pied, conseille pourtant expressément de se servir des deux pieds, et même, comme le conseille Ambroise Paré, si un seul pied se présente, engage à le repousser en arrière et à aller chercher l'autre pour les extraire tous deux ensemble. Les principes de P. Portal furent suivis par son élève, le Suédois Johann von Hoorn, 1715, par l'illustre Puzos, 1753, et Deleurye, 1770; mais Portal, Puzos et Deleurye, quoique leur nom n'ait pas atteint le retentissement de celui de Levret ou de Baudelocque, ont dans leurs préceptes obstétricaux devancé leur siècle sous bien des rapports. Puzos expose de la façon la plus claire les avantages de l'extraction par un seul pied, et les fait surtout ressortir lorsque la tête vient la dernière. Dans ces derniers temps, où l'on conseille à peu près généralement la version sur un seul pied, on fait naturellement l'extraction sans la moindre hésitation avec un seul pied.

La crainte qui, dans les temps anciens, poussait immédiatement après l'expulsion du fœtus à introduire la main et à extraire le délivre, afin que l'orifice ne se refermât pas, a aussi conduit certains accoucheurs anciens à s'opposer au dégagement des bras, afin que l'orifice n'étrangle pas le cou de l'enfant. Ambroise Paré et son élève Guillemeau se contentaient de laisser un des bras en place, tandis que Deventer, 1701, insiste expressément sur ce point, qu'il faut laisser les deux bras étendus le long de la tête. « Car si les bras sont attirés en bas sur le ventre, l'orifice peut se rétracter comme une corde autour du cou de l'enfant, et alors l'enfant meurt souvent par asphyxie, ou s'il est déjà mort ou s'il est très-délicat, la tête est facilement séparée du tronc, et il faut alors l'extraire avec des crochets de fer ». Le dégagement des bras a été déjà conseillé par Roesslin dans le passage suivant. Dans les présentations des pieds, lorsque les bras sont relevés, la sage-femme doit tenter la version céphalique : « Wo aber das auch nit möglich wer / so sol sie das entpfahē by » den füessen / vnd die arm vñ hend vnder sich wysen nebē den seiten hinab / vnd also von stat helffen. » (Mais lorsqu'elle n'est pas possible, elle doit saisir l'enfant par les pieds et attirer en bas les bras et les mains le long des côtes et précipiter ainsi l'accouchement.)

L'extraction de la tête restée la dernière a été pratiquée d'une foule de manières. Ambroise Paré, 1550, ne décrit aucune manœuvre particulière, mais il dit seulement : « Le chirurgien peu à peu, sans violence, tirera l'enfant jusqu'à ce qu'il soit dehors, et pendant ce, il faut comprimer le ventre de la mère, comme anōs dit cy-dessus, et qu'elle tienne son haleine par intervalles, en fermant le nez et la bouche, et qu'elle s'espreigne tant que possible luy sera et face autres choses qu'auons prédict. » Mauriceau, 1668, est le premier qui ait donné une méthode exacte pour l'extraction de la tête. Elle concorde dans les points essentiels avec la méthode plus haut décrite de Veit. Dans les cas difficiles il conseille le procédé suivant : « Durant que quelque autre personne tirera médiocrement le corps de l'enfant le tenant par les deux pieds, ou au-dessus des genoux, le chirurgien dégagera peu à peu la tête d'entre les os du passage, ce qu'il fera en glissant doucement un ou deux doigts de sa main gauche dans la bouche de l'enfant, pour en dégager premièrement le menton, et de sa main droite il embrassera le derrière du col de l'enfant, au-dessus de ses épaules, pour le tirer ensuite, etc. » Paul Portal, 1685, Pierre Dionis, 1718, et de Lamotte, 1721, le suivirent dans cette voie. Johann von Hoorn dit : « Sie bringt zweene Finger bey » dem Masdarm in die Geburt...., führt die Finger über den Mund hin, dergestalt, » dass zwischen den Finger-Spitzen, so auf den obern Kiefer ruhet, die Nase zwischen » ein liege. Und zween Finger von der andern Hand, oder den Daumen mit dem » Zeige-Finger, sticht sie bei dem Nacken, wie zweene Haken, über denen Achseln an beyden Seiten um den Hals. » (Elle passe deux doigts près du rectum dans le vagin..., passe les doigts par-dessus la bouche, de telle façon qu'entre les bouts des doigts qui sont placés sur la mâchoire supérieure, le nez se trouve placé, et deux doigts de l'autre main, ou le pouce avec l'index, sont placés sur le cou comme deux crochets, au-dessus des aisselles et des deux côtés du cou). Mais comme cela résulte de la 10e observation, dans les cas difficiles il fait aussi l'extraction en prenant un point d'appui sur la mâchoire inférieure. Puzos, 1753, conseille la manœuvre de Prague : « Placer une main sur le col, les doigts ci et là, et tirer conjointement avec l'autre main qui tient les jambes. » Si la tête ne vient pas par ce procédé, il laisse également un des assistants tirer sur le tronc, et il tire lui-même sur la mâchoire inférieure. Puzos est le dernier des auteurs éminents qui, dans les cas difficiles, se serve exclusivement de la manœuvre manuelle pour extraire la tête venant la dernière.

De même qu'en médecine, toute nouvelle méthode thérapeutique qui présente des avantages réels et qui est acceptée avec enthousiasme par les contemporains, voit, presque immédiatement après sa promulgation, exagérer son action réelle et étendre par trop le champ de ses indications, de même pareille chose est arrivée pour le forceps inoffensif. Le forceps, qui constituait pour l'extraction de la tête venant la première une manœuvre qui, sans être parfaite, est du moins relativement bonne, fut aussi conseillé pour la tête venant la dernière, alors que la nature nous avait donné une méthode beaucoup meilleure, et il fut jusque dans ces derniers temps généralement employé.

Déjà Mesnard, en 1743, avait conseillé, pour extraire sans dommage la tête venant la dernière, un instrument impossible à employer, et qui devait difficilement être inoffensif, et Levret crut que son admirable instrument était précisément propre à remplir ce but, quoiqu'il ne l'employât même pas pour cela dans la pratique, et que dans les cas difficiles il lui préférât son tire-tête à trois branches. C'est Smellie le premier qui introduisit le forceps dans la pratique pour extraire la tête venant la dernière, et avec lui commence le règne de l'application du forceps sur la tête venant la dernière, méthode qui a régné jusque dans ces derniers temps. Toutefois, Smellie lui-même conseille encore d'avoir recours de préférence à la méthode que nous avons décrite dans le § 221 : « If one finger of his right hand be fixed in the » child's mouth, let the body rest on that arm; let him place the left hand above » the shoulders, and put a finger on each side of the neck etc. (1) » (Si un doigt de la main droite est fixé dans la bouche de l'enfant, on laisse le corps reposer sur le bras correspondant ; on place la main gauche sur les épaules et un doigt de chaque côté du cou.)

Pourtant le conseil qu'il donne d'employer le forceps (2) fut cause qu'à partir de ce moment on abandonna la manœuvre manuelle. Car quoique tous les auteurs venus après lui acceptent la manœuvre manuelle pour l'extraction de la tête venant la dernière, ces manœuvres, conseillées généralement, en Allemagne par exemple, sous le nom de méthode de Smellie (deux doigts d'une main sont placés sur la mâchoire supérieure de chaque côté du nez et deux doigts de l'autre main sur l'occiput, et l'on exécute alors des mouvements de levier), sont pourtant en partie de telle nature, que l'on ne peut ainsi exercer aucune forte traction; et de plus ils recommandent et conseillent toujours expressément au lieu d'exercer une forte traction sur le tronc déjà sorti, si la tête présente une difficulté quelconque, d'avoir immédiatement recours au forceps, si l'on veut avoir quelque chance de conserver la vie de l'enfant. Le nombre des enfants à qui cette extension du cercle d'action du forceps et la crainte de tirer sur le tronc ont coûté la vie, est incalculable. Si maintenant on réfléchit que les enfants nés jusqu'à la tête ont déjà subi un premier degré d'asphyxie, et si l'on réfléchit au temps que peut réclamer l'application du forceps et l'extraction par ce procédé de l'enfant, après que l'on a déjà fait vainement des tentatives d'extraction manuelle, on ne doit pas s'étonner de voir que, dans les cas qui ne sont pas tout à fait faciles, la règle est que l'enfant que l'on extrait ainsi vienne profondément asphyxié, sinon mort. Le traitement ancien de l'asphyxie étant incomplet, les enfants ou ne pouvaient être rappelés à la vie, ou mouraient les jours suivants, de pneumonie.

Une des conséquences naturelles de cet état de choses était que les présentations de l'extrémité pelvienne, et naturellement aussi la version podalique, après l'introduction du forceps dans la pratique, furent considérées comme beaucoup plus fâcheuses qu'on ne le faisait auparavant. Les vieux auteurs français ne redoutaient ni les présentations des pieds, ni la version podalique, et ils faisaient en conséquence l'extraction avec beaucoup de succès. Déjà Puzos, qui n'appliquait jamais le forceps

---

(1) *Treatise*, etc., 3ᵉ édit., vol. I. London, 1756, p. 312.
(2) *Eod. loc.*, p. 365 et *A Set of anat. Tables*, t. XXXV.

sur la tête venant la dernière, dit expressément lorsqu'il conseille sa méthode pour les cas difficiles : « Il est rare que de cette façon l'on n'amène les enfants vivants. » Et tandis que ces auteurs, même dans les cas difficiles où il y avait disproportion de capacité entre le bassin et la tête, amenaient des enfants vivants, il leur était presque impossible, lorsque le bassin était rétréci et qu'ils appliquaient le forceps, d'extraire l'enfant autrement que mort. Ainsi Michaelis, à qui nous sommes redevables de notre science toute nouvelle sur les rétrécissements du bassin, et à qui l'on ne peut certainement pas contester son habileté manuelle (il faisait la perforation avec un conjugué de $1''\,3/4 = 4''\,3/4$), se déclare l'ennemi de la version dans les bassins rétrécis, et il doit ses mauvais résultats à ce qu'il applique toujours le forceps sur la tête venant la dernière. « Das Kind kommt bei den Beckenendlagen im engen » Becken immer in grosse Gefahr..., in der Privatpraxis kamen alle Kinder todt zur » Welt..., und von den auf die Füsse gewendeten Kindern wurde im Hospital keines, » in der Privatpraxis nur das sechste gerettet. » (L'enfant dans les présentations . pelviennes court toujours un grand danger dans les bassins rétrécis...., dans la pratique civile tous les enfants vinrent morts....., et des enfants sur lesquels on avait fait la version podalique à l'hôpital, pas un n'a été sauvé, et dans la clientèle privée, on n'en sauve que le sixième). Et quoique Michaelis, dans l'insuffisance des douleurs et les bassins rétrécis, conseille la version et l'extraction, il ajoute encore : « Doch wurde die Hoffnung, auf diese Weise das Kind zu retten, bisher noch immer » getäuscht. » (Cependant l'espoir de sauver l'enfant de cette façon s'est toujours trouvé déçu).

Par contre, Mme Lachapelle, cette femme si expérimentée qui faisait avec la main l'extraction de la tête venant la dernière, obtint par la version dans les bassins rétrécis des résultats si favorables qu'ils ont été mis en doute presque généralement. Malheureusement cette femme, dont l'expérience pratique était si grande, ne put faire bannir l'application du forceps sur la tête venant la dernière, ni en France, ni en Allemagne. C'est l'école de Prague qui réussit la première, sinon à faire rejeter complétement le forceps lorsque la tête vient la dernière, du moins à ébranler essentiellement cette méthode. Kiwisch, dans ses *Beiträge zur Geburstkunde*(1), décrivit tout d'abord ce que l'on appelle la manœuvre de Prague, qui consiste simplement en ceci, que lorsque la tête est très-haut, on abaisse fortement le tronc, et au moyen des doigts placés en crochet sur le cou, on l'attire fortement par en bas. La tête, sous l'influence de cette traction, est-elle descendue dans l'excavation, on la dégage du vagin en relevant fortement le tronc par en haut. Ce n'est que lorsqu'il faudrait déployer une force qui dépasserait toutes les bornes, que l'on doit avoir recours au forceps. On le voit, cette méthode de l'extraction manuelle se trouve bien déchue de ce qu'elle était antérieurement; et pourtant, qu'elle donne des résultats excellents comparés à ceux que donne l'extraction avec le forceps, c'est ce qu'il est impossible de nier. Scanzoni put renverser toutes les objections faites à cette manœuvre, par ce simple fait que de 152 enfants dégagés par ce procédé, 117 furent extraits vivants. La méthode par elle-même n'est pas parfaite évidemment, car toute la force de traction est exercée sur la colonne vertébrale, et par suite le menton s'éloigne de la poitrine. Et, en outre, il existe diverses observations (2) dans lesquelles l'emploi de la méthode a lésé la colonne vertébrale et même amené l'arrachement de la tête. Nous avons nous-même observé un cas dans lequel l'emploi fait d'une façon exagérée de la manœuvre de Prague brisa la quatrième vertèbre cervicale; l'enfant, il est vrai, n'était pas à terme. Mais ces faits ne constituent pas des objections péremptoires à la manœuvre, car ils ne surviennent que dans les rétrécissements à un haut degré dans lesquels le forceps amène aussi souvent des

(1) Part. I. Würzburg, 1846, p. 69.
(2) Voy. Hecker, *Kl. d. Geb.*, I, p. 208, Martin et Gusserow, *M. f. G.*, vol. XXVI, p. 433, et 435, Scharlau, *e. l.*, vol. XXVIII, p. 326 et vol. XXXI, p. 338, et Rubensohn, *D. i.* Berlin, 1867.

lésions mortelles. Du reste, ces cas sont très-rares, et ils se présentent surtout (l'arrachement de la tête en tous cas exclusivement) alors que le cou a été en même temps exposé à une torsion. Pourtant nous devons admettre que cette torsion, lorsque l'on fait la manœuvre de Prague, peut se produire facilement. On ne peut sûrement l'éviter que lorsqu'on s'est habitué, avant de tirer par les épaules, à reconnaître par le toucher le menton et la bouche du fœtus. Aussi c'est pour ces raisons que nous recommandons davantage la méthode que nous employons, car elle a en plus encore l'avantage que le point d'appui de la force agissante est réparti sur plusieurs points et que le menton ne s'éloigne pas de la poitrine.

Veit a le mérite (1) d'avoir tiré cette méthode de l'oubli et d'avoir généralisé son emploi. Nous avons essayé à un autre endroit de répondre expressément aux objections qu'on lui a faites (2). La méthode paraît dans ces derniers temps avoir rencontré un accueil général, et elle le mérite. Elle est inoffensive et suffit dans tous les cas où l'extraction d'une façon générale est possible sans lésions notables du crâne. Elle peut même être pratiquée avec une force telle que la tête peut être extraite en présentant une dépression profonde due à la saillie trop prononcée du promontoire dans le bassin. Si par conséquent cette manœuvre ne conduit pas au but, c'est que la disproportion de capacité est telle que la tête ne peut pas franchir le bassin sans être réduite, et que par conséquent la perforation de la tête venant la dernière est indiquée.

Les pressions extérieures pour aider l'extraction sont aussi vieilles que la version sur les pieds. Celse connaissait ce moyen, et Ambroise Paré le recommande expressément. Plus tard Pugh (3), puis Wigand (4) et dans ces derniers temps Martin (5) ont particulièrement appelé l'attention sur les avantages de la pression extérieure comme aide.

§ 223 *bis*. Quant à ce qui concerne le *pronostic* de l'extraction par les pieds, il est favorable pour la mère. L'ensemble des différents actes de l'opération n'entraînent par eux-mêmes aucun danger pour la mère. Ce n'est que quand il y a disproportion de capacité que les parties molles maternelles sont exposées à une pression de la part de la tête qui franchit le bassin. Mais cette pression se fait toujours en une seule fois, elle est rapide, passagère, et l'expérience montre qu'elle n'a aucune suite fâcheuse, si bien que le pronostic de l'extraction, toutes circonstances étant égales d'ailleurs, est plus favorable pour la mère que l'accouchement dans les présentations du crâne. Il faut remarquer que si la tête se trouve arrêtée la dernière et qu'elle ferme le canal génital, le décollement du placenta peut amener dans l'utérus affaissé une hémorrhagie interne considérable (6). Aussi, en vue de cette possibilité, faut-il conseiller les pressions extérieures sur la tête venant la dernière.

§ 224 *bis*. Pour l'enfant, le pronostic n'est pas tout à fait aussi favorable mais il l'est beaucoup plus que lorsque l'on abandonne complétement à la nature la présentation des pieds. Il est d'autant plus favorable que la nécessité de l'extraction se sera fait sentir plus tard. Mais même dans les cas où

---

(1) Ver. *Baltischer Aerzte in Greifswald*, 1863, voy. *Greifsw. med. Beitr.*, vol. II, 1864, Bericht. u. s. w., p. 21.

(2) *Schw., Geb. u. Wochenbett*, 118.

(3) *Treatise of midw.*, etc. London, 1754, p. 53.

(4) *Beiträge*, cah. II. Hamburg, 1800, p. 118.

(5) *M. f G.*, vol. XXVI, p. 434.

(6) Voy. Dyce Brown, *Med. Times*, 1868, vol. II, p. 638.

il faut faire l'extraction alors que les pieds sont encore dans l'utérus, s'il n'y a pas de disproportion de capacité, l'extraction réussira toujours si rapidement que l'enfant n'a pas encore fait ou n'a fait que très-peu de mouvements inspiratoires prématurés. Puisque ces inspirations permettent l'introduction dans les voies aériennes de corps étrangers qui peuvent donner lieu, dans les jours qui suivent l'accouchement, à des pneumonies lobulaires, le traitement de cette respiration prématurée a une grande importance au point de vue du pronostic. Le pronostic sera plus fâcheux pour l'enfant s'il y a un défaut de proportion de capacité qui vient rendre difficile l'extraction du crâne. Pourtant, même dans les bassins assez rétrécis pour que l'on puisse à peine, la tête venant la première, espérer avoir un enfant vivant, elle réussit encore à extraire un enfant vivant (pour plus de détails, voy. Traitement des rétrécissements du bassin). Par conséquent le pronostic entre les mains d'un accoucheur expérimenté n'est nullement défavorable.

Pour éviter le danger de l'asphyxie, lorsque l'extraction de la tête dure longtemps, Pugh (1) conseille d'introduire deux doigts dans la bouche, et par le creux de la main de permettre à l'air d'arriver à l'enfant, même si la tête se trouve encore dans les parties génitales de la mère. — Dans le même but il conseille comme plus tard Weidmann et autres, une canule spéciale, que l'on doit introduire dans la bouche de l'enfant. Ce procédé est assurément rationnel, et peut certainement, suivant les circonstances, être avantageusement employé, quoiqu'il ne soit nullement besoin d'un instrument spécial et que le creux de la main suffise. Ainsi, dans un cas où par suite d'une procidence du cordon la version et l'extraction avaient été pratiquées à un moment où l'orifice n'était pas encore suffisamment dilaté, et où la tête, arrêtée au détroit inférieur, ne put être dégagée immédiatement à cause de l'étroitesse de l'orifice, nous avons, par ce procédé, entretenu la respiration de l'enfant qui s'était produite, jusqu'à ce que sous l'influence des tractions continuées l'orifice se fût suffisamment dilaté. L'enfant vivait et fut conservé à la vie.

Mais si, comme c'est l'ordinaire, la tête est retenue par le promontoire, il est beaucoup plus difficile de favoriser l'accès de l'air dans la bouche, et dans les cas où l'asphyxie a déjà atteint un haut degré, ce procédé n'a aucune utilité, puisqu'alors c'est l'aspiration des matières inspirées et les moyens excitants qui sont indiqués.

Note du traducteur. Nous nous réservons de revenir longuement sur ce chapitre a propos des rétrecissements du bassin, et d'insister sur les différences qui existent entre l'école allemande et l'école française, la première voulant qu'on se serve toujours de la version, la seconde donnant toujours la préférence au forceps.

VII. EXTRACTION PAR LE SIÉGE

§ 225. L'extraction, lorsque le siége se présente, n'est indiquée que s'il existe un danger qui menace la mère ou l'enfant. Il ne faut pas oublier que l'écoulement du méconium qui, dans les présentations du siége, se produit par suite de la forte compression du ventre, ne permet pas de conclure à un début d'asphyxie chez le fœtus.

(1) *Loc. cit.*, p. 49.

Quant à ce qui concerne la méthode, il faut, puisque en général l'extraction par les pieds est facile, tandis que celle par le siége est très-difficile, toutes les fois que cela est possible transformer la présentation du siége en présentation des pieds. Tant que le siége est encore mobile au-dessus du détroit supérieur, cela est facile. Mais lorsque la présentation est fixée, et que le siége est déjà en partie engagé dans le bassin, on ne doit pas conserver l'espoir de pouvoir dégager un pied. Pour y parvenir, on fait placer la femme sur le côté vers lequel sont dirigés les pieds de l'enfant, par conséquent, dans la première présentation du siége sur le côté droit. Par suite, le fond de l'utérus se porte avec la tête à droite, et le siége a de la tendance à se déplacer du côté gauche. Alors on introduit la main gauche, on cherche à refouler le siége en haut et un peu à gauche, et l'on saisit, si cela réussit, le pied qui se trouve en avant. On peut faciliter beaucoup le dégagement du pied, dans les cas difficiles, en chloroformisant les malades. Il est vrai qu'on n'a pas toujours devant soi le temps nécessaire pour pratiquer cette chloroformisation. L'extraction ultérieure se fait alors suivant les règles que nous avons données dans le chapitre précédent.

§ 226. Si l'on ne réussit pas à abaisser un pied, ou si le siége est déjà tellement engagé dans le bassin qu'on ne peut le refouler sans employer une force considérable, il faut faire l'extraction par le siége lui-même. (Si le siége est profondément engagé dans le bassin, on ne doit pas, même si la main peut parvenir jusqu'au siége, essayer d'abaisser un pied, puisque le fémur est trop long pour que l'on puisse, sans le fracturer, lui faire traverser le bassin le long du siége dans le sens de sa longueur.)

Pour parvenir à son but, on introduit l'index d'une main dans le pli de l'aine qui se trouve en avant, de telle façon que le doigt puisse s'y accrocher solidement, et l'on tire avec les deux mains vigoureusement par en bas, l'autre main venant saisir le talon de la première. Dans les cas faciles, on réussit ainsi à abaisser assez rapidement le siége. (Si le siége est assez bas pour que l'on puisse placer ses deux index dans les plis des aines, l'extraction ne présente pas de difficultés sérieuses.) Mais dans les autres cas, le siége résiste à toutes les tentatives, on réussit bien pendant la douleur à l'attirer un peu plus profondément, mais une fois la douleur passée il reste immobile comme un mur.

On peut alors essayer de remplacer le doigt par un crochet mousse. On peut, il est vrai, exercer ainsi une force beaucoup plus grande, mais l'emploi de ce moyen n'est pas sans danger. Pourtant s'il y a indication pressante à extraire l'enfant, il faut lui faire courir ce danger. Le crochet mousse sera introduit sous la conduite du doigt entre la paroi abdominale antérieure et le siége, de telle façon que son extrémité libre soit dirigée vers les genoux, et il sera poussé assez haut pour que son extrémité soit introduite par-dessus la cuisse entre les deux jambes. Alors on le fixe dans le pli de l'aine et l'on peut, à partir de ce moment, une fois que l'on s'est assuré que son extrémité est bien placée, commencer à faire l'extraction.

Mais de toutes façons l'emploi du crochet mousse est toujours dangereux pour l'enfant, et pour cette raison l'emploi du lacs que Hecker (1) lui substitue mérite d'être pris en considération. Hecker admet que l'on peut sans grande difficulté appliquer ce lacs et que la traction que l'on exerce ainsi est puissante. Le lacs est en tous cas moins dangereux que le crochet mousse. *Poppel* (2) conseille, pour appliquer le lacs, de se servir d'un instrument construit sur le modèle de la sonde de Belloc.

Le traitement de la présentation du siége, accouchement en double, était anciennement très-défectueux, jusqu'à ce que Mauriceau, qui conseilla la méthode d'extraction plus haut décrite, vint le réformer. — La plupart des accoucheurs qui vinrent après lui adoptèrent sa manière de faire. — C'est Peu qui, le premier, conseilla le lacs. Il faut rejeter l'emploi du forceps dans les présentations du siége. — Les forceps inventés pour le siége sont construits d'après un principe faux, et il est tout à fait impossible de s'en servir.

Note du traducteur. Nous avons vu à l'article Forceps, qu'en France on ne craint pas d'appliquer le forceps sur le siége, et que ces tentatives ont été entre les mains de Stolz, de Depaul et de Tarnier, couronnées de succès. Quant à l'extraction par les pieds, nous y reviendrons un peu plus loin, lorsque nous comparerons entre eux le forceps et la version.

VIII. LA VERSION

§ 227. Sous le nom de *version*, on désigne la transformation artificielle de la présentation de l'enfant, de sorte qu'au lieu de la partie qui se présentait, c'est une autre partie, tête ou extrémité pelvienne, que l'on amène au détroit supérieur.

Le but de la version est double. Elle sert ou à transformer en une présentation favorable une présentation qui est absolument vicieuse, ou qui est vicieuse dans le cas donné, pour améliorer les chances de l'accouchement; ou bien on se propose de transformer par la version une présentation qui ne permet pas l'extraction de l'enfant, en une autre qui rend possible immédiatement cette extraction. La modification que l'on imprime à la présentation du fœtus sert donc dans les deux cas à faciliter l'accouchement, d'une part pour la nature, de l'autre pour l'art. Dans le premier cas, l'opérateur a fait tout ce qu'il avait à faire une fois que la version est accomplie; dans le second, il faut après la version procéder à l'extraction.

La version peut se faire ou sur la tête ou sur l'extrémité pelvienne.

(1) *Kl. d. Geb.*, vol. II, p. 61, et *Bericht über*, 1868, sept., extr. de *Bayrischen Intelligenzblatt*, p. 4, voy. aussi Gregory, *Bayr. ärztl. Int.*, 1873, n° 19.
(2) *M. f. G.* vol XXXII, p. 190.

a. VERSION CÉPHALIQUE.

BIBLIOGRAPHIE. — JUSTINE SIEGEMUND, *Die Kgl. Preuss. und Chur.-Brand. Hof-Wehe-Mutter*, etc. Berlin, 1752, p. 37, 40, 43, 62 et 64. — H. DEVENTER, *Neues Hebammenlicht*, etc. Iena, 1717, p. 302, 307 et suiv. — W. SMELLIE, *A treatise*, etc., vol. I, 3ᵐᵉ édit. London, 1756, p. 352 et suiv. — AÏTKEN, *Princ. of midw.*, etc., London, 1786. — OSIANDER, *Neue Denkw.*, I, vol. II. Göttingen, 1799, p. 36. *Grundr. d. Entb.*, 2ᵐᵉ part., 1802, p. 35 et *Handb. d. Entb.*, 2ᵐᵉ édit., vol. II, Tüb., 1830, p. 321. — LABBÉ, *De la version du fœtus*. Strasbourg, 1803. — ECKARD, *Parallèle des acc. nat.*, etc. Strasbourg, 1804 et FLAMANT, *Journ. compl. d. sc. méd.*, t XXX, cah. 17, p. 3. — WIGAND, *Hamburger. Mag.*, 1807, vol. I, livrais. I, p. 52, et *Drei Abhandl.* etc., Hamburg, 1812. p. 35 (voy. *Wittlinger's Analecten*, I, 2, p. 362). — D'OUTRÉPONT, *Progr. von der Selbstswendung u. d. Wend. auf d. Kopf.* Würzburg, 1817, *Abhandl. u. Beiträge*, part. 1, p. 69 et dans *Der neue Chiron*, vol. I, cah. 3, p. 511. — BUSCH, *Geb. Abh.*, 1826, p. 27. — RITGEN, *Anzeigen d. mech. Hülfen*, etc., p. 411, *Gem. deutsche Z. f. G.*, vol. II, p. 213 et vol. IV, p. 261. — MATTEI, *Gaz. d. hôp.*, 1856, nᵒ 55. — VELPEAU, *Traité élém. de l'art des acc.*, t. II. Paris, 1829, p. 703. — NIVERT, *De la version céphalique*, etc. Paris, 1862. — V. FRANQUE, *Würzb. med. Z.* 1865, vol. VI. — HEGAR, *Deutsche Klinik*, 1866, nᵒ 33.

Historique. — La simple observation que, dans la très-grande majorité des accouchements, l'enfant vient la tête la première, et que ce sont précisément ces accouchements qui donnent les résultats les plus favorables pour la mère et l'enfant, devait presque nécessairement conduire à l'idée de produire artificiellement la présentation de la tête, dans le cas où une autre partie fœtale se présentait. Nous voyons, en effet, la version céphalique jouer un grand rôle chez tous les peuples, alors que l'obstétrique était encore à son enfance.

Ainsi, chez les Mexicains, les femmes, à partir du 7ᵉ mois, sont soumises à un massage extérieur, pour amener l'enfant à se présenter de la façon normale, et lorsque cela ne réussit pas, on les saisit par les jambes, et on les secoue jusqu'à ce que l'enfant se présente par la tête. — Le procédé de la version par manœuvres externes est beaucoup plus perfectionné chez les Japonais. — Ph. F. V. Siebold (1) nous apprend, d'après les conversations qu'il eut avec son élève Mimazunza, médecin à Nangasacki, que le plus grand des accoucheurs japonais, Kagawa-Gen-Ets, dans son livre *San Ron*, enseigne sept manœuvres pour masser les femmes. Ces manœuvres s'appellent *ampœkoe*. La 6ᵉ *seitai*, qui se compose de frictions exercées avec les deux mains en allant des hanches vers le nombril, sert à améliorer la présentation du fœtus. Même chez chez les peuples de l'Europe, la version céphalique joua, jusqu'à la fin du XVIᵉ siècle, un rôle tout à fait prédominant. Dans le livre pseudo-hippocratique : *De morbis mulierum*, on conseille, dans les autres présentations que celles de la tête, de refouler les autres parties qui se présentent et de solliciter l'accouchement par les sternutatoires et le lit à secousses. — Ce sont surtout les médecins arabes qui ont donné le plus strictement le précepte de transformer en présentations du sommet toutes les autres présentations, et en particulier Rhazès, qui conseille de faire des amputations de membres jusqu'à ce que l'espace soit suffisant pour pouvoir faire descendre la tête. — Les anciens livres allemands d'accouchements de Roesslin, 1513, de Rueff, 1554, conseillent, même dans les présentations du siége, de faire toujours de préférence la version sur la tête. C'est seulement depuis Ambroise Paré, 1550, qui avait introduit dans la pratique la version podalique, que la version céphalique disparaît de plus en plus. Paré n'en parle même pas, tandis que son élève Guillemeau, 1609, place à peu près sur le même plan les deux modes de version, et que Louise Bourgeois la conseille dans les présentations de l'épaule, dans lesquelles :

(1) *Siebold's Journ.*, vol. VI, p. 687.

« Quand l'enfant présente l'épaule, qu'elle se présente de quelque façon que ce soit, la tête est fort proche. » De même que lorsqu'il y a procidence des deux mains, elle ne se prononce pas pour l'une plutôt que pour l'autre version. « Mais il faut voir laquelle partie est plus aisée de la tête ou des pieds. » — A partir de ce mo ment, la version céphalique sous l'influence de Mauriceau, 1668, de Lamotte, 1721, qui tous les deux la repoussent absolument, disparaît à peu près complétement de l'obstétrique française. — Peu, 1694, est le seul qui la conseille dans la présenta- tion de l'épaule, et c'est à peine si Portal, 1685, et Dionis, 1718, semblent la con- naître.

Justine Siegemund, 1690, fut la première qui reconnut à peu près exactement le rapport de la version sur la tête avec la version podalique. Quoiqu'elle ait une assez grande prédilection pour cette dernière, elle conseille pourtant, lorsque la poche des eaux est intacte, si la tête est déviée latéralement ou si l'enfant est placé transversalement, de rompre la poche des eaux, ou de laisser deux doigts dans les parties génitales de la femme jusqu'à sa rupture, et alors de saisir la tête, et de l'engager, et elle signale à plusieurs reprises, et d'une façon formelle, ce point, que l'avantage principal de la version céphalique faite à temps consiste à éviter les cas difficiles de présentation transversale. — Deventer, 1701, conseille aussi la version céphalique, avant la rupture des membranes, ou tout au moins au moment de cette rupture. Mais si elle présente de grandes difficultés, il faut préférer la version podalique.

En Angleterre, Smellie, 1751, dans les débuts de sa pratique, avait souvent fait la version céphalique, mais plus tard il l'abandonna, tandis que Aitken, 1784, conseille de ne jamais faire la version podalique avant de s'être assuré que la ver- sion céphalique ne peut réussir.

Cette opération fut définitivement adoptée à peu près en même temps par Osiander, 1799, à Goettingue, et par Flamant, le prédécesseur de Stolz, à Stras- bourg, qui dans la thèse inaugurale de ses élèves Labbé et Eckard, 1803, la con- seilla d'une façon très-large. — Mais on ne put apprécier ses avantages particuliers que lorsque Wigand, 1817, eut appris à la pratiquer par des manœuvres externes et en donnant une position particulière à la femme. Un nouveau progrès important fut encore réalisé quand Braxton Hicks fit remarquer qu'on ne doit nullement limiter les manœuvres internes aux cas où l'on peut introduire la main dans l'inté- rieur de la matrice, mais qu'en combinant les manœuvres internes et externes, on peut déjà retourner l'enfant à une époque où l'orifice de la matrice ne laisse passer qu'un ou deux doigts.

§ 228. La *version céphalique* ne doit être pratiquée que pour améliorer la présentation, mais jamais pour favoriser l'extraction, parce que la tête, qui se trouve au-dessus du détroit supérieur, ne se prête pas à une extraction immédiate. On peut donc ainsi fixer des limites précises à la version sur la tête. On ne doit jamais la faire, si une circonstance quelconque réclame l'accouchement immédiat.

De plus, il existe encore un grand nombre de contre-indications dont une seule, étant supposé l'enfant vivant, mérite une considération toute spéciale. C'est la procidence du cordon. Le cordon fait-il procidence alors que l'orifice n'est encore que peu dilaté, il vaut mieux laisser le cordon et l'enfant sans y toucher, puisque la tête déviée latéralement ne comprime pas le cordon. Mais si l'orifice est suffisamment dilaté, on doit préférer la terminaison immédiate de l'accouchement par la version podalique et l'extraction, à la réduction du cordon suivie de la version céphalique. Toutes les autres contre-indications prises en bloc, que quelques accoucheurs ont admises, n'ont pas de valeur.

Le plus souvent, les rétrécissements du bassin sembleront devoir rendre impossible la version céphalique, et pourtant il peut assez souvent, au début de l'accouchement, si le degré du rétrécissement n'est pas très-prononcé, y avoir avantage à l'employer. Si la tête est au voisinage de l'orifice, c'est un avantage, mais ce n'est pas une nécessité indispensable. L'intégrité des membranes facilite l'opération, mais la rupture de la poche des eaux ne la rend pas impossible. Il n'est en aucune façon nécessaire que l'activité des douleurs soit régulière, surtout si l'orifice n'est que peu dilaté, et même, s'il n'y a pas de douleurs, la version céphalique est facile à pratiquer, et la prolongation de l'accouchement, une fois qu'on a produit une présentation du sommet, est complétement inoffensive. Il faut repousser énergiquement l'idée qu'il est besoin que l'orifice soit complétement dilaté. C'est précisément, comme nous le verrons, lorsque l'orifice est peu dilaté, que l'on peut obtenir de cette opération des résultats tout particulièrement avantageux.

§ 229. Lorsque l'on considère les *indications* de la version céphalique, il faut nécessairement faire une distinction entre les époques de l'accouchement.

Mattéi (1), Esterle (2), C. Braun (3), Hecker (4) et Hégar (5) ont conseillé de faire la version céphalique *déjà pendant la grossesse*.

On peut assurément accepter ce précepte, dans les cas où l'on a eu occasion de pratiquer le toucher pendant la grossesse, et cela d'autant plus que cette transformation de la présentation réussit le plus souvent sans difficulté. Pourtant il ne faut pas espérer en tirer grand avantage, car précisément dans les cas où à la fin de la grossesse la tête ne se présente pas, la présentation de l'enfant offre d'habitude une grande variabilité, et par conséquent la présentation céphalique que l'on a ainsi produite a peu de chances pour se maintenir.

§ 230. La version céphalique mérite une considération bien plus grande *au début de l'accouchement*. Si l'orifice est encore fermé, ou s'il n'est tout au plus franchissable que pour un ou deux doigts, sauf quelques cas, la version céphalique doit être préférée à la version podalique. Et même lorsque le bassin est modérément rétréci, elle n'est pas contre-indiquée dans ces circonstances, puisque la tête a encore assez de temps pour pouvoir s'accommoder au détroit supérieur. Ce n'est que dans le cas de placenta prævia, qu'il faut toujours préférer la version podalique, puisque lorsque l'orifice est peu dilaté, les pieds font mieux l'office de tampon que la tête.

Mattéi et Hegar ont proposé, dans les derniers temps de la grossesse ou au début de l'accouchement, de transformer les présentations du siége en présentations du sommet. Comme d'une façon générale les dernières entraînent pour l'enfant un pronostic plus favorable que les premières, on ne peut,

---

(1) *Gaz. de Paris*, 1855, n° 23.
(2) *Schmidt's Jahrb.*, vol. CIV, p. 76.
(3) *Allg. Wiener med. Z.*, 1862, n° 65.
(4) *Klinik d. Geb.*, II, p. 141.
(5) *Loc. cit.*

étant supposé que la transformation se fasse sans grande difficulté, opposer à leur manière de voir aucune objection valable.

§ 231. Les conditions sont tout autres, si l'orifice *est déjà presque ou complétement dilaté*. Si en outre le liquide amniotique est déjà écoulé, la version céphalique est la plupart du temps impossible, ou en tous cas si difficile, que des tentatives prolongées pour la pratiquer ne sont certainement pas justifiées. Si les membranes sont encore intactes, on peut dans ce cas, il est vrai, faire facilement et heureusement la version céphalique, mais que l'on doive la conseiller, c'est une autre question. Une autre contre-indication dans ces cas, pour des raisons que nous donnerons plus tard, est le rétrécissement du bassin. Mais s'il n'y a pas de rétrécissement, on ne doit jamais oublier que lorsque les circonstances sont aussi favorables, la version podalique est pour la mère une opération à peu près inoffensive, et que pour l'enfant, si l'on y ajoute l'extraction pratiquée au moment favorable, elle doit donner presque nécessairement un résultat favorable ; enfin que, par cette dernière opération l'accouchement peut être terminé en un instant, tandis que la version céphalique exige une bonne activité de la part des douleurs, si l'on ne veut pas voir l'accouchement traîner encore longtemps en longueur. Les contre-indications que nous venons de réfuter dans ce qui précède deviennent au contraire valables lorsque l'orifice est dilaté, et l'on fait bien de n'entreprendre l'opération à ce moment que si le bassin étant normal et les membranes intactes, la tête n'est pas trop éloignée du détroit supérieur, et si l'intensité des douleurs permet de croire que l'accouchement pourra se terminer en peu de temps.

Lorsque l'orifice est dilaté, comme l'expérience l'apprend, la version céphalique ne devra être pratiquée que d'une façon proportionnellement rare, et les raisons en sont toutes naturelles. Car, d'une part, les circonstances plus haut signalées qui permettent de la pratiquer facilement, et d'en obtenir des résultats favorables, ne se rencontrent pas souvent réunies, et la nature même de la chose fait que le praticien, et surtout le praticien de campagne, qui a une clientèle très-étendue et très-éloignée, donne la préférence à une opération qui laisse à sa disposition la faculté de terminer l'accouchement ; et il en a le droit si cette opération n'entraîne pas plus de dangers pour la mère ni pour l'enfant.

L'opération mérite d'être appliquée beaucoup plus souvent, dans les cas où l'orifice n'est pas encore dilaté, et, dans ces conditions, elle a devant elle un avenir considérable. Ce qui fait que, jusqu'à présent, on ne l'a relativement que peu pratiquée, c'est d'une part parce que, anciennement, l'opération était si peu perfectionnée, que la plupart des praticiens s'étaient habitués, lorsque l'orifice n'était pas encore dilaté et que l'enfant était en position transversale, à attendre tranquillement, sans essayer de la version céphalique, que l'orifice fût dilaté ; et, d'autre part, parce que les présentations transversales n'étaient reconnues par les sages-femmes que lorsque le col était dilaté et les membranes rompues, et que le médecin, par conséquent, était appelé trop tard. L'amélioration de l'instruction des sages-femmes et le perfectionnement des méthodes opératoires a déjà augmenté la fréquence de la version céphalique, à une époque de l'accouchement où il ne peut être question d'extraction, et, sans aucun doute, dans un avenir prochain, elle sera encore plus admise dans la pratique.

232. Quant à ce qui concerne le *pronostic* de la version céphalique, il

est en général aussi favorable pour la mère que pour l'enfant, ce qui se comprend, puisque le manuel opératoire n'est nullement dangereux, et que la présentation du crâne est la plus favorable de toutes les présentations fœtales.

Les méthodes pour pratiquer l'opération sont les suivantes :

PRODUCTION DE LA PRÉSENTATION CÉPHALIQUE PAR LA SEULE POSITION DE LA FEMME.

§ 233. Le procédé le plus doux et le plus inoffensif de tous est celui qui consiste à amener la présentation de la tête par une situation particulière que l'on fait prendre à la femme. Il conduit la plupart du temps au but, si les membranes étant intactes, la tête est seulement déviée dans un des côtés. Si, par exemple, la tête se trouve un peu à droite, on fait coucher la femme sur le côté droit. Le fond de l'utérus et le siége se reportent alors du côté droit, et la tête vient se placer sur le détroit supérieur. On peut faciliter cet engagement de la tête en plaçant sous le côté du ventre un oreiller, qui exerce une pression sur la tête.

Dans les cas favorables, ce procédé conduit au but ; mais si les douleurs ne fixent pas promptement la tête, la présentation vicieuse [du fœtus se reproduit lorsque la femme change de position, il peut même arriver que, si la femme garde d'une façon continue la position qu'on lui a fait prendre, la tête se déplace du côté opposé. Il faut par conséquent de temps en temps se rendre compte de la position de la tête. Aussitôt que la tête se présente, on fait placer la femme dans le décubitus dorsal, et l'on veille à ce que l'utérus ne se déplace pas trop loin vers un des côtés. Le moyen le plus sûr de fixer la tête c'est, après avoir fait un examen manuel très-précis, de rompre les membranes ; pourtant il faut se garder de le faire alors que l'orifice n'est pas encore dilaté, car le cordon pouvant quelquefois venir faire procidence ferait courir à la vie de l'enfant les plus grands dangers.

La fixation de la tête par la méthode d'expression, qui lorsque l'orifice est largement ouvert donne de très-bons résultats, est incertaine lorsque l'orifice n'est pas dilaté ou qu'il ne l'est que fort peu.

VERSION PAR MANŒUVRES EXTERNES SEULES.

§ 234. Avant de passer aux manœuvres internes, on doit toujours essayer la version par manœuvres externes seules, puisqu'elle est plus inoffensive. Pour cela, on fait coucher la femme sur le dos, et l'opérateur se place ou sur le lit, près des cuisses, ou bien se tient debout près du lit à la hauteur de la poitrine de la femme, et embrasse le ventre de haut en bas. Tandis qu'une main pousse fortement le siége par en haut, l'autre cherche à amener la tête sur le détroit supérieur. Les manœuvres doivent être faites dans l'intervalle des douleurs, tandis que pendant la douleur on fixe le fœtus dans

une position qui se rapproche autant que possible de celle que l'on s'est proposé de produire.

§ 235. Si les manœuvres externes seules ne conduisent pas au but, on doit
essayer de produire l'engagement de la tête en combinant les manœuvres
internes et externes. Par l'intérieur, on peut non-seulement agir alors que
l'orifice laisse passer toute la main, *mais aussitôt que l'orifice permet le
passage d'un ou de deux doigts*. D'après les préceptes de Braxton Hicks (1),
on refoule l'épaule par l'intérieur, et à l'extérieur on pousse la tête vers le
doigt placé à l'intérieur, de telle façon que la pointe des doigts la reçoit et
que la tête se trouve jouer entre les deux mains. Si le siége ne remonte
pas complétement dans le fond, on retire la main qui se trouve dans le vagin,
et avec elle on refoule le siége par en haut, tandis que l'autre main pousse
sans interruption sur la tête.

Nous avons, plus haut, appris à reconnaître les raisons qui font que lorsque
l'orifice est à peu près dilaté, l'opération ne doit être entreprise que dans des
cas tout à fait exceptionnels. Si l'on s'y décide, le mieux est en tous cas de la
pratiquer par manœuvres externes, ou de combiner les manœuvres externes
avec les internes. Lorsque l'orifice est suffisamment dilaté pour introduire la
main, on peut, si la méthode de Hicks ne conduit pas au but, employer les
manœuvres internes d'après les préceptes de Busch ou de d'Outrepont. Mais
il est toujours bon, même dans ces cas, d'aider la main qui opère à l'intérieur par des manipulations extérieures exercées avec l'autre. (Pression sur
la tête, ou refoulement du siége en haut.)

§ 236. D'après le *procédé* de Busch, qui le conseille surtout lorsque les
membranes sont intactes et qu'il y a pas mal de liquide amniotique, on
introduit, si la tête par exemple est à gauche, la main droite, en ménageant
les membranes, à travers l'orifice du col. Arrivé à la tête on rompt les membranes, on saisit la tête avec les doigts et on la conduit jusque sur le détroit
supérieur. Tandis qu'alors on laisse deux doigts appliqués sur la tête, pour la
surveiller, on essaye de renforcer les douleurs, en faisant des frictions, et l'on
ne retire ses doigts que lorsque la tête s'est solidement fixée.

§ 237. La *méthode indirecte* de d'Outrepont conduit souvent encore au
but dans les cas où celle de Busch ne permet pas d'espérer un résultat favorable, c'est-à-dire lorsqu'il y a peu de liquide amniotique, ou qu'il s'est écoulé.
Si la tête est à gauche, on introduit la main gauche et l'on refoule en haut
l'épaule dans le côté droit de la mère. On ne doit pas non plus oublier de
s'aider de la pression extérieure exercée sur la tête par la main droite.

Quelle que soit la fréquence avec laquelle, jusqu'à l'époque d'Ambroise Paré, la
version céphalique ait été conseillée, les anciens n'en manquaient pas moins d'une

(1) *Die combinirte innere und äussere Wendung*, trad. de l'anglais par W. Küneke,
Göttingen, 1865, voy. aussi Fasbender, *Berl. B. z. G. u. G.*, I, p. 420.

méthode à peu près certaine pour la pratiquer. Abstraction faite des moyens tout à fait contraires au but et en partie trop rudes (sternutatoires, secousses, etc.), les préceptes pour pratiquer la version que l'on trouve dans les vieux auteurs, se bornent à une compression sans règles fixes du ventre et à un refoulement indistinct de la partie qui se présente, soit avec la main, soit avec les instruments. Ainsi Albucasis (1122) en conseille un en forme de béquille (*impellens*), mais quant à son action, il ne paraît s'être fait aucune illusion sur la valeur des conseils qu'il donne, car il ajoute avec une résignation toute musulmane : « La version réussira... s'il plaît à Dieu ! » Rueff donne des préceptes plus détaillés mais bien peu clairs, pour pratiquer la version céphalique : « Darumb die kindend frouw/durch die Hebam̄
» zu dem bett verordnet vnd gelegt sol werden / mit dem houpt nider / vnd dem
» arss höher. Alsdañ soll sy glych demnach ein geschickte frouwen der kindenden
» frouwen zu jrem houpt verordnen vnnd stellen oder setzen / die jren mit beiden
» armen vnd henden den buch ergryffen vnd fassen/ouch den wysslich vnd hoflich
» gegen jren selber lupffen/ziehen vnd wysen sol. Die Hebam̄ aber sol vor der frouwen
» sitzen vund warten / und jren im wysen/leiten/schyben vnd bucken hilff geben /
» damit sy das kind mit beden schencklen sampt dem ärssle hinder sich oder ob
» sich wysen vnd bringen möge / gegen der frouwen rugken schybe / ouch das
» kindlein vmbweltze / damit es mit dem höuptlin vmbkeert / mit rechter burt wer-
» den könne / etc.) » (C'est pourquoi la femme en travail doit être couchée par la sage-femme et placée la tête plus bas que le siége ; alors elle doit, immédiatement après, ordonner d'adjoindre une femme habile à la femme en travail et la faire placer debout ou assise au chevet du lit, cette aide doit avec les bras et les mains embrasser et saisir le ventre et doit le soulever, le tirer, et le masser doucement et sagement. Mais la sage-femme doit être assise devant la femme, et attendre et l'aider à masser, à diriger, à pousser et à courber, afin qu'elle puisse diriger et amener l'enfant avec ses deux cuisses et en même temps le siége sens dessus dessous ou sur lui-même, le pousser vers le dos de la femme ; et qu'elle retourne l'enfant afin qu'il se renverse sur sa petite tête, pour le bon accouchement). Louise Bourgeois est la première qui donne une méthode à peu près claire et qui répond au but que l'on se propose. « Il faut coucher la femme, les jambes hautes, ayant les pieds plus hauts que la tête, puis porter la main bien assurée sous la tête et sous le col et même sous les épaules de l'enfant, et le tourner à chef, de façon que l'occiput vienne en avant. » Son procédé correspond par conséquent à la méthode de d'Outrepont, tandis que Justine Siegemund employait et décrivait l'engagement artificiel immédiat, tel qu'on le fait aujourd'hui par la méthode de Busch et Deventer, et connaissait les deux méthodes. La version céphalique, comme étant le moyen le plus inoffensif de rectifier la présentation de la tête, ne fut faite pour la première fois que lorsque Wigand, pour la pratiquer, conseilla les manœuvres externes associées à une situation particulière de la femme. La version par manœuvres externes a été, dans ces derniers temps, conseillée surtout par Martin (1). La combinaison des manœuvres externes et internes, à qui Braxton Hicks donna un bien plus grand développement et qu'il apprit à pratiquer dans une période beaucoup moins avancée de l'accouchement (la saisie d'un pied au moyen de deux doigts à travers l'orifice peu dilaté, avait déjà été enseignée par Lee dans ses *Clinical Midwifery*), a été pour la première fois conseillée par Hohl (2). D'après lui, si la tête est deviée à gauche, la main gauche sera placée sur la tête, la main droite introduite dans le vagin, et l'index et le médius de cette main seront appliqués dans le creux de l'aisselle de l'enfant. Ces doigts soulèveront un peu le tronc et le repousseront dans le côté droit de la mère, tandis que la main gauche repoussera la tête sur le détroit supérieur. Un aide qui a saisi le fond de l'utérus pousse alors ce fond vers le côté gauche, de sorte que

(1) *Beiträge zur Gyn.*, cah. 2, Jéna, 1849, p. 3 et *M. f. G.*, vol. XVI, p. 1.
(2) *Lehrbuch der Geburtshülfe*, 2ᵐᵉ édit. Leipzig, 1862, p. 784.

la tête se trouvera ainsi refoulée vers le côté droit. Wright (1), à Cincinnati, avait déjà, en 1854, conseillé la combinaison des manœuvres internes et externes. (La main intérieure élève l'épaule ; l'extérieure opère sur le siége de l'enfant.)

Note du traducteur. La version céphalique, si elle était toujours facile et possible, serait assurément une opération à laquelle on devrait sans hésiter donner la préférence dans tous les cas où l'on pourrait la pratiquer, mais malheureusement cette opération, si merveilleuse en théorie, est loin de donner les mêmes résultats dans la pratique, et elle exige des conditions particulières spéciales sur lesquelles il nous paraît utile de revenir un peu.

Elle exige d'abord une précision de diagnostic qui n'est pas toujours facile à obtenir, en particulier chez les primipares, surtout lorsqu'elles ont des parois abdominales rigides, épaisses et chargées abondamment de graisse et chez lesquelles la présentation n'est pas toujours facile à reconnaître pendant la grossesse, quelquefois même au début du travail.

Comme le dit Schrœder, elle a été essayée dans trois conditions : pendant la grossesse, au début du travail et lorsque le travail est déjà avancé.

Or, comme Schrœder le dit lui-même, faire la version céphalique dans les *derniers temps de la grossesse* est complétement inutile, car l'amélioration de la présentation ne se maintient pas, et l'on a beau amener la tête au détroit supérieur, au bout de quelques jours, quelquefois même de quelques heures, la présentation vicieuse s'est reproduite, et tout est à recommencer. Un seul moyen resterait, ce serait de fixer la tête en rompant les membranes ; mais alors ce ne serait plus faire la simple version, ce serait faire un accouchement prématuré artificiel et mettre par conséquent l'enfant dans des conditions tout autres que dans l'accouchement normal. La version céphalique réussit, il est vrai, facilement dans ces conditions, mais comme, encore une fois, elle ne se maintient pas, c'est pour le moins une opération inutile.

Faire la version céphalique lorsque le *travail est avancé* et que la partie fœtale est fixée, est une opération sinon impossible d'une façon absolue, du moins une opération qui présente des difficultés telles qu'il vaut beaucoup mieux donner la préférence à la version podalique, qui permet de terminer rapidement l'accouchement lorsque cela est nécessaire.

Reste donc le *début du travail*, c'est-à-dire quand les contractions ont déjà amené un certain degré de dilatation du col, mais alors que la présentation fœtale est encore mobile. Ici évidemment les indications sont plus précises, mais malheureusement elles exigent encore certaines conditions qui ne se rencontrent pas toujours. Il faut, en effet, que les membranes soient intactes, que l'utérus renferme une grande quantité de liquide amniotique, et que l'utérus ne se contracte pas trop énergiquement. Or si les deux premières conditions se rencontrent assez fréquemment, il n'en est pas de même pour la dernière, et, à mesure que l'on essayera les manipulations destinées à ramener la tête au niveau du détroit supérieur, l'utérus se contractera d'autant plus énergiquement sous l'influence des pressions que l'on est obligé d'exercer et opposera ainsi une résistance d'autant plus grande à la réussite de l'opération. Nous parlons, on le voit, de la version par manœuvres externes.

Quant à la version céphalique par manœuvres internes, elle est encore plus impossible, ou bien lorsqu'elle est possible, c'est qu'elle est facile, mais alors la version podalique se présentera aussi dans des conditions de facilité telles que l'on ne devra pas hésiter à lui donner la préférence sur la version céphalique, car elle permettra de terminer à volonté l'accouchement, et comme l'enfant, dans les conditions supposées, ne courra pas plus de danger, elle présentera toujours sur la version cé-

---

(1) *Amer. Journ. of Obst.*, VI, p. 78.

phalique l'avantage de la célérité et de la rapidité de la terminaison de l'accouchement.

Reste la méthode de Braxton Hicks, c'est-à-dire la version céphalique par manœuvres externes et internes combinées; elle nous semble présenter les inconvénients réunis des deux méthodes isolées, et si elle peut réussir, c'est non pas dans les présentations vicieuses du fœtus, mais seulement dans les présentations déviées du sommet ou de la face, or nous savons que, dans ces cas, la déviation se corrige seule par les progrès du travail. C'est donc une manœuvre au moins inutile qu'il faut réserver pour des cas exceptionnels.

Enfin nous venons de voir que Schrœder est assez disposé à repousser la version par manœuvres externes dans les cas de rétrécissement du bassin. Schrœder, en effet, rejette à peu près absolument l'application du forceps dans les rétrécissements du bassin, on comprend donc que, non-seulement il ne conseille pas dans ces cas de ramener la tête au détroit supérieur, mais qu'au contraire il s'efforce de l'écarter de ce détroit et de la remplacer par l'extrémité pelvienne, ou qu'il respecte soigneusement les présentations transversales lorsqu'elles existent.

L'école française est d'un avis entièrement opposé, et comme elle préfère le forceps à la version dans les rétrécissements du bassin, c'est précisément dans les cas où Schrœder la repousse qu'elle admet surtout la version céphalique, c'est-à-dire dans le cas où, avec un rétrécissement du bassin, il existe une présentation transversale. Nous allons voir tout à l'heure, lorsque nous comparerons la version au forceps, les raisons que l'on donne en France pour choisir ce dernier instrument.

b. VERSION SUR LE SIÉGE.

BIBLIOGRAPHIE. — BETSCHLER, *Rust's Magazin*, etc., vol. XVII, 1824, p. 262. — W.-J. SCHMITT, *Heidelberger klinische Annalen*, vol. II, 1826, p. 142.

§ 238. La *version sur le siége* est en général indiquée lorsque l'orifice étant encore peu dilaté, on se proposait primitivement de faire la version céphalique, mais que celle-ci ne peut être pratiquée, parce la tête se trouve placée trop loin du détroit supérieur. Dans ces conditions, il est rationnel d'essayer de transformer en présentation du siége la présentation transversale ou oblique.

Lorsqu'on y est parvenu par la simple position de la femme, ou par les manœuvres externes seules, on peut, à partir de ce moment, laisser la présentation du siége, que l'on a ainsi déterminée, suivre la marche habituelle que présentent ces présentations. Pourtant, dans les cas où l'on emploie en plus les manœuvres internes, on fait toujours mieux d'abaisser un pied dans le vagin. Car c'est à peine si l'accouchement par le siége présente quelque avantage sur l'accouchement par les pieds. Mais si le siége est déjà engagé dans le bassin, son extraction rapide peut devenir impossible, tandis que l'extraction sur un pied réussit facilement. Or, comme au moment où l'on engage le siége, on ne peut savoir avec certitude si l'extraction ne deviendra pas nécessaire, et comme lorsque le siége est engagé, l'abaissement d'un pied est devenu impossible, l'intérêt de l'enfant se trouve sauvegardé d'une façon bien plus certaine lorsque l'on fait la version sur un pied.

La version sur le siége peut, par exception, devenir nécessaire si, après avoir déplacé une présentation transversale, on ne peut, ou du moins on ne peut que très-difficilement faire parvenir la main jusqu'aux pieds. D'après Betschler, on réussit sur l'enfant vivant, même dans les cas très-difficiles, à engager le siége, en plaçant un doigt en crochet sur le périnée de l'enfant, d'après Schmitt, en faisant descendre le siége en lui imprimant avec la main des mouvements de levier. Lorsque l'enfant est mort, on peut, si l'épaule n'est pas trop basse engager le siége, en introduisant un doigt recourbé en crochet dans l'anus ; d'après Meissner (1), cela peut se faire aussi sur l'enfant vivant, et l'on peut ainsi, en se servant, suivant les cas, du crochet mousse ou aigu, éviter l'embryotomie. La version sur le siége se fait, abstraction faite de ce dernier cas, exactement comme la version sur la tête.

C. VERSION PODALIQUE.

BIBLIOGRAPHIE. — A. PARÉ, *Briefve collection de l'administration anatomique. etc.*, Paris, 1550 et *Les œuvres, etc.*, six édit., Paris, 1600. *De la génér.*, ch. XXXIII. — GUILLEMEAU, *De l'heureux accouch. des femmes, etc.* Paris, 1609. — MAURICEAU, *Traité des maladies des femmes grosses, etc.*, six. édit. Paris, 1721. — DE LAMOTTE, *Traité compl. des accouch., etc.* Paris, 1722. — J. V. HOORN, *Die zwo, etc.*, Weh-Mütter, Siphra u. Pua, etc. Stockh. u. Leipzig, 1726, p. 126, p. 125. — N. PUZOS, *Traité des acc. etc.* Paris, 1759. — LEVRET, *L'art des acc.*, sec. édit. Paris, 1761. — DELEURYE, *Traité des acc., etc.* Paris, 1770, traduit par Flemming. Breslau, 1778. — F.-B. OSIANDER, *Neue Denkwurdigkeiten,* I, 2, Göttingen, 1799, p. 108 et suiv. et *Handb. der Entbindungskunst,* 2ᵐᵉ édit., vol. II. Tübingen, 1830, p. 130 et suiv.

Historique. — L'histoire de la version podalique est celle de la science obstétricale. — Ce n'est que dans l'enfance la plus reculée de l'obstétrique, alors que l'on considérait les présentations du crâne comme étant les seules présentations naturelles, et que l'on s'efforçait de faire la version céphalique dans les présentations de l'extrémité pelvienne, que l'on n'admettait pas qu'il fût possible de faire la version sur les pieds et l'extraction. Celse (au temps d'Auguste) est le premier qui, dans les préceptes qu'il donne pour extraire les enfants morts, signale la version sur les pieds et l'extraction. « Medici vero propositum est, ut eum manu dirigat, vel in caput, vel etiam in pedes, si forte aliter compositus est. Ac, si nihil aliud est, manus vel pes apprehensus, corpus rectius reddit : Nam manus in caput : pes in pedes eum convertit. » Tandis que Celse ne parle que des enfants morts, Soranus, suivi par Moschion et Aëtius est le premier qui conseille la version podalique l'enfant étant vivant.

Malgré cela, la version podalique ne fut pas admise dans la pratique, et c'est ce que prouve le passage tant de fois cité de Tertullien, un Père de l'Église (environ 200 ans après J.-C.), qui dit que dans les présentations transversales, si la version céphalique ne réussissait pas, on tirait d'abord l'enfant ou alors on le coupait en morceaux. Paul d'Égine (environ 680), qui puise ordinairement ses préceptes dans Aëtius, ne parle même plus de la version podalique, et à partir de lui règne de nouveau le vieil enseignement hippocratique.

Après Celse, Philumène, Soranus et leurs successeurs immédiats, l'obstétrique passe par une période de ténèbres, dont il faut surtout chercher la raison en ce que les médecins d'alors n'étaient pas en situation de pouvoir examiner les femmes. Les Arabes qui se consacraient avec prédilection à la médecine ne donnent dans leurs écrits que des indications théoriques pour cette opération. Conformément aux coutumes musulmanes, ces médecins n'examinaient pas eux-mêmes les malades,

(1) *M. f. G.*, vol. X, p. 347.

et n'étaient même pas appelés pour les cas les plus difficiles de l'accouchement, mais les femmes étaient instruites à pratiquer les opérations. Les médecins arabes montrèrent leur ardeur pour l'obstétrique dans leur riche arsenal de médicaments et dans l'invention des instruments les plus divers, mais qui malheureusement faisaient toujours des lésions au fœtus. Aussi chez les Arabes, l'obstétrique resta sans faire de progrès, tandis qu'en Occident elle recula. Là, la pratique médicale était entre les mains des moines qui, par leur position, étaient peu aptes à faire des gynécologues. Toute l'obstétrique était donc abandonnée aux mains des sages-femmes, qui n'avaient aucune occasion de s'instruire, puisque les auteurs de cette époque laissaient complétement de côté l'obstétrique, ou comme Constantinus Africanus, 1087, et Albert le Grand, 1282, enjolivaient leur enseignement d'une foule d'absurdités. Il n'est même plus question de la version céphalique. La seule chose qui rappelle cette dernière opération est la remarque que lorsque le fœtus se présente par un pied ou une main, « obstetrices fœtum diligenter retrudunt, et ex illo generatur magnus dolor, ita quod plures mulieres, nisi fuerint valde fortes, debilitantur usque ad mortem ». Pauvres femmes ! l'assistance masculine n'était absolument requise que pour ordonner quelques médicaments qui, entre autres choses, se composaient de l'ivoire rapé, d'urine « album quod invenitur in stercore accipitris », et l'on faisait boire aux malades de l'encre avec laquelle on écrivait un « Miserere mei, Domine », jusqu'aux mots : « Domine, labia mea aperies ».

Ce n'est que très-lentement que l'obstétrique revint au point où elle était restée avec Hippocrate, lorsque le grand chirurgien Guy de Chauliac, puis Franz de Piémont et Peter de la Cerlata eurent de nouveau connaissance, tout au moins, de la version céphalique. Et même ce dernier, qui admet que l'on doit perforer les têtes et les extraire avec les doigts, est le premier homme qui ait réellement de nouveau pratiqué les accouchements. Jusqu'à Ambroise Paré, on ne trouve que quelques traces de la version podalique. Ainsi, Arnold de Villanova, 1312, dit : « Quod si fœtus non egrediatur egressione naturali, ut dictum est : sed contra naturam et pedibus retortis, vel stans reversus : et sic inde reducatur ad unum de duobus modis ab obstetrice, ut sit cum capite vel pedibus ante et cum brachiis plicatis, ut decet, exeat naturali exitu » (il range les présentations du siége parmi les présentations naturelles). Le Florentin Antoine Benivieni, 1502, connaît aussi la version podalique, puisque dans son journal de médecine, qui est basé sur l'exacte observation de la nature, il publie un cas de présentation transversale où il dut extraire l'enfant avec le crochet, parce qu'il ne put faire la version ni sur la tête ni sur les pieds. Eucharius Roesslin, 1513, donne également, en peu de mots, le conseil : « Welche theil des leibs dem vssgang aller nechst seind / die selben soll « sie halten vnd vssführen. doch sol sie aller meist dz haupt süchen / halten vnd « vssführen. » (Les parties du corps qui sont les plus proches de la sortie, elle doit les saisir et les faire sortir. Pourtant elle doit surtout chercher la tête et la faire sortir).

Le mérite d'avoir de nouveau remis en pratique la version sur les pieds, même dans les présentations de la tête, lorsqu'il était nécessaire de terminer artificiellement l'accouchement, revient à Ambroise Paré, 1550, quoique, comme il le dit lui-même, ses collègues Thierry de Héry et Nicole Lambert, maistres barbiers et chirurgiens de Paris, eussent déjà pratiqué avant lui la version sur les pieds.

A partir d'Ambroise Paré, la version podalique (quoique pourtant, dans le siècle qui le suivit, pas d'une façon générale) est tellement cultivée et son manuel opératoire ainsi que l'extraction sur les pieds sont tellement perfectionnés, que la version céphalique disparaît presque complétement.

Le mérite, en partie, d'avoir bien décrit le manuel opératoire et d'avoir bien établi les indications, revient à Guillemeau, 1609, l'élève de Paré, à Louise Bourgeois, 1609, Mauriceau, 1668, de Lamotte, 1721, et Puzos, 1753.

Tandis que la plupart des auteurs conseillaient de faire la version sur les deux pieds, Paul Portal, 1685, est le premier qui fit la version sur un seul pied. Puzos le suivit dans cette voie, et exposa d'une façon remarquable les avantages de l'ac-couchement dans la présentation incomplète des pieds, lorsque la tête sort la der-nière; il en fut de même de Deleurye, 1770.

Jusqu'à ce dernier, on avait toujours fait suivre la version de l'extraction. Deleurye est le premier qui enseigna que l'opération qui consiste à améliorer la présentation est faite lorsque l'on a pratiqué la version, et que l'extraction, une fois la version faite, demande des indications particulières. C'est exactement ce que disaient Denman, 1788, en Angleterre, et Boër, le premier, en Allemagne, 1791.

C'est Fr.-B. Osiander qui, en Allemagne, eut le mérite de bien faire connaître le manuel opératoire de la version podalique. Entre ses mains habiles, la version réussit, même lorsque la tête était déjà engagée dans le bassin, et comme il le dit lui-même, « non vi sed arte ».

§ 239. La version podalique, c'est-à-dire la transformation artificielle d'une présentation du crâne ou d'une présentation transversale en présentation des pieds, est indiquée dans les cas suivants :

1° Dans les présentations transversales ou obliques, pour rendre la présen-tation plus favorable, si la version céphalique est ou impossible, ou ne peut se faire qu'avec de grandes difficultés, ou lorsque la version podalique, pour les raisons données § 231, mérite la préférence.

2° Dans les présentations de la tête, si l'on croit avoir des raisons pour supposer que dans le cas spécial, la marche de l'accouchement sera plus dé-favorable pour la mère, l'enfant ou tous les deux, que la marche de l'accou-chement dans une présentation des pieds produite artificiellement. Cette indi-cation peut se présenter lorsque le crâne ou la face se présentent d'une façon vicieuse, dans la procidence des extrémités ou du cordon en avant de la tête, dans le placenta prævia, dans les monstruosités du fœtus et les bassins ré-trécis. La détermination détaillée des conditions dans lesquelles il y aura avan-tage dans ces cas à pratiquer la version podalique sera donnée dans la pathologie spéciale de l'accouchement.

3° Si la terminaison immédiate de l'accouchement est indiquée et si elle ne peut se faire avec la partie qui se présente ; on fait dans ces cas la version sur les pieds, uniquement pour faciliter l'extraction de l'enfant.

Dans cette dernière indication par conséquent l'intervention de l'art n'est pas terminée une fois la version faite, mais il faut toujours faire suivre la version de l'extraction artificielle, tandis que les deux premières indications ne réclament par elles-mêmes que la version, et que celle-ci, une fois pra-tiquée, on peut abandonner la terminaison de l'accouchement à la nature, à moins que, ce qui relativement arrive souvent, il ne se produise ensuite des indications pour l'extraction artificielle.

§ 240. Parmi les conditions que l'on peut considérer comme indispensables pour que l'on puisse pratiquer la version sur les pieds, les seules nécessaires dans tous les cas sont que le bassin ne soit pas absolument rétréci, et que la partie fœtale ne soit pas tellement engagée dans le détroit supérieur, que la main ne puisse franchir ce détroit. Il n'est en particulier pas nécessaire que l'orifice permette l'introduction de la main, et la version a d'autant plus de chances de réussir qu'elle est pratiquée plus tôt. L'opération est d'autant plus facile à pratiquer qu'il n'y a pas de rétrécissement du bassin, que l'orifice est dilaté, le fœtus mobile et les membranes intactes.

Note du traducteur. Nous ne pouvons admettre comme absolu ce précepte de Schroeder, et loin de partager son opinion, nous croyons que l'on aura d'autant plus de chances de réussir la version qu'on l'aura essayée plus à propos et d'une façon moins prématurée. Or, la version podalique, lorsque l'orifice n'est pas dilaté, est une opération fort difficile, fort dangereuse, car elle se rapproche alors de l'accouchement forcé, et à moins d'indication absolue, on ne doit jamais pratiquer la version que lorsque l'orifice est dilaté ou tout au moins dilatable. On s'expose, en effet, sans cela, à déchirer le col, et à produire des désordres qui compromettent les jours de la mère. Le col se dilatera bien sous les efforts, suffisamment pour laisser passer le tronc du fœtus, mais lorsque l'on fait la version trop tôt, c'est-à-dire avant la dilatation suffisante du col, il est deux accidents qui surviennent presque toujours. C'est le redressement des bras le long de la tête, et la rétraction du col sur le cou du fœtus. S'il est assez facile de triompher du premier, il est loin d'en être ainsi du second. La tête, en effet, est plus volumineuse que le tronc, et pour peu que l'on veuille déployer de force, le col se rétracte sur le cou, emprisonne la tête comme une boutonnière le fait pour un bouton double, et c'est là un des accidents les plus graves de la version. Le fœtus, en effet, dont le tronc est sorti, fait des efforts inspiratoires, fait pénétrer dans ses voies respiratoires le sang, le liquide amniotique, et s'asphyxie rapidement ; et si l'on veut tirer plus violemment, on s'expose à détacher le tronc de la tête et à laisser cette dernière dans l'utérus. C'est à la suite de versions entreprises trop tôt, que ce dernier accident se rencontre le plus souvent, et loin de partager l'opinion de Schrœder, nous posons en principe qu'on ne doit *jamais*, à moins d'indication *absolue*, tenter la version podalique avant que le col soit *dilaté ou dilatable*.

§ 241. Lorsque cette dernière [circonstance favorable se présente, on peut dire que le *pronostic est heureux* pour la mère et l'enfant. L'opération par elle-même, si elle est facile, n'entraîne aucun danger ni pour la mère ni pour l'enfant. Il est vrai que les présentations pelviennes sont déjà par elles-mêmes moins avantageuses pour l'enfant que les présentations du crâne, mais lorsque l'art intervient à propos, leur pronostic s'améliore, de sorte que la version, si elle est pratiquée dans des conditions favorables, promet absolument un pronostic favorable.

Il n'en est pas tout à fait de même si l'opération est entreprise dans des circonstances défavorables : lorsqu'il y a une disproportion entre le fœtus et la capacité du bassin, lorsque les eaux sont écoulées depuis longtemps, lorsque l'utérus est fortement contracté. Même dans ces cas, l'opération de la version par elle-même n'est assurément que très-rarement dangereuse pour l'enfant (il n'en est pas tout à fait de même de l'extraction artificielle), mais la mère est exposée à des dangers très-sérieux, dangers qui, il est vrai, ne tiennent pas tant à la version elle-même qu'aux circonstances fâcheuses dans lesquelles elle est pratiquée. Pourtant, dans ces cas, l'introduction de la main dans l'utérus et l'évolution du fœtus peuvent constituer pour la mère des manœuvres capables d'amener une violente inflammation de l'utérus, et capables, pour peu qu'il y ait prédisposition, de devenir la cause déterminante d'une rupture de cet organe.

§ 242. Avant de pratiquer l'opération, il est de la plus grande importance de procéder à un examen exact tant interne qu'externe. Il faut, par l'examen externe, se faire une idée exacte de la présentation de l'enfant, par l'examen interne, de l'état de l'orifice et de la position de la partie fœtale qui se présente.

Au moment même où on la pratique, il faut bien distinguer si l'orifice est assez large pour pouvoir ou non laisser passer la main.

Si cet orifice ne laisse passer que un ou deux doigts, il ne faut pas attendre pour faire la version podalique, jusqu'à ce que l'orifice soit complétement dilaté ; mais il faut la faire d'après les préceptes de Braxton Hicks (1) et R. Barnes (2). L'enfant, par exemple, est-il en première position du sommet, et les membranes sont-elles intactes, on introduit deux doigts de la main gauche à travers l'orifice, et on les applique sur la tête. Si l'orifice est élevé, il faut introduire dans le vagin la moitié de la main ou la main tout entière, dans ce dernier cas, on ne doit pratiquer l'opération qu'après avoir endormi la femme.

Tandis alors qu'avec les doigts on cherche à repousser la tête sur l'os iliaque gauche, la main droite, placée à l'extérieur, pousse fortement le siége du côté droit. Lorsque l'on a ainsi déplacé la tête, on place les doigts contre l'épaule. Si l'enfant est dès le début placé transversalement, lorsque la poche est intacte, le siége est ramené avec une rapidité souvent étonnante sur l'orifice, par la tension transversale de l'utérus, ou bien on peut atteindre un genou avec les doigts et l'attirer dans l'orifice. Si cela n'est pas possible, on peut en pressant fortement sur le siége la plupart du temps atteindre un pied et l'attirer dans l'orifice. Lorsque les membranes sont lisses et en outre solides (difficiles à rompre), il peut devenir très-difficile de maintenir ce pied, de sorte qu'on n'y parvient pas avant d'avoir rompu artificiellement les membranes. Dans ces cas, aussitôt que la tête a été éloignée du détroit supérieur, il faut que la pression extérieure soit très-régulièrement exercée tour à tour, tantôt sur le siége, tantôt sur la tête.

Dans les présentations transversales, lorsque ces mêmes circonstances favorables se rencontrent, on parviendra, la plupart du temps, encore plus facilement à amener un genou ou un pied dans le champ de l'orifice. Si l'évolution ne réussissait pas de cette façon, il faudrait attendre que l'orifice soit largement dilaté.

Note du traducteur. Si nous avons déjà considéré la manœuvre de Braxton Hicks comme difficile à pratiquer lorsqu'il s'agit de la version céphalique, que sera-ce lorsqu'il s'agira de la version podalique appliquée aux présentations transversales et surtout aux présentations de l'extrémité céphalique. Pendant les manœuvres que réclame cette méthode, la poche des eaux se rompra infailliblement, et alors le procédé de Braxton Hicks deviendra inapplicable. Si, au contraire, les membranes résistent, il sera impossible de prendre sur les pieds ou les genoux un point d'appui suffisant pour pouvoir les déplacer. Car l'introduction des doigts ou de la moitié de la main dans l'orifice aura pour effet d'exciter la contraction utérine, c'est-à-dire d'amener précisément une tension telle de la poche qu'il sera impossible de saisir les membres sans la rompre. D'une autre part, en admettant que l'on réussisse à amener le pied ou le genou dans l'orifice, comme Schrœder le remarque lui-même

(1) *Comb. äuss. u. inn. Wendung*, trad. de l'anglais par Küneke. Göttingen, 1865.
(2) *Obst. Op.*, 2ᵐᵉ éd., 1871, p. 130.

il faut, pour les fixer, rompre les membranes. Or, nous savons tous qu'une version entreprise lorsque les eaux sont écoulées devient beaucoup plus difficile et dangereuse que lorsque les membranes sont intactes. L'opération de Braxton Hicks irait donc dans ce cas directement contre le but que l'on se propose, et nous croyons que, sauf quelques rares exceptions, c'est une méthode qui doit être rejetée ; car si elle réussit, la version podalique faite comme d'habitude aurait réussi tout aussi bien, et aurait donné beaucoup moins de peine. Si, au contraire, elle échoue, elle rend la version podalique beaucoup plus difficile et dangereuse, et les tentatives inutiles auxquelles on se sera livré pour l'éviter, n'auront eu qu'un résultat, celui de mettre la mère et l'enfant dans des conditions beaucoup plus défavorables et pour le présent et pour l'avenir.

§ 243. Si l'orifice est suffisamment dilaté pour laisser passer une main, il faut, si les circonstances sont favorables, essayer également la version de la façon que nous venons de décrire. Mais si elle ne réussit pas facilement, on peut alors introduire toute la main dans l'utérus, et aller chercher les pieds directement à l'endroit où ils se trouvent.

· § 244. Pour pratiquer l'opération, il faut faire prendre à la femme une *situation convenable*. Si l'on veut faire la version seule sans la faire suivre de l'extraction, et si l'on suppose qu'elle sera facile, on peut par exception laisser la femme couchée sur le dos, dans son lit habituel. Mais lorsque la version est difficile, de même que dans tous les cas où on veut la faire suivre de l'extraction, et que celle-ci n'est pas, comme par exemple lorsqu'il s'agit du second jumeau, extrêmement facile, il faut choisir une autre position.

Le décubitus latéral présente des avantages essentiels pour l'acte de la version. Pourtant l'extraction est alors plus difficile que si la femme est placée en travers du lit (1). Quelque expressément par conséquent que se recommande le décubitus latéral, au point de vue de la commodité et de l'utilité, lorsque l'on veut se borner à la version, ou lorsque l'on suppose *à priori* que l'extraction ne présentera pas de difficultés, nous préférons pourtant faire placer la femme en travers, dans le cas où l'extraction est nécessaire, et où nous prévoyons qu'elle pourra présenter des difficultés, et surtout, par conséquent, lorsque le bassin est rétréci. Du reste, on peut pendant l'opération elle-même, sans difficulté, faire passer la femme du décubitus latéral à la positon oblique signalée § 201, dans laquelle on fait très-commodément l'extraction. La position sur les genoux et les coudes, qui est très-avantageuse pour certains cas, peut presque toujours être remplacée par le décubitus latéral.

· § 245. Avant de procéder à l'opération, il faut avoir sous la main tout ce qui peut être nécessaire pendant l'opération, et tout ce qu'il faut pour recevoir l'enfant. On s'assure par conséquent d'un nombre suffisant de serviettes ; on a de l'eau chaude pour pouvoir préparer un bain, une sonde élastique pour pouvoir remédier à une asphyxie possible de l'enfant. Il est bon d'avoir en outre un lacs et un porte-lacs. Avant l'opération il faut toujours vider la vessie et le rectum.

Dans tous les cas, où chaque minute doit être utilisée, il est bon, à moins de contre-indication formelle, de pratiquer la version la femme étant chloro-

---

(1) Voy. § 201, note.

formée. On épargne ainsi à la femme non-seulement la douleur presque toujours notable et quelquefois très-prononcée que cause l'introduction de la
main dans le vagin, mais, en outre, on rend beaucoup plus facile chacun des
actes de l'opération.

§ 246. Pour pratiquer la version, on choisit la main qui correspond le plus
naturellement à la position des pieds de l'enfant. Si la tête se présente, on
choisit par conséquent la main gauche si les pieds sont du côté droit de
l'utérus, c'est-à-dire dans la première position du sommet ; et *vice versâ*, la
droite si l'enfant est dans la deuxième position. Dans les présentations transversales, on choisit également la main qui correspond au côté de la mère
où se trouvent les pieds. Si les pieds sont à droite, la gauche, si les pieds sont
à gauche, la droite.

Que le choix de la main pour faire heureusement la version n'ait pas une grande
importance, c'est ce que démontre ce fait que les préceptes à cet égard varient beaucoup. Tandis que dans les traités allemands on donne les règles ci-dessus, les Français conseillent, dans les présentations transversales, de choisir toujours la main
homonyme de l'enfant qui se présente, si bien que, par conséquent, si le dos de l'enfant est, comme presque toujours, en avant, c'est-à-dire appliqué sur la paroi abdominale maternelle, il faut choisir la main qui correspond au côté de la mère où se
trouve la tête. Si, par conséquent, la tête est à gauche, la droite. Ce n'est que
lorsque le dos de l'enfant est tourné en arrière, que la règle française correspond
à la règle allemande. Les Anglais font la plupart du temps la version dans le décubitus latéral gauche, et ils se servent de la main gauche ; tandis que les accoucheurs allemands, entre autres Martin (1), font placer la femme sur le côté où se
trouvent les pieds de l'enfant, de sorte que, par conséquent, si l'extrémité pelvienne
se trouve dans le côté droit de la mère, la femme se place sur le côté droit, l'accoucheur se met au côté gauche du lit et fait la version avec la main gauche. A notre
avis, il faut, lorsque la femme est dans le décubitus latéral, se placer comme
l'indique Kristeller (2). On doit, si le dos de l'enfant est en avant, se placer devant
la femme, si le dos est en arrière, se placer derrière la femme. De cette façon, la
face palmaire de la main est toujours tournée vers la face abdominale du fœtus, la
main peut exactement sentir les parties fœtales et saisir facilement et commodément
les pieds. Du reste, ces divergences si grandes des accoucheurs au point de vue du
choix de la main, prouvent que ce choix est d'une importance secondaire, et dans
la pratique, la règle est que si, par suite d'un diagnostic faux, on a introduit la
main qui ne conviendrait pas si l'on s'en rapportait à la théorie, il n'en faut pas
moins faire tranquillement la version avec cette main.

Note du traducteur. Il y a ici, dans le livre de Schroeder, une cause d'erreur
en ce qu'il croit que l'on ordonne toujours en France de se diriger, pour le choix
de la main sur l'épaule qui se présente. Il n'en est pas toujours ainsi, et si
quelques accoucheurs disent :

> Epaule gauche, main gauche,
> Epaule droite, main droite,

d'autres disent avec autant de raison :

> Tête à gauche, main gauche,
> Tête à droite, main droite.

Du reste, comme le dit Schrœder, le choix de la main en pratique n'a aucune im-

---

(1) *M. f. G.*, vol. XXVI, p. 428.
(2) *M. f. G.*, vol. XXXI, p. 18.

portance ; car si la version est facile, on peut la pratiquer aussi bien avec la main gauche qu'avec la main droite, et lorsqu'elle est difficile, il est une circonstance qui force souvent à s'écarter des règles théoriques. Lorsqu'en effet la version est difficile, l'utérus se rétracte sur la main introduite et la serre à ce point qu'elle s'engourdit complétement. Les doigts perdent toute leur action et l'on est bien forcé d'introduire alors l'autre main. J'ai vu, dans certains cas, être obligé d'introduire ainsi à plusieurs reprises l'une et l'autre main alternativement, jusqu'au moment où la rétraction utérine cesse et permet ainsi à la main qui se trouve dans l'utérus de recouvrer sa sensibilité et de terminer l'opération. Le mieux dans ce cas, si l'on veut éviter le changement de main, est, au moment de la contraction, de laisser la main à plat dans l'utérus et d'attendre qu'elle ait recouvré sa sensibilité pour procéder de nouveau à l'opération.

§ 247. L'opération elle-même, dans les circonstances habituelles, si l'orifice est suffisamment dilaté, et les membranes intactes, la femme étant simplement placée en travers, se fera de la façon suivante :

La main étant bien graissée sur la face dorsale, on relève les manches de son habit et de sa chemise, et l'on introduit la main à travers la vulve, les doigts réunis en cône, en ayant soin, pour éviter d'entraîner les petites lèvres et les poils, de tenir libre avec l'autre main l'entrée du vagin. Lorsque la main a franchi l'orifice, on la conduit, la face dorsale le long de la face interne de l'utérus, entre celui-ci et l'œuf, directement vers le point où, d'après l'examen, les pieds doivent se trouver placés. La main, par conséquent, si les pieds par exemple se trouvent en arrière et à droite, sera dirigée dans la région de l'articulation sacro-iliaque droite ; si les pieds sont en avant et à gauche, derrière la branche gauche du pubis. On ne doit jamais oublier de surveiller l'utérus à l'aide de la main qui reste libre. Celle-ci repousse vers la main qui se trouve dans l'utérus les petites parties fœtales et aide, par la pression sur la tête ou le siége, à accomplir l'acte suivant, la *rotation, l'évolution du fœtus.* Si l'on sent un pied à travers les membranes, on le saisit en rompant les membranes, et on l'attire dans l'orifice et le vagin. Lorsque le siége a été ainsi assez abaissé pour qu'il se trouve dans le détroit supérieur, l'opération de la version est terminée. Quelquefois les membranes sont si solides qu'elles ne se déchirent pas lorsqu'on saisit le pied. Alors on peut, en suivant le conseil de Hüter (1), faire la version les membranes restant intactes. Pourtant le pied, encore enveloppé des membranes, est quelquefois si glissant que pour pouvoir le maintenir solidement, il faut rompre les membranes. Du reste aussitôt que l'on a introduit l'avant-bras dans le vagin, il importe peu quand et où l'on rompt la poche des eaux, puisque l'écoulement subit du liquide amniotique est empêché par le bras qui fait l'office de tampon.

Il est une question importante et qui a été résolue dans bien des sens différents. Doit-on faire la version sur un seul pied ou sur les deux, et dans le premier cas, quel est le pied à l'aide duquel on doit faire la version ! — Nous conseillons, d'accord en cela avec le plus grand nombre des accoucheurs d'aujourd'hui, de se contenter habituellement de saisir un seul pied. En voici la raison : Dans l'immense majo-

_____

(1) *Neue Zeitschr. f. Geb.*, vol. XIV, p. 1 et vol. XXI, p. 32.

rité des cas, l'engagement du siége à l'aide d'un seul pied ne présente aucune difficulté ou n'en présente que fort peu. Mais si l'on a artificiellement produit une présentation incomplète des pieds, les chances pour l'enfant, que l'accouchement puisse
être ensuite abandonné à la nature, ou être terminé artificiellement, sont meilleures
que si la présentation des pieds est complète. Il est vrai que dans cette dernière,
l'enfant sortira plus facilement et plus vite jusqu'au nombril, mais le thorax accompagné des bras et la tête venant la dernière, auront d'autant plus de difficultés à
passer à travers les parties molles peu dilatées. Si l'enfant a une présentation incomplète des pieds, la première partie de l'accouchement est, il est vrai, un peu
plus lente et plus difficile, mais la tête venant la dernière, passe plus facilement,
une fois que les parties molles ont été dilatées par le siége et une cuisse réunis.
Dans l'intérêt de l'enfant, il ne s'agit pas que l'accouchement de la partie inférieure
du tronc se fasse vite, mais que, lorsque celle-ci est sortie, la partie supérieure du
tronc suive rapidement. Aussi faut-il, dans l'intérêt de l'enfant, préférer la présentation incomplète des pieds à la présentation complète. Par exception, il peut arriver que la version sur un seul pied présente des difficultés, et l'on peut, dans ce cas,
conseiller la version sur les deux pieds.

Quant à la question de savoir lequel des deux pieds il faut saisir ; le mieux est
de prendre celui qui est le plus près, c'est-à-dire celui qui est en bas. Si, comme
cela est l'habitude, le dos de l'enfant est en avant, presque tous les auteurs sont
de cet avis, mais si le dos de l'enfant est en arrière, certains d'entre eux et des
plus éminents (Hohl, Simpson, Kristeller), donnent le conseil de saisir le pied
supérieur, car alors l'évolution du fœtus réussit mieux. Nous devons il est vrai
ajouter que l'évolution, si l'on saisit le pied supérieur, est plus complète (on devrait,
par conséquent, si l'on fait de cela le point capital, faire comme Barnes et saisir le
pied supérieur, même lorsque le dos est en avant), mais nous devons pourtant, avec
Scharlau et V. Haselberg (1), faire remarquer ceci, c'est que, d'une part, en tirant
sur le pied supérieur il peut venir se croiser avec l'inférieur et rendre la version
impossible, et que, d'autre part, en tirant sur le pied inférieur, l'évolution réussit
presque toujours. Si, par exception, elle présentait de grandes difficultés, il faudrait
faire la version sur les deux pieds. La rotation du dos en avant, quoique l'on saisisse le pied inférieur, se fait de même ; il est vrai pourtant qu'elle se fait plus
rapidement si l'on saisit le pied supérieur. D'après Fritsch (1), il est indifférent, au
point de vue du résultat, de saisir n'importe quel pied, puisque dans tous les cas,
pendant la version, le dos reste dirigé en arrrière, et ne revient en avant que pendant l'extraction.

§ 248. Dans les présentations du crâne, la version se fait exactement de
même. Le pied qui se trouve en avant est le plus habituellement très-rapproché de la tête, si bien qu'il est facile à saisir. Quelquefois l'évolution du fœtus
ne réussit pas parce que la tête se trouve solidement fixée dans le détroit supérieur, et parce que lorsque l'on tire sur le pied on attire la tête en même temps
que le pied dans ce détroit. On peut alors essayer de repousser la tête avec le
pouce tout en attirant le pied saisi entre l'index et le médius. Si cela ne
réussit pas, on se sert du procédé indiqué pour la première fois par J. Siegemund, la *double manœuvre*, c'est-à-dire qu'on place un lacs autour du pied,
et tandis qu'on tire avec lui sur le pied, la main refoule la tête en arrière.
Si l'on ne peut attirer le pied à l'entrée du vagin et si l'on ne veut pas le
laisser échapper, on porte jusque sur lui un lacs au moyen du porte-lacs (le plus

(1) *M. f. G.*, vol. XXXI, p. 29.
(2) *Arch. f. Gyn.*, vol. IV, p. 483.

commode de tous, est l'instrument de Braun pour réduire le cordon), et l'on
y place ce lacs avec la main qui le tient.

§ 249. Si le liquide amniotique n'est écoulé que depuis peu, de sorte que
l'enfant est encore très-mobile dans l'utérus, la version, quoique un peu plus
difficile que lorsque la poche est intacte, peut pourtant encore se faire sans
grandes difficultés. La procidence d'un bras dans le vagin, dans les présentations transversales, ne complique aucunement la version. On le laisse en
place pour qu'il se trouve ainsi abaissé sur le ventre et qu'il n'y ait plus
besoin de le dégager artificiellement. Si l'on pouvait craindre que dans l'évolution du fœtus il ne remontât dans l'utérus, on pourrait y placer un lacs. En
tout cas il ne peut jamais être question de le faire rentrer.

Deventer, 1701, sauf Portal qui, du moins, ne réduisait pas toujours le bras,
est le premier qui ait montré que la réduction du bras prolabé n'est pas toujours
nécessaire, tandis que les vieux auteurs considéraient l'accouchement comme très-
difficile si le bras faisait procidence. Ainsi, Louise Bourgeois, 1607, cherche avant
tout, par des immersions dans l'eau froide, à forcer l'enfant à retirer son bras,
et dans le cas où cela ne réussit pas, « il faut avoir du beurre fondu un peu plus
que tiède, et en oindre la main et le bras, et doucement le remettre. » Mauriceau
aussi, en 1668, défend non-seulement de tirer sur le bras, mais il dit expressément : « On doit promptement repousser en dedans de la matrice les mains et les
bras de l'enfant qui se présentent au passage. » Outre Deventer, J. V. Hoorn, 1715,
ne considère pas du moins la réduction comme toujours nécessaire, tandis que
de Lamotte, 1721, puis Puzos, 1753, Levret, 1770 et autres, s'élèvent, expressément contre la réduction en appuyant leur opinion sur tous les détails nécessaires.

§ 250. Si les eaux sont écoulées depuis longtemps, la version peut présenter de très-grandes difficultés.

Comme l'énergie des douleurs augmente avec la grandeur de la résistance,
lorsque la présentation transversale est abandonnée à elle-même, les douleurs reviennent coup sur coup et engagent de plus en plus l'épaule qui se
présente dans le petit bassin. Les intervalles entre les douleurs deviennent de
plus en plus courts, jusqu'à ce qu'enfin l'utérus, arrivé au summum de son
travail, reste dans un état non interrompu de distension tétanique. Cet état,
arrivé à son plus haut degré et persistant sans interruption, conduit alors
facilement à l'inflammation du parenchyme et de son revêtement séreux.

Cette contraction persistante engage de plus en plus dans le détroit supérieur, et cela avec une force énorme, l'épaule qui se présente, elle l'y fixe et
oppose ainsi à l'introduction de la main des difficultés considérables.

Le moyen souverain qu'il faut toujours employer dans ces cas est le chloroforme. Si l'anesthésie est profonde, la tension de l'utérus cède, et l'opérateur peut, doucement et progressivement, sans déployer une trop grande
force, faire passer la main au-dessus de la partie qui se présente. Si l'on n'a
pas de chloroforme, on peut, en employant l'opium à hautes doses jusqu'au
narcotisme, ou en recourant à un bain chaud complet, amener le relâchement
de l'utérus contracté. La saignée, la femme étant debout, et continuée jusqu'à
la syncope, a aussi sur le relâchement une influence favorable, mais ce moyen

ne doit être employé que tout à fait exceptionnellement, puisque la femme en travail dans cette position ne doit jamais perdre beaucoup de sang.

Il faut toujours, dans les cas de version difficile, faire mettre la femme sur le côté, puisque l'introduction de la main et la saisie des pieds, surtout si ces derniers se trouvent en avant au-dessus de la symphyse, se trouvent ainsi essentiellement facilités. La position sur les genoux et les coudes est quelquefois encore plus avantageuse que le décubitus latéral, pourtant elle a ceci de fâcheux qu'il faut y renoncer lorsque l'on se sert de l'anesthésie.

Si le détroit supérieur se trouve très-réduit dans sa capacité, on arrive, d'après le conseil de Levret, Stein l'aîné, Deleurye et Birnbaum (1), dans ce cas, à se créer la place suffisante pour le passage de la main, en abaissant le second bras.

§ 251. Lorsque la main a dépassé la partie qui se présente, on peut souvent avoir de grandes difficultés à parvenir jusqu'aux pieds, tandis que le genou est tout près. Le conseil de Simpson (2), Simon Thomas (3) et de R. Barnes (4) de faire la version non pas sur le pied mais sur le genou, mérite par conséquent, dans les cas difficiles, d'être pris en sérieuse considération. Le genou est plus rapproché que le pied, et tandis que ce dernier doit toujours être saisi à pleine main, il suffit de l'index recourbé en crochet pour attirer le premier.

Quelquefois on peut aussi, si les extrémités inférieures sont trop éloignées du détroit supérieur, en imprimant au tronc une rotation autour de son axe longitudinal, les rapprocher de la main qui est introduite, procédé qui appartient à Deutsch (5), et qui d'après lui présente des avantages considérables.

Si la saisie d'un pied ou d'un genou présente des difficultés insurmontables, il arrive quelquefois que si l'épaule n'est pas trop basse, on parvient le plus facilement du monde à amener le siége dans le détroit supérieur. (Voy. § 238.)

Lorsque l'on a saisi un pied, l'évolution du fœtus sur ce pied seul peut, dans ces cas qui sortent de l'ordinaire, présenter des difficultés considérables. On peut alors avec avantage employer la double manœuvre; dans les autres cas, il faut aller chercher le second pied, l'abaisser et faire ainsi la version.

Lorsque l'utérus est contracté à pleine force autour de l'enfant, il peut arriver, si les petites parties fœtales saillantes tendent à écarter fortement les fibres de la couche musculaire utérine en un point, ou si pour d'autres raisons (fibromes, points enflammés ramollis, vieilles cicatrices) un point de l'utérus a perdu de sa force de résistance, que l'augmentation du contenu de l'utérus, par le fait de l'introduction forcée de la main, devienne la cause d'une rupture de l'utérus au point en question. Plus dangereux encore sont les cas dans lesquels l'utérus s'est complètement rétracté et fortement contracté sur la partie fœtale qui se présente. Le vagin alors se trouve

(1) M. f. G., vol. XI, p. 329.
(2) Sel. Obst. W., 1, 1871, p. 368.
(3) Nederl. Tijdschr. v. Geneesk., 1860, 2, 1, p. 40, voy. Schmidt's Jahrb., vol. CXXXVI, p. 177.
(4) Obst. Op., 2ᵐᵉ éd., p. 205.
(5) Heidelb. kl. Ann., vol. IV, p. 314.

violemment distendu dans le sens de sa longueur, de sorte que la partie fœtale, quoique encore au détroit supérieur, se trouve pourtant déjà complétement dans le vagin distendu. Une terminaison qui se fait quelquefois spontanément, c'est-à-dire la rupture du vagin à son insertion utérine, peut naturellement, dans les tentatives exagérées que l'on fait pour introduire la main, se faire alors bien plus facilement. Si par conséquent l'épaule est appliquée avec une grande force contre le détroit supérieur, et si le vagin est fortement tendu, il faut, si l'enfant est mort, abandonner toute tentative de version et attendre ou même favoriser, si l'enfant est petit, l'évolution spontanée, ou avoir recours à l'embryotomie comme étant une opération moins dangereuse pour la mère.

IX. CRANIOTOMIE

BIBLIOGRAPHIE. — ROEDERER, De non damn. usu perfor, etc. Götting., 1758. — OSBORN, Essays on the pract. of midw., etc. London, 1792. — BOER, Natürliche Geburtshülfe, 3me édit., vol. III. Wien, 1817, p. 199. — W.-J. SCHMIDT, Heidelberger klinische Annalen, I, p. 63. — WIGAND, Die Geburt des Menschen. Berlin, 1820, vol. II, p. 52. — SADLER, Varii perforationis modi, etc. Diss. m. obst. Calsruhae, 1826. — K.-CHR. HUTER, Die Embryothlasis, etc. Leipzig, 1844, et C. HUTER, M. f. G., vol. XIV. p. 297 et 334. — CRÉDÉ, Verh. d. geb. Ges. in Berlin, 3, 1848, p. 1. — KIWISCH, Beiträge zur Geb., 2me part. Würzburg, 1848, p. 43. — HENNIG, Perf. und Cephalothrypsis. Leipzig, 1855, et M. f. G., vol. XIII, p. 40. — C. BRAUN, Zeitschr. d. Ges. d. Wiener Aerzte, 1859, p. 33. — LAUTH, De l'embryothlasie, etc. Thèse, Strasbourg, 1863. — BARNES, Obst. Tr., VI, p. 277, et Obst. Op., 2me édit., 1871, p. 289. — RABE, Deutsche Klinik, 1869, nos 47-51. — M. DUNCAN, Transact. of the Edinb. obst. soc., 1870, p. 1. — ROKITANSKY, Wiener med. Presse, 1871, no 8, etc.

Historique. — La craniotomie est une des plus anciennes opérations obstétricales. Déjà Hippocrate conseille un μαχαιριον courbe pour ouvrir la tête, ainsi qu'un πιεστρον pour briser les os du crâne. Celse et Soranus enseignent aussi l'ouverture de la tête avec un bistouri, et ce dernier conseille d'enlever les os du crâne avec une pince à os. Dans les livres des médecins arabes, on trouve régulièrement au chapitre De extractione fœtus mortui tout un arsenal d'instruments destructeurs.

Comme du reste au moyen âge la connaissance de la version podalique avait complétement disparu, on ne doit pas s'étonner de la fréquence avec laquelle on employait les opérations destructives. On ne commença à leur imposer des limites que lorsque la version podalique fut de nouveau proposée par Ambroise Paré, 1550. Depuis cette époque, la craniotomie fut pratiquée beaucoup plus rarement, sauf quelques exceptions comme le fameux Deisch et son partisan Mittelhäuser.

Ce fut un progrès nouveau et fort important quand la découverte du forceps permit d'extraire d'une façon inoffensive la tête solidement fixée dans le bassin. La découverte de cet instrument constitua un progrès tel, qu'à partir de ce moment les accoucheurs semblaient être armés contre toutes les éventualités, et la conséquence naturelle fut qu'à partir de ce moment les accoucheurs, fiers de cette opération et de leur habileté croissante, ne regardèrent plus les anciens temps que d'un air de supériorité et avec un profond mépris. Pleins de confiance dans les manœuvres qu'ils employaient pour la version et dans l'application du forceps, ils mirent tout leur orgueil à accoucher les mères, même dans les cas les plus défavorables, du moins sans dépecer l'enfant; et au grand détriment de la mère, ils remplacèrent la perforation par l'usage le plus exagéré du forceps pour terminer les accouchements. Cette tendance de l'art obstétrical proprement dit fut représentée par le vieux Friedrich Benjamin Osiander à Göttingen, qui se vantait, en quarante années de pratique, de n'avoir jamais eu recours à la perforation, et qui rejetait non-seulement la symphyséotomie, mais aussi l'accouchement prématuré artificiel et la perforation sous le titre : « Von den unnützen schädlichen und die Entbindungskunst entehrenden Entbindungsoperationen. » Et quoique la direction qu'il avait im-

primée à l'obstétrique ne fût pas suivie même par les élèves d'Osiander aussi exclusivement qu'il l'avait indiqué, et qu'il arrivât à Osiander lui-même de voir pendant
qu'il était à son lit de mort son propre fils pratiquer une perforation dans sa propre
clinique, les accoucheurs allemands ont encore à l'heure actuelle une grande aver-
sion pour la perforation, et cette opération est pour le plus grand nombre d'entre
eux, et au grand dommage de la mère, non pas seulement lorsque l'enfant vit, mais
même quand il est mort, considérée comme une dernière ressource à laquelle on
ne doit recourir que si le forceps, malgré des tentatives répétées et énergiques, est
resté insuffisant.

Quoiqu'il existât déjà dans l'antiquité la plus haute des instruments pour comprimer et broyer la tête (le πιεστρον d'Hippocrate, la όσταγρα et la όδονταγρα de Paul
d'Egine, l'almishdach d'Abulcasis, tous destinés à broyer la tête), c'est à Baudelocque
le neveu que revient le mérite d'avoir, dans ces derniers temps, 1829, inventé un
instrument qui, quoique fort lourd, remplit exactement le but que l'on se propose,
c'est-à-dire l'écrasement de la tête, et d'avoir introduit dans la pratique la céphalothripsie. En Allemagne, Ritgen, Busch et Kilian surtout adoptèrent le nouvel instrument, et c'est précisément dans ce pays qu'avec le temps on y apporta les modifications les plus multiples et, comme il faut le reconnaître, le plus grand perfectionnement. Parmi les instruments les plus faciles à manier, il faut citer celui de Breisky.
Le céphalothribe très-joli et très-léger de Scanzoni est trop faible et peut, comme
nous l'avons observé une fois sur une femme vivante, se fausser à ce point qu'il
devient complétement impossible de s'en servir.

§ 252. Sous le nom de *craniotomie*, on comprend l'ensemble des opérations
qui servent à réduire artificiellement le volume du crâne fœtal et à extraire ce
crâne ainsi réduit.

La *perforation* amènera la réduction du volume du crâne, puisque l'instrument construit *ad hoc* ouvre la cavité crânienne et amène l'écoulement du
cerveau qui est contenu dans ce crâne. Le crâne se trouvera ainsi considérablement réduit dans tous ses diamètres, si bien que ce moyen est très-puissant
pour diminuer la disproportion qui existe entre la capacité du bassin et le
crâne qu'il contient. Il est évident qu'on ne l'emploie lorsque l'enfant est
vivant que quand on a fait le sacrifice de cet enfant.

§ 253. Les *indications* de la perforation sont essentiellement différentes,
suivant que l'enfant est déjà mort ou qu'il est encore vivant.

Dans le premier cas, on doit toujours faire la perforation aussitôt que par
suite de la disproportion de capacité le passage de la tête à travers le bassin
est rendu notablement plus difficile. (Il ne faut faire d'exception que quand il
s'agit d'une hydrocéphalie, où une simple ponction suffit pour évacuer le
contenu séreux du crâne.) La raison de cette indication est simple. Aussitôt
que l'enfant est mort, l'accoucheur n'a plus à s'occuper absolument et uniquement que de la mère. Or, il est certain qu'un accouchement, lorsqu'il y a
disproportion de capacité, est pour elle beaucoup plus défavorable que quand
cette disproportion n'existe plus. Et comme on peut d'une façon tout à fait
inoffensive faire disparaître cette disproportion en employant la perforation,
le devoir de l'accoucheur est de procurer cet avantage à la mère. (On n'a
aucun ménagement à garder envers l'enfant, quand en le mutilant on peut
être utile à la mère. Le droit que l'on a à l'autopsie d'ouvrir le crâne d'un
cadavre, existe tout entier lorsqu'il s'agit du cadavre d'un enfant qui se trouve

encore dans le ventre de sa mère. Quant aux mutilations qui ne sont pas indispensables, il faut les éviter, cela va de soi. De plus, il faut après l'extraction laver le cadavre de l'enfant sur lequel on vient de pratiquer la perforation, et l'on doit épargner à la mère la vue des mutilations que l'on a été forcé de faire subir à l'enfant, pour les mêmes raisons qui font qu'après l'autopsie on recoud les cadavres.)

Si l'enfant est vivant, on ne doit avoir recours à la perforation que si l'intérêt de la mère rend nécessaire la terminaison de l'accouchement, et si cette terminaison ne peut être obtenue d'une façon inoffensive pour l'enfant (forceps ou version), et que si la mère se refuse à l'opération césarienne. Cette indication est réelle, parce que dans tous les cas la conservation de la vie de l'enfant est sinon absolument impossible, du moins extrêmement invraisemblable, et que si l'on attend trop longtemps la vie de la mère se trouve fortement compromise. Le médecin qui, dans la pratique, réglera sa conduite sur cette indication, conservera la vie à beaucoup de femmes, tandis que celui qui rejette la perforation lorsque l'enfant est vivant, ou se borne à la faire à la dernière extrémité, sacrifiera la vie de la mère à celle de son enfant, sans pourtant avoir de grandes chances de conserver cette dernière.

§ 254. La *perforation de la tête, retenue la dernière*, est toujours indiquée lorsqu'on ne peut extraire la tête à l'aide des manœuvres manuelles, on ne peut y suppléer par le forceps, puisque si l'on peut avec le forceps déployer la même force que par l'extraction manuelle, ce dernier procédé permet à la tête de s'accommoder bien plus facilement au détroit supérieur que lorsque la tête est comprimée latéralement entre les cuillers du forceps. La céphalothripsie, qui peut remplacer la perforation, est plus dangereuse pour la mère et inutile, puisque l'extraction de la tête perforée se fait sans difficulté. Il n'est jamais besoin de faire la perforation lorsque l'enfant vit et que la tête vient la dernière, puisque si la tête est solidement fixée il meurt rapidement.

Note du traducteur. — Nous nous sommes déjà expliqué suffisamment sur l'application du forceps sur la tête retenue la dernière pour n'avoir pas besoin d'y revenir ici. Il est bien évident que pour nous on doit toujours essayer d'une application du forceps avant d'avoir recours à la perforation et que, avant de se décider à sacrifier l'enfant, il faut épuiser toutes les ressources de l'art. Or, une application du forceps entreprise dans ces conditions présente, il est vrai, des difficultés assez sérieuses, mais ces difficultés sont loin d'être insurmontables, et pour nous voici comme nous procédons, à l'exemple de nos maîtres : Si la tête se trouve retenue dans le bassin, soit après une version, soit après une présentation du siége, que cela tienne à la résistance du bassin ou à toute autre cause, nous essayons d'abord des tractions manuelles, puis si ces tractions échouent, nous appliquons le forceps en nous conformant aux règles qui ont été données plus haut, et ce n'est qu'alors que nous nous décidons à la perforation. Ces tentatives sont évidemment faites avec tous les ménagements et toutes les précautions que réclament la mère. Mais nous ne considérons la craniotomie que comme une ressource extrême, et nous n'y avons recours que lorsque nous nous sommes bien convaincu qu'il est impossible de terminer autrement l'accouchement.

§ 255. Le moment où l'on doit faire la perforation dépend naturellement des indications. En général, 'on peut dire que presque toujours on opérera trop tard. Si l'enfant est mort, ne différez pas un seul instant la perforation, du moment où elle devient nécessaire. Si l'enfant est vivant, on ne doit pas toutefois procéder à la perforation sans symptômes pressants. Pourtant il faut se garder de la différer trop longtemps, car la mère n'y trouve aucun avantage.

Pour entreprendre l'opération, il faut que le crâne soit solidement fixé dans le détroit supérieur. La perforation peut, il est vrai, réussir, la tête étant mobile, si celle-ci est fixée par le forceps ou à l'extérieur par un aide. Pourtant dans tous ces cas il faut, si on le peut, préférer alors la version sur un pied et l'extraction, et faire la perforation sur la tête venant la dernière.

§ 256. Depuis cent ans, on a inventé une grande quantité d'instruments destinés à pratiquer l'opération. Il en est surtout deux sortes de variétés qui sont en usage. Les *perforateurs ciseaux* et les *perforateurs trépans*.

Parmi les premiers, les plus usités sont les ciseaux de Naegele (fig. 87).

Ils sont introduits fermés. Un cran d'arrêt (il a été modifié avantageusement par Simpson) empêche qu'ils ne s'ouvrent trop tôt. Le tranchant se trouve du côté externe, et il agit quand on presse sur les manches.

L'opération elle-même se fait la femme placée en travers du lit. (Les perforateurs-ciseaux peuvent, il est vrai aussi, être enfoncés dans le crâne sans difficulté dans le décubitus dorsal habituel. Pourtant, comme il est difficile dans cette attitude de recueillir le sang qui s'écoule et le cerveau, et qu'il faut éviter de salir le lit, le mieux est d'opérer sur la table à opérations, où la femme étant commodément placée en travers, le siége débordant le lit, de telle sorte que tout ce qui sort du vagin s'écoule dans un vase placé au-dessous.) On introduit la main gauche, et avec elle le perforateur fermé dans le vagin, on applique ce dernier sur le crâne en le guidant avec les doigts et en abaissant fortement le manche (si cela est possible sur une suture, mais cela n'est pas indispensable). On l'enfonce jusqu'à ce qu'il n'y ait plus de résistance, on retire le cran d'acier et on l'ouvre. Une fois que l'on a fait une plaie suffisante on le referme, on le retourne à moitié sur son axe

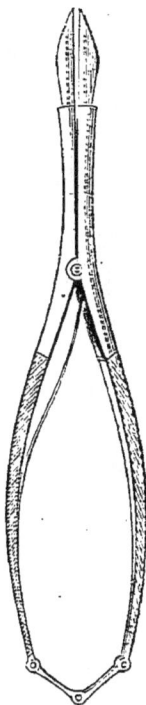

FIG. 87. — Perforateur-ciseau de Naegele.

et on l'ouvre encore une fois, puis on le retire. Si la tête était solidement comprimée dans le détroit supérieur, et son contenu soumis par conséquent à une forte pression, la masse cérébrale s'écoule immédiatement par l'ouverture. Pour faciliter cet écoulement, on introduit à travers l'ouverture un instrument quelconque (sonde utérine ou sonde de métal), et l'on triture le cerveau. On peut encore faciliter l'écoulement en injectant de l'eau dans la cavité du crâne.

L'opération est alors terminée. Le but que l'on se proposait, diminuer les diamètres du crâne fœtal, est atteint. L'expulsion ultérieure de la tête diminuée de volume peut en général (si l'on a opéré de bonne heure presque toujours), être abandonnée aux seules forces de la nature.

§ 257. Au lieu des perforateurs-ciseaux, on a dans ces derniers temps employé souvent les perforateurs-trépans. Parmi ces instruments, les plus faciles à employer sont le perforateur de Leisnig et de Kiwisch (fig. 88), qui se compose d'une pyramide étoilée munie de grosses dents bien mordantes, et celui de Carl Braün, qui présente une courbure analogue à celle du bassin. Le trépan est fortement abaissé et fixé solidement par la pyramide sur la tête maintenue immobile, et alors en tournant la poignée on perfore la partie du crâne sur laquelle il est appliqué.

Ces deux procédés mènent facilement et sûrement au but qu'on se propose, faire au crâne une ouverture suffisante pour l'écoulement du cerveau. Les perforateurs-ciseaux nous paraissent d'une manière générale mériter la préférence. Il existe à peine une opération qui soit plus simple que celle d'enfoncer dans le crâne un instrument ainsi acéré à travers une suture, et la moindre précaution suffit pour éviter de blesser la mère. (Remarquons pourtant que quelquefois avec le trépan, au lieu du crâne on a perforé le sacrum fortement proéminent dans le bassin.) Si c'est la face qui se présente, on perfore le front dans la suture frontale, soit avec les ciseaux, soit avec les trépans.

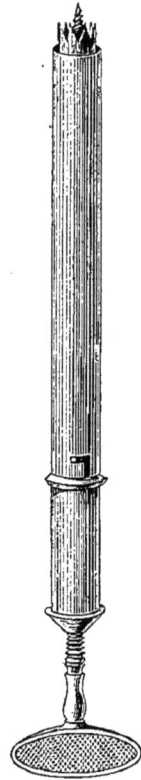

FIG. 88. — Perforateur-trépan de Leisnig et Kiwisch.

§ 258. Si la tête vient la dernière, la perforation se fait en enfonçant les ciseaux dans une des fontanelles latérales. Si l'on ne peut atteindre cette fontanelle, on peut, ou bien, comme le veut Michaelis (1), pénétrer par le foramen magnum, entre l'atlas et l'occipital, ou bien on perfore la base du crâne entre le menton et la colonne vertébrale. Dans ce dernier cas, il vaut mieux choisir un perforateur-trépan.

Halbertsma (2) a, pour perforer la tête venant la dernière, construit un

(1) *Neue Zeitschr. f. Geb.*, vol. VI, p. 44.
(2) *Nederl. Tijdschrift vor Geneesk.*, 1872.

crochet perforateur qui est introduit la pointe couverte et est placé dans une des fosses orbitaires. Lorsque l'on enfonce le crochet, il pénètre à travers l'orbite dans la cavité du crâne, et le cerveau s'écoule. Sur les mannequins, l'instrument a paru à son inventeur d'un emploi très-facile.

Note du traducteur. — Les ciseaux de Smellie ou de Naegele sont évidemment un excellent moyen de perforer le crâne, mais ils ne sont pas aussi commodes à manier que veut bien le dire Schroeder, et ils ne sont pas toujours inoffensifs; les parties de la mère sont, il est vrai, protégées par la main et les doigts de l'opérateur, mais ceux-ci sont quelquefois blessés par leur bord tranchant, et c'est pour remédier à cet inconvénient que Chailly avait inventé une sorte de gaîne qui les recouvre et que l'on ne retire qu'une fois que les ciseaux ont été portés jusque sur le crâne. Mais leur inconvénient se reproduit lorsqu'il s'agit de les retirer, car on ne peut [réappliquer la gaîne protectrice, et à ce point de vue nous leur préférons le perforateur de Blot qui agit comme eux mais présente l'avantage de pouvoir être retiré sans danger ni pour la mère, ni pour l'accoucheur. Il se compose de deux lames se recouvrant l'une l'autre, de telle façon que l'instrument étant fermé le bord mousse d'une lame déborde d'un millimètre le bord tranchant de l'autre et réciproquement. Chaque face porte à son extrémité une arête qui donne à la pointe de l'instrument une forme quadrangulaire. Un clou placé sur la face interne de la branche à bascule s'engage dans une échancrure de la branche opposée et limite la course dans un sens, tandis qu'un ressort la limite dans le sens opposé. Les deux branches sont articulées à tenon; on les écarte quand on a pénétré dans le crâne.

Avant de retirer le craniotome, on le laisse se fermer de lui-même et alors son extraction des parties génitales n'offre plus aucun [danger ni pour la muqueuse vaginale, ni pour les doigts de l'opérateur.

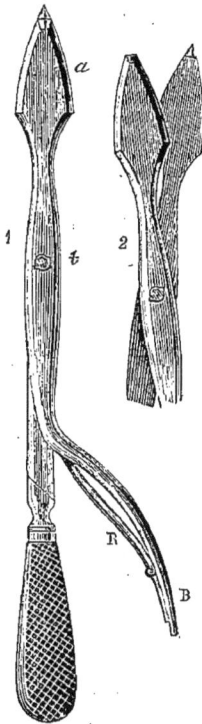

FIG. 89. — Perforateur de Blot. 1. Perforateur de Blot, tel qu'il est introduit. 2. Mouvement des ciseaux pour la céphalotomie.

§ 259. Le *pronostic* de l'opération est pour la mère favorable sous tous les rapports. Avec un peu d'adresse, l'instrument perforant ne doit jamais blesser la mère, et l'opération par elle-même n'entraîne aucun danger. Néanmoins, on ne peut contester que beaucoup de femmes auxquelles on a fait la perforation ne perdent la vie. Mais la mort n'est pas la conséquence de l'opération, elle est due aux circonstances fâcheuses qui ont nécessité l'opération, et souvent à ce que l'opération a été faite trop tard. Si l'opération est le plus souvent suivie d'un résultat funeste (*non propter, sed post*), c'est parce qu'elle n'a été pratiquée qu'après que l'on a essayé de terminer l'accouchement par des tentatives exagérées et trop longtemps prolongées avec le forceps, et que l'on n'a pu y parvenir. La perforation par elle-même est pour la mère une opération essentiellement favorable, puisque cette application n'entraîne pour la mère aucun dommage, et que la pression que subissent les parties molles se trouve ainsi immédiatement diminuée et cela à un haut degré.

§ 260. Si le rétrécissement du bassin n'est pas très-considérable, la perforation seule et l'évacuation du contenu crânien, et s'il n'y a pas de contractions utérines suffisantes, l'extraction par un des procédés plus haut décrits suffisent pour triompher de la résistance du bassin.

Mais si le rétrécissement est très-prononcé, il faut encore essayer de réduire d'une autre manière le volume du crâne. On a donné pour cela différentes méthodes.

En Allemagne et en France on a généralement conseillé la céphalothripsie.

§ 261. Le *céphalotribe* est un forceps très-fort et long, avec une très-petite courbure céphalique et pelvienne, qui, à l'aide de différents appareils suffisamment combinés, peut être serré si fortement que les pointes des cuillers se rapprochent, et dont l'intervalle le plus large entre les cuillers mesure tout au plus 4 centimètres. Un des instruments les mieux appropriés au but est celui de Breisky (1).

Le céphalotribe s'applique exactement comme le forceps. Seulement, comme sa courbure pelvienne est très-faible et que la tête est habituellement élevée, il faut abaisser fortement le manche sur le périnée. Lorsque les deux cuillers sont bien appliquées sur la tête, on articule l'instrument, on adapte l'appareil compresseur, et l'on fait marcher la vis. Ce dernier acte doit se faire très-lentement et avec précaution, car ordinairement la tête glisse facilement hors de l'instrument.

Avec un céphalotribe solidement construit la tête sera comprimée avec une grande force, de sorte que les os de la voûte du crâne aussi bien que la base du crâne seront en partie broyés.

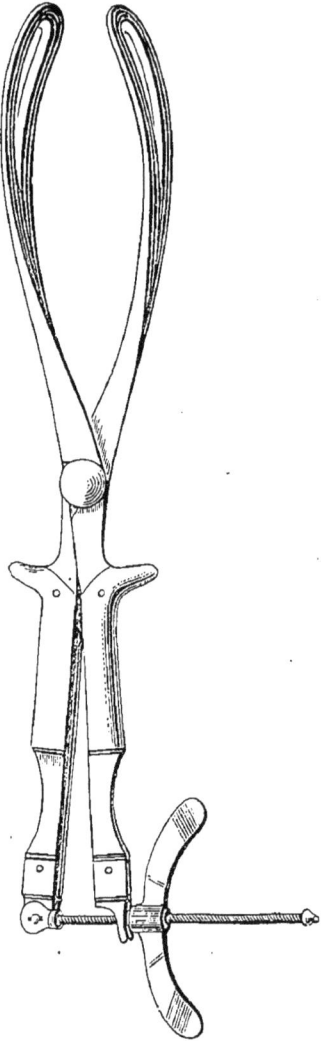

FIG. 90. — Céphalotribe de Breisky.

Si l'on veut obtenir une réduction encore plus complète du crâne, on peut employer la méthode conseillée par Pajot, la *céphalotripsie répétée sans traction*, c'est-à-dire qu'on enlève l'instrument, qu'on le réapplique une seconde fois, et suivant les circonstances une troi-

(1) *Wiener med. Presse*, 6ᵐᵉ année, nᵒˢ 12 et 13.

SCHRÖDER. — Manuel.   21

sième fois dans le sens d'un autre diamètre, et que l'on fait ainsi des compressions répétées.

§ **262.** Les accoucheurs anglais emploient moins fréquemment le céphalotribe. Ils se servent la plupart du temps d'une autre méthode pour diminuer le volume de la tête.

Aussi Simpson (1) a indiqué un nouvel instrument qui n'est qu'une modification des anciennes pinces à os, mais plus fortement construit, et qu'il

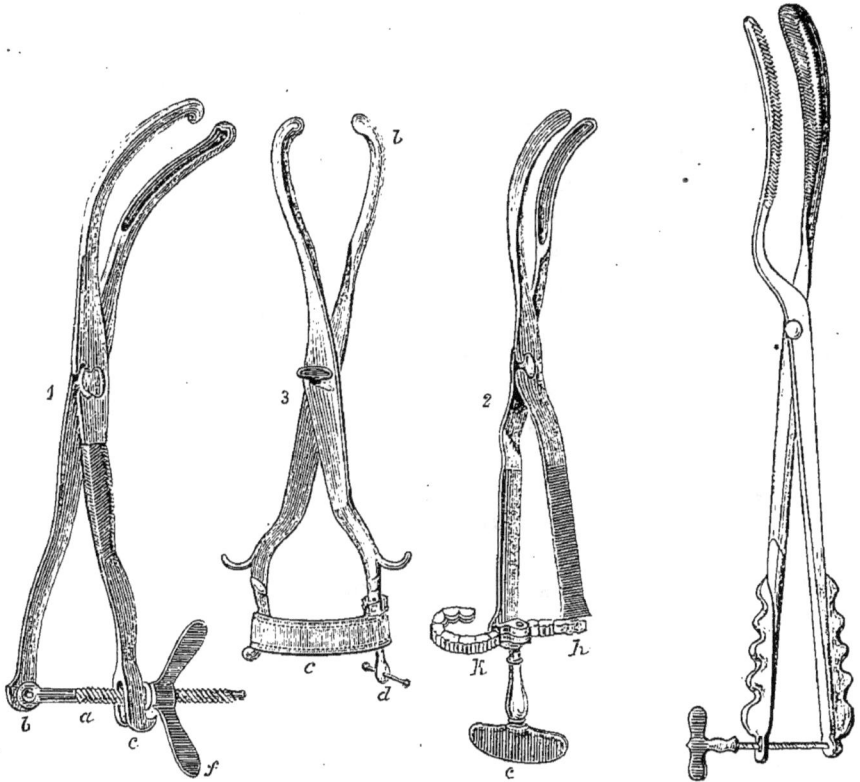

FIG. 91. — 1. Céphalotribe de Blot. 2. Céphalotribe
de Depaul. 3. Céphalotribe de Chailly

FIG. 92. — Forceps à
craniotomie de Barnes.

appelle le *cranioclaste*. Une des branches de cet instrument est, après la perforation, introduite à l'intérieur du crâne, et après que l'autre a été appliquée à l'extérieur du crâne on brise les os ainsi saisis, et on les luxe de façon à détruire la voûte du crâne.

Braxton Hicks (2) et R. Barnes (3) se servent d'un procédé analogue qui, dans les rétrécissements prononcés du bassin, mérite assurément qu'on y ait recours. Ce dernier introduit à l'intérieur du crâne la plus petite branche de

(1) *Descases of women*. Edinburgh, 1872, p. 510.
(2) *Obst. Tr.*, VI, p. 263.
(3) *Eod. loc.*, p, 277 et *Obst. Op.*, 2ᵐᵉ édit., 1871, p. 299.

son forceps à craniotomie, et l'autre branche entre les os qu'on doit enlever et la peau du crâne. Le morceau saisi est brisé et enlevé immédiatement sous la conduite de la main gauche.

Si le rétrécissement n'est pas très-grand, il suffit de briser et d'extraire deux ou trois morceaux d'os, et leur enlèvement suffit pour permettre aux autres os de la voûte du crâne de s'affaisser et de s'aplatir sur la base du crâne. Mais si le rétrécissement est plus considérable (le conjugué vrai (D.A.P.) mesurant seulement 6 centimètres 1/2 ou 5 1/2 ou encore moins.) Il faut briser et enlever avec la pince les frontaux, les pariétaux, les temporaux et l'occipital, si bien que de tout le crâne il ne reste plus que la base.

Pour pouvoir réduire le crâne d'une façon suffisante, même dans les bassins rétrécis qui ne mesurent pas plus de 1 pouce, Barnes (1) conseille l'emploi d'un écraseur linéaire. Une fois que l'on a perforé la tête et que, autant que cela se peut, sa voûte a été brisée avec le forceps à craniotomie, on fixe le crâne en introduisant un crochet, et avec les doigts on introduit dans l'utérus, jusque par-dessus la tête, l'anse comprimée du fil d'un écraseur. Si l'on cesse la compression l'anse s'ouvre, on la place alors sur la tête, et en attirant l'écraseur, on sectionne nettement la tête. Après que la partie sectionnée est retirée avec le forceps à craniotomie, on sectionne encore une fois une autre partie de la tête, jusqu'à ce que la diminution de volume soit suffisante. Le forceps à craniotomie attire alors le morceau qui reste de la tête, à travers le bassin. Comme la traction agit alors fortement vers un côté, une épaule se trouve amenée dans le bassin, on l'attire alors avec un crochet mousse, et le bras est désarticulé avec de forts ciseaux. On agit de même pour l'autre bras. Alors on perfore le thorax, les côtes sont sectionnées avec les ciseaux, et l'on fait l'évacuation de la poitrine et du thorax, de sorte que le tronc tout à fait affaissé sur lui-même se laisse extraire sans difficultés. Barnes insiste surtout sur la façon dont par ce procédé on ménage les parties molles de la mère, mais il fait lui-même remarquer que l'opération est plus difficile et demande plus d'habileté que l'opération césarienne.

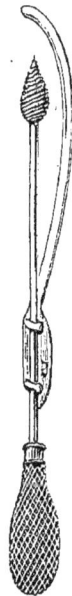

Fig. 93.—Transforateur de Hubert.

§ 263. Pour pouvoir ainsi réellement réduire le volume de la base du crâne qui avec la céphalothripsie n'est quelquefois pas du tout brisée, ou souvent ne l'est que d'une façon insuffisante, on a dans ces derniers temps conseillé d'appliquer aussi le trépan sur la base du crâne.

Ainsi le *forceps perforateur* des frères Lollini de Bologne (2) se compose d'un fort forceps, auquel est adapté un perforateur mobile. Au moyen de ce dernier on transperce la voûte du crâne, et ensuite

(1) *Obstetr, Tr.*, vol. XI, p. 126 et *Obst. Oper.*, 2ᵐᵉ édit., 1871, p. 307.
(2) *M. f. G.*, vol. XXXII, p. 160.

la base en plusieurs points, si bien que le forceps brise ensuite facilement le crâne.

La céphalotripsie intracrânienne de Guyon (1) paraît encore mieux conduire au but. Guyon enfonce une tire-fond dans la voûte du crâne et trépane avec une couronne de trépan introduite par dessus. Par l'ouverture ainsi obtenue, il applique son trépan sur la base du crâne, et perfore celle-ci avec une couronne de trépan un peu plus petite. Dans ces derniers temps Hubert (2) a indiqué un procédé très-compliqué, *sphénotrésie* et *transforation*, à l'aide duquel on transperce à plusieurs reprises la base du crâne.

§ 264. Quant à ce qu'il en est de la facilité d'emploi et des avantages de ces différentes méthodes, il est incontestable que la cépalothripsie n'est pas tout à fait sans danger, et il est facile de le comprendre. Le céphalotribe ne peut s'appliquer que dans le diamètre transverse ou dans un des diamètres obliques. Mais aussitôt que le crâne est ainsi comprimé dans ce diamètre, il faut nécessairement que les autres diamètres du crâne, et par conséquent aussi celui qui se trouve dans le conjugué, éprouvent un allongement, ou si cet allongement se trouve empêché, qu'ils pressent sur l'obstacle qui s'y oppose.

Si donc l'on se sert du céphalotribe, les parties molles maternelles déjà fortement comprimées à la paroi antérieure et postérieure du bassin sont exposées de nouveau à une forte pression. Cette pression est naturellement beaucoup moins forte si le cerveau a été évacué auparavant, et c'est pour cela que l'on doit toujours faire précéder la céphalothripsie de la perforation. L'augmentation de la pression sur les parties molles déjà meurtries se trouve évitée par la méthode anglaise. Toutefois, l'enlèvement successif des os du crâne au moyen de la pince à os, est une opération très-longue, très-délicate. Pourtant, entre des mains habiles, elle peut se faire sans lésion pour la mère, et la pression des parties molles ne sera augmentée à aucun moment, mais au contraire diminuée continuellement à mesure que l'on enlèvera les os. L'extraction, comme nous le verrons également, se fait facilement, même dans les cas les plus difficiles. On ne peut donc contester que la méthode anglaise ne présente sur la céphalotripsie des avantages réels, quoique d'une façon générale elle soit plus difficile et plus délicate. C'est l'avenir qui décidera sur la valeur des autres méthodes.

Van Huevel a inventé un instrument extrêmement compliqué et fort cher, le forceps-scie, avec lequel il scie la tête en deux moitiés. Il consiste en un fort forceps qui, de l'articulation à la pointe des cuillers, laisse aller et venir une scie à chaîne, de façon que la tête saisie par le forceps soit sciée en deux moitiés. Cet instrument est vanté de plusieurs côtés; pourtant il ne pourra jamais être d'un usage général, à cause de sa structure compliquée et de son prix élevé.

§ 265. Avec la diminution du volume du crâne, l'indication principale, la

---

(1) *Gaz. des hôp.*, 1867, n° 145, voy. Wochenblatt *der Ges. d. Wiener Aerzte*, 1868, n° 18, et Kalindéro, *De la céphalotripsie intra-crânienne, etc.* Paris.

(2) *Mém. de l'Acad. de méd de Belgique*, t. V, 1869, p. 1, voy. *Archiv f. Gyn.*, vol. I, p. 179.

diminution et la suppression de la disproportion de capacité qui existait entre la tête et le bassin se trouve remplie, et l'on doit par conséquent poser en principe, dans tous les cas où la terminaison immédiate de l'accouchement n'est pas expressément indiquée, d'abandonner l'expulsion ultérieure à la nature seule.

Mais toutefois, dans la pratique, il arrive très-souvent que, une fois la diminution de la tête obtenue, l'accouchement ne doit pas être différé plus longtemps, et que l'on doit par conséquent songer à l'extraction artificielle.

Ce n'est que dans les cas faciles que la tête peut être extraite d'une façon purement manuelle. Quelquefois on y parvient en se bornant à introduire deux doigts dans l'ouverture du crâne; dans d'autres cas il faut introduire la main par-dessus le crâne affaissé, et exercer ainsi des tractions sur la base du crâne. Lorsque les os de la voûte du crâne ont été enlevés, la peau du crâne plissée sur elle-même fournit quelquefois aussi une prise que l'on peut utiliser. On pourra même dans ces cas faire avec avantage la version, une fois que la perforation l'aura rendue plus facile. Pourtant, il faut chercher à éviter que dans l'évolution du fœtus la face interne de l'utérus ne soit blessée par les coquilles osseuses.

§ 266. Dans le plus grand nombre de cas, on sera obligé d'avoir recours aux instruments pour faire l'extraction. Comme le forceps ordinaire qui ne tient bien que sur une tête normale ne peut pas servir quand la tête a été vidée, depuis que Baudelocque le neveu a trouvé son céphalothribe, cet instrument est en France et en Allemagne presque généralement employé dans ce but. On le laisse appliqué une fois que le crâne est brisé, ou on l'applique alors de nouveau, et l'on place l'instrument sur le côté, de telle façon que les cuillers viennent se placer avec la partie du crâne qu'elles compriment, dans le conjugué rétréci (D. A. P.), et on fait l'extraction avec précaution.

Note du traducteur. La céphalotribe présente dans sa manœuvre des particularités sur lesquelles Schrœder n'a pas assez insisté, et que M. Tarnier a signalées d'une façon toute spéciale dans une note qu'il a ajoutée à l'ouvrage de Cazeaux, et qu'il a reproduite dans le *Dictionnaire de médecine et de chirurgie pratique.* Nous lui empruntons la note suivante :

Il commence d'abord par perforer le crâne, puis il introduit aussi loin que possible la main qui sert de guide à la cuiller, après avoir fait fixer la tête aussi solidement que possible par un aide. Le céphalotribe doit être introduit aussi profondément que possible, mais contrairement au précepte donné par tous les accoucheurs de porter fortement le manche du céphalotribe en arrière, M. Tarnier conseille de laisser les cuillers près du promontoire. La tête une fois broyée, on constate avec soin l'état des parties et l'on enlève les esquilles s'il y a lieu. On s'assure par quelques tractions que la tête est solidement saisie, puis on procède à l'extraction en faisant des tractions modérées; mais il faut se rappeler en ce moment que si la tête est aplatie entre les deux cuillers, les autres diamètres sont allongés; comme le céphalotribe est presque toujours appliqué aux deux extrémités du diamètre transverse, l'allongement se fait d'avant en arrière, du pubis à l'angle sacro-vertébral, et il est presque impossible de faire descendre la tête dans l'excavation sans avoir changé ces rapports. Pour cela on imprime doucement au céphalotribe un mouvement de rotation sur son axe, assez étendu pour que le diamètre allongé de la tête vienne correspondre à l'un des diamètres obliques du bassin. Mieux vaut exagérer ce mouvement jusqu'à ce que le céphalotribe ait exécuté un quart de cercle, car, dans cette nouvelle situation, la tête répond par sa partie aplatie au diamètre sacro-pubien qui est toujours étroit, et par son diamètre allongé au diamètre transverse qui est en général assez large pour se laisser traverser sans obstacle.

Lorsque l'on a amené la tête dans l'excavation, on doit alors la faire tourner de nouveau pour ramener son grand diamètre dans le sens antéro-postérieur, et les deux cuillers du céphalotribe sortent en rapport avec les deux branches ischio-pubiennes.

Tarnier croit que des tractions modérées quoique soutenues sont exemptes de danger, et il ne craint pas de pratiquer, après avoir répété au besoin la céphalo-tripsie, les tentatives à plusieurs reprises, en laissant seulement entre elles un in-tervalle de quelques heures pour permettre à la femme de se reposer et à la tête de se mouler davantage sur le bassin.

Dans les cas où l'on ne réussit pas à extraire la tête, il conseille avec son élève et ami le docteur Bertin, de faire d'abord la céphalothripsie et de procéder à l'extraction en allant chercher les pieds et en faisant la version pelvienne. La seule précaution consiste à enlever soigneusement toutes les esquilles.

M. le professeur Pajot a reculé les limites de la céphalotripsie jusqu'aux rétré-cissements extrêmes, et sa méthode présente des différences essentielles avec la pré-cédente, c'est ce qu'il appelle la méthode de la *céphalotripsie répétée sans tractions* D'abord il ne fait pas précéder la céphalotripsie de la perforation lorsque le bassin a moins de 5 centimètres, les avantages que la perforation présente dans les rétré-cissements moyens disparaissant dans les bassins très-étroits. L'empreinte tracée sur le crâne par une première céphalotripsie devient un obstacle difficile à vaincre dans certains cas. Si en effet les cuillers n'ont pas été suffisamment enfoncées dans le bassin à la première application ; si la tête a été saisie et broyée seulement au niveau de la voûte, les branches vont creuser leur empreinte très-bas de chaque côté et, dans les applications suivantes, le bout des cuillers se heurtera contre l'ex-trémité supérieure du sillon tracé par le broiement, à moins qu'on ait pu faire exé-cuter à la tête un léger mouvement de rotation, soit à droite, soit à gauche : aussi conseille-t-il *dans certains cas* de porter fortement les manches des deux branches en arrière. Mais ce précepte n'a rien d'absolu et, dans les rétrécissements moyens, il est inutile de porter les manches en arrière pour atteindre la tête aussi haut qu'il le faut. C'est dans les rétrécissements extrêmes qu'il devient indispensable, pour saisir la tête aussi haut que possible, de faire basculer les cuillers en avant en portant autant qu'on le peut les manches en arrière. On les portera d'autant plus en arrière que le rétrécissement sera plus considérable. On est du reste obligé de le faire malgré soi dans les bassins très-étroits, car c'est le seul moyen de faire pénétrer les bran-ches profondément. Pour fixer la tête, M. Pajot se sert d'une tige de bois de 4 à 5 centi-mètres et de la grosseur du petit doigt, attachée solidement dans son milieu par un lien résistant et qu'on introduit dans le crâne. Mais ce qui constitue le point essentiel de la méthode, c'est qu'il s'abstient *absolument* de toute traction. Il fait d'abord un premier broiement, puis tout en y mettant beaucoup de précaution un mouvement de rotation avec l'instrument, mouvement destiné à placer les dimensions diminuées de la tête dans le sens rétréci du bassin. Mais s'il rencontre de la résistance il s'ab-stient complètement de la rotation, la contraction utérine suffisant au bout d'un certain temps à produire seule cette rotation. Puis il désarticule l'instrument et fait immédiatement un deuxième et un troisième broiement au besoin, mais sans trac-tion aucune. Au bout de deux, trois, quatre heures, suivant les conditions dans lesquelles se trouvent la femme et l'état des contractions, il répète les broiements au nombre de deux ou trois par séance, et jamais il n'a eu besoin de plus de quatre séances, une ou deux ont même parfois suffi.

La tête ainsi broyée, le tronc présente ordinairement des difficultés qu'un ou deux broiements suffisent à vaincre en général.

Il abandonne donc ainsi complétement l'expulsion du fœtus aux seuls efforts de la nature. Pour lui, la céphalotripsie ne présente de redoutable que l'extraction. L'extraction seule, accompagnée de la rotation, est extrêmement dangereuse et d'autant plus que le bassin est plus étroit, et cela non pas à cause des esquilles résultant de la perforation, mais à cause des pressions, des attritions, qui peuvent aller de l'inflammation jusqu'à la gangrène et causer trop souvent des déchirures funestes quand la force n'est pas contenue par la prudence. Sur huit cas, M. Pajot a obtenu ainsi six succès. (Pajot, *Dictionnaire encyclopédique des sciences médicales*, article CÉPHALOTRIPSIE.)

M. le docteur Bailly a fait construire un nouveau céphalotribe, qui tient à la fois du céphalotribe ordinaire et du forceps. Il a la force du premier, les cuillers larges et concaves du second. Leur face interne est relevée de pointes qui s'incrustent dans la tête.

La plus grande largeur des cuillers est de 45 millimètres. Quand elles se touchent par leur extrémité libre, leur plus grand écartement est de 55 millimètres, et l'espace elliptique qu'elles circonscrivent offre un diamètre transversal de 40 millimètres en arrière. Il convient donc dans les rétrécissements du bassin compris entre 65 et 95 millimètres. Je l'ai vu pour ma part appliquer une fois avec succès par M. le docteur Bailly dans un bassin de 7 cent. et 1/2. Un seul broiement et une seule traction ont suffi pour amener l'enfant.

§ 267. L'extraction au moyen du *cranioclaste* de Simpson, ou d'un bon *forceps à craniotomie*, peut se faire en ménageant davantage les parties maternelles, et elle est possible même avec un rétrécissement considérable. Carl Braun (1) a obtenu des résultats remarquables à Vienne avec l'instrument qu'il a inventé, en introduisant une des branches profondément dans la cavité crânienne, en appliquant l'autre sur la face, et en faisant ensuite l'extraction (2).

Lorsque par la méthode anglaise on a enlevé toute la voûte du crâne, on peut de la façon indiquée faire passer la base du crâne qui reste encore à travers un conjugué même rétréci à un haut degré.

Br. Hicks conseille d'engager la face dans le bassin et de faire alors l'extraction avec un crochet appliqué sur la mâchoire inférieure. Rob. Barnes applique son forceps au-dessus de la mâchoire inférieure et des orbites et tire de cette façon la base du crâne placée sur ses bords à travers le point rétréci. Ce procédé peut s'employer même lorsque le rétrécissement du bassin est très-prononcé, car le diamètre saisi mesure au plus 2 centimètres trois quarts.

Il est presque incontestable que les méthodes opératoires pratiquées à l'aide du forceps à craniotomie sont plus rationnelles, et que si elles sont pratiquées par une main habile, elles sont précisément, dans les cas difficiles, moins dangereuses pour la mère que la céphalotripsie, tandis que d'autre part l'emploi du céphalotribe est plus commode et plus facile, et que par conséquent on doit surtout le conseiller aux opérateurs moins expérimentés.

Dans les présentations de la face, l'extraction à l'aide du crochet une fois la perforation faite, mérite d'être conseillée, puisqu'elle se fait facilement. Pourtant le céphalotribe qui s'appliquera au mieux sur le front et le men-

(1) Voy. Rokitansky, *loc. cit.*
(2) Voy. P. Munde, *Amer. J. of Obst.*, VI, p. 1.

ton, et qui présentera alors au bassin un très-petit diamètre, rendra aussi de bons services (1).

§ 268. La tête venant la dernière, une fois le cerveau écoulé, se laisse la plupart du temps extraire sans difficulté. Ce procédé est toujours plus inoffensif que l'extraction avec le céphalotribe de la tête non perforée. Si l'extraction après la perforation présente encore des difficultés, on peut terminer l'accouchement d'une façon encore plus inoffensive qu'avec le céphalotribe en fixant sur la base du crâne un crochet aigu introduit par l'orifice de la perforation, et en faisant ainsi l'extraction. Si le bassin était tellement rétréci que la base du crâne fût trop large pour lui, on pourrait essayer, en enfonçant un crochet aigu dans un des côtés du crâne, de placer la base obliquement de façon qu'elle franchisse par son bord le point rétréci.

X. L'EMBRYOTOMIE

BIBLIOGRAPHIE. — J.-H. WIGAND, *Die Geb. d. Menschen*. Berlin, 1820, vol. II, p. 442. — OEHLER, *Gem. d. Zeitschr. f. Geb.*, vol. VII, p. 105, et *Neue Z. f. G.*, vol. III, p. 201. — MICHAELIS, *Neue Z. f. Geb.*, vol. VI, p. 50.

Historique. — Les opérations destinées à broyer le fœtus étaient déjà connue dès les temps les plus reculés, et devaient être alors d'autant plus fréquentes que la version podalique, quoique connue de quelques auteurs, n'était pourtant pas universellement pratiquée. Déjà Hippocrate connaissait l'amputation des membres, et l'ouverture de la poitrine et de la cavité abdominale avec le μαχαίριον, et il signale le ἑλκυστήρ, crochet destiné à extraire l'enfant; et Celse décrit déjà la décapitation. D'après Aetius, il faut, dans les présentations vicieuses, amputer les membres supérieurs, et aussi les inférieurs, si le corps n'obéit pas aux tractions, puis on fait la décapitation, et l'on extrait d'abord le tronc puis la tête avec le crochet aigu.

Les opérations destinées à sectionner le fœtus ne furent limitées que lorsque la version podalique, au XVIIᵉ siècle, fut passée dans la pratique. Pourtant beaucoup d'accoucheurs, quoique familiarisés avec cette méthode de terminer l'accouchement, se servaient encore volontiers et fréquemment du bistouri et du crochet, quoique Deisch et Mittelhäuser seuls, dans le milieu du siècle précédent, eussent la naïveté de publier leurs assassinats et leurs forfaits, et eussent ainsi rendu leurs noms synonymes d'accoucheurs-bourreaux. Diesch, qui devint si dangereux pour la ville libre impériale d'Augsbourg qu'il habitait, n'était pas du reste dépourvu de toute connaissance anatomique et obstétricale, tandis que Mittelhäuser représente l'image repoussante d'un grossier parvenu qui, avec une dévotion toute pharisienne, poursuit son honteux métier de boucher. Il raconte même qu'il n'a jamais appris l'art des accouchements d'après la théorie, mais après avoir lu Deventer, Vollters et particulièrement Scultet : « Je me fis faire, comme il le dit, une paire de bistouris et une paire de crochets, et ainsi je me trouvai prêt à tout événement. » Toutes ses idées sur l'obstétrique se résument le mieux dans la division de l'accouchement en trois degrés. Le premier est quand tout va naturellement. « Dieses ist eine schlechte Kunst, und wird gar öfters von den allerschlechtesten und dümmesten Weibern verrichtet. » (C'est l'enfance de l'art, et cela peut très-souvent se pratiquer par les femmes les plus mauvaises et les plus bêtes.) L'autre degré est quand l'enfant doit être retourné : « Dieses will schon gar viel sagen. » (Cela est déjà très-important.) Le troisième degré se rencontre quand l'enfant « mit chirurgischen Instrumenten

(1) Voy. Braxton Hicks, *Obst. Tr.*, X, p. 144.

» ausgezogen oder gar zertheilet, oder auch in viele Stücke zerschnitten werden muss.
» Dieses ist die allerschwerste Operation, denn es wird gar viel erfordert, wenn sich
» ein Medicus oder Chirurgus dazu appliciren will. » (Mais le troisième degré est
quand l'enfant doit être extrait par des instruments de chirurgie ou même dépecé ou
même coupé en beaucoup de morceaux. C'est là l'opération la plus difficile, car cela
exige beaucoup de travail lorsqu'un chirurgien ou médecin veut s'y adonner.)

Faut-il s'étonner qu'entre les mains des hommes instruits et humains, l'art
éprouva une réaction brillante contre ces enseignements et ces procédés barbares,
réaction qui, comme cela est ordinairement le cas, alla aussi, de son côté, beaucoup
trop loin ; si bien que F. B. Osiander et Stein le jeune voulaient voir l'embryotomie
disparaître complétement du nombre des opérations obstétricales. Quoique cette
exagération eût déjà soulevé de nombreuses protestations de la part d'autres auteurs qui, comme Oehler et Michaelis, avaient démontré la nécessité de l'embryotomie pour certains cas, et quoique l'impossibilité absolue de s'en passser soit
aujourd'hui généralement reconnue, quelques auteurs s'appuient encore profondément sur la manière de voir d'Osiander, et ne tiennent pas assez compte de ceci,
que si l'enfant est mort, il ne s'agit plus de ménager ce cadavre d'enfant, mais seulement de savoir quel est le mode d'accouchement qui sera le plus avantageux pour
la mère ; et quoi que l'on doive exprimer l'espoir que l'avenir fera disparaître
l'embryotomie dans le sens strict du mot de l'obstétrique, ce but ne sera pourtant
pas atteint en remplaçant l'embryotomie, dans les cas où elle est indiquée, par une
version forcée, et pleine de dangers pour la mère, mais bien par ceci, que par
suite du perfectionnement de l'instruction donnée aux sages-femmes, et la facilité
avec laquelle on aura recours aux médecins, les cas extraordinaires dans lesquels
l'embryotomie est indiquée deviendront de plus en plus rares. C'est là ce qui, dans
le sens strict du mot, constitue une différence essentielle entre l'embryotomie et la
craniotomie. La craniotomie peut être une opération absolument bienfaisante, même
dans un accouchement qui, dès le début, a été bien conduit, tandis que l'embryotomie (abstraction faite des monstruosités), n'est une opération bienfaisante que
dans les acouchements qui ont été laissés à l'abandon et au hasard.

§ 269. Abstraction faite des cas rares où des monstruosités ou des maladies du fœtus réclament l'embryotomie, ou dans lesquels le bassin étant
rétréci à un haut degré, le tronc de l'enfant fortement développé ne peut,
dans les présentations de l'extrémité pelvienne ou après la craniotomie, franchir le bassin qu'après avoir été réduit de volume, la section du fœtus par
morceaux n'est indiquée que si l'épaule se présentant et l'enfant étant mort,
la version est impraticable, ou est plus dangereuse pour la mère que l'embryotomie. Lorsque les dimensions du bassin sont favorables, on agit du
reste pour le mieux, si avant d'en venir à l'embryotomie on attend longtemps, puisque l'accouchement peut se terminer d'une façon naturelle par
l'évolution spontanée (1).

La question de savoir si l'on doit pratiquer l'embryotomie sur l'enfant vivant n'a
aucune importance pratique. Assurément on ne peut blâmer l'accoucheur qui, dans
un cas où l'intérêt de la mère réclame la terminaison immédiate de l'accouchement,
est obligé de recourir à ce moyen pour terminer l'accouchement qui est impossible
autrement. L'embryotomie est aussi justifiée dans ce cas que la perforation faite
sur l'enfant vivant. (Un jugement vraiment humain prononcé contre un accoucheur
qui avait amputé le bras d'un enfant vivant le croyant mort, et qui subit, après

(1) Voy. Kleinwächter, *Archiv f. Gyn.*, vol. II, p. 111

vingt-trois ans, de la part de celui-ci, une demande de pension alimentaire, se trouve rapporté dans les rapports classiques de médecine légale de Jos. Herm. Schmidt pour l'obstetrique judiciaire. Berlin, 1851, I.) Dans la pratique, ces cas sont assurément fort rares, puisque dans les présentations de l'épaule où la version est impossible et où l'accouchement doit être terminé dans l'intérêt de la mère, l'enfant est presque toujours déjà mort.

Note du traducteur. — Nous sommes d'un avis diamétralement opposé à celui de Schrœder, et à moins de cas exceptionnels, on ne doit jamais attendre l'évolution spontanée. Cette dernière terminaison est, en effet, tellement rare, qu'on ne doit jamais compter sur elle, et d'un autre côté, elle exige des conditions qui se rencontrent si rarement que l'on est inexcusable de ne pas recourir à l'embryotomie. L'évolution spontanée n'est guère possible qu'avec un enfant ou mort, ou tellement petit, qu'il succombe presque toujours pendant le travail, et d'un autre côté, elle amène pour la mère un degré d'épuisement tel que le pronostic devient pour cette dernière extrêmement grave. Denman, Velpeau et autres en ont pourtant cité quelques exemples. Mais là où ces hommes habiles ont réussi, des accoucheurs plus inexpérimentés auraient certainement échoué, et nous croyons que l'évolution spontanée est une terminaison sur laquelle un accoucheur prudent ne doit jamais compter, d'autant que l'embryotomie, tout en étant une opération délicate, peut se faire encore relativement assez vite; et comme lorsqu'on se décide à la pratiquer, la mère est déjà fatiguée par la longueur du travail, ce serait vouloir aggraver encore ses mauvaises chances que de la laisser s'épuiser davantage par la longue durée du temps, qu'exige pour se produire l'évolution spontanée.

Dans quelques cas pourtant, il peut être difficile de décider quelle est la méthode d'accouchement qui ménagera le plus la mère. L'embryotomie n'est pas une opération indifférente pour la mère, quoique entre des mains habiles elle ne l'expose à aucun danger immédiat. Une tentative prudente de version doit par conséquent toujours être faite d'abord. Pourtant il faut bien se garder de vouloir à tout prix faire la version; si la version présente de grandes difficultés et si l'on ne peut compter sur l'évolution spontanée, on doit hardiment avoir recours aux instruments tranchants, et l'on doit se consoler de la vue du cadavre fœtal broyé par la pensée que l'on a pu ainsi conserver la vie de la mère.

§ 270. Pour faire l'embryotomie on peut employer deux méthodes. On peut pratiquer dans les présentations vicieuses l'*éviscération de la poitrine et de la cavité abdominale* pour faciliter la version et l'extraction, ou bien on peut *séparer la tête du tronc* et extraire ensuite ces deux parties isolément.

Le premier procédé ne doit être employé que lorsque le cou est trop haut et qu'il est difficilement accessible, et lorsque par suite de cela le siége et les pieds sont plus rapprochés du détroit supérieur.

§ 271. Pour pratiquer l'opération on introduit, sous la direction de la main gauche, un perforateur-ciseau, on l'enfonce dans le thorax et l'on fend un espace intercostal. (Si le bras prolabé et fortement tuméfié rendait essentiellement difficile l'opération, il faudrait préalablement désarticuler le bras dans l'articulation de l'épaule à l'aide de forts ciseaux; toutefois, si cela est possible, il faut le conserver, par la raison qu'en l'enlevant on se prive d'une prise très-importante pour l'extraction.) Alors on parvient avec les doigts à écarter les deux côtes en question assez loin l'une de l'autre pour que l'on puisse introduire plusieurs doigts dans la cavité thoracique, et que l'on puisse arracher tout ce qu'elle contient. De ce point on pénètre dans la cavité abdominale ou à travers le diaphragme, ou en faisant une nouvelle incision à la paroi abdominale, et l'on vide ainsi la cavité du ventre. Une fois l'éviscération faite on peut procéder de différentes façons. La version sur les pieds présente alors encore habituellement de très-grandes difficultés et n'est nullement nécessaire. Le mieux par conséquent, dans les cas où l'épaule est élevée, est d'attirer dans le canal du bassin l'extrémité pelvienne du fœtus avec les doigts, ou au besoin avec un crochet, ou le forceps à craniotomie (1), en agissant par un procédé analogue à celui de la version spontanée. Mais si l'épaule est fixée dans le bassin, et si le bras fait procidence, on imite ce qui se passe dans l'évolution spontanée, en attirant l'épaule profondément en bas et du côté opposé à celui où se trouve le siége, et en faisant l'extraction de l'extrémité pelvienne en la faisant passer en avant de la poitrine (2).

Dans certains cas on parvient au but, d'après le procédé de Michaelis, en brisant la colonne vertébrale et en faisant l'extraction de l'enfant *conduplicato corpore*; c'est-à-dire en extrayant tout à la fois la poitrine et le ventre, la tête et le bassin. Simpson (3) recommande la spondylotomie, c'est-à-dire la section complète de l'enfant au point le plus saillant de la colonne vertébrale (4).

§ 272. Si le cou est facilement accessible, il faut donner la préférence à la *décapitation*, puisque l'accouchement, même après l'évacuation des cavités du corps, peut encore offrir de grandes difficultés. Si un bras fait procidence, on tire fortement sur lui afin que le cou s'engage plus profondément. Alors on conduit l'index d'une main, ou dans les cas difficiles un crochet mousse autour du cou, et l'on exerce ainsi sur lui une traction encore plus forte. Avec de forts ciseaux un peu courbés sur leur face, on peut alors, sous la direction d'un ou de deux doigts placés autour du cou, sectionner à petits coups les parties molles du cou et la colonne vertébrale.

§ 273. C. Braun a inventé ce que l'on appelle le *crochet à décapitation* (Schlüssel Haken) pour arracher par torsion la tête du tronc. Il consiste en une tige de métal munie d'une poignée transversale qui se termine à son extrémité supérieure par un crochet courbé à angle aigu et muni d'un bouton. Une fois le cou rendu accessible de la façon décrite plus haut, on introduit le crochet sous la conduite d'une main, on le place autour du cou et on l'y fixe par une forte traction. En le tournant plusieurs fois dans une même direction et en soutenant les tractions, on arrive à séparer la tête du tronc. D'après les expériences faites jusqu'à présent, qui s'élèvent à plus de trente cas, le crochet à décapitation mérite d'être essentiellement recommandé (5).

---

(1) Voy. Barnes, *Obst. Op.*, 2ᵐᵉ édit., p. 216.
(2) Voy Veit, *M. f. G.*, vol. XVIII, p. 457.
(3) *Sel. Obst. Works*, I, 1871, p. 502.
(4) Voy. Affleck et Macdonald, *Edinb. med. J.*, juillet 1872.
(5) Voy. G. Braun, *Wiener med. Woch.*, 1861, nᵒˢ 45-50; 1862, nᵒˢ 5, 11, 12, 23; 1864, nᵒ 2; 1866, nᵒˢ 102-104; E. Meissner, 1867, nᵒˢ 59 et 60; Küneke, *Schuchardt's Zeitschr.*

Outre ces instruments, on en a encore inventé une foule d'autres pour a décapitation, parmi lesquels il faut, d'après Stiebel le jeune (1), conseiller surtout l'emploi de l'écraseur. Kidd (2) conseille de scier la tête au moyen d'une corde de chanvre passée autour du cou.

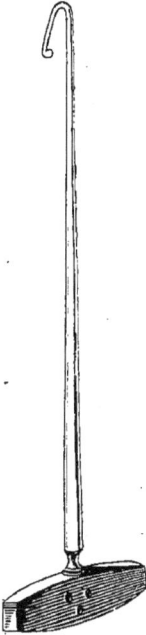

§ 274. Lorsque la tête a été séparée du tronc, ce dernier est extrait avec la plus grande facilité en tirant sur le bras, ou au moyen d'un crochet implanté sur lui. L'*extraction de la tête*, si le bassin n'est pas trop rétréci, n'est pas non plus difficile. Si les contractions utérines ne l'expulsent pas, on peut, dans les conditions normales, l'expulser par des pressions extérieures analogues à celles que l'on exerce pour expulser le placenta, ou bien on introduit la main, et on l'extrait en prenant un point d'appui sur la mâchoire inférieure, ou sur les orbites et la base du crâne. Mais si le bassin est considérablement rétréci, l'extraction peut être très-difficile. Pourtant elle réussira la plupart du temps en aidant les tractions exercées sur la mâchoire inférieure par une pression énergique exercée à l'extérieur, car le cerveau peut s'écouler par le foramen magnum. Dans l'autre cas on perfore la tête, après l'avoir fait fixer extérieurement, et l'on essaye de nouveau l'extraction. Si l'on

Fig. 94. — Crochet à décapitation de C. Braun.

n'y parvient pas, alors on l'extrait avec le forceps à craniotomie (3) en introduisant une des branches par l'ouverture de la perforation dans la cavité du crâne, ou bien on applique le céphalotribe, et une fois qu'il a saisi la tête on le retourne de telle façon que les cuillers viennent se placer dans le plus petit diamètre du bassin, et alors on fait l'extraction de la tête.

Note du traducteur. A côté de l'instrument de Braun et des ciseaux à décapitation, on peut encore citer le crochet de Tarnier, celui de Wasseige perfectionné par Stanesco, l'embryotome de Jacquemier et le procédé de Pajot, à qui Kidd a emprunté le sien. Pajot s'est contenté de faire creuser dans le crochet mousse du forceps, une rainure destinée à recevoir un fil à fouet auquel est attachée une balle de plomb trouée qui, par sa forme et son poids, amènera le lien jusqu'à la main de l'opérateur. Une fois le fil placé et les deux bouts saisis par la main de l'opérateur, le crochet mousse est retiré, les deux chefs du fil sont engagés dans un spéculum de bois ordinaire, qui est appliqué dans le vagin pour protéger les parties maternelles contre les atteintes du fil. L'accoucheur saisissant les deux chefs, les enroule séparément

f. pr. *Heilk.*, 1864, cah. 1, *M. f. G*, vol. XXV, p. 368, vol. XXVIII, p. 59, et Wessels, *Ueber Embryotomie*, etc. D. i. Gött., 1869 ; Haake, *Schmidt's Jahrb.*, vol. CXXXV, p. 187 ; Schwartz, *Wiener med. Presse*, 1870, n° 45 ; Huber, *Bair. ärztl. Intell.*, 1873, p. 305.

(1) *M. f. G.*, vol. XXVIII, p. 68.
(2) *Dublin quart. J.*, mai 1871, p. 383 et *Amer. J. of Obst.*, IV, p. 742.
(3) Voy. Barnes, *Obst. Op*, 2ᵉ édit. p. 222.

autour de chacune de ses mains jusqu'à ce qu'elles soient environ à 25 centimètres de la vulve ; tirant alors fortement en bas sur chaque chef du fil l'un après l'autre, il exécute des mouvements de va-et-vient rapides, et opère en sciant la section du cou en quelques secondes. Ce procédé est également applicable lorsque la région cervicale est inaccessible. Le lien parvient aussi à diviser le tronc du fœtus dans les régions comprises entre les crêtes iliaques et la pointe de l'omoplate. Mais comme les parties fœtales sont ici beaucoup plus épaisses et plus résistantes, l'opération demande en général de quatre à cinq minutes.

Dans plusieurs cas de Pajot, Tarnier et autres, le succès a complétement répondu à l'attente.

XI. OPÉRATION CÉSARIENNE

BIBLIOGRAPHIE. — FRANÇOIS ROUSSET, *Traité nouveau de l'hysterotomotokie ou enfantement cœsarien*, etc., Paris, 1581, latin, par GASPARD BAUHIN, 1586. — SIMON, *Mémoires de l'Acad. d. chir.*, t. I. Paris, 1743, p. 623 et t. II, 1753, p. 308. — LEVRET, *Suite des observ. etc.* Paris, 1788, trad. en allem. par Eysold. Leipzig, 1790. — G.-G. STEIN, *Kleine Schriften*. Marburg, 1798, p. 205. — GRAEFE, *Graefe und Walther's J. für Chir.*, 1826, vol. IX, p. 1. — SCHENK, *Siebold's J.*, 1826, vol. V, p. 461. — MICHAELIS, *Geb. Abhandlungen*. Kiel, 1863, p. 34. — WINKEL, *M. f. G.*, vol. XXII, p. 40. — HARRIS, *Amer. J. of Obst.*, IV, p. 409 et 662. Voyez encore GUÉNIOT, *Parallèle entre la céphalotripsie et l'opération césarienne*. Thèse de concours, Paris, 1868.

Historique. Tandis que l'opération césarienne sur les femmes enceintes mortes remonte à une haute antiquité, le premier cas certain de la pratique de l'opération sur la femme vivante, ne remonte qu'au début du XVIIᵉ siècle. Car, quoique on ne puisse contester que le *Talmud* parle du *jotze dofan*, c'est-à-dire de l'accouchement par la paroi abdominale avec heureux résultat pour la mère et l'enfant, on peut cependant conserver un doute si les passages en question sont basés sur l'expérience, ou bien s'ils ne sont que le produit d'une imagination ardente qui voudrait poser des règles pour tous les cas imaginables (1). Les opérations césariennes, qui sont rapportées dès le XVIᵉ siècle, manquent toutes d'authenticité, puisqu'elles sont d'une part évidemment fausses, ou rapportées d'une façon tout à fait inexacte, et que d'une autre part elles se rapportent à des laparotomies dans des cas de grossesses extra-utérines. Ainsi, des quinze cas rapportés par Rousset et Bauhin, il n'en est aucun qui résiste à une critique sérieuse, quoique le traité de Rousset ait le mérite d'avoir appelé l'attention générale sur l'opération césarienne chez la femme vivante. La plupart de ce que l'on appelait des opérations césariennes, qui se rapportent à cette époque (comme celle du porcher Nufer sur sa propre femme en 1500, que Bauhin cite ; celle de Nicolaus Nicolus, à Florence ; celle de Dœring, pratiquée à Neisse en 1531 ; celle de Donat, pratiquée en Italie en 1540 ; de Paul Dirlewang, pratiquée en 1549 sur Marguerite Volczer celle de Primerose dès 1595, etc.), ne sont en réalité que des opérations pratiquées pour des grossesses extra-utérines. Le premier cas bien constaté d'une vraie laparohystérotomie a été pratiqué en l'année 1610, par un chirurgien de Wittemberg, Trauttmann, pour la hernie d'un utérus gravide (voy. § 311 note) et a été publié par Tandler, Sennert et Dœring (1). Mais avant que cette nouvelle opération héroïque fût généralement acceptée, il s'écoula encore un long temps, et il fallut, en particulier, les travaux d'hommes éminents pour que les indications fussent

---

(1) Voy. pour plus de détails sur cette controverse Mannsfeld, *Ueber das Alter des Bauch- und Gebärmutterschnitts an Lebenden*, Braunschweig, 1824, Fulda, *Siebold's J.*, vol. VI, p. 1, Israëls, *Coll. gynaec.*, etc., Gron., 1845 et Siebold, cit. de ce trav. dans *Schmidt's Jahrb.*, 1846, vol. XLIX, p. 365 ; en outre Reich, Spiegelberg et Israëls, *Virchow's Archiv*, vol. XXXV, p. 365 et 480, et vol. XXXVI, p. 290.

(2) Voy. en outre pour plus de détails Wachs, *Der Wittenberger Kaiserschnitt von* 1610. Leipz., 1868.

jusqu'à un certain point nettement posées. Ce sont surtout les efforts de Levret, et en Allemagne de Stein l'aîné, qui ont posé des bases solides pour l'opération césarienne sur la femme vivante, et quoique Saccombe, à l'époque de la révolution française, eût dans son école anticésarienne entrepris de combattre cette opération par tous les moyens les plus bruyants, le seul résultat qu'il obtint malgré toute son opposition, fut qu'on limita davantage les indications et que l'on perfectionna les procédés opératoires.

Quant à ce qui concerne les méthodes opératoires, il n'en est plus qu'une d'employée actuellement. C'est l'incision de la ligne blanche (méthode de Deleurye), qui avait déjà été indiquée pour l'opération césarienne post mortem par Peter de la Cerlata, et qui étant la plus naturelle avait déjà été employée avant lui. Guy de Chauliac, 1363, et après lui les Eucharius Roesslin conseillent, à cause de la présence du foie, de faire l'incision sur le côté gauche, Rousset à droite ou à gauche, tandis que Levret conseille de faire l'incision sur le côté où se trouve l'utérus. Il ne peut plus être question de l'incision latérale que dans des cas exceptionnels, ou lorsqu'il existe pour cela des raisons toutes particulières, tandis que les autres méthodes, l'incision transversale de Lauverjat, l'incision diagonale de Stein le jeune etc., et l'incision vagino-abdominale de Ritgen (1), sans ouverture de la cavité péritonéale, sont aujourd'hui abandonnées.

§ 275. L'*opération césarienne, sectio Cæsarea*, a pour but d'ouvrir artificiellement au fœtus par l'incision des parois abdominales et de l'utérus une voie par laquelle il puisse être extrait du ventre maternel.

Comme cette opération est extrêmement dangereuse pour la mère, il faut, lorsque la femme est vivante, poser des limites très-précises à ses indications.

L'opération césarienne *est indiquée* :

1° Si l'accouchement par les voies naturelles, que l'enfant soit ou non vivant, est impraticable, ou lorsque il entraînera tout au moins pour la mère des dangers encore plus grands que ceux auxquels l'exposera l'opération césarienne.

Cela se présente, abstraction faite des cas très-rares où le bassin est rempli par de grosses tumeurs dont on ne peut réduire le volume, ou que l'on ne peut déplacer, presque uniquement dans les vices de conformation du bassin, le plus souvent dans les bassins rachitiques et ostéomalaciques. Parmi les rétrécissements des parties molles, la dégénérescence cancéreuse très-étendue du col est la seule qui puisse indiquer l'opération césarienne, puisque dans ce cas l'accouchement même d'un enfant réduit de volume, par les voies naturelles, est toujours pour la mère extrêmement dangereux, et que le sacrifice de l'enfant n'épargne que pour un temps très-court la vie irrévocablement perdue de la mère ; cette indication de l'opération césarienne, si l'enfant est vivant, mérite sérieusement d'être prise en considération.

2° Si l'enfant étant vivant, l'accouchement par les voies naturelles ne peut se faire qu'en sacrifiant la vie du fœtus, et si la mère désire que l'on pratique l'opération. Ce sont encore les rétrécissements du bassin qui donnent le plus souvent lieu à cette indication. Du reste l'opération césarienne ne sera que très-rarement pratiquée pour cette indication, puisque la mère presque toujours préfère la perforation de son enfant.

(1) Voy. du reste, G. Thomas, *Amer. of Obst.*, vol. III, p. 125.

Autant c'est le devoir du médecin, dans cette deuxième indication, de représenter exactement à la mère les dangers considérables de l'opération césarienne, autant assurément il sera impossible d'en vouloir au médecin qui, lorsque le rétrécissement est absolu, insistera un peu moins sur les dangers de l'opération, pour engager la femme à se soumettre à une opération qui seule peut sauver sa vie. Il sera d'autant moins dans son tort, que l'expérience apprend que les femmes qui, au début de l'accouchement, avaient avec le plus de décision déclaré qu'elles ne se soumettraient pas à l'opération césarienne, sont souvent celles qui la réclament le plus dans le cours ultérieur de l'accouchement, alors qu'elle n'est plus en état de les sauver.

§ 276. *Le moment le plus propice* pour l'opération est celui où les membranes étant encore intactes, le col est assez dilaté et les douleurs fortes. Si l'on opère plus tôt, les contractions utérines qui sont si importantes font défaut après l'opération; si l'on opère plus tard, l'écoulement du liquide amniotique rend le manuel opératoire plus difficile, et le pronostic sera plus défavorable pour l'enfant.

L'opération sera faite sur un lit, ou plus commodément sur une table recouverte d'un matelas. La chambre doit être grande et bien aérée, l'air doit y être chaud, 18 degrés Réaumur, et rempli de vapeurs humides à l'aide de vases remplis d'eau chaude.

Pour faire l'opération, on se sert de plusieurs bistouris convexes, d'une sonde cannelée et d'un bistouri boutonné, de plusieurs éponges qui n'ont pas encore servi, et des choses nécessaires pour les ligatures et les sutures sanglantes.

§ 277. La malade étant chloroformisée, à moins qu'on ne préfère l'anesthésie locale (voyez note), on refoule dans un des côtés les anses intestinales qui peuvent se trouver en avant de l'utérus, et l'on fait prendre à l'utérus une position telle que la ligne blanche le divise en deux moitiés (comme dans les rétrécissements très-prononcés du bassin l'utérus est souvent très-oblique, il faut veiller très-exactement à ce point, afin que l'incision ne tombe pas sur une des crêtes latérales de l'utérus), et on le fait maintenir dans cette position par un aide, de façon que les téguments du ventre soient tendus sur l'utérus. Après avoir vidé la vessie avec la sonde, on incise la peau sur la ligne blanche, en commençant à l'ombilic et en prolongeant l'incision par en bas, aussi loin qu'on le peut sans blesser la vessie. L'incision des parois abdominales doit être faite couche par couche, et, lorsque l'on est arrivé sur le péritoine, on ouvre la cavité du ventre en un point très-petit. Sous la conduite de la sonde cannelée ou de deux doigts, on fend alors le péritoine dans l'étendue nécessaire, après quoi l'utérus, étroitement saisi par la main de l'aide, est poussé dans la plaie. L'épiploon qui peut se trouver en avant de l'utérus doit être repoussé sous les parois abdominales, et les intestins ne doivent pas apparaître.

Si l'opération jusque-là a été faite lentement et progressivement, il faut, aussitôt qu'on a commencé à inciser l'utérus, tout en conservant toute sa présence d'esprit, procéder avec rapidité, puisque la plaie utérine saigne ordinairement fortement, quelquefois énormément. C'est au moment où il ouvre l'utérus, que l'opérateur a occasion de montrer son sangfroid. Il n'est qu'un moyen réel d'arrêter l'hémorrhagie, c'est de vider l'utérus. Plus par conséquent le sang coulera fort, plus vite il faudra faire l'incision utérine.

Une fois que l'on a hardiment incisé l'utérus, le mieux est de pénétrer au voisinage de l'angle supérieur de la plaie utérine, avec le bistouri, assez profondément à travers le parenchyme de l'utérus, pour rendre visible la poche des eaux, ou lorsque le liquide amniotique est écoulé, une partie fœtale. On agrandit la plaie entre deux doigts introduits par cette incision dans la cavité utérine, et tandis que l'aide attire l'utérus avec le doigt introduit dans l'angle supérieur de la plaie utérine, et le maintient en contact avec l'angle de la plaie de la paroi abdominale, on pénètre avec la main dans l'utérus, on rompt les membranes et l'on extrait l'enfant par les pieds. Si la tête se présente à l'orifice de la plaie, on extrait l'enfant par la tête. Si la plaie utérine est trop petite on l'élargit un peu par en haut avec le bistouri boutonné. Une fois le cordon lié et coupé, l'enfant est confié à une garde. Le placenta se détache sous l'influence de la rétraction de l'utérus, et on l'enlève à travers la plaie. S'il présente des adhérences en un point, on le décolle avec précaution. Pendant l'écoulement du liquide amniotique et l'extraction du fœtus, l'utérus se rétracte notablement, aussi l'aide qui le fixe doit-il avec ses mains suivre exactement la rétraction de l'organe qui se réduit de volume afin d'éviter le prolapsus de l'épiploon ou des anses intestinales.

Si l'utérus se rétracte bien, la plaie se ferme et l'hémorrhagie s'arrête, alors on replace l'utérus dans la cavité abdominale et l'on ferme la plaie des téguments par des sutures très-rapprochées, qui, dans toute leur longueur, comprennent le péritoine.

Si du liquide amniotique ou du sang s'est écoulé dans la cavité du ventre en quantité un peu notable, on les enlève avant en les épongeant avec des éponges neuves (c'est la toilette du péritoine).

Quelquefois l'utérus se rétracte bien, mais la plaie qu'il présente reste largement béante et saigne de temps en temps fortement lorsque les contractions deviennent plus faibles. Si des frictions exercées sur l'utérus ne suffisent pas pour amener une diminution de la plaie, la suture peut devenir nécessaire, mais il faut autant que possible l'éviter.

L'anesthésie chloroformique qui, lorsqu'on s'est décidé à l'employer, doit être profonde, affaiblit, peu il est vrai, mais un peu, les contractions utérines pourtant si nécessaires, et détermine facilement des vomissements qui gênent beaucoup. Aussi serait-il très-important pour l'opération césarienne d'avoir recours à l'anesthésie locale de Richardson. A priori déjà l'emploi de cette méthode dans l'opération césarienne semble essentiellement indiquée puisqu'elle supprime la douleur de l'incision, ne détermine aucun vomissement, et que c'est un moyen excellent pour exciter de puissantes contractions et limiter les hémorrhagies, et les expériences faites sur ce point, quoique jusqu'à présent en petit nombre, parlent en sa faveur [1].

Un accident très-fâcheux de l'opération, c'est lorsque le placenta s'insère à la paroi utérine antérieure, de telle sorte qu'en incisant l'utérus on tombe sur le placenta.

_____

(1) *Med. Times*, 7 avril, 5 mai, 28 juillet, 25 août 1866 (3-cas) et Hedinger jeune, *Wiener med. Woch.*, 1868, n° 39.

Le tissu placentaire se distingue du tissu utérin par l'hémorrhagie colossale qui se produit alors. On doit par conséquent introduire le doigt dans la plaie, et si l'on sent le placenta qui est mou, on détache le placenta par un de ses côtés et l'on extrait rapidement l'enfant.

Pour réunir la plaie abdominale, on conseillait généralement, jusque dans ces derniers temps, de laisser ouvert l'angle inférieur de la plaie, et d'y placer une mèche de toile, afin que les sécrétions trouvassent un écoulement suffisant. Différentes voix se sont élevées contre ce procédé, et actuellement il doit être généralement abandonné puisqu'il ne remplit pas le but, et maintient la cavité abdominale en communication avec l'air. Barnes (1) dit précisément : « The important point is to close the wound completely. » (Le point important est de fermer complétement la plaie.)

L'insuffisance des contractions utérines peut donner lieu à de grandes difficultés. On ne peut arrêter l'hémorrhagie par la ligature, puisque le parenchyme utérin tout entier donne du sang. D'après le conseil de Ritgen, on peut attirer l'utérus hors de la cavité abdominale, et à l'aide d'éponges pleines d'eau froide (mieux de morceaux de glace), le frotter jusqu'à ce que l'hémorrhagie s'arrête. Ritgen (2), dans un cas qui se termina heureusement, laissa ainsi l'utérus au dehors pendant une demi-heure. La suture de la plaie utérine a quelques partisans : les sutures laissées dans la cavité abdominale ne sont pas, comme le montre l'ovariotomie, tellement redoutables, que l'on doive s'en abstenir; pourtant leur application exacte est difficile par suite du changement continuel qui se produit dans le volume de l'organe; tantôt la suture est trop lâche, tantôt elle menace de couper l'organe. Dans les cas ou la plaie utérine continue à rester béante, on devra toujours à nouveau recourir à la suture sanglante. Spencer Wells (3) dans un cas où, dans une ovariotomie, il avait pris l'utérus gravide de six mois pour l'autre ovaire malade, et où il avait fait la ponction, a appliqué, après avoir complétement vidé l'utérus, la suture à points passés et, sans la nouer, conduit un des bouts dans le vagin, l'autre à l'extérieur avec le pédicule de la tumeur, par la plaie abdominale. Le dix-neuvième jour on put facilement enlever la suture, et la malade guérit. Spencer Wells croit que la suture pourrait encore être enlevée plus tôt, si l'on coupait simplement le bout supérieur, en laissant seulement le bout inférieur sortir par le vagin (4). Martin (5) et Olshausen (6) ont proposé de fixer solidement l'utérus à la partie inférieure de la plaie abdominale, et R. Barnes (7), donne une méthode très-ingénieuse, quoique un peu compliquée, pour y arriver, d'une façon telle qu'on peut complétement enlever les sutures.

§ 278. L'opération un fois faite, on reporte la malade dans son lit sur lequel on a antérieurement disposé plusieurs longues bandes de sparadrap de façon qu'elles soient placées sous la région lombaire de la malade. On fait de chaque côté passer ces bandes par dessus la plaie et on les entrecroise. Quelquefois il n'est pas besoin d'autre bandage. On place seulement sur la plaie un simple morceau de flanelle. Ce n'est que plus tard, si la plaie suppure, qu'on y ajoute de la charpie.

Le traitement consécutif est purement symptomatique. S'il survient des symptômes d'irritation du côté du canal intestinal (hoquets, nausées, vomisse-

(1) *Med. Times*, 26 déc. 1868, p. 717.
(2) *Neue Zeitschr. f. G.*, vol. IX, p. 242.
(3) *Med. Times*, 1865, 30 sept.
(4) Voy. encore Rodenstein, *Amer. J. of Obst.*, vol. III, p. 577.
(5) *M. f. G.*, vol. XXIII, p. 333.
(6) *Tagebl. d. Leipziger Naturf. Vers.*, 1872, p. 179.
(7) *London Obst. Tr.*, XII, p. 364 et *Obst. Op.*, 2ᵐᵉ éd., 1871, p. 328.

ments), les pilules de glace rendent les plus grands services. Il faut aussi conseiller fortement les injections de morphine. On tâche d'obtenir promptement des garderobes avec des lavements, l'huile de ricin (si elle ne donne pas d'envies de vomir) ou le calomel. Si nous voulions passer en revue le traitement de tous les accidents qui peuvent se produire, cela nous mènerait beaucoup trop loin. Si l'accouchée est faible ou si elle a perdu beaucoup de sang, il faut avant tout avoir soin de la bien nourrir.

Nous traiterons particulièrement de l'opération césarienne *post mortem*, dans l'appendice de la pathologie de la grossesse. Le manuel opératoire est tout à fait la même que sur la femme vivante.

§ 279. *Pronostic.* Quoique les différents chiffres statistiques sur la mortalité après l'opération césarienne diffèrent en partie beaucoup les uns des autres, on peut pourtant en déduire que le pronostic pour la mère est très-douteux.

On peut espérer un résultat favorable, si l'opération s'est passée sans incidents défavorables, et si elle a été faite au bon moment, et dans des conditions extérieures favorables. Mais même dans ces circonstances, il arrive assez souvent que la mort survient, tandis que d'une autre part on connaît des cas dans lesquels, avec des conditions extérieures très-défavorables, des femmes ostéomalaciques à un haut degré, et très-misérables, ont contre toute attente parfaitement guéri après cette opération. Et même dans quelques cas de dégénérescence carcinomateuse du col très-avancée, des opérées ont guéri pour succomber seulement aux progrès de leur cancer.

Si l'hémorrhagie n'a pas été très-considérable, si l'ébranlement causé par l'opération a été bien supporté, si la plaie utérine s'est bien rétractée, le principal danger à redouter est la péritonite Si celle-ci ne se produit pas, si le cours des garderobes s'est établi, et si à la fin de la première semaine l'opérée se trouve bien, on a des raisons pour avoir confiance dans le cours ultérieur de l'opération.

D'après les statistiques les plus récentes de Mayer (1), voici les résultats obtenus dans différents pays :

Sur 480 opérées	en Angleterre.	Guéries	236	Mortes	244	50 0/0
712 —	en Allemagne.	—	332	—	380	53 0/0
344 —	en France....	—	153	—	191	55 0/0
11 —	en Belgique..	—	4	—	7	63 0/0
46 —	en Italie.....	—	5	—	41	87 0/0
12 —	en Amérique (2).	—	8	—	21	33 0/0
Sur 1605 opérées :		Guéries	738	Mortes	867 =	54 0/0

Michaelis (3) est parvenu à ce même résultat de 54 pour 100 de cas mortels, car sur 258 cas il en trouva 140 de mortels et 118 de succès.

(1) *Sulla gastroisterotomia.* Napoli, 1867, indiqué par Bromeisl, *Wiener med. Woch.* 1868, n° 67.

(2) D'après Harris, il est mort en Amérique, sur 100 opérées 28 = 46 p. 100.

(3) *Loc. cit.*, p. 13).

Kayser (1) trouva pour 338 opérations césariennes, 210 cas malheureux et seulement 128 heureux, c'est-à-dire une mortalité de 62 pour 100.

Que ces résultats eux-mêmes soient encore trop favorables, cela ne souffre aucun doute et peut s'expliquer par ceci, que le plus grand nombre des cas d'opération césarienne qui ont été suivis de succès pour la mère ont été publiés, tandis que beaucoup de cas malheureux n'ont pas été communiqués.

La répétition de l'opération sur la même femme n'entraîne en aucune façon des résultats défavorables, et même il semble que le pronostic dans ces circonstances devienne plus favorable (d'après Kayser la mortalité ne serait que de 29 pour 100). L'opération césarienne a été pratiquée heureusement sur la même femme assez fréquemment 2 fois, très-rarement 3 fois, et même par Michaelis sur la femme Adametz 4 fois (2). La dernière fois, par suite de vieilles adhérences, la cavité abdominale ne fut pas du tout ouverte. Oettler (3) à Greiz a aussi publié un cas où, sur une couturière rachitique, il a pratiqué 4 fois avec succès l'opération césarienne, et dans la *Revue thérapeutique* du 15 septembre 1870, on trouve rapporté un cas semblable.

§ 280. Quant à ce qui concerne l'enfant, tous ceux qui au début de l'opétion étaient complètement bien portants doivent naître vivants. Jusqu'à l'incision de l'utérus, il est impossible que l'enfant soit mis en danger par le fait même de l'opération. Aussitôt que l'utérus est incisé, il peut subir l'asphyxie, si l'hémorrhagie est forte (cela se produit le plus facilement lorsque le placenta s'insère dans la ligne d'incision). Mais dans ces circonstances, déjà l'hémorrhagie exige que l'enfant soit extrait si rapidement, que l'asphyxie n'a pas eu le temps d'arriver à un degré élevé.

Les statistiques des résultats pour l'enfant (d'après Kayser et Michaelis 30 0/0 de mortalité) n'ont aucune valeur, car l'état de l'enfant avant l'opération n'a pas été pris en suffisante considération ; — que le pronostic doive être plus favorable si l'enfant est bien portant avant l'opération, c'est ce qui résulte de ce fait que d'après Michaelis tous les enfants naîtraient vivants si l'on opérait avant ou immédiatement après la rupture de la poche des eaux.

(1) *De eventu Sect. Caes.* Havn, 1841, voy. *Wittlinger's Analecten f. d. Geb.*, 1849, I, 2, p. 532.
(2) *Neue Zeitschr. f. G.*, vol. V, p. 1.
(3) *M. f. G.*, vol. XXXIV, p. 441.

PATHOLOGIE ET TRAITEMENT
DE LA GROSSESSE

§ 281. Nous avons déjà, dans la pathologie de la grossesse, vu, que cet état physiologique s'accompagne régulièrement de troubles qui dans toute autre circonstance seraient considérés comme pathologiques, mais que nous regardons comme appartenant au cours régulier de la grossesse, tant qu'ils n'entraînent pas de troubles sérieux pour le moment, ou des conséquences graves pour l'avenir. Nous avons en plus déjà dit que les femmes enceintes, en tant que femmes enceintes, et par le fait même de la grossesse, étaient exposées à quelques maladies. Le nombre de ces maladies est encore augmenté par ce fait, que les modifications qui pendant la grossesse se passent dans les organes génitaux peuvent conduire à des inflammations et des déplacements d'organes. Mais en outre l'œuf peut dans l'utérus être malade de différentes façons, si bien qu'en réalité nous devons diviser la pathologie de la grossesse, en *maladies de l'organisme maternel* et *maladies de l'œuf.*

I. MALADIES DES FEMMES ENCEINTES

§ 282. Il va de soi que nous ne pouvons pas dans ce chapitre traiter de toutes les maladies internes ou chirurgicales qui peuvent venir compliquer la grossesse. Nous nous occuperons donc seulement, d'une façon incidente, d'un certain nombre de maladies aiguës ou chroniques, dont la grossesse modifie essentiellement la marche, ou que leur complication par le fait de la grossesse rend plus intéressantes, et nous nous bornerons pour le reste à traiter de ces maladies de la grossesse qui, causées par le phénomène même de la grossesse, peuvent se manifester ou dans l'ensemble de l'organisme, ou dans les organes de la génération même en voie de modification.

CARACTÈRES DE QUELQUES MALADIES AIGUES OU CHRONIQUES
PENDANT LA GROSSESSE.

§ 283. Les femmes enceintes, par le fait seul de leur grossesse, ne présentent aucune prédisposition particulière pour les maladies fébriles aiguës, et en général on peut dire que les femmes enceintes ne sont pas, même par les maladies, exposées à plus de dangers que les autres individus.

Il n'en est pas tout à fait de même pour le fœtus. Comme ce fœtus déjà par ce fait qu'il est enfoui profondément dans les parties molles maternelles, doit avoir une température à peu près égale à celle du corps maternel, et que de plus il produit de la chaleur propre (voy. § 39), sa température, dans le cas où la mère a la fièvre, doit encore dépasser celle de cette dernière, et il en résulte que dans les maladies aiguës fébriles de la mère, l'enfant peut succomber souvent à la suite de cet excès d'emmagasinement de chaleur. D'après Kaminsky (1), toutes les fois que la température de la mère s'élève au-dessus de 40 degrés, cela est très-dangereux pour l'enfant. Ses mouvements deviennent d'abord plus forts, la fréquence des battements de son cœur plus grande, puis elle se ralentit, les mouvements s'affaiblissent peu à peu jusqu'à disparition complète et l'enfant meurt (2). La mort du fœtus interrompt alors la grossesse, quoique la plupart du temps pas immédiatement.

Mais l'accouchement peut encore se faire même l'enfant étant bien portant. Ainsi Slavjansky (3) a prouvé que chez les cholériques, qu'elles soient enceintes ou non, il se produit une endométrite hémorrhagique qui détermine chez les premières l'avortement, chez les secondes de la métrorrhagie. Il en est probablement de même de cette hémorrhagie utérine, qui se produit surtout dans les maladies aiguës fébriles et que l'on désigne sous le nom de pseudo-menstruation ou d'*épistaxis utérine*. Peut-être le sang fébrile peut-il aussi éveiller les contractions utérines par irritation du centre destiné aux mouvements utérins (voy. § 86), qui a été découvert par Oser et Schlesinger.

Il était anciennement déjà admis que la grossesse déterminait une immunité considérable contre le *typhus abdominal*. Pourtant, dans ces derniers temps, on a accumulé les observations de typhus des femmes enceintes (4), et d'après ces observations l'interruption de la grossesse surviendrait assez souvent (d'après Kaminsky sur 98 cas 63 fois, d'après Zülzer sur 24 cas 14 fois, d'après Scanzoni sur 10 cas 6 fois, par conséquent sur l'ensemble des cas dans 63 pour 100 des cas). Dans le *typhus recurrens*, d'après les anciennes observations, la tendance à l'avortement était des plus marquées; pourtant Weber (5) trouva que sur 63 femmes enceintes, 23 seulement (36,5 pour 100) accouchèrent prématurément. Une accoucha à l'hôpital, après la disparition de la fièvre, d'un enfant à terme, vivant, et les autres femmes continuèrent leur grossesse et sortirent guéries de l'hôpital. La tendance à l'avortement paraît être la plus faible de toutes dans le *typhus exanthématique* (6).

La *pneumonie* intercurrente, qui du reste est rare chez les femmes enceintes, interrompt très-fréquemment la grossesse, surtout si cette grossesse est déjà avancée.

(1) *Moskauer med. Z.* (en langue russe) 1867, n°s 13-19 (voy. *Pet. med. Z.*, 1868, cah. 2, p. 117) et *Deutsche Klinik*, 1866, n° 47.

(2) Pour la relation qui existe entre les bruits du cœur fœtal et la température maternelle, voy. encore Fiedler, *Archiv der Heilkunde*, 1852, cah. 3, et Winkel, *Zur Path. d. Geburt*, p. 196.

(3) *Arch. f. Gyn.*, IV, p. 285.

(4) Hecker, *M. f. G.*, vol. XXVII, p. 423, Wallichs, *M. f. G.*, vol. XXX, p. 253, Zülzer, *M. f. G.*, vol. XXXI, p. 420.

(5) *Berl. kl. W.*, 1870, n° 2.

(6) Voy. Zülzer, *l. c.*

Le danger pour la mère dans les derniers temps de la grossesse est énorme. D'après Chatelain (1), la pneumonie dans les trois derniers mois entraîne la mort de la moitié des femmes. Chatelain a vu l'accouchement dans des cas déjà graves amener une modification favorable, ce qui devrait engager à provoquer l'accouchement prématuré. Pourtant Gusserow (2) fait remarquer avec raison que ces dangers doivent être aggravés par les troubles que les contractions utérines amènent dans la circulation (3).

Dans la *variole*, l'avortement peut survenir et le fœtus naître mort ou vivant, ordinairement sans pustules, plus rarement en en présentant; le plus souvent l'éruption ne se produit qu'après l'accouchement. Mais assez souvent la grossesse va jusqu'à son terme et l'enfant peut naître tout à fait sain ou couvert de cicatrices varioliques. Bien plus, des mères qui n'ont pas eu la variole peuvent mettre au monde des enfants couverts de pustules varioliques, et dans les cas de jumeaux, un seul des enfants peut en être atteint, l'autre restant indemne. Ordinairement la vaccination échoue chez les enfants dont les mères ont eu la variole pendant la grossesse (4). Nous devons encore faire remarquer que les femmes enceintes peuvent, sans en être le moins du monde incommodées, être vaccinées et revaccinées (5).

Dans le *choléra*, la mort du fœtus survient habituellement dans la période asphyxique, quoique pas inévitablement, comme Baginsky (6) le démontre d'après ses observations, et elle peut s'expliquer par la suppression dans le placenta des échanges gazeux qui s'y produisent (7).

§ 284. Parmi les autres maladies aiguës, il en est une qui nous intéresse surtout. C'est l'*atrophie jaune aiguë du foie*, qui présente une prédisposition toute particulière à se manifester pendant la grossesse. Elle peut accidentellement se produire dans l'empoisonnement par le phosphore, où elle peut être le symptôme culminant d'une infection septique (elle survient ainsi souvent chez les femmes en couches), ou bien elle peut se manifester comme hépatite primitive et parenchymateuse. Mais pour le plus grand nombre des cas, c'est l'explication de Davidsohn (8) qu'il faut accepter comme étant la plus vraisemblable. D'après lui, le fait primitif c'est un ictère catarrhal, et comme, pendant la grossesse, l'excrétion des acides de la bile qui agissent d'une façon pernicieuse est entravée dans les reins, cela détermine très-facilement pendant la grossesse, un empoisonnement général du sang, avec dégénérescence graisseuse consécutive des grandes glandes abdominales et des muscles, en particulier de ceux du cœur (9).

(1) *Journ. de méd. de Bruxelles*, juin et juillet 1870.
(2) *M. f. G.*, vol. XXXII, p. 87.
(3) Voy. encore Wernich, *Berl. klin. W.*, 1873, n° 14 avec discussion.
(4) Voy. Scanzoni, *Lehrb. d. Geb.*, 4ᵐᵉ édit., p. 14; R. Barnes. *Obstetr. Transact.*, IX, p. 102; Paulicki, *M. f. G.*, vol. XXXIII, p. 190; Isambert, *L'Union*, 66, 1869 (voy. *Schmidt's Jahrb.*, 1869, vol. CXLIV, p. 309); Fränkel, *Deutsche Klinik*, 1870, n° 21, p. 194; Chantreuil, *Gaz. d. hôpit.*, 1870, n° 44; Sedgwick, *Med. Times*, 10 juin 1871.
(5) Voy. Jameson, *Philad. med. T.*, 1872, n° 41, et Martin, *Boston Gyn.*, I, VII, p. 107.
(6) *Deutsche Klin.*, 1866, n°ˢ 39 et 40.
(7) Voy. Bouchut, *Gaz. méd. de Paris*, 1849, n° 41; Drasche. *Die epidemische Cholera.* Wien, 1860, p. 293; Kersch, *Memorabilien*, 1867, XII, 1 et 2; Hennig, *M. f. G.*, vol. XXXII, p. 27; Weber, *Allg. med. Centralz.*, 1871, n° 4.
(8) *M. f. G.*, vol. XXX, p. 452.
(9) Voy. la discussion dans *Berliner geb. Ges. M. f. G.*, vol. XXI, p. 89; Hecker, *eod. loc.*, p. 210; V. Haselberg, vol. XXV, p. 344; Poppel, vol. XXXII, p. 197; Valenta, *Wiener med. Jahrb.*, vol. XVIII, cah. 3, 25ᵐᵉ année, 6ᵐᵉ cah. Wien, 1869, p. 183.

§ 285. Parmi les maladies chroniques, la *syphilis*, par la manière dont elle se comporte, est la plus intéressante de toutes (voy. *Altérat. syphil. du placenta*, § 373). La mère et l'enfant sont-ils infectés par le coït fécondant, la règle est la mort prématurée de l'enfant et l'avortement. Si l'enfant conserve la vie, il naît ordinairement prématurément et mal développé, et meurt la plupart du temps très-rapidement après l'accouchement. Si la syphilis du père est au moment de la conception à l'état latent, son influence néfaste sur l'enfant est la même, et la mère peut être infectée à son tour, vraisemblablement par son enfant.

La syphilis de la mère diminue bien un peu, à ce qu'il semble, la faculté de conception, mais ne la supprime nullement. Si la conception se fait, l'influence de la mère syphilitique se manifeste de la même façon que dans le cas précédent, mais avec cette différence qu'elle est encore plus funeste. Si la syphilis de la mère est à l'état latent au moment de la conception, les enfants naissent la plupart du temps avec les apparences de l'état normal, et ce n'est que plus tard qu'ils présentent les symptômes de la maladie. Si la syphilis du père ou de la mère à l'époque de la conception est déjà passée à la période tertiaire, les enfants quelquefois peuvent être épargnés par l'infection, mais ils peuvent naître aussi avec les accidents de la période secondaire.

Si la mère à l'époque de la conception est saine, et si elle n'est infectée qu'à une époque plus tardive de la grossesse, l'enfant naît à l'état normal et reste sain s'il n'est pas infecté par sa mère pendant l'accouchement ou les suites de couches (1).

La question très-importante, au point de vue pratique, de savoir si une femme enceinte syphilitique peut, sans danger pour elle et son enfant, être soumise à un traitement mercuriel, doit être complétement résolue par l'affirmative, puisque la fréquence des accouchements prématurés, et le nombre des enfants qui succombent pendant la grossesse, se réduisent considérablement lorsque les femmes sont soumises à ce traitement mercuriel (2).

§ 286. La grossesse et l'accouchement exercent une influence essentiellement défavorable sur les *affections du cœur*. Elle se manifeste de différentes façons. D'une part, les excitations considérables auxquelles le cœur est exposé pendant la grossesse et bien plus encore pendant l'accouchement, peuvent être cause que les modifications compensatrices que le cœur présente ne sont plus suffisantes, mais en outre, l'action renforcée du cœur paraît favoriser particulièrement la production des embolies.

L'insuffisance de l'aorte détermine surtout pendant la grossesse des symptômes menaçants si l'hypertrophie du cœur gauche ne suffit pas à triompher de la résistance qui est augmentée. Les symptômes diminuent souvent rapidement et d'une façon frappante après l'accouchement. Dans l'*insuffisance mitrale*, les vaisseaux pulmonaires, remplis d'une façon exagérée, peuvent

---

(1) Voy. V. Bärensprung, *Die hereditäre Syphilis*, Berlin, 1864; Hecker, *M. f. G.*, vol. XXXIII, p. 22, et Sigemund, *Wiener med. Presse*, 1873, n° 1.

(2) Voy. Löwy. *Wiener med. Woch.*, 1869, n° 39; Fonberg, *e. l.*, 1872, n° 49, etc., et Weber, *Berl. kl. Wöch.*, 1870, n° 2.

déterminer des troubles très-sérieux qui disparaissent également après l'accouchement, qui dans ces cas aussi survient souvent prématurément. Mais quelquefois ce n'est que dans les suites de couches, à la suite de la modification subite des conditons de la circulation, que se manifestent ces troubles violents. Dans les derniers temps de la grossesse, il peut devenir nécessaire de provoquer l'accouchement prématuré; du reste on doit traiter les affections du cœur d'après les règles rationnelles et habituelles comme s'il n'y avait pas complication de la grossesse (1).

§ 287. Quant à la *tuberculose*, anciennement on admettait généralement que pendant la grossesse elle restait à peu près stationnaire, pour faire de rapides progrès pendant les suites de couches. Autant cette dernière opinion est certaine, autant la première est peu fondée, du moins pour la grande majorité des cas. La grossesse a, sur la tuberculose à l'état stationnaire, une influence essentiellement funeste, aussi bien que sur la tuberculose en voie de progrès rapides, quoique ordinairement la mort n'arrive pas pendant la grossesse, mais seulement dans les suites de couches. Du reste, la mort dans les cas les plus fâcheux n'est rendue possible que par ce fait que la grossesse est interrompue prématurément, peu avant l'issue fatale (2).

§ 288. Une des complications relativement fréquentes de la grossesse est la *chorée*. Elle survient surtout facilement chez les femmes enceintes qui en ont déjà été atteintes pendant leur enfance, et elle peut se reproduire dans plusieurs grossesses consécutives. La chorée pendant la grossesse compromet assez souvent la vie des femmes (d'après Barnes, sur 56 cas 17 fois), et elle peut laisser à sa suite des troubles intellectuels. Dans les cas les plus favorables, la chorée cesse et la grossesse atteint son terme normal. Dans d'autres cas, la femme avorte spontanément (et pas exclusivement lorsque l'enfant est mort), après quoi la maladie cesse ordinairement. Si la chorée compromet la vie de la mère, il faut provoquer l'accouchement prématuré, et même dans certains cas l'avortement. Dans les cas moins graves, le bromure d'ammonium et les solutions arsenicales peuvent faire du bien (3). Weber (4) recommande expressément l'emploi des narcotiques, et en particulier le chloroforme et la morphine, et Russel (5) a employé avec succés le chloral (6).

---

(1) Voy. Hecker, *Kl. d. Geburtsk.*, I, p. 172; Spiegelberg, *Arch. f. Gyn.*, II, p. 236; Lebert, *c. l.*, III, p. 38; Ahlfeld, *c. l.*, IV, p. 157; Peter, *Union méd.*, 27 févr. et 5 mars 1872.
(2) Voy. Hecker, *Kl. d. Geburtsk.*, I, p. 182, et Lebert, *Arch. f. Gyn.*, IV, p. 457.
(3) Hill Davis, *Transact. of the clin. soc. of London*, vol. II. London, 1868, art. XIV.
(4) *Berl. klin. W.*, 1870, n° 5.
(5) *Med. Times*, 1870, vol. I, p. 30.
(6) Voy. R. Barnes. *Obst. Tr.*, X, p. 147 (réunion de 56 cas); Thompson et Hall Davis, *Lancet*, 10 oct. 1868; Goodell, *Amer. J. of Obst.*, vol. III, p. 140; Sieckel, *Ueber Chorea gravidarum*. D. i. Leipzig, 1870.

b. MALADIES CAUSÉES PAR LES MODIFICATIONS QUI SE PRODUISENT
DANS L'ENSEMBLE DE L'ORGANISME.

§ 289. Dans ce chapitre de la pathologie de la grossesse se rangent toutes les modifications qui se passent dans l'ensemble de l'organisme, et que nous avons décrites plus haut comme caractéristiques de la grossesse, du moment où elles atteignent un degré tel qu'on est forcé de les considérer comme devenant pathologiques.

Tandis que le sang, dans la grossesse physiologique, est constamment modifié de telle façon que le nombre des globules rouges et la quantité d'albumine diminuent, cette altération de la composition du sang peut quelquefois atteindre un degré tel qu'il peut en résulter des états essentiellement morbides. Si c'est surtout le nombre des globules rouges qui a diminué, la femme enceinte est *chlorotique*, si au contraire c'est l'albumine qui a diminué dans sang, la femme enceinte est *hydroémique*. Ce n'est du reste que très-exceptionnellement que ces deux états atteindront un degré grave, par le fait seul de la grossesse.

La plupart du temps ils n'atteignent le degré pathologique que chez les individus qui déjà avant présentaient de la tendance à cette anomalie de composition du sang. Les symptômes de ces altérations du sang et leur traitement sont les mêmes que hors l'état de grossesse. Il faut insister sur ce fait, que l'anémie de la mère prédispose à des hémorrhagies pendant la grossesse ou l'accouchement.

Gusserow (1) a tout récemment publié cinq cas dans lesquels l'anémie pendant la grossesse avait atteint un très-haut degré et n'avait pas pu être enrayée par une bonne alimentation. Dans tous ces cas, vers le huitième mois, la grossesse s'interrompit spontanément sans hémorrhagie notable, et toutes les malades succombèrent très-rapidement après leur accouchement, sans que l'autopsie permît de découvrir autre chose qu'une anémie très-prononcée du cerveau et une légère dégénérescence graisseuse. Gusserow conseille dans ces cas la provocation artificielle de l'accouchement prématuré ou même de l'avortement.

§ 290. Parmi les conséquences particulièrement pénibles de l'hydroémie, il faut citer l'*œdème des extrémités inférieures et des téguments abdominaux* qui atteint surtout un fort degré lorsqu'en même temps la distension de l'utérus dépasse les limites de l'ordinaire et que cet organe vient, par la pression qu'il exerce sur les veines, empêcher le retour du sang. On peut alors voir survenir un œdème énorme des jambes, des parties génitales et des parois abdominales, et avec de larges ectasies veineuses, les *varices de la grossesse*. Cet œdème peut atteindre un degré tel, que la marche en devient presque impossible, que les grandes lèvres se tuméfient au point d'acquérir le volume d'une tête d'enfant et plus, et que de l'abdomen pend

(1) *Arch. f. Gyn.*, vol. II, p. 218.

une grande poche formée par la peau du ventre remplie de liquide. Si cette distension énorme de la peau fait craindre la gangrène, il faut ponctionner les points ainsi devenus hydropiques. (Il faut remarquer que la ponction des lèvres tuméfiées détermine souvent des contractions utérines.) Les varices peuvent, en se rompant, donner lieu à des hémorrhagies très-dangereuses, si bien que le sang veineux jaillit à la distance d'une aune, par terre, comme d'une grosse artère. Pourtant, si l'on y remédie promptement, l'hémorrhagie s'arrête facilement par la compression. On peut diminuer la gêne causée par la tuméfaction des jambes à l'aide des diurétiques et des sudorifiques. Outre cela il faut veiller à ce que les femmes enceintes marchent peu, et à ce que, lorsqu'elles sont assises, elles aient les jambes étendues sur une deuxième chaise ; ou bien on leur fait porter des bas élastiques bien faits qui exercent une pression regulière sur les jambes. Il est très-important, au point de vue pratique, de savoir que, à la fin du neuvième mois ou au commencement du dixième, alors que l'utérus descend un peu plus bas, et se porte plus en avant, tous ces inconvénients diminuent souvent d'une façon très-notable.

§ 291. La pression exercée par l'utérus, lorsque la grossesse est très-avancée, peut en outre amener des troubles notables du côté du rectum et de la vessie. Pour le premier, cela peut déterminer des *rétentions fécales* opiniâtres, si bien que tout le gros intestin est rempli de matières fécales durcies, et qu'il faut pour l'évacuer avoir recours à de grands lavements administrés au moyen d'une longue canule élastique. Le trouble le plus fréquent du côté de la vessie est le *besoin fréquent d'uriner*. Il est dû moins à la pression exercée sur la vessie, qu'à l'irritation de la vessie due à la distension. (D'après Playfair (1), il serait souvent causé par la position transversale du fœtus et ne disparaîtrait que par la transformation en présentation longitudinale.) L'*incontinence* et la *rétention complète d'urine* sont très-rares lorsque l'utérus a sa situation normale. Pourtant la rétention d'urine peut se produire d'une façon si opiniâtre dans les derniers mois de la grossesse, par suite de la pression que la tête exerce sur le canal de l'urèthre au niveau de la symphyse, que l'emploi répété de la sonde peut devenir nécessaire.

§ 292. Une maladie très-importante pendant la grossesse c'est le *vomissement incoercible, hyperémésis*. Tandis que les nausées et les vomissements à jeun, le matin, ou peu après le repas, sont un des symptômes les plus ordinaires de la grossesse, du moins pendant les premiers mois, et que malgré cela les femmes enceintes peuvent se porter très-bien, et que même souvent l'appétit s'en trouve augmenté ; dans quelques cas, les vomissements durent pendant toute la grossesse, et peuvent devenir si graves que l'estomac ne peut plus accepter la moindre nourriture, et que les troubles les plus graves de la nutrition en sont la conséquence. Les causes particulières des vomissements incoercibles sont peu connus. Quelques observations gynécologiques semblent prouver qu'ils sont dus à la distension mécanique de l'utérus. Ils semblent du reste se manifester surtout dans les cas où la distension passive de l'utérus,

---

(1) *London Obst. Tr.*, XIII, p. 42.

par suite du développement exagéré de l'œuf (hydramnios, grossesse gémellaire, dépasse l'hypertrophie active de l'utérus (1).

Lorsque le traitement symptomatique (glace, champagne, injections de
morphine), anciennement employé, n'apporte que peu de soulagement, il
semble assez indiqué de faire usage, dans cette maladie, des lavements nutritifs de bouillon et de suc pancréatique qui ont fait leurs preuves entre les
mains de Leube (2), dans d'autres maladies. Si la grossesse est déjà assez
avancée pour que l'enfant soit apte à vivre de la vie extra-utérine, l'accouchement prématuré artificiel est indiqué si rien ne soulage.

Si même à une époque moins avancée de grossesse, l'état est tel que la
mort semble inévitable, il faut, puisque la mort de la mère entraîne celle du
fœtus, provoquer l'avortement. (Il ne faut, du reste, pas oublier que les vomissements incoercibles peuvent tenir à un cancer de l'estómac (3).)

§ 293. On doit chercher par les eaux dentifrices astringentes à maintenir
la *salivation* exagérée dans des limites modérées. Les *douleurs de dents*, qui
sont si pénibles, résistent souvent à tout traitement, et leur douleur intolérable ne peut être diminuée que pour quelque temps, par l'emploi interne,
ou mieux local, des narcotiques.

§ 294. Hebra (4) a appelé l'attention sur les *maladies de peau* pendant la
grossesse et les suites de couches. Ce sont l'acné, les rougeurs du nez,
l'éczéma, le prurigo, l'érythème, l'urticaire, le pemphigus et l'impétigo
herpétiforme.

§ 295. Parmi les névroses qui surviennent chez les femmes enceintes,
l'*éclampsie* occupe la place la plus importante. Pourtant, comme elle est beaucoup plus fréquente chez les femmes en travail, nous en parlerons dans la
pathologie de l'accouchement. Il ne faut pas confondre les convulsions éclamptiques avec les convulsions épileptiques ou hystériques qui, du reste, sont rares
pendant la grossesse, et ne diffèrent pas alors de leurs manifestations habituelles, et n'exercent sur le cours ultérieur de la grossesse aucune influence
perturbatrice.

C. ANOMALIES DES ORGANES MÊMES DE LA GÉNÉRATION.

1. ANOMALIES DE L'UTÉRUS.

a. Vices de conformation.

BIBLIOGRAPHIE. — KUSSMAUL, *Von den Mangel u. s. w. der Gebärmutter*. Würzburg, 1859.
— FURST, *M. f. G.*, vol. XXX, p. 97 et 161. — SCHATZ, *Arch. f. Gyn.*, II, p. 289. — Le Fort,
Thèse de Concours, 1863.

§ 296. Parmi les vices de conformation des organes génitaux de la femme,
ceux qui ne permettent pas la grossesse ne nous intéressent pas. Il faut re-

(1) S. Graily Hewitt, *London Obst. Tr.*, XIII, p. 103, avec discuss.
(2) *Deutsch. Arch. f. klin. Med.*, 1872, X, p. 1.
(3) Voy. encore Gueniot, thèse de concours, 1866.
(4) *Wiener med. W.*, 1872, nº 48.

marquer, sous ce rapport, que la conception est possible, toutes les fois que des œufs normaux arrivent à être expulsés de l'ovaire, et que le chemin parcouru par l'œuf ou les spermatozoïdes de l'ovaire jusqu'à l'entrée du vagin n'est pas, en un point quelconque, absolument imperméable.

Il faut, du reste, faire remarquer ici, qu'il existe deux observations dans lesquelles, malgré l'occlusion du vagin, la conception s'est faite par le rectum qui communiquait avec le vagin. Dans un de ces cas publiés par Rossi (1), l'accouchement se fit par le vagin artificiellement ouvert ; dans l'autre, qui appartient à Louis (2), l'accouchement se fit par l'anus.

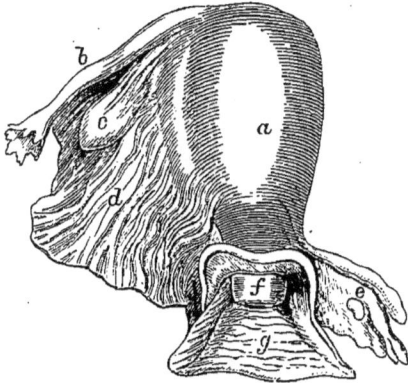

FIG. 95. — Grossesse dans un utérus unicorne sans corne accessoire. (*Obs.* de Chaussier.) Jumeaux vivants, morts sept jours après l'accouchement. *a.* Utérus unicorne droit. *b.* Trompe droite. *c.* Ovaire droit. *d.* Ligament large droit. *e.* Annexes atrophiés du côté gauche de l'utérus. *f.* Portion vaginale. *g.* Vagin.

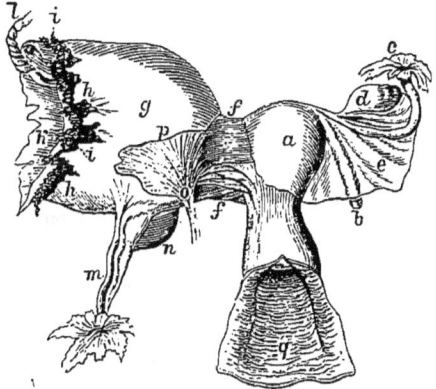

FIG. 96. — Grossesse dans une corne accessoire rudimentaire. (*Obs.* de Czihak. Rupture au 6e mois.) *a.* Corne utérine gauche normalement développée, recouverte en partie par le péritoine. *b.* Lig. rond gauche. *c.* Trompe gauche. *d.* Lig. large gauche. *e.* Lig. large gauche. *f.* Bande musculaire réunissant les deux cornes. *g.* Corne droite rudimentaire qui est devenue le siége de la grossesse. *h.* Point où s'est faite la déchirure. *i.* Placenta. *k.* Membranes de l'œuf. *l.* Cordon. *m.* Trompe droite. *n.* Ovaire droit. *o.* Lig. rond droit. *p.* Limites jusqu'où le péritoine a été préparé. *q.* Vagin.

La grossesse peut donc se faire dans un *utérus unicorne* (*fig.* 95) aussi bien que dans toutes les autres variétés d'utérus double, aussitôt que les conditions précédentes sont remplies.

Le cours de la grossesse se modifie d'une façon très-essentielle, si c'est *une corne accessoire rudimentaire* (*fig.* 96) qui devient le siége de l'œuf. Cela est possible, même quand le col de cette corne est complétement fermé, et cela de deux façons ; ou bien le sperme a pu passer à travers la corne bien développée et la trompe du même côté, et à travers la cavité abdominale arriver jusqu'à l'ovaire de l'autre côté, et aller y féconder un œuf qui, saisi par la trompe de la corne rudimentaire, est arrivé jusqu'à cette corne (*migration*

(1) Voy. Kussmaul, *l. c.*, p. 45, note.
(2) Voy. Kussmaul, *l. c.*, p. 78.

externe du sperme), ou bien, le sperme a fécondé un œuf qui provenait de l'ovaire de la corne normalement développée, et cet œuf a été de la façon indiquée note § 21 recueilli par la trompe du côté opposé (*migration externe de l'œuf*). La marche de la grossesse dans les cornes rudimentaires a la plus grande analogie avec celle de la grossesse extra-utérine que nous étudierons plus loin. La rupture du sac fœtal avec ses conséquences mortelles se fait du troisième au sixième mois. Le point où se fait la rupture est la pointe la plus faiblement développée de la corne. La corne normalement développée se comporte comme dans la grossesse extra-utérine, c'est-à-dire qu'elle s'hypertrophie et qu'il s'y forme une caduque.

La terminaison est relativement plus favorable, lorsque l'enfant qui se développe dans la corne rudimentaire vient à mourir et se transforme en lithopædion. Koeberlé (1) a fait par la gastrotomie l'extraction d'un enfant ainsi altéré 21 mois après sa mort. Il n'existe qu'un seul cas bien constaté qui prouve que par exception la grossesse a pu aller jusqu'à terme. Dans ce cas, qui a été publié par Turner (2), les douleurs violentes cessèrent au bout de quelques jours, et à l'autopsie de la femme, qui mourut 6 mois après de phthisie, on trouva le fœtus dans la corne gauche oblitérée.

Le *diagnostic* de la grossesse, dans une corne accessoire atrophiée, ne peut sur le vivant offrir que des probabilités. Car si hors l'état de grossesse cette anomalie peut, dans certains cas favorables, être reconnue par la palpation et par le cathétérisme utérin, à la forme recourbée latéralement et allongée en pointe de la corne perméable, la grossesse modifiera cette forme de la corne accessoire, de telle façon qu'il ne sera plus possible de se prononcer avec un peu de certitude. Même sur le cadavre, cet état peut donc facilement être pris pour une grossesse tubaire. C'est le point d'origine du ligament rond qui fournit un point de repère sûr, car, dans l'utérus double, il prend son origine en dehors du sac fœtal, dans la grossesse tubaire entre le sac fœtal et l'utérus. La probabilité du diagnostic peut quelquefois, pendant la vie, être établie par ce fait que, en général, la corne rudimentaire se rompt plus tard que la trompe.

§ 298. Si une grossesse se produit dans la *corne utérine bien développée* d'un utérus unicorne pourvu d'une corne accessoire rudimentaire, elle suit en général une marche normale.

Le *diagnostic* de cette anomalie n'est pas absolument impossible. Il est possible si l'utérus, augmenté de volume, se dirige en formant un arc, et en se terminant en pointe par en haut vers la crête iliaque de l'un des côtés, et si l'exploration combinée interne et externe permet de reconnaître de l'autre côté une petite tumeur adhérente à l'utérus par un court pédicule. L'insertion excentrique et la brièveté anormale de la portion vaginale aident encore à confirmer le diagnostic.

§ 299. Si les deux moitiés du canal génital sont suffisamment bien confor-

(1) *Gaz. hebd.*, 1866, n° 34.
(2) *Edinb. med. J.*, mai 1866, p. 974.

mées, mais séparées par une cloison plus ou moins complète *uterus bicornis* et *uterus septus* (*fig.* 95), Il n'est pas rare de voir survenir la grossesse de l'une ou simultanément des deux cornes de l'utérus. Ce n'est que lorsque la séparation des deux moitiés est complète jusqu'à l'entrée du vagin (état qui se rencontre chez les marsupiaux), que la grossesse simultanée des deux cornes, a été observée ; toutefois elle est très-rare, quoique à priori on ne puisse nier la possibilité de sa production.

Dans toutes ses variétés doubles, le canal génital, lorsque les deux moitiés sont suffisamment bien conformées, est en état de loger le fœtus jusqu'à la fin de la grossesse, et c'est certainement ce qui arrive ordinairement, mais il est incontestable que dans ces cas l'avortement est plus fréquent que lorsque l'utérus est normal. Dans toutes les variétés doubles la marche de la grossesse est la marche normale.

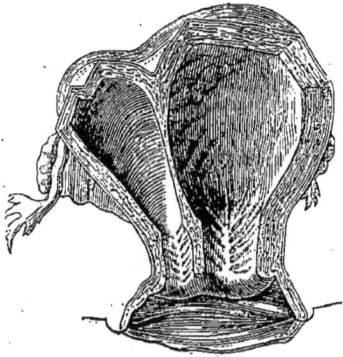

FIG. 97. — Utérus puerpuéral double septus, d'après Kussmaul. (*Obs* de Cruveilhier. Le côté gauche plus volumineux était le siége de l'œuf. Le droit n'y prenait aucune part.

Quant à ce qui concerne le diagnostic de cette anomalie, toutes les fois que l'on rencontrera un double vagin, il faudra procéder à un examen très-exact. Si l'on trouve un double vagin, et dans chaque vagin un col, on peut être presque certain de l'existence, au-dessus du col, d'un utérus séparé. Si un double col s'ouvre dans un vagin unique, le corps de l'utérus peut être unique, mais cela est assurément très-rare. Dans tous les cas où il y a deux portions vaginales, le diagnostic ne peut présenter de grandes difficultés, car si une seule des cornes est gravide, elle se trouve si clairement dans un des côtés que l'on peut facilement introduire une sonde dans le col de l'autre côté. Si la grossesse est encore peu avancée, l'utérus, qui n'a pas augmenté de poids, peut, par l'examen combiné interne et externe, devenir accessible à la main qui palpe. Mais si les deux moitiés sont simultanément envahies par la grossesse, alors la fente qui s'étend profondément du fond de l'utérus jusqu'auprès de la symphyse et sépare le ventre dans son milieu, peut faire soupçonner la vérité. Les cas où le diagnostic est difficile sont ceux où il n'y a qu'un vagin et qu'un col ou lorsqu'un seul des vagins est perméable. (Dans ce dernier cas, le vagin oblitéré peut amener une rétention des règles, et il peut y avoir ainsi tout à la fois grossesse et hématomètre.) Dans les cas de col simple, une déviation latérale notable de l'utérus gravide, avec une petite tumeur appréciable au palper de l'autre côté, peut donner une probabilité au diagnostic. Si la cloison est si peu importante que le fœtus se trouve à la fois dans les deux moitiés, ou si la trace de la division en deux moitiés n'est indiquée que par une dépression du fond, *utérus arcuatus*, la forme de l'utérus donne, par l'exploration externe, le seul point de repère. Il faut se rappeler, sous ce rapport, ce qui a lieu pour le diagnostic de toutes les formes, que la forme caractéristique de l'utérus ne se manifeste réellement que pendant la contraction.

Il peut facilement arriver que l'on méconnaisse l'existence d'un double vagin. Ainsi deux accoucheurs expérimentés, Franz Anton Mai, l'auteur du *Stolpertus*, le beau-père de Naegele l'ancien, et le professeur Fischer à Heidelberg, eurent occasion d'examiner une femme primipare de vingt ans. Tandis que l'un déclarait que l'orifice du col était ouvert, l'autre assurait qu'il était complétement fermé. Il en fût presque résulté une dispute sérieuse, si une exploration minutieuse n'était pas venue démontrer que chacun d'eux touchait par un vagin différent et arrivait ainsi sur un orifice différent.

Voy. la thèse de Le Fort, concours agrégation 1863 : *Des vices de conformation de l'utérus et du vagin et des moyens d'y remédier.*

b. Modifications de situation.

1. Flexions et versions de l'utérus.

§ 300. L'*antéflexion de l'utérus* est jusqu'à un certain degré normale, et cette antéflexion normale augmente d'ordinaire lorsque la grossesse, par sa présence, augmente le poids de l'utérus. Si elle est très-prononcée, elle cause souvent la stérilité ; pourtant dans des flexions même tout à fait angulaires, on voit souvent la grossesse survenir spontanément, ou après un traitement bien dirigé, et la grossesse suit la marche normale, s'il n'y a pas d'autre complication. (S'il y a en même temps de la métrite, l'avortement a lieu souvent.) Le fond de l'utérus se trouve, dans les premiers mois, plus fortement incliné en avant que d'habitude, mais plus tard il ne se distingue en rien de l'utérus normal, si bien qu'à cette époque l'antéflexion qui existait avant la grossesse, ne se laisse plus reconnaître. Il est tout à fait extraordinaire que dans le quatrième ou le cinquième mois, l'utérus présente encore une antéversion assez prononcée pour qu'il semble un peu enclavé derrière la symphyse. Pourtant, même dans ces cas, il se redresse spontanément. L'antéflexion de l'utérus gravide n'a pas de symptômes propres. Ce n'est que dans les cas très-prononcés que peuvent survenir, du côté de la vessie, de violents besoin d'uriner ou même de l'incontinence accompagnée de violentes douleurs au moment de la miction.

§ 301. Il est une variété particulière d'*antéversion* qui se produit vers la fin de la grossesse. Cette variété, que l'on appelle le ventre en besace, *venter propendulus*, est produite par différentes causes, parmi lesquelles il faut citer en première ligne une flaccidité anormale des parois du ventre et l'écartement des muscles droits. Les rétrécissements du bassin, une forte inclinaison du bassin, une lordose de la colonne lombaire, sont encore très-importants pour la production du ventre en besace. Tandis que l'on a tous les jours occasion de rencontrer le faible degré du ventre en besace, cette inclinaison du fond en avant peut, dans quelques cas, devenir si grande, qu'elle forme une véritable hernie abdominale et que le ventre tombe jusque sur les genoux. Si le ventre en besace détermine trop de malaises, on peut y remédier en faisant porter une ceinture hypogastrique convenable.

§ 302. La *rétroversion* est un déplacement assez rare de l'utérus, et elle est quelquefois cause de stérilité. Le fond, dans le plus grand nombre des cas, ne descend pas au-dessous du promontoire. Si la grossesse survient, alors le fond de l'utérus, par son propre accroissement, se redresse facilement puisque rien ne s'y oppose. Mais si par exception ce redressement est empêché, et si le fond se trouve jusqu'à la fin du troisième ou jusqu'au quatrième mois retenu au-dessous du promontoire, de façon que cela donne lieu à des symptômes d'incarcération, alors, d'ordinaire, sa texture est devenue si lâche, que le col ne se dirige plus en haut, comme il devrait le faire, s'il n'existait qu'une version, mais qu'il se produit une véritable flexion angulaire dans la région de l'orifice interne, et que la portion vaginale regarde ou vers la symphyse ou plus fréquemment encore, directement en bas. La rétroversion de l'utérus gravide se rapproche étroitement de la rétroflexion.

§ 303. La *rétroflexion* de l'utérus gravide, chez les femmes qui ont déjà eu des enfants, est un des déplacements les plus habituels de l'utérus, et ce n'est que très-exceptionnellement que, même dans les cas très-accentués, elle entraîne la stérilité, tandis que ce déplacement est rare chez les femmes qui n'ont jamais eu d'enfants; mais lorsqu'il survient chez elles, il cause souvent la stérilité. S'il survient une grossesse, l'utérus, au début de la grossesse, se développe dans la position qu'il occupe alors, mais aussitôt qu'il a acquis un volume tel qu'il ne trouve plus de place dans le petit bassin, son fond s'élève au-dessus du promontoire, et en même temps retombe le plus ordinairement en avant, si bien que, en quelques jours la rétroversion s'est transformée en antéflexion et en antéversion. L'ascension et la procidence en avant de l'organe se font ordinairement si tranquillement que les femmes n'y font pas la moindre attention.

Quelquefois le phénomène du redressement de l'utérus en rétroflexion est beaucoup plus lent. L'utérus s'accroît dans ces cas par sa paroi antérieure qui se trouve en haut dans le grand bassin, si bien que cette augmentation de son accroissement amène dans le grand bassin une partie de plus en plus grosse de l'organe et de l'enfant, jusqu'à ce que cette partie, par son excès de poids, attire la partie qui était restée dans le petit bassin. Ce n'est que très-rarement que la partie de l'utérus qui remplit le petit bassin y reste logée, de sorte que l'utérus, même dans les derniers mois de la grossesse, présente une modification de forme particulière, que l'on a décrite sous le nom de *rétroversion partielle de l'utérus gravide*. Le col est tout à fait derrière ou au-dessus de la symphyse, et le segment inférieur et postérieur de l'utérus est fortement comprimé dans le petit bassin, entre le col et le promontoire, par une partie fœtale ou la vessie. La plus grande partie de l'utérus et de l'enfant se trouvent au-dessus du promontoire. Oldham (1) put dans un cas sentir, dans le cul-de-sac postérieur du vagin, la tête, et dans l'orifice du col, qui se trouvait à 3 pouces au-dessus de la symphyse, l'extrémité pelvienne. Le diagnostic de cet état, si l'on ne craint pas de pratiquer le toucher avec la moitié de la main ou la main tout entière, ne présente aucune difficulté et peut se faire si l'on se rend bien compte de tous les rapports qui se présentent, même lorsque l'on n'atteint pas la portion vaginale. Cet état ordinairement ne modifie nullement la marche de la grossesse (2).

---

(1) *Obst. Trans.*, I, p. 31.
(2) Voy. Hecker, *M. f. G.*, vol. XII, p. 287; Scanzoni, *Lehrbuch d. Geb.*, 4ᵐᵉ éd., vol. II, p. 38, et Walter Franke, *M. f. G.*, vol. XXI, p. 161.

Dans d'autres cas, en particulier surtout si cet état se complique de métrite chronique, les contractions utérines se manifestent prématurément, et l'avortement se fait. Dans des cas beaucoup plus rares, l'utérus ne peut pas s'élever au-dessus du promontoire, il s'accroît alors dans le petit bassin, et l'on voit ordinairement au début du quatrième mois se manifester des symptômes d'incarcération, et se former ce que l'on appelle la *rétroflexion de l'utérus gravide*.

Rétroflexion de l'utérus gravide avec symptômes d'incarcération.

BIBLIOGRAPHIE. — W. HUNTER, *Med. obs. and inqu.*, vol. IV et V, 1771 et 1776. — LOHMEIER, *Theden's Neue Bem. u. Erf.*, etc., 1795, 3ᵐᵉ part., p. 144. — L. VAN PRAAG, *Neue Zeitschr. f. Geb.*, vol. XXIX, p. 219. — TYLER SMITH, *Obst. Transact.*, II, p. 286. — MARTIN, *Neigungen u. Beug. d. Gebärmutter*. Berlin, 1866, p. 185. — SAEXINGER, *Prager Viertelj.*, 1866, IV, p. 53. — SCHROEDER, *Schw., Geb u. Wochenbett*, p. 36. — MAY, *Ueber die Reclination der schwangeren Gebärmutter*. D. i. Giessen, 1869. — BARNES, *Obst. op.*, 2ᵐᵉ édit., 1871, p. 242. — DELEURYE, *Traité des Accouch.*, 1770. — DESGRANGES. *Mém. de l'Académie*, 1785. — LACROIX, *Thèse de Concours*, 1844. — BELLANGÉ, 1824. — MARTIN, de Lyon, 1842. — AMUSSAT, 1843. — GODEFROY, 1858. — NÉGRIER, 1859. — ELLEAUME, 1859. — SALMON, *Thèse de concours*, 1863.

Note du traducteur. — Dans tout ce chapitre, Schroeder nomme *rétroflexion* ce qu'en France on appelle *rétroversion*.

§ 304. La production de l'enclavement de l'utérus gravide en rétroflexion (voy. fig. 98) se fait dans le plus grand nombre des cas de la façon indiquée plus haut. Mais il reste douteux que, d'une façon générale, l'utérus ayant sa situation normale, une cause aiguë puisse suffire à produire une rétroflexion à un moment où l'utérus est assez développé pour qu'une incarcération puisse se manifester immédiatement.

Les premiers symptômes que produit la *rétroflexion de l'utérus*, si, comme cela a lieu ordinairement dans le quatrième, quelquefois déjà dans le troisième, plus rarement dans le cinquième mois, il est trop volumineux pour l'espace que lui offre le petit bassin, se manifestent du côté de la vessie et du rectum. L'évacuation de l'urine est toujours entravée, quelquefois si complétement, que la femme n'en peut expulser une seule goutte. Mais il est plus fréquent lorsque la vessie est déjà considérablement distendue, de voir de temps en temps rendre un peu d'urine, par suite d'un besoin d'uriner continuel, accompagné de douleurs intolérables, si bien que très-souvent les femmes, quoique la vessie soit extrêmement distendue, se plaignent non de la rétention d'urine, mais du besoin d'uriner et de ce qu'elles n'urinent que goutte à goutte. Il en résulte que l'urine peut s'accumuler dans les uretères et les bassinets. Les troubles du côté du rectum consistent dans une constipation absolue, ou dans des douleurs violentes au moment des garderobes, en particulier si celles-ci sont solides. Si la constipation persiste, on voit survenir des vomissements et plus tard tous les symptômes de l'iléus. Outre cela, il y a dans le sacrum et le ventre des douleurs violentes qui s'accompagnent d'un besoin intolérable de pousser. A ce moment encore, il peut se produire ou une ascension spontanée de l'utérus développé, ou un avortement, qui viennent ainsi

faire disparaître ces symptômes douloureux. Dans le cas publié par Haselberg(1),
l'avortement se fit spontanément, quoique le fœtus eût cinq mois et que la
matrice fût complétement renversée, si bien que la portion vaginale du col,
comme il n'y avait pas de flexion, regardait directement en haut. D'autres

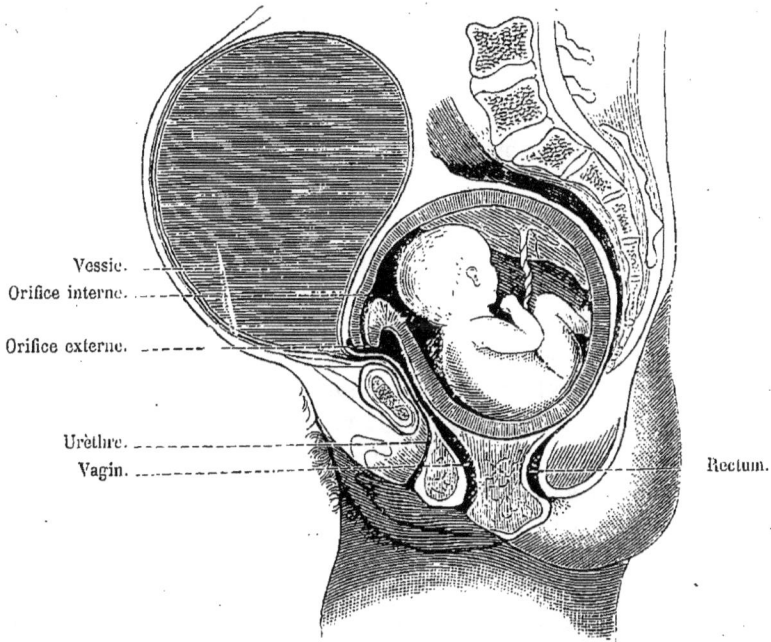

FIG. 98. — Rétroflexion de l'utérus gravide avec enclavement.

fois, il survient une inflammation violente de l'utérus enclavé et de son revêtement séreux, et par suite une tuméfaction encore plus grande de l'organe, de
violentes douleurs abdominales, du météorisme et de la fièvre. Il se fait par
le col un écoulement séro-sanguinolent, et le fond se trouve de plus en plus
refoulé par en bas par la contraction des muscles abdominaux qui s'éveille
par action reflexe.

Dans un cas publié par Halbertsma (2) l'utérus formait ainsi une sorte de tumeur
où l'on sentait les petites parties fœtales, qui faisait saillie à travers l'anus ouvert de
la dimension d'un thaler. Dans des cas très-rares, il se produit de la même façon une
rupture de la paroi postérieure du vagin, et l'utérus renversé vient passer à travers
la déchirure (3).

La stagnation de l'urine amène ordinairement de la cystite et la décomposition de l'urine. Si la rétention d'urine se développe lentement, la tunique

(1) *M. f. G.*, vol. XXXIII, p. 1.
(2) *M. f. G.*, vol. XXXIV, p. 415.
(3) Major Dubois, *Presse méd.*, 1837, n° 20, p. 135, et Grenser, *Wiener med. Woch.*, 1856,
n°s 38 et 39, suppl.

musculaire s'hypertrophie. L'urine subissant la fermentation alcaline, et la vessie se dilatant énormément, il en résulte des inflammations diphthéritiques. Et même comme dans le cas de Schatz (1), il peut arriver que toute la muqueuse, avec la plus grande moitié de la tunique musculaire, se mortifie en totalité et soit détachée, si bien qu'elle forme à l'intérieur de la vessie un deuxième sac presque entièrement séparé de cet organe. Dans d'autres cas, la vessie se rompt, et il en résulte des infiltrations urineuses, des gangrènes du tissu cellulaire environnant et une péritonite presque immédiatement mortelle. Cette dernière peut être la conséquence de l'extension de la paramétrite, et là mort survient ou avec des symptômes d'urémie ou des symptômes d'iléus (2).

§ 305. Dans le plus grand nombre des cas, le *diagnostic* ne présente aucune difficulté. La seule inspection du ventre fait reconnaître la forme caractéristique de la vessie distendue, qui peut s'étendre jusqu'à l'ombilic. Ordinairement la fluctuation est très-évidente, mais la vessie, lorsqu'elle est très-distendue, peut donner une sensation de dureté ligneuse. Le cathétérisme peut être difficile, mais on y parvient presque toujours avec une sonde d'homme, en métal, si l'on fait attention à ce que la vessie est ordinairement déplacée vers un des côtés, et l'on retire souvent une quantité énorme d'urine. Si l'on pratique le toucher, on sent le vagin rempli par une grosse tumeur molle, qui la plupart du temps est très-sensible. La portion vaginale du col est appliquée étroitement derrière la symphyse, la plupart du temps un peu haut, dans des cas rares si haut, qu'on ne peut l'atteindre. Si la sensibilité du ventre n'est pas trop considérable, on peut, après avoir vidé la vessie, s'assurer par le palper combiné avec le toucher, que la tumeur que devrait former dans l'abdomen l'utérus situé normalement n'existe pas, et que par conséquent celle que l'on sent dans le cul-de-sac postérieur du vagin doit être due à l'utérus développé. Si la sensibilité est très-grande il faut endormir la femme avant de pratiquer l'examen. On pourra alors distinguer cet état de l'hématocèle, ou des tumeurs ovariques ou fibreuses enclavées, tumeurs qui permettent de sentir l'utérus à sa place habituelle.

§ 306. Le *traitement* doit avant tout consister dans l'évacuation de la vessie. Dans les cas assez récents, on peut alors facilement faire la réduction par le vagin ou le rectum. Si l'on ne peut parvenir à introduire le cathéter, on peut alors essayer de faire avec prudence la réduction, la vessie étant pleine, tout en continuant de temps en temps les tentatives de cathétérisme. Lorsque l'on échoue dans ces deux tentatives, la ponction de la vessie peut devenir nécessaire. Si la réduction de l'utérus est très-difficile, on cherche, en faisant mettre la femme de côté ou sur les coudes et les genoux, et en agissant par le rectum, à refouler le fond de l'utérus vers une des symphyses sacro-iliaques, et si cela ne réussit pas tout de suite, on continue ces tentatives en plusieurs séances. La réduction n'est complète que quand la portion vaginale a repris dans le bassin sa place normale. Souvent elle se replace alors fortement en arrière dans la con-

---

(1) *Arch. f. Gyn.*, vol. I, p. 469.
(2) Voy. Hausmann, *M. f. G.*, 31, p. 132.

cavité du sacrum, et le fond retombe en avant. Pour prévenir la récidive qui peut surtout se produire lorsque l'utérus n'est pas fortement développé et se laisse réduire facilement, on se sert le plus avantageusement du pessaire ordinaire en caoutchouc de Mayer, qui prévient ainsi le déplacement en avant de la portion vaginale et empêche l'utérus de se renverser de nouveau.

Si la réduction ne peut se faire d'aucune manière, il faut alors débarrasser l'utérus de son contenu. Si, comme cela a lieu la plupart du temps, on ne peut introduire de sonde à travers le col, il faut nécessairement faire la ponction de l'œuf ou par le vagin ou par le rectum. L'écoulement du liquide amniotique amène une diminution du volume de l'utérus si considérable qu'il suffit d'une tentative de réduction pour réussir, ou que l'avortement devient possible.

Les accidents consécutifs doivent alors être traités suivant les règles générales.

L'opinion de Hunter, que dans la rétroversion de l'utérus gravide la rétention d'urine est le phénomène primitif, a été adoptée par la plupart des auteurs jusque dans ces derniers temps. Comme causes prédisposantes des déplacements de l'utérus, on a admis la maigreur du corps, les bassins trop larges ou trop étroits, la trop faible inclinaison du bassin, etc. Déjà Lohmeier, auquel se joignit Brünninghausen, émit pourtant l'opinion que le déplacement était le phénomène primitif et que les accidents ne survenaient que par suite du développement de l'organe, et il présuma avec raison que l'inclinaison de l'organe en arrière pouvait exister déjà avant le début de la grossesse, sans que les malades en sussent rien. Récemment, Tyler Smith a admis de nouveau que, d'une façon générale, ces cas ordinairement n'étaient autre chose que des grossesses se produisant dans des utérus déjà en rétroflexion.

§ 307. Les inclinaisons latérales légères de l'utérus sont la règle chez les femmes grosses. La cause déterminante de la variété de cette inclinaison est le développement de l'utérus et son rapport avec le rectum et la vessie pendant la vie intra-utérine (1). La marche de la grossesse n'en est pas le moins du monde modifiée.

2. Prolapsus.

BIBLIOGRAPHIE. — HUTER, *M. f. G.*, vol. XVI. p. 186. — GUSSEROW, *M. f. G.*, vol. XXI, p. 99. — LITTEN, *Ueber den Vorfall der schwangeren Gebärmutter.* D. i. Berlin, 1869.

§ 308. On a le plus souvent occasion d'observer *le prolapsus* de la matrice gravide lorsque la conception se produit alors qu'il existe déjà un certain degré d'abaissement. Ce n'est que dans des cas très-rares que, sous l'influence de causes aiguës, l'utérus qui se trouvait à sa place normale dans les premiers mois de la grossesse éprouve un prolapsus. Il se produit alors, par suite des troubles qui surviennent subitement dans la circulation, un épanchement de sang dans les membranes, et à sa suite la mort du fœtus et l'avortement.

(1) Voy. Freund, *Kl. Beiträge zur Gynaek.*, II, Breslau, 1864, p. 85.

Si la conception survient dans un utérus prolabé, l'organe s'élève alors dans le grand bassin, proportionnellement à son accroissement de volume, de sorte que de cette façon le prolapsus disparaît pendant la durée de la grossesse. Mais lorsque le prolapsus est si prononcé que la plus grande partie de l'organe, ou même tout l'organe, se trouve en avant de la vulve, alors l'utérus, en augmentant de volume, peut produire dans les organes du bassin des symptômes d'étranglement, et à leur suite l'avortement peut survenir. Il n'existe dans la science aucun cas bien sûrement constaté dans lequel l'utérus en prolapsus complet, et siégeant entre les cuisses de la femme, se soit développé presque complétement ou jusqu'à fin normale de la grossesse.

Lorsque l'utérus est déjà très-développé par la grossesse, on peut encore croire à un prolapsus incomplet de l'utérus, lorsque le col est si fortement hypertrophié qu'il fait saillie en dehors de la vulve. Les parties fœtales se trouvent alors dans le petit bassin et au-dessus du détroit supérieur. C'est à cette variété que se rapportent la majorité des faits décrits comme prolapsus de l'utérus gravide. Lorsque le bassin est normal, ordinairement, chez les primipares, il se produit un abaissement de l'utérus dans les derniers mois de la grossesse, puisque la tête et le segment inférieur de l'utérus qui l'enveloppe s'engagent profondément dans le petit bassin, quelquefois même jusque dans le détroit inférieur.

§ 309. Le *diagnostic* de ce déplacement est, lorsque l'on examine avec soin, toujours facile. Dans les premiers mois, le traitement du prolapsus de l'utérus gravide consiste à faire la réduction, et à faire porter un pessaire bien fait qui maintient la réduction (le meilleur est le pessaire en caoutchouc de Mayer). Si ce pessaire est bien choisi, il n'amène pas la moindre perturbation dans la grossesse. Lorsque l'on fait la réduction, il est très-important de s'assurer exactement de la direction que prend le fond. Si l'on n'y veille pas, le fond se trouve poussé contre le promontoire, il se renverse en arrière, et si l'on applique alors à l'utérus ainsi placé les moyens de contention, on produit artificiellement une rétroflexion de l'utérus gravide. Si l'utérus prolabé est déjà si volumineux que la réduction soit absolument impossible, il faut soumettre la femme enceinte à un traitement purement expectant, et l'on ne doit provoquer artificiellement l'avortement que s'il survient des symptômes d'étranglement.

3. Hernies.

BIBLIOGRAPHIE. — KLOB, *Path. An. d. weibl. Sexualorgane.* Wien, 1864, p. 105.

§ 310. Comme les hernies de l'utérus non gravide rentrent déjà dans les faits relativement rares, les cas dans lesquels la conception s'est faite dans cet organe ainsi déplacé, ou dans lesquels un utérus gravide a été entraîné dans un sac herniaire, sont encore plus rares.

Les plus fréquentes sont les *hernies ombilicales et ventrales.* Une hernie ombilicale franche qui ne s'accompagne pas d'un écartement des muscles droits ne peut naturellement contenir que l'utérus arrivé à un degré avancé de grossesse. Des cas de cette sorte ont été publiés par Murray (1) et Léotaud (2). Dans les deux cas l'accouchement eut lieu spontanément.

Les hernies ventrales propres de l'utérus gravide sont très-rares. Pourtant il existe dans la science un certain nombre de faits dans lesquels l'utérus, arrivé à un degré avancé de grossesse, se trouvait dans un sac herniaire qui était formé par la dilatation d'une large cicatrice de la paroi abdominale.

§ 311. Les plus fréquentes, si on veut les compter pour des hernies, sont *les hernies de la ligne blanche*, qui consistent en un simple écartement des muscles droits, et dans lesquels le contenu de la hernie semble par conséquent, outre la peau, être recouvert encore par l'aponévrose. Peu prononcé, c'est-à-dire lorsqu'il n'y a qu'une faible partie de l'utérus dans cette poche, ce déplacement est extrêmement fréquent, parce que lorsque le ventre en besace est très-prononcé, il s'accompagne toujours de l'écartement des muscles droits. On reconnaît très-facilement ce déplacement en faisant placer la femme sur le dos, et en lui faisant redresser la partie supérieure du corps. L'utérus s'avance alors comme une tumeur sphérique dans la ligne blanche, tandis que sur ses côtés les bords contractés des muscles droits se laissent facilement délimiter. Le traitement est celui du ventre en besace.

Les cas de hernie de l'utérus gravide, soit crurale, soit inguinale, où le fœtus a pu aller presque jusqu'à la maturité normale, et où il a été mis au monde par une sorte d'opération césarienne, sont extrêmement rares. Klob cite quelques auteurs qui ont recueilli des faits de cette nature. Pourtant ces cas, à l'exception peut-être de celui de Saxtorph (dont l'original qui se trouve dans la collection de la société de médecine de Hanovre ne nous est pas parvenu), ne résistent pas à l'examen. Ainsi notamment le cas de Döhring, cité dans la lettre à Fabrice de Hilden, si ce n'est pas le même que celui de Sennert, peut être rapporté à une laparotomie que Paul Dirlewang pratiqua à Vienne en l'année 1549 sur Marg. Volczer. De plus, il est incontestable qu'il s'agissait dans ce cas d'une grossesse abdominale datant de quatre ans, survenue peut-être seulement après une rupture utérine. Dans le cas de Sennert, récemment reproduit par Wachs, il s'agit bien d'une opération césarienne, c'est le premier cas certain qui se soit produit en Allemagne et il fut pratiqué par le chirurgien de Wittemberg Trautmann. L'utérus se trouvait dans un sac herniaire qui était formé par la cicatrice d'une ancienne blessure.

Cazeaux et Tarnier (3) rapportent, en outre, un cas publié par Ledisma (4) à Salamanque, dans lequel l'hystérotomie fut pratiquée à quatre mois avec succès pour la mère et l'enfant, dans une hernie inguinale droite, dans laquelle se trouvait compris l'utérus.

Scanzoni (5) a observé un cas d'hystérocèle inguinale dans lequel en un an il y eut deux grossesses. La première fois, la grossesse se termina spontanément par un avortement, la deuxième fois Scanzoni fut forcé de provoquer artificiellement l'avortement, à cause d'une inflammation de l'utérus.

On connaît encore quelques cas dans lesquels, à la suite de cicatrices, il s'est formé une hernie ventrale avec l'utérus gravide comme contenu ; ainsi Hohl (6) raconte

(1) *Med. Times*, avril 1859, p. 406.
(2) *Gaz. des hôpit.*, 1859, n° 105.
(3) *Traité des acc.*, 7me édit., p. 728.
(4) *Gaz. méd.*, 1840, p. 715.
(5) *Sc. Beiträge z. Geb. u. Gyn.*, vol. VII.
(6) *Geburtsh. Expl.*, II, p. 278.

qu'il vit survenir un avortement au sixième mois de la grossesse, à la suite d'une plaie pénétrante de l'abdomen, faite par un *taureau*. La malade guérit. Dans la grossesse suivante, tout le fond de l'utérus se trouvait dans un sac herniaire formé par la cicatrice. L'accouchement fut naturel. Ashwell (1) vit tout l'utérus, à une période avancée de la grossesse, être contenu dans un grand sac herniaire formé par la cicatrice d'un vieil abcès. L'accouchement fit rentrer l'utérus dans la cavité abdominale.

c. Déchirures et blessures.

BIBLIOGRAPHIE. — DENEUX, *Essai sur la rupture, etc.* Paris, 1804. — DUPARQUE, *Durchlöch. Einrisse u. s. w. von Nevermann.* Quedlinb. u. Leipzig, 1838, p. 11. — HOHL, *Lehrb. d. Geb.* Leipzig, 1862, p. 260. — R. BARNES, *Obst. Oper.*, 2me éd., p. 336.

§ 312. Nous avons déjà étudié les ruptures de l'utérus anormalement conformé ou anormalement situé, et nous traiterons plus tard des ruptures dans la grossesse interstitielle ou dans les néoformations de l'utérus. En dehors de ces cas l'utérus gavide ne se rompt que très-rarement, et cela n'arrive que quand il est soumis à une contusion considérable. Celle-ci se produit le plus facilement d'avant en arrière, puisqu'alors la paroi dorsale fournit par elle-même la résistance nécessaire. Lorsque l'action contondante s'exerce latéralement, l'utérus ne peut se rompre qu'entre deux corps contondants, parce que ordinairement il se déplace du côté opposé à celui où se fait la contusion. La rupture dans ce cas est naturellement amenée par ce fait que l'utérus, qui présente la plus grande capacité quand sa forme se rapproche de la forme sphérique, subit, lorsque ses parois sont comprimées l'une vers l'autre, une réduction de cette capacité telle, que son contenu est forcé de sortir à travers une déchirure.

Bien plus rares encore sont les ruptures spontanées pendant la grossesse. Leur étiologie est encore très-obscure. Toutefois on peut admettre qu'il faut nécessairement, pour que la rupture spontanée se produise, qu'il y ait ou amincissement des parois, ou faiblesse de l'utérus, soit congénitale (2), soit résultant d'accouchements antérieurs (cicatrices d'opération césarienne), soit un ramollissement inflammatoire aigu. La rupture peut alors être déterminée par la plus faible cause : le fait de soulever un fardeau, un saut, un coup modéré, une chute, la toux, les vomissements, ou tout autre effort des muscles abdominaux suffisent, et même elle peut se produire sans cause appréciable.

Dans quelques cas, le péritoine semble avoir subi une dégénérescence morbide, de telle sorte qu'il ne peut se distendre en proportion de l'accroissement utérin, mais qu'il se fend en une ou plusieurs places. Le parenchyme utérin peut alors se rompre secondairement si l'hémorragie n'entraîne pas la mort. D'autres fois, comme dans le cas rapporté en quelques mots par Hildebrandt (3), c'est le parenchyme qui se déchire, tandis que le péritoine reste intact.

---

(1) *Lehrb. d. Krankh. d. weibl. Geschl.*, éd. par Hölder, p. 203.
(2) Voy. Mangold, *M. f. G.*, vol. VIII, p. 5.
(3) *Berl. Kl. W.*, 1872, n° 36.

Les ruptures peuvent se produire dès le troisième mois ; elles sont pourtant beaucoup plus fréquentes à la fin de la grossesse. Le siége de la rupture est ordinairement (et c'est ce qui les distingue des ruptures pendant l'accouchement) au fond ou du moins dans les parties du corps qui avoisinent le fond de l'organe.

Les symptômes, le diagnostic, le pronostic et le traitement de ces ruptures sont identiques avec ceux des ruptures qui se produisent pendant l'accouchement.

§ 313. Les blessures de l'utérus gravide sont rarés, et ordinairement la mort a lieu par suite des complications très-graves qu'elles entraînent. Lorsque les blessures sont petites, l'avortement peut s'ensuivre, et par suite de la rétraction la blessure peut se fermer ou même la guérison arriver, et l'accouchement ne se faire que plus tard à son temps normal.

Löwenhardt (1) a publié un cas dans lequel, au troisième mois de sa grossesse, une femme fut blessée par son mari d'un coup de faux, immédiatement au-dessus de la symphyse, de telle façon que l'enfant, qui naquit mort quatre heures après, présentait sur l'occipital une plaie transversale qui traversait complétement les os et large d'un pouce. La femme guérit et eut encore ensuite deux grossesses normales.

On trouve encore dans les livres plusieurs cas dans lesquels l'utérus gravide avait été déchiré par la corne d'une vache. Ainsi Geissler (2) raconte un fait de blessure épouvantable de l'utérus, arrivé à un degré avancé de grossesse, par un taureau appartenant à la commune. Le segment supérieur de l'utérus était complétement détaché, la mère fut trouvé mourante, l'enfant vivant était par terre.

d. Inflammation.

1. Endométrique de la caduque.

§ 314. L'implantation de l'œuf fécondé dans la muqueuse utérine exerce sur cette dernière une irritation si considérable, que cette muqueuse subit une hyperplasie qui produit la caduque normale.

Dans certains cas, par exemple, lorsqu'il existe déjà de l'endométrite avant la conception, peut-être aussi lorsqu'elle est déterminée par d'autres causes (syphilis), cet état d'irritation de la muqueuse peut dépasser les limites ordinaires et devenir trop fort.

Les conséquences de cet excès d'activité de formation varient suivant les caractères et la marche de l'irritation inflammatoire.

Cette dernière peut prendre un caractère aigu très-prononcé (choléra étudié soigneusement par Slavjansky) (3), et conduire alors, par apoplexie des membranes, ou à un avortement qui se fait de bonne heure, ou à la destruction de l'œuf, et à la transformation en ce que l'on appelle môles sanguines ou charnues.

Si l'inflammation a une marche chronique, elle peut présenter dans sa marche les trois variétés essentielles suivantes :

(1) *Casper's Wochenschrift*, 1810, p. 60.
(2) *M. f. G.*, vol. XXI, p. 272.
(3) *Archiv f. Gyn.*, IV, p. 285.

a. Endométrite de la caduque, chronique, diffuse.

BIBLIOGRAPHIE. — H. MÜLLER, Bau d. Molen. p. 80. — HEGAR, M. f. G., vol. XXI. Suppl. p. 12. — KLEBS, M. f. G., vol. XXVII, p. 401. — M. DUNCAN, Res. in Obstetrics, p. 290. — FRAU KASCHEWAROWA, Virchow's Archiv, 1868, vol. XLIV, p. 103.

§ 315. La prolifération des cellules de la caduque est chronique et s'étend d'une façon diffuse sur toute la muqueuse. La caduque réfléchie peut aussi y prendre part. Dans les degrés plus élevés, qui ne se distinguent de la forme suivante que par l'uniformité de la maladie de la caduque, le fœtus peut périr, et à la suite de sa mort l'avortement peut survenir. Il est incontestable que l'avortement peut aussi survenir uniquement par suite de l'inflammation de la muqueuse et de l'irritation qu'elle détermine dans les nerfs de l'utérus. La muqueuse épaissie présente les grandes cellules de la caduque réunies en masse, ou bien leur prolifération présente, en particulier dans les couches profondes, une structure caverneuse. Dans l'inflammation chronique de la muqueuse, il se produit même des kystes (1). Dans d'autres cas, l'hyperplasie de la muqueuse a une marche encore plus chronique. La nutrition de l'œuf n'éprouve aucune perturbation, la grossesse atteint son terme normal, et l'inflammation ne se reconnaît qu'à l'exploration des membranes à terme. Mme Kaschewarowa trouva dans les membranes épaissies d'un fœtus à terme, non-seulement du tissu conjonctif en voie de prolifération et des cellules de la caduque, mais même des fibres musculaires lisses de nouvelle formation. Souvent l'épaississement inflammatoire n'est pas répandu d'une façon égale sur toute la périphérie de l'œuf, mais il est limité quelquefois à des parties isolées de cet œuf.

De Hofe (2) a décrit quelques caduques qui servent de transition à la forme suivante, en ce que l'inflammation chronique a donné lieu à la formation de protubérances qui font saillie à la face superficielle de la muqueuse et qui peuvent atteindre le volume d'un grain de blé et au-dessus.

Il n'est pas rare que la prolifération des cellules de la caduque ne soit que secondaire, et déterminée par la mort du fœtus et la dissolution de l'œuf. Cela a lieu surtout lorsque, après la mort du fœtus, l'œuf reste encore longtemps dans la cavité utérine, et qu'il ne se produit pas de fortes hémorrhagies (3).

b. Endométrite muqueuse mamelonnée ou polypeuse.

BIBLIOGRAPHIE. — H. MÜLLER, Bau der Molen. Würzburg, 1847, p. 33. — R. VIRCHOW. Virchow's Archiv, 1861, vol. XXI, cah. 1, p. 118 et Die krank. Geschwülste, vol. II, p. 478, — STRASSMANN, M. f. G., vol. XIX, p. 242. — GUSSEROW, M. f. G., vol. XXVII, 321. — DOHRN, M. f. G., vol. XXXI, p. 375. — V. HASELBERG, Berl. Beitr. z. Geb. u. Gyn., vol. I, p. 34. — VEDELER, Virchow Hirsch'scher Jahresb. für 1871, II, p. 560.

§ 316. Les œufs qui rentrent dans cette catégorie jusqu'ici connus, ont

(1) Voy. Hégar, M. f. G., vol. XXI, suppl., p. 14, et Hégar et Maier, Virchow's Archiv, 1871, vol. LII, p. 161.
(2) Ueber Hyperplasie der Decidua, D. i. Marburg, 1869.
(3) Voy. Duncan, l. c., p. 293.

été expulsés de la fin du deuxième au commencement du quatrième mois, et
ils présentent une modification caractéristique de la caduque.

Ordinairement, la caduque vraie était seule le siége de l'hyperplasie,
tandis que dans les cas décrits par Dohrn et par Muller dans lesquels la caduque vraie manquait, la caduque réfléchie se trouvait dans un état de prolifération des plus développés. La caduque est surtout fortement épaissie dans
les points correspondants à la paroi antérieure et postérieure de l'utérus;
jusqu'à 4 mill. et sur la face qui regarde l'œuf, elle se compose de grosses
excroissances bosselées ou pédiculées en forme de polypes, tandis que la face
utérine semble raboteuse et couverte de coagulums sanguins. L'insertion des

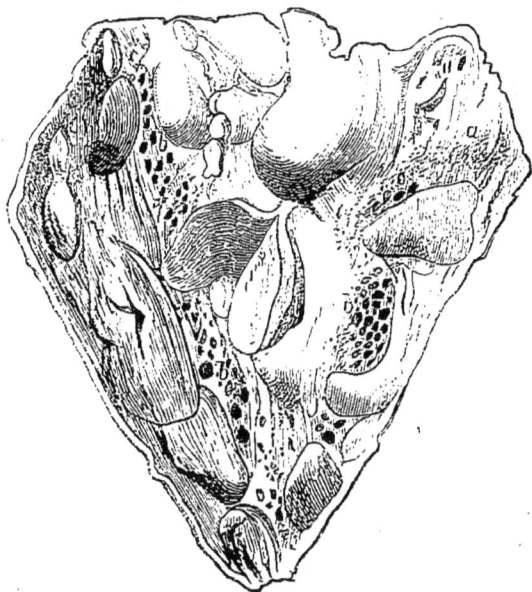

Fig. 99. — Endométrite de la caduque avec protubérances, d'après Virchow.
Face de la caduque correspondant à l'œuf, avec des protubérances. *a*. Fines ouvertures
des glandes. *b*. Grosses ouvertures des glandes.

excroissances se fait ou par une large base, ou sous forme de polypes plus
pédiculés; elles atteignent une longueur d'un demi-pouce et s'élargissent alors
presque immédiatement. Sur leur surface plus fortement colorée en rouge,
manquent les ouvertures des glandes utérines, tandis que dans les autres parties de la muqueuse elles sont très-apparentes. Le microscope fait reconnaître
que l'élément qui prolifère est le tissu interstitiel de la muqueuse. « Dans
une substance faiblement filamenteuse se trouvent de grosses cellules largement étoilées, de forme lenticulaire qui, à une coupe verticale, se présentent
la plupart du temps comme des faisceaux épais (Virchow.) » En outre, toute
la muqueuse, surtout ses papilles, sont très-vasculaires.

Cette modification de la caduque était, sur les œufs abortifs décrits, essentiellement la modification primitive. Dans un seul cas, les villosités du chorion
avaient leur état normal ; sur un œuf observé par Virchow, elles consti-

tuaient de grosses masses cylindriques avec de très-longs prolongements épithéliaux très-fins la plupart du temps. Dans le cas de Gusserow, elles se
terminaient par des renflements en forme de massue, tandis que les œufs de
Dohrn et de Muller présentaient le début d'un myxome multiple des villosités.
L'embryon lui-même n'était bien formé que dans un cas, une fois il était
atrophié, sans allantoïde et vésicule ombilicale appréciable, et les autres fois
il manquait complétement, tandis que deux fois il existait un rudiment de
cordon.

L'étiologie de cette hyperplasie de la muqueuse n'est pas encore tout à fait
claire. Dans le cas de Virchow il existait de la syphilis; il n'y en avait pas
dans les autres cas. Comme l'une des femmes était chlorotique, tandis qu'une
autre avait évidemment eu de l'endométrite, et que la troisième était très-
rapidement après ses couches redevenue enceinte, cet état de prolifération
pourrait bien dépendre d'une irritation de la muqueuse existant déjà avant la
conception. Les modifications du chorion comme celles du fœtus ne sont que
secondaires.

c. Endométrite muqueuse catarrhale. Hydrorrhée des femmes enceintes.

BIBLIOGRAPHIE. — CHASSINAT, Gaz. de Paris, 1858, n° 29, etc. (voy. M. f. G., vol. XV,
p. 465). — C. BRAUN, Zeitschr. d. Ges. d. Wiener Aerzte, 1858, n° 17, p. 257. — C. HENNIG,
Der Katarrh der innern weibl. Geschlechtstheile. Leipzig, 1862, p. 48. — HEGAR, M. f. G.,
vol. XXII, p. 299 et 437 (conf. vol. XXV, suppl. p. 64).

§ 317. L'inflammation chronique de la caduque, comme la muqueuse de
l'utérus non gravide, peut, outre la prolifération des cellules, se traduire
par une sécrétion anormale. Le produit de sécrétion s'acccumule, à ce
qu'il semble, entre la caduque et le chorion (dans quelques cas entre le
chorion et l'amnios), et est de temps en temps expulsé lorsque la caduque
réfléchie se déchire. De grandes quantités, un litre et plus de liquide jaunâtre, séreux, quelquefois coloré par du sang, ne s'écoulent alors naturellement
que dans les derniers mois, mais il peut, dès le troisième mois, se manifester
une excrétion qui se fait goutte à goutte. Le plus souvent l'hydrorrhée se
rencontre chez les femmes hydroémiques, chez lesquelles les excrétions séreuses se produisent surtout facilement; dans quelques cas elles affectent le
type cataménial.

Quelquefois cette expulsion de sérum, mettant en jeu l'activité utérine, la
grossesse s'interrompt; habituellement elle atteint, malgré cela, son terme
normal.

Le diagnostic n'est pas difficile, puisque l'hydrorrhée ne peut être confondue
qu'avec l'écoulement prématuré du liquide amniotique, mais que ce dernier
a pour conséquence la provocation de l'accouchement.

Le traitement doit consister à supprimer tout ce qui est propre à déterminer des congestions du côté de l'utérus. Du reste, il est purement symptomatique.

Note du traducteur. D'après Naegele, l'hydrorrhée serait due à une accumulation de liquide qui se ferait aux dépens de la face interne de l'utérus. Le liquide

ainsi sécrété décolle les membranes et forme une espèce de poche dans laquelle il séjourne jusqu'à ce que sa quantité, augmentant toujours, achève de décoller les membranes jusqu'au col de l'utérus, et alors le liquide fait irruption.

Naegele admet une subinflamation des membranes et compare cet état à celui des sécrétions de la plèvre, quand celle-ci est enflammée. (Voy. Charpentier, *Des maladies du placenta et des membranes*, thèse de concours 1869.)

2. Métrite.

§ 318. L'inflammation du parenchyme même de l'utérus est rare. Elle se produit le plus souvent en s'étendant à tout l'organe, comme état consécutif à des situations anormales, surtout dans la rétroflexion de l'utérus gravide, ou bien elle n'est que partielle et limitée à certaines parties. Elle peut alors se terminer par la suppuration et formation d'abcès. Il n'est pas invraisemblable que quelques cas de rupture spontanée de l'utérus au moment de l'accouchement soient dus à des solutions de continuité de l'organe rendu friable par des ramollissements inflammatoires circonscrits.

Les altérations de nature inflammatoire se rencontrent le plus souvent dans la portion vaginale, du moins chez les femmes enceintes, appartenant aux basses classes de la société.

Ainsi Lieven (1), sur 100 femmes enceintes, abstraction faite des affections bénignes, rencontra 55 fois des ulcérations évidentes, sans que ces ulcérations aient exercé une influence défavorable sur la marche de la grossesse ou de l'accouchement.

3. Périmétrite.

§ 319. L'état fortement hypérémique dans lequel le péritoine qui recouvre l'utérus se trouve pendant toute la grossesse, passe souvent à un état de légère inflammation partielle, qui cause une sensibilité circonscrite de l'organe gravide, et quelquefois a pour conséquence de légers dépôts floconneux. Une formation notable d'exsudats est très-rare, et la transformation en une péritonite générale mortelle ne survient qu'à la suite de traumatismes considérables.

e. Néoplasmes.

1. Fibromes (voy. § 462).

§ 320. Les *tumeurs fibreuses* sont, suivant leur siége, d'une importance très-différente pour la grossesse.

Les fibromes *sous-péritonéaux* rendent la conception difficile et ne modifient le cours de la grossesse que lorsqu'ils sont très-volumineux. On les reconnaît facilement au palper; on peut cependant, dans certains cas, les confondre avec les petites parties fœtales.

Les fibromes *interstitiels* rendent la conception difficile, à un haut degré, surtout lorsque siégeant dans le voisinage de l'orifice interne, ils le rétrécissent. Une fois la grossesse survenue, quelquefois elle atteint sans être troublée le terme normal, mais souvent il survient, soit l'avortement, soit

---

(1) *Würzb. med. Z.*, 1864, vol. V, p. 177.

l'accouchement prématuré. Il peut même se produire une rupture spontanée de l'utérus.

Les fibromes *sous-muqueux* à base tantôt large, tantôt étroite, ne permettent que très-exceptionnellement la conception. Si celle-ci a lieu, la grossesse ordinairement se termine prématurément par l'avortement, et ce n'est que dans des cas extrêmement rares qu'elle atteint son terme normal. Si le fibrome sous-muqueux est pédiculé, il peut, surtout si le polype sort du col, survenir pendant la grossesse des hémorrhagies fort dangereuses.

Le diagnostic des fibromes interstitiels et sous-muqueux est, dans le plus grand nombre des cas, fort difficile, si l'on n'a pas eu occasion avant la grossesse de faire une exploration gynécologique. Dans les premiers temps de la grossesse on risque, si le volume du fibrome est considérable, de reconnaître le fibrome, mais de méconnaître la grossesse, tandis que dans les derniers temps de la grossesse, les fibromes la plupart du temps échappent au diagnostic.

Tandis que les fibromes sous-péritonéaux pendant la grossesse conservent leur structure normale, les autres ordinairement se ramollissent plus ou moins, si bien que dans les cas extrêmes ils peuvent aller jusqu'à se transformer en une bouillie brun rougeâtre.

Note du traducteur. Ce ramollissement des corps fibreux pendant la grossesse, qui a été contesté en partie par M. Gueniot, est admis aujourd'hui par tous les accoucheurs, mais il se prononce surtout au moment de l'accouchement, et nous verrons dans le chapitre consacré à la pathologie de l'accouchement, qu'il s'accompagne alors souvent d'un autre phénomène, le déplacement de la tumeur, déplacement qui a permis plusieurs fois à l'accouchement de se terminer par les voies naturelles (forceps ou version), dans des cas où le volume de la tumeur et l'obstruction du bassin qui en résultaient avaient fait agiter pendant la grossesse la question de l'opération césarienne.

2. Carcinome.

Une des complications les plus désolantes de la grossesse est le *cancer* de la matrice, qui survient primitivement et presque exclusivement au col. La conception, en général, n'a lieu que lorsqu'il est tout à fait au début. Par suite de l'apport plus développé des liquides à l'utérus, la prolifération et en même temps la dégénérescence des matériaux de nouvelle formation se trouve augmentée de telle façon que le mal pendant la grossesse fait de rapides progrès. Très-habituellement l'avortement en résulte, mais il peut aussi se produire une rupture dans le néoplasme, parce que ces masses de nouvelle formation ne peuvent pas s'étendre avec l'utérus qui se développe. Ce n'est que dans des cas très-rares, lorsque le mal n'est pas encore très-développé, que la grossesse atteint son terme normal.

Le diagnostic ne présente aucune difficulté, puisque le col se comporte exactement comme dans les cas de cancer où il n'y a pas de grossesse. Le traitement, si la prolifération est considérable, doit être purement symptomatique. En première ligne il faut veiller aux soins de propreté. L'avortement artificiel n'est pas autorisé.

2. TUMEURS DES ORGANES DE VOISINAGE.

BIBLIOGRAPHIE. — DOUMAIRON, *Étude sur les kystes ovariques compliquant la grossesse, l'accouchement et la puerpéralité.* Thèse, Strasbourg, 1868. — GALLET, *Histoire des kystes de l'ovaire, etc.*, mémoire couronné par l'Académie royale de Belgique, 1868-1870.

§ 322. Ce sont presque exclusivement les tumeurs ovariques qui viennent compliquer la grossesse et dont il faut s'occuper ici. Si leur volume n'est pas considérable, la grossesse continue sa marche sans être troublée, et même il n'est pas rare que l'on ne découvre la tumeur que pendant les suites de couches. Si le volume est un peu plus considérable, les malaises de la grossesse sont seulement augmentés. Pourtant des kystes de l'ovaire, même d'un volume moyen, surtout s'ils sont fixés au voisinage du petit bassin, peuvent facilement amener une interruption prématurée de la grossesse.

Les gros kystes ovariques se comportent autrement. Ils ne semblent pas conduire d'une façon particulièrement fréquente à l'avortement, mais dans les derniers temps de la grossesse ils déterminent des troubles graves et mettent la femme en danger. La distension exagérée du ventre amène l'œdème de la moitié inférieure du tronc, et surtout des troubles de la respiration à un degré tel qu'on est obligé d'intervenir ; de plus, le kyste est exposé à des ruptures, et la rotation sur son axe de la tumeur ovarique paraît surtout fréquente dans la grossesse.

On serait donc inexcusable dans les grosses tumeurs de l'ovaire de se borner à la médecine expectante. D'après les observations les plus récentes, ce qui paraît le meilleur, c'est, si cela peut se faire dans les premiers mois de la grossesse, de pratiquer l'ovariotomie. Elle n'est pas alors plus dangereuse que dans les circonstances ordinaires. Si l'on rejette l'ovariotomie, on a conseillé la ponction, surtout s'il s'agit d'un kyste uniloculaire, ou du moins d'un kyste fortement développé. Elle n'entraîne pas en tout cas plus de danger qu'en dehors de la grossesse. La provocation de l'accouchement prématuré n'est pas indiquée (1).

L'ovariotomie a été plusieurs fois, en partie involontairement, en partie volontairement pratiquée pendant la grossesse. Si nous faisons abstraction de trois cas, où l'on a ponctionné l'utérus croyant avoir affaire à un kyste, il reste huit de ces cas qui ont été opérés par Burd, Atlee, M. Sims, Keith et Spencer Wells (4 fois). Dans six d'entre eux, il y eut guérison et la grossesse ne fut pas interrompue. Une femme guérit mais avorta et une seule mourut, et encore non de l'opération elle-même, mais trente jours après, d'épuisement dû à des vomissements purulents.

D'un autre côté, la grossesse n'est pas sans influence sur le kyste. Que ces kystes ordinairement pendant la grossesse s'accroissent fortement, c'est ce que l'on peut mettre en doute. Mais il survient souvent des péritonites partielles avec formation d'adhérences. Il peut aussi survenir l'inflammation

(1) *London Obst. Tr.*, IX, p. 82, XI, p. 200, 251 (Spencer Wells, *Deseases of the ovaries*, London, 1872, p. 167), p. 263 et XIII, p. 275 ; Doumairon, *Ét. sur les kystes ovariques, etc.*, thèse, Strasbourg, 1868 ; Hartmann, *M. f. G.*, vol. XXXIII, p. 196.

de la surface interne du kyste avec suppuration (nous avons déjà signalé les ruptures et les rotations sur l'axe). Vernisch (1) a même cherché à rendre vraisemblable que dans certains cas la grossesse déterminerait le passage à la forme maligne.

3. ANOMALIES DU VAGIN.

§ 323. La muqueuse du vagin pendant la grossesse est déjà tuméfiée d'une façon physiologique et ses sécrétions sont abondantes. Cette tuméfaction s'étend en partie jusqu'au tissu sous-muqueux. Mais souvent, en même temps chez les primipares surtout, il se forme une hypertrophie des papilles qui donne à la muqueuse un aspect particulièrement rugueux, granuleux. Lorsque le catarrhe augmente, ces proliférations hypertrophiques peuvent devenir très-grosses et donner lieu, par fusion de leurs pointes les unes avec les autres, à la formation d'un nombre considérable de petits kystes entre les papilles. Du moins cette explication de Winckel nous paraît la plus plausible pour expliquer les cas décrits par lui de colpohyperplasie kystique (2).

La sécrétion de la muqueuse vaginale peut atteindre un degré tel qu'elle constitue une blennorrhée extrêmement pénible, quelquefois même elle est de nature virulente. La sécrétion prend alors facilement un caractère purulent et peut devenir extrêmement abondante. La sécrétion qui ne provient pas d'une infection blennhorragique est plus épaisse, blanche, crémeuse, ou lorsque la sécrétion est très-abondante, purement séreuse. Le traitement, si l'on ne veut pas interrompre prématurément la grossesse, doit être aussi peu actif que possible, et l'on doit se borner à des soins de propreté et à des injections émollientes.

§ 324. Quelquefois le catarrhe vaginal se complique de mycosis. On trouve alors dans quelques places, en particulier à l'entrée du vagin, des plaques adhérentes blanchâtres ou gris jaunâtre, à fond rouge, qui sont constituées par des amas considérables de petits champignons en voie de multiplication (voy. fig. 100). Quelquefois le catarrhe ne donne lieu à aucun symptôme, tandis que ordinairement il s'accompagne de démangeaisons très-pénibles (3). On rencontre très-ordinairement dans le vagin un

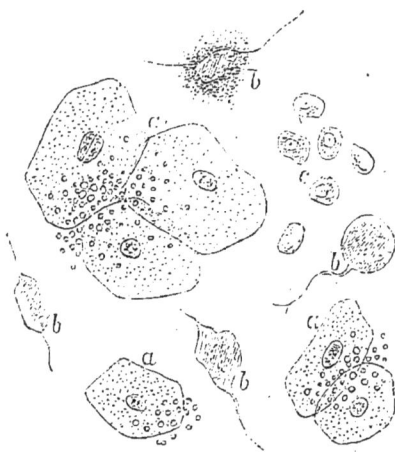

Fig. 100. — Sécrétion vaginale chez les femmes enceintes. d'après le Dr Seo Gerlach. *a.* Lamelles épithéliales du vagin avec les spores des champignons. *b.* Trichomonas vaginal. *c.* Corpuscules muqueux.

(1) *Berl. B. z. Geb. u. Gyn.*, vol. II, p. 143.
(2) *Archiv, f. Gyn.*, vol. II, p. 383.
(3) L. Mayer, *M. f. G.*, vol. XX, p. 2, Winkel, *Berl. kl. Wochenschrift*, 1866, no 235 Haussmann, *Die Parasiten der weibl. Geschlechtsorgane*, etc. Berlin, 1870.

infusoire, le *Trichomonas vaginalis* (voy. fig. 100 *b*). Mais cet infusoire est inoffensif.

§ 325. Les hémorrhagies provenant du vagin ou des organes génitaux externes sont très-rares pendant la grossesse. Elles peuvent être dues à la rupture de varices, mais elles surviennent le plus souvent sans cela. Si le sang s'écoule à l'extérieur, il faut appliquer à l'hémorrhagie le traitement ordinaire, si le sang s'est répandu dans le tissu cellulaire (thrombus du vagin ou de la vulve); on doit chercher par le froid à prévenir l'extension de l'hémorrhagie, et s'il s'est formé une tumeur, on l'ouvre (1).

4. ANOMALIES DES MAMELLES.

§ 326. L'hypérémie des mamelles qui commence déjà pendant la grossesse et la sécrétion des glandes mammaires, peuvent atteindre un degré tel que cela peut amener les formes bénignes de la mastite parenchymateuse. La mamelle se tuméfie fortement, devient rouge, tendue et sensible. Il suffit de faire sortir le lait et d'exciter l'activité du tube intestinal pour arrêter facilement cette inflammation commençante, mais la plupart du temps elle disparaît sans autre conséquence, en dehors de tout traitement, et ce n'est que dans des cas très-rares qu'elle se termine par une mastite suppurée. Cette dernière se produit bien plus souvent chez les femmes enceintes, quoique encore assez rarement, sous l'influence d'un traumatisme.

MALADIES DE L'ŒUF

a, VICES DANS LE LIEU DE DÉVELOPPEMENT. — GROSSESSE EXTRA-UTÉRINE.

BIBLIOGRAPHIE. — HEIM, *Horn's Archiv*, N. F., 1812, I, 1 (voy. *Wittlinger's Anaiecten*, I, 2, p. 321). — DEZEIMERIS, *Journ. des connaiss. méd.-chir.*, 1836-(voy. *Anal. f. Frauenkr.*, vol. III. Lepzig, 1842, p. 111). — CAMPBELL, *Abh. über d. Schwang. auss d. Gebärmutter von Ecker.* Karlsr. u. Freib., 1841. — MEISSNER, *Frauenzimmerkrankheiten*, III, 1re part. Leipzig, 1846, p. 459. — KIWISCH, *Klinische Vorträge*, etc. 2me édit. Prag., 1852, II, p. 233. — HECKER, *M. f. G.*, vol. XIII, p. 81. — CZIHAK, *Scanzoni's Beiträge*, vol. IV, p. 72. — KLOB, *Path. Anat. d. weibl. Sexualorg.*, p. 519. — KELLER, *Des grossesses extra-utérines, etc.* Paris, 1872. — EDOUARD DE SMET, *Des Gross. extra-utérines.* Bruxelles, 1868. — CAUWENBERGHE, *Des Gross. extra-utérines.* Bruxelles, 1865.

§ 327. Il peut arriver par exception que l'œuf fécondé n'arrive pas dans l'utérus, mais se développe dans l'ovaire, la cavité abdominale libre ou dans la trompe.

Pour comprendre la production de cette anomalie intéressante et dangereuse, il faut se reporter aux conditions normales de l'expulsion de l'œuf hors du follicule de de Graaf et à sa migration jusqu'à l'utérus (voy. § 21). On a constaté l'existence des spermatozoïdes sur l'ovaire et dans toute la partie pelvienne de la cavité abdominale chez les animaux, et le voyage aussi étendu

(1) V. Franque, *Wiener med. Presse*, 1865, no 47.

des spermatozoïdes est prouvé chez l'homme par les cas de supermigration externe du sperme (v. § 296). Aussi la possibilité de la fécondation d'un œuf en dehors de l'utérus et des trompes ne peut-elle être mise en doute. Si l'on accepte cela, l'existence des grossesses abdominales et ovariques n'a plus rien d'extraordinaire. Car d'une part l'œuf, au lieu d'être entraîné comme d'habitude avec le sérum lors de la rupture du follicule de de Graaf, peut sans aucun doute, par exception (cela est surtout facile si la déchirure est petite et si la sécrétion du sérum se fait lentement), rester dans la cavité du follicule de de Graaf, et là être fécondé par le sperme qui est arrivé jusqu'à ce point. D'une autre part, il peut arriver que l'œuf expulsé du follicule de de Graaf n'atteigne pas, pour une raison quelconque, le pavillon de la trompe, et soit fécondé dans la cavité abdominale libre. Les obstacles que l'on doit considérer ici sont surtout les suivants :

Ou bien le follicule de de Graaf se rompt à une place si éloignée de l'extrémité de la trompe, que le courant séreux qui se dirige vers cette dernière n'agit pas dans la cavité abdominale d'une façon suffisante sur l'œuf; ou bien qu'un mouvement anormal des viscères abdominaux, surtout du gros intestin, écarte fortement l'œuf de son chemin ; ou bien que le mouvement vibratile de la trompe a, par suite d'un catarrhe de la trompe, cessé complétement ou en partie, par suite de la destruction des cellules vibratiles, ou bien enfin l'extrémité de la trompe du côté qui correspond à l'œuf est obstruée, et la semence fécondante a passé librement dans la cavité abdominale par l'orifice de la trompe du côté opposé.

Toutes ces circonstances n'ont rien de très-extraordinaire, de sorte que l'on peut presque s'étonner que les grossesses abdominales ne soient pas plus fréquentes qu'elles ne le sont en réalité, et peut-être leur rareté relative tient-elle moins à ce qu'il est rare de voir des œufs fécondés rester dans la cavité abdominale, qu'à ce que bien plutôt ces œufs n'y trouvent qu'exceptionnellement les conditions favorables pour leur développement ultérieur, et par conséquent périssent dans le plus grand nombre des cas, et subissent la résorption.

§ 328. Quant à ce qui concerne la production de la *grossesse tubaire*, dans ces grossesses, l'œuf est recueilli comme d'habitude par la trompe, mais il ne continue pas son chemin jusqu'à l'utérus, et il s'arrête et se développe ultérieurement dans la trompe. La trompe peut dans ces cas avoir laissé passer le sperme nécessaire à la fécondation de l'œuf, mais l'œuf lui-même peut s'être trouvé arrêté ou par un repli de la muqueuse, ou parce que la trompe est trop étroite pour lui. (Dans le cas de Beck (1), ce qui empêcha l'arrivée de l'œuf dans la matrice, ce fut un petit polype situé dans la partie intra-utérine de la trompe. Dans celui de Breslau (2), on ne pouvait en accuser le polype). Mais il peut aussi arriver, si par exemple la trompe gauche présente une atrésie dans un point situé du côté de l'utérus, que le sperme arrive dans la cavité abdominale par l'orifice abdominal de la trompe droite, et aille

---

(1) *Illustr. med. Z.*, 1852, vol. II, p. 192.
(2) *M. f. G.*, vol. XXI, suppl., p. 119.

y féconder un œuf provenant de l'ovaire gauche. Si cet œuf fécondé pénètre alors dans l'extrémité abdominale de la trompe gauche qui se trouve de son côté, il peut naturellement se trouver arrêté au point oblitéré de cette trompe. Peut-être aussi le catarrhe de la trompe, avec perte des cils vibratiles, peut-il empêcher totalement la progression de l'œuf, ou du moins la ralentir à ce point qu'il se trouve encore dans la trompe au moment où il cherche à se greffer sur les parties qui l'entourent. Les obstructions, les atresies de la trompe sont dues le plus souvent à de vieilles périmétrites qui ont pour conséquence des flexions, des étranglements de la trompe (1). Des péritonites partielles entraînent souvent les mêmes résultats. Elles peuvent avoir pour conséquence la stérilité complète, ou du moins rendre la conception extrêmement difficile. Ce qui confirme cette opinion, c'est qu'un grand nombre de primipares ne sont atteintes de grossesses extra-utérines qu'après avoir été longtemps stériles, et que de plus chez beaucoup de multipares il s'est écoulé un long intervalle sans conception avant qu'on ne voie se manifester une grossesse extra-utérine.

Le cas de Hassfurther (2) prouve du reste que, quoique cela soit extrêmement rare, les grossesses tubaires peuvent être dues à une supermigration interne de l'œuf, c'est-à-dire à ce fait que l'œuf parvenu normalement dans l'utérus peut en ressortir pour pénétrer dans la trompe.

Les faits sûrement constatés par l'expérience, que les grossesses extra-utérines sont plus fréquentes du côté gauche que du côté droit, sont difficiles à expliquer.

Lecluyse (3) a observé une cause certainement unique de grossesse abdominale. Il s'agissait d'une femme qui, anciennement, avait subi l'opération césarienne pour un rétrécissement du bassin et qui, plus tard, succomba à la laparotomie faite pour une grossesse abdominale. Comme il était resté dans la plaie faite par l'opération césarienne une ouverture longue de 4 centimètres qui faisait communiquer la cavité utérine et la cavité abdominale, il est extrêmement vraisemblable que l'œuf fécondé avait, par cette ouverture, passé de l'utérus dans la cavité abdominale.

Presque plus rare encore est le fait de Koeberlé, fait qui survint chez une dame à qui il avait enlevé l'utérus à cause d'un corps fibreux. La conception se fit par une fistule restée dans la cicatrice du col. La grossesse dont elle mourut devait nécessairement être extra-utérine, puisqu'elle n'avait plus d'utérus.

§ **329.** La grossesse extra-utérine est plus fréquente chez les multipares. Les grossesses tubaires sont de beaucoup les plus fréquentes. Les grossesses ovariques, dont l'existence est complétement niée par quelques auteurs, doivent du moins, d'une façon générale, être considérées comme extrêmement rares. Nous essayerons plus tard de confirmer par plus de détails leur existence, en montrant que, à notre avis, toute une série de faits que l'on a décrits comme étant des cas de grossesse abdominale, ne sont en réalité que des cas de grossesse ovarique.

---

(1) Virchow, *Ges. Abh.* Frankfurt, 1856, p. 795 ; Hecker, *l. c.*, p. 93.
(1) § 21, note.
(2) *Bulletin de l'Acad. roy. de méd. de Belg.*, 1869, t. III, n° 4, p. 362, voy. *Med. Centralblatt*, 1869, n° 37.

D'après ce que nous avons dit de l'étiologie de la grossesse extra-utérine, on ne doit pas s'étonner qu'il existe dans les livres une série de faits dans lesquels il y a eu simultanément grossesse utérine et grossesse extra-utérine. Ces cas ont été observés par Goessmann (1), Pellischek (2), Cook (3), Sager (4), Landon (5), Pollack (6), Argles (7), Rosshirt (8), Clarke (9) et Pennefather (10). Dans les deux derniers cas, le résultat fut heureux pour la mère.

Rosshirt, trois jours après l'accouchement facile de l'enfant intra-utérin, amena, par une incision du vagin, l'enfant extra-utérin mort et en fit l'extraction avec le forceps. La mère mourut d'hémorrhagie dans le sac fœtal. Dans le cas de Beach (11), le fœtus extra-utérin fut expulsé dans un avortement à six semaines, tandis que son jumeau se développa dans l'abdomen jusqu'à son terme. Sale (12), chez une négresse, fit, par la laparotomie, d'abord l'extraction d'un enfant extra-utérin, puis, comme il découvrit que l'utérus en contenait un autre, il fit l'opération césarienne et enleva l'enfant intra-utérin. Les deux enfants étaient vivants, la mère mourut le cinquième jour. Plus fréquents encore que ces cas sont ceux dans lesquels, après la guérison relative de la grossesse abdominale, c'est-à-dire la transformation du fœtus en lithopædion, on voit survenir une grossesse intra-utérine. (Voy. § 350. Note.)

L'enfant extra-utérin peut aussi être logé dans un sac herniaire, si bien que, non-seulement il se trouve hors de l'utérus, mais même hors de la cavité abdominale. C'est parmi ces cas qu'il faut ranger les faits publiés par Skrivan (13), par Widerstein (14) et par Genth (15). Dans ce dernier, on fit par la laparotomie l'extraction d'un enfant qui avait environ quatre mois. La mère guérit. Dans le cas de Müller (16), on fit l'extraction d'un enfant à terme vivant. La mère mourut.

§ 330. *La grossesse tubaire* (fig. 101) se distingue, suivant le point où l'œuf se développe, en grossesse intestinale ou tubo-utérine, en grossesse tubo-abdominale et grossesse tubaire proprement dite. Examinons d'abord cette dernière, qui est la plus fréquente.

Lorsque l'œuf fécondé retenu dans la trompe s'y développe ultérieurement, la muqueuse de la trompe bourgeonne d'une façon analogue à celle de l'utérus dans la grossesse utérine, si bien qu'il se forme une caduque normale sérotine, et souvent une caduque vraie réellement épaisse, et même une caduque réfléchie. Le chorion se développe sur l'œuf de la façon habituelle, ses villosités s'enfoncent dans la muqueuse, forment au point où l'œuf est greffé le placenta, et s'atrophient dans le reste de la périphérie. A mesure que l'œuf s'accroît, la partie correspondante de la trompe se distend, et ordinairement on ne peut plus reconnaître plus tard les deux ouvertures dans le canal tu-

(1) *De concept. dupl.*, etc. Marburg.
(2) *Oesterr. Z. für prakt. Heilk.*, 1865, n° 27.
(3) *Lancet*, 1863, 11 juillet.
(4) *Amer. J. of the med. sc.* Janvier 1871, p. 298.
(5) *Schmidt's Jahrb.*, 1871, vol. CL, p. 53.
(6) *Virchow- Hirsch'scher Jahresb. für* 1871, p. 572.
(7) *Lancet*, 16 sept. 1871.
(8) *Lehrbuch d. Geburtshülfe*, p. 144, note.
(9) *Med. Times and Gaz.*, 13 déc. 1856.
(10) *Lancet*, 1863, n° 25.
(11) *Boston gyn. J.*, vol. V, p. 103.
(12) *Amer. J. of Obst.*, IV, p. 655.
(13) *Zeitschr. d. Ges. d. Wiener Aerzte*, 1851, 770, et Lumpe, 1853, p. 186.
(14) *Med. Jahrbücher für d. Herzogth.* Nassau, 1853, vol. XI, p. 478.
(15) *Verh. d. Ges. für Ges. in Berlin*, cah. 8.
(16) *Allgem. Wiener med. L.*, 1862, n° 29.

baire ou du moins celle qui se trouve du côté de l'utérus. Ordinairement, on ne peut exactement constater sur le cadavre si dans ce cas la grossesse tubaire a été causée par l'imperméabilité de ce point, ou si l'occlusion ne s'est produite que secondairement par les modifications de la partie qui entoure l'œuf qui se développe. L'œuf écarte les fibres de la tunique musculaire de la trompe, si bien que le sac fœtal, dont les parois ne sont plus formées que par le péritoine et la muqueuse de la trompe, constitue une sorte de

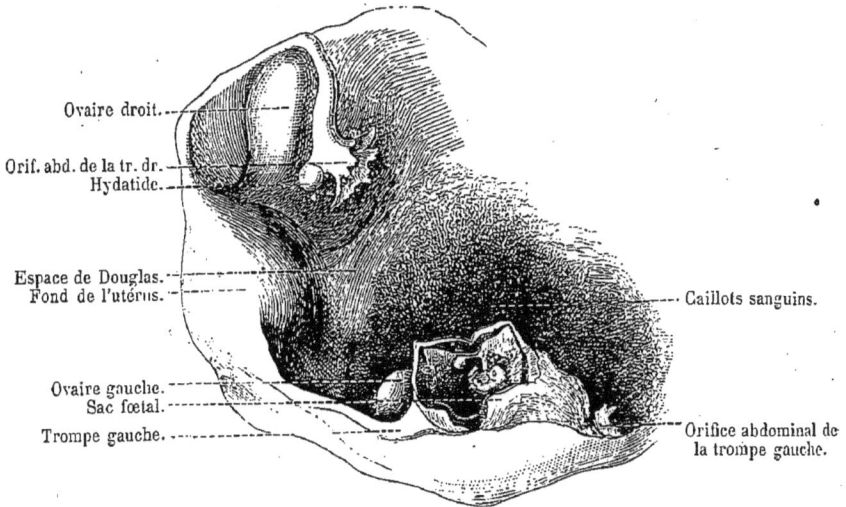

FIG. 101. — Grossesse tubaire avec hémorrhagie interne, d'après une pièce qui se trouve dans le musée anatomo-pathologique d'Erlangen. Dans le sac fœtal qui est fendu en quatre parties et dont les parties externes sont recouvertes par la paroi de la trompe et les internes formées par la caduque qui a fortement bourgeonné, on voit l'embryon encore très-petit avec la vésicule ombilicale.

poche qui fait saillie hors de cette trompe. Pendant ce temps, il se passe presque constamment dans l'utérus les mêmes modifications que celles que produit au début la grossesse normale. Tout l'organe s'hypertrophie, sa muqueuse se transforme en une caduque complète, et dans le col se forme ce que l'on appelle le bouchon muqueux.

§ 332. La grossesse tubaire, abstraction faite des malaises habituels de la grossesse normale, ne ne traduit ordinairement par aucun *symptôme* jusqu'à la rupture du sac fœtal. Alors on voit survenir les signes d'une hémorrhagie interne grave ou bien c'est la péritonite aiguë qui occupe le premier plan, et la mort survient rapidement. Il est plus rare de voir se manifester à plusieurs reprises les symptômes alarmants d'une hémorrhagie interne subite et d'une péritonite aiguë, sous l'influence de déchirures partielles se succédant l'une à l'autre, jusqu'à ce que la malade succombe à la rupture complète.

§ 333. La *terminaison* de beaucoup la plus fréquente de la grossesse tubaire est la rupture du sac fœtal. Elle survient dans le plus grand nombre de cas dans les deux premiers mois, souvent dans le troisième, plus rarement seulement dans le quatrième ou le cinquième.

Sur 45 cas rassemblés par Hecker, la rupture se fit 26 fois dans les 2 premiers mois, 11 fois dans le 3ᵉ, 7 fois dans le 4ᵉ et 1 fois dans le 5ᵉ. Ce n'est assurément que dans des cas extrêmement rares que la grossesse tubaire atteint le terme normal. Mais que cela soit possible, c'est ce que prouve le cas récemment publié par Spiegelberg (1), qui montre d'une façon incontestable que la trompe a été le siége de la grossesse qui a été jusqu'à son terme.

La rupture se fait le plus souvent au point le plus aminci de la périphérie du sac fœtal, mais quelquefois aussi au point même où s'insère le placenta (2). Il n'est pas rare de voir la rupture se faire progressivement, et ne se produire complétement qu'après que des déchirures partielles se sont déjà faites depuis quelque temps.

§ 334. Lorsque la rupture se produit, l'hémorrhagie qui se fait dans la cavité abdominale entraîne immédiatement les plus grands dangers. Dans un grand nombre de cas, l'épanchement du sang est si considérable, que la mort est produite par l'hémorrhagie interne; mais même dans les cas où la femme résiste à l'hémorrhagie, elle meurt ordinairement de péritonite consécutive.

L'hémorrhagie aussi bien que le danger de la péritonite est moindre si, ce qui toutefois est rare, l'œuf, après la rupture, ne tombe pas dans la cavité abdominale, mais reste dans la trompe. C'est probablement ce qui s'est passé dans le plus grand nombre des cas de guérison de grossesses tubaires.

Virchow (3) trouva par hasard, en faisant une autopsie, une guérison ainsi survenue, et, dans ce cas, l'œuf, vraisemblablement, n'était pas entièrement sorti de la trompe. Les cas qui ont été communiqués à la Société médicale de Berlin par Schoeller, Mayer et Wegscheider (4) et dans lesquels, malgré la guérison, le diagnostic de grossesse tubaire avec rupture était facile à rétablir d'une façon incontestable, rentrent probablement dans cette catégorie, ainsi que le fait publié récemment par Huber (5), dans lequel une grossesse très-vraisemblablement tubaire se termina après rupture par un abcès. Les obstacles à l'hémorrhagie sont encore bien plus favorisés lorsque l'œuf s'arrête comme un tampon dans l'orifice de la déchirure. C'est ce qui arriva dans le cas de Wiedersperg (6), dans lequel la femme ne succomba qu'à la péritonite consécutive.

L'hémorrhagie peut aussi se trouver limitée parce qu'elle se fait dans l'espace de Douglas, séparé des autres parties de la cavité abominale par des pseudo-membranes, comme cela eut lieu (7) dans l'observation de Kussmaul (8). Une collection sanguine analogue, hématocèle rétro-utérine, peut du reste ne se former que secondairement dans l'espace de Douglas, si le sang s'écoule lentement et est enkysté par des exsudats péritonitiques. Une observation recueillie par nous (9) peut très-vraisemblablement être interprétée dans ce sens. Dans un autre cas observé par nous (10), qui se termina par la mort, l'espace de Douglas se trouvant fermé par des pseudo-membranes, il s'était formé une hématocèle anté-utérine.

---

(1) *Arch. f. Gyn.*, vol. I, p. 406.
(2) Kreuzer voy. Kussmaul, *Von d. Mangel u. s. w. der Gebärmutter*, p. 363.
(3) *L. c.*, p. 796.
(4) *Verh. d. Berl. g. Ges.*, II, p. 3.
(5) *Deutsches Archiv, f. klin. Med.*, 1870, vol. VIII, p. 120.
(6) *Prager Vierteljahrsschrift*, 1865, vol. IV. p. 23.
(7) *L. c.*, p. 336.
(8) Voy. encore Duncan, *Edinb. med. J.*, janv. 1864.
(9) *Berliner kl. Wochenschrift*, 1868, nº 4.
(10) *Arch. f. Gyn.*, V, p. 352.

§ 335. Si l'œuf passe dans la cavité abdominale, la règle est que la femme succombe à la péritonite, pourtant il est incontestable que, même dans ces cas, l'œuf peut s'enkyster, et dans les premiers temps de son développement, subir la résorption jusqu'à ce qu'on n'en trouve plus que quelques traces. Si le fœtus était plus âgé il peut éprouver toutes les modifications que nous avons déjà appris à connaître dans la grossesse abdominale.

Dans des cas très-rares, la rupture de la trompe peut se faire en un point de sa périphérie où elle n'est pas recouverte par le péritoine. Le fœtus peut alors, en sortant de la trompe, passer entre les deux feuillets du ligament

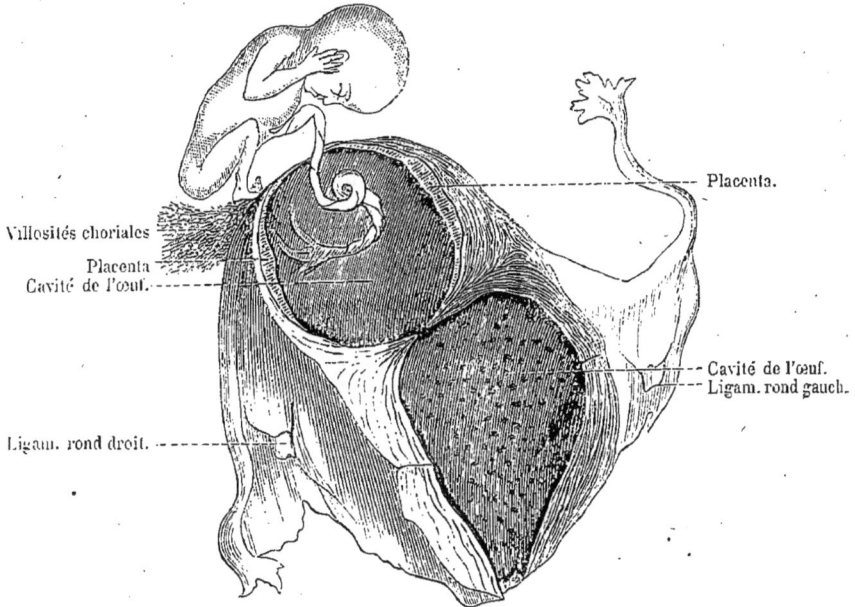

FIG. 102. — Grossesse interstitielle, d'après Poppel.

large du côté correspondant, et se trouver ainsi après la rupture de la trompe placé en dehors du péritoine (Dezeimeris). La mort dans ces cas résulte aussi de l'hémorrhagie, de la déchirure du ligament large et de la péritonite.

La grossesse tubaire peut se terminer plus heureusement lorsque la mort du fœtus est primitive, et que par conséquent la guérison peut survenir sans que la trompe se rompe. Si cela arrive à une période très-peu avancée de la grossesse, l'œuf subit les transformations que nous étudierons à propos des œufs abortifs. Le fœtus est résorbé et l'œuf est fortement modifié par les épanchements sanguins. Si le fœtus meurt alors qu'il est déjà plus développé, il peut, sans rupture de la trompe, se transformer dans celle-ci en lithopædion.

§ 336. La grossesse tubaire présente des différences essentielles, lorsqu'elle a lieu, dans la partie de la trompe qui a son trajet dans le tissu utérin. *Grossesse tubo-utérine ou interstitielle* (v. fig. 102).

Dans le plus grand nombre des cas, la rupture se fait encore ici dans les trois premiers mois, mais l'œuf peut aussi, lorsque la muqueuse de la trompe est déchirée, rester entre les fibres musculaires de l'utérus, qui se sont écartées, et s'y développer ultérieurement jusqu'à la fin normale de la grossesse, en distendant peu à peu par son accroissement le péritoine.

Dans quelques cas (sûrement constatés par Braxton Hicks) (1), l'ouverture utérine de la trompe peut se dilater assez pour permettre au fœtus de parvenir secondairement jusque dans l'utérus lui-même. L'amincissement considérable de la paroi utérine, au point primitif de l'insertion de l'œuf, peut encore amener la rupture. Mais l'enfant naît par les voies naturelles.

§ 337. La différence d'avec la grossesse tubaire simple, se constate facilement à l'autopsie par le rapport du ligament rond avec le sac fœtal. Dans la grossesse interstitielle, il passe en dehors de ce sac ; dans la grossesse tubaire simple, il passe entre l'utérus et le sac fœtal. Il peut être très-difficile de la distinguer d'avec une grossesse ayant lieu dans une corne utérine complète ou rudimentairement développée, puisque le rapport du ligament rond avec le sac fœtal est le même dans les deux cas, et que l'épaisseur de la cloison entre le sac fœtal et l'utérus lui-même, qui toutefois est, en général, moindre dans la grossesse interstitielle, ne se distingue que par une question de degré.

Le signe que donne Poppel (2) que notamment la caduque est moins complétement formée dans la trompe que dans la corne accessoire de l'utérus, peut ne pas être décisif, car la partie de la trompe dont le trajet se fait dans la paroi utérine présente aussi une caduque. Dans les autres parties de la trompe, il se forme non-seulement une caduque vraie (3) mais aussi une caduque réfléchie (4).

Baart de la Faille (5) a rassemblé les cas appartenant à cette variété de grossesse extra-utérine et les a soumis à un examen critique. Il est arrivé à cette conclusion, que jusqu'à l'époque de son travail on avait publié 15 cas dans lesquels l'existence réelle de la grossesse interstitielle ne peut pas être mise en doute. Ces cas sont ceux de W. J. Schmitt (6), Hedrich (7), Albers Mayer (8), Cliet (9), Breschet (10), Dance (11), Moulin (12), Breschet (13), Auvity-Menière (14), Hohnbaum-Carus (15), Czihak (16), Rosshirt (17), Vorndörfer (18) (ce cas est très-incertain, et il s'agit vrai-

---

(1) *Obst. Transact.*, IX, p. 57.
(2) *M. f. G.*, vol. XXI, p. 208.
(3) Voy. Hennig, *M. f. G.*, vol. XXXIII, p. 265.
(4) Voy. Winkel, *Tageblatt. d. Rostocker Naturforschervers.*, 1871, p. 120, et Landon, *Schmidt's Jahrb.*, 1871, vol. CL, p. 53.
(5) *Verhandeling over Grav. tubo-uterina*, Groningen, 1867 ; voy. *Schmidt's Jahrbücher* vol. CXXXVIII, p. 190.
(6) *Beob. d. med. chir. Acad. zu Wien*, 1801, I, p. 56 (voy. Breschet, *Mém. sur une nouv. espèce de gross. extra-ut.*, 1826, pl. II, fig. 5, et Pfaff, *De gravid. in subst. uter.*, etc. D. i., Lipsiæ, 1826, avec les figures de Breschet).
(7) *Horn's Archiv*, 1817, p. 214.
(8) *Beschr. einer Grav. interst. uteri*. Bonn, 1825.
(9) Carus, *Diss. de grav. tubo-uterina*. Lipsiæ, 1841, p. 12.
(10) *Loc. cit.*, p. 2.
(11) Breschet, *l. c.*, p. 10. pl. II, fig. 1 et 2.
(12) Meissner, *Forschungen*, etc., 1833, IV, p. 87.
(13) *L. c.*, obs. V.
(14) *Archives générales*, 1826, p. 217.
(15) A.-G. Carus, *l. c.*, p. 14.
(16) *Scanzoni's Beiträge*, IV, p. 108.
(17) *Neue Zeitschr. d. Geb.*, vol. IX, p. 400.
(18) Czihak, *l. c.*, p. 107.

semblablement d'une rétention du placenta dans l'utérus). Ramsbotham (1), Virchow (2), Junge (3). Depuis cette époque, Herr-Birnbaum (4), Poppel (5) et Braxton Hicks (6) en ont chacun publié un cas, et il est vraisemblable qu'il faut y ajouter le cas de grossesse publié par Lott (7). Le cas décrit par Baart de la Faille et celui de Schultze (8) doivent, d'après Poppel, être peut-être interprétés autrement : le premier comme un cas de grossesse dans une corne accessoire de l'utérus, le dernier comme une rupture de l'utérus dans un point incomplétement développé.

§ 338. Si l'œuf s'arrête à l'ouverture abdominale de la trompe, le sac est formé en partie par la trompe même, en partie par le péritoine. C'est la *grossesse tubo-abdominale*. Au point de vue pratique elle rentre dans les grossesses abdominales.

§ 339. La *grossesse ovarique*, dont l'existence est complétement mise en doute par quelques auteurs, a été jusqu'à présent considérée généralement comme très-rare. Nous croyons avoir des raisons pour la considérer comme plus fréquente et, d'accord avec Keller (9), nous admettons qu'un grand nombre de cas que l'on a décrits comme étant des grossesses abdominales sont en réalité des grossesses ovariques. Du reste, nous ne faisons nullement rentrer dans cette dernière les cas dans lesquels l'œuf est resté placé à la surface de l'ovaire, et a cherché là des communications vasculaires avec la mère (ces cas doivent être considérés comme des grossesses abdominales, puisque dans ces dernières l'œuf peut précisément se fixer aussi bien sur l'ovaire que sur toute autre partie de la cavité abdominale), mais seulement ceux dans lesquels le point d'insertion de l'œuf se trouve dans le follicule de de Graaf lui-même, c'est-à-dire au-dessous de la tunique albuginée de l'ovaire.

Note du traducteur. Les recherches récentes prouvent que cette tunique albuginée n'existe pas. L'ovaire se compose de deux parties. Une, superficielle, blanche, ferme. C'est la portion glandulaire ou ovigène. Une, profonde ou centrale, rougeâtre, composée des vaisseaux, des fibres musculaires et des fibres lamineuses. C'est la portion vasculaire ou bulbeuse. (Sappey, *Anat.*, 1873.)

Nous avons la conviction intime que la manière d'envisager les grossesses abdominales, aussi bien que la formation du sac fœtal, qui a régné jusqu'à présent, doit être essentiellement réformée. Pourtant comme les matériaux abondants pour les recherches nous manquent, nous ne pouvons, dans ce qui va suivre, que donner un aperçu de notre manière de voir et montrer en quoi elle diffère d'avec ce qui a été enseigné jusqu'à présent.

(1) *Med. Times and Gaz.*, 1855, p. 257.
(2) *Ges. Abh.*, p. 805.
(3) *M. f. G.*, vol. XXVI, p. 241.
(4) *Der prakt. Arzt.*, 1867, n°ˢ 1 et 2.
(5) *M. f. G.*, vol. XXXI, p. 208.
(6) *L. c.*
(7) *Sitz.-Ber. d. Vereins d. Steierm. Aerzte*, VII, 7, p. 64, voy. *Schmidt's Jahrb.*, 1871, vol. CL, p. 50.
(8) *Würzb. med. Z.*, IV, 1863, p. 178.
(9) *L. c.*, p. 25.

L'existence réelle des grossesses ovariques est prouvée avec évidence et certitude par les observations de Willigk (1) et de Hein (2). Il n'est pas non plus facile de contester les faits de Martyn (3), Gusserow (4), Kiwisch (5), Hecker (6, et Wright (7). Le cas publié par Perry (8) est décrit trop incomplétement pour que l'on puisse le juger. On trouve encore de vieilles observations en partie aussi convaincantes dans Campbell (9). Le cas de Virchow (10) n'est pas une vraie grossesse ovarique, mais un cas de grossesse abdominale, avec insertion de l'œuf sur l'ovaire.

En dehors de ces cas, on trouve encore dans les livres quelques cas indiqués comme grossesses abdominales qui, d'après nous, rentrent dans les grossesses ovariques. Ce qui nous fait penser ainsi, c'est l'observation d'un cas de grossesse extra-utérine que le docteur Schwenninger de Munich a décrit dans ces derniers temps, et qui pendant la vie et à l'autopsie semblait être un cas de grossesse abdominale, et qu'un examen exact a montré être un cas de grossesse ovarique.

Comme cas analogues où nous croyons que le sac fœtal était bien formé par l'ovaire, nous admettons encore ceux de Weber (11), Dreesen (12), Hecker (13), Eckhardt (14), Hall Davis (15) et Krohn (16).

Comme la manière dont se comporte la grossesse ovarique est extrêmement peu connue, nous nous bornerons aux indications suivantes qui toutefois, sous certains rapports, pourraient bien encore être modifiées.

Si l'œuf est resté dans le follicule de de Graaf et y a été fécondé, on peut voir se produire deux variétés de développement. Si le follicule de de Graaf est ouvert, l'œuf devenant plus gros s'accroît en faisant saillie à travers l'ouverture, si bien que le sac fœtal vient se placer en dehors de l'ovaire et est intra-péritonéal, tandis que le point d'insertion de l'œuf, qui sera plus tard le point d'insertion placentaire, reste intra-ovarien, c'est-à-dire en dehors du péritoine. Uhde (17) a décrit un de ces cas à deux mois (à moins qu'il ne s'agisse d'une grossesse abdominale greffée sur l'ovaire). Le cas de Walter (18) est encore plus intéressant, cas dans lequel, au quatrième mois, les membranes qui s'étaient développées hors de l'ovaire, se rompirent, si bien que le fœtus passa de là librement dans la cavité abdominale, et qu'il n'y mourut qu'après avoir atteint sa maturité. A l'autopsie, on trouva l'intérieur de l'ovaire transformé en placenta.

Plus fréquents sont les cas où la déchirure du follicule de de Graaf s'est refermée, si bien que l'œuf se développe complétement à l'intérieur de l'ovaire. On voit alors se produire exactement les mêmes phénomènes que dans les cas de kyste ovarique, avec cette seule différence que l'accroissement de la tumeur est beaucoup plus rapide.

La tumeur ovarique peut rester libre de toute adhérence, mais elle est toujours

---

(1) *Prager Vierteljahrsschr.*, 1869, vol. LXIII, p. 79.
(2) *Archiv. f. path. Anat.*, vol. I, p. 513.
(3) *London Obst. Tr.*, XI, p. 57.
(4) Voy. Hess, *Berl. klin. W.*, 1869, n° 34.
(5) *Würzb. Verhandl.*, vol. I, 1850, p. 99.
(6) *L. c.*, p. 84.
(7) *Med. Times*, 9 janv. 1869, p. 34.
(8) *Gynæk. J. of Boston*, I, p. 140.
(9) *L. c.*, p. 26, etc.
(10) *Ges. Abhandl.*, p. 792.
(11) *Wiener med. Presse*, 1867, n° 50.
(12) *M. f. Geb.*, 31, p. 200 (voy. fig. 71).
(13) *L. c.*, p. 119.
(14) *Allg. Wiener med. Z.*, 1864, u° 41.
(15) *London, Obst. Tr.*, XIII, p. 331.
(16) *Fœtus extra-uterum hist.* Londini, 1791.
(17) *M. f. G.*, vol. X, p. 339.
(18) *M. f. G.*, vol. XVIII, p. 171.

munie d'un large pédicule, puisque, dans son accroissement rapide, elle attire, pour s'en recouvrir, le péritoine du voisinage. Et même, elle peut être entièrement unie à la face postérieure de l'utérus, dont elle a soulevé le revêtement péritonéal. Mais l'ovaire, distendu par le sac fœtal, peut avoir contracté des adhérences très-considérables avec les autres organes. La trompe du côté correspondant se comporte de différentes façons (fig. 103). Dans la grossesse du premier mois, elle peut encore être complétement libre, et avoir encore un court mésentère formé par

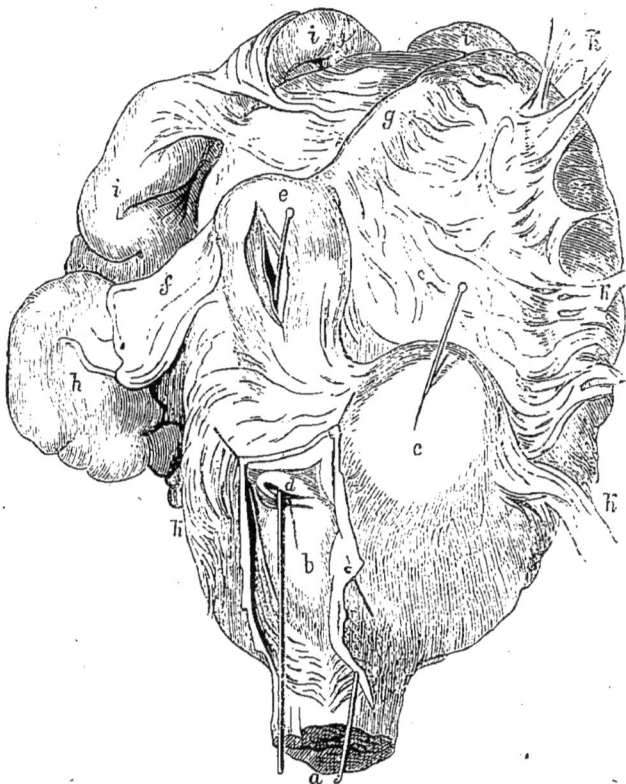

Fig. 103. — Grossesse extra-utérine, d'après Dreesen.
a. Anus. b. Vagin. c. Vessie. d. Orifice de l'utérus. e. Fond de l'utérus. f. Ligament large droit. g. Trompe gauche. h. Cœcum. i. Intestin. k. Adhérences péritonéales.

le repli du péritoine. Elle le perd tout d'abord vers son extrémité abdominale, et, à mesure que le cas fait des progrès, la trompe s'applique de plus en plus solidement sur le sac fœtal, et ses fibres terminales se perdent dans ce sac.

La grossesse ovarique semble, de toutes les grossesses, être celle qui détermine le moins de malaises, elle atteint assez souvent les derniers mois ou même le terme normal. Pourtant la rupture du sac peut aussi se faire dans les premiers mois et amener la mort. La transformation du fœtus en lithopædion, aussi bien que les autres terminaisons que nous allons décrire dans la grossesse abdominale, se produisent aussi dans la grossesse ovarique.

§ 340. Lorsque l'œuf arrive dans la cavité abdominale et qu'il s'y développe en *grossesse abdominale* en un point quelconque du péritoine, il peut survenir divers phénomènes qui se distinguent essentiellement les uns des autres dans leur terminaison. Dans quelques cas notamment, l'œuf en se développant, ne détermine pas dans les parties qui l'entourent une irritation suffisante pour aller jusqu'à l'inflammation. Il se développe alors complétement libre dans la cavité abdominale, si bien que l'œuf à terme se trouve lui aussi complétement libre dans la cavité abdominale et que en dehors des minces membranes fœtales transparentes, il ne présente aucune autre enveloppe (1).

Mais il arrive plus souvent que l'œuf contracte de nombreuses adhérences avec les organes du voisinage, si bien que, il n'est pas rare de le voir complétement enfermé entre ces organes et des fausses membranes, et que nulle part ses membranes ne sont libres ni isolées (fig. 104).

§ 341. Dans la grossesse abdominale, même lorsque l'enfant est seulement enveloppé de ses membranes, et même lorsque après la rupture de celles-ci il se trouve complétement libre dans la cavité abdominale, la grossesse atteint le plus souvent son terme normal, si bien que la rupture prématurée du sac fœtal ne se produit que rarement. Les troubles apportés par la grossesse abdominale sont, du reste, ordinairement très-considérables. Si

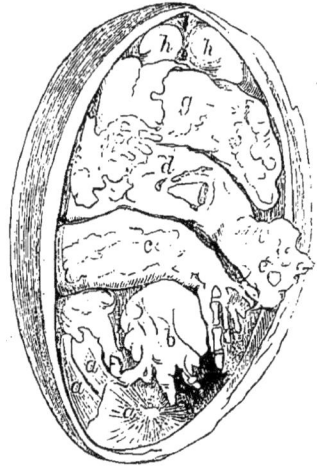

FIG. 104. — Fœtus extra-utérin macéré dans le sac fœtal, d'après Dreesen. *a.* Os du crâne. *b.* Main droite. *c.* bras gauche avec la main. *d.* Jambe gauche. *e.* Pied gauche. *f.* Pied droit. *g.* Jambe droite. *h.* Fesses.

l'œuf est enkysté par des fausses membranes, il survient dans les premiers temps de fortes douleurs inflammatoires dans le ventre, souvent accompagnées de fièvre, qui sont précisément causées par des péritonites assez étendues. Si l'œuf se développe librement dans la cavité abdominale, les malaises se produisent seulement dans la seconde moitié de la grossesse, puisqu'ils sont alors causés par les mouvements actifs du fœtus. Les souffrances qui en résultent peuvent atteindre un degré tel, que la femme meurt d'épuisement. Le cas de Blass est surtout, à cet égard, plein d'enseignements. Dans ce cas, les douleurs excessives qui ne devenaient tolérables que dans la position accroupie sur les coudes et les genoux, ne cessèrent qu'avec la mort du fœtus.

§ 342. Les *terminaisons* des grossesses ovariques et abdominales sont les suivantes : si l'enfant vit jusqu'à la fin normale de la grossesse, ordinairement il survient des douleurs analogues aux contractions utérines, et une caduque est expulsée par l'utérus. Pendant ce temps, le fœtus meurt, et il survient après sa mort, des modifications diverses. Dans d'autres cas, ce fœtus meurt dans les derniers mois de la grossesse, et les mêmes modifications se produisent alors.

(1) Voy. les cas, de Blass, *Wiener med. W.*, 1853, p. 772; Matecki, *M. f. G.*, vol. XXXI, p. 465; Lecluyse, *l. c.;* Heine, *Wittlinger's Anal.*, II, p. 325; Schreyer, *M. f. G.*, vol. XIV, p. 283, et Cook, *Lancet*, 11 juillet 1863.

§ 343. Dans le plus grand nombre des cas, le cadavre fœtal agit sur les parois du sac d'une façon irritative, de sorte qu'elles s'enflamment, suppurent, ou se gangrènent sous l'influence de la destruction du fœtus. La mort survient alors ordinairement par péritonite, puisque l'inflammation du sac fœtal s'étend jusqu'au péritoine, ou bien la malade épuisée par cette suppuration profuse succombe à la fièvre hectique. Si la péritonite ne se généralise pas, et si la malade résiste à ces déperditions de liquides, alors le contenu du sac fœtal peut se vider dans un organe creux voisin, ou au dehors ; et après son élimination de l'organisme, la guérison peut survenir. Le plus souvent, l'ouverture d'évacuation se fait dans le gros intestin et alors la plupart du temps, pendant des mois (quelquefois même pendant plusieurs années), les os et les parties putréfiées du fœtus sont évacués peu à peu par le rectum. Assez souvent c'est la paroi abdominale antérieure qui se perfore, il s'y forme des ouvertures fistuleuses qui livrent passage au pus et aux petits os, et qui ne se ferment qu'après que tout le corps du fœtus a été éliminé, soit spontanément, soit à l'aide de l'art. Il est très-rare que tout, ou du moins presque tout le corps fœtal soit expulsé en une seule fois par une ouverture plus grande de la paroi abdominale. Le fœtus putréfié peut aussi s'ouvrir un passage dans le vagin ou la vessie (cette terminaison a été improprement désignée sous le nom de grossesse vaginale ou vésicale). Dans d'autres cas il s'ouvre passage dans plusieurs organes creux à la fois. Le procès de l'élimination complète est toujours extrêmement lent et épuise considérablement les femmes. Pourtant, la guérison complète peut se faire. Dans d'autres cas, malheureusement, il reste des fistules rectales, des fistules stercorales (et dans le cas de Romeyn (1) même, des fistules stomacales), des communications entre la vessie et l'intestin, etc. Toutefois, bien souvent encore la mort survient pendant la suppuration extérieure par épuisement ou empoisonnement du sang.

§ 344. Mais dans quelques cas, l'irritation causée dans les parois du sac par le fœtus mort, est moindre. Le liquide amniotique se résorbe progressivement, si bien que le sac s'affaisse, s'applique étroitement sur le corps du fœtus et que ce fœtus lui-même subit une transformation notable. Les parties molles subissent la dégénérescence graisseuse et se transforment progressivement, avec les années, en une bouillie pâteuse, épaisse, qui se compose de graisse, de sels de chaux, de cholestérine et de pigment diffus et cristallisé. Cette bouillie subit aussi en partie la résorption, si bien que dans quelques cas, le contenu du sac qui s'est fortement recroquevillé (et qui même, ce qui est en particulier le cas dans la grossesse ovarique, s'il avait une épaisseur considérable, peut se transformer en une sorte de moule calcaire), ne se compose plus que des os du fœtus et d'une quantité de lamelles calcaires. On nomme le fœtus ainsi transformé un *lithopædion*. Le fœtus peut, dans cet état, être porté pendant de longues années sans inconvénients pour l'organisme, mais dans d'autres cas, il peut encore dans cet état survenir de l'inflammation et de la suppuration, et cela peut ainsi déterminer la mort.

(1) *De Jonge Nederl.* Weckblad, déc. 1852, voy. *Canstatt's Jahresbericht*, 1853.

§ **345.** Sous le nom de *grossesse abdominale secondaire*, on décrit les cas dans lesquels le fœtus, primitivement situé dans la trompe, l'ovaire ou l'utérus, est après la rupture du sac fœtal passé dans la cavité abdominale et y est resté. Qu'un œuf encore très-jeune, complétement expulsé de la trompe, puisse venir se fixer sur le péritoine, et qu'en ce point il puisse se former un véritable placenta, cela est bien douteux. Néanmoins le fœtus passé dans la cavité abdominale peut y être conservé de différentes façons. D'une part, il peut s'enkyster rapidement dans des néoformations de tissu conjonctif, et se transformer en vrai lithopædion, d'autres fois, il se conserve d'une façon toute particulière. Il semble que cela se fait surtout lorsque après la rupture du sac le fœtus seul passe dans la cavité abdominale, tandis que le placenta conserve tous ses moyens d'union avec son point d'insertion. Le fœtus peut alors ou rester complétement libre dans la cavité abdominale, ou bien, s'il détermine une violente irritation, continuer à vivre encore longtemps pendant que des néoformations inflammatoires l'enkystent de tous les côtés. Dans ce dernier cas, le tissu conjonctif, abondamment vasculaire, se rapproche de tous les côtés, tout près de la peau, et les parties molles se conservent intactes dans ces circonstances, même après la mort, d'une façon remarquable, si bien qu'elles présentent encore pendant de longues années la structure normale.

On trouve décrits dans la littérature une quantité de faits où l'enfant s'est transformé en lithopædion. Le plus connu est l'enfant de pierre de Leinzell, qui fut trouvé en 1720 sur le cadavre d'une femme de quatre-vingt-quatorze ans qui l'avait porté quarante-six ans. C'est le même qui a été récemment décrit de nouveau dans la thèse inaugurale de Kieser, *Das Steinkind von Leinzell.* Stuttgardt, 1854.

Les cas dans lesquels l'enfant, en communication avec des vaisseaux maternels par des pseudo-membranes, était bien conservé, ont été surtout décrits par Wagner et Virchow.

Le premier (1) trouva après vingt-neuf ans le fœtus si bien conservé que, quoique les parties molles fussent fortement desséchées, pourtant l'ensemble des tissus présentait leur structure normale. Virchow (2) fit en 1849 l'autopsie d'une folle de cinquante-six ans qui avait été enceinte en 1826.

« L'enfant était partout recouvert d'une membrane lisse d'épaisseur différente et munie de vaisseaux par les adhérences, membrane qui, dans quelques points isolés et en somme peu nombreux, présentait des incrustations calcaires en forme de plaques. En particulier à la tête, cette membrane était assez intimement unie à la peau du fœtus, si bien que de temps en temps les cheveux interposés, la plupart du temps déposés en paquets, indiquaient seuls les limites. Sur le tronc elle se laissait facilement détacher et elle laissait voir au-dessous d'elle la peau presque complétement sans changements, recouverte seulement par une couche sébacée blanchâtre, visqueuse. L'examen ultérieur montra que presque tous les organes et tous les tissus résistants étaient bien conservés. Le cœur, les poumons, le foie, l'intestin, se laissaient séparer sans difficulté, et la masse cérébrale seule était très-modifiée et transformée en une bouillie sale, gris blanchâtre, visqueuse, qui était étroitement enfermée dans les os refoulés les uns sous les autres. Les muscles thoraciques présentaient non-seulement un aspect rouge sombre, mais ils avaient au microscope tous les caractères de muscles frais, striés transversalement. »

(1) *Archiv d. Heilkunde*, 1865, cah. 2.
(2) *Ges. Abh.*, p. 790.

§ 346. *Diagnostic.* Les femmes atteintes de grossesse tubaire ne réclament en général les soins du médecin qu'après la rupture. Une palpation exacte n'est alors que très-rarement possible, à cause de la sensibilité de l'abdomen. Pourtant le début de la maladie, réuni aux renseignements anamnestiques que la patiente se croit enceinte de deux, trois ou quatre mois, suffit pour que l'on puisse poser le diagnostic avec de très-grandes probabilités.

Si l'on a à traiter le cas avant la rupture, ou s'il s'agit d'une grossesse abdominale, il est dans les premiers mois facile de constater la présence de la tumeur extra-utérine, mais le diagnostic de la grossesse est souvent difficile. Plus tard, le diagnostic de la grossesse est au contraire facile, tandis que la preuve que le fœtus se trouve en dehors de l'utérus est souvent difficile à obtenir.

§ 347. Si le médecin est appelé parce qu'une femme qui se croit enceinte de quelques mois souffre de malaises violents dans le ventre, tout indique qu'il faut pratiquer exactement l'exploration combinée. Si cette exploration permet de reconnaître que l'utérus est médiocrement développé et que près de l'utérus se trouve une tumeur élastique, douloureuse, on doit penser à la grossesse extra-utérine. Il s'agit alors, en première ligne, d'établir d'une façon précise l'existence de la grossesse. Cela peut être très-difficile, puisque les signes que fournissent ordinairement la forme, le volume, la consistance de la matrice gravide, manquent naturellement dans la grossesse extra-utérine, mais on peut presque toujours obtenir de grandes probabilités. Si les règles antérieurement avaient toujours été régulières, et si elles se sont tout à coup supprimées (la conception ayant pu être admise), si en outre il y a des signes subjectifs de grossesse (qui en particulier chez les multipares ont une très-grande valeur), alors l'existence de la grossesse est très-probable. Si de plus on trouve les seins gonflés, si la pigmentation de l'aréole et de la ligne blanche est prononcée, le diagnostic gagne encore en probabilité. Si en outre, l'utérus est notablement trop petit pour l'époque présumée de la grossesse, un observateur suffisamment exercé au maniement de la sonde utérine, peut essayer à l'aide de cet instrument d'obtenir la preuve que l'utérus est vide. S'il n'y a pas de flexion au niveau de l'orifice utérin, le bouton de la sonde pénètre facilement et sans force dans la cavité utérine vide. Si en outre, on sent dans la tumeur élastique extra-utérine, des parties dures, mobiles, la grossesse extra-utérine est prouvée d'une façon certaine. On peut alors, si la tumeur est accessible par un de ses points, la ponctionner avec un trocart explorateur et constater que le liquide qui s'écoule est bien le liquide amniotique, à la très-petite quantité d'albumine et de mucine, et plus tard aux lamelles épithéliales expulsées et au lanugo qu'il renferme.

§ 348. A une époque plus avancée, la constatation de la grossesse devient de plus en plus facile. Les bruits du cœur fœtal que l'on peut entendre, aussi bien que les parties fœtales que l'on peut palper, les mouvements actifs que l'on peut sentir, et tous les autres signes de la grossesse (modifications des seins, de la ligne blanche), rendent le diagnostic de la grossesse absolument certain. Il s'agit alors d'acquérir la preuve que le fœtus n'est pas situé dans l'utérus. Dans beaucoup de cas, cette preuve est fournie par la palpation qui fait reconnaître l'utérus seulement peu développé et nettement séparé du sac fœtal. Mais si le sac fœtal est très-gros, cela peut présenter des difficultés si l'utérus est attiré en arrière et en haut, et il faut de nouveau introduire la sonde pour savoir si l'utérus est vide ou plein. (Nous ne devons pas oublier d'appeler l'attention sur ce fait que, même dans la grossesse intra-utérine, la sonde pénètre assez facilement entre les membranes et la paroi utérine, et que l'avortement n'est en aucune façon la conséquence habituelle d'un cathétérisme exécuté avec précaution, si bien que la possibilité d'introduire la sonde jusqu'au bouton ou même au-dessus de lui, ne suffit pas pour décider sans autre forme de procès que l'utérus est vide, mais que cela se déduit de la facilité avec laquelle la sonde pénètre au-dessus de l'orifice interne : question de degré qui exige, pour être appréciée, une notable habitude dans le maniement de la sonde.)

Il peut être absolument impossible de faire le diagnostic différentiel entre une grossesse extra-utérine et une grossesse développée dans une corne accessoire arrêtée dans son développement, ce qui se comprend facilement, si l'on se rappelle que Kussmaul a montré que ces états avaient souvent été confondus même sur le cadavre, et que c'est le point de départ du ligament rond qui peut définitivement permettre de décider la question (voy § 297).

§ 349. Le diagnostic de la variété de grossesse extra-utérine peut également présenter de grandes difficultés. Le meilleur point de repère est la marche de la grossesse. Si la rupture se fait dans les quatre premiers mois, très-vraisemblablement l'œuf était dans la trompe, exceptionnellement seulement dans l'ovaire; si le fœtus continue à se développer au delà de cette époque, il s'agit d'une grossesse abdominale ou ovarique. Ce qui peut faire croire à la première, c'est quand les mouvements du fœtus sont extrêmement douloureux, quand l'enfant semble placé immédiatement derrière la paroi abdominale. On doit penser à une grossesse ovarique, si la grossesse continuant sa marche, le fœtus se trouve dans un sac à peu près libre, relativement épais, et s'il n'y a pas de signe de péritonite grave. La grossesse interstitielle ne pourrait être diagnostiquée avec un peu de vraisemblance que dans des conditions particulièrement favorables.

§ 350. Quant au *pronostic*, il faut distinguer entre la mère et l'enfant. La vie de ce dernier n'est que très-rarement conservée par la laparotomie, tandis que le pronostic est meilleur pour la mère quoiqu'il varie essentiellement avec l'insertion de l'œuf. Dans les grossesses tubaires, la mort est survenue, du moins dans le plus grand nombre des cas où le diagnostic avait été fait; tandis que le pronostic est beaucoup plus favorable dans les grossesses abdominales et ovariques. (D'après Hecker la mortalité est de 42 pour 100.)

Hecker, sur 132 cas rassemblés par lui de grossesse abdominale, en trouva 76 terminés par guérison. Cette proportion est un peu trop forte, car on publie toujours bien plutôt les cas heureux que les cas funestes. La guérison se fit après l'expulsion du fœtus par l'anus dans 28 cas, après formation de lithopædion 17 fois, par élimination à travers la paroi abdominale 15, par laparotomie 11, par incision du vagin 3 et dans 2 cas d'une façon qui n'est pas exactement précisée. La mort survint par fièvre hectique dans 18 cas, par inflammation péritonéale dans 12, après des interventions opératoires dans 12, par rupture et hémorrhagie dans 7, par vomissements stercoraux dans 2, par hydropisie dans 1, la mort n'est pas indiquée dans 4 cas.

Comme l'élimination du fœtus est accompagnée de dangers extrêmement sérieux, il faut considérer comme la terminaison la plus heureuse celle en lithopædion, quoique même dans ce cas la putréfaction puisse encore survenir plus tard. Mais ordinairement les lithopædions sont supportés sans beaucoup de malaises, et même on connaît une série de cas où ils n'ont pas empêché la production d'une nouvelle grossesse utérine. Ainsi Anna Muller, la mère de l'enfant de pierre de Leinzell, après avoir vu ce dernier enfant se produire à la suite d'une rupture de l'utérus, accoucha encore deux fois d'enfants bien portants. D'autres cas ont été publiés par Faber (1), Johnston (2), Day (3), Hugenberger (4) (le lithopædion par l'obstacle qu'il opposait à l'accouchement rendit nécessaire l'opération césarienne), Stolz (5), Terry (6), Bossi (7), Henningsen (8) (dans les deux derniers cas on provoqua l'avortement artificiel). Dans le cas de Haderup (9) il s'agissait toutefois non d'une grossesse simultanée intra- et extra-utérine, mais la conception intra-utérine ne se fit qu'après la mort du fœtus extra-utérin, et tandis que pendant la grossesse les os du premier étaient évacués par l'anus, l'enfant intra-utérin, un garçon, fut porté jusqu'à son terme et expulsé vivant.

§ 351. Quant au *traitement*, si dans les premiers mois le diagnostic est posé d'une façon à peu près certaine, et si le sac fœtal peut être atteint par le vagin, le rectum ou la paroi abdominale, la ponction est indiquée. Elle réussit le plus souvent et le plus facilement par le vagin. On enfonce un trocart très-fin dans la tumeur et on laisse écouler le liquide amniotique. Le fœtus meurt alors et, suivant la période de son développement, ou il se résorbe, ou il se transforme en lithopœdion.

§ 352. Mais il arrive plus souvent que le médecin n'est appelé que quand la rupture a eu lieu. Alors l'indication que fournit le premier danger, l'arrêt de l'hémorrhagie interne, présente de grandes difficultés. Les applications de glace sur le ventre, si l'on peut les employer, peut-être aussi la compression de l'aorte, sont les moyens les plus puissants. La péritonite consécutive doit être traitée comme la péritonite traumatique, en suivant les règles générales. La question de savoir si, lorsque le volume de l'œuf est assez considérable et qu'on arrive immédiatement après la rupture du sac, le meilleur traitement n'est pas la laparotomie avec arrêt imposé à l'hémorrhagie, et l'extraction du fœtus, ou si cela était possible, l'extraction de tout le sac fœtal, était anciennement généralement résolue par la négative, mais d'après les observations ré-

(1) *Würtemb. Correspondenzblatt*, 1855, n° 39.
(2) *Edinb. med. J.*, août 1856, p. 137.
(3) *Obst. Transact.*, VI, p. 3.
(4) *Bericht aus dem Hebammen institut*, etc. Petersburg, 1863, p. 122.
(5) *Gaz. méd. de Strasbourg*, 1866, 12, p. 261.
(6) *Brit. med. J.*, 21 sept. 1867.
(7) *Sitz.-Ber. d. Vereins d. Aerzte in Steiermark V.*, n°s 5, 6 1868 (voy. *Schmidt's Jahrb.*, 1869, vol. CXLII, n° 4, p. 57.
(8) *Arch. f. Gyn.*, vol. I, p. 335.
(9) *Schmidt's Jahrb.*, 1871, vol. CL, p. 53.

-centes heureuses de laparotomie, elle mériterait de nouveau d'être prise en sérieuse considération.

§ 353. Si la grossesse est assez avancée pour que l'on puisse espérer un enfant viable, et s'il survient des incidents graves, ou si la grossesse a atteint son terme normal, lorsque l'enfant est vivant, la laparotomie doit être absolument pratiquée. Dans le dernier cas, il ne faut pas différer l'opération, car la mort du fœtus ou la rupture du sac peuvent modifier d'une façon très-fâcheuse l'état des choses. Si au moment où l'on pratique l'opération, l'enfant vit encore, on a les chances les plus favorables pour le conserver, tandis que pour la mère l'opération est très-dangereuse quoique moins dangereuse encore que si l'on attend.

La terminaison de l'opération dépend essentiellement de la variété de grossesse. D'une part, les grossesses abdominales semblent favorables, lorsque l'œuf dans ces grossesses est tout à fait libre dans la cavité abdominale maternelle, ou n'y est fixé que par quelques adhérences seulement. On peut alors enlever tout l'œuf et même souvent sans grand danger le placenta, comme le prouve le cas de Schreyer (1). Les chances sont encore plus favorables dans les cas où le sac fœtal est tellement adhérent à la paroi abdominale antérieure, que dans l'opération il n'est pas besoin d'ouvrir la cavité abdominale elle-même. Dans ces cas, la meilleure manière de procéder est de laisser le placenta en place, et de laisser le sac fœtal en communication avec l'air. Si l'on enlève le placenta artificiellement, le danger d'hémorrhagie est extrêmement grand, puisque le point où s'insère le placenta ne peut pas se rétracter comme l'utérus (2).

§ 354. Si l'enfant vers la fin de la grossesse a succombé, le traitement doit se guider uniquement sur les symptômes. La transformation en lithopædion rend tout traitement inutile; mais si le fœtus se putréfie et tend à suppurer au dehors, le mieux est peut-être de faire la laparotomie avec une large incision. D'autres fois, il faut aider la nature dans ses efforts pour éliminer le corps étranger, par des incisions, et l'extraction partielle du fœtus par la paroi abdominale, le vagin ou le rectum. Si déjà il y a des adhérences étendues avec les parois abdominales, il faut hardiment faire des incisions, afin que le contenu de l'œuf puisse être enlevé le plus vite possible. Dans d'autres cas, on peut, d'après la méthode de Simon, pour les kystes hydatiques du foie, provoquer les adhérences en enfonçant deux trocarts, et pratiquer ensuite une large ouverture en incisant le pont formé entre les deux points où l'on a fait la ponction. (Dans un cas rapporté dans le *Amer. J. of Obstet.*, t. II, p. 146, la pâte de Vienne employée pour produire l'ouverture du sac fœtal rendit d'éminents services.) Il va de soi qu'il faut soutenir les forces de la malade par tous les moyens possibles.

La ponction du sac extra-utérin dans les premiers mois a déjà été pratiquée dans plusieurs cas et en partie avec succès. Ainsi Martin (3) la pratiqua deux fois avec

(1) *M. f. G.*, vol. XIV, p. 283.
(2) Voy. Keller, *l. c.*; Meadows, *London obst. Trans.*, XIV, p. 309, et la discussion.
(3) *M. f. G.*, vol. XXI, p. 245 et vol. XXXI, p. 248.

succès, Greenhalgh (1), Stolz (2) et Koeberlé (3) chacun une fois, tandis que les malades de Simpson (4) et de Braxton Hicks (5) succombèrent. Friedreich (6) détermina la mort du fœtus à l'aide d'injections de morphine et assura ainsi la destruction de l'œuf. Cette méthode ne présente aucun avantage sur la ponction du sac fœtal.

Les laparotomies pratiquées dans la grossesse extra-utérine que l'on trouve dans les auteurs, ont été faites la plupart du temps pour aider les efforts d'élimination de la nature. Keller (7) a rassemblé 10 cas dans lesquels l'opération a été faite l'enfant étant vivant. A ceux-ci s'ajoute encore un fait récent de Meadows (8), 4 mères sur 14 et 8 enfants sur 12 (on amena une fois 2 jumeaux vivants) furent sauvés.

b. VICES DANS LES ANNEXES DU FŒTUS.

1. ANOMALIES DES MEMBRANES.

a. Hyperplasie du chorion, myxome multiple, môle vésiculaire, môle vésiculaire dégénérée, myxome diffus, myxome fibreux du placenta.

BIBLIOGRAPHIE. — MADAME BOIVIN, *Nouv. rech. sur la môle vésicul.* Paris, 1827, allem. Weimar, 1828. — R. MAJ, *Die Molen der Gebärmutter.* Nördl., 1831. — MIKSCHIK, *Zeitschr. d. Ges. d. Wiener Aerztek.* juillet-septembre 1845. — H. MÜLLER, *Abh. uber den Bau der Molen.* Würzburg, 1847. — GIERSE, *Verh. d. Ges. f. Geburtsh. in Berlin*, 1847, cah. 2, p. 126. — METTENHEIMER, *Müller's Archiv*, 1850, p. 417, t. IX et X. — G. BRAUN, *Wiener Medicinalhalle*, 3ᵐᵉ année, 1 et 3. — GRAILY HEWITT, *Obstetr. Transact.*, I et II. — HECKER, *Klinik, d. Geburtsk.*, vol. II, p. 20. — VIRCHOW, *Die krankhaften Geschwülste*, I, p. 405. — BLOCH, *Die Blasenmole*, Freiburg, 1869. — ERCOLANI, *Mem. delle malattie della placenta.* Bologna, 1871 (voy. le compte rendu de HENNIG, *Archiv f. Gyn.*, vol. II, p. 454).

§ 355. La base de tissu conjonctif ou endochorion que les villosités choriales reçoivent de l'allantoïde (voy. §§ 25 et 31) éprouve une prolifération particulière qui présente des différences suivant l'étendue des villosités malades, et suivant l'époque où se produit cette maladie.

L'hyperplasie débute par l'épithélium des villosités, qui pousse des excroissances multiples, à l'intérieur desquelles s'étend le tissu conjonctif et où il se multiplie d'une façon excessive. (Propagation immédiate de la gélatine du cordon.) Il se produit bien en partie une sorte de dissolution des cellules qui se transforment en muscles, mais l'épaississement colossal des villosités est dû essentiellement à la multiplication des cellules et à une forte accumulation de la substance muqueuse intercellulaire. Cette dernière se développe avec un tel excès, que les villosités hypertrophiées présentent l'aspect de petits kystes remplis d'une sérosité claire. Comme le tissu bourgeonnant ne distend pas également toute la villosité, mais se dépose seulement en quantité considérable dans des points isolés de ces villosités, tandis que les points des villosités qui se trouvent entre eux restent à peu près à l'état normal, il en

(1) *Lancet*, 23 et 30 mars 1867, voy. *M. J. G.*, vol. XXX, p. 238.
(2) *Gaz. méd. de Strasbourg*, 1866, 12, p. 261.
(3) Voy. Keller, *l. c.*, p. 57.
(4) *Edinb. m. J.*, mars 1864.
(5) *Obst. Tr.*, VII, p. 95.
(6) *Virchow's Archiv*, vol. XXIX, p. 312.
(7) *L. c.*, p. 69.
(8) *London Obst. Tr.*, XIV, p. 309.

résulte que les villosités dégénérées prennent un aspect particulier de grappe, les tumeurs rondes kystiques étant suspendues sous forme d'ombelles à de fins pédicules. (Cette néo-formation se rapproche donc essentiellement des papillomes, avec cette différence que la base, au lieu d'être constituée par le tissu conjonctif habituel, est formée par du tissu muqueux très-mince, et que par suite de la sécrétion abondante de la substance intercellulaire, il se forme en certains points des masses, sans formes déterminées, granuleuses.

Si cette dégénérescence se produit dès les premiers mois, c'est-à-dire à une époque où les villosités sont uniformément développées à toute la périphérie de l'œuf, cet œuf se transforme en une tumeur dont toute la périphérie est le siége de vésicules rondes qui y sont suspendues par un pédicule.

Si le placenta est déjà formé au moment où débute la dégénérescence, les villosités choriales du reste de l'œuf sont ordinairement déjà atrophiées, et ce n'est que tout à fait exceptionnellement que l'on voit alors une des branches de l'arbre villeux, située en dehors du placenta et qui n'a pas subi l'atrophie, devenir le siége de la néo-formation. Dans le cas publié par Winogradow (1), on trouva à trois pouces du placenta un myxome circonscrit du *chorion læve*, du volume d'un œuf d'oie. Il arrive bien plus souvent que la néo-formation se limite aux villosités du placenta ou même seulement à quelques-uns de ses cotylédons. On trouve dans ces cas la plus grande partie de la périphérie de l'œuf ayant gardé son état normal et seulement la partie correspondante au placenta, dégénérée totalement ou partiellement en môle vésiculaire. Les vaisseaux des villosités altérées se détruisent naturellement, si le fœtus, ce qui est la règle, succombe. S'il est vivant, les vaisseaux peuvent dans les villosités dégénérées former un réseau capillaire très-mince et très-fin.

§ 356. Dans l'*étiologie* de cette hyperplasie du chorion il s'agit avant tout de savoir si cette hyperplasie est une maladie primitive de l'œuf, ou bien si elle provient d'une irritation qui s'est propagée aux villosités choriales après avoir pris naissance dans la caduque ou le sang maternel. La possibilité de ces deux procédés semble s'appuyer sur une série de faits difficiles à rejeter.

L'opinion que la maladie de l'embryon est primitive semble s'appuyer d'une façon évidente sur les cas dans lesquels une môle vésiculaire se développe à côté d'un œuf normal. Le fait que l'on trouve, d'une façon relativement fréquente, les premiers débuts du bourgeonnement myxomateux dans les œufs abortifs où l'embryon est dégénéré ou même absent (si bien que le faible degré de la maladie ne semble pas permettre de lui attribuer la mort du fœtus), semble autoriser à supposer que la mort du fœtus peut déterminer l'hyperplasie des villosités choriales. (Que, après la mort du fœtus, le placenta fœtal puisse encore être nourri par endosmose et continuer à s'accroître, c'est là un fait certain (voy. § 401).

L'existence fréquemment constatée d'une maladie de la caduque (nous avons vu une môle vésiculaire très-développée dans un cas de fibrome in-

---

(1) *Virchow's Archiv*, 1870, vol. LI, p. 146.

terstitiel de l'utérus), aussi bien que le bourgeonnement myxomateux partiel du placenta, avec un fœtus bien conformé, et l'existence plus fréquente de cette dégénérescence chez la même femme, rendent d'un autre côté extrêmement vraisemblable que l'impulsion donnée à l'hyperplasie du chorion peut devenir le point de départ du début de la maladie de l'œuf.

Dans ce cas, l'action rétroactive de la dégénérescence sur l'état du fœtus, varie surtout avec l'étendue de la maladie. Si tout l'ensemble de la périphérie de l'œuf ou seulement tout le placenta est dégénéré, tous les matériaux nutritifs destinés au fœtus sont consommés par les villosités du chorion, le fœtus meurt, et on le trouve dans l'œuf, flétri et recoquevillé, ou même (s'il était encore petit), complétement résorbé par suite de sa macération dans le liquide amniotique. Quelquefois il reste encore un rudiment de cordon. Si la dégénérescence est limitée à une faible partie du placenta, le fœtus peut continuer à se développer et à être bien portant, et naître vivant à la fin normale de la grossesse.

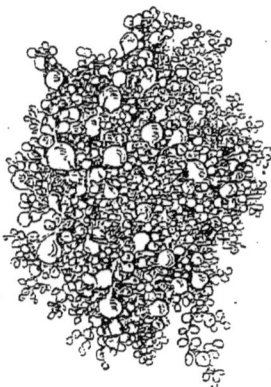

Fig. 105. — Môle vésiculaire.

L'opinion de Hecker, que le bourgeonnement des villosités choriales est la conséquence d'une absence primitive de l'allantoïde, si bien que dans ces œufs il ne se produirait pas de circulation placentaire, n'est pas soutenable sous cette forme, car alors la couche fondamentale du tissu conjonctif des villosités elles-mêmes, qui provient de l'allantoïde et qui est le siége du bourgeonnement, devrait aussi manquer. Il serait bien plutôt possible que, par exception, l'allantoïde bourgeonnât tout autour de la périphérie de l'œuf, sans conduire avec elle les vaisseaux fœtaux, et qu'ainsi, sans qu'il se produisît de circulation placentaire, la couche fondamentale conjonctive de l'allantoïde fût le siége du bourgeonnement. Des cas dans lesquels avec un œuf non dégénéré on a trouvé une môle vésiculaire, abstraction faite des faits anciennement cités par Mme Boivin (1) et May (2), ont été décrits par Hildebrandt (3), Davis (4) (l'enfant était vivant), G. Hewitt (5) et Pepper (6).

Des cas dans lesquels quelques parties seulement du placenta étaient dégénérées et par conséquent des formes servant de transition entre l'œuf normal et la môle vésiculaire, sont décrits par Hunter (7), Krieger (8), Virchow (9), Martin (10), Conche et Fontan (11).

§ 357. La môle vésiculaire (fig. 105) constitue une masse molle, flocon-

(1) L. c., p. 62.
(2) L. c., p. 28.
(3) M. f. G., vol. XVIII, p. 224.
(4) Obst. Transact., III, p. 177.
(5) Lancet, 1846, vol. I, p. 430.
(6) Amer. J. of Obst., IV, p. 735.
(7) Lancet, 1846, n° 16.
(8) M. f. G., vol. XXIV, p. 241.
(9) L. c., p. 413.
(10) M. f. G., vol. XXIX, p. 162.
(11) Lyon méd., 1870, n° 5.

neuse, qui est formée par une quantité de vésicules de différentes grosseurs, suspendues ensemble en forme d'ombelles ou de chapelets. Si l'on pique une de ces vésicules, il s'en écoule un liquide onctueux qui présente la réaction de la mucine.

La môle vésiculaire à l'état complétement développé est rare, tandis que l'on trouve souvent sur des œufs abortifs un faible degré de cette néo-formation, depuis des tuméfactions insignifiantes des villosités, jusqu'à des vésicules visibles à l'œil nu.

§ 358. Les *symptômes* que détermine la môle vésiculaire ne sont pas absolument constants et n'ont rien de précis, de sorte que le diagnostic avant l'expulsion, ou du moins avant que la dégénérescence de l'œuf soit appréciable au toucher, ne peut pas être fait avec une certitude complète. On peut soupçonner son existence, si le volume de l'utérus ne correspond pas exactement à l'âge de la grossesse, et cela dans les deux sens, si par conséquent il est ou trop considérable out rop faible pour l'âge de la grossesse ; si lorsque l'utérus a été soumis à une observation continuée longtemps, il n'augmente pas ou au contraire augmente extrêmement vite ; si à une époque et dans les conditions où l'on devrait sentir les parties fœtales et entendre les bruits du cœur, on n'y parvient pas, et si à plusieurs reprises ou d'une façon presque continue, il se fait par l'utérus de petits écoulements sanguins.

Si l'on a constaté avec certitude l'existence d'un œuf dans l'utérus (ce qui avec les commémoratifs peut se faire par voie d'exclusion), à partir du sixième ou septième mois de la grossesse, en faisant à plusieurs reprises un examen détaillé, on ne peut faire osciller le diagnostic qu'entre la môle vésiculaire et un fœtus mort et dégénéré. La distinction entre ces deux états peut être très-difficile ; pourtant, la consistance de l'utérus dans la môle est plus molle, quelquefois presque fluctuante. Dans un cas observé par nous, l'accroissement rapide de l'utérus avait été tout à fait frappant, et un fibrome interstitiel était cause que la paroi utérine donnait une sensation de dureté ligneuse.

Dans les autres dégénérescences de l'œuf, comme son expulsion se fait presque toujours plus tôt, on n'a en général nullement besoin de se reporter à l'âge plus haut indiqué de la grossesse. Pourtant l'expulsion plus hâtive n'est pas absolument la règle. Ainsi dans trois cas nous avons vu ce qu'on appelle une môle sanguine ou charnue être retenue onze, douze et treize mois dans l'utérus.

§ 359. Le *pronostic* se base tout d'abord sur la force de l'hémorrhagie qui survient pendant la grossesse et l'accouchement, et peut être extrêmement abondante. Mais il deviendra par lui-même beaucoup plus défavorable, par quelques observations récemment faites, dans lesquelles les môles avaient pris un caractère essentiellement destructeur. Dans le cas publié par Volkmann (1), la masse propre des villosités dégénérées s'était développée dans l'épaisseur de la paroi utérine hypertrophiée. Les villosités avaient poussé leurs bourgeons à l'intérieur des lacs sanguins sinueux de la mère, et avaient détruit par

(1) *Virchow's Archiv*, vol. XLI, p. 528.

pression le tissu de l'utérus, si bien qu'elles avaient pénétré à travers son fond jusque tout près du péritoine et, à la coupe, le contenu de l'utérus paraissait divisé en deux parties par un diaphragme. La partie qui se trouvait en dessous était seule la véritable cavité utérine, tandis que la partie supérieure, plus grosse, était remplie par la tumeur bourgeonnante qui avait distendu le parenchyme utérin en forme d'une grande cavité. La tumeur était suspendue à l'intérieur de la cavité utérine à travers une ouverture de ce diaphragme ayant le volume d'une pièce de 8 groschen.

V. Jarotzky et Valdeyer (1) ont publié un cas tout à fait semblable. Seulement, dans ce cas, la dégénérescence était survenue avant la formation du placenta, et par conséquent toute la périphérie de l'œuf était munie de villosités. Cette propagation du bourgeonnement des villosités dans les veines qui se trouvent dans le parenchyme utérin avec atrophie consécutive de ce parenchyme, doit naturellement rendre très-difficile l'expulsion de la môle, et même impossible dans les cas où elle est très-développée. Dans le cas de Krieger (2), à l'usure de la substance utérine s'était adjointe une péritonite mortelle, et dans le cas plus ancien de Wilton (3), qui rentre toutefois dans ceux-ci, la mort fut le résultat de la rupture et de l'hémorrhagie qui se fit dans la cavité abdominale.

§ 360. Le *traitement* est complétement impuissant sous le rapport de la production de cette dégénérescence. On doit, la plupart du temps, se borner à combattre les hémorrhagies en se guidant sur les symptômes, et à solliciter l'expulsion. Quoiqu'un diagnostic absolument précis de la môle vésiculaire soit à peine possible, on peut du moins, à partir de la deuxième moitié de la grossesse, diagnostiquer la mort du produit de la grossesse, et ces cas, s'il existe des symptômes menaçants, peuvent indiquer l'interruption artificielle de la grossesse. Si l'expulsion de la môle a commencé, le mieux, s'il n'y a pas d'hémorrhagie trop forte, est de placer un gros tampon dans le vagin et de donner du seigle à l'intérieur, puisque tout se résume à expulser complétement le corps étranger le plus vite possible, et à faire que l'utérus, après l'expulsion, se contracte bien.

Ce procédé du moins nous a rendu des services signalés dans un cas de grossesse môlaire arrivée à huit mois. Les douleurs de reins étant très-faibles et l'orifice du col perméable à deux doigts, le vagin fut tamponné et trois doses de seigle de 1 gr. chaque administrées à de courts intervalles, et en un peu moins de deux heures, le tampon et derrière lui une môle complète pesant 1 livre 28 onces furent expulsés. L'hémorrhagie, par suite de la bonne contractilité de l'utérus, fut très-faible, et les suites de couches, malgré des lochies épaisses couleur chocolat, fortement odorantes, furent si complétement normales que la malade ne garda le lit que quelques jours.

§ 361. Comme le tissu conjonctif embryonnaire de l'allantoïde enveloppe tout l'ensemble de la périphérie de l'œuf entre le feuillet séreux (l'exochorion) et l'amnios, cette couche peut aussi devenir le siége de l'hyperplasie

---

(1) *Virchow's Archiv*, vol. XLIV, p. 88.
(2) *Berl. Beitr. z. Geb. u. Gyn.*, I, p. 10.
(3) *Lancet*, févr. 1840 et *Anal. f. Frauenkrankheiten*, vol. IV, p. 149

myxomateuse. Le seul cas connu jusqu'à présent dans la science est celui de Breslau et Eberth (1), désigné sous le nom de *myxome diffus*. L'œuf était normal, et il existait à toute la périphérie de l'œuf, entre l'exochorion et l'amnios, une couche épaisse de 4 à 5 mill. de même nature que la gélatine du cordon. Dans ce cas, ce qui était dégénéré, c'était par conséquent la couche ayant bourgeonné tout autour de la périphérie de l'œuf de tissu conjonctif, appartenant au chorion, tandis que les villosités choriales s'étaient comme d'habitude atrophiées.

Que sans bourgeonnement myxomateux des villosités choriales formant le placenta, le reste de l'allantoïde qui se trouve au-dessous de la partie placentaire de l'amnios puisse devenir le siége d'une hyperplasie, c'est ce que semble prouver le cas publié par Spœth et Wedl (2), dans lequel, auprès de l'insertion du cordon épais, immédiatement au-dessous des membranes, se trouvait une couche épaisse de 1 mill. de tissu conjonctif jeune, gélatineux, qui se prolongeait jusque vers le bord du placenta. Rokitansky (3) signale aussi parmi les néo-formations du placenta un amas de tissu conjonctif analogue à de la gélatine à la face concave de cet organe.

§ 362. Le myxome présente un aspect essentiellement différent de la môle vésiculaire, lorsque la substance intercellulaire, homogène, purement muqueuse, est plus riche en parties constituantes fibreuses, si bien que le tissu prend un aspect solide, plus conjonctif, analogue à celui que présentent les couches périphériques du cordon. Wirchow (4) a le premier décrit un cas semblable sous le nom de *myxome fibreux* du placenta. L'enfant était bien portant, et entre les cotylédons normaux il s'en trouvait un de dégénéré. Sur un noyau épais, dense, gros comme un œuf de pigeon, s'inséraient, comme appendices secondaires et tertiaires, des noyaux gros depuis une noisette jusqu'à un grain de chènevis. Dans un cas tout à fait semblable observé par Hildebrandt (5), le même effet était produit par une dégénérescence dépendant d'un amas appréciable dans la veine efférente du cotylédon malade. Sinclair (6) a décrit un cas dans lequel tout le placenta paraît avoir subi cette même dégénérescence.

Les noms de môle (aussi de *Mondkalb, Mohnkalb, Teufelsbrut-Kielkopf, Sonnenkind, Nierenkind*, etc.) étaient déjà employés par Hippocrate, Aristote et Galien qui désignaient ainsi les œufs abortifs dégénérés (ce que l'on appela plus tard les moles sanguines ou charnues). Les Arabes donnèrent plus d'extension à ce mot, puisqu'ils y firent rentrer toutes les tumeurs qui se développaient dans la cavité utérine ou dans ses parois. Plus tard, suivant leur nature, on distingua les vraies moles (produits de grossesse) et les fausses moles (produits en dehors de la conception). La mole vésiculaire fut pour la première fois signalée par Schenck de Grafenberg, 1565. Les opinions les plus diverses sur sa nature ont régné jusque dans ces derniers temps. Depuis la fin du siècle dernier jusqu'à ces derniers temps, on les regardait

---

(1) *Wiener med. Presse*, 1867, 1 et le dern., *Virchow's Archiv*, vol. XXXIX, cah. 1.
(2) *Zeitschr. d. Ges. d. Wiener Aerzte*, 1851, vol. II, p. 822.
(3) *Lehrb d. pathol. Anat.*, 3ᵐᵉ édit., vol. III, Wien, 1861, p. 546.
(4) *L. c.*, p. 414.
(5) *M. f. G.*, vol. XXXI, p. 346.
(6) *Boston gyn. J.*, V, p. 338.

comme des vers vésiculaires (d'où le nom de môle hydatique), tandis que Ruysch déjà, qui ne les considérait pas comme essentiellement des produits de grossesse, attribua la formation de la môle à des modifications des vaisseaux des villosités, opinion qui fut longtemps admise. La nature de la môle, en tant que kyste hydatique, fut combattue déjà par Velpeau et J. Muller; mais différentes opinions régnèrent encore sur le point de départ particulier de la dégénérescence (d'après Gierse et Meckel c'est une hypertrophie des villosités avec œdème, d'après Muller c'est l'exochorion, d'après Mettenheimer c'est le tissu conjonctif qui est le point de départ de la maladie), jusqu'à ce que Virchow montrât qu'elle est constituée par une hyperplasie du tissu muqueux de l'élément fondamental normal des fines villosités choriales.

Voir pour l'historique, Charpentier, thèse de concours, *Maladies du placenta et des membranes*, 1869.

b. Anomalies du placenta.

BIBLIOGRAPHIE. — SIMPSON, *Monthly J. of med. sc.*, févr. 1865, p. 119 et *Sel. Obst. Works*, 1871, vol. I, p. 134. — SPAETH ET WEDL, *Zeitschr. d. Ges. d. Wiener Aerzte*, 1851, 2, p. 206. — KLOB, *Pathol. Anat. d. weibl. Sexualorgane*, p. 542. — HYRTL, *Die Blutgefässe d. menschl. Nachgeburt.* Wien, 1870. — WHITTAKER, *Amer. J. of Obstetrics*, vol, III, p. 193. — ERCOLANI, *Mem. delle malattie della placenta.* Bologna, 1871 (voy. le compt. rend. de HENNIG, *Archiv f. Gyn.*, vol. II, p. 454). — HENNIG, *Studien üb. d. Bau d. menschl. Plac.*, etc. Leipzig, 1872, p. 26.

§ 363. Dans les maladies du chorion nous avons déjà fait connaître les hyperplasies de ce chorion survenant au point placentaire sous les deux formes de myxome multiple et de myxome fibreux. Il nous reste encore à parler de différentes autres anomalies du placenta.

1. Anomalies de formation.

§ 364. Le volume du placenta présente des différences notables. Son expansion en surface dépend de l'étendue suivant laquelle les villosités du chorion entrent en connexion vasculaire avec la muqueuse. D'une façon générale, on peut dire que le placenta est d'autant plus épais qu'il embrasse un plus petit segment de la circonférence de l'œuf. La partie de cette circonférence, appartenant au placenta, est d'un volume relativement d'autant plus grand que l'œuf est plus jeune.

§ 365. Les anciens auteurs ont rapporté des cas d'absence complète du placenta, qu'il faut considérer comme étant des cas de faible développement des villosités choriales, au niveau de la caduque sérotine. Dans des cas très-rares notamment, les villosités choriales conservent leurs vaisseaux sur toute ou du moins sur la plus grande partie de la périphérie de l'œuf, si bien qu'il ne se forme pas, à proprement dire, un épais gâteau placentaire, mais que l'œuf dans toute sa périphérie se trouve uni à la caduque (état qui se rencontre chez les pachydermes); Stein l'aîné (1) nommait cela un *placenta membranacea* (2).

§ 366. On rencontre bien plus souvent un volume anormal du placenta.

---

(1) *Nachgel. geb. Wahrnehmungen.* Marburg, 1807, part. I, p. 321.
(2) Voy. Jörg, *Schriften zur Bef. d. Kenntniss d. Weibes*, II, p. 207.

Cela a lieu d'une part lorsque des enfants sont plus fortement développés qu'à l'ordinaire, mais d'autre part aussi avec des enfants atrophiës, en même temps qu'il y a de l'hydramnios. L'hyperplasie, dans ce dernier cas, peut bien dépendre d'un état inflammatoire de la muqueuse utérine maternelle, si bien que le fort bourgeonnement de la caduque sérotine et des villosités choriales fait que le liquide amniotique est sécrété en quantité considérable et que le fœtus se voit ainsi soustraire une partie de sa nourriture.

§ 367. Quelquefois le placenta, malgré une grossesse simple, est divisé, si bien qu'on a observé deux et plus, jusqu'à sept placentas, ou bien à côté d'un gros placenta s'en développent de plus petits que l'on appelle *placenta succenturiata*. Ces formations s'expliquent facilement par le développement des membranes. Quelques-unes des villosités qui ne se trouvent pas au niveau de la caduque sérotine, conservent leurs vaisseaux et gardent ainsi des communications vasculaires avec la caduque vraie. Si cette dernière communication manque, les villosités bourgeonnantes forment ce que l'on appelle les *placenta spuria*.

§ 368. La forme du placenta est, la plupart du temps, arrondie ou ovale, très-rarement en fer à cheval, lorsque le placenta s'insère au voisinage de l'orifice interne du col, et que ses deux branches entourent cet orifice.

Une des anomalies d'insertion placentaire les plus importantes au point de vue pratique, est le *placenta prævia*; nous l'étudierons dans les hémorrhagies de l'accouchement.

2. Néoplasmes du placenta.

§ 369. Nous avons déjà signalé les myxomes, mais il existe encore d'autres tumeurs du placenta. Le cas de Clarke (1) qui trouva dans un placenta un noyau pesant 14 onces, qui, à l'intérieur, avait l'aspect d'une chair solide, et celui décrit par Lobl, dans l'institut de Rokitansky (2) comme un fibrome gros comme une tête d'enfant, sont très-vraisemblablement des myxomes fibreux. Hyrtl décrit comme un sarcome deux tumeurs enfouies dans une enveloppe de tissu conjonctif qui consistaient en tissu conjonctif de nouvelle formation à tous les stades de développement.

§ 370. Dans des cas qui ne sont pas très-rares, on rencontre, à la face concave du placenta, des formations kystiques de différentes grosseurs. La couche de tissu conjonctif du chorion et de l'amnios est refoulée en forme de kyste, et on y rencontre un épithélium aplati, tandis que la partie qui siége sur le placenta a un aspect inégal, villeux et est recouvert d'un dépôt de fibrine. Ces kystes constituent des vésicules minces, transparentes, qui renferment un liquide jaunâtre ou rougeâtre trouble. Ils proviennent de foyers apoplectiques (3). Jacquet (4) décrit des kystes dont le volume varie d'un pois à une noisette, qui proviennent de la gaîne des vaisseaux.

(1) *Phil. Transactions*. London, 1798, II, p. 361.
(2) *Zeitschr. d. Ges. d. Wiener Aerzte*, 1844, p. 331.
(3) Voy. Simpson, *Sel. Obst. Works*, 1871, I, p. 147.
(4) *Gaz. méd. de Paris*, 14 oct. 1871.

§ 371. Il est très-habituel de rencontrer dans le placenta des dépôts calcaires d'un degré modéré. On les trouve surtout sur les placentas normaux à terme, dans le tissu maternel qui se trouve le plus rapproché des villosités fœtales du chorion, de même que dans les villosités choriales plus grosses qui s'enfoncent dans la sérotine. Dans les placentas de fœtus morts et macérés, le dépôt calcaire au contraire provient des petites villosités libres (1).

3. Inflammation du placenta. — Placentite.

BIBLIOGRAPHIE. — SIMPSON, *Edinb. m. J.*, avril 1836, p. 274. — SCANZONI, *Prager Vierteljahrschr.*, 1859, I. — HEGAR, *Die Path. u. Ther. der Placentarretentation.* Berlin, 1862. — MATTHEI, *Gaz. des hôp.*, 1864, n° 98. — HEGAR UND MAIER, *Virchow's Archiv*, 1867, mars, p. 387, Maier, *M. f. G.*, vol. XXXII, p. 442 et *Virchow's Archiv*, 1869, vol. XLV, p. 305.

§ 372. *L'inflammation du placenta* provient des cellules de la sérotine, (d'après Maier, dans la plupart des cas de l'adventice des artères fœtales). Il se produit une formation de tissu conjonctif jeune qui s'étend à l'intérieur, entre les cotylédons du placenta, et plus tard amène leur ratatinement. Le bourgeonnement du tissu conjonctif rétrécit les vaisseaux maternels qui se trouvent entre ces cotylédons, et amène dans les villosités choriales qui y plongent la destruction et la dégénérescence graisseuse. Des hypérémies collatérales peuvent aussi déterminer des extravasations sanguines à la face fœtale du placenta.

La maladie est causée, la plupart du temps, par une métrite ou une endométrite antérieure. S'il reste encore une quantité de tissu chorial villeux, capable de fonctionner, le fœtus peut continuer à se développer. L'hypérémie qui accompagne toujours cette inflammation détermine très-facilement des épanchements de sang considérables, et par suite l'avortement. Cette inflammation est très-importante pour la question de la délivrance, car par suite de la grande fragilité du tissu frais qui bourgeonne, des morceaux du placenta peuvent facilement se déchirer, et surtout si le tissu cicatriciel rétracté pénétré entre les villosités, rester adhérents à la paroi utérine.

Les inflammations qui se terminent par suppuration sont extrêmement rares. Bouchut trouva une fois deux abcès gros comme un œuf de pigeon sous la face fœtale, et dans un autre cas, beaucoup de petits abcès entourés d'un tissu hépatisé. Jacquemier signale aussi les dépôts purulents et Cruveilhier parle d'une forme d'infiltration purulente du placenta.

§ 373. Les *maladies syphilitiques du placenta* présentent, à bon droit, un intérêt tout particulier. Elles ont leur siége dans la partie maternelle du placenta, si la mère a été infectée, avant, pendant ou peu de temps après la conception. Il peut alors survenir des tumeurs gommeuses de la sérotine, qui s'étendent comme un coin entre les cotylédons (2). Ces tumeurs de la sérotine consistent en tissu conjonctif dense, à grosses mailles, dans lesquelles se

(1) Voy. Langhans, *Arch. f. Gyn.*, vol. I, p. 330, et vol. III, p. 150, Fränkel, *e. l.*, vol. II, p. 373 et Winkler, *e. l.*, vol. IV, p. 260.

(2) *Die krankh. Geschwülste*, II, p. 480; Slavjanky, *Prager Vierteljahrsschr.*, 1871, vol. CIX, p. 130, Kleinwächter, *e. l.*, 1872, vol. II. p. 93 et Fränkel, *Arch. f. Gyn.*, vol. V, p. 45.

trouvent çà et là des dépôts abondants de jeunes cellules. La couche corticale de ces noyaux est plus blanchâtre, fibreuse, la masse moyenne jaunâtre et plus molle.

Si l'infection provient du père, et si par conséquent, dans l'acte conjugal, ou le fœtus seul a été infecté, ou à la fois la mère et l'enfant, il se formera dans la partie fœtale du placenta des altérations caractéristiques que Frankel (1) a décrites en détail. Il se produit un gonflement des villosités choriales, qui est causé par une prolifération des petites cellules du tissu conjonctif. Les villosités sont ainsi épaissies, deviennent friables et prennent la forme noueuse, l'épithélium prolifère aussi et ses cellules deviennent troubles. Ces villosités, en se tuméfiant et en devenant solides, compriment les vaisseaux des villosités, les oblitèrent, et le grossissement des villosités isolées diminue de plus en plus l'espace destiné au sang maternel, si bien que les parties atteintes perdent complétement leur possibilité de fonctionner et que le fœtus meurt. Mais en même temps, les matériaux nutritifs eux-mêmes n'arrivent plus dans les villosités, de sorte qu'elles subissent la dégénérescence graisseuse. Très-ordinairement dans cette maladie il se fait des épanchements sanguins dus à des hypérémies collatérales.

Note du traducteur. — Schræder, on le voit, passe à peu près complétement sous silence ce que l'on a admis si longtemps et que nous avons décrit dans notre thèse sur les maladies du placenta et des membranes sous le nom de dégénérescence fibro-graisseuse du placenta (Voyez Robin, Société biologique, 1854) et fait rentrer cette lésion dans les myxomes du placenta. Nous croyons qu'il est bon de revenir sur cette question, et l'importance du sujet fera pardonner la longueur de la note suivante. Dans un mémoire paru en 1871 à Bruxelles et qui est intitulé : *Sur l'anatomie physiologique et la pathologie du placenta*, M. le docteur Cauwenberghe reprend l'étude de la question et c'est l'analyse de cet important mémoire que nous mettons sous les yeux du lecteur.

Adoptant complétement l'inflammation du placenta, c'est-à-dire la placentite, M. Cauwenberghe, dans un historique très-complet, cite les opinions de Cruveilhier, 1829, de Stein le jeune, 1830, de d'Outrepont et de Wild, 1833, de Simpson, 1836, de Jacquemier, 1839, de Robert, 1841, de Kölliker, 1841, de Robert Lee, 1846, de Gierse et Meckel, 1847, de Späth et Wild, 1851, de Corvan, 1854, de Robin et Millet, 1861, de Geoffroy de Montreuil, 1861, de Brœrs, 1863, de Verdier, 1868, et de Bustamante, 1868, et, rendant justice à cette dernière thèse, reprend ensuite la question en détail.

Pour lui les maladies du placenta peuvent se réduire à trois grandes variétés.

1° Les troubles circulatoires.

2° L'inflammation.

3° Les différentes espèces de dégénérescences.

1° *Les troubles circulatoires* comprennent les hémorrhagies utéro-placentaires pendant la période de formation du placenta et les désordres circulatoires dans le placenta complétement formé.

Ces derniers peuvent être ou de simples *congestions* ou ce qu'il appelle les *altérations organiques* ou *indurations*.

Le tissu placentaire perd dans une étendue variable son aspect spongieux, il paraît plus dense, plus serré ; il présente tantôt une analogie parfaite avec le tissu du foie ou du poumon enflammé, hépatisation rouge ou grise ; tantôt au contraire il offre un

(1) *L. c.*

aspect fibreux; enfin il possède souvent une ressemblance frappante avec le tissu lardacé ou stéaroïde, avec la substance encéphaloïde ou tuberculeuse et a reçu le nom de dégénérescence graisseuse ou tuberculeuse.

Passant ensuite à l'examen de ces placentas, M. Cauwenberghe constate d'abord un grand fait, c'est la présence du sang coagulé au milieu du tissu placentaire, sang qui subit les transformations les plus variées.

Pour lui cette transformation du sang s'opérerait ainsi. Lorsque le sang est infiltré dans le tissu il y a d'abord coagulation du sang, déformation des globules rouges, décoloration du caillot, puis désagrégation de ces corpuscules rouges et mise en liberté des granulations qu'ils renferment. En même temps, augmentation des corpuscules blancs qui se remplissent de granulations graisseuses, se transforment en corps granulo-graisseux et finalement se désagrégent. Les villosités plus ou moins profondément modifiées sont agglutinées entre elles par un réticulum à fibres granuleuses qui représente les dernières traces du réseau fibrineux dont les mailles sont remplies par une substance amorphe et transparente, mêlée à quelques granulations offrant toujours les caractères de la dégénérescence graisseuse.

D'autres fois le sang se trouve collecté en un foyer en refoulant les villosités au lieu de les emprisonner. Il peut alors subir une véritable fonte et donner naissance à cette bouillie purulente que Billroth considère comme du véritable pus et Robin comme du pseudo-pus fibrineux.

Enfin, dans les cas où la fibrine est déposée sous forme de lamelles stratifiées, elle peut ne pas subir la dégénérescence granuleuse, persister indéfiniment à l'état fibrillaire et conserver sa cohésion et son élasticité.

Mais tandis que Bustamante admet l'organisation du caillot en tissu conjonctif comme dans les thrombus, Cauwenberghe repousse complétement cette organisation, et pour lui les noyaux d'induration ont leur point de départ dans la trame interstitielle ou tissu de la caduque sérotine qui, sous le nom de placenta maternel, pénètre à une profondeur variable entre les villosités. Ces lamelles de la caduque deviennent le siége d'un travail hyperplasique, leurs anciens éléments devenus graisseux disparaissent insensiblement par compression et résorption, mais entre eux naît un tissu nouveau qui se développe tantôt sous forme de foyers circonscrits, tantôt d'une manière diffuse, emprisonne les villosités dans sa masse et en provoque l'atrophie par compression d'abord, par rétraction cicatricielle ensuite. Ce travail pathologique peut commencer dans l'épaisseur du placenta et s'étendre de là à la périphérie de l'organe, mais peut naître aussi dans la couche inter-utéro-placentaire de la sérotine; celle-ci s'épaissit alors considérablement et devient le point de départ d'un nombre infini de brides ou de prolongements fibreux qui, en suivant les cloisons intercotylédonnaires, pénètrent les parties correspondantes du tissu placentaire dont ils entraînent finalement l'induration.

Quand l'altération est récente, on ne constate aucune modification dans les villosités; mais quand l'altération est plus ancienne, quand le tissu malade est devenu jaunâtre ou grisâtre, de consistance lardacée ou fibreuse, on trouve les villosités à divers degrés d'atrophie ou de dégénérescence graisseuse.

Il adopte ensuite complétement les idées de Bustamante et accepte, sinon exclusivement, du moins pour la majorité des cas la thrombose placentaire. Voyez Bustamante, thèse, 1868.

Quant aux causes de cette thrombose, il les trouve dans les conditions de la circulation placentaire, le changement de composition du sang, les maladies chroniques, les cachexies, les diathèses, la phthisie, la syphilis, le choléra, les fièvres adynamiques, typhus, variole, enfin toutes les causes qui exercent directement leur influence sur le cœur et la circulation sans affecter le reste de l'organisme; enfin, les causes traumatiques, celles qui produisent les congestions utérines et placentaires, et l'inflammation de la caduque sérotine ou du placenta maternel.

La deuxième variété des maladies du placenta, la *placentile*, est admise par lui sans conteste, et il accepte complétement à ce point de vue les idées de Simpson.

Elle peut être aiguë ou chronique, et est, pour lui, la cause des adhérences du placenta.

La troisième variété comprend l'*atrophie*, l'*hypertrophie*, la *dégénérescence graisseuse du tissu villeux* qui pour lui peut être indépendante de toute autre altération du parenchyme placentaire, la *syphilis*, la *sclérose du placenta*, l'*hydropisie du placenta*.

La maladie du placenta telle que Robin l'a décrite sous le nom de dégénérescence graisseuse du placenta, n'existerait donc pas comme entité morbide, et les lésions constatées sur le placenta ne seraient que le résultat des transformations du sang dont la coagulation serait produite par suite de l'une ou l'autre des causes que nous avons signalées brièvement.

c. Anomalies de l'amnios et du liquide amniotique.

BIBLIOGRAPHIE. — M. CLINTOCK, *Clin. mem. on diseases of women*, 1863, p. 376. — MEISSNER, *M. f. G.*, vol. XXXII, p. 17.

§ 374. L'accumulation exagérée du liquide amniotique dans la cavité de l'amnios, l'*hydramnios*, peut tenir à des causes multiples. On la rencontre dans les troubles de la circulation maternelle qui ont pour conséquence l'œdème et l'hydropisie d'autres organes, mais on la trouve aussi dans les cas où ces dernières lésions manquent complétement ou peuvent évidemment être considérées comme purement secondaires et déterminées par la distension de l'utérus. Dans ces cas le placenta est quelquefois hypertrophié, la caduque présente une prolifération considérable et les villosités choriales sont épaissies et gonflées en forme noueuse. Le fœtus est ou mort ou déjà très-atrophié, si bien que quelquefois il ne pèse pas beaucoup plus que le placenta. La prolifération inflammatoire des membranes est, dans ces cas, évidemment le phénomène primitif; elle s'accompagne d'une sécrétion considérable du liquide amniotique, et le fœtus s'atrophie secondairement, puisque les membranes emploient pour elles-mêmes la plus grande partie des matériaux de formation qui sont apportés à l'œuf. Mais dans d'autres cas, on trouve le fœtus à l'état normal. (Jungbluth, *Propria Vasa* du chorion causant l'hydramnios (voy. § 33, note).

Il est intéressant de savoir que, d'après M. Clintock, l'hydramnios est bien plus fréquent chez les multipares que chez les primipares (28 : 5) et que sur les 33 observations, il naquit 25 filles contre 8 garçons.

§ 375. L'hydramnios, par suite de la forte distension de l'œuf, détermine les mêmes troubles que ceux qui se produisent quand le volume de l'utérus se trouve, pour d'autres raisons, considérablement augmenté.

Il survient de la gêne et des douleurs dans le ventre, et comme symptômes de compression, des névralgies et de l'œdème des extrémités inférieures. Le diaphragme refoulé par en haut amène, surtout chez les primipares, une gêne considérable de la respiration, et même quelquefois des accès d'oppression analogues à de l'asphyxie. La distension exagérée de la matrice amène aussi souvent l'interception prématurée de la grossesse.

§ 376. Lorsque la maladie atteint un grand développement à la fin de la grossesse, le *diagnostic*, la plupart du temps, n'est pas difficile. On trouve le ventre extrêmement distendu, l'utérus très-tendu, élastique, rarement présentant une fluctuation nette (quelquefois même, lorsqu'il est très-tendu, il a la dureté d'une planche). La plupart du temps on sent à peine le fœtus, du moins il est impossible d'en sentir les petites parties, tandis que le ballottement d'une ou de deux grosses parties est extrêmement net. Ces parties fœtales, comme les battements du cœur, changent très-facilement de place, quelquefois d'une façon presque incessante.

A l'exploration externe, on sent le segment inférieur de l'utérus élastique fortement distendu, derrière lui on ne trouve pas de partie fœtale appréciable. D'une façon générale, le diagnostic de la grossesse, même lorsque l'enfant est mort et qu'il est impossible d'entendre les battements du cœur, ou de sentir les parties fœtales, ne présente aucune difficulté, car il suffit de reconnaître que la tumeur qui contient le liquide est l'utérus développé, une semblable collection de liquide dans l'utérus ne se produisant jamais dans d'autres circonstances. Le diagnostic présente ordinairement des difficultés lorsque l'hydramnios est peu prononcé, et dans les premiers temps de la grossesse, et ces difficultés existent même lorsqu'il y a une grande quantité de liquide, dans les cas où la tension de l'œuf, tension qui présente de grandes variétés, est très-peu prononcée. Plus l'œuf est tendu et élastique, plus le diagnostic de l'hydramnios est facile.

§ 377. Le *pronostic* pour la mère se fonde surtout sur les causes qui ont produit l'hydramnios, et sur son développement. Le pronostic, dans les cas très-prononcés, est dubitatif pour le fœtus (d'après M. Clintock, de 33 enfants, 9 vinrent mort-nés et 10 moururent dans les premières heures).

§ 378. On ne connaît aucun moyen de limiter la collection de liquide. Lorsque la gêne est très-prononcée, la provocation artificielle de l'accouchement prématuré est indiquée; pourtant, comme la plupart du temps, les enfants sont extrêmement faibles, il faut attendre la trente-deuxième semaine lorsque la mère est en danger, la trente-sixième lorsqu'il y a seulement gêne très-prononcée.

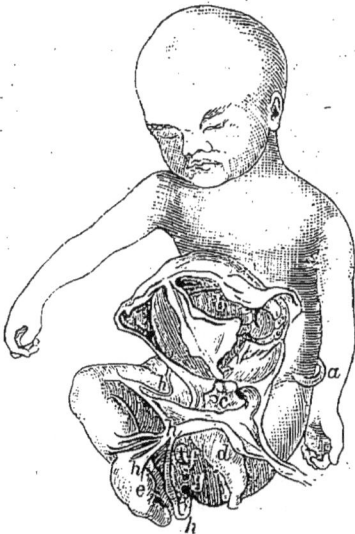

Fig. 106. — Brides amniotiques, d'après G. Braune. *a*. Pont cutané. *b*. Foie. *c*. Tronçon osseux du membre inférieur gauche. *d*. Pied gauche. *e*. Pied droit. *f*. Vulve. *g*. Anus. *h*. Brides amniotiques.

§ 379. *La quantité trop minime du liquide amniotique* n'est dangereuse que tout à fait dans les premiers temps de la formation fœtale. Si alors l'amnios qui se forme n'est pas écarté du corps fœtal par la quantité nécessaire de sérum, les capuchons de l'amnios, ainsi que des soudures anormales entre l'amnios et les parties fœtales, et des coalescences entre quelques points isolés de la peau peuvent persister (Brides de Simonart) et avoir pour conséquence des incisures et l'absence de certains organes (amputations spontanées (1) voy. fig. 106).

§ 380. Dans les derniers temps de la grossesse, l'amnios peut se déchirer, tandis que le chorion conserve à l'œuf son intégrité. La torsion de l'amnios dans l'œuf par suite des mouvements actifs du fœtus peut alors déterminer la formation de brides, qui compriment le cordon ombilical et peuvent ainsi déterminer la mort du fœtus (2).

2. ANOMALIES DU CORDON. ·

§ 381. La longueur du cordon varie très-notablement depuis là brièveté la plus extrême, si bien que le placenta s'insère immédiatement à l'ombilic, jusqu'à 70 pouces (3). La quantité de gélatine de Wharton est aussi très-variable. Elle se rassemble facilement à certaines places isolées, surtout là où les vaisseaux forment des anses, en masses épaisses, et forme ainsi ce qu'on appelle les *faux nœuds* du cordon.

§ 382. Les *vrais nœuds* se forment lorsque le fœtus, par suite de ses mouvements actifs, se glisse à travers une anse du cordon, et que cette anse plus tard se resserre en se fermant. En tous cas, il est extrêmement rare que les nœuds apportent un obstacle à la circulation. Ils se présentent, d'après Hecker (4), une fois sur deux cent soixante-six, et, d'après Elsœsser (5), une fois sur deux cent deux accouchements.

§ 383. Les circulaires du cordon autour du tronc, du cou ou des extrémités du fœtus sont très-fréquentes (voy. § 42, note). Ce n'est que tout à fait exceptionnellement qu'elles déterminent la mort du fœtus pendant la grossesse.

On trouve pourtant dans les livres quelques cas où, pour des raisons inconnues, le cordon s'est enroulé si solidément autour du cou que la mort en est résultée (6) (voy. fig. 107). Dans le cas publié par Credé (7), le cordon, long de 57 pouces, formait autour du cou huit circulaires si serrées que le cou n'était pas plus épais qu'un gros doigt et qu'il présentait de haut en bas l'impression des circulaires.

Dans le cas de Hillairet (8), chez un fœtus de trois mois, le cou se trouvait enserré si fortement par le cordon formant trois circulaires autour de lui, qu'il était presque amputé (1 millim. d'épaisseur), et, dans le cas publié par Bartscher (9), le

(1) Voy. Montgomery, *Die Lehre d. Zeichen u. s. w. d. m. Schwangerschaft*, trad. par Schwann, Bonn, 1839, p. 383; Gurlt, *Berl. med. Z.*, 1833, n° 3; Simonart, *Arch. de la méd. belge*, 1846, p. 119; G. Braun, *Zeitschr. d. Ges. d. Wiener Aerzte*, 1854, 2, p. 185, et 1862, 2, p. 3; Klotz, *Ueber amniotische Faden und Bänder*, d. i., Leipzig, 1869; Credé, *M. f. G.*, vol. XXXIII, p. 441; Reuss, *Scanzoni's Beiträge*, vol. VI, p. 19; Furst, *Archiv f. Gyn.*, vol. II, p. 315.

(2) G. Braun, *Oesterreich. Z. f. prakt. Heilkunde*, 1865, n°s 9 et 10.

(3) Hyrtl, *l. c.*, p. 42.

(4) *Kl. d. Geb.*, II, p. 30.

(5) *Würtemb. Correspondenzblatt*, 1851, n° 29.

(6) Voy. Sieboldt, *De circonvol. fœn. umb.*, Götting., 1834; Hohl, *Lehrb. d. Geb.*, 2ᵐᵉ édit., Leipzig, 1862, p. 354.

(7) *M. f. G.*, vol. I. p. 33.

(8) *Mon. des hôp.*, févr. 1857, n° 22, voy. *M. f. G.*, vol. X, p. 60.

(9) *M. f. G.*, vol. XVII, p. 364.

cordon, long de 25 pouces, s'était comme un lien enroulé neuf fois autour du fœtus et s'y était noué si fortement que les parties molles du cou étaient étroitement appliquées contre la colonne vertébrale. Blume (1) a publié trois cas analogues (obs. 8, 9 et 17) de circulaires multiples comprimant le cou. D'après Hecker (2), la mort est assez souvent la conséquence des circulaires. Que, du reste, des circulaires mêmes multiples n'entravent pas le développement du fœtus pendant la grossesse, c'est ce que montre le cas de Gray (3), dans lequel, quoique le cordon fît neuf circulaires, le fœtus naquit en état de mort apparente, mais fut rappelé à la vie.

Les circulaires serrées autour des membres peuvent du reste aussi causer, sinon des amputations spontanées, tout au moins des entailles des parties molles qui peuvent aller jusqu'aux os. Ainsi Nebinger (4) a publié un cas dans lequel, chez un fœtus de cinq mois, le cordon était si solidement enroulé autour du tiers inférieur de la cuisse gauche, qu'il y avait creusé une dépression profonde, et que la circulation était supprimée dans les parties situées au-dessous. Dans le cas de Owen (5),

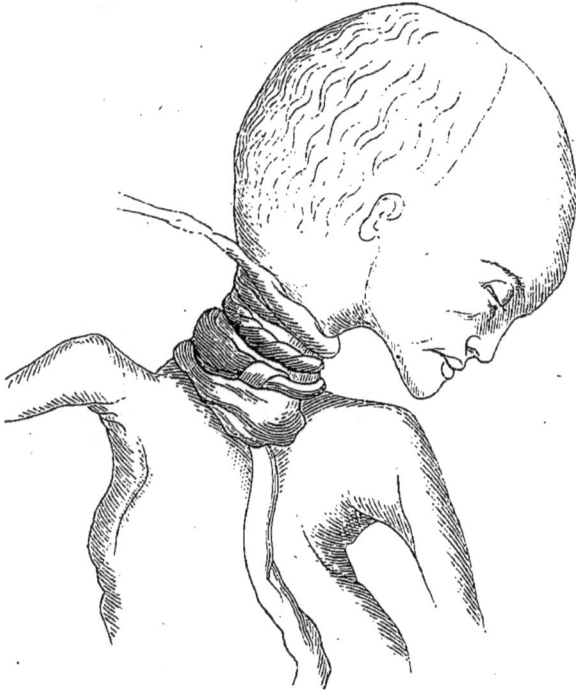

FIG. 107. — Compression du cou par des circulaires du cordon, d'après Blume.

les membres inférieurs avaient été arrêtés dans leur développement par des circulaires, à un degré tel que, quoique l'enfant fût presque à terme, ses membres ressemblaient à ceux d'un fœtus de quatre mois. L'une des cuisses était presque amputée. Raschko (6) a vu une circulaire autour du bras qui avait détruit les muscles, et avait déjà entravé la croissance de l'os. On trouve aussi dans Mongomery (7).

(1) *Zur Casuistik der Torsion und Umschlingung der Nabelschnur.* D. i. Marburg, 1869.
(2) *Kl. d. G.*, II, p. 32.
(3) *Lancet*, sept. 1853.
(4) *Amer. J.*, 1867, p. 129.
(5) *Obst. Trans.*, VIII, p. 4.
(6) *Berl. Beitr. z. Geb. u. G.*, II, Berlin 1873, p. 177.
(7) *L. c.*, p. 392.

deux cas où la dépression s'est étendue jusqu'aux os (1). Milne (2) a publié un cas dans lequel le cordon formant trois circulaires avait produit sur le bas-ventre une dépression profonde.

Dans tous ces cas, l'action comprimante du cordon n'est pas tant causée par le tiraillement serré des circulaires que par ce fait, que l'anse dans laquelle se trouvent le cou ou les extrémités, par suite de l'accroissement du fœtus, ne peut pas plus se relâcher que s'accroître dans les proportions nécessaires, de sorte que l'anse devient progressivement trop petite pour le fœtus qui devient plus gros.

§ 384. La mort de l'enfant survient plus fréquemment pendant la grossesse, par suite de la *torsion du cordon* (voy. fig. 108), c'est-à-dire par ce fait que, par suite de la torsion en un point presque complétement privé de gélatine, les vaisseaux du cordon subissent la sténose (l'atrésie). Le nombre des tours du cordon peut atteindre un chiffre considérable, sans que la circulation soit essentiellement entravée. Ce n'est que si la gélatine disparaît à une ou plusieurs places, que les tours deviennent si serrés que le calibre des vaisseaux disparaît (3).

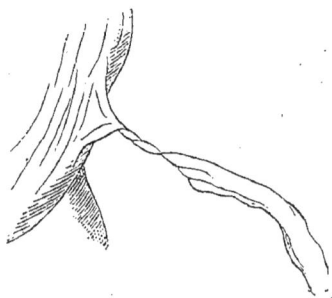

FIG. 108. — Torsion du cordon, d'après Blume.

Le point où siége le rétrécissement se trouve presque toujours tout à fait au voisinage de l'ombilic, beaucoup plus rarement aux deux extrémités du cordon, ou seulement à l'extrémité placentaire (4). Quelquefois on trouve des apoplexies des vaisseaux fœtaux au-dessous de la partie de l'amnios qui tapisse le placenta.

Dans l'immense majorité des cas, le cordon présente des spires nombreuses. Ainsi Meckel (5), sur un jumeau long de 4 pouces, trouva 95 spires pour un cordon de 4 pouces. Dohrn, sur un fœtus au début du quatrième mois, dont le cordon avait 9 pouces, en trouva 85, et Blume, sur un cordon de 6 centimètres, en trouva 33. Plus rarement, le cordon présente très-peu de spires (comme dans un cas observé par nous, dans lequel sur un enfant mort et macéré de huit mois, dont le cordon, du reste, était épais et riche en gélatine, le point complétement fermé qui se trouvait à l'ombilic était absolument mince, voy. aussi obs. 113, Blume) ou même n'en présente pas du tout (6). Dans le plus grand nombre de cas, il n'existait du reste qu'un rétrécissement plus ou moins considérable, mais pas d'imperméabilité complète.

A quelle époque la torsion commence, c'est ce qu'il est difficile de préciser. D'après l'âge des fœtus expulsés, elle devient le plus souvent mortelle dans le troisième, le quatrième ou le septième mois. Le plus grand nombre des fœtus n'a été expulsé à l'état de macération que longtemps après la mort. Peut-être la torsion trop pro-

(1) Voy. Hohl, *l. c.*, p. 355 et Reuss, *Scanzoni's Beiträge*, vol. VI, p. 48.

(2) *Edinb. med. J.*, juillet 1871. *Edinb Obst. Tr.*, 1872, p. 362.

(3) Voy. Dorn, *M. f. G.*, vol. XVIII, p. 147 (avec des indic. bibliogr. plus spéciales) Hecker, *Kl. d. Geb.*, II, p. 27; Blume, *l. c.*; Hammer, *Beob. u. Unters. üb. faultodte Früchte* D. i., Leipz.; 1870, p. 10; Fassbender, *Berl. B. z. Geb. u. G.*, vol. I, p. 71.

(4) Noeggerath, *Deutsche Klinik*, 1854, n° 24; Hafner, *M. f. G.*, vol. VIII, p. 17, et Dohrn, *M. f. G.*, vol. XXI, p. 56.

(5) Gaettens, *Obst. medico-obst.*, D. i., Halae, 1841, et Blume, *l. c.*, observ. XIII.

(6) *Müller's Archiv*, 1850, p. 234, fig. 8.

(7) Gaettens et Blume, *Beob*, 7.

noncée du cordon est-elle causée par les mouvements actifs du fœtus. Quelquefois, comme dans le cas cité plus haut et observés par nous-même, la mort du fœtus par torsion du cordon se renouvelle dans deux grossesses consécutives, et Olshausen (1) a vu ce fait se renouveler six et sept fois. Le fœtus peut, à la suite de cette torsion, se détacher complétement du cordon, si bien qu'il se trouve libre dans l'œuf (2).

§ 385. Le cordon, dans le plus grand nombre des cas, s'insère, sinon tout à fait au centre, du moins près du centre du placenta. Mais très-fréquemment il s'insère sur un des bords (insertion marginale), et même dans quelques cas le cordon s'insère sur la partie du chorion qui est dépourvue de villosités, si bien que les vaisseaux se dirigent vers le placenta en restant isolés dans les membranes. Les deux artères ombilicales, dans ce cas, se confondent volontiers en un tronc commun plus long ou plus court (3).

Cette anomalie, *insertio velamentosa* (v. fig. 71), se fait, d'après Schultze (4), de la façon suivante :

L'allantoïde dans chaque œuf apporte les vaisseaux fœtaux à une place

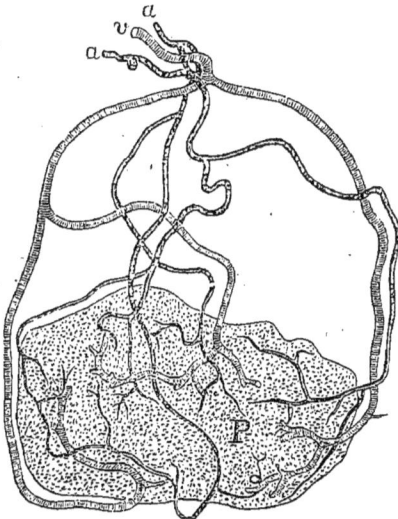

FIG. 109. — Insertion vélamenteuse, d'après Hyrtl. *aa.* Artères ombilicales. *v.* Veine ombilicale. P. Placenta.

quelconque de la périphérie de l'œuf, et par conséquent ce n'est que relativement d'une façon rare qu'ils rencontreront précisément la place où sera plus tard le placenta. Au début, les vaisseaux s'étendent, comme on le sait, dans tout l'ensemble des villosités choriales; mais comme ils s'oblitèrent à la partie non placentaire de la périphérie de l'œuf, la partie placentaire reste seule ayant des points d'union vasculaire. Par la croissance ultérieure de l'œuf, il se fait alors normalement (quel que soit le point de la périphérie de l'œuf que l'allantoïde ait atteint), une rotation du fœtus telle que les vaisseaux se dirigent en droite ligne vers le point qui sera plus tard le placenta. Cette rotation peut être empêchée par des adhérences anormales, qu'un des tissus du cordon futur forme avec le point de la périphérie de l'œuf qui a le premier été rejoint par les vaisseaux. Alors, l'insertion définitive du cordon se fait en un point des membranes qui se trouve en dehors du placenta. La même cause, d'après Stern (5) déterminerait l'insertion marginale.

(1) *Berl. klin. Woch.*, 1871, n° 1.
(2) Voy. Hirsch, *M. f. G.*, vol. XXVI, p. 333.
(3) Hyrtl, *Die Blutgef. d. m. Nachgeburt.* Wien, 1870, p. 60.
(4) *Jenaische Z. f. Med. u. Naturw.*, 1867, cah. 2 et 3.
(5) D. i. Marburg, 1873.

Les vaisseaux du cordon présentent de nombreuses anomalies qui n'ont aucune importance pratique (1).

C. ANOMALIES DANS LA DURÉE DE LA GROSSESSE.

1. INTERRUPTION PRÉMATURÉE DE LA GROSSESSE. — HÉMORRHAGIES DE LA GROSSESSE. — AVORTEMENT. — MÔLES SANGUINES. — MÔLES CHARNUES. — ACCOUCHEMENT AVANT TERME.

BIBLIOGRAPHIE. — BUSCH UND MOSER, *Handbuch der Geburtskunde.* Berlin, 1840, article AVORTEMENT. — WHITEHEAD, *Causes and treatment of abortion,* etc. London, 1847. — DOHRN, *M. f. G.,* vol. XXI, p. 30. — HEGAR, *M. f. G.,* vol. XXI, suppl. p. 1. — VERDIER, *Apoplexie plac. et les hématomes du placenta.* Paris, 1868. — HOENING, *Scanzoni's Beiträge,* vol. VII, p. 213. — DOHRN, *Volkmann's S. klin. Vortr.* Leipzig, 1872, n° 42.

§ 386. *Causes et marche.* La grossesse peut, après s'être trouvée jusque-là dans des conditions complétement normales, être interrompue tout à coup par des causes agissant d'une façon aiguë. Dans le plus grand nombre des cas pourtant, il existe des altérations essentielles de l'œuf ou des états pathologiques de la mère qui prédisposent à l'avortement, et dans ces conditions une occasion extérieure, qui ordinairement serait inoffensive, suffit à provoquer prématurément les contractions utérines, et à amener l'expulsion de l'œuf. On doit par conséquent faire une différence entre les états qui déterminent la cause proprement dite, profonde, la prédisposition à l'avortement, et l'occasion qui détermine le moment où il se produit.

§ 387. La *prédisposition à l'avortement* peut tenir à l'œuf et à la mère.

Du côté de l'œuf il faut, il est vrai, considérer comme cause prédisposante de l'avortement toutes les maladies du chorion; mais la cause occasionnelle la plus fréquente de beaucoup est la mort du fœtus, qui peut toutefois être amenée par les causes les plus variées. Les monstruosités congénitales, les maladies internes, et exceptionnellement les traumatismes, peuvent amener la mort du fœtus. De plus, toutes les causes qui entravent l'apport des matériaux nutritifs ou le suppriment complétement déterminent la mort. Parmi ces causes se rangent les monstruosités congénitales, les vices de conformation du cordon et du chorion, les dégénérescences et les apoplexies de la caduque, etc. L'anémie chronique ou aiguë de la mère peut agir de même dans ce sens fâcheux (cette dernière maladie peut amener la mort du fœtus par asphyxie, comme nous avons pu l'observer dans un cas d'hémorrhagie énorme, suite de rupture de varices dans un cas de grossesse gémellaire), le fœtus peut de plus succomber au développement excessif de la température dans les maladies fébriles de la mère, et il peut également mourir à la suite de maladies constitutionnelles (syphilis, §§ 284 et 372).

§ 388. La mort du fœtus détermine, de la façon la plus certaine, l'expulsion de l'œuf, et comme elle survient souvent, elle est une des causes les plus fréquentes de l'avortement. S'il n'existe pas d'autres altérations, l'ex-

(1) Klob, *Path. An. der weibl. Sex.,* p. 562, et Hyrtl, *l. c.*

pulsion de l'œuf ne se fait jamais immédiatement après la mort de l'embryon mais seulement plus ou moins longtemps après, comme conséquence des altérations secondaires de l'œuf. Ces altérations peuvent être extrêmement variées ; pourtant, leur action essentielle est d'amener les contractions utérines par suite de la suppression des connexions qui existaient entre l'œuf et l'utérus. Cette suppression des connexions peut, d'une part, résulter de ce que la suppression de la circulation fœtale amène l'oblitération des villosités et leur dégénérescence graisseuse, et d'autre part, de ce que la caduque prend part à ce procès dégénératif. La règle à peu près normale est que, après la mort du fœtus, la cavité de l'œuf s'affaisse. Cette réduction de volume ne manque que si des états hydropiques ou des tumeurs de l'œuf (hydramnios, myxomes du chorion) sont la cause de la mort du fœtus. Dans les autres cas, après la mort du fœtus, le volume de l'œuf se réduit, et les conséquences de ce fait sont des déplacements et des décollements de la périphérie de l'œuf d'avec la paroi utérine, qui font sortir les villosités choriales de l'intérieur des vaisseaux maternels, et amènent par conséquent une solution de continuité de ces derniers et des hémorrhagies provenant des vaisseaux maternels trop fortement remplis, hémorrhagies qui pénètrent dans la cavité utérine, qui est alors soumise à une pression différente. Les hémorrhagies dans et entre les membranes de l'œuf sont encore plus considérables lorsque, ce qui n'est pas rare, la cavité de l'œuf se déchire dans les premiers temps de la grossesse, et lorsque le liquide amniotique et le fœtus sont expulsés, tandis que l'œuf ainsi vidé reste encore longtemps dans l'utérus. Ces hémorrhagies sont une des conséquences les plus fréquentes de la mort du fœtus. Les altérations anatomo-pathologiques qui sont causées par le siége différent des hémorrhagies et les métamorphoses des épanchements sanguins seront étudiées plus loin avec plus de détails.

§ 389. La prédisposition à l'avortement peut encore tenir à des états anormaux de la mère.

Très-souvent, ce sont des anomalies de la caduque qui sont cause de l'expulsion prématurée de l'œuf. Un développement anormal très-faible, ou une atrophie de la muqueuse, n'ont une influence fâcheuse sur le développement de l'œuf que si cela se produit à la périphérie même de l'œuf, c'est-à-dire si cela porte sur la caduque sérotine ou la caduque réfléchie.

Le développement de la caduque sérotine, sur un espace trop petit, entraîne une petitesse anormale du placenta. Cette petitesse du placenta n'a par elle-même aucune influence fâcheuse sur le développement de l'œuf, mais elle peut avoir de l'importance si elle coïncide avec le faible développement de la caduque réfléchie. Si cette dernière constitue seulement une membrane très-faible, très-mince, ou si l'œuf n'est pas du tout, ou tout au moins pas complétement enveloppé par son bourgeonnement, cet œuf peut en partie par son propre poids, en partie par le développement prématuré des contractions utérines, être refoulé vers l'orifice interne du col, ou même à l'occasion dans le col. L'œuf, qui n'est recouvert que par le chorion, est alors appendu par un long pédicule formé par la caduque sérotine, ou bien il s'est complétement séparé de son insertion, et il est alors suspendu à un pédicule formé par la caduque réfléchie.

Des cas de cette nature ont été signalés par Rokitansky (1), Sackreuter et Mettenheimer (2), Hegar (3) et Dohrn (4). Dans le dernier de ces cas, la cavité de l'œuf était déchirée, et l'œuf s'était retourné, si bien que les villosités choriales regardaient à l'intérieur de la cavité de l'œuf. Rokitansky a décrit comme exemple de *grossesse cervicale* des cas dans lesquels l'œuf, qui était muni d'un pédicule constitué par les glandes utérines allongées, avait été poussé jusqu'à l'intérieur du col. L'œuf peut, dans ces cas, rester plus longtemps dans la cavité du col, et être encore nourri jusqu'à un certain point par son pédicule, mais, la plupart du temps, il est expulsé dans une hémorrhagie ; il peut du reste aussi amener la mort de la mère par sa dégénérescence.

§ 390. Les altérations de la caduque vraie amènent surtout l'avortement, en déterminant la mort du fœtus ou en amenant primitivement des apoplexies entre les membranes de l'œuf. Ce dernier cas se produit surtout lorsqu'il s'agit d'endométrites aiguës.

Abstraction faite de ces altérations de la muqueuse, l'avortement peut encore être déterminé facilement par les états pathologiques de l'utérus que nous avons déjà signalés dans les chapitres précédents.

Parmi les déplacements, il faut surtout citer la rétroflexion et le prolapsus. L'antéflexion seule ne suffit pas ordinairement à produire l'avortement, mais il faut ordinairement qu'elle s'accompagne de métrite chronique. Cette dernière est, d'une façon générale, une cause fréquente d'avortement. Il faut en outre essentiellement tenir compte des néoformations utérines (fibromes, carcinomes), aussi bien que de toutes les causes qui s'opposent au développement de l'utérus, comme les tumeurs considérables de l'abdomen, les vieux exsudats qui enveloppent l'utérus, etc.

§ 391. Il est incontestable que, abstraction faite de ces états pathologiques appréciables de la mère, il existe encore une excitabilité individuelle qui entraîne une prédisposition à l'avortement telle, que l'œuf étant sain et les organes génitaux maternels intacts, on voit la grossesse s'interrompre chez certaines femmes, pour des causes qui auraient été supportées sans inconvénient par la majorité des autres femmes. Chez ces femmes, les nerfs moteurs de l'utérus réagissent sous l'influence de causes qui ordinairement n'ont aucune influence.

Cette prédisposition à l'avortement chez certaines constitutions individuelles mérite toute considération dans la pratique. Pourtant, il faut, d'une autre part, se garder de vouloir aller trop loin dans ce sens. Ce n'est que lorsque un examen précis et détaillé des organes génitaux aussi bien que l'intégrité complète de l'œuf expulsé engagent dans cette voie, et lorsque l'on ne peut trouver d'autre raison suffisante pour expliquer l'avortement, que l'on peut, s'il y a des raisons pour cela, admettre cette excitabilité si développée de l'organisme maternel.

(1) *Zeitschr. d. Ges. d. Wiener Aerzte*, 1860 n° 33.
(2) *M. f. G.*, vol. I, p. 81.
(3) *L. c.*, p. 20.
(4) *L. c.*, p. 31.

§ 392. Autant il est fréquent de voir les altérations de l'œuf prédisposer à l'avortement, autant il est rare de les voir le produire immédiatement. Du côté de l'œuf, ce n'est à proprement dire que la rupture avec écoulement du liquide amniotique qui est une cause immédiate de l'interruption de la grossesse. Mais cet événement détermine aussi cette interruption assez exactement et cela d'autant plus que la grossesse est plus avancée.

§ 393. Il est bien plus fréquent de voir les *causes directes* de l'avortement provenir de la mère, et il faut ici considérer en premier lieu les anomalies du contenu sanguin de l'organe gravide lui-même.

Que l'hypérémie de l'utérus gravide puisse sans rupture de ces vaisseaux, par simple irritation des fibres nerveuses, exciter les contractions utérines, c'est là un fait incontestable. Mais ces hypérémies déterminent très-facilement des hémorrhagies, et celles-ci, pour peu qu'elles soient abondantes, amènent des contractions en supprimant les connexions entre l'œuf et l'utérus. Par conséquent toutes les causes qui produisent l'hypérémie utérine peuvent provoquer le début de l'avortement.

De même que la pléthore générale peut déjà par elle-même déterminer des hémorrhagies de la muqueuse qui bourgeonne d'une façon exubérante, de même les maladies aiguës de la mère accompagnées de fièvre ardente peuvent déterminer des déchirures des vaisseaux de la caduque. De plus, le même effet peut être produit par toutes les circonstances qui amènent la congestion du côté des organes génitaux (inflammations de l'organe lui-même, coïts trop fréquents et trop violents, bains de pieds et de siége chauds, plaisirs ou lectures qui excitent les sens, boissons spiritueuses), ou bien qui conduisent à des stases dans ces vaisseaux (déplacements utérins, maladies du cœur, des poumons ou du foie, etc.). Les cas dans lesquels la rupture des vaisseaux est due à un traumatisme direct sont rares. Il est bien plus fréquent de voir les secousses imprimées au corps, comme à la suite de coups, de sauts, de toux violentes, de vomissements ou d'efforts pour se moucher, avoir pour conséquence des ruptures vasculaires dans la caduque.

Que l'anémie très-prononcée de l'utérus puisse amener les contractions, c'est ce que l'on peut prouver expérimentalement, quoique la chlorose et l'appauvrissement du sang à la suite de cachexies de différentes natures n'aient que rarement une influence directe. La grossesse pourtant est facilement interrompue par des pertes de sang générales, survenant d'une façon aiguë. Peut-être est-ce ainsi qu'il faut expliquer l'action du seigle ergoté, puisque en faisant contracter les parois artérielles, il amène ainsi une anémie aiguë.

§ 394. Enfin les contractions des fibres musculaires lisses de l'utérus peuvent encore être mises en jeu par des irritations directes qui portent sur les nerfs. Ces irritations peuvent porter sur les nerfs mêmes de l'utérus, surtout par des frottements exercés par l'organe sur les parois abdominales (peut-être faut-il attribuer à cette cause le début prématuré de l'accouchement dans les cas de distension considérable de l'utérus, comme en particulier dans la grossesse gémellaire ou l'hydramnios), ou bien l'excitation peut porter sur les fibres sympathiques des autres branches nerveuses qui déterminent, par action reflexe, l'activité des nerfs utérins. Ainsi les excitations du vagin, de la vulve ou des mamelles déterminent souvent des contractions utérines. On ne sait pas exactement de quelle façon agissent, pour déterminer les contractions utérines, les émotions violentes, comme en particulier les frayeurs subites.

§ 395. Ces deux catégories des causes de l'avortement, celles qui agissent d'une façon éloignée, mais qui sont la cause, à proprement dire fondamentale, et celles qui sont une cause immédiate de l'avortement, doivent être sévèrement distinguées les unes des autres, et leur distinction est de la plus grande importance pratique. Cela ne veut pourtant pas dire que, dans un cas donné, ces deux causes différentes puissent toujours être établies et distinguées. Lorsqu'il y a une cause prédisposante, comme par exemple la mort du fœtus, il peut, lorsque la dégénérescence de la caduque est devenue considérable, survenir progressivement des contractions sans qu'on puisse constater une cause nettement déterminante, et d'autre part, il peut arriver que des causes occasionnelles, comme en particulier des hémorrhagies provenant des membranes et des irritations directes des nerfs sympathiques, même dans des conditions normales, produisent la survenue prématurée de l'accouchement.

§ 396. De tout ce que nous venons de dire sur les causes de l'avortement, il résulte que les hémorrhagies jouent un grand rôle et que leur importance pour l'étude de l'avortement augmente d'autant plus que, si elles manquent antérieurement, l'avortement s'accompagne toujours d'hémorrhagie.

Évidemment, dans un cas donné, il peut être difficile de distinguer avec certitude les rapports entre la mort du fœtus et les apoplexies des membranes. La mort du fœtus peut déterminer des hémorrhagies, et en fait, ou des hémorrhagies telles qu'elles déterminent immédiatement l'avortement, ou bien des hémorrhagies qui ne déterminent pas immédiatement l'expulsion de l'œuf, mais qui amènent en lui des altérations suffisantes pour que, au bout d'un temps plus ou moins long, à la suite ou pendant de nouvelles hémorrhagies, l'avortement se fasse. Mais il peut arriver aussi que primitivement une hémorrhagie entre les membranes gêne si considérablement la nutrition du fœtus que la mort survienne, et cette mort peut de son côté donner lieu à son tour à des hémorrhagies. Il peut, comme cela a été dit, être très-difficile et même impossible de bien nettement distinguer la succession et la cause des modifications isolées qui se passent dans l'œuf, et cela est d'autant plus difficile que nous n'avons pas une connaissance exacte du temps dont le fœtus a besoin pour subir les différentes modifications qu'il éprouve. Bien plus, il est certain que ces modifications, pour pouvoir se produire, réclament des temps différents chez ces fœtus suivant les différentes époques de la grossesse et d'autres circonstances encore mal connues. Aussi est-il extrêmement difficile, d'après les altérations qu'a subies le fœtus, de décider depuis combien de temps il est mort.

§ 397. La détermination de l'âge des hémorrhagies présente les mêmes difficultés. Les hémorrhagies récentes se distinguent facilement des hémorrhagies anciennes, et celles-là, à leur tour, des hémorrhagies extrêmement vieilles, mais il est impossible de préciser l'époque à laquelle une hémorrhagie évidemment ancienne s'est faite, d'après les altérations objectives. Les hémorrhagies tout à fait récentes sont liquides, celles un peu plus anciennes sont coagulées, brun sombre, presque noires et solidement adhérentes entre les membranes et à ces membranes elles-mêmes. Au bout d'un temps plus long encore, les caillots sanguins se décolorent progressivement et prennent un aspect rougeâtre clair, couleur de cuir.

§ 398. Quant à ce qui concerne le lieu où se fait l'hémorrhagie qui (abstraction faite des exceptions déjà signalées) provient toujours des vaisseaux maternels, il peut être très-diffférent.

Si toute la caduque est expulsée en même temps, on trouve toujours sa face utérine recouverte de sang frais ; mais plus souvent encore on trouve aussi de vieux coagula noirs ou déjà décolorés. Dans le tissu même de la caduque, on trouve de petits foyers apoplectiques, surtout si ce tissu est plus développé que d'habitude.

Si les extravasats de la caduque vraie sont considérables, ils la déchirent complétement et s'épanchent entre la caduque vraie et la réfléchie. Si l'épanchement se fait dans la caduque sérotine, il faut que le repli que forment la caduque vraie et la réfléchie soit d'abord déchiré. Les épanchements sanguins peuvent aussi s'étendre entre la caduque réfléchie et le chorion, soit après rupture de la première, soit lorsqu'ils prennent naissance au point d'insertion placentaire, et s'étendent à partir de ce point en suivant le chorion et en l'écartant de la caduque réfléchie.

§ 399. Ces épanchements sanguins sont très-fréquents et ils donnent à l'œuf, lorsqu'ils ne sont pas tout à fait insignifiants, un aspect caractéristique.

Le chorion et l'amnios se trouvent alors refoulés dans la cavité de l'amnios, et y font saillie comme de bourrelets épais (bosselures de Velpeau). A la coupe, on voit qu'ils sont formés de sang coagulé (ou assez frais, ou noir et plus vieux, décoloré). Lorsque l'œuf est sain, la pression sous l'influence de laquelle se fait l'écoulement du sang suffit difficilement à rétrécir ainsi la cavité de l'amnios, mais ces bosselures ne se produisent souvent qu'après la rupture de la cavité de l'œuf, ou du moins que lorsque après la mort du fœtus la cavité de l'œuf s'est affaissée. Dans ces œufs (anciennnement, si les épanchements sanguins étaient encore frais, on les appelait *môles sanguines;* si les épanchements étaient plus anciens, *môles charnues*), on trouve le fœtus régulièrement altéré, ou même manquant complétement, soit par suite de macération et de résorption, soit par suite de son expulsion prématurée.

Ce n'est que tout à fait exceptionnellement que l'épanchement sanguin déchire le chorion et parvient à le séparer de l'amnios sur une grande étendue, enfin l'amnios lui-même peut être déchiré, et l'on trouve des collections sanguines fraîches ou anciennes dans la cavité même de l'œuf.

L'âge de la grossesse a de l'importance au point de vue du lieu où se fait l'hémorrhagie, en ce que, après la formation du placenta, les hémorrhagies se font avec une préférence absolue dans le placenta lui-même, tandis qu'à toutes les autres époques de la grossesse elles sont également fréquentes dans toute la périphérie de l'œuf.

§ 400. La question de savoir le volume que doit avoir un épanchement sanguin pour déterminer immédiatement les contractions utérines ne peut pas, d'une façon générale, être résolue. L'âge de la grossesse est en cela d'une grande importance, puisque au début de petites hémorrhagies peuvent amener l'expulsion de l'œuf, tandis que pourtant, dans les cas favorables, de grands épanchements sont relativement bien supportés. Il y a en outre une différence essentielle suivant que l'enfant est sain ou non. Si l'œuf s'affaisse après la mort du fœtus, des foyers hémorrhagiques très-considérables peuvent être supportés encore longtemps, tandis que si l'œuf est sain, tous les épanchements sanguins un peu notables amènent ordinairement l'interruption immédiate de la grossesse. Du reste, des épanchements modérés peuvent n'avoir aucune conséquence nuisible, aussi bien sur la vie du fœtus que sur la continuation de la grossesse. Si la source de l'épanchement est au voisinage de l'orifice utérin, le sang s'écoule au dehors, et il se produit une hémorrhagie pendant la grossesse sans suites fâcheuses. Si le siége de l'hémorrhagie est plus éloigné de l'orifice utérin, le sang épanché subit les modifications habituelles, et on le reconnaît plus tard sur l'œuf à terme.

§ 401. Une autre question importante est de savoir à quelle époque, après la première intervention de la cause particulière de l'avortement, se fait l'expulsion réelle de l'œuf. Cette époque peut être extrêmement variable. Comme nous l'avons signalé plus haut, certaines causes entraînent l'expulsion immédiate de l'œuf, tandis que d'autres exigent des jours, des semaines et même des mois.

Il s'écoule souvent un temps assez long, si c'est la mort du fœtus qui est la cause de l'interruption de la grossesse. Ordinairement, on trouve alors le fœtus dans un état particulier de macération que nous décrirons en détail au § 422. Ce n'est que dans des cas exceptionnels que le fœtus mort pendant la grossesse conserve son aspect frais. Si le fœtus est mort à une période peu avancée de la grossesse, l'œuf après sa mort peut continuer à recevoir les matériaux nutritifs. On trouve alors le placenta beaucoup plus développé que ne l'indique le fœtus qui se trouve encore dans l'œuf, ou qui en a déjà été expulsé depuis longtemps. Le placenta alors n'est pas altéré, mais il a l'aspect complétement frais, et il ne se distingue uniquement des placentas ordinaires que par la couleur extrêmement pâle des villosités et une consistance un peu plus compacte. Si ce développement ultérieur du placenta se produit, l'œuf peut être conservé dans l'utérus pendant encore plusieurs mois, et cela sans qu'il se produise aucun écoulement fétide.

La rétention du fœtus mort pendant plusieurs semaines est tout à fait habituelle; souvent elle ne détermine aucun symptôme subjectif, mais souvent aussi on voit survenir les symptômes signalés § 70. Les cas rares sont ceux où des fœtus morts ont été retenus plusieurs mois dans l'utérus. Ainsi Young (1) a vu une ré

_____

(1) *Transact. of Edinb. obst. soc.*, 1870,

tention de 2 mois et 10 jours, Pridie (1), Newmann et Harley (2) de 3 mois, Gr. Hewitt (3) et Markoe (4) de 5 mois, Jacobi (5) de 5 mois et demi, Peaslee (6) de 7 mois, Cederschjöld (7) de 8 mois.

Fairbank (8) a publié un cas dans lequel une femme, au sixième mois de sa grossesse, éprouva une contusion énorme du ventre avec fracture du bassin et péritonite consécutive sans avorter et chez laquelle le fœtus, mort à cette époque, ne fut expulsé que trois mois plus tard. Ordinairement, dans ces cas, l'œuf tout entier est conservé, et il est très-rare que le fœtus seul soit retenu dans l'utérus, tandis que le placenta et les membranes sont expulsées (9).

Mais le fœtus mort peut encore, surtout si la grossesse n'était pas déjà très-avancée, malgré son long séjour dans l'utérus, s'y conserver extrêmement frais. Ainsi Schacher (10) parle déjà d'un cas dans lequel un fœtus frais d'environ trois mois fut expulsé avec le placenta dans la trente-deuxième semaine de la grossesse. Stephen (11) observa une femme devenue enceinte en février, chez laquelle le fœtus mourut deux mois après à la suite d'une chute. Le 22 août, un œuf bien conservé, intact, fut expulsé avec un fœtus frais de six semaines.

Warner (12) fit l'extraction d'un œuf complétement frais, n'ayant aucune mauvaise odeur, de deux ou trois mois, pour une forte leucorrhée, six mois après la mort de cet œuf.

M. Clintock (13) a vu une femme enceinte de sept mois accoucher d'un œuf qui avait été retenu dans l'utérus, et d'un embryon tout à fait frais d'environ six semaines.

Holst (14) trouva même un fœtus de quatre mois parfaitement bien conservé, qui ne fut expulsé que vingt-quatre semaines après, à la fin normale de la grossesse.

Mais le fœtus mort peut, même dans des cas exceptionnels, être encore retenu si longtemps dans l'utérus que la gestation dépasse le terme normal de la durée de la grossesse, ou même il peut rester indéfiniment dans l'utérus.

Ces cas sont signalés par les Anglais (Oldham) sous le nom *missed labour*. Ils se comportent de différentes façons. Quelquefois le fœtus se ratatine sur lui-même, et l'œuf est expulsé au bout d'un temps plus ou moins long. Ainsi Manget (15) a publié une observation de Langelott dans laquelle un fœtus mort au cinquième mois ne fut expulsé qu'au bout de douze mois à l'état desséché. Johns (16) a observé deux cas dans lesquels les fœtus de six mois ne furent expulsés que cinq et six mois après leur mort. Olshausen (17) rapporte un cas où un fœtus de trois mois momifié fut retenu pendant huit mois et demi. Le cas de Madge (18) est intéressant en ce que la malade qui, après onze mois de grossesse, expulsa un fœtus momifié de quatre mois, était paralytique.

(1) *Eod. loc.*, p. 34.
(2) *London Obst. Tr.*, II, p. 251.
(3) *Eod. loc.*, III.
(4) *New-York med. Rec.*, 2 mars 1868.
(5) *Amer. J. of Obst.*, IV, p. 550.
(6) *Eod. loc.*, p. 552.
(7) *Virchow-Hirsch'sher Jahresb. über* 1871, II, p. 572.
(8) *Obst. Tr.*, IX, p. 1.
(9) Voy. Noeggerath, Chamberlain et Peaslee, *Amer. J. of Obst.*, IV, p. 552.
(10) *Universitätsprogramm.* Leipzig, 1717.
(11) *Amer. J. of the med. sc.* Avril 1870, p. 428.
(12) *Boston gyn. J.*, vol. V, p. 215.
(13) *Dublin quart. J. of med. sc.*, août 1870.
(14) *Beiträge*, I, p. 192.
(15) *Bibl. med. pract.*, vol. III. Genf. 1696, p. 814.
(16) *Dublin quart. J.*, août 1865, p. 63.
(17) *Berl. klin. W.*, 1871, n° 1.
(18) *Brit. med. J.*, 16 déc. 1871.

Si le fœtus meurt de bonne heure, il peut arriver, comme nous l'avons signalé plus haut, que le placenta, et en réalité la partie fœtale de ce placenta, les villosités choriales, continuent à recevoir des matériaux nutritifs, à les absorber et à se développer.

Nous avons déjà publié (p. 65) un cas de Schultze qui prouve ce fait et qui est encore intéressant à un autre point de vue. Un autre cas, dans lequel l'œuf correspondait au moins au sixième mois, mais ne renfermait qu'un embryon long de 3/4 de centimètre et qui ne fut expulsé que treize mois après la conception, a été publié par nous dans le 7ᵉ volume des *Scanzoni's Beitraege*. Dans ce même volume, sont cités encore trois cas de Dohrn et de Hegar, dans lesquels l'œuf et le fœtus présentaient une disproportion frappante.

Récemment, Mac-Mahon (1) a observé un cas dans lequel un fœtus de quatre mois fut, avec les membranes, retenu dix-huit mois dans l'utérus. La femme était enceinte de quatre mois lorsqu'elle fut prise d'une hémorrhagie abondante et de douleurs comme dans l'avortement. Tout cela passa, et, deux mois plus tard, reparurent l'hémorrhagie et les douleurs. Puis elle n'éprouva rien pendant toute une année, jusqu'à ce qu'enfin elle rendit un placenta déformé par la compression, qui renfermait un fœtus ratatiné de quatre mois. D'après son volume, le placenta devait avoir continué à se développer encore après les premiers signes de l'avortement.

Si le fœtus retenu dans l'utérus est encore plus volumineux, d'habitude il suppure ou se putréfie, les parties molles putréfiées et les os sont alors expulsés, mais quelquefois cela ne se fait que plus tard. Ainsi Voigtel (2) a cité un cas de Schulz dans lequel, après une grossesse de neuf années, 128 os fœtaux sortirent l'un après l'autre par l'orifice de la matrice.

Ulrich (3) raconte l'histoire d'une femme qui, vers la fin de sa grossesse, rendit par le vagin des morceaux de placenta et plus tard aussi des os. Deux ans après la conception, elle rendit des os par l'anus, et, à sa mort, qui fut la suite d'une phthisie, on trouva une communication entre l'utérus et l'intestin grêle.

Mac-Clintock (4) retira de l'utérus, plus d'un an après la fin normale de la grossesse, les os d'un fœtus mort au septième mois.

Simpson (5) parle d'une grossesse de douze mois, dans laquelle des os et des parties gangrénées sortirent par l'orifice du col. A l'autopsie, on trouva dans l'utérus un fœtus en présentation du siége, transformé en une masse solide, recouverte d'une substance analogue à de l'adipocire; l'utérus adhérait partout au fœtus et communiquait avec le côlon transverse.

Keiller a publié au même endroit un cas semblable, dans lequel les os du fœtus furent expulsés par l'orifice de la matrice, cas qu'il recueillit dans sa pratique, et qu'il avait pris pour un carcinome à cause de l'écoulement fétide.

A. Halley et Davis (6) parlent d'une femme qui déjà, dans la deuxième partie de sa grossesse, avait un écoulement brunâtre et qui rendait alors des matières charnues et gangrénées mélangées parfois de parties osseuses. Quatre ans plus tard, l'orifice du col fut dilaté artificiellement, et, en deux séances, on retira 86 os. Le cas signalé par Borham (7) où l'accouchement ne se fit pas, si bien que définitivement le fœtus pourri dut être extrait, est intéressant en ce que, au septième mois de la grossesse, il était survenu une paralysie et une anesthésie complète de la moitié inférieure du corps.

(1) *Medico-chirurg. Review*, n° LXXXIX, janv. 1870, p. 278.
(2) Handb. *d. pathol. Anat.*, III, p. 519.
(3) *M. f. G.*, vol. X, p. 173.
(4) *Dublin quart. J.*, févr. 1864.
(5) *Edinb. méd. J.*, déc. 1865, p. 575.
(6) *Obst. Tr.*, IX, p. 90.
(7) *Lancet*, déc. 1870.

Dans quelques cas même le fœtus reste complétement dans l'utérus et il peut alors, s'il s'écoule un long temps avant la mort de la femme, y subir une transformation en une sorte de lithopædion, phénomène qui est fréquent chez les vaches et les brebis.

Dans le cas observé par Menzies (1) qui se compliquait d'un carcinome du col, le fœtus fut trouvé bien conservé, lorsque la mère mourut de péritonite subaiguë au dix-septième mois de sa grossesse. Mais dans une série d'autres cas (2), il était complétement ratatiné. Ainsi Albosius trouva à l'autopsie, dans l'utérus d'une femme qui avait été enceinte vingt-huit ans avant, sans être redevenue enceinte depuis, un lithopædion. Camerarius trouva un œuf ossifié (crétacé), du poids de huit livres, avec un fœtus desséché, dans l'utérus d'une femme de quatre-vingt-quatorze ans.

Prael (3) a publié un cas dans lequel la mère, après vingt-huit ans de rétention, succomba aux suites de la suppuration ultérieure d'un fœtus qui se trouvait dans l'utérus. Hecker (4) signale deux cas semblables, observés l'un par Mühlbeck (5) dans lequel, chez une femme enceinte depuis quatorze ans et demi, on trouva le fœtus situé dans la matrice indurée, racorni et ratatiné ; l'autre de Caldwell, dans lequel, chez une femme de quarante ans, on trouva un fœtus intimement uni à l'utérus et qui s'était ossifié avec lui.

§ 402. L'interruption prématurée de la grossesse est fréquente, quoique on ne puisse, pour des raisons faciles à comprendre, donner des chiffres statistiques précis sur cette fréquence. Hegar, qui s'est occupé d'une façon très-soigneuse de la pathologie de l'œuf, admet que pour huit ou dix accouchements à terme, il y a au moins un avortement des premiers mois de la grossesse, et cette fréquence n'est certes pas exagérée. Du reste, l'expérience apprend que, sans cause générale appréciable, de temps en temps on voit se produire par séries un grand nombre d'avortements. Les multipares avortent bien plus souvent que les primipares (28 multipares contre 3 primipares), ce qui s'explique bien par l'existence plus fréquente chez elles d'endométrites, de métrites chroniques et de déplacements utérins.

§ 403. Le début de l'interruption prématurée de la grossesse est indiqué en général par un écoulement de sang. La plupart du temps, sans symptômes précurseurs, l'hémorrhagie commence goutte à goutte, ou tout de suite en grande quantité. En outre, dans les premiers temps de la grossesse, la plupart du temps il n'y a pas de douleur sérieuse, mais un vague sentiment de douleur dans le bas-ventre. Le col se dilate d'une façon très-progressive, et aussitôt qu'il est perméable à un doigt, on sent déjà à son intérieur la pointe de l'œuf. C'est l'orifice interne qui s'ouvre le premier, l'œuf s'y engage, et écarte ainsi de plus en plus le col. Aussi l'hémorrhagie peut-elle être très-considérable. L'œuf s'engage aussi peu à peu dans l'orifice externe, il tombe dans le vagin, et il en est ensuite expulsé. La caduque sort avec l'œuf ou complétement, ou en lambeaux isolés, ou bien elle est d'abord retenue dans l'utérus, et n'est expulsée que plus tard. Si, comme cela n'est pas rare, dans le troisième ou le quatrième mois l'œuf est expulsé en morceaux, les parties de l'œuf qui

(1) *Glascow med. J.*, vol. I, n° 2, 1853, p. 129, voy. *M. f. G.*, vol. V, p. 207.
(2) Voy. Voigtel, *l. c.*
(3) *De fœtu duodetriginta annos in utero detento.* Gott., 1821.
(4) *M. f. G.*, vol. XIII, p. 112.
(5) Voy. Voigtel, *l. c.*, p. 521.

restent dans l'utérus peuvent donner lieu à des hémorrhagies extrêmement tenaces et extrêmement longues. Plus il reste de l'œuf, plus violentes sont habituellement les hémorrhagies, mais plus facilement aussi se fait encore consécutivement l'expulsion complète de l'œuf.

La rétention des restes de l'œuf ou seulement de quelques parties du placenta ou du placenta tout entier est très-fréquente. Ordinairement les débris se décomposent et sortent en masse ou progressivement par morceaux. Cela peut ou non s'accompagner de signes d'empoisonnement septique du sang. Mais dans quelques cas, les débris de l'œuf restent complétement frais, peuvent être ainsi retenus pendant longtemps, et constituer alors ce que l'on appelle des *polypes placentaires*, ou si de la fibrine se dépose par-dessus, des *polypes fibrineux*. Comme cas dans lesquels des restes de placenta ou même tout le placenta ont été retenus longtemps après l'accouchement, voyez Schroeder : « Ueber fibrinose und Placentar polypen (1) » auxquels se sont ajoutés récemment les cas de Jago (2), Warner et Bachelder (3), Harley (4), Jacquet (5), Lowe (6) et Walker (7). Mais il y a aussi des cas qui se rapportent à ceux cités § 400, note, et dans lesquels, sans qu'un avortement se soit produit, des œufs dégénérés, sans germe, ce que l'on appelle des *môles sanguines* ou *charnues* (§ 300), sont demeurés longtemps dans l'utérus. Un séjour de plusieurs semaines et même de quelques mois est très-ordinaire ; et Duncan (8) a vu un œuf semblable rester dans l'utérus sept mois, Catlin (9), neuf mois, et nous-même onze et douze mois. Potter (10) a vu un placenta correspondant à trois mois, dans lequel étaient enfouis des os fœtaux, être expulsé frais et non altéré, à peu près à la fin normale de la grossesse. (Voyez, du reste, pour toute la matière, Hegar, *Path. u. Ther. der Placentarretention*. Berlin, 1861, f. 80 et suiv.).

§ 404. Suivant l'époque à laquelle l'interruption de la grossesse se fait par l'expulsion de l'œuf, on distingue *l'avortement*, si cette interruption se fait à une époque où le fœtus n'est pas encore apte à vivre de la vie extra-utérine ; *l'accouchement prématuré*, si le fœtus a déjà un degré de développement qui lui permette de vivre par lui-même. Naturellement, il n'y a pas de limite précise exacte entre ces deux phénomènes. Ordinairement, on prend comme limite la vingt-huitième semaine, et cela est juste, car il est certain que ce n'est que dans des cas extrêmement rares que des fœtus nés plus tôt conservent la vie ; et même ceux qui naissent immédiatement après la vingt-huitième semaine succombent également en grande majorité, mais dans des circonstances particulièrement favorables peuvent être conservés à la vie.

§ 405. Dans les trois premiers mois, l'œuf, la plupart du temps, sort intact, sans que l'amnios se déchire. Quelquefois pourtant, l'amnios se déchire au début de l'avortement ; le fœtus, encore très-petit, et le liquide amniotique, qui

---

(1) *Scanzoni's Beiträge*, vol. VII.
(2) *Med. Times*, 18 avril 1868.
(3) *Boston gyn. J.*, vol. I, p. 198, 199, 276, 327.
(4) *Philadelphia med. and surg. Reporter*, 6 févr. 1869.
(5) *Berl. Beiträge z. Geb. u. Gyn.*, vol. I, p. 21.
(6) *London Obst. Tr.*, vol. XII, p. 323.
(7) *E. l.*, p. 338.
(8) *Res. in Obstetrics*, p. 277.
(9) *Boston gynaec. J.*, vol. III, p. 42.
(10) *London Obst. Tr.*, XIII, p. 129.

est peu abondant, sortent alors sans qu'on les remarque, et ce n'est que plus tard que l'œuf vide est expulsé à son tour. A partir de trois mois, le placenta se forme nettement, et à partir du quatrième mois environ, la marche habituelle est qu'il se forme une poche d'eau, qu'elle se rompt, que le fœtus sort alors, puis derrière lui le placenta et les membranes. Plus la grossesse est avancée, plus l'expulsion de l'œuf ressemble à l'accouchement normal. Il faut de plus remarquer que quoique dans les accouchements avant terme la présentation du sommet soit toujours de beaucoup la plus fréquente, pourtant, la fréquence des présentations de l'extrémité pelvienne et des présentations transversales augmente considérablement, et cela d'autant plus que l'interruption de la grossesse arrive plus tôt.

Si l'on ajoute aux observations recueillies par Veit (1) sur les présentations fœtales dans les accouchements avant terme, celles publiées par Hugenberger (2), on constate que sur 1517 enfants nés à sept, huit et neuf mois, 76,1 p. 100 naquirent en présentation de l'extrémité céphalique, 19,9 p. 100 en présentation de l'extrémité pelvienne, et 3,7 p. 100 en présentations transversales. Tandis que sur 355 nés à cinq et six mois, on trouve seulement 54,6 p. 100 de présentations céphaliques, par contre, 40,3 p. 100 de présentations pelviennes et 5 p. 100 de présentations transversales. Toutefois, dans ces chiffres, on comprend les enfants morts et macérés chez lesquels la présentation se modifie par suite du changement de centre de gravité.

Mais abstraction faite de ces cas, la loi reste encore exacte. Car, d'après Veit, sur 379 enfants nés vivants, à sept, huit et neuf mois, il y en eut 84,7 p. 100 en présentations céphaliques, 13,7 p. 100 en présentations pelviennes, et 1,6 p. 100 en présentations transversales. Sur 43 enfants nés vivants à cinq et six mois, il n'y en eut que 62, 8 p. 100 en présentations céphaliques, 27, 9 p. 100 en présentations pelviennes et 9, 3 p. 100 en présentations transversales.

§ 406. Le *diagnostic* de l'interruption prématurée de la grossesse, lorsque l'on peut observer toute la marche de l'événement, ne présente aucune difficulté. Mais ces difficultés peuvent être très-prononcées si, au début de l'avortement sauf l'hémorrhagie, les autres signes manquent encore.

S'il se produit une hémorrhagie tout à fait dans les premiers temps de la grossesse, la difficulté capitale peut être le diagnostic même de la grossesse, et dans le premier mois, si les règles n'ont pas fait défaut, il peut naturellement être impossible. Du reste, il faut remarquer que l'avortement à cette époque n'est que très-exceptionnellement observé, parce que l'œuf, tout jeune à cette époque, est expulsé sans que la femme y fasse attention, dans une hémorrhagie peu considérable, et que cette hémorrhagie est considérée comme le retour des règles. Mais s'il survient une hémorrhagie après que les règles se sont interrompues, on doit toujours penser à la grossesse ; et quoique celle-ci ne puisse être diagnostiquée avec certitude, il faut que le traitement soit exactement le même que si elle existait.

Mais si la grossesse est constatée, la meilleure manière en tout ceci d'agir dans l'intérêt de la patiente, est de considérer cette hémorrhagie comme un

(1) *Scanzoni's Beiträge*, IV, p. 280.
(2) *Bericht. u. s. w. Petersburg*, 1863 p. 23.

phénomène pathologique qui accompagne l'avortement, et de la traiter en conséquence. Cela a d'autant plus de raison d'être que, comme nous l'avons fait remarquer plus haut, la persistance des règles pendant la grossesse est incontestablement un phénomène extrêmement rare.

§ 407. Si l'avortement est déjà assez avancé pour que le col se soit ouvert, le diagnostic est ordinairement facile, puisque l'on peut avec les doigts sentir la pointe de l'œuf. Pourtant, dans quelques cas, il peut être fort difficile de le distinguer d'avec un polype, et même cela peut être impossible jusqu'à l'expulsion de la tumeur. Cela arrive surtout lorsque l'œuf a déjà été rompu antérieurement, lorsque par conséquent on ne peut plus sentir par le col que les membranes épaissies ou enveloppées de caillots sanguins (si par conséquent la fluctuation manque dans les membranes), et si les antécédents, par suite des hémorrhagies antérieures, ne présentent aucune certitude.

§ 408. De plus il peut être difficile, lorsqu'on ne fait qu'un seul examen, de décider si l'œuf est encore dans l'utérus, ou s'il a déjà été expulsé complétement ou en partie. Lorsque le col est perméable, on arrive, il est vrai, facilement dans la cavité utérine, et l'on peut aisément, en refoulant l'utérus par l'extérieur avec l'autre main, s'assurer si l'utérus contient encore des parties constituantes de l'œuf ; mais quand le col n'est pas perméable, il faut pratiquer des explorations répétées à plusieurs reprises pour pouvoir poser sûrement et exactement son diagnostic. Les commémoratifs se bornent habituellement à apprendre qu'il est sorti des caillots, mais quant à savoir si ce sont seulement des caillots ou des parties constituantes de l'œuf qui sont sorties, cela reste douteux, et l'utérus, même lorsque l'œuf est expulsé, reste encore volumineux. La sonde utérine employée avec précaution peut, il est vrai, permettre de constater l'absence de l'intégrité de l'œuf, mais elle ne sert à rien pour faire la différence entre des caillots et des débris ovulaires. Souvent dans ces cas, il est vrai, lorsque de nouvelles hémorrhagies ou de violentes douleurs lombaires feront pratiquer une nouvelle exploration, on trouvera le col perméable, ou bien l'hémorrhagie rendra nécessaire l'emploi du tampon, et par suite le col s'ouvrira de nouveau, ou bien les débris de l'œuf qui étaient restés seront expulsés.

§ 409. Il peut être extrêmement important pour le traitement de s'assurer que l'enfant est vivant ou mort ; dans les premiers mois de la grossesse, cela est ordinairement impossible. On peut soupçonner que le fœtus est mort dans les cas où déjà, depuis longtemps, il s'est produit des écoulements sanguins ou séro-sanguinolents, et dans lesquels on a constaté des modifications dans l'état de santé générale. Pourtant, cela ne donne pas une certitude absolue, et le mieux est, dans ces cas, de traiter l'avortement comme si l'enfant vivait encore.

§ 410. Le *pronostic*, naturellement, se divise en pronostic pour l'enfant, et pronostic pour la mère.

Pour le premier, nous avons déjà vu plus haut que, dans beaucoup de cas, c'est précisément la mort du fœtus qui détermine l'avortement. Dans tous ces cas, par conséquent, il ne peut plus pour lui être question de pronostic. Si l'œuf est sain, dans les premiers six mois de la grossesse, l'enfant même, s'il naît vivant, est perdu, lorsque l'œuf est réellement expulsé. Mais peut-on empêcher cette expulsion? voilà ce qu'il peut être très-difficile de décider. Il est très-important, au point de vue du traitement, de partir de ce principe que tant que l'œuf n'est pas en partie sorti de l'orifice externe, on ne doit pas considérer comme impossible d'arrêter l'avortement. On a vu dans quelques cas, où l'œuf se trouvait déjà en partie dans le col, cet œuf rentrer dans la cavité utérine, et la grossesse se terminer à son terme normal par la naissance d'un enfant bien portant. Dans les trois derniers mois de la grossesse, le pronostic pour l'enfant est d'autant plus favorable que l'accouchement avant terme se rapproche davantage du terme normal.

§ 411. Quant à la mère, le pronostic n'est jamais exempt de dangers. L'hémorrhagie peut suivant les circonstances, quelquefois déjà au début de l'avortement, plus souvent après l'expulsion de l'œuf, devenir assez considérable pour compromettre sérieusement la vie. Pourtant, l'expérience apprend que les hémorrhagies le plus souvent se bornent à amener une anémie des plus prononcées, qui peut même aller jusqu'à la syncope et la suppression du pouls, mais qu'elles n'entraînent que très-rarement la mort. La syncope ordinairement arrête l'hémorrhagie. La quantité de sang qu'une femme peut perdre sans que sa vie soit compromise, varie du reste fortement suivant les individualités ; quelquefois il en faut très-peu, d'autres fois il faut que la quantité soit énorme. Si l'expulsion de l'œuf a été incomplète, les débris de l'œuf qui sont retenus peuvent, pendant longtemps, donner lieu à des hémorrhagies très-opiniâtres qui peuvent avoir pour conséquence des maladies de langueur. Les suppurations prolongées et l'infection putride peuvent aussi être la conséquence de la rétention des restes de l'œuf. Si après l'avortement on ne prend pas tous les ménagements nécessaires, on peut voir, avec la même facilité qu'après l'accouchement, se produire des inflammations et des déplacements de l'utérus.

§ 412. Le *traitement* de l'interruption prématurée de la grossesse doit, avant tout, être un traitement prophylactique, c'est-à-dire que l'on doit s'attacher à combattre toutes les causes qui peuvent primitivement amener l'expulsion prématurée de l'œuf ou la mort du fœtus. Dans les conditions normales, c'est-à-dire chez les primipares bien portantes, ou chez les femmes qui n'ont pas encore fait de fausses couches, il faut se borner aux règles générales d'hygiène. Mais il en est autrement lorsque les femmes ont l'habitude de faire des fausses couches, c'est-à-dire dans les cas où, ordinairement à une époque précise de la grossesse, l'avortement survient.

On ne peut donner de règles générales pour combattre cette prédisposition à l'avortement, mais il faut avant tout chercher à en découvrir la véritable cause. Le plus souvent cela tient à des maladies locales de l'utérus, et par conséquent le traitement doit s'attacher à les combattre. Il ne faut pas oublier que la syphilis, même à l'état latent, d'un des deux parents, est surtout dans les derniers mois de la grossesse une cause extrêmement fréquente de la mort du fœtus. Si donc en s'informant avec soin des commémoratifs, on découvre sous ce rapport quelque chose de positif du côté de l'un des deux époux, on pourra, en faisant suivre un traitement mercuriel, obtenir souvent un enfant bien portant. Si l'on ne parvient pas à découvrir une cause plausible pour le cas où l'avortement se produit régulièrement, on doit, si ce ne sont pas des fœtus macérés, mais bien des fœtus frais qui sont expulsés, faire prendre les plus grandes précautions dans la manière de vivre pendant le moment de la grossesse, qui, conformément à l'expérience, doit inspirer des craintes. On doit, suivant les circonstances, faire garder le décubitus dorsal même pendant de longues semaines. La Société obstétricale d'Édimbourg (1) recommande, à propos d'un cas rapporté par Cuthbert, dans l'avortement ordinaire, l'emploi du chlorate de potasse. Dans d'autres cas aussi, Simpson a conseillé de le donner à assez fortes doses (3 grammes par jour en trois fois).

§ 413. Si pendant une grossesse il se produit une hémorrhagie, la première indication est d'arrêter l'avortement qui menace. On ne doit s'écarter de cette règle que lorsque l'on est certain de la mort du fœtus, ce qui, du moins dans les premiers mois, est extrêmement rare. Si cela n'est pas le cas, on se renferme, si l'hémorrhagie n'est pas trop considérable, dans les règles d'intervention générale. On fait garder d'une façon absolue à la femme le décubitus dorsal, et l'on donne une forte dose de teinture d'opium par la bouche ou par l'anus. Le repos ne doit être abandonné que lorsque l'hémorrhagie a cessé depuis plusieurs jours. Si le col est déjà ouvert et si l'on sent l'œuf qui s'y engage, on ne doit pas même, dans ce cas, perdre tout espoir d'arrêter l'avortement. Si l'hémorrhagie n'est pas trop considérable, on doit se conduire exactement comme dans le cas précédent. Il est incontestable qu'il y a des cas où le col se referme, et où le fœtus est porté jusqu'à son terme.

§ 414. Le traitement doit être tout autre dans les cas où l'hémorrhagie est dangereuse par elle-même. On ne doit alors perdre aucun moment en employant des moyens incertains et la plupart du temps impuissants, comme les acides minéraux, le seigle ergoté à l'intérieur, et les cataplasmes vinaigrés ou glacés sur le ventre, mais il faut immédiatement tamponner le vagin. (Les injections d'eau froide dirigées sur le col n'ont pas une action plus sûre.) Parmi les différentes variétés de tamponnement, la meilleure est celle qui arrête sûrement l'hémorrhagie, sans éveiller fortement les contractions utérines. Par conséquent, il ne faut pas pour cela avoir recours au tampon de caoutchouc, puisque lorsqu'il n'est pas très-fortement rempli, il n'arrête pas sûrement l'hémorrhagie, et que lorsqu'il est plus fortement distendu, il détermine des douleurs violentes et des contractions utérines.

Ce qui arrête le mieux l'hémorrhagie, c'est le tampon avec des bourdonnets de charpie, que l'on applique contre le point qui saigne. Ce tampon s'agglutine complétement et arrête immédiatement l'écoulement ultérieur du sang, si bien qu'il n'est pas nécessaire de remplir tout le vagin, et que souvent il suffit d'un petit tampon pour arrêter des hémorrhagies énormes.

---

(1) *Transact. of the Ed. obst. Soc.*, 1870, p. 112.

Le procédé suivant de tamponnement, qui est très-facile à appliquer, nous a toujours suffi. On introduit dans le vagin un spéculum aussi large que possible, et l'on saisit avec lui le col de façon qu'il fasse saillie à l'intérieur du spéculum. Alors on place un gros morceau de toile à l'orifice externe du spéculum, et on l'y enfonce, puis on introduit dans la toile ainsi placée de petits bourdonnets de charpie peu à peu l'un après l'autre, de façon à en remplir le fond du spéculum. Avec un long bâton, on maintient fortement appliqué et comprimé le tampon sur le col, et l'on retire le spéculum. Le vagin se trouve ainsi contenir un tampon cohérent enfermé dans une gaîne de toile, et de la dimension du spéculum. Si l'on n'a pas de spéculum sous la main, il faut porter isolément chacun des bourdonnets de charpie sur le col, par où se fait l'hémorrhagie. Ce tampon rend les plus grands services, seulement il s'enlève difficilement puisque l'on est forcé d'enlever un à un les morceaux de charpie. Que ce tampon arrête sûrement l'hémorrhagie, c'est ce dont on peut se convaincre lorsqu'on l'enlève ; on ne trouve de caillot qu'au point où le tampon était appliqué sur le col, et le reste du tampon est seulement imbibé de sérosité.

Si l'on enlève le tampon, une fois que les contractions utérines sont énergiques, au bout de six à vingt-quatre heures (on ne doit pas le laisser plus longtemps, car il prendrait une mauvaise odeur), on trouve le plus souvent, derrière lui, l'œuf qui a été expulsé. Si l'œuf n'est pas sorti et si l'hémorrhagie se renouvelle, on applique un nouveau tampon. On ne doit pas du reste, même après l'application du tampon, perdre tout espoir d'arrêter l'avortement. Cette variété de tampon ne renforce pas toujours les douleurs. Quelquefois il arrive que, après l'enlèvement du tampon, l'hémorrhagie s'est arrêtée, que l'orifice s'est de nouveau un peu refermé, ou du moins qu'il ne s'est pas ouvert davantage, et que la grossesse continue sans troubles ultérieurs.

§ 415. Si l'on n'est appelé pour l'avortement que lorsque la plus grande partie de l'œuf est déjà dans le col, on ne doit l'extraire que si cette extraction peut se faire facilement et en entier. Pour y arriver, tandis qu'une main fixe l'utérus à l'extérieur, on introduit le long de l'œuf un ou deux doigts dans le col, et on l'amène au dehors. Mais si l'extraction de la totalité de l'œuf présente des difficultés, il faut s'arrêter immédiatement, puisque c'est le seul moyen d'empêcher qu'il ne reste quelque partie de l'œuf dans l'utérus. Si au lieu de vouloir extraire l'œuf immédiatement, on se borne à appliquer le tampon, on trouve au bout de quelques heures l'œuf expulsé en entier derrière le tampon. Hœning conseille pour extraire l'œuf la compression de l'utérus par la manœuvre combinée. Pour cela, il porte, si comme d'habitude l'utérus est un peu en antéflexion, deux doigts d'une main dans le vagin, et il les applique dans le cul-de-sac antérieur, le long du corps de l'utérus, tandis que l'autre main pousse à l'extérieur la paroi postérieure de l'utérus vers la symphyse. Si l'utérus est en rétroflexion, il applique les doigts introduits dans le vagin dans le cul-de-sac postérieur. L'expression réussit facilement et complètement.

§ 416. L'extraction des restes de l'œuf demeurés dans l'utérus peut présenter des difficultés, surtout s'il s'est écoulé un temps assez long depuis l'avortement. Si le col n'est pas perméable, même pour un doigt, on peut le dilater à l'aide de l'éponge préparée ou d'un cône de laminaria. Si le col est perméable, alors on fixe l'utérus par l'extérieur et on le déprime sur le doigt introduit par le vagin, ou bien, si l'on a pu introduire deux doigts, sur le médius (l'introduction de toute la main dans le vagin, comme Breslau (1) le veut, n'est pas nécessaire, si l'on abaisse suffisamment l'utérus). Si les restes de l'œuf sont libres dans la cavité utérine, ou sont détachés et seulement retenus dans cette cavité utérine, il est très-facile de les extraire lorsque l'on peut introduire deux doigts. Si l'on n'y parvient pas, on peut les extraire au moyen d'une longue tenette. Celle-ci doit être introduite sous la conduite des doigts, et l'on doit par conséquent faire fixer l'utérus par un aide. La pince sera introduite à plusieurs reprises, jusqu'à ce que l'on soit sûr qu'il ne reste plus aucun débris de l'œuf (2).

§ 417. Lorsque l'œuf est extrait complétement, l'hémorrhagie la plupart du temps s'arrête d'elle-même, ou il suffit de frictionner le fond de l'utérus, ou de faire des injections d'eau froide.

Dans d'autres cas, on peut, dans l'avortement des premiers mois, si la perte de sang, vu le volume de l'œuf expulsé, n'a aucune importance pour la femme, tout simplement recourir au tamponnement du vagin, et attendre ainsi que le tampon ait déterminé des contractions utérines suffisantes. Mais si l'utérus était plus fortement distendu, de façon à contenir une grande quantité de sang, le tampon serait insuffisant car il servirait simplement à transformer l'hémorrhagie en perte interne. On doit alors se conduire comme dans les hémorrhagies de la période de la délivrance, lors de l'accouchement à terme.

Si l'avortement est fait et si les hémorrhagies qui l'accompagnent sont arrêtées définitivement, la patiente, même lorsqu'elle se trouve complétement bien, doit être traitée exactement comme une accouchée ordinaire; c'est-à-dire qu'elle doit avant tout garder le repos, si l'on ne veut pas voir survenir comme conséquences des inflammations et des déplacements de l'utérus.

Si l'œuf était déjà putréfié, ou s'il reste encore des lambeaux altérés de caduque, on ordonne deux ou trois fois le jour des injections détersives d'eau tiède, d'infusion de camomille ou mieux d'une solution d'acide phénique. Si l'on veut faire des injections dans la cavité utérine elle-même, il faut les faire soi-même, car toujours les sages-femmes se bornent à injecter le vagin.

2. DURÉE ANORMALE DE LA GROSSESSE. — ACCOUCHEMENT TARDIF.
PARTUS SEROTINUS.

§ 418. On ne peut considérer comme des cas de prolongation anormale de la grossesse les cas dans lesquels des fœtus extra-utérins, ou siégeant dans

(1) Wiener med. Presse, 1866, n°s 40, 41 et 42.
(2) Voy. P. Grenser, Plos's Zeitschrift, 1868, VII, p. 232.

une corne utérine arrêtée dans son développement, qui se sont enkystés jusqu'à se transformer en lithopædions, ou qui se pourrissent peu à peu, ont été
retenus dans l'abdomen au delà du terme normal de la grossesse, puisque ces
fœtus doivent alors être considérés comme des corps étrangers inclus dans la
cavité abdominale. Il en est de même des cas dans lesquels un œuf dégénéré
continue à se développer dans l'utérus au delà du terme normal de la grossesse, ou dans lesquels des fœtus situés dans l'utérus ne sont pas expulsés,
mais subissent un procès analogue à celui qui se passe dans les fœtus extra-
utérins situés dans l'abdomen et qui y sont retenus. Ils n'appartiennent que
très-indirectement à ce chapitre (voy. § 401, note).

Nous parlons seulement ici des cas dans lesquels un fœtus situé à l'intérieur de l'utérus est expulsé après un temps qui dépasse le terme, soit
vivant, soit présentant les signes d'une mort récente.

§ 419. La difficulté capitale pour l'appréciation de ces faits réside dans
ceci, que la durée normale de la grossesse dans l'espèce humaine présente
incontestablement des variations considérables et qu'on ne peut presque
jamais arriver exactement à fixer l'âge de la grossesse.

Car c'est seulement d'après le calcul et non d'après l'aspect de l'enfant que
l'on peut admettre l'accouchement retardé ; l'expérience apprend en effet que
la grosseur, le poids, aussi bien que le développement ordinaire des enfants à terme, sont très-variables, et, d'une autre part, il est expressément
démontré que plusieurs enfants qui, d'après le calcul, sont nés très-tardive-
ment, étaient petits ; tandis que d'autres fois, dans quelques-uns de ces faits
si le poids était exact, des enfants ont pu naître avec un poids très-fort qui
a pu même aller jusqu'à 14 livres.

Le développement habituel de l'enfant, l'étroitesse des sutures, la petitesse
des fontanelles, la force de la voix, la longueur des cheveux, ne peuvent pas
servir de règle, car quelquefois chez des enfants petits et même pas tout
à fait à terme, on rencontre tous ces signes, tandis que d'une autre part, les
enfants les plus forts, par exemple, peuvent présenter des sutures extrêmement larges et de grandes fontanelles.

§ 420. On doit toujours par conséquent, lorsqu'il s'agit de décider que l'on
a affaire à un accouchement tardif, se reporter au calcul de la grossesse. Nous
avons vu, § 48, en note, que l'accouchement survient en moyenne 278 jours
après les dernières règles. Tandis qu'on voit très-souvent la grossesse se prolonger de quelques jours, les cas dans lesquels l'accouchement ne s'est fait
que 300 jours et même plus, après la dernière époque, sont très-rares, et
l'on peut les considérer comme de vrais accouchements tardifs.

Que ces cas puissent se présenter, c'est ce que l'on peut admettre par analogie avec ce qui se passe dans l'espèce animale (ainsi la portée de la vache,
qui est en moyenne de 282 jours, se prolonge par exception jusqu'au
321e jour), et cela est prouvé par un assez grand nombre d'observations précises. Pourtant on ne doit pas exagérer leur fréquence, et l'on ne doit accepter
ces accouchements tardifs qu'après s'être assuré exactement de toutes les
conditions qui s'y rapportent.

Plusieurs de ces cas se trouvent dans Henke (1) et Montgomery (2). Un nouveau cas très-concluant a été publié par Rigler (3). Quatre semaines après le terme attendu naquit mort un enfant mâle, long de 19 pouces et demi, du poids de 10 livres et quart, avec les cheveux et les ongles très-développés. Le placenta expulsé spontanément pesait plus de 3 livres et était comme parsemé de craie. Le liquide amniotique manquait presque complétement. Comme dans ce cas l'enfant naquit mort, on pourrait, si la prolongation de la grossesse pouvait être constatée avec certitude, conseiller son interruption artificielle, puisqu'elle n'entraîne aucun danger pour la mère, et que dans tous ces cas l'enfant est certainement viable.

Nous voulons encore signaler au point de vue du diagnostic, que d'après Bond (4), dans les accouchements retardés, on trouve, entre les parois abdominales et la gaine du cordon, un anneau rougeâtre de 1 à 2 lignes de large.

APPENDICE

1. MORT DU FŒTUS PENDANT LA GROSSESSE.

§ **421.** Les causes de la mort du fœtus dans l'utérus sont très-variées et nous les avons déjà signalées dans le chapitre qui traite de l'avortement. Les maladies générales de la mère, les maladies de l'utérus, des membranes et enfin du fœtus lui-même peuvent y donner lieu. Si le fœtus meurt de très-bonne heure, il est imbibé par le liquide amniotique, il se ramollit et peut même subir une résorption complète. On ne trouve alors dans la cavité de l'amnios qu'une sérosité trouble et quelquefois un reste du cordon. Si le fœtus était déjà un peu plus âgé au moment de sa mort, on le trouve d'une consistance molle et pâteuse. Si le liquide amniotique s'est écoulé, il peut aussi se dessécher et se ratatiner.

§ **422.** Plus tard, le fœtus subit une transformation particulière. On dit alors que le fœtus est « *todtfaul* » mort et macéré, et son état n'est, en effet, qu'une variété de macération. Tout le corps est ramolli, s'il a reposé long-temps sur un plan horizontal, on trouve les points par lesquels il reposait sur ce plan complétement aplatis. Le ventre s'affaisse et retombe vers un des côtés. Le fœtus n'a pas, à proprement parler, l'odeur de putréfaction, mais il répand seulement une odeur particulièrement fadasse, désagréable et douceâtre. L'épiderme est détaché en grands lambeaux, surtout au ventre et à la face, et le derme rouge brun se voit à nu dans ces points. Le cordon est flétri, d'une vilaine couleur, et brun rougeâtre par suite de la diffusion du sang. Les os du crâne sont, la plupart du temps, faciles à déplacer. La peau du crâne flétrie, flasque, trop grande pour la tête. Chacun des os est relâché dans les sutures, ils se laissent facilement déplacer ou même ils sont complétement séparés de leurs points d'union, si bien qu'ils semblent mêlés dans la peau du crâne comme dans un sac. Les organes internes sont altérés de différentes façons, surtout le cerveau qui est transformé en une bouillie brun rougeâtre,

---

(1) *Abh. aus. d. Geb. d. ger. Med.*, 2ᵐᵉ édit., vol. III. Leipzig, 1824, p. 323.
(2) *L. c.*, p. 314.
(3) *M. f. G.*, vol. XXXI, p. 321.
(4) *Med. Times and Gâz.*, 29 août 1868.

dans laquelle on ne peut plus reconnaître aucune partie constituante. Les muscles et le tissu conjonctif des extrémités ont conservé leur forme extérieure, et la striation des muscles peut encore souvent se reconnaître, quoique les faisceaux primitifs soient remplis de fines granulations graisseuses. Parmi les organes thoraciques et abdominaux, on trouve dans ces derniers, régulièrement des transsudations séro-sanguinolentes, et le foie est le plus altéré de tous. Ses cellules sont détruites et l'on ne trouve alors dans sa capsule qu'un détritus graisseux finement granulé mélangé de pigment. L'utérus, et après lui les poumons, sont les organes qui sont le mieux conservés, et ces derniers se laissent encore insuffler. Dans tous les organes le sang a disparu dans les vaisseaux et est suffusé dans le tissu environnant; dans tous les organes, on trouve en outre un état trouble finement granulé du parenchyme, et très-habituellement aussi de la graisse transparente comme le cristal et du pigment. Quelquefois les cristaux de cholestérine et de margarine sont accumulés en si grande quantité que les organes isolés, en partie bien conservés, sont recouverts d'une humeur visqueuse blanc grisâtre, état que Buhl (1) considère comme une transformation lipomateuse.

Il ne faut pas confondre avec ce détachement de l'épiderme que nous venons de signaler chez les fœtus macérés, ce décollement de la couche superficielle de la peau qui est produit par le pemphigus après la rupture de ses vésicules, état que l'on peut rencontrer chez des enfants vivants ou morts tout récemment (2).

§ 423. Si dans une grossesse gémellaire, un des jumeaux meurt, la pression exercée sur lui par l'autre qui continue à se développer l'aplatit tellement qu'il peut n'avoir plus que l'épaisseur d'une feuille de papier. (*Fœtus papyracœus.*)

§ 424. Nos connaissances actuelles ne suffisent pas à nous permettre de fixer d'une manière à peu près précise l'époque où s'est faite la mort. Ces modifications semblent se faire tantôt plus vite, tantôt plus lentement, sous des influences impossibles à préciser. Quelquefois on voit des enfants extrêmement macérés, dont on avait pu constater la vie d'une façon certaine peu de temps avant, tandis que dans d'autres cas des enfants qui sont morts depuis plusieurs semaines présentent relativement des altérations beaucoup moins prononcées.

Note du traducteur. Dans une thèse extrêmement intéressante publiée en 1865 (*Des altérations que subit le fœtus après sa mort dans le sein maternel*, Paris), M. le docteur Lempereur a repris cette étude et voici les résultats auxquels il est arrivé. Après avoir consacré la première partie de sa thèse à l'examen du développement du fœtus, des causes, des signes et des conséquences de sa mort, M. Lempereur, à propos de ces dernières, constate que, quels que soient la nature des altérations et les modes de terminaison qui sont différents suivant les conditions personnelles, il existe un caractère qui leur est commun à toutes, c'est la dégénérescence graisseuse des éléments organiques ou la stéatose. On en constate les produits tantôt liquides, tantôt solides suivant les cas dans les divers organes. On retrouverait

(1) Hecker u. Buhl, *Klin. d. Geb.*, p. 327.
(2) Voy. Hammer, *Beob. u. Unters. über faultodte Früchte. D. i. Leipzig,* 1870.

même, d'après certaines observations, ces produits transformés en gras de cadavre ou saponifiés quand un séjour prolongé dans l'organisme maternel a permis cette modification ultime.

A *la première période* de la vie fœtale, la régression s'accuse par la présence de ce liquide filant épaissi, mi-laiteux, dont parlent les observateurs, liquide dans lequel sont venus s'émulsionner des éléments organiques encore peu développés et qui reprend presque sa limpidité si on le traite par les carbonates alcalins, l'éther et le sulfure de carbone.

A *la deuxième période*, on peut retrouver cette liqueur grasse, lactescente, fluide ou bien devenue plus concrète avec consistance de cérat ou de pommade et réduite de quantité. D'autre part, dans le fœtus conservé à l'état de momie, la graisse se montre également dans les tissus racornis.

A *la troisième période*, quand le fœtus subit la macération, la stéatose envahit tous les organes. On la reconnaît manifestement dans les divers tissus, les viscères, surtout dans le cerveau, mais moins avancée dans les muscles. Si la grossesse se prolonge au delà du terme normal, c'est alors surtout que la dégénérescence peut se montrer avancée.

Le processus de cette métamorphose régressive a été exposé de main de maître par Virchow.

M. Lempereur examine ensuite dans la 2e partie de sa thèse ces altérations et cherche à les classer suivant les différentes périodes de la vie fœtale, et il pose les divisions suivantes :

1° *Altérations pathologiques ou antérieures à la mort.* — Elles comprennent toutes les maladies du fœtus, et les tumeurs de diverses natures dont il peut être atteint, tumeurs fibro-plastiques, à myéloplaxes, etc.

2° *Altérations de la première période de la vie fœtale.* — C'est d'abord la *dissolution* qui, si rapide qu'elle soit, exige un certain laps de temps pour son accomplissement. Le placenta ordinairement continue à se développer et constitue ces masses charnues auxquelles on a donné le nom de *moles*, de faux germes, de germes dégénérés ou bien il se produit une *môle vésiculaire* ou en *grappe*.

3° *Altérations dans la deuxième période de la vie fœtale. Momification.* — L'embryon doué d'une force de résistance plus grande, pourvu d'une charpente osseuse frêle et incomplète encore, mais déjà solide, ne se liquéfie plus, ne subit plus une sorte d'émulsionnement ; il conserve sa forme première, mais son volume subit une réduction proportionnelle de toutes ses parties. Ses tissus encore mous se concentrent, se resserrent, se condensent, se racourcissent. Sa couleur devient terreuse, grise jaunâtre terne, comme cachectique. Dans le cas de grossesse gémellaire, il s'en ajoute un autre, c'est l'aplatissement du fœtus momifié, *fœtus papyracœus*. M. Depaul le compare à ces bonshommes de pain d'épice qui s'étalent aux boutiques de nos marchands forains.

4° *Altérations dans la troisième période de la vie fœtale. Macération.* — Cet état est très-différent de la véritable putréfaction. Celle-ci, en effet, chez le fœtus, est une décomposition rapide, avec fermentation putride, et phénomènes tumultueux, tuméfaction des parties, dégagement de gaz, exhalaisons infectes et coloration verdâtre des tissus. Elle exige, pour se produire, l'intervention de l'air.

La macération se fait, au contraire, à l'abri de l'air dans une cavité close, au milieu d'un liquide qui ne se renouvelle point. Le premier phénomène qui attire l'attention, c'est l'infiltration œdémateuse des tissus du fœtus par la sérosité sanguine, c'est l'imbibition complète des parties molles qui coïncide avec leur ramollissement et leur affaissement. Le soulèvement de l'épiderme en phlyctènes, en vastes ampoules. L'aplatissement du ventre rejeté à droite et à gauche.

Puis vient la destruction des organes, elle commence par le ramollissement de la substance grise, puis gagne la substance médullaire. Le cerveau diminue de volume, et il se transforme en une bouillie épaisse analogue à de l'huile figée. Puis les viscères du tronc se ramollissent à leur tour, les poumons étant les organes qui résistent le plus. Le tissu cellulaire est infiltré par la sérosité rougeâtre qui transsude à travers les vaisseaux, il est mou, prend la forme d'une gelée à moitié fluide rouge brunâtre. Plus tard, il devient dense, jaunâtre, semblable à du lard. Vient ensuite le tour des muscles, les tissus qui résistent le plus longtemps sont les tissus fibreux, cartilagineux, fibro-cartilagineux et séreux, ainsi que les os, les cheveux, les ongles et l'épiderme. M. Lempereur divise les périodes de macération en trois stades. Le premier ou période de début qui comprend une période d'environ dix à douze jours. Le second, qui s'étend à peu près du dixième au onzième jour. Le troisième commencerait vers le quarantième jour après la mort jusqu'au soixantième.

5° *Altérations du fœtus dans la grossesse prolongée.* —Le produit conservé dans la cavité utérine peut ou bien subir la macération, et une décomposition lente, où bien se dessécher et se réduire en squelette, ou bien s'enkyster, se durcir ; transformation cependant qui n'est pas bien démontrée. Donc cinq variétés :

1° Macération, dissociation lente de ses parties, expulsion de tous les débris sortant de la matrice, soit avec le sang menstruel, soit pendant une grossesse et une parturition subséquentes.

2° Putréfaction, décomposition putride si l'air a eu accès dans l'utérus.

3° Dessèchement, squelettisattion.

4° Ossification, pétrification.

5° Saponification.

Enfin, dans les grossesses extra-utérines, les modifications sont différentes, et M. Lempereur les range sous plusieurs chefs.

1° Changement dans les organes et les enveloppes du fœtus ; enkystement avec conservation plus ou moins complète du fœtus ; transformation des membranes en une sorte de coque plus ou moins épaisse qui peut affecter la forme cartilagineuse, osseuse ou calcaire.

2° Altération des trois premières périodes.

Dissolution, transformation en kystes, pileux, dermoïdes, momification et macération.

2° Altérations ultimes, ramollissement, fonte putrilagineuse, squelettisation, induration, ossification, pétrification (lithopædion).

Nous n'avons pu, on le comprend, dans cette courte analyse, suivre M. Lempereur dans tous les détails dans lesquels il est entré, mais nous en avons dit assez pour montrer toute la valeur de cette thèse qui s'appuie sur un grand nombre d'observations, et nous ne pouvons mieux faire que d'y renvoyer le lecteur.

2. MORT DE LA FEMME PENDANT LA GROSSESSE.

BIBLIOGRAPHIE. — REINHARDT, *Der Kaiserschnitt an Todten.* D. i. Tübingen, 1829. — HEYMANN, *Die Entbindung lebloser Schwangerer*, etc. Coblenz, 1832. — LANGE, *Casper's Woch.*, 1847, n°s 23-26. — SCHWARZ, *M. f. G.*, vol. XVIII, suppl. p. 121. — E.-A. MEISSNER. *M. f. G.*, vol. XX, p. 40. — FERBER, *Schmidt's Jahrb.*, 1863, vol. CXVII, p. 179 (compt. rend, des séances de l'Acad. de Paris).

§ 425. Comme le fœtus, après la mort de sa mère, peut survivre encore quelque temps, quoique ce temps soit fort court, le médecin a le devoir, et ce devoir est inséré dans toutes les législations, une fois que la mort de la mère est constatée, de chercher, si l'on peut admettre que le fœtus est viable, à sauver la vie de l'enfant par ce que l'on appelle l'opération césarienne, c'est-à-dire par l'ouverture de la cavité abdominale et de l'utérus, et l'extraction de l'enfant par la plaie ainsi faite. La plus grande difficulté consiste pour cela dans le diagnostic précis de la mort. Car si l'on veut attendre les signes incontestables de cette mort, c'est-à-dire avant tout la putréfaction, l'enfant dans l'intervalle meurt sûrement, et si la mort de la mère n'est pas constatée d'une façon certaine, on s'expose au danger de pratiquer sur la mère cette opération césarienne qui est si dangereuse, alors que la mère n'est qu'en état de mort apparente. Les enfants dont on ne sollicite la naissance qu'au bout de plus de dix minutes après la mort de la mère ne sont que très-exceptionnel-lement conservés à la vie, aussi les cas de cette sorte dans lesquels on a sauvé les enfants sont-ils extrêmement rares. (D'après Heymann et Lange, sur 331 opérées, on n'a sauvé que 6 ou 7 enfants et 13 ne vécurent que quelques heures.) Si la mère est réellement morte, l'enfant s'asphyxie incontestable-ment très-rapidement, et d'autant plus vite qu'il est à terme. La force d'acti-vité du cœur peut toutefois, après que l'asphyxie s'est produite, se conserver pendant un temps très-limité, et tant qu'elle existe, on peut toujours avoir l'espoir de conserver la vie à l'enfant extrait par l'opération césarienne, en appliquant le traitement rationnel de l'asphyxie. Il n'est donc pas impossible de sauver l'enfant une demi-heure et même plus après la mort de la mère. (Pour les cas récents, voyez Breslau (1), où un enfant extrait quinze minutes après la mort de sa mère vécut quelques heures, Pingler (2), un enfant éga-lement extrait quinze minutes après la mort de sa mère, vécut trente-deux minutes, le cas où un enfant extrait vingt-trois minutes après la mort con-tinua à vivre (3), et Brotherton (4), un enfant extrait, profondément asphyxié, vingt-trois minutes après la mort, fut rappelé à la vie.)

Les cas dans lesquels on dit avoir extrait un enfant vivant plusieurs heures après la mort de la mère, si toutefois ils méritent créance, appartiennent in-contestablement à des cas de mort apparente de la mère. Il est extrêmement facile, lorsqu'il s'agit d'accidents subits qui tuent incontestablement la mère, de sauver l'enfant si l'on pratique immédiatement l'opération césarienne, mais si la mère succombe à une maladie, il faut, à l'aide du stéthoscope, sai-sir exactement le moment de la mort, pour pouvoir à bon droit intervenir avec le bistouri dans l'intérêt de l'enfant. (Ainsi Hoschek (5), réussit chez une femme enceinte qui succomba à la dernière période de la phthisie, à extraire un enfant qui vint en état de mort apparente, mais fut rappelé à la vie.)

Du reste, il faut toujours, même lorsque la mort de la mère est absolu-ment incontestable, pratiquer l'opération, et le pansement consécutif, d'après toutes les règles de l'art.

L'opération césarienne *post mortem* est aussi vieille que l'histoire de la méde-cine. Nous en trouvons déjà des traces dans la mythologie des Grecs, qui avaient sans aucun doute, dans les sacrifices d'animaux gravides, observé que les petits pouvaient survivre à la mort de la mère. Ainsi Mercure, sur l'ordre de Jupiter,

(1) *M. f. G.*, vol. XX, p. 62.
(2) *M. f. G.*, vol. XXXIV, p. 251.
(3) *E. l.*, p. 214.
(4) *Edinburgh med. J.*, avril 1868, p. 930.
(5) *Arch. f. Gynaek.*, vol. II, p. 118

enleva Bacchus du ventre de sa mère Semele lorsqu'elle fut morte. Esculape lui même fut tiré par son père Apollon, à l'aide d'une incision, du ventre de Coronis, tuée par Artemise. Chez les Romains, nous voyons dans les Pandectes la *loi regia*, que l'on rapporte à Numa Pompilius, qui ordonne, avant d'enterrer une femme enceinte, de lui faire l'*opération césarienne*, et Pline rapporte quelques exemples d'enfants sauvés de cette façon, et explique le nom de *sectio cæsarea*.

« Auspiciatus enecta parente gignuntur : sicut Scipio Africanus prior natus, « primusque *Cæsareum* a cæso matris utero dictus : qua de causa et *Cæsones* « appellati. Simili modo natus et Manilius qui Carthaginem cum exercitu intravit. » Plus tard, l'Église chrétienne qui, à cause du baptême, avait un intérêt pressant à conserver cette loi, renouvela ces préceptes par plusieurs ordonnances ecclésiastiques, et la preuve que l'opération a été pratiquée au moyen âge se trouve dans ce fait qu'au Xᵉ siècle vivaient un abbé de Saint-Gall et un évêque de Coutances, qui avaient été ainsi extraits par l'incision du ventre de leur mère après sa mort.

PATHOLOGIE ET TRAITEMENT
DE L'ACCOUCHEMENT

§ 426. Ce qui constitue au premier chef un accouchement parfaitement normal, c'est quand le mécanisme de l'expulsion de l'œuf n'éprouve aucune perturbation. Cela se rencontre, comme nous l'avons dit, lorsque les forces expulsives sont normales, d'une part, et que d'une autre part, la résistance qu'elles rencontrent est de son côté exactement normale. Comme cette résistance dépend des proportions de l'enfant à expulser, par rapport aux voies génitales qu'il a à franchir, les écarts du mécanisme normal de l'accouchement peuvent tenir :

1° A des anomalies des forces expulsives ;

2° A des rétrécissements des voies génitales maternelles qui servent à l'accouchement ;

3° A des anomalies (forme et situation) des fœtus qui rendent difficile son passage à travers les voies génitales normales.

Examinons successivement ces causes des anomalies du mécanisme de l'accouchement.

ANOMALIES DES FORCES EXPULSIVES.

§ 427. Comme la résistance que les forces expulsives rencontrent peut être extrêmement variable, l'intensité qu'elles doivent prendre pour terminer l'accouchement est également très-variable. Dans un cas, il suffira, pour expulser l'enfant, d'une force des contractions utérines si modérée, que c'est à peine si la patiente s'en apercevra et qu'elle sera complétement surprise par l'accouchement qui surviendra. Dans l'autre cas, il faudra pour triompher des obstacles qui s'opposent à l'accouchement les efforts les plus considérables des fibres musculaires contractiles de l'utérus, et ils auront même besoin d'être aidés par des forces accessoires. Il est clair que, quoique dans le premier cas les contractions soient très-faibles, nous ne pouvons, puisqu'elles suffisent à expulser l'enfant, considérer cette faiblesse comme une faiblesse pathologique des douleurs, et il est clair de même, que, quoique dans le second cas, les douleurs acquièrent une énergie tout à fait extraordinaire, si extraordinaire qu'elle pourrait presque même faire redouter une rupture du réservoir fœtal, nous n'avons pas le droit de les considérer comme une anomalie des douleurs.

L'anomalie, dans ce cas, consiste dans la résistance anormale; l'énergie des contractions poussée à un degré illimité n'est que la conséquence de cette résistance, et en général une conséquence très-bienfaisante, puisque cette exagération des contractions est seule capable de permettre l'accomplissement naturel de l'accouchement.

On serait entraîné aux conséquences pratiques les plus funestes, si l'on voulait dans ce cas considérer les douleurs comme pathologiques, comme trop fortes, et si par conséquent on voulait intervenir contre elles à l'aide d'un traitement. La seule particularité qui nous permette de juger les contractions utérines, c'est précisément les résultats qu'elles produisent, et sous ce rapport des contractions mêmes très-fortes peuvent se trouver encore trop faibles pour un cas donné.

§ 428. Il résulte de cela qu'on ne peut d'une façon générale donner aucun type des contractions trop faibles ou trop fortes. Des contractions même très-faibles peuvent, dans un cas donné, être suffisamment fortes, et les contractions les plus énergiques, peuvent à l'occasion, être encore trop faibles pour pouvoir permettre à l'accouchement de se terminer. Ce n'est donc que d'une façon tout à fait relative qu'il peut être question de douleurs trop faibles ou trop fortes.

Ajoutons encore que, en général, la force des contractions augmente exactement avec l'intensité de la résistance, et que si ce rapport entre la force expulsive et la résistance qui lui est opposée est altéré, dans le plus grand nombre des cas, c'est la résistance qui est le facteur agissant primitivement, tandis que l'anomalie de l'activité des contractions n'est que la conséquence secondaire. Nous insistons sur ceci pour bien caractériser le point de vue d'après lequel nous jugeons la force d'activité des douleurs, et pour nous justifier de ce que plus tard, lorsque nous traiterons des résistances anormales, nous reviendrons sur ces anomalies de la puissance d'activité des douleurs qui seront produites par ces résistances anormales.

§ 429. On comprendra quelles difficultés on éprouve à traiter de la pathologie de la force d'activité des contractions utérines, si l'on veut bien se rappeler qu'il s'agit d'un phénomène dont les proportions physiologiques sont sous beaucoup de rapports encore enveloppées d'une profonde obscurité.

Nous avons déjà fait remarquer, § 92, que l'utérus, comme tous les muscles, pour produire un travail réel, doit subir des alternatives de contractions et de relâchement; mais nous avons d'autre part, § 98, cherché à appuyer notre manière de voir sur ce fait que, du moins dans la dernière période de l'accouchement, dans les intervalles des douleurs, il ne s'agit pas d'un relâchement complet, mais seulement d'un relâchement relatif qui, au moment de la douleur, est interrompu par une contraction énergique, et est par conséquent capable de produire un résultat.

D'après notre manière de voir, ce qui fait le type de l'énergie normale des contractions, c'est avant tout un certain degré de différence entre l'innervation pendant la contraction, et l'innervation dans l'intervalle des douleurs. Plus cette innervation est forte dans l'intervalle des douleurs, plus la contraction doit être forte pendant la douleur pour pouvoir produire le même résultat. De plus, le degré de cette différence doit se régler sur la force de la résistance.

§ 430. La division la plus simple de la pathologie de l'énergie des douleurs est donc la suivante :

1° Douleurs trop faibles par rapport à la résistance ;

2° Douleurs trop fortes par rapport à la résistance ;

3° Contractions utérines persistant si fortement dans l'intervalle des douleurs, que la contraction qui se produit ensuite pendant la douleur ne peut pas fournir le résultat nécessaire. Douleurs spasmodiques.

Examinons ces différents états.

1. FAIBLESSE DES DOULEURS.

§ 431. Sous le nom de *faiblesse des douleurs*, on ne peut logiquement comprendre que ces états dans lesquels les douleurs ne sont pas suffisamment fortes pour permettre à l'accouchement de suivre sa marche progressive habituelle. Cela suppose par conséquent que l'utérus, dans l'intervalle des douleurs, se relâche de la façon normale. Mais en fait, on considère ordinairement comme faiblesse des douleurs un état que l'on devrait, à proprement dire, rapporter aux douleurs spasmodiques, c'est-à-dire, un état dans lequel les douleurs, sans être précisément très-fortes, suffiraient à amener la progression normale de l'accouchement, si l'utérus dans l'intervalle des douleurs se relâchait suffisamment, mais dans lequel à ce moment l'utérus reste encore tellement contracté, que des douleurs peu énergiques, mais pourtant normales par elles-mêmes, ne produisent qu'un effet extrêmement faible. La première variété pourrait être désignée sous le nom de *faiblesse simple des douleurs*, la seconde sous le nom de *faiblesse spasmodique des douleurs*.

§ 432. La *faiblesse des douleurs* a une importance très-différente, suivant la période de l'accouchement à laquelle elle survient. Au début de la période de dilatation, il arrive souvent que les douleurs sont si faibles que la première période de l'accouchement se passe très-lentement, et que même il peut y avoir de très-grands intervalles pendant lesquels il y a absence complète de douleurs. A cette période, la faiblesse des douleurs n'a qu'une importance pratique insignifiante. Comme dans ces cas les parturientes peuvent encore aller à venir et veiller à leurs petits travaux, et qu'il n'y a aucune indication urgente à accélérer l'accouchement, tout le traitement doit se résumer dans la patience du médecin et de la parturiente. Si ce retard dans l'apparition des fortes douleurs préoccupait à un haut degré la parturiente et ses parents, ou si par exception, comme par exemple lorsque cet état se complique de la rupture prématurée des membranes, le médecin craignait que cela ne traînât trop longtemps, il peut dans l'intérêt de la femme solliciter les progrès de l'accouchement par l'application des douches ou l'introduction d'une sonde élastique.

§ 433. Lorsque la période de dilatation est plus avancée, ou pendant la période d'expulsion, la faiblesse primitive des douleurs est rare.

Quelquefois, mais pourtant pas toujours, cette faiblesse des douleurs tient à la faiblesse générale ou à des maladies qui ont épuisé la malade; plus souvent encore, cela tient à un faible développement congénital du muscle utérin.

L'état du muscle utérin est surtout d'une grande importance. Le pouvoir contractile de l'utérus peut être entravé par la trop forte distension de l'organe pendant la grossesse, et cela se rencontre surtout dans les grossesses gémellaires, l'hydramnios, et sans doute aussi lorsqu'il y a ou qu'il y a eu endométrite ou métrite. On constate encore très-fréquemment, et cela a une grande importance au point de vue pratique, l'affaiblissement du muscle utérin à la suite d'accouchements qui se sont succédé promptement à la suite les uns des autres, et cela se produit surtout à un haut degré lorsqu'il y a eu des accouchements très-difficiles. Dans ce dernier cas, il existe presque toujours une anomalie du bassin qui vient s'ajouter à la faiblesse des douleurs et compliquer gravement la situation.

On voit de même, lorsque la forme et la situation de l'utérus sont altérées par des tumeurs de voisinage, se produire très-facilement un trouble dans l'activité des douleurs. Abstraction faite des néoplasmes du bas-ventre l'accumulation des fèces dans le gros intestin et de l'urine dans la vessie, ont sous ce rapport une grande importance pratique. Ce dernier cas en particulier, amène très-ordinairement la faiblesse des douleurs, et il suffit presque toujours de vider la vessie pour voir les douleurs reprendre rapidement toute leur énergie.

Que les influences physiques agissent aussi sur la force des douleurs, c'est un fait suffisamment constaté et qui mérite toute l'attention du praticien.

La faiblesse des douleurs, dans la période de la délivrance, est de la plus extrême importance; nous en traiterons du reste plus loin dans un chapitre spécial.

§ 434. Le *diagnostic* de la faiblesse des douleurs n'est par conséquent pas toujours simple. Avant tout il faut, ou que l'accouchement cesse de progresser, ou qu'il se trouve essentiellement ralenti. Si en outre les contractions sont évidemment insuffisantes comme force, c'est-à-dire si l'utérus ne devient pas complétement dur, si la contraction à peine parvenue à son summum cesse immédiatement, si les intervalles qui séparent les contractions sont extrêmement longs, on peut dire qu'il y a faiblesse des douleurs, même lorsqu'il existe en même temps un autre obstacle capable d'expliquer la lenteur de l'accouchement, et à plus forte raison naturellement si cet obstacle n'existe pas.

Mais même dans les cas où un état de rigidité des parties molles ou une disproportion de capacité entre la tête et la bassin empêche l'accouchement de se faire, il peut encore être question d'une faiblesse relative des douleurs lorsque les contractions utérines n'augmentent pas véritablement de force, puisque dans ces circonstances les douleurs, pour être normales, doivent toujours aller en augmentant.

§ 435. Le *pronostic* de la faiblesse des douleurs varie surtout avec la période de l'accouchement à laquelle elle se manifeste, et il est d'autant plus favorable qu'elle se produit plus tôt. Au début de l'accouchement, avant l'écoulement des eaux, elle n'a en effet aucune importance fâcheuse, mais dans la période d'expulsion, au contraire, cette faiblesse des douleurs peut amener les désordres les plus sérieux, et dans la période de la délivrance elle peut même devenir mortelle (par suite de l'hémorrhagie).

§ 436. *Traitement.* Presque tous les moyens qui provoquent prématurément les douleurs pendant la grossesse (§ 177-183) peuvent aussi être employés pendant l'accouchement pour exciter les douleurs.

En première ligne, il faut placer le *cathétérisme de l'utérus*, c'est-à-dire l'introduction entre l'œuf et l'utérus d'une sonde qu'on laisse à demeure. De même que l'on est certain avec la sonde de pouvoir interrompre la grossesse, de même on est certain avec elle de produire pendant l'accouchement un renforcement de l'activité des douleurs. Le résultat est surtout manifeste tant que la poche des eaux est encore intacte. Pourtant, nous devons ajouter avec Scanzoni (1) que l'on peut obtenir encore le même résultat, après l'écoulement partiel des eaux. Mais c'est surtout lorsque la poche des eaux est intacte que ce moyen mérite essentiellement d'être employé, car il agit alors plus sûrement et n'entraîne aucun inconvénient (2).

§ 437. Un autre moyen très-efficace est la *douche chaude* appliquée sur le segment inférieur de l'utérus, moyen qui est surtout efficace au début de la période de dilatation, et qui agit en même temps en ramollissant les parties molles. Le moyen le plus simple de l'employer est de se servir d'un irrigateur ordinaire tenu pas trop haut, puisqu'il donne ainsi un jet régulier et d'une force modérée, et qu'on se met ainsi à l'abri de l'injection simultanée si dangereuse de l'air (§ 178). Son emploi serait surtout indiqué dans les cas où la première période, la dilatation, au grand effroi des parents, dure plusieurs jours, et dans les cas où, lorsque la poche des eaux s'étant rompue prématurément, l'effacement et la dilatation du col se font attendre très-longtemps. faut du reste remarquer que la douche chaude agit essentiellement par irritation locale.

§ 438. *La rupture artificielle des membranes* est dans beaucoup de circonstances un moyen qui agit d'une façon préférable sur la progression plus rapide de l'accouchement. D'une part, en effet, lorsque la poche des eaux contient un excès de liquide, elle entrave l'activité contractile du muscle utérin qui se trouve trop fortement distendu, de sorte que ce n'est qu'après un écoulement au moins partiel du liquide amniotique que des douleurs efficaces se produisent (3). Mais la rupture des membranes agit encore plus

---

(1) *Lehrb. d. Geburtsh.*, 4ᵐᵉ édit., vol. II, p. 254.
(2) Voy. Valenta, *Die Catheterisatio uteri*, etc. Wien, 1871.
(3) Voy. Massmann, *Petersb. med. Zeitschr.*, 1866, cah. 11, p. 46, et 1869, cah. 4, p. 201, et Ridder, *c. l.*, 1868, cah. 7 et 8, p. 1.

puissamment sur l'action mécanique des forces qui sont destinées à expulser la partie fœtale. Nous avons cherché à montrer, § 96, que la pression utérine interne (I U) avant la rupture des membranes, n'agit que dans le sens de l'expulsion de l'œuf, pris dans son ensemble, mais non dans le sens de la progression de la partie fœtale qui se présente ; et que même l'intégrité de la poche des eaux est un obstacle à l'efficacité de la force de restitution de l'utérus (F K). Par contre, si après la rupture des membranes la tête qui se présente forme par elle-même la partie la plus inférieure de l'œuf, c'est elle qui, en tant que partie la plus inférieure de l'œuf, sera poussée en avant par I U, tandis que F K tendra à la faire sortir de l'œuf. Les deux facteurs mécaniques qui agissent pour l'expulsion de l'œuf n'auront donc toute leur efficacité qu'après la rupture des membranes.

De ces considérations, il résulte que la rupture des membranes est précisément efficace même dans les cas où la distension de l'œuf n'est en aucune façon exagérée, et c'est la raison pour laquelle la rupture artificielle des membranes doit être considérée comme un des moyens, par excellence, propres à activer le travail lorsque l'accouchement traîne en longueur. Cela ne veut pourtant pas dire qu'elle soit toujours inoffensive. Il est vrai que la crainte de voir l'accouchement se faire à sec (*partus siccus*) ne repose que sur une opinion erronée, puisque le liquide amniotique ne s'écoule jamais complétement, mais qu'il s'en conserve une partie dans les anfractuosités du ventre fœtal, tant que des touchers répétés et inconsidérées n'ont pas permis à l'air de venir le remplacer. Mais tant que le segment inférieur de l'utérus ne s'applique pas immédiatement partout sur la tête, l'enfant se trouve exposé à un danger qui est des plus sérieux lorsque l'orifice est peu dilaté, c'est-à-dire le prolapsus du cordon qui, d'après Hugenberger (1), est dans la rupture prématurée des membranes trois fois plus fréquent que lorsqu'elle se fait au moment normal. Dans tous ces cas, nous faisons la ponction des membranes avec un trocart explorateur. Avec ce moyen il est rare que l'ouverture plus tard n'augmente pas en se déchirant davantage, ou même qu'elle se referme de nouveau ; mais le liquide amniotique s'écoule toujours si lentement que la tête qui descend s'applique progressivement sur le segment inférieur de l'utérus, et que l'on ne voit survenir ni procidence du cordon, ni procidence de petites parties fœtales. Nous recommandons par conséquent expressément cette variété de rupture artificielle des membranes, précisément dans les cas qui ne sont pas tout à fait exempts de dangers. Dans les autres cas dans lesquels, la tête étant profondément engagée, la poche des eaux fait saillie en bombant, on peut, n'importe de quelle façon, faire l'opération de la rupture artificielle des membranes, qu'on se serve de l'ongle, du doigt ou d'une plume à écrire, ou d'un des instruments qui ont été construits en vue de cette opération.

§ 439. Le *tamponnement du vagin* au moyen du colpeurynter peut être employé et convient parfaitement si l'on a une raison quelconque de redouter

---

(4) *Petersb. med Z.*, 1872, vol. III, § 4 et 5.

ia rupture prématurée des membranes. Le tampon retarde la rupture de la poche par la contre-pression qu'il exerce sur elle, et excite en même temps les contractions.

§ 440. Un moyen très-simple et très-inoffensif, mais qui n'agit pas d'une façon absolument sûre, ce sont les *frictions sur le fond de l'utérus*. On les pratique en frictionnant doucement avec la main le fond de l'utérus dans les intervalles réguliers des douleurs, jusqu'à ce qu'on sente que l'organe devient dur. On réussit ainsi à rendre les douleurs plus fréquentes, mais il est beaucoup plus difficile d'augmenter réellement l'énergie de chacune des douleurs. Ces frictions n'agissent sûrement que dans la période de délivrance.

Il est encore d'autres moyens, comme l'*électricité,* les *frictions* et la *dilation du col* au moyen du doigt, mais ils sont beaucoup plus incertains; en outre, ils sont douloureux et même quelquefois dangereux, si bien que le mieux est de ne pas y avoir recours.

§ 441. Nous devons entrer dans quelques détails sur l'emploi des médicaments internes destinés à augmenter l'énergie de l'activité des contractions utérines.

Parmi les médicaments auxquels on reconnaît une influence sur les contractions, le premier rang appartient au *seigle ergoté* (1), puisque employé à l'état frais il agit avec certitude sur la contraction des fibres musculaires lisses de l'utérus.

Malgré cela, il faut avant l'accouchement de l'enfant le rejeter essentiellement, comme moyen destiné à provoquer les douleurs, parce qu'il produit seulement une contraction spasmodique du muscle utérin, mais nullement des douleurs normales interrompues par des intervalles de repos aussi profonds que possible. C'est ce que l'expérience apprend déjà au lit de la parturiente; mais en outre, Schatz a constaté, avec son toco-dynamomètre, que le seigle ergoté amène une élévation énorme et continue de la pression intra-utérine pendant l'intervalle des douleurs, et que les douleurs deviennent, il est vrai, plus fréquentes, mais aussi beaucoup moins productives, jusqu'à ce qu'enfin les contractions cessent complétement (2). Or, comme c'est précisément cette alternative de contraction et de relâchement qui est la cause essentielle de l'expulsion de l'enfant, on ne peut attribuer au seigle ergoté aucune action accélératrice de l'accouchement. La persistance de contractions, interrompues seulement par des suspensions des contractions incomplètes, est dangereuse pour l'enfant. A chaque contraction de l'utérus, en effet, même dans le cas de douleur normale, l'échange gazeux entre le sang fœtal et le sang maternel se trouve sinon supprimé, du moins essentiellement réduit, si bien que pendant la contraction même normale, les bruits du cœur diminuent de fréquence. Et lorsque les douleurs sont très-fortes et se suivent rapidement, il

---

(1) Feist, *M. f. G.*, vol. III, p. 241. — West, *Obst. Tr.*, III, p. 222 (avec la discuss. à ce sujet). — Mayerhofer, *Wiener med. Presse*, 1868, n°⁵ 1, 3 et 5. — Denham. *Dublin J. of med. sc.*, avril 1872, p. 336, et juin 1872, p. 535. — Tarnier, *Obst. J. of Great Britain,* I, p. 63. — Wernich, *Virchow's Archiv*, vol. LVI.

(2) Voy. *Tageblatt d.* Rostoker *Naturforscherv.*, 1871, p. 65.

arrive que l'enfant ne peut pas reprendre de nouvelles forces pendant le court intervalle des douleurs, mais qu'il s'asphyxie et meurt. Le phénomène est exactement le même lorsqu'il se produit sous l'influence des contractions énergiques produites par le seigle ergoté. L'utérus se trouvant de même en un état de contraction permanente qui n'est interrompu par aucun temps d'arrêt, l'échange gazeux ne se produit plus dans la région placentaire, et l'enfant s'asphyxie.

Le seigle, par conséquent, ne doit jamais être employé pour provoquer l'expulsion de l'enfant, puisqu'il ne détermine jamais qu'un état de contraction spasmodique de l'utérus et nullement une suractivité des douleurs régulières qui sollicitent l'accouchement, et puisqu'il a certains inconvénients pour l'enfant.

§ 442. Il en est tout autrement dans la période de la délivrance. Dans celle-ci, le fait essentiel, c'est que le placenta se détache de l'utérus, et qu'immédiatement après ce décollement, l'utérus reste contracté de façon à empêcher les vaisseaux béants de donner lieu à aucune hémorrhagie, l'expulsion de l'arrièrefaix détaché ne présentant ordinairement aucune difficulté. Nous avons vu dans la physiologie de l'accouchement que le placenta se détache de la face interne de l'utérus, parce que par suite de la rétraction utérine, le point où se fait l'insertion du placenta se rétrécit fortement. Ce rétrécissement, et à bien plus forte raison l'occlusion des vaisseaux ouverts s'obtiendront de la façon la plus sûre par la contraction persistante et régulière de la matrice, par conséquent, par une action qui répond absolument à l'effet produit par le seigle ergoté. Ce médicament est par conséquent indiqué aussitôt qu'on a une raison quelconque de supposer que l'utérus débarrassé du fœtus se contractera mal. On peut le donner dans ces cas aussitôt que l'expulsion de l'enfant touche à sa fin, mais on ne doit jamais le donner à un moment où l'on n'est pas encore maître de terminer l'accouchement. Employé même dans la période de la délivrance c'est un moyen plein de valeur, puisqu'il agit assez rapidement, la plupart du temps en dix minutes. On donne habituellement le seigle ergoté en poudre à la dose de 1 à 3 grammes (15 grains jusqu'à 1/2 drachme). Mais on peut aussi le donner en infusion ou en décoction, de 4 à 60 grammes (1 drachme pour 2 onces), par cuillerées à bouche, ou à l'état d'ergotine en injections sous-cutanées. S'il est conservé trop longtemps il perd son action. Begg (1) a cité un cas dans lequel chez une femme mal nourrie, épuisée à un haut degré, on avait pendant six semaines continué le seigle jusqu'à la dose de 65 grains, et où il survint de la gangrène des quatre extrémités. On doit donc toujours l'employer avec précaution. L'observation de Wernich (2), que le seigle détermine une très-abondante sécrétion urinaire, est d'une grande importance pratique.

On a conseillé le *borax* et la *teinture de cannelle* comme excitant les douleurs, sans que leur efficacité semble en quoi que ce soit justifiée.

(1) *Lancet*, 1870.
(2) *Med. Centralblatt*, 1873, n° 23.

Plusieurs auteurs, entre autres Hehle (1) et Pollak (2), ont dans ces derniers temps attribué à la *quinine* une valeur ecbolique, cela pourtant semble problématique et n'est aucunement confirmé par les observations d'un grand nombre de médecins qui, dans les contrées où règne la fièvre intermittente, devraient avoir eu des occasions suffisamment nombreuses de constater cette action accessoire de la quinine (3).

§ 444. Les *narcotiques* ont une action des plus efficaces dans la faiblesse spasmodique des douleurs, c'est-à-dire dans les cas où les douleurs, quoique par elles-mêmes très-fortes, ne produisent aucun effet, parce que l'utérus, dans les intervalles des contractions, ne se relâche pas suffisamment ; il en est de même lorsque l'excitabilité nerveuse et cérébrale est trop forte. Après l'administration de 0^{gr},06 d'opium, les contractions qui jusque-là ne produisaient aucun effet prennent souvent une efficacité surprenante.

Le *chloroforme* et le *chloral* (voy. § 134) agissent d'une façon tout à fait analogue. Gerson da Cunha a donné le chloral dans des cas où l'activité des douleurs se ralentissait et s'épuisait, et il a vu le sommeil survenir pendant plusieurs heures. Au réveil l'accouchement se fit très-rapidement avec des douleurs très-énergiques. Nous avons vu aussi après l'administration du chloral, pour des douleurs qui sans produire d'effet réel étaient très-douloureuses, l'accouchement marcher très-rapidement contre toute attente, quoique les intervalles des douleurs eussent augmenté considérablement de longueur.

2. DOULEURS TROP FORTES.

§ 445. Les *douleurs trop fortes* agissent très-puissamment si l'utérus se relâche suffisamment dans l'intervalle des douleurs. Elles n'ont aucun inconvénient lorsque l'accouchement est dirigé suivant les règles de l'hygiène. Si les résistances sont faibles, l'orifice du col s'efface très-vite, la tête est expulsée un peu brusquement à travers la vulve (*partus præcipitatus*). Toutefois si le périnée n'est pas soutenu, il peut être exposé à des déchirures considérables. On n'a jamais besoin de modérer des douleurs trop fortes. Ou elles sont nécessaires pour surmonter un obstacle mécanique, ou bien l'enfant, si cet obstacle n'existe pas, naît rapidement, et ces contractions impétueuses se terminent par une rétraction normale de l'utérus.

§ 446. Il en est un peu autrement lorsque les *contractions sont trop douloureuses*. Mais c'est encore là une question de degrés. Il y a des femmes qui, même lorsque les contractions les ébranlent le plus fortement et sont vraiment insupportables, ne se plaignent pas de leurs douleurs, tandis que d'autres, dès le début de l'accouchement, pour la moindre douleur, poussent les cris les plus violents. Il est certain pourtant que la douleur causée par la contraction utérine peut atteindre un degré tel qu'elle devient insupportable et que

(1) *Wiener med. Presse*, 1872, n° 29.
(2) E. l., n° 31.
(3) Voy. Bordley, *Amer. J. of med. sc.*, juillet 1872. p. 73, Brown, *e. l.*, p. 287, Erickson, *t. l.*, Harris, *e. l.*, p. 290, Seeds et Rutland, *e. l.*, oct. 1872, p. 438 et 439.

cela peut amener des troubles intellectuels momentanés. Comme nous possédons maintenant des moyens de calmer sûrement et sans danger ces douleurs, on serait coupable, dans les cas où les douleurs sont violentes, de ne pas les employer (voy. § 134).

§ 447. Une anomalie très-importante de l'énergie des douleurs, est celle dans laquelle l'utérus ne se relâche pas suffisamment ou même ne se relâche pas du tout dans l'intervalle des douleurs, et dans laquelle par conséquent il reste en état de contraction persistante et tonique.

Nous avons déjà exposé dans le § 92 que pour qu'un travail manifeste se produise, il faut qu'il y ait une alternative de contraction et de relâchement, et que la contraction persistante de l'utérus n'a aucune influence sur la progression de l'enfant, mais le fixe seulement dans sa situation.

Les *douleurs spasmodiques*, dans des cas rares, se manifestent déjà dès les derniers temps de la grossesse. On sent alors l'utérus uniformément dur, si bien que les parties fœtales sont difficiles à reconnaître, et de plus il est douloureux. Cet état a été décrit par les anciens médecins sous le nom de *rhumatisme de l'utérus*.

Plus fréquemment, ces contractions toniques de l'utérus se montrent pendant l'accouchement, quoique le degré le plus élevé, degré dans lequel l'utérus reste à l'état de contraction uniforme, le *tétanos utérin* soit extrêmement rare, et ne survienne que comme symptôme secondaire dans la période terminale des accouchements qui ont été mal soignés.

Les cas les plus ordinaires sont ceux dans lesquels des douleurs fortes par elles-mêmes ne peuvent pas agir d'une façon suffisante, parce que le relâchement dans l'intervalle des douleurs est trop incomplet. Les douleurs alors sont parfaitement normales par elles-mêmes, mais elles sont peu efficaces, même lorsque la résistance ne dépasse pas les limites ordinaires. Si l'on examine l'utérus dans l'intervalle des douleurs, on remarque qu'il reste alors fortement tendu. Les douleurs, en outre, dans ce cas, sont ordinairement assez douloureuses.

Très-fréquemment cet état ne se produit que secondairement, lorsque la progression de l'enfant rencontre une résistance trop considérable (le plus souvent par suite de rigidité des voies de l'accouchement). Les douleurs deviennent alors d'abord plus fortes et sont interrompues par des intervalles convenables, puis, peu à peu, l'utérus reste contracté dans l'intervalle des douleurs, et enfin il finit par rester dans un état de contraction extrême et permanente de tétanos utérin.

Le traitement efficace contre ces états, c'est l'emploi des narcotiques, que l'on doit donner à doses élevées. Après leur emploi, la tension de l'utérus entre les douleurs disparaît, et l'accouchement marche alors rapidement, quoique les intervalles entre les douleurs deviennent plus longs. Les applications froides de Priessnitz, sur le ventre, et un bain chaud complet donnent encore de très-bons résultats.

§ 448. Les contractions spasmodiques des parties isolées de l'utérus ou *rétractions spasmodiques* (*Stricturen*), s'observent le plus souvent pendant la période de la délivrance, et sont en général fort rares avant l'expulsion complète de l'enfant, elles se produisent surtout lorsque l'on irrite l'orifice externe par des touchers trop fréquents et peu ménagés. On sent alors l'orifice du col, qui jusque-là était souple, fortement tendu et rigide, même pendant l'intervalle des douleurs, tandis que pendant la douleur il revient un peu sur lui-même. Ce spasme cède facilement et sans danger à deux ou trois petites incisions un peu profondes pratiquées dans l'orifice. Les contractions spasmodiques de l'orifice interne, qui heureusement sont rares, peuvent opposer à l'accouchement un obstacle sérieux, et avoir des conséquences fort graves. Les bains chauds et les narcotiques, avec l'abstention de tentatives incessantes pour terminer l'accouchement, sont les moyens qui conduisent le mieux au but.

§ 449. Comme l'action de la force adjuvante qui agit pour la progression et l'expulsion du fœtus, la contraction des muscles abdominaux, au début de l'accouchement, peut être réglée par la volonté, et que, au contraire, à la fin de l'accouchement où elle est tout à fait involontaire, elle doit entrer en jeu à son tour, elle ne présente pas souvent d'anomalies. Dans des cas très-rares, elle manque absolument ou presque absolument, et malgré son absence, dans les conditions normales habituelles, l'accouchement suit une marche régulière.

Lorsque les contractions des muscles abdominaux sont très-fortes, il peut se faire une rupture des vésicules pulmonaires, et l'on peut voir de l'*emphysème* se produire consécutivement sur le cou, la face et le thorax. Cet accident se produit surtout chez les primipares, il est reconnaissable au premier coup d'œil à la tuméfaction et à la crépitation caractéristiques, et, lorsqu'il ne dépasse pas les limites ordinaires il disparaît spontanément en cinq ou six jours sans entraîner d'inconvénients. On prévient son extension trop considérable en empêchant la femme de faire des efforts pour pousser, et en terminant le plus rapidement possible l'accouchement(1).

II. ANOMALIES DES VOIES MATERNELLES DE L'ACCOUCHEMENT

1. DES PARTIES MOLLES.

a. VICES DE DÉVELOPPEMENT DU CANAL GÉNITAL (voy. § 295).

BIBLIOGRAPHIE. — KUSSMAUL, *V. d. Mangel, etc., d. Gebärmutter.* Wurzb., 1859, p. 167, 153. — FÜRST, *M. f. G.*, vol. XXX, p. 97 et 161. — SCHATZ, *Arch. f. Gyn.*, II, p. 296.

§ 450. Les cas observés jusqu'ici de matrices unicornes, avec ou sans cornes accessoires rudimentaires, n'ont jamais présenté de difficultés pour la marche de l'accouchement. Dans les différentes formes d'utérus doubles, l'accouchement, quoiqu'il ait été fréquemment tout à fait normal, a été pourtant plus souvent ralenti que dans les matrices simples. La raison de cette anomalie

---

(1) Voy. Blundell, *Vorl. über Geburtsh.*, trad. allem. de Calmann, Leipzig, 1838, II, p. 67, Depaul, *Gaz. méd.*, 29 oct. 1842, de Soyre, *Gaz. des hôp.*, 1864, nᵒˢ 92 et 100, Sinclair et Johnston *Pract. midw.*, 1858, p. 517 et Mackenzie, *Amer. J. of Obst.*, IV, p. 203, Whitney, *Boston med. a. surg. J*, 30 nov. 1871.

de l'accouchement, abstraction faite de l'obstacle mécanique qui a été dû quelquefois à des cloisons dans le vagin (P. Muller (1) a observé un obstacle mécanique dû à la présence d'une corne rudimentaire non gravide, fortement hypertrophiée), tient surtout à l'obliquité de la moitié gravide de l'utérus, qui exerce une influence fâcheuse, d'une part sur les contractions, d'autre part sur la présentation de l'enfant (souvent présentation de l'épaule). Quelquefois cela a été jusqu'à la rupture de l'utérus. L'efficacité des douleurs paraît, dans les utérus unicornes et doubles, lorsque la présentation de l'enfant est normale, n'éprouver aucune perturbation. Si l'utérus étant double, une seule moitié renferme un fœtus, l'orifice utérin de l'autre côté reste quelquefois complétement fermé pendant l'accouchement; d'autres fois, il s'ouvre aussi. Si les deux moitiés sont devenues gravides, chaque moitié peut être indépendante de l'autre, et expulser son fœtus à des intervalles très-éloignés l'un de l'autre. Même lorsque l'accouchement se fait en même temps, l'activité des douleurs peut, dans les deux moitiés, être tout à fait indépendante, si bien qu'une des moitiés peut se contracter tandis que l'autre se distend. Dans la période de la délivrance, l'utérus double donne souvent lieu à des hémorrhagies qui deviennent particulièrement graves, et qui précisément par suite de la non-simultanéité des contractions deviennent surtout dangereuses lorsque le placenta est inséré sur la cloison.

b. OCCLUSION ET RÉTRÉCISSEMENT.

1. De l'utérus.

BIBLIOGRAPHIE. — Agglutination de l'orifice externe: W.-J. SCHMITT, Heidelb. kl. Annalen, I, p. 537. — LACHAPELLE, Prat. des acc., t. III, p. 298. — F.-C. NAEGELE, Heid. kl. Ann., III, p. 493. — H.-F. NAEGELE, Mogostokia e congl. orif. ut. ext. Comment. Heidelb., 1835 et Med. Annal., 1836, II, p. 185 et 1840, VI, p. 33. — Discussion üb. d. Congl. orif. auf. d. Natur-forschervers, in Mainz (Neue Zeitschr. f. Geb., vol. XIV, p. 143). —GENTH, e. l., vol. XXIX, p. 118. — ARNETH, Die geb. Praxis, p. 64. — CREDÉ, Klin. Vorträge, I, p. 143. —E. v. SIE-BOLD, M. f. G., vol. XIV p. 96. — ROTH, M. f. G., vol. XIX, p. 144. — MARTIN, e. l., p. 254. — WACHS, e. l., vol. XXX, p. 46. — CHIARI, BRAUN U. SPAETH, Klin. d. Geb., p. 226. — SCHROEDER, Schw. u. Woch., p. 80. — WINKEL, Path. d. Geb., p. 155. — CAZEAUX-TARNIER, Traité d'accouch., 7me édit. Paris, 1867, p. 704. — KUHN, Wiener med. Jahrb., 1870, vol. III, p. 109. — SALISBURY, Boston m. and s. J., avril 1870. — ZWEIFEL, Arch. f. Gyn., V, p. 145. — BECKER, Bair. ärzl. Int.-Bl., 1870, n° 27.

Agglutination cicatricielle : DEPAUL, Gaz. méd., de Paris, 1860, n° 22. — ARNETH, Geb. Praxis, p. 66. — HAYN, Berl. klin. W., 1870, n° 10. — KLEINWACHTER, Prager Vierteljahrs-schrift, 1870, vol. III, p. 110. — LATZ, Berl. klin. W., 1870, n° 35.

§ 451. Comme lorsque l'atrésie de l'orifice de la matrice est complète la conception ne peut pas se faire, les cas observés au moment de l'accouchement ne peuvent jamais être que des cas d'atrésie acquise pendant la grossesse.

Le plus souvent, il s'agit d'une occlusion superficielle, facile à vaincre, de l'orifice externe, *agglutination de l'orifice externe*, qui est produite par un procès inflammatoire des lèvres de l'orifice du col, suite de blennorhée. On

(1) Arch. f. Gyn., p. 132.

remarque que pendant l'accouchement, la tête qui tend à s'avancer pousse devant elle le segment inférieur de l'utérus jusque dans le détroit inférieur et l'amincit de plus en plus. Cet amincissement peut devenir si prononcé qu'il semble qu'on a devant soi la tête uniquement recouverte par les membranes.

Ce n'est que par une exploration précise que l'on arrive à sentir la place de l'orifice comme une petite fossette molle qui est fortement dirigée en arrière. Si pendant une douleur on presse fortement avec le doigt ou une sonde utérine contre cette petite fossette, cet orifice, qui n'est que faiblement agglutiné, se déchire tout à coup : ilse dilate alors la plupart du temps immédiatement, rapidement et complétement, et l'accouchement se fait alors sans obstacle. Souvent même, les contractions seules suffisent à triompher de cette agglutination. Ce n'est que dans des cas tout à fait exceptionnels qu'après la déchirure de l'agglutination l'orifice ne se dilate qu'en partie, et reste rigide, de sorte qu'on est encore obligé d'avoir recours aux incisions.

§ 452. Il est très-rare que l'agglutination des membranes maternelles et fœtales dans le voisinage immédiat de l'orifice externe soit tellement solide que le segment inférieur de l'utérus ne puisse pas se rétracter sur l'œuf. Le décóllement avec le doigt ou la rupture de la poche des eaux faciliteront la dilatation de l'orifice (1). Souvent, du reste, dans ces cas, on voit se produire la rupture spontanée des membranes externes, caduque et chorion, solidement agglutinées avec le segment inférieur de l'utérus, au niveau de l'orifice interne, si bien que ces deux membranes ainsi que le segment inférieur de l'utérus se rétractent sur l'amnios qui conserve l'intégrité de l'œuf, et que c'est l'amnios seul qui forme ainsi la poche des eaux lorsqu'elle bombe. Sur l'œuf expulsé, on trouve alors le sac de l'amnios séparé dans une très-grande étendue de la face interne du chorion.

§ 453. Plus rare encore que l'agglutination du col est l'*occlusion cicatricielle réelle de l'orifice* pendant la grossesse. Elle survient après les inflammations du col (quelquefois à la suite de cautérisations). On sent alors l'orifice évidemment fermé par les brides cicatricielles, et si l'art n'intervient pas, le cul-de-sac antérieur du vagin se déchire. Pour empêcher cet accident, il faut pratiquer l'ouverture sanglante du point qui est le siége de l'occlusion avec le bistouri ou les ciseaux.

§ 454. L'occlusion cicatricielle du col est du reste le plus souvent incomplète, de sorte qu'il reste plus ou moins de fines ouvertures perméables et que la conception malgré l'atrésie de l'orifice, quoique rendue plus difficile, est pourtant encore possible. Le plus souvent, ce rétrécissement est la suite d'une inflammation ulcérative survenue à la suite de couches. Le traitement est le même que dans le cas précédent.

§ 455. Le rétrécissement, ou mieux le défaut de possibilité de dilatation du col peut encore tenir à une structure anormale de son tissu. Nous traite-

(1) Voy. Eichstädt, *Zeug. Geb. u. Wochenb.*, etc. Greifswald, 1859, p. 70, Hecker, *Klin. d· Geburtsb.*, I, p. 119, Neumann, *Ueber d. Anzeigen z. künstl. Sprengen d. Eihäute.* D. i. Halle, 1869, et Barnes, *Obst. Operations*, 2ᵐᵉ édit., 1871, p. 80.

rons plus loin de la rigidité due à des néoformations hétérologues. Nous nous bornerons ici à la *rigidité simple de l'orifice*. Elle est causée par des inflammations chroniques de l'utérus et surtout du col. Le plus souvent, on la rencontre chez de vieilles multipares, chez lesquelles on pouvait déjà constater, pendant la grossesse, un allongement considérable et un épaississement du col (le plus haut degré se rencontre, par exemple, dans les cas où il existait antérieurement un prolapsus de l'utérus, qui n'a disparu que par le fait du début de la grossesse). L'orifice interne se dilate la plupart du temps d'une façon relativement facile, mais l'orifice externe, épaissi, malgré de fortes douleurs, ne se dilate que jusqu'à un certain degré, et même, dans certaines circonstances, une lèvre et même toute la portion vaginale peuvent se déchirer (voy. plus tard les ruptures). Cet obstacle est toujours facilement surmonté à l'aide de plusieurs incisions hardiment faites au moyen d'un bistouri boutonné ou de ciseaux courbés sur leur plat. On peut encore très-bien, surtout si l'on constate cet accident dès le début de l'accouchement, obtenir la dilatation de l'orifice interne, avec les injections chaudes.

C'est précisément lorsque le col est hypertrophié que l'on voit se faire très-facilement des épanchements sanguins dans le tissu malade, épanchements qui, s'ils atteignent un volume considérable, sont désignés sous le nom de *thrombus* du col, et peuvent, par eux-mêmes, devenir un obstacle à l'accouchement.

2. Du vagin et de la vulve.

BIBLIOGRAPHIE. — *Rétrécissement du vagin :* DEVILLIERS, |*Anal. f. Frauenkr.*, VI, p, 297. — V. SIEBOLD, *Neue Zeitschr. f. Geb.*, vol. XI, p. 321. — CHIARI, BRAUN U. SPAETH, *Klin. d. Geb.*, p. 230. — CAZEAUX-TARNIER, *Traité des acc.*, 7ᵐᵉ édit., 1867, p. 690. — ROTH, *M. f. G.*, vol. XIX, p. 150. — MORITZ, *e l.*, vol. XIII, p. 60. — WACHS, *e. l.*, vol XXX, p. 54. — SCHÖN, *Allg. Wiener m. Z.*, 1868, n° 11. — HERZFELD, *Wiener med. Presse*, 1868, n° 34. — C. BELL, *Tr. of Edinb. obst. soc.*, 1870, p. 116. — MARTIN, *Berl. B. z. Geb. u. Gyn.*,, vol. I, p. 62. — ODEBRECHT, D. i. Greifswald, 1871.

Persistance de l'hymen : VON SIEBOLD, *S 's J. f. Geb.*, vol. IV, p. 317. — DEWEES, *Krankh. des Weibes*, trad. par Moser, 1837, p. 25. — CREDÉ, *Verh. d. geb. Ges. in Berlin*, IV, p. 57. — KIWISCH, *Die Geburtskunde*, etc. Erlangen, 1854, I, p. 104. — RÖBBELEN, *Deutsche Klinik*, 1854, n° 10. — LÉOPOLD, *M. f. G.*, vol. X, p. 357. — V. SCANZONI, *Allg. Wiener med. Z.*, 1864, n° 4. — V. FRANQUE, *Wiener med. Halle*, 1864, n° 50. — EDMOND, *Gaz. d. hôp.*, 1864, n° 52. — FETHERSTEN, *Brit. med. J.*, 26 mars 1864. — HUBBAUER, *Zeitschr. f. Wundärzte u. Geb.*, 1863, XVI, 3. — HORTON, *Philad, med. and and surg. Reports,*, nov. 1869, p. 314.— HOLST, *Scanzoni's Beiträge*, vol. V, p. 398. — GODEFROY, *Journ. des connaiss. médico-chir.*, 1870, nᵒˢ 3 et 4. — LEISENRING, *Philad. med. Times*, août 1871, p. 395. — JOHNSON, *Brit. med. J.*, 1871, n° 25. — CARL BRAUN, *Wiener med. W.*, 1872, n° 45.

Agglutination cicatricielle de la vulve : CAZEAUX-TARNIER, *Traité d'acc.*, 7ᵐᵉ édit., 1867, p. 689. — NEUGEBAUER, *Bresl. Kl. Beiträge z. Gyn.*, III, p. 1. — HANUSCHKE, *Chir. oper. Erf.*, 1864. p. 182. — P. MUTTER, *Würzb. med. Z.*, VII, p. 61.

§ 456. Les *rétrécissements du vagin* sont dans le plus grand nombre des cas congénitaux. — Ils comprennent, ou régulièrement tout le vagin, ou bien ils forment seulement des rétrécissements annulaires dans ce canal.—Lorsque le vagin est très-étroit, mais de structure normale, l'accouchement traîne en longueur, mais les douleurs parviennent toujours à dilater le vagin, qui se ramollit assez pour que la tête puisse passer, et ce n'est que très-exceptionnellement qu'il se produit des déchirures longitudinales du vagin, qui consistent presque toujours uniquement dans des solutions de continuité de la muqueuse, et ne s'étendent pas facilement jusqu'au tissu cellulaire du bassin.

Plus fréquemment on rencontre dans le vagin des brides formant des ponts, qui vont d'un côté à l'autre, mais souvent ne réclament aucune intervention, parce qu'elles sont très-minces et se laissent facilement déchirer par la tête, qui les pousse au devant d'elle.

Le vagin peut être rétréci partiellement par toutes les variétés de procès ulcératif, qui ne guérissent que par la formation d'une forte cicatrice. — Si les efforts progressifs de la tête triomphent souvent de cette sténose du vagin, on peut pourtant quelquefois être obligé d'avoir recours à des incisions peu profondes pratiquées avec le bistouri boutonné.

§ 457. La résistance anormale de l'hymen qui n'a pas été détruit par le coït, puisque la tête qui le refoule le distend fortement et le déchire, ne peut, la plupart du temps, que prolonger un peu l'accouchement, tandis que des lésions anciennes de la vulve, qui n'ont guéri que par la formation de cicatrices solides et rigides, peuvent expressément réclamer une intervention chirurgicale.

Si l'orifice du vagin est trop étroit, avec des bords peu souples, l'expulsion du fœtus peut être considérablement retardée, et si les contractions sont extrêmement violentes, cela peut produire des déchirures considérables. — Les incisions peu profondes sur le bord ainsi tendu peuvent encore dans ces cas devenir nécessaires.

Il n'est pas extrêmement rare de rencontrer chez les primipares l'hymen complétement intact et conservé; le pli court formé par l'hymen est alors si flasque et son ouverture si large, que l'introduction du pénis a pu se faire facilement sans altérer l'intégrité de l'hymen.

Beaucoup plus rares sont les cas dans lesquels la grossesse s'est produite, quoique, par suite de la résistance de l'ouverture extrêmement petite de l'hymen, l'introduction du pénis n'ait pu avoir lieu. La conception se fait alors, parce que le pénis a refoulé dans le vagin l'hymen qui a pris la forme d'un entonnoir, et que, par la petite ouverture de l'hymen, un peu de sperme a été lancé dans la partie supérieure du vagin. C'est de cette façon, sans aucun doute, que la conception s'est opérée dans le cas très-intéressant de Carl Braun (1). Il s'agissait évidemment dans ce cas de la persistance du sinus uro-génital. Dans ce sinus, trop étroit pour permettre l'introduction du pénis et qui du reste ressemblait seulement à l'urèthre, s'ouvraient l'urèthre et le vagin. Le vagin avait la largeur normale et habituelle, et l'accouchement se termina heureusement en présentation de la face à l'aide d'incisions latérales peu profondes.

c. DÉPLACEMENT DE L'UTÉRUS.

§ 458. La situation de l'utérus dans un des côtés, le plus souvent dans le côté droit, est normale, et n'a même, lorsqu'elle est très-prononcée, ordinairement aucune influence fâcheuse sur la marche de l'accouchement. Mais si

(1) *L. c.*, c. 1. Beob.

elle est extrêmement prononcée, l'effet des contractions, qui agissent alors non dans la direction du canal du bassin, mais en formant un angle avec cette direction, peut se trouver entravé. — Si, comme cela est fréquent chez les multipares, il s'y ajoute un relâchement des parois utérines, cela peut plus facilement donner lieu aux présentations transversales du fœtus.

§ 459. Le déplacement de l'utérus en avant, *ventre en besace* (*venter pro-pendulus*), se rectifie presque toujours au moment de l'accouchement par le décubitus dorsal, si bien que dans les bassins normaux tout se borne à ce que l'orifice est fortement dirigé en arrière, et que la lèvre antérieure s'efface lentement.

§ 460. Chez les primipares, le segment inférieur de l'utérus s'abaisse très-fréquemment avec la tête qui se présente, jusque dans le détroit inférieur, et comme ce déplacement ne se produit que lorsque le bassin est large, de sorte que l'orifice, dès le début des douleurs, peut facilement se retirer en arrière, il en résulte que, par suite de cette situation profonde de la partie fœtale qui se présente, l'accouchement est rendu plus facile.

§ 461. Une hypertrophie considérable du col peut faire croire à un prolapsus. Cette hypertrophie, précisément comme le prolapsus complet de l'utérus gravide qui se rencontre du reste extrêmement rarement, empêchera l'accouchement, surtout parce qu'elle entraîne des modifications de l'orifice. Cet orifice est le siége d'une inflammation chronique, il est endurci, si bien qu'il ne se dilate que très-lentement, et que l'on peut être obligé d'avoir recours aux incisions.

Gueniot (1) a décrit une variété particulière de gonflement du segment inférieur qui tient à une forte hypérémie, et qui se caractérise par la disparition et la réapparition facile des symptômes ; il la désigne sous le nom de *Allongement œdémateux avec prolapsus du col utérin.*

L'utérus peut pendant l'accouchement prolaber partiellement et même complétement, car l'enfant, qui se trouve encore dans l'utérus, peut avec cet organe faire saillie hors de la vulve. Hüter (2) et Ruggenini (3) ont cité des cas de prolapsus partiel, si bien que, par exemple, la tête sortit encore recouverte par le segment inférieur de l'utérus. Pour les cas de prolapsus complet, voyez Hüter (4) et Frogé (5). Foster (6) a signalé un cas dans lequel un prolapsus complet de l'utérus se produisit dans la période de la délivrance sous l'influence de tractions exercées sur le cordon.

(1) *Arch. génér.*, avril 1872, p. 402.
(2) *M. f. G.*, vol. XVI, p. 197 et suiv.
(3) *Schmidt's Jahrb.*, 1869, vol. CXLIV, p. 181.
(4) *Loc. cit.*,
(5) *Gaz. méd.*, 1, déc. 1866, p. 753 (*M. f. G.*, vol. XXXI, p. 222).
(6) *Lancet*, févr. 1869.

d. TUMEURS DES PARTIES MOLLES QUI SERVENT A L'ACCOUCHEMENT.

1. Fibroïdes (voy. § 320).

BIBLIOGRAPHIE. — PUCHELT, *De tumoribus in pelvi part. imped.* Comment. Heidelberg, 1840, p. 107 et 116. — PILLORE, *Gaz. d. hôp.*, 1854, n° 137. — LEHMANN, *Nederl. Tydsch. for Genesk.*, mars et avril 1854 (*Schmidt's Jahrb.*, 1855, vol. LXXXV, p. 58). HABIT, *Zeitschr. d. Ges. d. Wiener Aerzte*, 1860, n° 41. — HECKER, *Kl. d. Geb.*, II, p. 124 et *M. f. G.*, vol. XXVI, p. 446. — BRESLAU, *M. f. G.*, vol. XXV, suppl. p. 122. — GUÉNIOT, *Gaz. d. hôp.*, 1864, n° 43. — TOLOCZINOW, *Wiener med. Presse*, 1869, n° 30. — MAGDELAINE, *Étude s. l. tumeurs fibreuses sous-périt.*, etc., thèse. Strasbourg, 1869. — LAMBERT, *Des grossesses compl. de myomes utérins*, thèse. Paris, 1870 (réunion de 165 cas). *Compte rendu de la Soc. de chirurg. de Paris* dans *Gaz. des hôpit.*, 1869, n°s 38-51.

Polypes : OLDHAM, *Guy's Hosp. Report*, avril 1844, vol. III, p. 105 et vol. VIII, p. 71 et LAMBERT, *l. c.*

§ 462. L'importance des *fibromes*, au point de vue de l'accouchement, est très-différente suivant leur siége. Les sous-muqueux et les interstitiels, lorsqu'ils sont volumineux, ne permettent que très-exceptionnellement la conception, et si elle se produit, l'avortement est très-fréquent. Pendant l'accouchement, ils peuvent donner lieu à des ruptures de l'utérus, les sous-muqueux, en amincissant le tissu contractile de leur base maternelle par une pression qui agit sans interruption sur un même point; les interstitiels en interrompant complétement le tissu utérin au niveau de leur point d'insertion. Dans la période de la délivrance, ils donnent lieu à des hémorrhagies graves, lorsque leur insertion est cause que le point où se trouve le placenta ne peut se contracter suffisamment.

§ 463. Si les fibromes sous-muqueux ont un pédicule étroit (*polypes*), ils peuvent être poussés en avant de la partie fœtale qui se présente, et à un examen peu précis être confondus avec elle. L'intervention de l'art devient ici fréquemment obligatoire, puisqu'il faut extraire l'enfant, ou enlever d'abord le polype. (L'enlèvement du polype avec des ciseaux doit, lorsque cela est possible, être fait dans l'intérêt des suites de couches.) Quelquefois même le pédicule se rompt spontanément. — Les polypes sous-muqueux, du reste, peuvent être enlevés artificiellement, même quand ils ne sont pas pédiculés, lorsqu'ils siégent dans la partie inférieure du col. Ainsi Danyau (1), Braxton-Hicks (2) et Wallace (3) ont enlevé des tumeurs fibreuses très-grosses, et ainsi rendu possible l'accouchement par les voies naturelles.

§ 464. Les *fibromes sous-péritonéaux*, dans beaucoup de cas, n'entraînent aucune perturbation dans l'accouchement. Mais s'ils sont très-gros et s'ils s'insèrent non au fond mais plus bas, ils peuvent, en obstruant le détroit supérieur, devenir un obstacle des plus sérieux à l'accouchement. S'ils ne l'obstruent pas complétement, ils se ramollissent souvent à un tel degré, que contre tout espoir l'enfant se trouve poussé à côté de la tumeur, ou bien que l'extraction de l'enfant devient possible, quoique quelquefois cela ne soit pos-

(1) Voy. Magdelaine, *l. c.*, p. 17.
(2) *London obst. Tr.*, XII, p. 273.
(3) *Brit. med. J.*, 30 sept. 1871.

sible qu'après la réduction du volume du crâne. (L'extraction manuelle par les pieds est toujours plus facile que l'extraction avec le forceps appliqué sur la tête qui se présente.) Mais, avant tout, on doit toujours chercher à refouler la tumeur dans le grand bassin. (Il peut du reste aussi arriver que le fibrome abandonne spontanément le petit bassin, après avoir été attiré par en haut par l'utérus, qui se rétracte progressivement sur l'œuf.) Lorsque ces tentatives sont continuées avec ténacité et persistance, elles conduisent souvent au but désiré, même si la tumeur est très-grosse et semble au début complétement immobile. Si cela ne réussit pas, il faut pratiquer l'opération césarienne, qui, dans ces cas, est pour la mère presque toujours mortelle (d'après Lambert, 2 mères seulement guérirent sur 15), et pour l'enfant l'est assez souvent (1).

Braxton Hicks (2) dut faire l'opération césarienne parce qu'un fibrome provenant du col adhérait fortement à l'articulation sacro-iliaque gauche. Storer (3) pratiqua l'opération la plus formidable, car il fit d'abord l'opération césarienne pour un fibrome irréductible, puis il enleva avec la tumeur tout l'utérus puerpéral. La malade vécut encore trois jours.

La statistique de Toloczinow montre quelle influence considérable ces fibromes ont sur les présentations fœtales et le mécanisme de l'accouchement. Il trouva pour 25 présentations de l'extrémité céphalique, 13 présentations de l'extrémité pelvienne, et 10 présentations transversales. Le cours de l'accouchement fut normal 30 fois, 21 fois difficile mais sans intervention de l'art et 39 fois il nécessita des opérations.

Il est très-rare que l'hypertrophie de la lèvre antérieure atteigne des dimensions telles qu'elle puisse devenir un obstacle mécanique à l'accouchement, voy. Kennedy (4), Schöller (5). Nous-même, nous avons vu un cas tout à fait analogue, au cinquième mois de la grossesse, dans lequel la lèvre antérieure, presque aussi grosse que le bras, avait été prise pour l'utérus retourné; malheureusement la malade échappa à notre observation ultérieure, voy. encore Cazeaux-Tarnier (6). (Dans le dernier cas, le col avait subi une telle rotation, par suite de la présence d'une tumeur siégeant dans l'excavation du sacrum, que la lèvre postérieure était devenue antérieure). Dans le cas publié par Niemeyer (7), la tumeur, grosse comme une tête d'enfant, se trouvait entre les cuisses. L'enfant fut extrait avec le forceps et la tumeur enlevée pendant les suites de couches par la ligature. Dans les cas de Godson (8), Szukitz (9) et Scharlau (10), la lèvre hypertrophiée se reforma à peu près complétement pendant les suites de couches.

Note du traducteur. Ce n'est que depuis quelques années que les tumeurs fibreuses ont été réellement étudiées en France dans leurs rapports avec la grossesse, et c'est surtout depuis la discussion de la Société de chirurgie, en 1867-69 que cette question a été traitée dans tous ses détails. Dans une thèse à laquelle je ne suis pas étranger, M. le docteur Lambert, en 1870, a repris l'étude de la question, et il a, par des observations nombreuses, mis en lumière certains points qui restaient encore enveloppés d'une certaine obscurité. Ainsi il démontra que la grossesse amène un accroissement des tumeurs fibreuses, et que, une fois la période des couches

(1) Voy. Spiegelberg, *Arch. f. Gyn.*, vol. V, p. 110.
(2) *London obst. Transact.*, XI, p. 99.
(3) *Journal, of the Boston gyn. soc.*, vol. I, p. 223.
(4) *Dublin Journal*, nov. 1838, p. 332.
(5) *Verh. d. Ges. f. Geb. in Berlin*, IV, p. 11.
(6) *Traité des accouch.*, 7me édit., Paris, 1867, p. 714.
(7) *Niemeyer's Zeitschr. f. Geb.*, etc. Halle, 1828, vol. I, cah. 1, p. 236.
(8) *Med. Times*, 10 avril 1869, p. 381.
(9) *Wiener med. W.*, 1855, no 33.
(10) *Berl. B. z. Geb. f. Gyn.*, vol. II, p. 22.

passée, ces tumeurs subissent une régression qui les ramène presque à l'état qu'elles avaient avant la grossesse, quoiqu'elles conservent toujours un léger excès de volume qui va toujours croissant avec la répétition des grossesses ; mais il constata en outre que ces tumeurs pendant la grossesse peuvent éprouver deux espèces de ramollissements : un ramollissement de croissance toutes les fois que le myome, influencé par le stimulus, s'accroîtra très-rapidement et tendra à se vasculariser considérablement ou qu'à cette vascularisation se joindra l'œdème simple, et un ramollissement dégénératif toutes les fois que des causes générales ou locales imprimeront à ce stimulus un caractère morbide. Enfin, dans les derniers jours de la grossesse, il est une dernière forme de ramollissement qui joue un rôle fort important dans le mécanisme de l'accouchement et qui fait participer la tumeur à l'état particulier de tous les tissus qui, à ce moment, tendent à perdre de leur consolidation ; c'est une sorte d'imbibition, et ce ramollissement particulier est désigné sous le nom d'*assouplissement*.

Quant à l'influence du myome sur la grossesse, elle se traduit par une tendance à l'avortement qui est surtout le fait des tumeurs interstitielles, tandis que les tumeurs polypeuses donnent lieu à des hémorrhagies et les tumeurs sous-péritonéales à des symptômes de compression avec altération et dégénérescence des organes du voisinage, qui peuvent même dans certains cas aller jusqu'à déterminer l'inflammation péritonéale avec toutes ses conséquences.

Étudiant ensuite l'accouchement dans le cas de grossesses compliquées de myome, M. le docteur Lambert repousse l'idée que les tumeurs fibreuses s'accompagnent d'inertie utérine, et il admet que l'irrégularité du développement de l'organe, rend les parois sujettes à une contractilité irrégulière et que l'inefficacité des contractions est due au spasme bien plutôt qu'à la paralysie.

Puis insistant sur les cas dans lesquels l'accouchement, qui tout d'abord semblait impossible par le fait de la tumeur, a pu cependant se terminer contre toute attente par les voies naturelles, il propose l'explication suivante : La tumeur se déplace par en haut, et ce déplacement s'opère dans tous les cas où la tumeur sessile ou faiblement pédiculée a son point d'insertion sur le segment inférieur de l'utérus.

Ne pouvant déprimer son fond, l'utérus relève autour de la partie fœtale sur l'extrémité la plus élevée de laquelle il prend son point d'appui, toute la paroi qui l'entoure et efface la cavité de bas en haut ; la paroi utérine, prenant pour centre fixe le milieu du fond appuyé sur la partie fœtale, agit comme le diaphragme qui relève autour de son centre toute sa partie périphérique. De cette façon, toute la masse de l'utérus a une tendance à se rapprocher du centre, et bientôt la partie engagée est libre et l'expulsion se fait par les forces ordinaires.

On a beaucoup parlé de l'action du coin produite par le fœtus, cette action favorise l'effet produit, en sollicitant l'action réflexe qui soutient la contraction des fibres qui dilatent le col, mais elle n'est pour rien dans le mécanisme que nous décrivons. L'immobilité du fœtus est au contraire la condition essentielle de la production de ce phénomène de mécanique et l'on doit admettre qu'il reste naturellement immobile tant que l'effet voulu n'est pas produit.

Enfin, dans le chapitre consacré au traitement, il se montre dans les grossesses de 4 à 6 mois partisan de l'avortement, lorsque les troubles sont assez sérieux pour compromettre l'existence de la mère, et que l'on ne peut pas espérer les conjurer.

Lorsque la grossesse a dépassé 6 mois, il montre que l'accouchement prématuré artificiel n'est pas toujours indiqué d'une façon absolue, et, s'appuyant sur les faits de Depaul et de Guéniot, il le repousse, sauf dans les cas où la compression exercée par l'ensemble de la tumeur et de l'utérus est telle que la vie de la femme court un véritable danger.

Lorsque la femme est à terme, il repousse l'opinion de Tarnier, qui est assez disposé à produire artificiellement une présentation pelvienne et à aider par des tractions aux contractions utérines, il croit que, dans le cas où la tumeur ne se déplace pas,

il vaut mieux faire l'opération césarienne que de s'épuiser et d'épuiser la femme
en efforts inutiles.

2. Carcinome (voy. § 321).

BIBLIOGRAPHIE. — PUCHELT, *l. c.*, p. 74. — MENZIES, *M. f. G.*, vol. V, p. 207. — SIMPSON,
Sel. Obst. Works, I, 1871, p. 498. — DIETERICH, *Der Gebärmutterkrebs als Compl. d. Geb.
D. i.* Breslau, 1868. — COHNSTEIN, *Arch. f. Gyn.*, vol. V, p. 336.

§ 465. La *dégénérescence cancéreuse* se manifeste presque exclusivement
dans le col, et entraîne, si la grossesse continue, les conséquences les plus
funestes. Déjà, pendant la grossesse, il peut survenir des hémorrhagies profuses, et pendant l'accouchement, la partie fœtale qui presse contre l'orifice de
la matrice dont le tissu extensible est remplacé par la néoformation si résistante et ne peut plus se dilater, produit des ruptures extrêmement étendues
du col et de la partie inférieure de l'utérus, ou bien cette pression produit
la mortification du néoplasme, et la mort ne survient que pendant les suites
de couches comme une conséquence de la gangrène.

Le traitement doit consister avant tout à chercher à amener la dilatation
nécessaire de l'orifice, et à faire à la fin dans la masse dégénérée des incisions
pas trop profondes. — L'intérêt de l'enfant et de la mère réclament, aussitôt
que cela est possible, la terminaison artificielle de l'accouchement. Si l'enfant
est vivant, on peut penser à l'opération césarienne, et elle est pratiquée trop
rarement dans l'intérêt de l'enfant, puisque l'expérience apprend que, en
dehors de cette opération, les mères succombent déjà très-souvent pendant
l'accouchement ou pendant les suites de couches.

§ 466. Dans le cas de *tumeurs en choux-fleurs*, il existe des hémorrhagies
considérables, et le pronostic est également très-mauvais pour la mère, puisque
dans les suites de couches le néoplasme se gangrène. — L'opération radi-
cale doit par conséquent être conseillée, et le mieux est de la pratiquer avant
l'accouchement. Pour le diagnostic, il faut se garder de les confondre avec le
placenta prævia ; et même dans un cas (1) ces excroissances papillaires ont
été prises pour les doigts de la main de l'enfant (2).

La gravité que cette complication imprime au pronostic ressort de la statistique de
Cohnstein qui, de 126 mères atteintes de carcinome, en a vu mourir 72 (57,1 0/0)
pendant l'accouchement ou les suites de couches, et de 116 enfants n'en a vu naître
que 42 (36,2 0/0) de vivants. Que du reste le pronostic de l'opération césarienne, même dans ces cas, ne soit pas absolument fatal, c'est ce que montrent les
cas de de Oldham (3), Greenhalgh (4) et de Newmann (5) dans lesquels les mères
guérirent de l'opération.

(1) Voy. Cazeaux-Tarnier, *Traité des accouch.*, 7ᵐᵉ édit. Paris, 1867, p. 718.
(2) Voy. Puchelt, *l. c.*, p. 96; Michaelis, *Neue Zeitschr. f. Geb.*, vol. IV, p. 176; Spaeth,
Wochenbl. d. Zeitschr. d. Wiener Aerzte, 1855, n° 14, p. 218 et Jacobi, *Amer. J. of Obstetrics*, vol. I, p. 85.
(3) *Guy's Hosp. Rep.*, 1851, vol. XI, p. 426.
(4) *Obst. Trans.*, IX, p. 241.
(5) *Med. Times*, vol. II, p. 92 et 199.

3. Tumeurs du vagin et de la vulve (voy. Puchelt, *l. c.*, p. 138).

§ .467 Les néoplasmes du vagin et de la vulve sont extrêmement rares. Les fibromes, les polypes et les cancers, lorsqu'ils ont un certain volume, doivent être extirpés pendant l'accouchement. Le plus souvent ce sont des kystes, mais qui presque toujours ont un volume si faible, qu'ils n'entravent aucunement l'accouchement. Dans le cas publié par Peters (1), le kyste pourtant était si gros que l'enfant ne put être extrait qu'après la ponction. Il faut de même ouvrir les abcès du tissu cellulaire ou des glandes de Bartholin.

§ 468. Les *tumeurs sanguines du vagin ou de la vulve*, thrombus ou hématomes du vagin et de la vulve, qui ne se forment ordinairement qu'après l'expulsion de l'enfant, n'opposeront pour cette raison que tout à fait exceptionnellement un obstacle à l'accouchement. Mais lorsqu'elles se produisent, il faut les ouvrir et extraire l'enfant si l'accouchement ne se fait pas très-vite, spontanément.

§ 469. L'*œdème* prononcé de la vulve, qui peut devenir une cause extrêmement douloureuse de dystocie (2), disparaît pour la plus grande partie par des scarifications.

4. Tumeurs des organes de voisinage.

BIBLIOGRAPHIE. — HERNIES, PUCHELT, *loc. cit.*, p. 225. — MEIGS, *London med. Gaz.*, avril 1845. — STOLTZ, *Gaz. méd. de Strasb.*, 1845, n° 1. — E.-A. MEISSNER, *M. f. G.*, vol. XXI, suppl. p. 138.
CYSTOCÈLE : PUCHELT, *l. c.*, p. 231. — CHRISTIAN *Edinb. J.*, IX, p. 281. — RAMSBOTHAM, *Med. Times*, I, janv. 1859. — HECKER, *Klin. d. Geb.*, II, p. 135. — BROADBENT, *Obst. Trans.*, 1864, p. 44. — CHARRIER, *Gaz. des hôp.*, 1866, n° 6.
TUMEURS OVARIENNES : PUCHELT, *l. c.*, p. 157. — LITZMANN, *Deutsche Klinik*, 1852, n°ˢ 38, 40 et 42. — PLAYFAIR, *Obst. Tr.*, IX, p. 69. — DOUMAIRON, *Études sur les kystes ovar.*, etc. Strasbourg, 1869. — BARNES, *Obst. op.*, 2ᵐᵉ édit., p. 263.

§ 470. Les *hernies* peuvent devenir dangereuses lorsque leur contenu est formé par l'intestin et qu'elles se trouvent placées dans le petit bassin, de telle sorte que cet intestin vient s'étrangler entre les os du bassin et la tête qui franchit ce canal. Cela peut arriver lorsque dans le prolapsus de la paroi vaginale postérieure, l'espace de Douglas se trouve fortement renversé par en bas, comme dans la hernie vaginale simple, ou bien encore lorsqu'une anse intestinale pénètre avec le péritoine à travers le fascia pelvia, et les muscles du plancher du bassin en avant, ou ce qui est plus fréquent, derrière le ligament large en repoussant devant elle la peau du périnée, *hernie périnéale*. Si cette hernie se trouve placée en avant du ligament large, son contenu descend dans la partie postérieure d'une des grandes lèvres, *hernie postérieure de la grande lèvre*.

(1) *M. f. G.*, vol. XXXIV, p. 141.
(2) Pour des cas analogues voyez dans Puchelt, *l. c.*, p. 145, Sinclair et Johnston, *Pract. midw.*, p. 488, n° 4, Barker, *Amer. J. of Obst.*, vol. III, p. 500, Elliot, *e. l.*, vol. I, p. 200. Flögl, *Wiener med. Presse*, 1870, n° 25, Kuhn, *Wiener med. Jahrb.*, 1870, cah. IV.

Il faut naturellement toujours réduire la hernie pendant l'accouchement. Si cela est impossible, il faut abréger le plus vite possible l'accouchement pour prévenir l'étranglement et la contusion de l'intestin.

§ 471. Le *rectum* peut être tellement distendu par des matières fécales, qu'il constitue un véritable obstacle à l'accouchement. La sensation que donne la tumeur produite par les fèces est caractéristique. — Les impressions du doigt introduit par le vagin y restent marquées comme dans de l'argile molle. Il faut vider le rectum à l'aide de lavements, et au besoin avec le doigt.

§ 472. La *rétention d'urine* est fréquente chez les femmes en travail, et peut atteindre un très-haut degré. Elle agit d'une façon fâcheuse sur l'accouchement, en ce qu'elle entrave l'efficacité des douleurs et empêche l'engagement dans le bassin de la partie qui se présente. On voit alors ordinairement à l'extérieur une petite tumeur située à côté de l'utérus, tumeur qui se trouve un peu du côté opposé à ce dernier. Elle est au-dessous de l'ombilic, séparée de l'utérus par une fente très-nette.

La vessie distendue ne forme une grosse tumeur saillante dans le vagin, et ne se trouve être fortement située dans un des côtés que lorsqu'il existait déjà antérieurement une *cystocèle*. Alors la partie prolabée de la paroi vaginale est poussée par en bas avec un diverticulum plus ou moins considérable de la vessie, par la tête qui tend à s'avancer, et cela peut ralentir l'accouchement et donner lieu d'autre part à des contusions considérables et même à des ruptures de la vessie et de la paroi vaginale.

Le cathétérisme de la vessie remplie par l'urine peut être extrêmement difficile. Le meat urinaire est quelquefois si profondément enfoncé dans le vagin qu'on ne peut plus l'apercevoir, et quelquefois la tête comprime presque complétement le canal de l'urèthre. Il faut, pour sonder la femme en travail, se servir toujours de la sonde d'homme, s'assurer avant par le palper de la situation de la vessie, et abaisser, pour la faire pénétrer, l'extrémité de la sonde que l'on tient dans la main, vers le côté opposé, de façon que la pointe de la sonde soit dirigée dans le sens de la vessie.—Si l'on ne réussit pas par ce procédé, il faut faire une nouvelle tentative, la femme étant placée sur les genoux et les coudes. La meilleure manière d'empêcher la cystocèle est de repousser en haut la paroi vaginale au moment de l'engagement de la tête.

§ 473. Les *calculs de la vessie* (1) peuvent devenir des obstacles sérieux à la terminaison de l'accouchement. Si on les découvre avant que la tête soit solidement fixée, on doit les repousser dans le grand bassin, où ils sont alors inoffensifs. — Mais s'ils sont solidement fixés entre la tête et la symphyse, et si la tête ne peut absolument pas les franchir ou ne peut le faire qu'avec les plus grands dangers, il faut faire par le vagin une incision au niveau du calcul, l'extraire et réunir immédiatement la plaie par des points de suture.

Les calculs solidement enclavés ont été dans plusieurs cas pris pour des exostoses du bassin, ce qui, au grand dommage de la mère et de l'enfant, a fait recourir à un procédé beaucoup plus dangereux. On allait même, dans un cas publié par

(1) Voy. Puchelt, *l. c.*, p. 193.

Cohn (1), d'après l'avis unanime de trois médecins appelés en consultation, pratiquer l'opération césarienne, lorsque la mère accoucha spontanément à la fois et d'un enfant vivant et de son calcul.

§ 474. Les *tumeurs de l'ovaire*, § 322, qui du reste causent souvent l'avortement, peuvent, de la même manière que les fibromes péritonéaux, devenir un obstacle à l'accouchement en obstruant le détroit supérieur. — La réduction, lorsqu'elle est possible, est encore le meilleur traitement. — Dans d'autres cas, on cherche à diminuer la tumeur en la ponctionnant. (Le contenu du kyste peut être assez épais pour que l'on soit obligé de se servir d'un très-fort trocart.) — Il faut encore remarquer que la tumeur, même lorsqu'il s'agit d'un kyste, peut être tellement tendue par la pression déterminée par la contraction, qu'on n'y trouve plus trace de fluctuation, et qu'elle donne une sensation de dureté ligneuse. — Si la tumeur est solide on procède vis-à-vis d'elle, si l'on ne veut pas pratiquer l'ovariotomie pendant le travail, comme vis-à-vis des fibromes sous-péritonéaux.

Berry (2) et Luschka (3) ont publié chacun un cas dans lequel, après l'accouchement, la tumeur ovarique fit procidence à l'extérieur, à travers une déchirure du cul-de-sac du vagin. Dans le premier cas, la femme guérit et redevint enceinte plus tard.

La statistique actuelle apprend que les tumeurs de l'ovaire sont une des complications les plus fâcheuses de l'accouchement. D'après Litzmann, sur 86 accouchements 84 se terminèrent par la mort de la mère, et de 49 enfants 7 seulement naquirent vivants.

Pourtant tout fait supposer que, dans l'avenir, on obtiendra de meilleurs résultats. C'est du moins ce que semble indiquer la statistique de Playfair, qui, dans 5 cas dans lesquels la tumeur put être réduite, et dans 9 cas dans lesquels elle fut ponctionnée, ne vit mourir aucune femme, et d'après laquelle de 13 enfants dont le sort est indiqué, 9 naquirent vivants.

Le fait, que de 13 mères chez lesquelles l'accouchement fut abandonné à la nature, 6 moururent, montre bien qu'il faut rejeter le traitement expectant.

§ 475. Il peut partir du tissu cellulaire du bassin, comme du périoste des os du bassin lui-même, des tumeurs (carcinomes, sarcomes, fibromes) qui, comme elles sont presque toujours irréductibles, réclament l'extirpation ou l'opération césarienne, à moins que, dans le cas publié par d'Outrepont (4), elles ne se ramollissent pendant l'accouchement.

Outre les cas rassemblés par Puchelt (5), il faut ranger dans cette catégorie (abstraction faite des tumeurs osseuses que nous examinerons dans les bassins réduits), les cas suivants : Kiwisch (6), Dohrn (7) et Putégnat (8) ont observé de gros fibromes partant des

(1) *Berl. kl. W.*, 1866, n° 41.
(2) London, *Obst. Tr.*, VIII, p. 261.
(3) *M. f. G.*, vol. XXVII, p. 267.
(4) *Neue Zeitschr. f. Geb.*, vol. IX, p. 1.
(5) *L. c.*, p. 48 et 205.
(6) *Geburtskunde*, II° part., p. 192.
(7) *M. f. G.*, vol. XXIX, p. 11.
(8) *Journ. de méd. de Bruxelles*, 26 avril 1863, 2 cas.

os du bassin. Des carcinomes ou des sarcomes provenant également des os du bassin, ont été observés par Mayer (1), Elkington (2), Martin (Stapf) (3), Berry (4) et et Schwaagmann (5).

Le cas publié par Shekelton (6) rentre aussi dans cette catégorie. Dans le cas publié par Kürsteiner (7) l'obstacle à l'accouchement tenait à un cancer colloïde du rectum. Barnes (8) a observé un obstacle dû à une hématocèle rétro-utérine, Sadler (9) dut pratiquer l'opération césarienne pour un cas de tumeur hydatique provenant du foie. Birnbaum (10) vit également un obstacle sérieux apporté à l'accouchement par des échinocoques. Rube (11) observa un abcès sous-péritonéal de la région iliaque gauche, gros comme une tête d'enfant, qui se rompit pendant l'accouchement et dont le contenu s'épancha dans la cavité abdominale. Un cas unique est celui de Hugenberger (12), dans lequel une masse exsudative de nature cartilagineuse épaisse de 1 pouce enkystée dans l'espace de Douglas, rétrécissait tellement le bassin, qu'on fut obligé de pratiquer la céphalotripsie.

Un cas publié par le même auteur (13), dans lequel un lithopædion provenant d'une grossesse extra-utérine antérieure rétrécissait tellement le bassin que l'opération césarienne dut être pratiquée, est un des cas les plus rares et trouve ses analogues dans les cas de Day (14) et de Coock (15). Dans le premier, la tumeur siégeant dans l'espace de Douglas se laissa refouler. Dans le second, il y avait à la fois grossesse intra et extra-utérine, et le fœtus extra-utérin opposa un obstacle sérieux à l'accouchement, voy. § 329, note.

Note du traducteur. Dans une thèse intitulée : *Étude des kystes ovariques compliquant la grossesse, l'accouchement et la puerpéralité* et publiée à Strasbourg en 1868 sous les auspices de M. Stolz, M. le docteur Doumairon est arrivé aux conclusions suivantes qui sont basées sur l'examen très-soigneux de 41 observations.

1° Les kystes ovariques, quand ils occupent un seul côté, n'empêchent pas la conception ;

2° La grossesse peut continuer son cours et arriver à terme ; néanmoins, il y a fréquemment des déviations de l'utérus, des troubles fonctionnels de la vessie et du rectum, des avortements ;

3 L'accouchement est ordinairement heureux, mais d'autres fois les tumeurs kystiques ovariques deviennent causes de dystocies sérieuses ;

4° Ces tumeurs peuvent croître même pendant la grossesse. Cependant il en est qui subissent à cette époque un véritable temps d'arrêt ;

5° Celles qui sont logées dans l'excavation et fortement adhérentes sont les plus fâcheuses ;

6° L'inflammation du kyste n'est pas rare après l'accouchement et a des conséquences variables, la rupture n'est pas fréquente ;

(1) *Archives génér.*, mai 1848, p. 107.
(2) *Brit. Recorder*, 1, 11, 1848, voy. *Schmidt's Jahrb.*, vol. LXIII, p. 197.
(3) *Ill. med. Z.*, III, voy. *Schmidt's Jahrb.*, vol. LXXXVII, n° 8.
(4) *Obst. Tr.*, VII, p. 261.
(5) *Schmidt's Jahrb.*, vol. CXX, p. 310.
(6) Sinclair et Johnston, *Pract. midw.*, p. 434, voy. *M. f. G.*, vol. II, p. 309
(7) *Beitrag. zur Casuistik der Beckengeschwülste*. D. i. Zurich, 1863.
(8) *Obst. Op.*, 2ᵐᵉ édit., p. 267.
(9) *Med. Times*, 1864.
(10) *M. f. G.*, vol. XXIV, p. 428.
(11) *Ueber Geschwülste der Beckenweichtheile*, etc. D. i. Bonn, 1870.
(12) *Bericht aus dem Hebammeninstitut*, etc., p. 97.
(13) P. 122.
(14) *Obst. Tr.*, IV, p. 3.
(15) *Lancet*, 1863, 11 juin.

7° La plupart des ponctions exécutées pendant la puerpéralité et dans la suite donnent issue à des liquides altérés ;

8° L'ovariotomie est indiquée dans quelques cas exceptionnels pendant la grossesse ;

9° Les cas où elle a été pratiquée jusqu'aujourd'hui sont les résultats d'erreurs de diagnostic ;

10° Elle n'est pas nécessairement mortelle, et la grossesse peut parfois continuer son cours et arriver jusqu'à terme ;

11° Pendant l'accouchement, l'expectation est ordinairement la conduite à tenir, mais d'autres fois l'intervention est nécessaire ;

12° Les tumeurs mobiles et peu volumineuses doivent être refoulées au-dessus du détroit supérieur ;

13° La ponction est indiquée quand les kystes sont adhérents et contiennent des matières susceptibles de s'écouler ;

14° L'application du forceps et la version sont bien des fois insuffisantes pour terminer le travail ;

15° La provocation de l'avortement ou celle de l'accouchement prématuré trouveront rarement leur application.

16° La craniotomie et l'embryotomie peuvent devenir nécessaires en cas de tumeurs solides remplissant toute l'excavation et immobiles. Leur indication devient positive si le fœtus est mort ;

17° L'opération césarienne sera indiquée dans ce même cas, quand on aura la certitude que l'enfant est vivant et viable.

Dans une thèse sur le même sujet, publiée en 1872, M. le docteur Treille est arrivé aux mêmes conclusions.

2. ANOMALIES DU BASSIN OSSEUX.

C. EXPLORATION DU BASSIN.

Bibliographie. — W. Smellie, *Coll. of cases*. Lond. 1754, p. 367. — G.-W. Stein l'anc, *Kleine Werke zur prakt. Geb.* Marburg, 1798, p. 133 et 157. —J.-L. Baudelocque, *L'art des accouchem.*, 8ᵐᵉ édit., 1844, t. I, p. 73.— Michaelis, *Das enge Becken.* Leipzig, 1865, p. 81. — Credé, *Klin. Vortr.*, 1854, p. 620. — Schroeder, *M. f. G.*, vol. XXIX, p. 30. — Dohrn, *M. f. G.*, vol. XXIX, p. 291, vol. XXX, p. 241 et *Volkmann's Sammlung klin. Vorträge*, n° 11. — Litzmann, *Volkmann's Samml. klin. Vorträge*, n° 20.

§ 476. La question de savoir quelle est l'étroitesse ou la largeur du bassin est un des problèmes les plus difficiles de l'exploration obstétricale, et pour la résoudre on doit employer tous les moyens que l'on a à sa disposition. — Quoique l'exploration manuelle exactement pratiquée soit le seul et l'unique moyen qui puisse donner des résultats à peu près certains, il est d'autres circonstances, et en particulier les commémoratifs, qui peuvent éveiller le soupçon du rétrécissement possible du bassin, et dont il faut tenir grand compte.

§ 477. A l'aide des commémoratifs, on peut tout d'abord chercher à établir s'il existe ou s'il a existé des maladies qui, comme l'expérience l'a démontré, entraînent des altérations dans la forme du bassin. Ces maladies, abstraction faite des autres cas qui sont très-rares, sont le rachitisme et l'ostéomalacie. — Comme ces maladies ne sont pas les seules qui puissent survenir par transmission héréditaire, mais que d'autres formes de vices de conformation du bassin semblent aussi pouvoir se transmettre par héritage, exactement comme *vice versa* de beaux et larges bassins, il faut se reporter dans les commémoratifs jusqu'aux accouchements des consanguins. — Si la femme à examiner est une multipare, il est de la plus grande importance de s'informer de la façon dont se sont passés les accouchements antérieurs. — Pourtant, il faut savoir que dans les bassins rétrécis par voie héréditaire, les premiers accouchements sont ordinairement presque toujours ceux qui se passent le mieux, si bien que l'on a souvent occasion d'entendre des femmes dont les bassins présentent un rétrécissement assez considérable, vous dire que leurs accouchements ont été normaux. — Si les commémoratifs pourtant donnent, sous ce rapport, un résultat positif, c'est-à-dire si dans des accouchements antérieurs l'intervention de l'art a été nécessaire, intervention qui par elle-même permet de conclure à un obstacle mécanique, comme surtout la perforation du crâne et la céphalotripsie, ou bien si le crâne des enfants présentait des enfoncements ou des traces évidentes de pression sur la peau, on est autorisé, si l'on peut exclure le volume exagéré de la tête, à diagnostiquer un rétrécissement osseux du bassin. Sous ce dernier rapport, il ne faut pourtant pas oublier que dans certains cas, une intervention appliquée mal à propos (forceps) peut, même lorsque le bassin est normal et le crâne également normal, laisser sur les os des dépressions.

§ 478. L'exploration doit porter tout d'abord et en premier lieu sur la forme du corps et la taille.

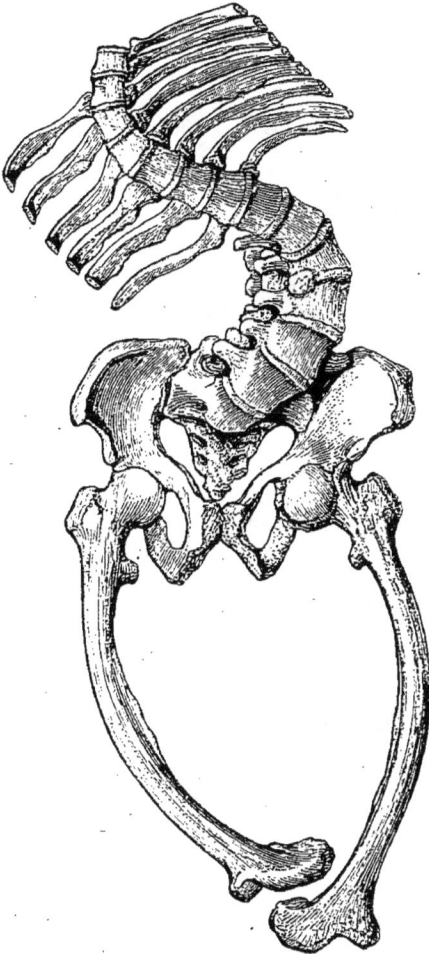

Fig. 110. — Rachitisme. Squelette et bassin rachitique.

Tandis que lorsque les femmes sont extrêmement petites, on peut conclure avec une très-grande probabilité à un rétrécissement du bassin; les femmes de taille moyenne, ou même au-dessus de la moyenne, ne présentent aucune garantie certaine contre ces rétrécissements, quoique en général, lorsque la taille est bonne, on soit autorisé à compter sur un bassin régulier. — Chez les femmes bien conformées, à hanches larges, à sacrum présentant une large surface, et dont les jambes sont droites, ce n'est que tout à fait exceptionnellement qu'on trouve des anomalies du bassin ; tandis que au contraire des hanches très-étroites, et plus encore des incurvations des extrémités inférieures doivent éveiller les soupçons, ces incurvations surtout, parce qu'elles sont le plus souvent les suites d'un rachitisme antérieur. La courbure exagérée des clavicules, aussi bien que ce que l'on appelle habituellement le chapelet rachitique, au point d'insertion des cartilages costaux, et l'incurvation des membres supérieurs lorsqu'ils existent, ne doivent pas être négligés lorsqu'il s'agit de constater cette maladie. — Comme souvent aussi les scolioses sont d'origine rachitique, elles peuvent encore ici servir d'indices.

— Il faut encore faire attention à ceci que, dans les rétrécissements du bassin, les ventres en besace sont plus fréquents et se montrent à un plus haut degré chez les primipares, si bien qu'un ventre en besace se produisant dès les premiers temps de la grossesse doit toujours éveiller les plus grands soupçons.

Toutes ces circonstances doivent être utilisées lorsqu'il s'agit de se prononcer sur l'état d'un bassin. Mais toutes pourtant ne permettent de se prononcer qu'avec la plus grande réserve, et c'est tout au plus si, d'une façon générale, elles rendent vraisemblable ou non l'existence d'un rétrécissement du bassin. — Quant au degré du rétrécissement possible, c'est à peine si elles nous permettent de nous prononcer approximativement.

§ 479. C'est l'exploration minutieuse du bassin lui-même qui peut seule nous permettre

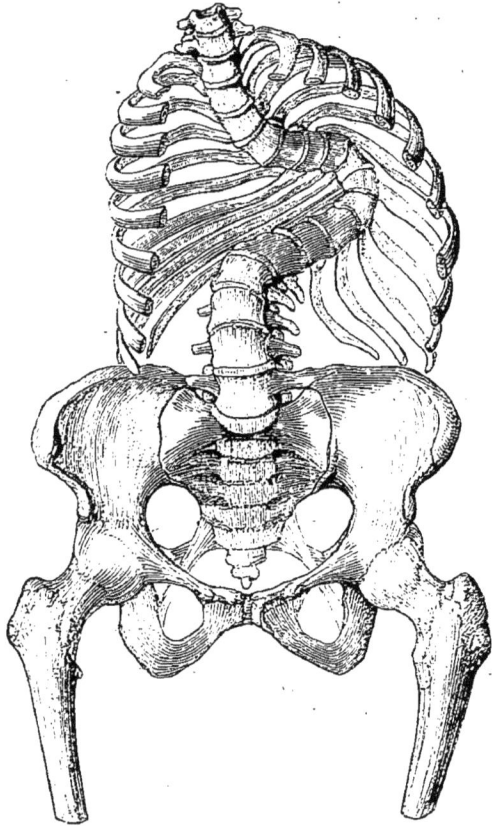

Fig. 111. — Squelette déformé par inflexion de la colonne vertébrale, le bassin conserve ses dimensions normales.

des conclusions exactes sur l'état du bassin, autant du moins que cela est possible sur la femme vivante.

Cet examen se fait par l'intérieur et par l'extérieur, avec la main et avec des instruments.

Pour mesurer chacune des distances par l'exploration externe, on se sert de ce que l'on appelle le pelvimètre (compas d'épaisseur) de Baudelocque (fig. 112). La personne que l'on a à examiner se place sur un lit comme lorsqu'il s'agit de l'examen habituel des femmes enceintes, et suivant la situation des points que l'on doit mesurer, elle se couche sur le dos, sur le côté ou sur le ventre. — Lorsque l'on a placé les boutons du pelvimètre sur les points que l'on veut mesurer, on lit, pendant que ce pelvimètre est appliqué, immédiatement la mesure obtenue sur l'échelle graduée.

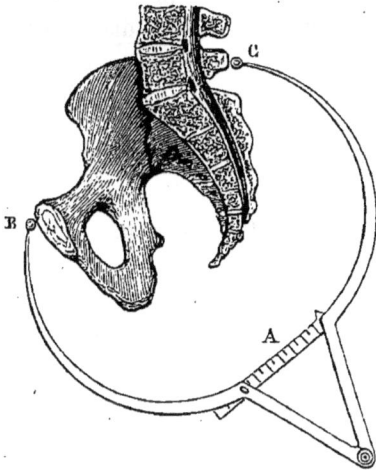

On a donné une quantité de mensurations extérieures du bassin qui sont en partie complétement inutiles, ou qui n'ont en- partie de l'importance que pour des cas particuliers d'anomalies rares du bassin. Nous nous bornerons ici à relever les plus importantes de ces mesures.

§ 480. Pour le grand bassin, il est important de mesurer la distance entre les épines iliaques antérieure et supérieure (Sp. I), et celle qui existe entre les crêtes iliaques (Cr. Ilia.)

Fig. 112. — Compas d'épaisseur de Baudelocque.

Pour obtenir des mesures constantes et comparables entre elles, il est important d'employer toujours la même méthode de mensuration.

On obtiendra des résultats à peu près uniformes, si dans la mensuration des épines iliaques on ne cherche pas, comme dans les bassins de squelette, à mesurer exactement leur distance réelle ; mais si l'on se contente de placer les boutons du pelvimètre solidement de chaque côté en dehors du point d'insertion du tendon du muscle couturier, et de constater la mesure ainsi obtenue ; et si pour mesurer les crêtes iliaques, on cherche à prendre la distance la plus grande entre les bords *externes* des crêtes iliaques. — La première distance est en moyenne de 26 cent. (9″ 8‴), la dernière de 29 cent. (10″.9‴).

L'importance de ces mesures consiste du reste moins dans leur dimension absolue [pour le rapport de cette mesure avec le diamètre transverse du bassin, voy. R. Scheffer (1)], que dans leur proportion l'une vis-à-vis de l'autre.—Le bassin rachitique, notamment, se distingue par ceci, que la mesure des épines iliaques antérieure et supérieure croît par rapport à celle des crêtes iliaques, si bien que, ou la différence entre les deux devient plus petite, ou bien elles donnent la même mesure, ou bien même la mesure des épines iliaques l'emporte sur celle des crêtes iliaques. Dans ce dernier cas on peut, comme la distance des crêtes iliaques derrière les épines devient de plus en plus petite, ne pas mesurer la distance des crêtes iliaques de la façon décrite plus haut. Il suffit, dans ces cas, de constater que la distance des épines iliaques est

(1) *M. f. G.*, vol. XXI, p. 299.

plus grande que celle des crêtes iliaques, ou bien de mesurer la distance des crêtes iliaques, 2 pouces 1/2 derrière les épines.

§ 481. La plus grande distance qui sépare les trochanters l'un de l'autre (Tr.) a moins d'importance. — Ce n'est que lorsque les dimensions sont remarquablement faibles, que l'on peut soupçonner un rétrécissement des diamètres transverses du petit bassin. Mais un faible écart de la normale ne peut permettre aucune conclusion sur ce dernier point. — La mesure est facile à prendre, et est en moyenne de 31 1/2 cent. (11 pouces 7''').

§ 482. La mesure de beaucoup plus importante de tout le bassin est celle du conjugué vrai, puisque dans l'immense majorité de tous les bassins rétrécis, le rétrécissement porte uniquement, ou porte surtout dans cette direction. Pour l'établir, il est important de prendre ce que l'on appelle le *diamètre de Baudelocque* (D. B.) ou le *conjugué externe.*

On le mesure avec le pelvimètre, la femme étant couchée sur le dos. *Comme point de repère postérieur, on prend la fossette qui se trouve au-dessous de l'apophyse épineuse de la dernière vertèbre lombaire.* Elle est ordinairement nettement marquée et facile à trouver. On peut déjà quelquefois la reconnaître à la vue seule. Le long de la face du sacrum, on voit de chaque côté deux fossettes dans lesquelles la peau est plus tendue et appliquée plus solidement sur les os qu'elle recouvre. Ce sont les épines iliaques postérieures et supérieures. Si l'on réunit ces deux fossettes par une ligne, le point cherché se trouve dans les bassins normaux à un ou deux pouces au-dessus du milieu de cette ligne, si bien que d'une part la ligne qui réunit la fossette qui se trouve au-dessous de l'apophyse épineuse de la dernière vertèbre lombaire avec l'épine iliaque postérieure et supérieure d'un côté, et d'une autre part, celle qui partant de cette dernière va rejoindre par en bas les muscles fessiers, forme un rectangle qui, dans les bassins bien faits, se rapproche de la forme d'un losange (Michaëlis). Dans les bassins viciés, notamment dans les bassins rachitiques, l'apophyse épineuse de la dernière vertèbre lombaire se trouve plus bas, de sorte que l'angle supérieur devient plus obtus, ou bien la fossette plus haut décrite peut se trouver dans, ou même au-dessous de la ligne d'union des deux épines iliaques postérieure et supérieure. Au lieu d'un lozange on a donc ainsi un triangle.

Comme point de repère antérieur, on choisit le point de la symphyse qui représente la plus grande distance. Il se trouve au bord supérieur de la symphyse du pubis.

Pour pouvoir faire une mensuration exacte, on recherche d'abord le point postérieur qui se reconnaît presque toujours sans difficulté au toucher, puisque l'apophyse épineuse de la dernière vertèbre lombaire est beaucoup plus longue et se sent plus nettement que celle du sacrum, et que la fossette est le plus habituellement bien accentuée. Après avoir placé un des boutons du pelvimètre dans cette fossette, on cherche avec l'autre bouton saisi entre les doigts de l'autre main le point plus haut indiqué de la symphyse, et on lit la dimension sur l'échelle du pelvimètre que l'on applique solidement mais doucement, pendant qu'il est encore en place.

Dans des cas rares, la fossette n'est pas nettement accentuée, et il faut, pour trouver la dernière des vertèbres lombaires, les compter en allant de haut en bas.

§ 483. Dans les bassins normaux, le diamètre de Baudelocque (conjugué externe) mesure 20 centimètres 1/4 (7″, 5‴ à 6‴).

On admet généralement qu'en retranchant environ 9 centimètres, on obtient à peu près exactement les dimensions du conjugué vrai. Cette opinion n'est pourtant pas exacte, on ne peut jamais obtenir, même seulement avec une certitude relative, les dimensions du conjugué vrai en calculant d'après le diamètre de Baudelocque. La mensuration du diamètre de Baudelocque n'est pas sans valeur pour reconnaître d'une façon générale que le conjugué est rétréci, mais elle n'en a presque aucune quand il s'agit de s'assurer du degré du rétrécissement.

Sous le premier rapport, on peut dire qu'une dimension au-dessous de 18 centimètres ou même de 19 (6″, 8‴ à 7″), doit toujours éveiller les soupçons et faire penser à un rétrécissement du bassin, tandis qu'une dimension de 21 centimètres et au-dessus ne s'accompagne que dans des cas extrêmement rares, d'un faible rétrécissement du conjugué.

§ 484. La mensuration du *conjugué diagonal* (CD) conduit à des conclusions bien plus certaines sur les dimensions du conjugué vrai.

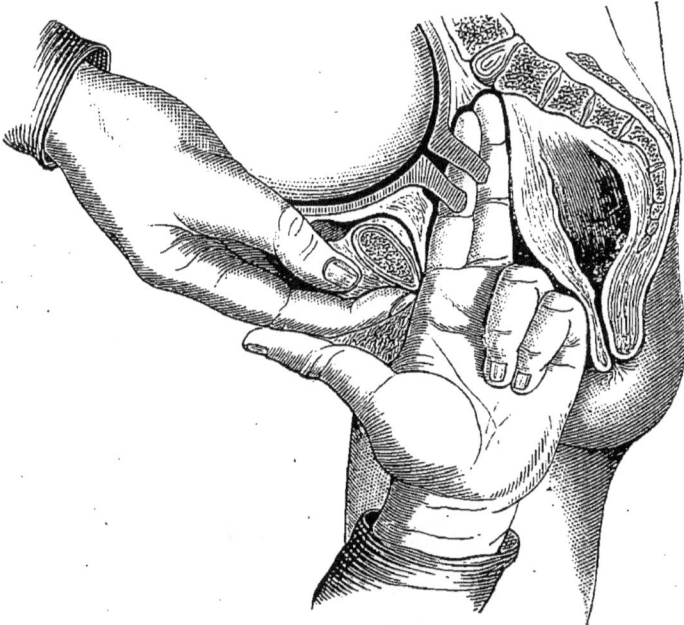

Fig. 113. — Mensuration du conjugué diagonal.

Sous ce nom on comprend la ligne qui réunit le bord inférieur de la symphyse avec le point du promontoire qui en est le plus rapproché. *Le point de repère antérieur est par conséquent le bord aigu du ligament triangulaire, le postérieur est, dans la majorité des cas, le milieu du promontoire.* Ce n'est que dans les bassins très-asymétriques que le point le plus saillant du promontoire se trouve placé latéralement. Dans les bassins mal conformés, il peut arriver que l'articulation de la première avec la deuxième vertèbre sacrée présente une dimension plus courte; dans ce dernier cas, on prend cette dimension, puisque la seule chose qui intéresse au point de vue pratique c'est de fixer le point le plus rétréci dans le diamètre droit du bassin.

§ 485. On pratique la mensuration en introduisant dans le vagin (fig. 113) le médius et l'index de la main gauche appliqués l'un contre l'autre, les autres doigts repliés dans la main et servant à refouler lentement mais fortement le périnée par en haut. En abaissant un peu l'avant-bras pour ne pas aller trop loin en arrière, dans la cavité du sacrum, on cherche à atteindre le promontoire. Tandis qu'alors on fixe par le côté cubital la pointe du médius gauche sur le promontoire, on applique fortement le bord radial de la même main dans l'arcade pubienne, alors on porte le bras droit dans la pronation la plus accentuée, de façon que l'articulation du coude regarde directement par en haut, et l'on cherche avec la face palmaire de la pointe de l'index droit le point exact où le ligament triangulaire coupe l'index gauche ou son métacarpe. A ce point on fait, avec l'ongle de l'index de la main droite, une marque nettement visible, on retire le bras et la main gauche en gardant exactement la position qu'ils avaient au moment où l'on faisait la mensuration, et l'on mesure immédiatement avec le pelvimètre la distance du bord cubital de la pointe du médius à la marque que l'on a faite.

Note du traducteur. En France, on se sert, pour mesurer le diamètre antéro-postérieur du bassin, d'un seul doigt, l'index de la main droite. Cet index est porté dans le vagin et dirigé en haut et en arrière vers l'angle sacro-vertébral, que l'on reconnaît assez facilement à la saillie qu'il forme et à la dépression transversale que présente l'articulation sacro-lombaire. Lorsque l'extrémité du doigt est bien appliquée sur la partie antérieure, on relève le poignet jusqu'à ce que son bord radial soit arrêté par la partie inférieure de la symphyse du pubis. L'indicateur de l'autre main vient en prenant la précaution de bien écarter les grandes et les petites lèvres, s'appliquer par la face unguéale contre le vestibule sur lequel on le fait glisser jusqu'à ce que l'extrémité de l'ongle rencontre le doigt introduit dans le vagin. Le point de rencontre des deux doigts doit se faire exactement au niveau de la partie inférieure de la symphyse du pubis. En pressant avec l'ongle, on fait sur le doigt de la main droite une empreinte qu'il est facile de reconnaître.

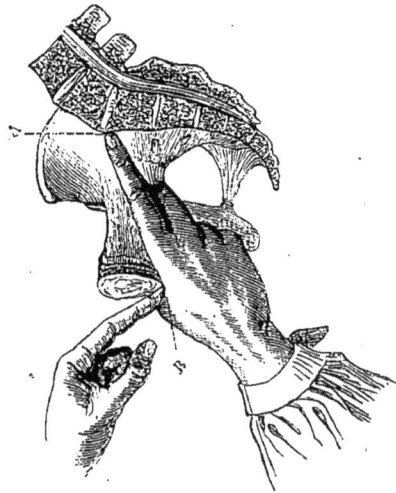

FIG. 114. — Pelvimétrie digitale.

On retire alors ce doigt, et, le plaçant sur un mètre, on apprécie très-bien la distance qui sépare l'angle sacro-vertébral sur lequel l'extrémité du doigt est appliquée de la partie inférieure de la symphyse. Mais cette ligne oblique est plus longue que le diamètre antéro-supérieur du détroit supérieur qui aboutit en avant à la face postérieure et supérieure de la symphyse; il faut en conséquence en retrancher la quantité dont elle excède, et en retranchant 9 à 11 millimètres pour un grand bassin et 6 à 9 seulement pour un petit, on aura très-exactement l'étendue de l'intervalle sacro-pubien. Dans le nombre de millimètres à retrancher, il faudra du reste se diriger sur l'épaisseur, la longueur plus ou moins grande et l'obliquité plus moins prononcée de la symphyse; circonstance dont il est très-facile de s'assurer par le toucher. (Cazeaux, *Traité d'accouchements*, page 670.)

§ 486. Dans les bassins normaux, lorsque les circonstances ne sont pas trop défavorables, on peut atteindre le promontoire et mesurer ainsi le conjugué vrai. La mensuration est plus facile chez les multipares dont le vagin est large et le périnée souple. Elle est plus difficile chez les primipares à vagin court, étroit, et à périnée haut, rigide, lorsque le vagin est très-sensible ou qu'il y existe des rétrécissements. Elle peut même devenir impossible lorsque la partie fœtale est profondément engagée ou qu'il existe des tumeurs à l'entrée du vagin.

Pour pratiquer la mensuration, il faut se conformer aux règles suivantes :

La femme chez laquelle on doit pratiquer cette mensuration doit être placée dans une position appropriée. Ce qui vaut le mieux c'est une bonne chaise à exploration gynécologique ; à défaut de cette chaise, on peut se servir d'une table ou d'un lit sur lequel la femme est placée en travers, le siége bien élevé.

Le coude du bras gauche doit être soutenu sur un des genoux afin qu'il ne se fatigue pas pendant la mensuration.

Lors de l'introduction de la main gauche, il faut écarter les lèvres avec la main droite afin de ne pas les entraîner en dedans ou de ne pas tirer sur les poils et de rendre ainsi l'exploration douloureuse.

Il ne faut jamais repousser le périnée par en haut d'une façon subite, mais toujours lentement, progressivement et vigoureusement.

Avant la mensuration il faut avant tout vider la vessie et le rectum.

Ce n'est que par la pratique que l'on arrivera à une exactitude suffisante dans les résultats. Tandis qu'au début on observe en contrôlant les mensurations les unes par les autres, des chiffres souvent très-différents, lorsque l'on a acquis une expérience notable, les résultats concorderont souvent exactement ou ne varieront que de 1/4 à 1/2 centimètre tout au plus.

Dans l'immense majorité des cas, en prenant toutes ces précautions, on atteindra le promontoire, ou bien on pourra du moins se convaincre que le conjugué vrai a une dimension minimum qui écarte toute idée de rétrécissement. On peut, dans les cas favorables, mesurer jusqu'à 13 centimètres ou un peu au-dessus.

§ 487. Pour pouvoir alors, du conjugué diagonal, déduire la mesure du conjugué vrai qu'il s'agit de déterminer, le chiffre à retrancher varie bien un peu, mais pourtant d'une façon insignifiante. En moyenne, ce chiffre est d'environ 1c 3/4 (8‴). Plus l'angle que le conjugué vrai fait avec la symphyse est obtus, plus la symphyse est haute et plus par conséquent le chiffre à retrancher est considérable.

Dans les différentes variétés de bassin, en déduisant les chiffres suivants, les erreurs que l'on pourra commettre ne seront que minimes.

Dans les bassins normaux et généralement rétrécis. . . . 1ᶜ 3/4
Dans les bassins aplatis non rachitiques, à peu près. . . . 1ᶜ 3/4
Dans les bassins rachitiques. . . . . 2ᶜ et plus.

§ 488. La mensuration manuelle du conjugué diagonal suffira au lit de misère dans tous les cas, pour pouvoir poser des indications thérapeutiques. Pour quelques cas, en particulier lorsqu'il s'agira de fixer l'époque à laquelle on pourra provoquer l'accouchement prématuré artificiel, il peut pourtant

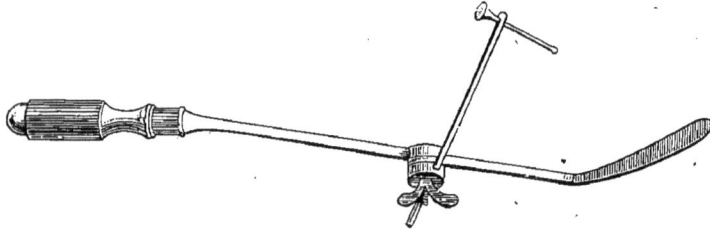

FIG. 115. — Pelvimètre de van Huevel.

être important de connaître aussi exactement que possible la dimension du conjugué vrai, et de mesurer ainsi ce diamètre d'une façon immédiate autant que possible.

On obtient le plus complètement possible ce résultat à l'aide du pelvimètre de Van Huevel (fig. 115). Il consiste en deux tiges mobiles l'une sur l'autre, on place la pointe de la plus longue sur le bord saillant du promontoire, tandis que la tige la plus courte, munie d'un bouton, est appliquée sur un point précis de la face antérieure de la symphyse. De cette façon on obtient la dimension du conjugué vrai, plus l'épaisseur de la paroi antérieure du bassin. Pour obtenir maintenant cette dernière, on place la branche la plus longue à la face postérieure de la symphyse, et l'on fixe de nouveau le bouton de la tige la plus courte au point pris antérieurement. Si l'on retranche la mesure ainsi obtenue de la première, la différence est la longueur du conjugué vrai.

Cette méthode de mensuration instrumentale présente quelques inconvénients. Elle exige un aide expérimenté. La femme à examiner doit être placée très-commodément, et la mensuration elle-même, si l'on veut qu'elle soit exacte, est un peu douloureuse. Pourtant dans les cas où il s'agit de déterminer l'époque à laquelle on devra pratiquer l'accouchement prématuré artificiel, on peut la pratiquer sur les femmes enceintes sans inconvénient, quoique cela entraîne la nécessité de tenir ses malades sous le chloroforme, et elle donne, surtout si on la compare avec la mensuration du conjugué diagonal, des résultats pleins de valeur (comme le plus grand bras s'applique quelquefois mal sur la paroi postérieure de la symphyse, on obtient assez souvent pour l'épaisseur de la paroi antérieure du bassin une dimension trop forte, et par conséquent une trop petite pour le conjugué vrai).

§ 489. Si par les méthodes que nous venons de décrire on peut obtenir à peu près sûrement la dimension du conjugué vrai sur la femme vivante, on ne peut malheureusement pas en dire autant du *diamètre transverse du détroit supérieur*. Nous n'avons pas de méthode qui permette d'obtenir un chiffre même à moitié exact pour les dimensions de ce diamètre (cela peut peine étonner si l'on veut bien se rappeler que même sur le cadavre, lorsque la cavité abdominale est ouverte et vidée, il n'est pas toujours très-simple de prendre cette mesure). Nous ne pouvons donc établir que d'une manière approximative la dimension de ce diamètre que nous ne pouvons mesurer. En tenant compte des distances des épines iliaques, des crêtes iliaques et des trochanters, cela n'est possible que dans une très-faible mesure, et lorsque leurs dimensions sont ou très-grandes ou très-petites (§ 480 et 404), puisque leurs dimensions ne dépendent que pour une petite part de la largeur du petit bassin, mais qu'elles dépendent surtout du développement et de l'état des os iliaques, de la formation et de la direction du col des fémurs, etc. Le meilleur moyen, pour un explorateur exercé, est encore d'explorer la paroi latérale du petit bassin avec deux doigts ou même avec la moitié de la main et d'essayer ainsi de se faire autant que possible une idée exacte des dimensions du bassin dans le sens transversal.

§ 490. Les *asymétries du bassin*, lorsqu'elles sont peu prononcées, peuvent à peine être constatées avec un peu de certitude sur la femme vivante. Les mensurations externes obliques (de l'épine antérieure et supérieure d'un côté à l'épine postérieure et supérieure de l'autre côté, ne doivent être utilisées pour cela qu'avec la plus grande réserve (1). Une exploration interne précise qui se base sur l'état du promontoire, et la possibilité de pouvoir également raser avec les doigts les deux moitiés latérales du bassin est encore ce qui donne les meilleurs renseignements. Pourtant elle doit toujours être pratiquée successivement et à court intervalle avec les deux mains, parce qu'en explorant avec une seule main on peut facilement croire percevoir la sensation d'une asymétrie.

§ 491. La *mensuration du détroit inférieur*, vu la difficulté qu'il y a à prendre des mesures précises, et la rareté des rétrécissements du détroit inférieur, a été jusqu'à présent à peu près laissée de côté. Breisky (2) a récemment conseillé de pratiquer cette mensuration de la façon suivante.

Le diamètre droit du détroit inférieur (non compris le coccyx, par conséquent de la pointe du sacrum au sommet de l'arcade pubienne) ne peut, comme l'expérience le démontre, être mesuré avec précision par l'intérieur, par conséquent on doit préférer la mensuration externe. La femme étant placée sur le côté, le point de repère postérieur frappe déjà les yeux puisqu'il correspond à l'extrémité supérieure de la fente anale, et que chez les personnes maigres il forme une saillie légère. On peut de même sentir avec facilité la plupart du temps les angles du sacrum. Si l'on veut procéder avec certitude, on introduit l'index dans le rectum et l'on peut ainsi trouver nettement

---

(1) Voy. Schneider, *M. f. G.*, vol. XXIX, p. 273 et Gruner, *Zeitschr. f. rat. Med.*, 1868, p. 242.

(2) *Med. Jahrb.*, XIX, 1. Wien, 1870, p. 3.

le point où se trouve l'articulation, puisque l'on peut faire mouvoir le coccyx entre le pouce et l'index. Comme point de repère antérieur, on prend le bord aigu du ligament triangulaire dans le sommet de l'arcade pubienne. Tandis qu'alors une main maintient un des boutons du pelvimètre sur le point posté-rieur, le pouce de l'autre main, introduit dans le vagin, maintient l'autre bouton contre le ligament triangulaire. La dimension obtenue qui doit être lue pendant que le pelvimètre est en place est, puisque c'est la mesure externe, naturellement plus grande que le diamètre droit. On ne sait pas encore exactement combien il faut en retrancher pour obtenir ce dernier diamètre, cela varie très-vraisemblablement de 1 centimètre à 1 centimètre et demi.

Breisky mesure le diamètre transverse du bassin en faisant mettre la femme sur le dos, le siége élevé et les cuisses fléchies et modérément écartées, il tâte alors les bords internes des tubérosités de l'ischion, et mesure ensuite la distance qui les sépare au moyen du pelvimètre d'Osiander introduit à l'intérieur (les branches de ce pelvimètre sont dirigées en dehors). Comme entre les boutons du pelvimètre et les points osseux il y a des parties molles, il faut à la mesure ainsi obtenue ajouter en moyenne environ 1 centimètre et demi.

Nous avons essayé la méthode de Breisky et nous nous sommes assurés qu'on peut ainsi sans trop de difficultés obtenir les dimensions du diamètre droit. Pourtant ce procédé est un peu compliqué et douloureux lorsque le vagin est sensible. Il nous semble que l'on peut pratiquer d'une façon très-simple la mensuration du diamètre transverse en faisant placer les femmes comme pour l'opération de la taille ; on marque alors avec un crayon bleu, sur la peau extérieure des fesses, la position des tubérosités de l'ischion, et l'on mesure ensuite avec le pelvimètre d'Osiander la distance qui les sépare. Il n'est pas besoin alors d'ajouter l'épaisseur des parties molles.

Le diagnostic des variétés plus rares du bassin rétréci sera établi avec plus de précision lorsque nous les décrirons.

6. Anomalies peu importantes au point de vue obstétrical.

§ 492. Le *bassin trop large* n'entrave en aucune façon la marche de l'accouchement. Il ne donne lieu à des accouchements trop rapides que dans les mêmes conditions que le bassin normal. Au point de vue obstétrical, on ne peut donc nullement le considérer comme étant pathologique.

Le *bassin trop haut*, s'il n'est pas rétréci, entraîne à peine un inconvénient quelconque.

§ 493. Les anomalies de l'inclinaison du bassin, lorsqu'on ne les recon-naît pas, n'entraînent aucun inconvénient.

L'*inclinaison trop forte* du bassin peut être un obstacle à l'engagement de la tête au détroit supérieur, l'*inclinaison trop faible* peut entraver le dégage-ment de la tête.

On diminue la première en élevant le siége et la partie supérieure du corps, de façon que la région lombaire soit la plus basse, et que la femme se trouve dans l'attitude demi-assise. On augmente la seconde en soutenant fortement la région lombaire, le siége étant la partie plus basse (voy. § 123) (1).

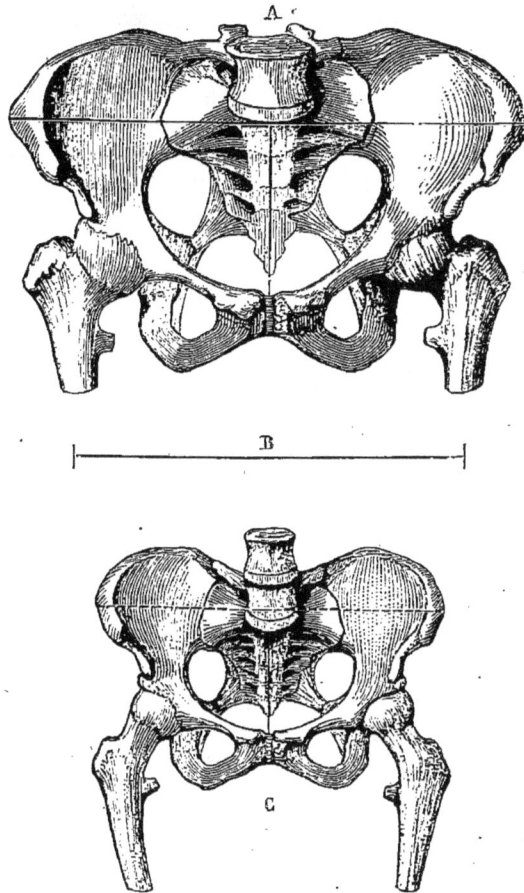

Fig. 116. — Bassin trop grand. — Trop petit.

Abstraction faite du dernier cas, c'est le bassin rétréci qui seul présente des inconvénients sérieux pour la marche de l'accouchement.

C. LE BASSIN ÉTROIT.

BIBLIOGRAPHIE. — H. V. DEVENTER, Oper. chir. novum lumen exhib. obstetr., etc. Lugd. Bat., 1701, ch. III, XXVII, allem. : Neues Hebammenlicht. Jena, 1717, p. 196. — G. DE LA-MOTTE, Traité compl. des acc. nat., etc. Paris,. 1722, l. II, ch. V, p. 201, et l. III, ch. XIX, p. 418. — N. PUZOS, Traité des acc., publié par Morizot-Deslandes. Paris, 1759, ch. I. — W. SMELLIE, Treatise on the theory and pract. of mid., vol. I, 3me édit. London, 1756, p. 82 et dans d'autres passages et Tab. anatom., t. III, XXVII et XXVIII. — DE FRÉMERY, De mutat. fig. pelvis, etc. Ludg. Bat., 1793. — G.-W. STEIN LE JEUNE, Lehre der Geburtshülfe, I, th. Elberfeld, 1825, sect. I, chap. II et III, et dans beaucoup d'autres ouvrages. — G.-A. MICHAELIS, Das enge Becken, trad. de Litzmann. Leipzig, 1851. — C.-C.-TH. LITZMANN, Die Formen des Beckens, insb. des engen weiblichen Beckens, Berlin, 1861, et Volkmann's Samml. klin. Vorträge, n° 23. — F.-A. KEHRER, Beitr. z. vergl. u. experim. Geburtsk., cah. 3, Pelikolo-gische Studien. Giessen, 1869.

(1) B. Schultze, Jenaische Zeitschr. für Med. u. N., vol. III, cah. 2 et 3.

Historique. L'étude des bassins rétrécis est une science toute nouvelle. Jusqu'à la fin du XVIIe siècle, les accoucheurs n'avaient aucun pressentiment des bassins rétrécis, et ce n'est que vers la deuxième moitié du siècle présent que l'on arrive à leur connaissance complète.

Cette ignorance des bassins rétrécis pendant de si longs siècles est un fait si remarquable que Michaelis commence l'introduction de son ouvrage sur le bassin rétréci, en exposant les causes de cette connaissance si tardive.

Ces causes sont : d'une part l'admission de fausses hypothèses pour expliquer les difficultés des accouchements, et, d'une autre part, l'ignorance où l'on était au point de vue des bassins normaux et du mécanisme de l'accouchement.

Sous le premier rapport, ce qui fut surtout funeste, ce fut l'opinion qui régnait depuis Hippocrate que l'enfant était lui-même l'agent de son accouchement. Il en résulta naturellement que l'on admettait que les accouchements, lorsque l'enfant était mort, devaient être impossibles ou tout au moins très-difficiles. Comme de plus l'expérience permettait de constater d'une façon frappante la coïncidence des accouchements difficiles, et des enfants morts, la mort de l'enfant, qui n'était que la conséquence des accouchements difficiles, fut considérée précisément comme étant la cause de ces difficultés. Il n'est pas besoin d'insister beaucoup pour faire comprendre quelle influence malheureuse cette confusion entre la cause et l'effet dut avoir sur la pratique.

Quant à la nature du bassin normal, on n'en savait autant dire rien, puisque l'on ne pratiquait pas d'autopsie et que l'analogie avec les corps des animaux était absolument insuffisante. L'opinion existait depuis les temps reculés, que les symphyses du bassin se relâchaient pendant l'accouchement et que c'était la condition indispensable pour permettre le dégagement de l'enfant.

Soranus et Aétius admirent par conséquent que c'était précisément cette union trop solide des os qui était la cause des accouchements difficiles. Par conséquent, d'après ces principes, tout bassin était trop étroit par lui-même et l'accouchement ne pouvait se faire si le bassin ne s'ouvrait pas pendant l'accouchement. Si par conséquent, en introduisant la main dans un bassin rétréci, on avait le témoignage direct des sens qu'il existait un rétrécissement, on ne considérait pas ce rétrécissement comme un fait pathologique mais bien comme le fait d'une union trop solide des os les uns avec les autres. (Comme preuve que le bassin rétréci était connu d'Aétius, on rapporte le passage suivant :

« L'accouchement peut être rendu difficile (*Ob nimian lumborum cavitatem, uterum comprimentem*) », passage qui, quoique compris d'une autre façon, est déjà cité par Soranus, d'après Hérophile.

On peut à bon droit demander si cela se rapporte au rétrécissement du conjugué, et, en tout cas, on ne peut, d'après ces quelques indications isolées, prouver que le bassin rétréci fût réellement connu.

Ce faux enseignement de l'ouverture du bassin pendant l'accouchement régna jusqu'à André Vésale (1543), qui par son excellente description anatomique du bassin normal lui porta un coup mortel. Son élève, J.-C. Arantius, qui lui-même pratiqua les accouchements, découvrit enfin le bassin rétréci en 1572. Il le signala comme étant la cause la plus importante des accouchements difficiles, quoi qu'il attribuât à tort le rétrécissement à une incurvation en dedans et à la trop grande largeur du pubis.

Cet enseignement n'obtint cependant en aucune façon l'attention qu'il méritait, mais disparut sans presque laisser de traces. Au contraire, la vieille opinion de l'écartement des os du bassin fut de nouveau remise en honneur par Ambroise Paré (1597) et fut soutenue par la démonstration sur le cadavre d'une femme qui avait tué son enfant, dont elle était accouchée dix jours avant, devant une nombreuse réunion de médecins instruits.

A partir du milieu du XVIe siècle, l'obstétrique prit en France une grande extension, lorsque des chirurgiens éminents comme Paré et J. Guillemeau commencèrent à s'en occuper. Pourtant le bassin rétréci leur resta inconnu, et Mauriceau lui-même (1668) le signale bien en passant, mais sans reconnaître en aucune façon sa grande importance pratique.

C'est H. Deventer qu'il faut considérer comme le fondateur de l'étude obstétricale du bassin ; il commence son « Neues Hebammenlicht » par la description du bassin normal, décrit les deux formes principales du bassin rétréci, le bassin généralement rétréci et le bassin aplati, et il connaît les particularités de la marche de l'accouchement dans les deux cas. L'influence du bassin rétréci sur la tête fœtale ne lui avait pas non plus échappé, puisqu'il décrit le chevauchement des os du crâne, l'allongement du crâne dans le diamètre droit et les empreintes sur les parties molles. Son contemporain de Lamotte (1722), un accoucheur pratique émerite, signale le bassin rétréci au détroit supérieur comme étant la cause la plus essentielle des accouchements difficiles, et donne pour le traitement, des préceptes qui sont de vrais modèles.

Dionis (1718) et Puzos (1753) montrèrent qu'ils connaissaient les bassins rétrécis. Ce dernier rapporte déjà les altérations du bassin rachitique à la pression du poids du tronc sur les os ramollis, et montre son expérience pratique en déclarant que des accouchements heureux peuvent se faire même avec des bassins rachitiques notablement rétrécis, mais que, après quelques accouchements heureux et assez faciles, la femme elle-même ou les enfants finissent par succomber aux rétrécissements du bassin.

L'étude des bassins rétrécis fit un progrès essentiel plus considérable avec l'Anglais Smellie (1751). Cet observateur si précis et si sage décrivit d'une façon parfaite le bassin normal comme un tout aussi bien que le bassin rachitique et les modifications de forme de la tête, et le premier il déduisit les dimensions du conjugué vrai de la mensuration externe du conjugué diagonal.

Son rival éminent en France (Levret (1747), peut-être moins fidèle observateur de la nature qu'esprit fort ingénieux et d'une grande imagination, ne connut que le bassin rachitique et émit diverses opinions qui sont directement en opposition avec les faits réels. Ainsi, il considéra le conjugué comme le plus grand diamètre du détroit supérieur (5" à 6") et le diamètre transverse comme étant plus petit de 1 pouce.

La grande autorité de Levret, non-seulement en France mais en Allemagne, fut cause que l'étude des bassins rétrécis ne fit aucun progrès, mais même resta en retard sur ce qu'avait appris Smellie. Pourtant les efforts de son élève allemand le plus distingué, Stein l'aîné (1763), qui suivit son maître en tout, méritent tout éloge, quoiqu'ils n'aient pas été couronnés de succès.

Le contemporain de Stein, l'Anglais Denman (1788), montra le premier la valeur des lois mécaniques que l'on peut reconnaître dans la structure du bassin, mais pourtant il ne les appliqua pas au bassin rétréci. Il compara le bassin à une voûte, et, à tort, le sacrum à la clef de cette voûte. Dans une thèse hollandaise parue en 1798, de Fremery fit la première tentative suivie de succès pour apprécier l'ensemble des causes qui agissent sur la détermination de la forme du bassin, et il examina leur influence sur les os ramollis par la maladie.

Baudelocque, le grand accoucheur français (1781), se couvrit de gloire dans cette partie, moins par sa connaissance anatomique exacte des bassins rétrécis que par ses efforts, bien plus de son sens pratique, pour arriver à un diagnostic précis sur la femme vivante; quoique toutefois ses procédés ne soient pas à l'abri de tout reproche. Il enseigna à pratiquer la mensuration du conjugué externe (nommé depuis lui diamètre de Baudelocque) et celle du conjugué diagonal à l'aide du doigt. La théorie erronée, poussée par lui à l'extrême sur l'enclavement de la tête, n'a pas encore aujourd'hui complètement disparu.

Stein le jeune (1803), qui ressemble exactement à Smellie au point de vue pratique et pour la netteté des observations décrivit les différentes formes du bassin rétréci d'une façon qui peut encore aujourd'hui servir de modèle. Il décrivit très-bien le bassin rachitique et ostéomalacique, et arracha à l'oubli le bassin généralement rétréci.

Les plus remarquables progrès faits de différents côtés dans l'étude des bassins rétrécis ont été réalisés à Kiel par les deux professeurs éminents Michaelis et Litzmann.

Michaelis (1851) fit époque en ce qu'il ne chercha pas la raison des troubles que produit le bassin rétréci, seulement dans la disproportion mécanique, mais qu'il plaça en première ligne l'influence de ces bassins sur les présentations de l'enfant et l'efficacité des douleurs, et qu'il nous fit connaître les différences du mécanisme de l'accouchement dans les différentes variétés de rétrécissements du bassin. En outre, il montra, en mesurant tous les bassins qu'il rencontra, que le bassin rétréci était beaucoup plus fréquent qu'on ne l'avait cru jusque-là.

Litzmann (1861) représenta, comme de Fremery avait déjà commencé à le faire, les formes du bassin comme étant basées sur les conditions mécaniques qui déterminent la forme du bassin et la modifient. Il s'appuya sur les travaux des frères Weber et de Hermann Meyer sur la mécanique du bassin et il démontra l'exactitude des résultats acquis par lui par des mensurations nombreuses et qui lui ont coûté beaucoup de peine.

Une nouvelle idée essentiellement féconde, celle d'étudier expérimentalement ces modifications pathologiques du bassin, a été émise et poursuivie avec persistance par Kehrer. A l'aide de l'acide chlorhydrique, il débarrassa plus ou moins de leurs sels des bassins normaux, les rendit flexibles, en fit ce que l'on appelle des bassins de caoutchouc, et étudia alors sur eux les différents mécanismes capables de produire les altérations caractéristiques des différentes formes du bassin. Quoique nous ne puissions accepter complétement ses résultats (le bassin de caoutchouc représente bien le bassin ostéomalacique, mais pas aussi complétement le bassin rachitique, et l'action des tractions musculaires est, à notre avis, exagérée), nous devons pourtant reconnaître que ce procédé original et essentiellement fécond peut avancer la solution de la question de savoir par quel mécanisme se produisent les modifications pathologiques du bassin.

1. Définition et division du bassin rétréci.

§ 494. La question de savoir si, dans un cas donné, le bassin est suffisamment grand pour permettre sans difficulté le passage d'un enfant, ne dépend pas seulement du diamètre du bassin, mais aussi du volume de l'enfant et spécialement de celui de la tête. Comme pourtant les excès de volume du crâne qui ont une influence sérieuse sur le mécanisme de l'accouchement sont extrêmement rares, et que, du moins, les têtes d'enfants à terme et bien portants ne descendent jamais sérieusement au-dessous de la moyenne, on a pris l'habitude de considérer la tête fœtale comme ayant des dimensions constantes. Cette manière de voir est d'autant plus excusable que nous ne possédons aucune méthode précise pour déterminer les dimensions d'une tête qui se trouve encore renfermée dans l'utérus. Toutefois, on ne doit jamais perdre de vue que, dans un cas donné, une tête en s'écartant du volume normal peut faire prendre un bassin rétréci pour un bassin large et *vice versâ*.

Comme par conséquent dans ce qui va suivre nous envisagerons la tête comme ayant une dimension constante d'après les moyennes que l'expérience a fait connaître, nous considérerons les rétrécissements du bassin par rapport à une de ces têtes de moyenne dimension.

§ **495**. Le rétrécissement du bassin peut exister dans tous les points et dans tous les diamètres, et il est par conséquent impossible de poser des règles qui embrassent à la fois toutes les variétés de bassins rétrécis.

L'étude si incomparablement importante, pour l'accoucheur pratique, du bassin rétréci, sera pourtant facilitée considérablement par une circonstance, c'est que, dans l'immense majorité des cas, le rétrécissement siége uniquement, ou tout au moins, de préférence au détroit supérieur.

Si l'on fait abstraction de plusieurs formes très-rares du bassin rétréci, on peut embrasser toutes les autres formes dans lesquelles le détroit supérieur est seul ou de préférence rétréci, dans un aperçu commun, et cela est d'autant plus important que dans la pratique ce sont ces dernières formes qui se rencontrent presque uniquement.

Nous ferons donc pour un moment abstraction de quelques formes très-rares de bassins rétrécis, les spondylolisthésiques, les bassins synostotiques et cyphotiques transversalement rétrécis, le bassin synostotique obliquement rétréci, le bassin rétréci uniquement, ou de préférence au détroit inférieur, de même que le bassin rétréci par des tumeurs osseuses, et en outre le bassin ostéomalacique qui du moins, avec une fréquence relative, ne se rencontre que dans quelques contrées, chacun d'eux devant être examiné à part; et nous nous bornerons ici à poser en principe que *quand nous parlerons du bassin rétréci sans autre épithète, nous entendrons toujours uniquement les autres formes de bassins rétrécis, c'est-à-dire celles ou le rétrécissement a son siége dans le détroit supérieur.*

§ **496**. Le rétrécissement de beaucoup le plus fréquent du détroit supérieur, se fait dans la direction du conjugué, si bien que l'on a pris l'habitude d'évaluer les bassins rétrécis, uniquement d'après les dimensions de ce conjugué. Cela est exact pour le plus grand nombre des cas, mais on ne doit jamais oublier que l'appréciation obstétricale d'un bassin rétréci donne des résultats très-différents, suivant que, le rétrécissement du conjugué restant le même, le diamètre transverse a son étendue normale, ou est lui-même le siége d'un rétrécissement.

§ **497**. On reconnaît, en conséquence, aux bassins rétrécis les catégories suivantes :

1° *Le bassin rétréci régulièrement et généralement.* Le rétrécissement porte assez régulièrement sur tous les diamètres du détroit supérieur et s'étend jusqu'à l'excavation et au détroit supérieur.

2° *Le bassin aplati.* Le bassin est rétréci uniquement ou de préférence dans le conjugué. En outre, suivant que le diamètre transverse du détroit supérieur a ses dimensions normales, ou est également rétréci, on distingue :

a. *Le bassin simplement aplati;*

b. *Le bassin généralement rétréci aplati,* ou le bassin *généralement et irrégulièrement rétréci.*

§ **498**. Une question importante à résoudre, est de poser des limites entre le bassin normal et le bassin rétréci.

Il est clair qu'au point de vue obstétrical pratique, il ne peut être question de rétrécissement du bassin que quand ce rétrécissement est assez prononcé pour amener un trouble dans le passage de l'enfant à travers le bassin. Il s'agit donc uniquement de savoir quel trouble on devra considérer comme suffisant pour pouvoir décider qu'il y a un rétrécissement.

Tandis que, anciennement, on admettait que ce qui faisait le danger des bassins rétrécis, c'était l'obstacle mécanique réel qu'ils apportaient à la marche de l'accouchement, Michaëlis montra que l'influence du bassin rétréci était beaucoup plus considérable, et qu'elle se manifestait par des anomalies dans la présentation et la position de l'enfant, et des anomalies dans la force des contractions utérines. Il montra même que suivant la variété de position du crâne dans les différentes variétés de bassins rétrécis, un observateur habile pouvait, de cette variété de position, déduire la variété du rétrécissement, même dans les cas où un observateur moins expérimenté pouvait croire à une marche de l'accouchement parfaitement normale.

Michaëlis fut conduit par son expérience à admettre le rétrécissement du bassin toutes les fois que le conjugué mesurait moins de 9 centimètres et demi. Cela pourtant ne suffit pas pour avoir une définition complète du bassin rétréci, car d'une part, comme Michaëlis lui-même le reconnaît, on peut voir dans un bassin généralement rétréci, survenir des troubles très-sérieux dans la marche de l'accouchement, alors même que le conjugué a plus de 9 centimètres et demi, et d'une autre part, dans les bassins aplatis dont le conjugué a plus de 9 centimètres et demi, le dégagement de l'enfant ne rencontre pas d'obstacles réels, quoique l'on puisse constater les déviations de position de la tête qui sont caractéristiques du bassin aplati ; si bien que ce sont précisément les accouchements qui se font dans ces bassins, qui nous permettent le plus souvent d'obtenir des renseignements sur le mécanisme de l'accouchement dans les bassins rétrécis.

Aussi nous croyons que l'on a grand tort de ne tenir aucun compte des bassins dont le conjugué a un peu plus de 9 centimètres et demi, et de les assimiler au bassin tout à fait normal. Il est bien plus rationnel de les compter encore au nombre des bassins rétrécis. Toutefois, il faut alors savoir que lorsque l'enfant est normal, ils n'opposent pas un obstacle mécanique à son dégagement, mais que leur influence se manifeste seulement par des écarts dans le mécanisme de l'accouchement.

§ 499. Par conséquent pour assigner à cette division importante des bassins la place qu'elle mérite, il nous semble expressément indiqué de diviser le bassin rétréci en trois grandes sections.

1° *Le bassin absolument trop étroit* qui ne permet dans aucun cas l'accouchement normal d'un enfant à terme. Dans cette catégorie rentrent tous les bassins dont le plus court diamètre mesure jusqu'à 6 centimètres et demi (2″, 5‴).

2° *Le bassin rétréci qui, dans des circonstances favorables, permet l'accouchement d'un enfant vivant, mais dans lequel existe toujours le danger d'une terminaison malheureuse pour la mère ou pour l'enfant.* Les limites de cette variété de rétrécissement du bassin doivent être fixées : Pour les bassins *aplatis rétrécis seulement dans le conjugué*, de 6 centimètres et demi à 9 centimètres et demi ; *pour le bassin généralement rétréci*, jusqu'à 9 centimètres trois quarts. Même dans les bassins les moins rétrécis de cette variété on voit, lorsque les accouchements se renouvellent souvent, l'un ou l'autre de ces accouchements donner lieu aux troubles les plus sérieux.

3° *Le bassin rétréci qui ne constitue plus d'obstacle mécanique notable*, mais dont l'influence se manifeste uniquement par une *déviation de la position normale de la tête*. Ces bassins passent inaperçus avec les bassins normaux.

§ 500. Ordinairement les deux premières variétés sont seules comptées parmi les bassins rétrécis, et cette manière de faire est d'autant plus juste que ce sont précisément les deux premières variétés de rétrécissement qui donnent lieu à des troubles sérieux de l'accouchement. Pourtant, pour pouvoir apprécier complètement l'influence d'un rétrécissement du bassin sur l'accouchement et surtout sur la position du crâne, il est de la plus grande importance d'apprendre aussi à connaître le mécanisme de l'accouchement dans les bassins seulement peu rétrécis ; et les bassins larges de la deuxième variété ne se distinguent de ceux de la troisième que parce que lorsqu'il y a plusieurs accouchements, l'un ou l'autre d'entre eux se termine mal, tandis que les autres ont précisément la même marche que tous les accouchements dans les bassins appartenant à la troisième variété.

2. Fréquence du bassin rétréci.

BIBLIOGRAPHIE. — MICHAELIS, *Das enge Becken*, p. 68. — LITZMANN, *Die Formen des engen Becken*, p. 3. — SCHWARTZ, *M. f. G.*, vol. XXVI, p. 437. — SCHROEDER, *Schwang. Geb. u. Wochenbett*, p. 58 — SPIEGELBERG, *M. f. G.*, vol. XXXII, p. 283.

§ 501. Comme la troisième variété que nous avons admise des bassins rétrécis passe inaperçue avec les bassins normaux, et comme lorsqu'il est question de la fréquence des bassins rétrécis il s'agit de savoir quels sont ceux des bassins qui donnent lieu à des troubles sérieux de l'accoucement, nous n'admettrons ici comme bassins rétrécis que les deux premières variétés.

Quoique dans quelques contrées où le rachitisme est fréquent, les hauts degrés de rétrécissement soient beaucoup plus fréquents que dans d'autres, il semble pourtant qu'en Allemagne le bassin rétréci se rencontre partout avec à peu près la même fréquence. Un fait parle en faveur de cette opinion, c'est que partout où l'on fait des mensurations régulières du bassin comme à Kiel, Marburg, Göttingue, Bonn, Breslau et Erlangen, le bassin rétréci a été rencontré dans une proportion à peu près égale pour cent, c'est-à-dire 14 à 20 pour 100 des cas, si bien que par conséquent sur cinq à sept femmes, il y en a toujours une qui présente un bassin rétréci.

3. Formes habituelles du bassin rétréci, le rétrécissement portant uniquement sur le détroit supérieur ou offrant sa prédominance à cet endroit.

a. Le bassin généralement et régulièrement rétréci.

BIBLIOGRAPHIE. — H. V. DEVENTER, l. c., cap. III, XXVII. — G.-W. STEIN LE JEUNE, Annalen, fasc. III, 1809, p. 23, et Lehre d. Geb., I, p. 78. — E. DE HABER (NAEGELE), Diss. exh. cas. rar. partus, etc. Heidelb., 1830. — F.-C. NAEGELE, Das schräg verengle Becken u. s. w. Mainz, 1839, p. 98. — MICHAELIS, l. c., p. 135. — LITZMANN, l. c., p. 39. — BRANDAU, Beitr. z. Lehre v. allg. etc., Becken. Marburg, 1866. — RIES, Zur kenntniss des allg. gleichm. verengten Beckens. D. i, Marburg, 1868. — LÖHLEIN, Ueber die Kunsthülfe, etc. D. i Berlin, 1870.

Historique. — Heinrich von Deventer est le premier qui reconnut le bassin généralement rétréci. Il le nomme *pelvis nimis parva*, le distingue d'avec le *pelvis plana*, reconnaît ses dangers et insiste sur ce point, que pour les accouchements dans ces sortes de bassins la patience est la chose principale, afin que la tête en s'allongeant puisse s'engager progressivement. Après lui la connaissance de ces bassins disparaît sinon complétement, du moins au point de vue pratique. Dionis et Smellie les signalent, en passant, comme se rencontrant chez des femmes petites, tandis que Puzos sait qu'on peut aussi les rencontrer chez des femmes grandes et bien bâties. Denman, Roederer, Delcurye et autres les signalent aussi très-brièvement.

Stein le jeune a le mérite d'avoir le premier fait ressortir d'une façon excellente l'importance du bassin généralement rétréci. Il sait que dans ce bassin le rétrécissement est ordinairement médiocre (quoiqu'il aille trop loin en limitant le rétrécissement seulement à 1/2 pouce), mais que son influence sur l'accouchement est plus grande que dans les autres rétrécissements. Cette influence est tout d'abord purement mécanique et peut être paralysée par la petitesse de la tête, mais en outre l'activité des contractions utérines est troublée, si bien que la durée de l'accouchement dans ces bassins est fort longue. Naegele redressa quelques erreurs de Stein; ainsi il admit que le rétrécissement peut aller jusqu'à un pouce chez des femmes de taille au-dessus de la moyenne et d'une structure bien proportionnée.

Michaelis fit connaître les particularités de la marche de l'accouchement et son mécanisme caractéristique dans ces bassins, et Litzmann montra que, quoique ces bassins présentent le type normal féminin, on y rencontre pourtant des points de rapport avec la forme infantile. Les résultats obtenus par Litzmann ont été, dans leurs points essentiels, confirmés par les mensurations entreprises par Ries (Dohrn sur 31 bassins).

§ 502. Le *bassin régulièrement et généralement rétréci* présente dans son ensemble la forme féminine normale, seulement tous ses diamètres sont régulièrement plus petits qu'à l'état normal; on en distingue deux variétés.

1° Les bassins qui se distinguent du bassin normal par la petitesse de leurs os, tandis que l'épaisseur, la structure et les moyens d'union ne s'écartent en aucune façon de celle des bassins normaux. Les os sont ou proportionnellement épais et forts, ou bien ils sont un peu déliés et grêles, si bien que le bassin semble être une miniature du bassin normal et se fait souvent remarquer par la beauté de son aspect. On rencontre surtout ces bassins chez les femmes de petite taille, mais on les trouve aussi sur des femmes bien faites, minces et élégantes, de taille moyenne et même au-dessus de la moyenne.

2º Les bassins qui, dans leur forme, présentent le type féminin régulier, mais dont les os comme dimension et comme force, et la plupart du temps aussi comme moyen d'union, présentent les caractères de l'enfance, *bassin de naines*. Cette variété est très-rare, et ne se rencontre que chez des femmes très-petites, mais dont la structure est symétrique, les véritables naines.

§ 503. Ces deux variétés de bassins peuvent, il est vrai, sous tous les rapports, présenter le type féminin normal, si bien que la petitesse du bassin (surtout dans la deuxième forme) ne peut s'expliquer que par une petitesse originelle des parties fondamentales du bassin. Le plus souvent pourtant, dans ces bassins, on trouve des caractères qui les rapprochent de la forme des bassins d'enfant. Parmi ceux-ci se remarquent surtout l'étroitesse du sacrum,

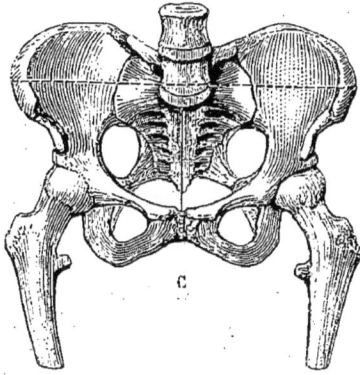

Fig. 117. — Bassin généralement trop petit.

l'étroitesse de ses ailes, sa forme droite et son enfoncement moindre dans le bassin. Le bassin par conséquent reste à un degré primitif de développement et l'accroissement des os pris isolément, de même que leurs moyens d'union les uns avec les autres, ont éprouvé un arrêt prématuré. Peut-être dans cette variété du bassin généralement rétréci, la réunion trop hâtive des os est-elle la cause primitive et n'est-ce que secondairement que se produit l'arrêt de développement dans la hauteur du squelette.

Le rétrécissement peut, dans tous les cas, présenter des degrés extrêmement variés, qui naturellement seront le plus prononcés si la petisse congéniale des pièces fondamentales coïncide avec un arrêt prématuré du développement. Mais même dans ces cas, le rétrécissement sera toujours dans tous les diamètres de moins de 3 centimètres. Le plus souvent, le rétrécissement est un peu plus prononcé dans le diamètre droit que dans les autres. Ordinairement c'est le détroit supérieur qui est le plus notablement rétréci, Par exception seulement ce peut être le détroit inférieur.

Les bassins régulièrement et généralement rétrécis sont beaucoup plus rares que les bassins rétrécis d'un seul côté dans le conjugué.

La rareté relative de ces bassins nous engage à en donner ici quelques exemples. On trouve des exemples de la première variété de ces bassins dans Naegele (1), Martin (2) (moulé en papier mâché par Fleischmann), Michaelis (3), Schmidt (4), Lambl (5), Hubner (6) (dans le deuxième cas c'était surtout le détroit inférieur qui

(1) *L. c.*, p. 100.
(2) *Zur Gynaek.*, cah. 1. Iéna, 1848, p. 142.
(3) *L. c.*, p. 136.
(4) *Verh. d. Berl. geb. Ges.*, IV, p. 33.
(5) *Prager Vierteljahrsschr.*, vol. XLV, p. 150.
(6) *Beschreib. zweier partiell kindl. B. dei Erw.* Diss. i. Marburg, 1850.

était rétréci), Hugenberger (1), Poppel (2), Schroeder (3) et Kleinwächter (4)

On trouve des exemples de bassins de naines dans Naegele (5), Michaelis (6), Hugenberger (7), Lévy (8), Zagorsky (9) (bassin rétréci surtout dans le conjugué). Hecker (10) et Kleinwächter (11).

Nous donnons (fig. 118) le dessin d'un très-beau bassin de cette catégorie provenant de la collection de Bonn, il présentait les dimensions suivantes (voy. § 8) :

	D. droit.	D. trans.
Détroit supérieur........	9 cent. (100).	11 1/4 cent. (125)
Excavation..............	11 (122).	11 1/2 (128).
Détroit inférieur........	10 1/4 (113).	10 (111).

L'accouchement d'un enfant à huit mois fut pratiqué avec le forceps. La mère mourut d'éclampsie.

Très-exceptionnellement le rachitisme peut aussi amener dans le bassin les changements de forme que présente le bassin généralement rétréci. Pour les conditions détaillées de ces exceptions, voyez § 513.

Abstraction faite des formes précédentes qui sont seules importantes au point de vue pratique, on rencontre encore chez des adultes, mais chez des individus qui sont restés physiquement et moralement en retard et dont le système génital n'est pas développé, une autre variété de bassin généralement rétréci, qui conserve le type de l'enfance non-seulement dans la forme et les moyens d'union des os, mais aussi dans la forme du bassin. Ces bassins naturellement n'ont aucune importance pratique pour l'accoucheur, puisque les femmes qui les présentent ne deviennent pas enceintes. On trouve des descriptions de ces bassins dans Naegele (12), Lerche (13), Leisinger (14), König (15), Schnurrer (16) (avec complication de rachitisme).

Il est intéressant de noter que dans tous les

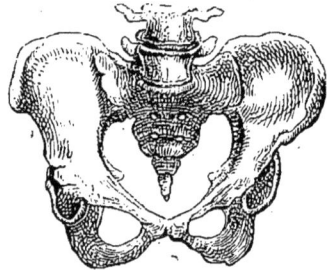

FIG. 118. — Bassin régulièrement et généralement rétréci.

cas où les organes génitaux étaient incomplétement développés, l'arcade pubienne n'avait pas les caractères qu'elle présente chez la femme, et qu'à leur place il existait un angle aigu comme chez l'homme, signe qui semble prouver que la formation de l'arcade pubienne est produite par le développement des organes génitaux féminins.

Sur le bassin décrit par Lerche, dont l'histoire est inconnue, mais qui rentre dans

(1) *Bericht aus dem Hebammeninstitut. u. s. w.* Petersburg, 1863, p. 76. Cas 1 à 45 (en outre 3, 17, 23, 27, 33, 37, 38 avec les mesures exactes du bassin desséché).

(2) *M. f. G.*, vol. XXVIII, p. 225.

(3) *Schw., Geb. u. W.*, p. 75.

(4) *Prager Vierteljahrsschrift*, 1870, vol. III, p. 117.

(5) *L. c.*, p. 101.

(6) *L. c.*, p. 138.

(7) *L. c.*, p. 81 (11 cas).

(8) *Schmidt's Jahrb.*, 1861, vol. III, p. 315.

(9) *M. f. G.*, vol. XXXI, p 57.

(10) *Bericht über* 1868, tirage à part, p. 10.

(11) *Prager Vierteljarschr.*, 1872, vol. III, p. 94.

(12) *L. c.*, p. 106.

(13) *De pelvi in transv. ang.* Halis, 1845.

(14) *Anat. Beschr. eines kindl. B. von einem 25 Jahr alten Mädchen.* Tübingen, 1847.

(15) *Beschr. eines kindl. Beckens.* Marburg, 1855.

(16) *Das schräg verengte Becken einer Cretinin.* D. i. Stuttgart, 1842.

ceux-ci, l'angle du pubis était seulement un peu plus aigu qu'à l'état normal. L'incurvation de la branche ascendante de l'ischion en dehors faisait défaut. Du reste, tous ces bassins étaient plutôt rétrécis transversalement que régulièrement, et les cavités cotyloïdes, dans lesquelles les trois pièces osseuses étaient réunies par du cartilage, étaient la plupart du temps, par suite de la pression latérale exercée en dehors par les fémurs, un peu refoulées dans le bassin, comme dans les bassins ostéomalaciques.

b. *Bassin rétréci dans le conjugué ou bassin aplati.*

§ 504. La caractéristique de ce grand groupe de bassins rétrécis (toutes les autres variétés de rétrécissement du bassin ne se rencontrent que très-exceptionnellement dans la pratique obstétricale) est l'aplatissement dans la direction d'arrière en avant qui est causée ordinairement par la plus grande extension transversale qu'ont éprouvée ces bassins.

Le *bassin aplati* se divise en deux grandes sections, suivant que l'aplatissement est dû au rachitisme, ou qu'il en est indépendant. Chacune de ces sections se divise à son tour en trois groupes suivant que le diamètre transverse du détroit supérieur présente à peu près son étendue normale, ou suivant qu'il est trop petit, quoique pas dans la même proportion que le conjugué.

A ce grand groupe on peut encore ajouter deux variétés très-rares de bassins aplatis, c'est-à-dire les bassins dont l'aplatissement est le résultat d'une double luxation congénitale des fémurs, et les bassins avec une fente congénitale de la symphyse, bassins qui présentent précisément une énorme extension transversale quoique l'aplatissement n'existe pas par suite de l'absence de la symphyse.

Nous allons examiner ces bassins successivement :

I. — *Bassin aplati non rachitique.*

a. Bassin simplement aplati non rachitique.

BIBLIOGRAPHIE. — BETSCHLER, *Annalen der klin. Anstalten.* Breslau, 1832, vol. I, p. 24, 60, vol. II, p. 31. — MICHAELIS, *l. c.,* p. 127. — LITZMANN, *l. c.,* p. 44. — SCHROEDER, *l. c.,* p. 70.

Historique. — Il est très-difficile de déterminer depuis combien de temps le bassin aplati non rachitique est connu. C. Arantius, qui découvrit le bassin rétréci, faisait dépendre le rétrécissement du conjugué exclusivement d'une incurvation en dedans du pubis, tandis que Heinrich von Deventer, qui fut le fondateur scientifique de l'étude des bassins rétrécis, connaît bien le bassin aplati, mais ne dit rien sur son mode de production. De Lamotte n'entre pas dans plus de détails sur la variété du bassin aplati, à moins que par ces mots « la cause la plus essentielle de l'accouchement long et difficile est lorsque les vertèbres inférieures des lombes avec la partie supérieure de l'os sacrum, ou même cet os tout entier, s'avancent si fort en dedans, » on ne veuille comprendre pour la première variété le bassin rachitique, et pour la seconde le bassin aplati non rachitique. La différence essentielle de spaciosité de ces deux variétés du bassin rétréci se trouve toutefois exprimée par cette phrase.

Mais depuis que Dionis et Puzos ont appelé l'attention sur les modifications produites dans le bassin par le rachitisme, cette forme de rétrécissement du bassin est presque la seule qui soit signalée par tous les auteurs. Il semble qu'il soit accepté tacitement que tous les bassins rétrécis exclusivement dans le conjugué doivent cette modification au rachitisme.

Betschler fut le premier qui fit remarquer que cet aplatissement dans le détroit supérieur se rencontrait aussi dans des bassins non rachitiques, et Michaelis, s'appuyant sur ses mensurations régulières, fit remarquer que précisément le bassin aplati non rachitique était le plus fréquent de tous les bassins rétrécis. De son côté, Litzmann les mesura et les décrivit avec la même précision que les autres vices de conformation du bassin.

§ 505. Le *bassin simplement aplati, non rachitique* est dans toutes les contrées où le rachitisme n'est pas extrêmement fréquent, de beaucoup le plus commun, et même, là où le rachitisme est fréquent, il est encore un peu plus commun que le bassin rachitique.

Au premier aspect il ressemble à un bassin normal, quelquefois même à un beau bassin. Mais lorsqu'on le mesure à l'aide des instruments, on découvre pourtant facilement son aplatissement dans le sens du diamètre droit. Cela tient à ce que le sacrum est un peu plus profondément enfoncé dans le bassin, mais sans avoir pour cela éprouvé de rotation sur son axe tranversal. Le rétrécissement dans le diamètre droit porte donc sur tous les plans du bassin, quoique de préférence sur celui du détroit supérieur, si bien que la proportion du diamètre droit de l'excavation et du détroit inférieur avec le conjugué vrai reste à peu près la même que dans les bassins normaux. En outre on ne peut mécon-

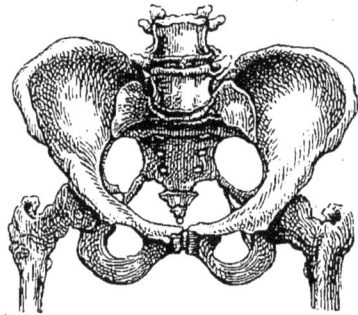

FIG. 119. — Bassin simplement aplati sans rachitisme.

naître qu'il existe une diminution assez régulière de l'ensemble des os du bassin, surtout du sacrum, si bien que les diamètres transverses seraient aussi rétrécis si cela n'était pas compensé par la projection en avant du sacrum.

Comme notamment le sacrum est relié aux épines postérieures de l'os iliaque par des ligaments inflexibles très-forts, lorsque le sacrum est poussé en avant une très-forte traction se trouve exercée sur les épines postérieures. Si l'anneau formé par le bassin n'était pas fermé en avant au niveau de la symphyse, les deux os iliaques devraient ainsi évidemment s'écarter l'un de l'autre; mais comme ce résultat est empêché par l'articulation solide qui se trouve à la symphyse, il faut, les os étant relativement flexibles, que par suite de la traction exercée sur les épines postérieures, le diamètre transverse s'agrandisse un peu et que la symphyse se rapproche un peu du sacrum. Si l'on se représente par conséquent un bassin généralement et régulièrement rétréci à un faible degré, un abaissement plus fort du sacrum se produisant dans la première enfance amènera dans la capacité du bassin les effets suivants : — Les diamètres droits deviendront un peu plus petits par le fait même de cet abaissement; sous l'influence de l'augmentation de la distension transversale, les diamètres transverses deviendront un peu plus grands ; et cette augmentation de volume sera compensée par le rapprochement de la symphyse du côté du sacrum. Les diamètres transverses se trouvent donc agrandis, et les droits diminués pas deux causes : comme le bassin était à peu près généralement rétréci, les diamètres transverses se sont agrandis jusqu'à atteindre l'état normal, tandis que les diamètres droits se sont considérablement rétrécis. (Très-habituellement, du reste, les diamètres transverses dans ces bassins restent au-dessous de la moyenne). Nous voyons, par conséquent, que le bassin aplati se produit par un mécanisme, identique avec celui qui transforme les bassins des nouveau-nés en bassins adultes. (§ 15). Seulement, l'ensemble des modifications pour un bassin déjà par lui-même petit est un peu trop prononcé.

§ 506. Quant à ce qui concerne les causes de cette formation du bassin, il faudrait examiner si la cause ne doit pas en être attribuée à ce que les petites filles se sont assises trop tôt et trop longtemps, ou si elles n'ont pas marché trop tôt, ou bien si le poids du tronc ne s'est pas trouvé notablement et souvent augmenté par des fardeaux et des ballots avant le début de la puberté.

Les os pris isolément présentent du reste leur texture et leur force normales. Les ailes des os iliaques conservent leur attitude et leur forme normales. Leur courbure est la plupart du temps assez fortement exprimée.

Comme on l'a déjà dit, le bassin aplati non rachitique est le plus fréquent de tous les bassins rétrécis (il est certainement plus fréquent que toutes les autres variétés de bassins rétrécis réunies, et il donne très-souvent lieu à des troubles dans l'accouchement). Pourtant les plus grands degrés de rétrécissement ne se rencontrent pas dans ces bassins, puisqu'il est rare de voir le conjugué avoir moins de 8 centimètres.

§ 507. Dans des cas très-rares, on rencontre des bassins aplatis qui sont en même temps rétrécis dans le diamètre transverse du détroit inférieur. Au point de vue pratique, c'est là une complication très-importante du bassin aplati (1). Quelquefois l'articulation de la première avec la deuxième vertèbre sacrée (qui peut rester non ossifiée), forme ce que l'on appelle un double promontoire, c'est-à-dire que les deux vertèbres se rencontrent sous un angle obtus ouvert en arrière et que leur articulation fait, en la rétrécissant, une saillie dans l'excavation. Si la ligne tirée de l'articulation de cette crête à la symphyse est précisément aussi courte ou plus courte que le conjugué vrai lui-même, cette anomalie a une importance essentielle au point de vue obstétrical, et il faut en tenir compte lorsque l'on mesure le bassin (2).

Nous représentons (fig. 119) un très-beau bassin aplati, tiré de la collection de la Maternité de Munich. La femme qui le portait fut accouchée avec le forceps et mourut de péritonite. Les dimensions sont les suivantes, § 8 :

(1) Michaelis, l. c., et Schroeder, l. c., p. 72.
(2) Michaelis, l. c., p. 130.

	D. droit.	D. trans.
Détroit supérieur	8 3/4 cent. (100).	13 cent. (148,6).
Excavation	10 1/2 (120).	12 1/2 (143).
Détroit inférieur	10 (114,3).	11 1/2 (131,4)

b. Le bassin généralement rétréci aplati ou le bassin généralement et irrégulièrement rétréci non rachitique.

§ 508. Dans les bassins aplatis ordinaires, le diamètre transverse, comme nous l'avons vu plus haut, a une dimension qui rentre dans les limites de l'étendue physiologique. Ce n'est que très-exceptionnellement qu'il est plus petit (au-dessous de 12 cent. 1/2), si bien que le bassin est généralement rétréci, mais que le rétrécissement est pourtant plus marqué dans le diamètre droit. Cette variété de bassin, sur laquelle Michaelis (1) le premier a appelé l'attention, dépend presque toujours de la petitesse de toutes les parties associées à un degré modéré d'aplatissement, si bien que, malgré ce faible degré de l'aplatissement, le conjugué, par suite de la petitesse de toutes ces parties,

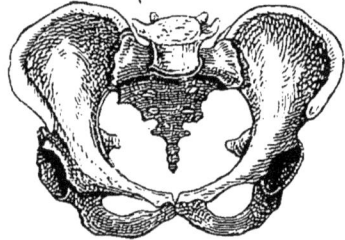

Fig. 120. — Bassin généralement et irrégulièrement rétréci, non rachitique.

peut devenir notablement trop petit, tandis que la distension transversale n'est pas suffisamment grande pour permettre au diamètre transverse d'atteindre les dimensions normales.

Nous donnons ici le dessin d'un très-bel exemple de cette variété peu connue de bassin rétréci, qui se trouve dans la collection de la Maternité de Bonn. L'accouchement, qui se termina par la naissance de deux jumeaux morts et macérés, ne présenta aucun intérêt obstétrical. Les dimensions du bassin sont :

	D. droit.	D. trans.
Détroit supérieur	8c,6 (100).	12c,2 (142).
Excavation	9c,8 (115).	12c,3 (143).
Détroit inférieur	9c,8 (115).	13c,0 (151).

II. — *Le bassin aplati rachitique.*

a. Le bassin simplement aplati rachitique.

BIBLIOGRAPHIE.—M. DIONIS, *Traité génér. des acc.* Paris, 1724, p. 241 et 264.—M. PUZOS, *l. c.,* p. 4 et suiv. — W. SMELLIE, *l. c.* — G.-W. STEIN LE JEUNE, *l. c.* — G. MICHAELIS, *l. c.,* p. 122. — LITZMANN, *l. c.,* p. 47. — HALBEY, *Zur Kenntniss d. platten Beckens.* D. i. Marburg, 1869. —STANESCO, *Recherches clin. s. l. rétréciss. du bassin basées sur 414 cas, etc.* Paris, 1869.— RIGAUD, *Examen critique de 396 cas de rétréciss. du bassin.* Paris, 1870. — KEHRER, *Arch. f. Gyn.,* V, p. 55.

Historique. — Pierre Dionis est le premier qui ait fait remarquer que le bassin rétréci se rencontre le plus souvent chez des femmes qui dans leur enfance ont souffert du rachitisme. Puzos connut exactement les particularités du bassin rachi-

(1) *L. c.,* p. 134.

tique. Il fit remarquer l'enfoncement qui existe entre les vertèbres lombaires et sacrées ; il reconnut les asymétries du bassin rachitique qui font que le détroit supérieur est plus fortement rétréci d'un côté que de l'autre, et il rapporta les modifications de ce bassin à la pression exercée par le poids du tronc sur les os ramollis dans la station debout ou assise. Après Puzos, Smellie et Stein le jeune décrivirent le bassin rachitique d'une façon magistrale, et à partir de ce moment c'est surtout à ce bassin que se rapportent les progrès faits dans l'étude des rétrécissements du bassin.

§ 509. Le *bassin aplati rachitique* présente les caractères suivants :

Les os, la plupart du temps, présentent la texture normale, rarement ils sont fortement atrophiés, quelquefois ils sont extrêmement compactes et massifs.

L'inclinaison du bassin est presque toujours plus grande qu'à l'état normal.

Les os du bassin pris dans leur ensemble présentent une petitesse anormale, analogue à celle du bassin aplati non rachitique, qui est la plupart du temps prononcée dans les ailes des os iliaques, et se reconnaît facilement. — Le sacrum aussi est court et étroit. Pourtant, comme la concavité latérale du sacrum est compensée par l'enfoncement du corps des vertèbres entre les ailes du sacrum, les dimensions transversales peuvent atteindre le volume normal.

Les modifications essentielles de ce bassin sont dues à ce que le sacrum est plus fortement enfoncé dans le bassin, et qu'en même temps il a subi une rotation autour de son axe tranversal. Ce déplacement du sacrum coïncide avec une double modification de sa forme. D'une part, notamment, les corps des vertèbres sacrées sont poussés en dedans, entre les ailes qui se trouvent fixées dans leurs extrémités articulaires, si bien que la forme concave du sacrum dans le sens transversal se trouve supprimée et transformée en une ligne droite; ou bien les corps vertébraux sont poussés en avant des ailes; si bien que le sacrum n'est plus concave dans le sens transversal, mais devient convexe, et

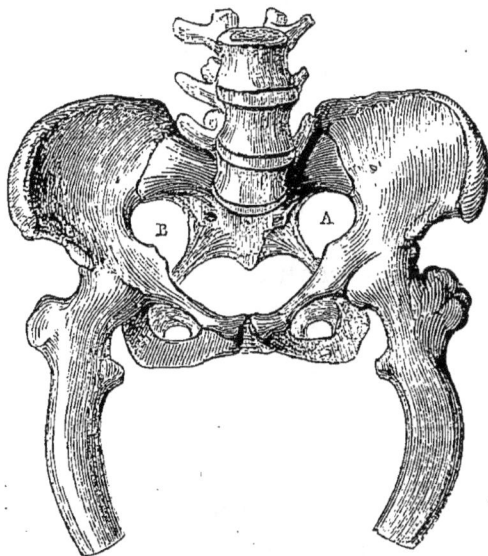

Fig. 121. — Bassin aplati rachitique.

fait saillie dans le bassin. D'autre part, la courbure du sacrum du promontoire à son extrémité augmente, si bien que tandis que la direction de la partie supérieure se dirige fortement en arrière, la partie inférieure se trouve ramenée en avant par une courbure aiguë en forme de crochet, qui siége par exception à la troisième vertèbre, la plupart du temps à la quatrième, quelquefois, mais plus rarement, même à la cinquième. Par suite de cet enfoncement plus fort de la moitié supérieure du sacrum dans le bassin, les épines postérieures de l'os iliaque font une saillie plus prononcée que d'habitude au-dessus de la face postérieure du sacrum. Les corps des vertèbres, et surtout celui de la première, sont fortement comprimés à leur face postérieure.

Les ailes iliaques sont petites, fortement inclinées sur l'horizon, moins courbées, et s'écartent en avant l'une de l'autre, si bien que la distance des épines iliaques, par rapport à celle des crêtes iliaques, augmente, et quelquefois même dépasse cette dernière.

L'arcade pubienne est très-large, la symphyse forme avec le conjugué un angle plus grand ; les tubérosités de l'ischion sont plus écartées l'une de l'autre, et les cavités cotyloïdes sont dirigées plus en avant que dans le bassin normal.

La capacité du bassin, par suite de ces modifications, se trouve influencée de la façon suivante :

L'enfoncement du promontoire aplatit le bassin d'avant en arrière, et cet aplatissement, précisément comme dans le bassin aplati non rachitique, est encore augmenté par la distension transversale consécutive du bassin. Cette dernière peut devenir si considérable, que malgré la petitesse originelle de tous les os, le diamètre transverse devient plus grand qu'à l'état normal, et que dans la ligne innominée, non loin des ailes du sacrum, il survient une sorte de brisure en forme d'angle. Au détroit supérieur le diamètre transverse a par conséquent ses dimensions normales ou même au-dessus de la normale, et les diamètres obliques ne sont raccourcis que d'une façon insignifiante, tandis que les distances sacro-cotyloïdiennes sont considérablement raccourcies, et que le conjugué est le plus raccourci de tous les diamètres. Dans l'excavation, tous les diamètres deviennent plus grands. Par suite de la rotation du sacrum, autour de son axe transversal, le diamètre droit de l'excavation atteint quelquefois sa grandeur normale, et au détroit inférieur le bassin rachitique est souvent plus grand qu'à l'état normal, surtout dans le diamètre transversal.

§ 510. Les modifications que nous venons de décrire sont produites par le rachitisme de la façon suivante :

Les troubles de nutrition qu'entraîne le rachitisme frappent la plupart du temps les enfants dans la première enfance. Dans celle-ci le bassin, atteint de rachitisme, lorsque la maladie a une durée et une intensité modérée, se compose de pièces osseuses solides, qui sont de tous côtés recouvertes par une couche ostéoïde molle, et qui sont reliées entre elles par des cartilages solides dont la texture est normale.

Les moyens d'union de deux os entre eux se composent donc d'une couche ostéoïde molle placée à l'extrémité des os (substance qui, à l'état normal, serait devenue un véritable os), et d'un cartilage plus solide interposé. En outre, les os eux-mêmes sont plus minces, et par conséquent exposés plus facilement à des courbures et à des fractures.

Les modifications de forme du bassin sont alors produites (abstraction faite de celles qui sont dues aux modifications de proportion de pression, dans le cas de scoliose, etc.), par la compression subie par la couche ostéoïde dans les épiphyses et par le déplacement des os les uns sur les autres.

La compression de la couche ostéoïde a en partie pour conséquence la petitesse des os pris isolément, mais cela peut aussi tenir en partie à l'inactivité longtemps persistante des muscles des cuisses et du bassin. Mais ce déplacement des os les uns sur les autres a aussi une influence des plus notables sur la forme des bassins rachitiques.

Les enfants atteints de rachitisme, ou n'ont pas encore appris à marcher, ou l'ont oublié. Les enfants restant assis dans leur lit, la pression du poids du tronc produit alors les altérations rachitiques de la façon suivante :

Comme dans la station assise, la pression exercée latéralement par les fémurs fait complétement défaut, le bassin se trouve comprimé d'arrière et en haut, en avant et en bas, de telle façon que dans les degrés très-prononcés il se forme sur les parois latérales du bassin une sorte de brisure angulaire, et que le bassin peut ainsi se diviser en une moitié postérieure et une moitié antérieure. Comme les ailes iliaques atrophiées appartiennent à la moitié postérieure, elles s'écartent en avant. Les cavités cotyloïdes se trouvent dans la moitié antérieure du bassin, par conséquent, elles regardent directement en avant, et cette modification de leur position fait que si plus tard l'enfant essaye de marcher, l'aplatissement d'arrière en avant se trouve encore augmenté.

Comme, de plus, la pression du poids du tronc tend à enfoncer plus profondément le sacrum dans le bassin, le promontoire descend plus bas et se trouve plus en avant, et le sacrum subit une rotation autour de son axe transversal. Par suite de l'attitude moitié couchée, moitié assise, que l'enfant prend si fréquemment dans son lit, la partie inférieure du sacrum fixée déjà par les ligaments sacro-spinaux et ischiatiques se trouve infléchie en forme de crochets. Comme les vertèbres sacrées prises isolément ne sont encore fixées ni entre elles, ni avec les ailes du sacrum, ces vertèbres se trouvent refoulées entre les ailes déjà immobilisées du sacrum et comprimées à leur face postérieure.

Par suite de l'abaissement en avant du sacrum, une forte traction se trouve exercée au moyen des solides ligaments sacrés sur les épines postérieures de l'os iliaque, et celle-ci produit à son tour la plus grande distension transversale de l'anneau pelvien. L'écartement des os iliaques est en partie produit aussi par cela, mais en partie aussi par la pression devenue plus forte du canal intestinal distendu par de la tympanite.

Les tubérosités de l'ischion sont attirées en dehors d'une part par la traction des muscles rotateurs de la cuisse qui s'y insèrent, mais d'une autre part par le fait que l'enfant reste assis sur des os ramollis; par suite l'arcade

pubienne se trouve agrandie et la symphyse se trouve située plus obliquement.

§ **511.** Le rachitisme se rencontre à peu près partout, quoique il soit surtout fréquent dans quelques pays. C'est de beaucoup la cause la plus fréquente
des rétrécissements très-prononcés du bassin. Ils peuvent être si considérables, que c'est à peine s'il existe encore une excavation.

Les formes de bassin rachitique qui s'écartent de la description que nous
venons de faire, de même que les asymétries considérables qui peuvent les
accompagner, seront étudiées §§ 513 et 517.

Une des particularités extrèmement importantes des bassins rachitiques, ce sont

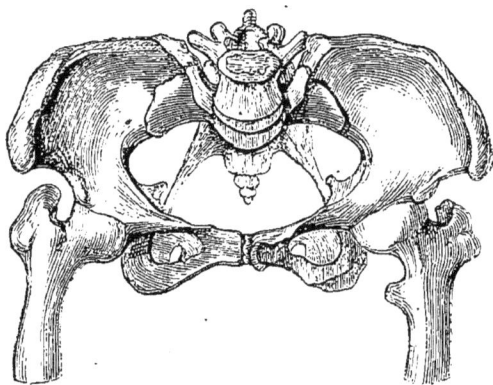

Fig. 122. — Bassin à arêtes tranchantes.

les crêtes aiguës et les épines pointues que l'on rencontre, sinon d'une façon exclusive, du moins surtout dans les bassins rachitiques.

Abstraction faite du promontoire qui est quelquefois très-tranchant, on les rencontre de préférence à la paroi antérieure du bassin. En ce point le cartilage est
refoulé d'une façon assez prononcée à la face postérieure de la symphyse pour former
une crête fortement saillante dans le bassin (1) (nous avons vu une fistule vésicale
produite par cette crête), ou bien la crête osseuse du pubis présente une arête
aiguë, ou bien le point d'intersection du tendon du petit psoas iliaque se trouve
ossifié. Ces deux derniers points peuvent sur le squelette être tranchants comme

un couteau et tout à fait pointus. Sur
la femme vivante, ils sont naturellement
recouverts par les parties molles et l'é-
pine en particulier est enfermée dans une
gaine solide, si bien que habituellement
cela n'a aucune influence fàcheuse. Pourtant, lorsque l'accouchement dure longtemps et que le bassin est rétréci, si
la tête est, par suite des douleurs violentes, comprimée longtemps contre le
détroit supérieur, il peut se produire
une usure du point de l'utérus qui se
trouve entre une proéminence osseuse

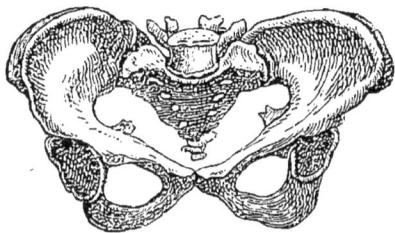

Fig. 123. — Bassin rachitique
simplement aplati.

de cette nature et le crâne (cela peut du reste aussi se faire au niveau du pro-

(1) Hennig, *M. f. G.*, vol. XXXIII, p. 137.

montoire lorsqu'il est saillant) et par suite une perforation de cet organe (1). Kilian a fait un genre particulier des bassins qui présentent une arête tranchante du pubis et de l'épine du pubis sortie de la gaîne du muscle petit psoas, et les décrit dans sa monographie citée plus haut sous le nom de *Stachel Becken* (bassins à épines). C'est Lambl le premier qui indiqua exactement ces formations qui se rencontrent chez l'homme comme chez la femme, dans des bassins aussi bien normaux que pathologiques, et leur rendit leur véritable valeur. Luschka (2) expliqua la formation des épines par l'insertion du tendon du petit psoas.

Dans la figure 123, nous avons représenté un bassin rachitique provenant de la collection de la Maternité de Bonn qui présentait les dimensions suivantes, § 8 :

	D. droit.	D trans.
Détroit supérieur.........	6c,3 (100).	13c,8 (219).
Excavation..............	8c,1 (128,5).	11c,5 (182,5).
Détroit inférieur..........	8c.5 (134).	12 (190).

L'enfant dut être extrait par la version podalique, parce que le crâne perforé ne pût être entraîné par le céphalothribe.

b. Le bassin généralement rétréci aplati, ou le bassin rachitique, généralement et irrégulièrement rétréci.

BIBLIOGRAPHIE. — MICHAELIS, *l. c.*, p. 132. — LITZMANN, *l. c.*, p. 55. — HALBEY, *Zur Kenntniss des platten Beckens.* D. i. Marb., 1869.

§ 512. Ces bassins présentent toutes les particularités caractéristiques du bassin rachitique de la façon la plus prononcée. Mais les os sont tellement atrophiés et tellement en retard dans leur développement que quoique le rétrécissement porte surtout sur le conjugué, le diamètre transverse, ou du moins celui du détroit supérieur, est également notablement rétréci. La petitesse des os du bassin est surtout frappante dans les ailes iliaques. Il est vraisemblable que cette variété de bassin se produit lorsque le rachitisme s'est manifesté de très-bonne heure, qu'il a été très-prononcé, mais qu'il a guéri promptement par ossification complète des os pendant son cours.

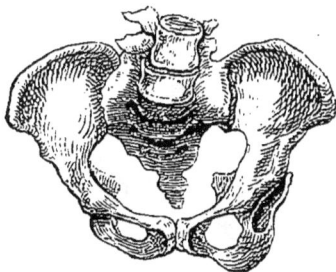

FIG. 124. — Bassin rachitique généralement et irrégulièrement rétréci.

Le bassin dont nous donnons l'image (fig. 124) se trouve sur un squelette tout rabougri, rachitique au plus haut degré, de la collection de Bonn, et il se signale par un double promontoire. Le conjugué, au niveau du promontoire

(1) Voy. Klein, *Partus memorab.* D. i. Bonnæ, 1842, p. 15; H.-F. Kilian, *Schild. neuer Beckenformen.* Mannh., 1854; Lambl, *Prag. Vierteljahrsschr.*, 1855, vol. XLV, p. 142; Grenser, *M. f. G.*, vol. I, p. 145; Lehmann, *Schmidt's Jahrb.*, 1869, vol. CXLIII, p. 188; von Franque, *Scanzoni's Beiträge*, vol. VI, p. 91; Feiler, *M. f. G.*, vol. IX, p. 249 *(Épines sur un bassin aplati non rachitique)*, Léopold, *Arch. f. Gyn.*, IV, 336.

(2) *Die Anat. des menschl. Beckens.* Tübing., 1864, p. 87.

supérieur, mesure 8ᶜ,25, au niveau de l'inférieur seulement 7ᶜ,25. Les dimen-
du bassin sont les suivantes (voy. § 8) :

	D. droit.	D. trans.
Détroit supérieur........	7ᶜ,25 (100).	11ᶜ,75 (162).
Excavation...............	8ᶜ,5 (117,2).	9ᶜ,75 (134,5).
Détroit inférieur........	9ᶜ,25 (127,6).	7ᶜ,75 (106,9).

§ 513. Comme addition à ces formes aplaties du bassin rachitique, pour
pouvoir étudier à la fois l'ensemble des modifications que le rachitisme peut
produire dans le bassin, nous devons encore considérer quelques formes très-
rares de bassins rachitiques qui ne rentrent pas dans les bassins aplatis,
notamment :

1° *Le bassin rachitique régulièrement et généralement rétréci.* — Ces
bassins sont très-rares, ils ne présentent, abstraction faite des ailes iliaques,
aucun des signes caractéristiques du rachitisme, ou du moins ne les présentent que d'une façon très-minime. Au détroit supérieur, ils peuvent être
rétrécis d'une façon tout à fait régulière; vers le détroit inférieur, le
rétrécissement diminue dans le diamètre droit, tandis qu'il augmente dans
le diamètre transversal. Les pubis ont quelquefois une légère forme en
bec se rapprochant ainsi de la forme ostéomalacique. Ces bassins sont dus
à la pression exercée par les deux cavités colyloïdes, sous l'influence de
l'emploi persistant des membres inférieurs, de sorte que le bassin est comprimé régulièrement de tous les côtés. L'effet essentiel est une compression
des couches ostéoïdes qui se trouvent entre les os, si bien que l'accroissement en longueur des os se trouve entravé à
un haut degré, tandis que les déformations
des os isolés manquent ou sont faibles.

Le bassin rachitique généralement rétréci ne
se trouve indiqué d'une façon sommaire que par
différents auteurs comme Kilian, Kiwisch, Wilde,
Scanzoni, Späth et Braun; ils ont été étudiés en
détail par Michaelis et Litzmann. On ne connaît
que quelques exemples seulement de bassin rachitique généralement rétréci. Un de ces exem-
plaires, très-beau, représenté dans la figure 125,
se trouve avec tout le reste du squelette dans la
collection de la Maternité de Bonn. Il a été repré-

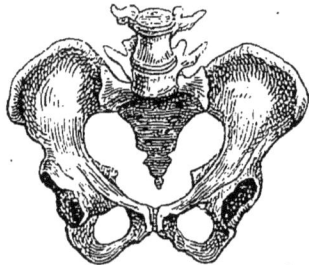

Fig. 125. — Bassin rachitique régulièrement et généralement rétréci.

senté et décrit par Korten (1). Les dimensions de ce bassin sont les suivantes (§ 8) :

	D. droit.	D. trans.
Détroit supérieur........	8 cent. (100).	10 1/4 cent. (128).
Excavation..............	10 1/4 (128),	9 1/4 (115,6).
Détroit inférieur........	9 1/2 (118,2).	7 (87,5).

Nous avons vu aussi dans la collection de la Maternité de Munich un bassin généralement rétréci, dont les ailes iliaques, toutes petites et rachitiques au plus haut

(1) *De pelvi ubique justo minore.* D. i. Bonnæ, 1853. — Voy. aussi Schrœder, *Schw.. Geb.
v. W.*, p. 177.

degré, ne permettent pas de méconnaître l'origine rachitique. Ses dimensions sont les suivantes :

	D. droit.	D. trans.
Détroit supérieur........	8 1/4 cent. (100).	11 1/2 cent. (138).
Excavation..............	9 1/2 (115).	10 (119).
Détroit inférieur........	10 3/4 (130).	9 3/4 (118).

§ 514. *Le bassin pseudo-ostéomalacique* (Michaëlis) *ou le bassin rachitique replié sur lui-même* (zusammen geknickte, Litzmann) (1).—Il a une ressemblance frappante avec le bassin déformé par l'ostéomalacie. Le promontoire est profondément abaissé par en bas, et l'extrémité inférieure du sacrum est sensiblement rapprochée du promontoire par une brisure qui se fait au niveau de la troisième et même de la deuxième vertèbre. Les cavités cotyloïdes sont rapprochées l'une de l'autre tandis que la symphyse est propulsée en avant, si bien que le détroit supérieur prend une forme triangulaire. Le plus souvent ces bassins se distinguent de ceux qui sont déformés par la vraie ostéomalacie, par la petitesse des os, surtout des ailes iliaques. Ces dernières pourtant conservent le plus souvent la forme et la situation qu'elles ont dans le rachitisme, de sorte qu'elles ne présentent pas l'incurvation en forme de cornet d'oublie. Mais dans d'autres cas cette dernière déformation est nettement accentuée.

Ces bassins pseudo-ostéomalaciques se produisent en général lorsque l'on fait un usage continuel des extrémités inférieures pendant que les os sont extrêmement ramollis. Alors la partie supérieure du sacrum s'enfonce profondément dans le bassin sous la pression du poids du corps, tandis que les régions des cavités cotyloïdes sont en même temps refoulées dans le petit bassin par les têtes des fémurs. Un ramollissement aussi prononcé de tous les os se produit lorsque le rachitisme dure longtemps, lorsque à l'extérieur il ne se dépose sur les os que des couches ostéoïdes, et que les os parfaits, au moment où existe encore la cavité médullaire, c'est-à-dire subissant encore la résorption physiologique, viennent à se ramollir. Mais dans d'autres

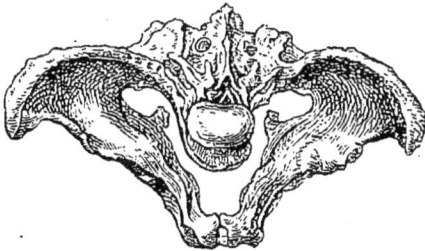

FIG. 126. — Bassin pseudo-ostéomalacique.

cas, comme Otto Weber l'a démontré, si le rachitisme est extrêmement grave, il peut se produire une ostéoporose, un ramollissement des os déjà devenus solides. Cela serait alors une véritable complication du rachitisme par l'ostéomalacie.

(1) Smellie, *Treatise, etc.* London, 1752, p. 83 et *Tab. anat.*, t. III. — Stein le jeune, *Die Lehranstalt der Geb. in Bonn.* Elberf., 1823, p. 184. — Clausius, *Diss. s. cas. rariss.* etc., 1834, et F.-C. Naegele, *Das schräg verengte Becken*, p. 85 et t. XII et XIII. — Lange, *Prager Vierteljahrsschrift*, 1844, p. 5. — Hohl, *Zur Path. des Beckens*, p. 78. — A.-P. Kilian, *De rachitide*, etc. D. i. Bonn, 1855. — Litzmann, *l. c.*, p. 92. — Scanzoni, *Lehrb. d. Geb.*, 4ᵐᵉ édit., vol. II, p 437. — C.-O. Weber, *Errar. cons. rach etc.*, *Progr.* Bonn, 1862

Smellie a déjà donné un dessin de ces bassins dans le troisième feuillet de ses planches anatomiques, et Hull, Gooch, Burns et Davis signalent cette forme très-rare du rachitisme. Le premier de ces bassins qui ait été exactement décrit est celui de Stein le jeune, qui fut suivi dans cette voie par Naegele qui décrivit un de ces bassins extrêmement beau, dont nous donnons le dessin figure 127. Outre ceux que nous venons de signaler, plusieurs de ces bassins appartenant à des enfants ont été décrits par Stolz, Betschler, Otto, Krumbholz, Wallach et Mayer.

§ 515. 3° *Le bassin rachitique scoliotique.* — Les incurvations scoliotiques de la colonne vertébrale n'exer-cent une influence sur la forme du bassin que si le sacrum, ce qui toutefois a lieu habituelle-ment, prend part à la scoliose compensatrice. En général, ces bassins présentent très-nette-ment accentuées les particula-rités du bassin rachitique. L'ex-cavation transversale du sa-crum fait défaut, ou même les vertèbres sont saillantes sur les ailes. En outre le promontoire est un peu déplacé vers le côté de l'incurvation et l'aile de ce côté est souvent notablement plus étroite que celle de l'autre côté. L'os iliaque de ce côté est déplacé en haut, en dedans et en arrière. La partie qui corres-pond à la cavité cotyloïde est relevée et l'aile iliaque est plus à pic.

Mais la tubérosité de l'is-chion est ordinairement inflé-chie comme d'habitude en de-hors, et l'arcade pubienne grande. La symphyse est un peu déviée vers le côté opposé. La ligne innominée du côté rétréci a un trajet un peu plus

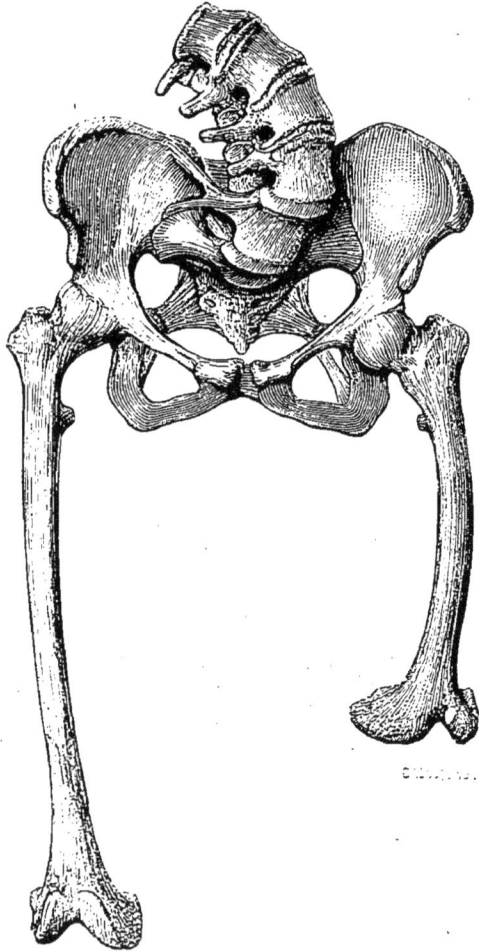

FIG. 127. — Bassin rachitique scoliotique.

rectiligne, et le diamètre oblique de ce côté est plus grand que celui de l'autre côté, tandis que la distance sacro-cotyloïdienne de ce côté est nota-blement plus petite que l'autre. La production de cette asymétrie s'explique facilement par la pression plus forte que subit une des cavités cotyloïdes. Si la scoliose est très-considérable, l'exagération de pression que subit la cavité cotyloïde de ce côté peut rapprocher la cavité du promontoire, assez pour que le bassin prenne ainsi un des caractères de la forme pseudo-ostéomalacique. Si cela rétrécit assez la distance sous-colytoïdienne de ce côté pour qu'aucune partie du crâne ne puisse s'y engager, toute cette moitié du bassin se trouve perdue pour le mécanisme de l'accouchement. Le bassin ou mieux la moitié large du bassin se comporte alors, si toutefois elle peut suffire à l'engagement de la tête, comme un bassin généralement rétréci dont le conjugué vrai serait représenté par la distance sacro-cotyloïdienne, et le diamètre transverse à peu près par le diamètre oblique du côté large du bassin, comme cela est figuré dans la planche ci-contre (fig. 128).

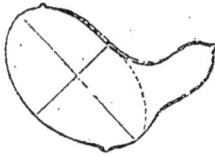

FIG. 128. — Détroit supérieur d'un bassin scolio-rachitique.

C'est probablement à un de ces cas que se rapporte le bassin décrit et figuré par G. Braun (1), de même que celui qui est signalé par Lambl (2) et qui se trouve dans le musée anatomo-pathologique de Florence.

§ 516. *4° Le bassin rachitique cyphotique.* — La forme caractéristique du bassin rachitique est encore modifiée d'une façon beaucoup plus considérable, si le rachitisme a eu pour conséquence la production d'une cyphose siégeant très-bas. (Les particularités du bassin rachitique forment presque, sous tous les rapports, un contraste direct avec celles du bassin cyphotique.) Alors, il ne subsiste plus que quelques modifications rachitiques, si bien qu'il est souvent très-difficile de reconnaître ces bassins pour des bassins rachitiques, et cela d'autant plus que le rapport des épines iliaques aux crêtes iliaques sur le bassin cyphotique se modifie aussi un peu à l'avantage des épines iliaques. Ordinairement c'est le sacrum qui présente, de la façon la plus accentuée, la plupart des caractères qui appartiennent à la cyphose. Il a subi un mouvement de rotation autour de son axe transversal, si bien que le conjugué n'est pas ou n'est que peu raccourci, quelquefois même il est plutôt un peu agrandi, tandis que le diamètre droit du détroit inférieur est un peu diminué. En outre, le promontoire se trouve très-haut, et comme le sacrum conserve la plupart du temps la forme rachitique droite ou même convexe dans le sens transversal, la ligne qui réunirait la symphyse et le bord inférieur de la première ou même de la deuxième vertèbre sacrée représente souvent le conjugué. Par exception pourtant, comme dans le bassin cyphotique, les corps des vertèbres peuvent être refoulés en arrière et en dehors des ailes. L'étendue du conjugué est souvent diminuée, mais quelquefois elle est normale, ou même agrandie. Pourtant, elle est volontiers toujours plus petite que celle du diamètre transverse. Les ailes iliaques présentent ordinairement le type caractéristique du rachitisme. Elles sont atrophiées, présentent la forme d'S fortement exprimée et s'écartent fortement en avant. L'arcade pubienne reste, la plupart du temps, large, les tubérosités de l'ischion sont aussi largement écartées l'une de l'autre et sont recourbées en dehors; quelquefois pourtant, le détroit inférieur se comporte comme dans le bassin cyphotique.

(1) *Wiener med. Woch.*, 1857, nᵒˢ 24, 25 et 26.
(2) *Prag. Vierteljahrsschrift*, 1859, vol. LXI, p. 192.

On comprend facilement la production de ces altérations. Les particularités rachitiques ne subsistent qu'en partie, et se traduisent le plus souvent par l'absence de courbure concave du sacrum dans le sens transversal, et par ce fait que les ailes iliaques sont petites, aplaties, et s'écartent en dehors. Si la cyphose survient au début du rachitisme, alors les tubérosités de l'ischion peuvent se rapprocher en dedans d'une façon telle que, par suite de la station assise, le détroit inférieur se rétrécit encore davantage. Mais si le rachitisme avait déjà fortement attiré les tubérosités de l'ischion en dehors, elles conservent cette attitude.

Si la cyphose siége plus haut, elle peut être compensée par une forte lordose de la colonne vertébrale lombaire, et le bassin présente alors tous les caractères du bassin rachitique.

§ 517. 5° *Le bassin rachitique cypho-scoliotique.*—Lorsque la cyphose siége très-bas, le bassin rachitique éprouve des modifications toutes particulières, qui s'écartent encore de celles du bassin rachitique cyphotique. En outre, le poids du tronc tombe sur la partie postérieure de l'une des moitiés du bassin, si bien que le bassin de ce côté conserve une très-faible inclinaison, tandis que cette inclinaison est très-forte sur la paroi latérale de l'autre côté. Il en résulte une asymétrie particulière du bassin, qui se constate sans difficulté sur la femme vivante.

Jusqu'à présent l'attention n'a pas été appelée sur cette modification du bassin rachitique. Nous avons eu occasion d'examiner sur la femme vivante de très-beaux exemples de ces bassins. Dans les deux cas, la cypho-scoliose siégeait à gauche, le membre inférieur gauche était un peu plus long que le droit.

Le déplacement des deux moitiés du bassin l'une par rapport à l'autre se laisse facilement constater, lorsque, la femme étant dans la position horizontale, on mesure la distance des épines iliaques antérieures et supérieures, et des crêtes iliaques des deux côtés à la malléole externe, ou lorsque la femme étant dans la situation verticale on mesure ces mêmes distances par rapport au plancher. Tandis que l'épine du côté cyphotique est plus haute, la crête de l'autre côté est beaucoup plus élevée. Le déplacement oblique correspondant à la scoliose est le déplacement habituel; pourtant la distance allant de la tubérosité de l'ischion à l'épine postérieure et supérieure se comporte à l'inverse de l'habitude, puisque la tubérosité de l'ischion du côté cyphotique est fortement infléchie en dehors. Par conséquent le déplacement oblique inverse se produit au détroit inférieur.

III. — *Bassin aplati par double luxation coxo-fémorale.*

BIBLIOGRAPHIE. — GURLT, *Ueber einige, etc., Missstaltungen des m. Beckens.* Berlin, 1854, p. 31. — FABBRI, *Descrizione di una pelvi obliqua-ovale,* etc. Bologna, 1861. — GUÉNIOT, *Des luxations coxo-fémorales,* etc. Paris, 1869. — SASSMANN, *Arch. f. Gyn.,* V, p. 241.

§ 518. Dans les luxations coxo-fémorales doubles congénitales, le bassin présente les modifications suivantes :

L'inclinaison du bassin est extrêmement grande. Les ailes de l'os iliaque sont très à pic.

Le sacrum est profondément enfoncé dans le bassin, si bien que la distension transversale est plus grande qu'à l'état normal, et que le bassin semble

aplati d'avant en arrière. Le diamètre transverse du détroit inférieur est
agrandi à un très-haut degré, tandis que le diamètre droit est raccourci à ce
même détroit.

Ces modifications sont causées d'une part par la modification de la position
des fémurs luxés, qui entraîne par pression le redressement des os iliaques
et, par suite de la traction musculaire, la dilatation transversale du détroit
inférieur, et d'une autre part, par ce fait que la luxation empêche l'enfant
d'apprendre à marcher au temps ordinaire. Par suite, l'enfant reste assis pendant les premières années de l'enfance, et comme la pression latérale normale
des fémurs fait défaut, le bassin s'aplatit plus fortement. (Voy. § 15, note).

L'inclinaison très-prononcée est en partie causée par la forte traction que
les fémurs luxés exercent sur les ligaments ilio-fémoraux, mais en partie
aussi par ce fait que la ligne d'appui du tronc se trouve, par le fait de la luxation, reportée en arrière, si bien que l'équilibre ne peut se rétablir que par
une inflexion lordotique de la colonne vertébrale lombaire.

Bassins avec luxations du fémur.

Note du traducteur. — M. Gueniot, dans sa thèse de concours en 1869, donne
aux bassins à *luxation ilio-fémorale, unilatérale,* les caractères suivants : Le bassin

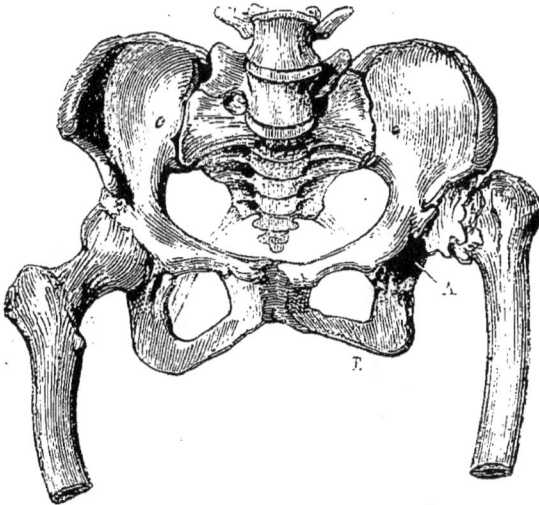

FIG. 129. — Bassin avec luxation unilatérale du fémur.

est asymétrique, la moitié du bassin qui répond à la luxation est moins développée,
comme amaigrie, légèrement déprimée dans sa portion pubienne et faiblement
repoussée en arrière. La symphyse pubienne est un peu rejetée en masse du côté
luxé, la courbure iliaque de ce même côté est parfois un peu augmentée et le diamètre oblique qui correspond au côté sain (c'est-à-dire la ligne que l'on tirerait de
l'éminence ilio-pectinée droite à l'articulation sacro-iliaque gauche, s'il s'agit d'une
luxation fémorale gauche) est sensiblement diminuée. Il en est de même de la distance sacro-pectinée correspondante. La symphyse sacro-iliaque du côté luxé se

trouve un peu reculée par rapport à l'autre. Le sacrum se trouve légèrement dévié du côté luxé, la face antérieure regardant un peu de ce même côté, comme si l'os eût tourné sur un axe vertical. Le bassin est généralement incliné du côté luxé et la colonne lombaire, dans quelques cas, présente une faible convexité antéro-latérale de ce même côté. L'aile iliaque est légèrement redressée et moins étendue en surface, sa fosse interne est aussi généralement moins profonde. Le pubis offre à quelques centimètres de la symphyse une dépression peu marquée, mais cependant très-sensible et qui a pour effet de diminuer la hauteur verticale du trou sous-pubien. Il est aminci, sa crête est souvent transformée en une arête vive. La longueur de la branche horizontale du pubis est sensiblement agrandie, et le bord antérieur de l'aile iliaque au contraire amoindri.

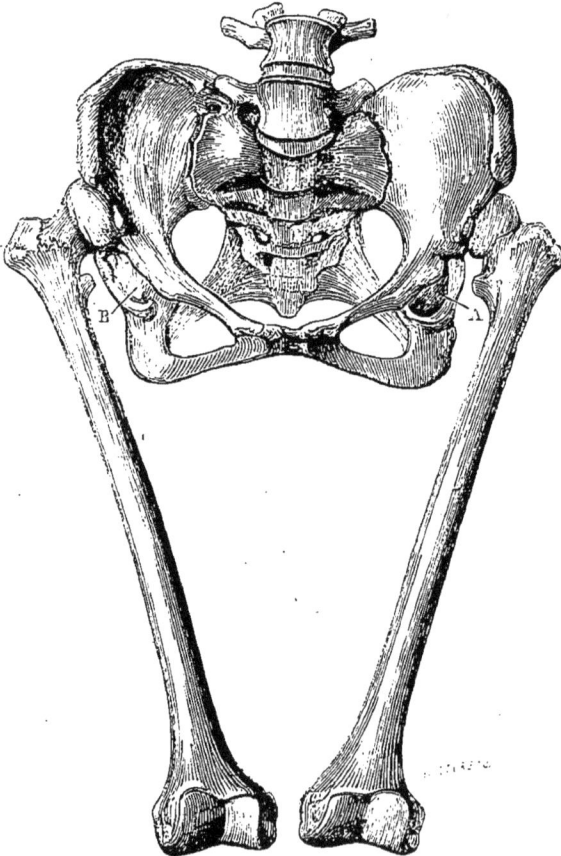

FIG. 130. — Bassin avec double luxation des fémurs.

La tubérosité et le corps de l'ischion sont fortement rejetés en dehors, comme écartés de la partie centrale du bassin, et la branche ischio-pubienne, mince, aplatie, est ainsi elle-même entraînée, allongée et redressée. De ce redressement résultent : 1° une obliquité sensible de la symphyse pubienne vers le côté malade ; 2° une diminution dans la hauteur verticale du trou sous-pubien et un allongement de ce trou dans le sens transversal ; 3° enfin l'angle sous-pubien est sensiblement plus ouvert que sur un bassin normal.

La distance de la crête iliaque (milieu) à la tubérosité sciatique est plus courte du côté luxé que du côté sain.

Le sacrum est parfois légèrement porté par sa pointe du côté luxé. Dans quelques cas, l'épine sciatique est aussi un peu plus saillante et plus déjetée vers l'intérieur du bassin que du côté sain.

L'aile iliaque du côté malade semble un peu reportée en arrière relativement à celle du côté opposé. Dans la première, la crête iliaque est aussi généralement moins épaisse et moins contournée en S que dans la seconde.

La cavité cotyloïde est rétrécie, déformée et moins profonde.

Dans le bassin à *luxation double*, il y a une symétrie frappante dans la difformité.

L'inclinaison dans ces bassins se fait en avant. Tout le pelvis est dans une antéversion telle que parfois l'axe de la cavité devient horizontal et que le plan du détroit supérieur se trouve disposé verticalement. Les deux ailes iliaques sont redressées et leur bord vertical antérieur très-aminci, avec des tubérosités ou épines peu volumineuses et aplaties de dehors au dedans. Les fosses internes sont d'ordinaire moins profondes.

Quant au petit bassin, il présente la plus grande analogie avec ce qu'on observe dans le bassin unilatéral sur l'os iliaque du côté luxé. Les ischions sont déjetés en dehors avec leur tubérosité, ce qui agrandit considérablement les diamètres transverses de l'excavation et surtout du détroit inférieur. La base de l'arcade pubienne est fortement élargie, en même temps que sa hauteur est considérablement diminuée.

Les dimensions verticales du bassin sont considérablement amoindries et cette diminution porte principalement sur le petit bassin.

La concavité du sacrum est ordinairement augmentée, ou plutôt c'est l'entraînement en avant du coccyx qui produit cette profondeur plus grande de la courbure sacro-coccygienne.

Enfin la colonne vertébrale offre souvent une exagération de sa courbure antérieure, et les anciennes cavités cotyloïdes, plus ou moins rétrécies, déformées, se trouvent à une distance variable des fémurs déplacés.

L'effet le plus important de ces déformations est le changement de rapport qui se produit entre les divers diamètres du bassin. Ainsi, tandis qu'il n'est pas rare de trouver au détroit supérieur, ainsi que dans le grand bassin, une sorte de compression bilatérale qui diminue les diamètres transverses, au contraire ces mêmes diamètres sont considérablement agrandis au détroit inférieur. Dans ce dernier point, le diamètre coccy-pubien est raccourci, tandis que le sacro-pubien acquiert quelquefois au détroit supérieur une plus grande longueur. Le bassin dans son ensemble représente ainsi partiellement un cône tronqué à base périnéale.

IV. — *Le bassin avec fente symphysaire congénitale.*

BIBLIOGRAPHIE. — CRÉVE, Von d. *Krankh. d. weibl. Beckens.* Berlin, 1795, p. 122. — — FREUND, *Arch. f. Gyn.*, III, p. 398 et 406. — LITZMANN, *e. l.*, l. IV, p. 266.

§ 549. Par son mode de production, le *bassin fendu*, comme le nomme Litzmann, est tout à fait analogue au bassin aplati, quoiqu'il en diffère fortement par sa spaciosité, puisque l'absence de symphyse peut bien produire la distension transversale dans la moitié postérieure du bassin, mais non l'aplatissement. Mais alors la distension transversale est tout à fait excessive (plus grande que dans le rachitisme), puisque le sacrum est profondément enfoncé entre les os iliaques, et que les parties postérieures des parois latérales osseuses s'écartent fortement en avant, tandis que les parties antérieures se coudent de telle façon qu'elles deviennent parallèles ou convergent faiblement en avant. Entre les pubis se trouve un intervalle plus grand dépourvu d'os et rempli par un fort ligament ou seulement par les tissus du périnée.

Ce bassin résulte de ce que l'action habituelle du poids du tronc est exagérée à un degré extrême. Comme notamment, par suite de l'absence de la symphyse, le contre-poids normal que forme la traction que chaque pubis exerce sur l'autre dans la symphyse fait défaut, les extrémités postérieures des parois latérales osseuses se trouvent extrêmement distendues dans le sens transversal, tandis que la pression des fémurs coude la partie antérieure.

c. Présentation et attitude du fœtus dans les bassins rétrécis.

§ 520. La présentation de l'enfant, au moment de l'accouchement, se trouve influencée à un haut degré par le bassin rétréci, si bien que dans les rétrécissements les présentations vicieuses du fœtus sont au moins quatre fois aussi fréquentes que dans les bassins normaux. Chez les primipares, la proportion est encore plus frappante.

Nous avons déjà vu, dans la physiologie de la grossesse, que l'utérus rigide, ovoïde des primipares, présente, appliquée assez exactement sur le détroit supérieur, la tête de l'enfant qui, par suite de la loi de la gravitation à laquelle obéit cet enfant, se trouve un peu dirigée en bas, et que les téguments abdominaux qui sont rigides, et les ligaments ronds qui se contractent, lorsque le détroit supérieur est normal, entraînent dans le bassin, dans les derniers temps de la grossesse, le segment inférieur de l'utérus avec la tête qu'il renferme, si bien que normalement, chez les primipares, la tête, au début de l'accouchement, se trouve déjà plus ou moins profondément dans le bassin.

Cet état se modifie même chez les primipares, aussitôt que le bassin est trop étroit pour permettre l'engagement facile de la tête. Dans la majorité des cas, l'utérus rigide détermine alors encore la présentation du fœtus, de sorte que c'est bien la tête qui se présente au détroit supérieur, mais souvent aussi cette tête se dévie, puisqu'elle ne peut pas s'adapter au détroit supérieur, vers l'un des côtés ou en avant, de sorte qu'elle se trouve placée sur le bord d'un des os iliaques ou sur la symphyse. Quelquefois, surtout s'il y a des anomalies dans la position de l'utérus, cette présentation de l'enfant devient encore plus irrégulière. Le bassin étroit prédispose au ventre en besace et à une mobilité considérable de l'utérus. Mais lorsque le ventre est en besace, l'utérus, lorsque la femme enceinte est dans la position verticale, ne forme plus comme d'habitude avec l'horizon un angle d'environ 35° degrés, mais il se rapproche de l'horizontale, ou même son fond devient plus bas que son segment inférieur. D'après ce que nous avons dit dans la note du § 43 sur les causes des présentations normales du fœtus, on comprendra facilement que dans ces circonstances il se formera facilement des présentations transversales ou de l'extrémité pelvienne. Mais de plus, la grande mobilité de l'utérus dans le cas de bassin rétréci, mobilité qui fait que son fond se porte facilement d'un côté dans l'autre, amène des variations fréquentes dans la présentation de l'enfant qui, comme on peut s'en assurer, sont plus fréquentes dans le bassin rétréci que dans les conditions normales, et devient une cause prédisposante et qui deviendra facilement déterminante des présentations vicieuses de l'enfant.

Si la tête au début de l'accouchement est déviée latéralement, ordinairement les premières douleurs réussissent à la ramener à la présentation normale en rétrécissant l'utérus dans le sens transversal, de sorte que la tête vient de nouveau se présenter ; mais dans d'autres cas la présentation transversale persiste au moment de l'accouchement, et même la tête, qui primitivement se présentait, peut, puisque le rétrécissement du détroit supérieur ne permet pas qu'elle s'y fixe, s'en éloigner, si bien qu'on voit alors se produire secondairement une présentation transversale.

§ 521. Ces modifications de la présentation entraînent aussi souvent et facilement l'attitude irrégulière du fœtus. Le menton s'éloigne de la poitrine et la face vient se présenter, ou bien s'il y a une présentation de l'extrémité pelvienne, comme le siége peut moins facilement s'engager dans le bassin, les pieds tombent dans le vagin ; ou bien dans les présentations transversales, et même dans les présentations du crâne, les extrémités supérieures, et très souvent aussi le cordon font procidence. La procidence du cordon, en particulier chez les primipares ne survient presque jamais que dans les rétrécissements du bassin. Comme notamment chez les primipares, si le bassin est normal, la tête, dès les derniers temps de la grossesse, est déjà engagée dans le bassin, ou du moins se présente solidement fixée sur lui, et comme l'orifice se rétracte étroitement sur la tête, la procidence du cordon ne peut pas se produire ; mais si la tête, par suite du rétrécissement du bassin, reste élevée lorsque l'orifice se dilate, il reste presque toujours une place suffisante pour que le cordon puisse passer, et ce cordon ferait alors bien plus souvent encore procidence, si cela n'était pas souvent suffisamment empêché par sa brièveté ou par des circulaires.

§ 522. Si par conséquent, dans ces circonstances, les présentations anormales du fœtus se rencontrent assez souvent chez les primipares, ces causes des présentations vicieuses augmentent encore avec le nombre des accouchements. L'utérus plus flasque permet déjà bien plus facilement pendant la grossesse la présentation transversale, et comme le bassin est trop étroit pour admettre la tête, les premières douleurs parviennent aussi moins souvent à fixer la tête en présentation du crâne. Et même il arrive souvent que la tête, qui primitivement se présentait, se dévie, puisque toutes les fois que la femme se mettra sur le côté, l'utérus, facilement mobile, retombera de ce côté. Plus l'utérus est flasque, et plus fréquemment il aura été affaibli par des accouchements antérieurs, plus les présentations anormales du fœtus deviendront fréquentes et plus elles seront compliquées. L'attitude normale du fœtus se trouve alors comme perdue dans ce sac flasque formé par l'utérus, et l'on voit chez les multipares, dont le bassin est rétréci, survenir des présentations et des attitudes du fœtus que l'on ne rencontre dans aucune autre circonstance.

d. Position de la partie qui se présente, et mécanisme de l'accouchement
dans les rétrécissements du bassin.

§ 523. Même dans les cas de rétrécissement du bassin dans lesquels
l'accouchement marche d'une façon en apparence tout à fait normale, c'est-
à-dire dans lesquels l'accouchement se termine par les seules forces de la
nature, et dans un temps qui n'a rien d'exagéré, sans inconvénient pour la
mère et l'enfant, un accoucheur expérimenté peut, sans avoir recours à la
mensuration du bassin, non-seulement d'une façon générale diagnostiquer
le rétrécissement, mais même reconnaître sa variété, et cela par l'examen, avec
une très-grande probabilité, puisque *la position de la partie fœtale qui vient
la première, et son dégagement à travers le point rétréci présentent des particularités caractéristiques pour chaque variété de rétrécissement du bassin.*

§ 524. Nous avons vu dans le mécanisme normal de l'accouchement, que
la résistance étant supposée égale au sommet ou à l'occiput, ce dernier qui
se trouve plus rapproché de la force expulsive doit s'avancer le premier, puisque la même résistance agit plus fortement sur le plus long bras de levier que
sur le plus court. Lorsque le bassin est uniquement rétréci dans le conjugué,
l'engagement normal de la tête par son diamètre pariétal dans le conjugué,
trouve un obstacle au point rétréci. Cet obstacle est beaucoup plus rapproché
de l'occiput que du sinciput. La résistance augmentant à l'occiput, il faudra
alors malgré la longueur plus grande du bras du levier, que le sommet des-
cende plus bas. Mais aussitôt que le menton s'est un peu éloigné de la poitrine, la direction suivant laquelle agit la force expulsive, c'est-à-dire la
colonne vertébrale, se rapprochera du front, et le bras de levier antérieur
deviendra plus court, le postérieur plus long; par conséquent il faut, puisque
la résistance est accrue à l'occipital, et que cette résistance agit sur un bras
de levier devenu relativement ou absolument plus long, que le sinciput des-
cende encore plus bas.

Dans le *bassin simplement aplati* la tête s'engage par conséquent au détroit
supérieur, le sinciput étant la partie la plus basse, et l'on trouve aussitôt que
les douleurs ont fixé la tête au détroit supérieur, la suture sagittale passant à peu
près transversalement ou seulement encore un peu obliquement, dans le voisinage du sacrum, et la grande fontanelle située près du promontoire est en
réalité, dans la première position du crâne, un peu à droite, dans la deuxième
un peu à gauche de ce promontoire. Ce n'est donc plus alors le diamètre bi-
pariétal de la tête fœtale qui se trouve dans le conjugué rétréci, mais le diamètre bi-temporal, plus petit et plus compressible.

La tête s'engagera donc dans le bassin dans cette position, c'est-à-dire avec
la suture sagittale dirigée transversalement et la grande fontanelle située la
plus basse (fig. 131). Toute la partie du crâne qui est située en arrière de la
suture coronale ne trouve pourtant pas un espace suffisant dans une des moitiés du bassin, et la tête, en conséquence, s'engage dans le conjugué rétréci
par un diamètre plus grand que le bi-temporal, quoique habituellement sa

partie la plus large qui se trouve dans le diamètre bi-pariétal ne franchisse pas le conjugué. Aussitôt que la tête est engagée dans la partie rétrécie, le sinciput qui se trouve venir le premier rencontre dans le bassin une plus grande résistance, et par conséquent c'est l'occiput qui devient à son tour la partie la plus basse. La petite fontanelle devient facile à atteindre et prend bientôt une situation plus basse que la grande. Si la paroi postérieure du bassin fait valoir sa prépondérance sur l'antérieure alors que la grande fontanelle est encore la plus basse, cette fontanelle subit au début un

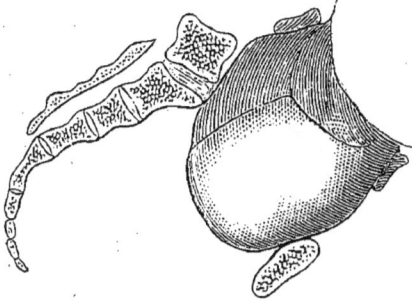

Fig. 131. — Engagement de la tête dans le bassin aplati.

mouvement de rotation en avant, et ce n'est que plus tard qu'elle revient en arrière. Dans l'autre cas, si les deux fontanelles se trouvent à peu près à la même hauteur, la situation transversale de la tête persiste très-longtemps, et la petite fontanelle n'éprouve la rotation en avant qu'après s'être d'abord abaissée. Comme le détroit inférieur est normal, le mécanisme ultérieur de l'accouchement se fait comme d'habitude.

Si le conjugué est encore plus rétréci, le sinciput, pour les mêmes raisons, descend encore plus bas, si bien qu'alors le promontoire peut comprimer l'angle supérieur du frontal qui se trouve en arrière. Le dégagement de la tête dans cette direction ne peut se faire que très-difficilement et seulement par exception.

§ 525. Si dans les cas où le bassin est très-rétréci et fortement incliné, le liquide amniotique s'écoule tout à coup, la tête qui se trouve sur la symphyse peut se trouver arrêtée dans cette position. Dans ces cas, la suture sagittale ne se trouve plus dans le voisinage du sacrum, mais tout près, derrière la symphyse, et le pariétal situé en arrière se présente à plat au-dessus du détroit supérieur. Dans cette situation, l'engagement de la tête dans le bassin ne se fait pas, la tête reste mobile au-dessus du détroit supérieur et ne s'engage que si les forces de la nature ou l'art amènent une modification telle que la suture sagittale se rapproche du sacrum.

§ 526. Dans le *bassin généralement et régulièrement rétréci*, le mécanisme est le même que dans le bassin normal, seulement il s'accentue davantage. La tête peut se présenter au détroit supérieur dans toutes les positions, mais aussitôt que les douleurs agissent, elle se trouve toujours placée de telle façon que la *petite fontanelle* est très-basse (fig. 132), puisque la résistance à proportion se trouve encore plus considérablement augmentée du côté du plus grand bras de levier antérieur que du côté du bras de levier postérieur, de sorte que lorsque le bassin est fortement rétréci, on la sent complétement dans l'axe du bassin. La tête pénètre dans cette position dans le bassin, et la petite fontanelle revient en avant, aussitôt que la prépondérance de la paroi posté-

rieure du bassin entre en jeu. Si le rétrécissement cesse dans l'excavation et dans le détroit inférieur, la situation ordinairement plus basse
de la petite fontanelle disparaît, et le méca-
nisme de l'accouchement se fait comme à
l'état normal. Mais si le rétrécissement régulier se continue jusqu'au détroit inférieur, la petite fontanelle conserve sa situation basse, et lors du dégagement de la tête
elle peut, au lieu de venir se montrer sous
l'arcade pubienne, apparaître sur la fourchette.

§ 527. Dans le *bassin généralement mais
irrégulièrement rétréci*, le mécanisme de
l'accouchement, comme cela est facile à
comprendre, tient à la fois de celui qui se
passe dans les bassins aplatis et de celui

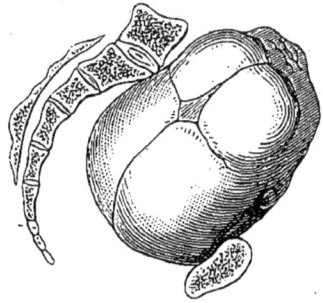

Fig. 132. — Engagement de la tête
dans le bassin régulièrement et généralement rétréci.

qui a lieu dans le bassin généralement et régulièrement rétréci. Plus le conjugué est raccourci par rapport au diamètre transverse, plus la position du
crâne ressemble à ce qu'elle est dans les bassins aplatis ; plus au contraire le
diamètre transverse est raccourci, plus la position du crâne ressemble à ce
qui se passe dans le bassin généralement rétréci. Ordinairement elle tient un
peu des deux, en ce qu'elle emprunte d'une part au bassin partiellement
rétréci, la position transversale fixe, et de l'autre au bassin régulièrement
rétréci, l'abaissement de l'occiput. Dans quelques cas, lorsque la tête descend,
la situation plus basse de la petite fontanelle est remplacée par l'abaissement
de la grande, de sorte que la position transversale de la tête peut persister
jusque dans le détroit inférieur.

Breisky (1) a observé quelquefois dans le bassin simplement aplati, avec forte
lordose lombo-sacrée, c'est-à-dire dans les cas où la colonne vertébrale divisait en
quelque sorte le bassin en deux moitiés latérales, un engagement extra-médian
particulier du crâne, consistant en ceci, qu'il n'occupait au détroit supérieur qu'une
moitié du bassin, et cela, l'occiput étant la partie la plus basse, comme dans le
bassin généralement et régulièrement rétréci. La position particulière qui se produit dans le bassin aplati, s'explique théoriquement sans difficulté, puisque la seule
moitié latérale du bassin aplati, dans laquelle, dans les cas observés, la tête s'enga-
geait, se comportait comme un bassin régulièrement et généralement rétréci (cette
position peut être favorisée par la déviation du promontoire, vers l'autre côté,
voy. § 515) (2).

§ 528. Les *présentations de la face* sont plus fréquentes dans les rétrécissements des bassins que dans les bassins normaux. La marche de l'accouchement est plus difficile, la face conserve longtemps sa position transversale

(1) *Prag. Vierteljahrsschrift*, 1869, vol. IV, p. 58.
(2) Voy. encore Frankhauser, *Die Schädelform nach Hinterhauptslage*, D. i. Bern, 1882, et
Kleinwächter, *Prager Viertelj.* 1872, vol. III, p. 104.

et ce n'est la plupart du temps que tardivement que le menton revient en avant.

§ 529. Parmi les présentations de l'*extrémité pelvienne* dans les bassins rétrécis, les présentations des pieds sont plus fréquentes que les présentations du siége. Cela s'explique par ce fait que le rétrécissement du bassin ne permet pas l'engagement prématuré du siége, et que par conséquent les pieds s'abaissent dans le segment inférieur de la matrice, mais cela peut encore s'expliquer par la fréquence des obliquités et des déformations de l'utérus, surtout chez les multipares à bassins rétrécis, dans lesquelles le siége, quoique représentant la partie la plus basse, est pourtant un peu dévié par rapport au détroit supérieur, de sorte que les pieds se trouvent au niveau de l'orifice qui se dilate. Quant au reste, le mécanisme dans les présentations du siége est normal. La force expulsive agit sur le siége en le poussant en arrière, de telle façon que le sacrum est toujours la partie la plus basse, et par suite la rotation du dos en avant ne manque pas, même dans les bassins rétrécis. La tête qui vient la dernière s'engage dans le détroit supérieur, lorsque le bassin est partiellement rétréci, toujours dans la situation transversale, et c'est le diamètre bi-temporal qui se place dans le conjugué de sorte que le promontoire correspond à la région de l'oreille, et quand le dégagement fait des progrès, remonte jusqu'à la bosse pariétale. Lorsque le rétrécissement est un peu considérable, le dégagement de la tête venant la dernière traîne presque toujours si longtemps, que si l'on n'intervient pas l'enfant perd la vie. Le dégagement est encore plus difficile à travers un bassin rétréci lorsque le menton s'est éloigné de la poitrine, de sorte que la tête doit être poussée à travers le bassin, l'occiput venant le premier. Dans le bassin généralement et régulièrement rétréci, la tête vient comme d'habitude avec le menton abaissé sur la poitrine.

§ 530. Dans les *présentations transversales*, l'enfant se présente au moment de l'accouchement la plupart du temps comme dans les bassins normaux, par l'épaule. Souvent la présentation transversale est primitive, quelquefois elle ne se produit que pendant le cours de l'accouchement, la tête au début se présentant la première. Dans les bassins rétrécis, le dos de l'enfant est plus souvent en arrière que dans les bassins normaux. Plus rarement c'est la poitrine qui se présente, mais très-fréquemment la présentation se complique de procidence d'un bras ou du cordon. L'accomplissement de l'accouchement par les seules forces de la nature, qui déjà dans les bassins normaux ne se fait que tout à fait exceptionnellement, présente dans les bassins rétrécis des difficultés encore bien plus grandes; pourtant dans les bassins aplatis il est encore possible lorsque le diamètre transverse est suffisamment grand (1).

Avant Michaelis, on ne rencontre dans tous les auteurs que quelques notes sur le mode et la manière dont la tête franchit les bassins rétrécis.

_____

(1) Voy. Kleinwächter, *Arch. f. Gyn.*, vol. II, p. 111.

Smellie montre qu'il connaît le mécanisme de l'accouchement dans les bassins rétrécis, dans les excellentes pages 27 et 28 de ses tables anatomiques, qui sont une image fidèle de la nature.

Dans les écrits de Stein le jeune, qui a tant fait au point de vue de l'étude des bassins, on ne trouve que des indications sur la manière dont la tête franchit le bassin rétréci, pourtant il montre en différents endroits (1) son excellent esprit observateur..

Les premières études sur ce sujet qui, quoique portant sur les points essentiels, sont fort incomplètes, se rencontrent dans la thèse de Mampe (2). Il dit formellement que, lorsque le conjugué est rétréci, le pariétal, qui se trouve en avant, est placé le plus bas, de sorte que la suture sagittale passe tout près du promontoire et que l'influence du bassin rétréci se fait surtout sentir par la différence de hauteur des fontanelles. Dans le rétrécissement du conjugué, si le bassin du reste est normal, c'est la grande fontanelle qui est la plus basse, tandis que si l'excavation est rétrécie, c'est la petite fontanelle qui s'abaisse. C'est à Michaelis que nous devons le développement plus ample de cette théorie ainsi que nous l'avons exposé dáns le chapitre précédent.

c. Marche de l'accouchement dans les rétrécissements du bassin

§ 531. L'accouchement dans les rétrécissements du bassin dure en moyenne beaucoup plus longtemps que dans le bassin normal. La disproportion de capacité est en grande partie cause de ce ralentissement, mais ce n'est pas elle seule qu'il faut en accuser. La période de dilatation notamment se fait aussi plus lentement puisque la partie fœtale qui se présente est très-élevée, et ne vient pas, comme dans le bassin normal, presser sur l'orifice du col, et la poche des eaux produit moins rapidement la dilatation du col. C'est la disproportion mécanique qui ralentit la période d'expulsion; aussitôt que la tête a franchi le point rétréci, la plupart du temps elle sort rapidement, et ce n'est que par exception que les douleurs se sont tellement épuisées qu'elles ont encore besoin d'un long intervalle de temps pour l'expulser hors de l'excavation.

L'accouchement peut de plus se trouver retardé encore par la rupture prématurée des membranes. Elle est beaucoup plus fréquente dans les bassins rétrécis que dans les bassins normaux, et il arrive assez souvent que la poche des eaux se rompt avant le début des douleurs, alors que l'orifice du col est encore fermé.

§ 532. La *façon dont se comportent les douleurs* a une importance extrême pour la durée rapide ou prolongée de l'accouchement, et pour la terminaison favorable ou défavorable.

En général, on peut poser comme une loi qui pourtant souffre des exceptions, que la force des douleurs sera d'autant plus grande que la résistance sera plus grande. Dans les bassins rétrécis, nous voyons par conséquent, dans la majorité des cas, l'énergie des douleurs atteindre un degré qu'elle n'atteint que tout à fait exceptionnellement dans les bassins normaux. *Les douleurs sont les plus fortes de toutes dans le bassin aplati*, et leur force peut

---

(1) *Theor. Geb.*, § 600, 4, *Roberti's Diss.*, p. 16 et 27 et *Siebold's J.*, IV, p. 493.
(2) *De partus hum. mech.* D. i. Hal., 1821, p. 23 et p. 59.

être alors si prononcée, qu'elles se succèdent coup sur coup avec une violence extrême et que l'on peut voir survenir le danger d'une rupture de la
matrice. Mais cette énergie des douleurs, malgré toute son exagération, ne
doit pas, dans le bassin rétréci, être considérée comme étant de nature pathologique, puisqu'elle est nécessaire pour triompher de la résistance qui est
plus prononcée qu'à l'état normal.

§ 533. Le début de la période de dilatation, marche ordinairement très-
lentement, et traîne en longueur, mais l'énergie des douleurs s'accroît avec
les progrès que fait la dilatation de l'orifice. La tête se fixe sur le détroit supérieur, et comme elle s'accommode progressivement à la forme du bassin (§ 524),
elle s'engage lentement dans le point rétréci. C'est précisément pendant ce
temps qu'une énergie extraordinaire de la force expulsive est nécessaire, et
par conséquent rien n'est plus fâcheux que la faiblesse des douleurs, faiblesse
qui heureusement ne survient que tout à fait exceptionnellement.

On peut, à cette époque, laisser la femme renforcer les contractions de
l'utérus par les efforts les plus violents des forces accessoires. On engage
donc la parturiente à faire valoir ses douleurs et à les aider par des contractions énergiques de ses muscles abdominaux. Plus les douleurs sont
fortes à cette époque, plus en général elles présagent une terminaison favorable pour la mère et pour l'enfant. (Ces cas, par conséquent, sont ceux dans
lesquels, même lorsque la tête est élevée, l'action des muscles abdominaux
est expressément désirable).

§ 534. Il est très-important que la *dilatation de l'orifice se fasse au moment convenable*. Elle peut entraîner des dangers de deux façons. D'une part
l'orifice peut s'effacer très-rapidement et se rétracter sur la partie fœtale qui
se présente, avant que cette partie se soit engagée dans le bassin. Alors,
le vagin, surtout si l'action énergique des membres abdominaux fait défaut,
peut être exposé à une distension considérable qui peut produire sa rupture, et
même sa séparation complète d'avec le segment inférieur de l'utérus. Le plus
souvent cela se produit lorsque les présentations transversales sont abandonnées à elles-mêmes ; mais cette déchéance du vagin peut aussi se produire lorsque l'engagement de la tête traîne longtemps.

§ 535. Le retrait trop tardif de l'orifice peut encore entraîner un autre
danger. Lorsque le ventre, ce qui arrive souvent, est fortement en besace, et
lorsque la tête se présente au détroit supérieur par son pariétal antérieur, l'orifice du col est la plupart du temps fortement dirigé en arrière et la lèvre antérieure ne s'efface que tout à fait progressivement. Si elle n'est pas tout à fait
effacée, comme les douleurs appliquent déjà très-fortement la tête contre le
promontoire et la symphyse, la pression qu'elle subit entre la tête et la symphyse peut empêcher son effacement complet et l'exposer ainsi à une attrition
considérable. Il peut en résulter une tuméfaction considérable de cette lèvre
et des attritions et des déchirures de cette même lèvre.

§ 536. La *faiblesse primitive* des douleurs se rencontre beaucoup plus rarement que les fortes douleurs dans les rétrécissements du bassin, et il faut
ici encore considérer cela comme une anomalie. La faiblesse des douleurs

est une des complications les plus fâcheuses des rétrécissements du bassin, et elle réclame presque toujours l'intervention de l'art. Comme la résistance est plus grande, il faut, pour la surmonter, que les douleurs soient plus fortes, et si celles-ci sont faibles, la nature ne suffit plus à terminer l'accouchement. Dans les bassins aplatis, cette faiblesse des douleurs ne survient que secondairement, à la suite d'accouchements antérieurs très-difficiles; dans le bassin généralement rétréci, elle peut pourtant aussi être primitive.

Il semble que la pression partielle que dans les bassins aplatis le segment inférieur éprouve au promontoire et à la symphyse excite l'énergie des contractions utérines plus fortement que lorsque la pression s'exerce dans tous les points comme dans le bassin régulièrement rétréci. Peut-être aussi dans ce dernier cas, le muscle utérin est-il plus souvent plus faiblement développé. (Arrêt de tous les organes de la génération.)

§ 537. Bien plus fréquente et plus importante dans les bassins rétrécis est la faiblesse *secondaire* des douleurs telle qu'on l'observe quelquefois chez les multipares, surtout chez celles qui ont déjà eu beaucoup d'accouchements. Les efforts extraordinaires que l'utérus a été obligé de faire dans des accouchements antérieurs, surtout s'ils se sont succédé rapidement les uns aux autres, peuvent agir défavorablement et cela à un très-haut degré, sur le développement du tissu musculaire. On trouve par conséquent souvent chez les multipares dont le bassin est rétréci, déjà pendant la grossesse, l'utérus comme un sac flasque qui prédispose aux présentations transversales; et pendant l'accouchement, un utérus ainsi constitué est ncapable des puissants efforts qui sont si nécessaires lorsque le bassin est rétréci. C'est là la cause la plus importante qui fait que dans les bassins rétrécis le danger augmente pour la mère et l'enfant avec le nombre des accouchements, et que dans les accouchements qui viennent plus tard, les opérations deviennent bien plus souvent nécessaires.

§ 538. Si la résistance qui s'oppose à la progression de l'enfant est très-considérable, l'énergie des contractions utérines s'accentue de plus en plus, les intervalles des douleurs deviennent de plus en plus courts, et les contractions de plus en plus fortes.

Cette augmentation de l'énergie des douleurs doit être considérée comme favorable, tant que l'utérus dans l'intervalle des douleurs se relâche suffisamment. Mais si cette énergie des douleurs poussée à l'extrême ne réussit pas à expulser l'enfant, ce qui est le plus souvent le cas dans les présentations transversales, et se produit rarement dans les présentations du crâne, alors dans l'intervalle des douleurs le relâchement de l'utérus se fait de plus en plus incomplétement et définitivement, l'utérus se roidit dans un état de tension tonique, perd toute souplesse, et c'est ce que l'on désigne sous le nom de *tétanos utérin*. Lorsqu'il se produit, la progression de l'enfant cesse complétement; il est alors ainsi enfermé convulsivement par l'utérus et maintenu comprimé dans le détroit supérieur.

Cet accident est en particulier fâcheux encore, parce qu'il rend beaucoup plus difficile l'intervention de l'art. L'administration des narcotiques (surtout du chloroforme), les bains chauds, la saignée générale, qui ne doit jamais être employée que dans des cas tout à fait exceptionnels (les femmes dans cet état ne doivent pas perdre beaucoup de sang) peuvent modérer assez cette tension tonique pour permettre l'intervention de l'art.

f. Diagnostic des rétrécissements du bassin.

§ 539. Nous avons déjà, à propos de la mensuration du bassin, appelé l'attention sur le diagnostic des rétrécissements du bassin, de sorte que nous nous bornerons ici à insister sur les points les plus importants.

Pendant la grossesse, voici les signes qui doivent faire penser à un rétrécissement du bassin. — Une taille qui frappe par sa petitesse, que cela tienne à un nanisme réel et symétrique, ou que cela tienne au rachitisme. Les incurvations des os produites par le rachitisme, un ventre fortement en besace (surtout chez les primipares), une mobilité particulière de l'utérus, de sorte qu'il peut, avec la plus grande facilité, se laisser porter d'un côté à l'autre, les présentations transversales, et surtout la situation élevée de la partie fœtale qui se présente chez les primipares dans les derniers mois de la grossesse : mais ce n'est que par une mensuration exacte du bassin que l'on pourra acquérir la certitude de l'existence d'un rétrécissement du bassin, et une connaissance aussi précise que possible du degré du rétrécissement.

§ 540. La dimension du conjugué vrai sera calculée le plus souvent d'après celle du conjugué diagonal. En se basant sur le diamètre de Baudelocque, on pourra bien conclure avec raison à l'existence d'un rétrécissement, mais quant au degré du rétrécissement, cela ne donnera absolument rien. Une situation de l'apophyse épineuse de la dernière vertèbre lombaire telle qu'elle ne se trouve pas au moins à un pouce au-dessus de la ligne qui réunirait les deux épines postérieure et supérieure n'existe que dans les bassins rétrécis.

Un écartement considérable des épines iliaques, par rapport à la distance des crêtes iliaques, ne se rencontre presque uniquement que dans le bassin rachitique. Une dimension extrêmement faible de la distance des épines et des crêtes iliaques doit avec raison faire soupçonner un bassin rétréci dans son diamètre transverse. Nous n'avons pas de méthode exacte pour mesurer le diamètre transverse du petit bassin. On fait bien par conséquent de s'habituer dans tous les bassins, à constater la capacité du bassin avec ses doigts. Si ce diamètre transverse se trouve raccourci d'une façon évidente, cela n'échappera pas à un doigt exercé. C'est la variété particulière du mécanisme de l'accouchement qui nous permettra de poser des conclusions exactes sur ses dimensions.

§ 541. Pendant l'accouchement, presque toutes les circonstances qui s'écartent de l'état normal doivent faire penser à un rétrécissement. L'écoulement prématuré des eaux survient déjà plus souvent dans les rétrécissements du bassin ; les présentations anormales, et surtout la procidence du cordon, rendent très-probable l'existence d'un rétrécissement, et cela est surtout vrai chez les primipares. Lorsque la tête reste élevée malgré des douleurs déjà énergiques et que le col est déjà dilaté, c'est, du moins chez les primipares, un signe assez sûr qu'il existe un rétrécissement. Toutes ces circonstances sont surtout importantes, parce qu'elles engagent à pratiquer un examen exact du bassin, tandis que naturellement elles n'apprennent rien sur le degré de ce rétrécissement. On s'assure de ce dernier point par la mensuration du conjugué diagonal. Pendant l'accouchement, la dimension du diamètre transverse est beaucoup plus difficile à reconnaître que celle du conjugé diagonal. Il est impossible de mesurer exactement le diamètre transverse, mais le mécanisme de l'accouchement nous fournit un signe plein de valeur pour nous rendre compte de sa dimension. Si dans un bassin, dont on a constaté le rétrécissement du conjugué par la mensuration, la tête se place au détroit supérieur, la petite fontanelle étant la plus basse, on peut de cette position conclure avec la plus grande vraisemblance, à l'existence d'un bassin genéralement rétréci *et vice versa*. Si c'est la grande fontanelle qui est la plus basse, on peut conclure à l'existence d'un bassin dont le diamètre transverse a tout au moins à peu près les dimensions normales. Si la petite fontanelle étant la plus basse elle subit de bonne heure la rotation en avant, c'est que le bassin est assez régulièrement rétréci. Lorsque la tête reste longtemps en position transversale, c'est que le maximum du rétrécissement porte sur le diamètre droit.

g. Suites et terminaison pour la mère et l'enfant dans les rétrécissements du bassin.

§ 542. Le *pronostic*, dans les rétrécissements du bassin, dépend pour la plus grande part du degré de ce rétrécissement. Pourtant le traitement a de son côté une influence considérable. Il faut distinguer avec le plus grand soin le pronostic par rapport à la mère et par rapport à l'enfant.

En général, lorsque le bassin est modérément rétréci, le pronostic est plus favorable pour la mère que pour l'enfant. Lorsque le rétrécissement est plus considérable, il devient aussi défavorable pour la mère que pour l'enfant. Mais lorsque le rétrécissement est absolu, le pronostic devient beaucoup plus défavorable pour la mère, tandis que pour l'enfant, pour lequel il est absolument funeste si l'on ne fait pas de traitement, il devient favorable lorsque l'art intervient à propos (opération césarienne).

§ 543. Examinons d'abord en détail les conséquences pour la mère. — Le plus grand danger **qui** menace la mère dans les rétrécissements du bassin c'est l'attrition des parties molles. Par conséquent, il est extrêmement important de savoir qu'une pression qui n'est que momentanée, fût-elle extrêmement forte, n'amène pas la mortification des parties molles, tandis qu'une pression beaucoup plus faible, mais qui agit d'une façon persistante, peut avoir les conséquences les plus pernicieuses. Ainsi s'explique que l'intervention de l'art, lorsqu'elle est appliquée à propos dans les présentations de l'extrémité pelvienne ou les présentations transversales, n'est pas ordinairement pernicieuse pour la mère, tandis que les présentations du sommet entraînent souvent des lésions considérables. Toutefois, lorsque le rétrécissement est faible, surtout si les douleurs sont fortes, la tête quelquefois traverse si rapidement le bassin, que les parties molles maternelles n'en éprouvent aucune lésion ou ne présentent que des lésions insignifiantes, tandis que si le rétrécissement est plus considérable, la mère est exposée à un danger beaucoup plus sérieux. La tête se trouve comprimée entre la symphyse et le promontoire, et elle détermine, à un degré plus ou moins prononcé, l'attrition des parties maternelles qui se trouvent à ce niveau.

Les conséquences de cette attrition se bornent quelquefois à des inflammations locales qui se terminent heureusement. Mais cette attrition peut donner lieu à des phénomènes complexes par suite de gangrène et de résorption des matériaux organiques détruits, phénomènes que l'on connaît sous le nom de fièvre puerpérale. Si cette attrition se produit avant que l'orifice se soit rétracté sur la tête, l'étranglement des lèvres de l'orifice peut donner lieu à des déchirures profondes, ou bien cette attrition du tissu utérin et du péritoine peut conduire à des perforations qui communiquent avec la cavité abdominale. L'attrition d'une partie de la paroi postérieure de la vessie donne lieu à des rétentions d'urine opiniâtres, a de la cystite catarrhale ou diphtéritique et à des fistules vésicales. Dans des cas rares, le passage de la tête à travers un bassin rétréci a eu pour conséquence la rupture d'une ou de plusieurs des articulations du bassin ; celle qui est atteinte de beaucoup le plus souvent, c'est la symphyse.

Ahlfeld (1) a réuni 21 cas de rupture de la symphyse qui permettent de constater que cette rupture survient le plus souvent dans les bassins ostéomalaciques, et qu'elle se produit presque exclusivement dans les présentations du sommet. Ce phénomène n'arrive pas seulement après des extractions difficiles à l'aide du forceps ou du céphalotribe, mais même assez souvent dans des accouchements spontanés. Nous en avons nous-même observé un cas dans un accouchement où l'extraction avait été faite avec le céphalotribe : le bassin rachitique singulièrement rétréci mesurait (conj. vrai 7 c., Diam. Trans. 12 c. 6), l'enfant extrêmement développé pesait 8 livres après la perforation et la céphalothripsie répétée, et était long de 60 centimètres, l'accouchement avait été extrêmement difficile. La femme mourut sept heures après. Les signes diagnostiques sont une douleur dans la région de la symphyse, l'impossibilité de mouvoir les jambes et l'exploration de la symphyse qui permet de constater l'écartement du pubis et les signes d'une inflammation locale. Il y a aussi habituellement des troubles du côté de la vessie. Le pronostic est très-délicat, surtout dans les cas où la rupture est due à l'intervention de l'art ; et même dans les cas qui se terminent par la guérison, la convalescence est ordinairement très-longue, et l'on voit souvent persister des troubles notables. La première indication du traitement est de rapprocher les os écartés en faisant porter un bandage pelvien exactement appliqué (2).

§ 544. Abstraction faite de ces lésions, la mère est encore menacée de tous

(1) Ueber die Zerreissung der Schamfuge währ. d. Geb. D. i. Leipzig, 1868.
(2) Voy. Gmelin, Ueber die Krankh. der Symphyse, etc. D. i. Tübingen, 1854 ; Ercole Galvagni, Schmidt's Jahrb., 1869, vol. CXLI, p. 52 ; Fodéré, Des arthrites pelv. etc., thèse, Paris, 1869 ; Winkel, Path. u. Th. d. Wochenbettes, 2me édit., Berlin, 1869, p. 427 et Duchène, De la rupture des symphyses du bassin, etc., thèse. Strasbourg, 1869.

les accidents qu'entraînent à leur suite les accouchements trop prolongés. Un accouchement qui se prolonge trop longtemps après l'écoulement des eaux amène de l'endométrite, de la métrite avec fièvre, et peut même déterminer la mort par épuisement. Des douleurs très-fortes, lorsqu'elles coïncident avec un obstacle insurmontable, peuvent avoir pour conséquence la rupture de l'utérus.

§ 545. De plus, il ne faut pas oublier que les opérations qui sont devenues nécessaires par suite du rétrécissement du bassin, peuvent aussi mettre la mère en un danger sérieux. La plus dangereuse de toutes est, dans le cas où elle devient nécessaire par suite d'un rétrécissement absolu, l'opération césarienne. La perforation par elle-même n'est nullement dangereuse pour la mère. Il en est de même de la version, si elle est pratiquée assez tôt. Pourtant, dans les cas où les présentations transversales ont été tout d'abord méconnues, l'inflammation de l'utérus peut augmenter sous l'influence de l'intervention qui exige alors beaucoup de force, ou même elle peut déterminer la rupture de l'utérus dont la femme était déjà menacée. Le forceps, lorsqu'il est employé mal à propos, peut avoir les inconvénients les plus dangereux ; pourtant, entre les mains d'un accoucheur expérimenté qui sait limiter son usage, c'est à peine s'il entraîne quelques inconvénients.

§ 546. Les présentations de l'extrémité pelvienne, comme les présentations transversales, lorsque l'art intervient à propos, et que le bassin n'est pas trop rétréci, ne sont nullement dangereuses pour la mère. Dans les premières, le siége, qui est mou, ne produit aucune attrition, et la tête qui vient la dernière, si elle n'est pas expulsée par les douleurs seules, sera extraite si rapidement par les manœuvres, que la durée de la pression est trop courte pour avoir des conséquences fâcheuses. Autant les présentations transversales méconnues peuvent devenir dangereuses pour la mère, autant elles sont insignifiantes pour elle si elles sont reconnues de bonne heure, et si le traitement est convenablement dirigé.

§ 547. Les conséquences des rétrécissements du bassin ne sont pas moins importantes pour l'enfant.

La prolongation de l'accouchement, qui résulte presque régulièrement du rétrécissement du bassin, met déjà par elle-même l'enfant en danger. Dans tout accouchement, une circonstance que l'on ne peut pas même considérer comme pathologique, comme par exemple la procidence accidentelle du cordon à une place où il est exposé à des compressions, peut mettre l'enfant en danger ; mais plus l'accouchement dure, plus longtemps par conséquent l'enfant est exposé au danger, et la possibilité d'une terminaison défavorable augmente considérablement pour l'enfant, si dans un rétrécissement du bassin l'accouchement tarde encore longtemps après la rupture de la poche des eaux. Il est vrai que, même quand la tête n'est pas exactement embrassée par le segment inférieur de l'utérus, le liquide amniotique ne s'écoule pas complétement, mais que par suite de la pression atmosphérique, à moins que par suite d'explorations inconsidérées l'entrée de l'air dans l'utérus ne devienne extrêmement facile, le liquide, qui oblige le fœtus à prendre la forme d'un ovoïde et qui remplit les anfractuosités qui se trouvent entre ses différentes parties, reste conservé dans l'utérus.

Il n'en est pas moins vrai que les contractions violentes qui sont nécessaires pour le passage de la tête dans les rétrécissements du bassin peuvent devenir dangereuses pour l'enfant après la rupture des membranes et l'écoulement de la majeure partie du liquide amniotique, et cela à un double point de vue : 1° Notamment une conséquence qu'entraînent des douleurs fortes, et qui ne sont interrompues que par de courts intervalles, c'est que le sang se trouve chassé des vaisseaux artériels, qui pendant la douleur subissent une pression extrêmement élevée, et que ce sang est chassé, puisque le contenu utérin subit la même pression que ses parois, non plus vers le placenta, mais dans les vaisseaux abdominaux de la mère. Par suite, l'échange entre le sang maternel et le sang fœtal se trouve rendu plus difficile, et la conséquence de cette désartérialisation du sang fœtal est l'irritation du nerf vague, qui à son tour produit une diminution de fréquence du pouls fœtal, et devient ainsi cause d'un appauvrissement du sang fœtal en oxygène. Des douleurs fortes se succédant rapidement l'une à l'autre, peuvent ainsi amener dans le sang fœtal un défaut très-prononcé d'artérialisation, et l'asphyxie, voire même la mort du fœtus dans l'intérieur de l'utérus. 2° Les contractions énergiques de l'utérus peuvent amener un décollement partiel et même complet du placenta, et ce décollement prématuré survient d'autant plus facilement que, une fois que le liquide amniotique s'est écoulé, l'utérus et que par conséquent aussi le point où s'insère le placenta s'est très-considérablement rétréci. Tous ces phénomènes sont défavorables pour l'enfant, et peuvent aussi survenir même dans les bassins normaux ; mais ils se produisent de préférence dans les bassins rétrécis, puisque le rétrécissement retarde l'accouchement et augmente l'énergie des contractions utérines.

§ 548. Un autre accident très-défavorable pour l'enfant, la procidence du cordon, survient précisément très-facilement dans les rétrécissements du bassin, puisque dans les bassins normaux, le col qui se dilate s'applique dans la règle étroitement sur la tête et empêche ainsi la présentation, et, après la rupture des membranes, la procidence du cordon. Mais dans les bassins rétrécis, la tête reste très-longtemps élevée, si bien que c'est la pression exercée par la poche des eaux qui dilate le col, et que, entre la tête et l'orifice, il reste encore un espace suffisant pour que le cordon vienne se présenter dans la poche. Si alors la rupture des membranes se fait, la tête étant encore élevée, il existe entre la tête et l'orifice un espace à travers lequel le cordon doit presque nécessairement prolaber s'il n'est pas absolument trop-court, ou s'il n'est pas rendu relativement trop court par des circulaires autour du cou ou autour du tronc ou des membres. Toute procidence du cordon est extrêmement grave pour l'enfant, et tout rétrécissement du bassin qui se complique de procidence du cordon, entraîne fatalement la mort de l'enfant si l'art n'intervient pas convenablement ; et même, lorsque l'art intervient à propos, l'enfant est tout au moins gravement exposé.

§ 549. Mais même en l'absence de complications défavorables, les présentations qui ordinairement pour l'enfant sont notamment les plus avantageuses, les présentations du crâne, exposent l'enfant, dans les cas de rétrécissements du bassin, à des dangers multiples qui sont essentiellement causés par ceci, que la tête en franchissant le point rétréci est exposée à des lésions mécaniques. Nous examinerons en peu de mots, dans les chapitres suivants, les altérations auxquelles la tête est exposée dans les bassins rétrécis, ainsi que leur influence sur la vie de l'enfant.

§ 550. La *bosse sanguine* peut notablement déformer la tête. Même lorsqu'elle est très-développée, elle n'entraîne aucun danger pour l'enfant, et même, sous plusieurs rapports, elle peut être considérée comme avantageuse. La bosse sanguine, lorsque la tête est élevée, se produit par ce fait que tout le corps fœtal est soumis à une pression régulière qui ne fait défaut que dans la partie du crâne qui se trouve placée dans l'orifice du col. Par conséquent une tumeur sanguine notable ne se forme que si, avec des douleurs énergiques, l'orifice se trouve appliqué solidement comme un anneau sur la tête, et que si la tête se dispose à pénétrer dans le détroit supérieur, c'est-à-dire seulement lorsque le rétrécissement n'est pas trop considérable. Une tumeur sanguine fortement développée agit favorablement en ce qu'elle fixe la tête dans le détroit supérieur, et qu'elle lui donne la forme d'un coin qui lui permet de pénétrer plus facilement dans le point rétréci. Comme de plus la production ou l'existence d'une bosse sanguine permet de porter un pronostic favorable au point de vue de la vie de l'enfant, cette bosse sanguine peut être considérée comme une modification à tous les points de vue favorable du crâne fœtal.

§ 551. Il en est un peu autrement des *modifications de forme* que subit le crâne fœtal dans les rétrécissements du bassin (1). Comme chacun des os pris isolément peut subir un déplacement au niveau des sutures, et comme les os eux-mêmes ne sont pas absolument inflexibles, la tête a la facilité de modifier progressivement sa forme sous l'action des douleurs qui la compriment entre les os maternels, et de s'accommoder ainsi à la forme du bassin. Le premier effet que produit le rétrécissement est un chevauchement des os dans leurs sutures. Comme la tête pénètre dans le conjugué rétréci par son diamètre transverse, l'effet ordinaire produit par le rétrécissement est la réduction de ce diamètre transverse par le chevauchement des os. Ordinairement le pariétal qui est placé en arrière, c'est-à-dire celui qui se trouve appliqué contre le promontoire, s'enfonce sous le pariétal qui est en avant, et dans les bassins généralement rétrécis, cette variété de chevauchement se produit presque exclusivement, tandis que dans les bassins aplatis il n'est pas rare que ce soit le pariétal antérieur qui s'enfonce sous le postérieur. Ordinairement dans la suture frontale le chevauchement est inverse de celui de la suture pariétale, tandis que, à la suture lambdoïde, c'est l'occiput qui presque toujours s'enfonce sous les pariétaux.

---

(1) Voy. aussi Michaelis, et encore R. Barnes, *Obstetr. Tr.*, vol. VII, p. 171; Olshausen, *Volkmann's Samml. klin. Vorträge*, Leipzig, 1870, n° 8, et Litzmann, *e. l.*, n° 23, p. 190

En général, ce chevauchement des os au niveau des sutures doit être considéré comme une modification favorable de la tête, et lorsqu'il n'est pas trop prononcé, l'expérience démontre qu'il n'a aucun inconvénient pour l'enfant. Ce n'est que dans les cas où il est poussé à l'extrême, qu'il peut survenir une déchirure des sinus qui se trouvent au niveau des sutures, et qu'il peut se faire une hémorrhagie, soit à l'extérieur sous les téguments du crâne, soit à l'intérieur à la surface du cerveau.

§ 552. Il peut se produire une autre modification de forme du crâne, par suite de la forme encore flexible des os pris isolément. Dans les bassins aplatis, ordinairement le pariétal postérieur s'aplatit sous l'influence de la pression exercée par le promontoire, tandis que la convexité de celui qui est en avant augmente aussitôt que le crâne a pénétré en partie dans le bassin, de sorte que dans les cas les plus parfaits le crâne conserve une forme asymétrique extrêmement forte qui saute aux yeux (voy. fig. 131). Le frontal postérieur qui ne franchit que tout à fait exceptionnellement le promontoire, ne s'aplatit que rarement, et cela ne se produit le plus souvent que dans les bassins généralement rétrécis.

§ 553. L'aplatissement des os coïncide très-souvent avec de petites solutions de continuité, puisque l'on trouve de petites fissures partant de la périphérie des os, et se dirigeant vers leurs points d'ossification, fissures qui dans la majorité des cas n'entraînent aucun inconvénient. Ces fissures rentrent dans les lésions réelles du crâne qui, dans les bassins rétrécis, se rencontrent souvent, aussi bien sur les os que sur les parties molles.

Dans les parties molles, ces lésions sont dues à la pression persistante exercée par le promontoire ou la symphyse. Elles ne se produisent que si la pression dure longtemps, aussi ne les rencontre-t-on jamais lorsque le crâne vient le dernier, puisqu'il franchit rapidement le bassin, et cela même lorsque la pression est très-prononcée. Le promontoire est la partie osseuse qui dans le bassin est la plupart du temps la plus saillante, aussi est-ce lui qui produit le plus souvent ce que l'on appelle l'*empreinte* (*Druck-Marken*). Dans les bassins généralement rétrécis, cette empreinte ne se produit que tout à fait exceptionnellement; on la rencontre le plus souvent dans les bassins aplatis, et cela sur le pariétal qui au moment de l'accouchement était dirigé en arrière. Elle part ordinairement de la grande fontanelle, près de la suture coronale, quelquefois lorsque le diamètre transverse du bassin est un peu rétréci, elle se dirige un peu plus vers l'oreille. Rarement elle a son siége au voisinage de la bosse pariétale, ou sur le frontal près de la suture coronale.

Dans la majorité des cas on ne trouve qu'une strie rougeâtre qui a déjà pâli quelques heures après l'accouchement. Dans d'autres cas, ce sont des sugillations bleuâtres, l'épiderme se détache, et il survient une inflammation de la peau qui dure longtemps, quelquefois même la peau du crâne se mortifie dans une étendue variable. On trouve alors une place noire, circonscrite, entourée d'une auréole inflammatoire. L'eschare se détache au bout de quelques jours à une profondeur variable, souvent jusqu'aux os, et la perte de substance guérit par suppuration. .

Ces lésions ne sont dangereuses pour l'enfant que dans des cas exceptionnels, mais elles sont très-importantes pour le diagnostic du mécanisme de l'accouchement. S'il n'y a qu'un seul point où la pression ait laissé trace, il correspond presque toujours au promontoire ; s'il y en a deux, ils correspondent au promontoire et à la symphyse, ou du moins à un point de la paroi antérieure du bassin qui est près de la symphyse.

§ 554. Les *lésions des os du crâne* sont beaucoup plus importantes sous le rapport du pronostic pour l'enfant (1). Parmi ces lésions, les plus fréquentes sont les *inflexions en forme de gouttière* du bord du pariétal, situé au niveau de la suture coronale. On les rencontre très-souvent à un faible degré, de sorte que tandis que le bord du pariétal est un peu saillant au niveau de la suture coronale, le point qui se trouve près de ce bord présente une dépression notable. Plus rarement, elles sont assez prononcées pour que l'on puisse placer le doigt dans la gouttière ainsi formée. La plupart du temps il n'existe qu'une simple dépression des os, plus rarement une sorte d'enfoncement. Par elle-même cette inflexion n'est pas dangereuse, ce qui fait surtout son importance, c'est qu'elle se complique souvent d'une division de la suture écailleuse que nous examinerons plus tard.

§ 555. Ce que l'on appelle les *empreintes en forme de cuiller* (*Loffelformige Eindrücke*) des os, sont plus dangereuses pour la vie de l'enfant. Elles se rencontrent sur le frontal et le pariétal, entre la tubérosité et la grande fontanelle et la suture coronale.

Elles forment des dépressions profondes des os, de sorte que le sommet de la tubérosité forme le bord le plus saillant de la fossette. Le *céphalématome* (c'est-à-dire l'épanchement de sang entre les os et l'épicrâne) qui accompagne aussi très-ordinairement toutes les autres lésions du crâne, se rencontre régulièrement dans la fossette au point où a lieu l'enfoncement. L'angle de l'os lésé, qui se trouve vers la grande fontanelle, est en outre fortement soulevé par en haut, et la périphérie de l'os présente ordinairement près des sutures une ou plusieurs fissures. Sur le frontal, il est très-rare de voir ces dépressions se produire spontanément. Le plus souvent elles sont déterminées par le forceps, lorsqu'il est appliqué d'une façon irrégulière et qu'on l'emploie violemment, et que le frontal se trouve avoir franchi avec force le promontoire. Sur le pariétal, elles se produisent un peu plus souvent par l'action seule des contractions, beaucoup plus souvent lorsque l'on emploie le forceps, ou qu'on fait de fortes tractions sur la tête restée la dernière ; mais elles se produisent surtout facilement lorsque cette tête est solide et irréductible. Le pronostic de cette dépression est très-sérieux, quoiqu'il ne soit pas absolument funeste. Sur 65 cas de dépressions en forme de cuillers, recueillis par nous dans les auteurs, 22 enfants (34 pour 100) naquirent morts ou mourants, 10 (15,4 pour 100) moururent rapidement des suites de la lésion, et 33 (50,8 pour 100) conservèrent la vie, du moins tant que leur sort put être suivi, et à part quelques exceptions, leur santé ne semblait pas compromise. La dé-

(1) Kehrer, 14 *Jahresbericht der Oberhess. Ges. f. Nat. u. Heilk.*, VII, p. 141.

pression peut dans ce dernier cas disparaître progressivement, mais le plus souvent il reste sur le frontal une marque très-visible qui indique le danger que les enfants ont couru pendant l'accouchement (1).

§ 556. Parmi les lésions habituelles du crâne fœtal, la *disjonction du pariétal et du temporal dans la suture écailleuse*, présente une importance toute particulière. Elle peut survenir lorsque la tête vient la première, mais elle est beaucoup plus fréquente lorsque la tête vient la dernière. On trouve les deux os séparés l'un de l'autre, rarement assez pour que le pariétal se trouve en dehors au-dessus du temporal, ordinairement cela se borne à ce que les deux os se trouvent de niveau, mais entre les deux il existe un grand trou rempli par la dure-mère. La déchirure du sinus et l'hémorrhagie qui en résulte rendent cette lésion très-souvent mortelle, puisque l'hémorrhagie se fait au voisinage de la base du crâne.

§ 557. Une variété particulière de lésion, qui consiste dans la *séparation des épiphyses de l'occipital*, semble encore plus sérieuse à cause du point où elle se fait. Les parties condyliennes se détachent de l'écaille, quelquefois lorsque la tête vient la première (cela est la règle lorsque la tête est comprimée par le céphalotribe), plus souvent lorsque la tête vient la dernière, sous l'influence de la compression latérale de l'écaille de l'occipital. Dans la grande majorité des cas, cette séparation s'accompagne d'une hémorrhagie dans la cavité crânienne, hémorrhagie qui est mortelle, puisqu'elle se fait directement dans la moelle allongée.

§ 558. Dans deux cas nous avons vu sur des enfants avant terme, à la suite d'une extraction difficile, des fractures transversales de l'écaille occipitale se produire au point où les fausses sutures (*mendosæ*) divisent normalement l'écaille (2). Cette fracture transversale se produit facilement, surtout si les fausses sutures pénètrent des deux côtés profondément dans les os. (Chez les Péruviennes, cette séparation est encore visible dans les premiers mois après l'accouchement, ce qui fait que l'os supérieur est désigné sous le nom d'os des Incas (3).

§ 559. Nous venons d'étudier les nombreuses lésions du crâne qui peuvent avoir des conséquences plus ou moins dangereuses. En général, il faut pourtant remarquer que lorsque les hémorrhagies qui se produisent à la surface du cerveau ne sont pas trop considérables, elles sont la plupart du temps bien supportées, et qu'elles ne sont absolument dangereuses que lorsqu'elles ont leur siége au voisinage de la base du crâne. Mais d'un autre côté, la compression du cerveau pendant l'accouchement peut amener la mort de l'enfant sans qu'on puisse découvrir aucune autre altération palpable.

Nous examinerons dans le traitement les conséquences pour l'enfant des différentes variétés d'intervention.

§ 560. Dans les rétrécissements du bassin, ce sont les premiers accouche-

---

(1) Voy. Köhler, *Intrauterine Schädelimpression*, D. i., Berlin, 1869, et Hoffmann, *Ueber löffelf. Schädelimpress. bei Neugeb*. D. i. Halle, 1869.
(2) Voy. Schroeder, *Schw., Geb. u. Wochenbett*. Bonn, 1867, p. 125.
(3) Voyez encore Pajot, thèse de concours, *Des lésions du fœtus pendant l'accouchement.*

ments qui sont les moins dangereux pour l'enfant, et le danger augmente si notablement avec l'accroissement du nombre des accouchements, que tandis que les trois premiers accouchements donnent autant d'enfants vivants que de morts, dans les trois accouchements suivants, cette proportion devient cinq fois aussi mauvaise (Michaelis). Cela tient d'une part à l'affaiblissement fonctionnel de l'utérus qui se produit si souvent, et aux présentations anormales de l'enfant que cela détermine, ainsi qu'à la faiblesse des contractions ; et d'autre part, à ce que le diamètre transversal de la tête de l'enfant augmente considérablement par suite de l'âge de la mère et du nombre croissant de ses accouchements.

h. Traitement des rétrécissements du bassin.

§ 561. Le traitement prophylactique, c'est-à-dire le fait d'empêcher la production des rétrécissements du bassin est jusqu'à présent presque complétement négligé, et pourtant il mérite absolument l'attention des médecins ordinaires de la famille, puisque il est incontestable qu'un régime approprié chez les petites filles qui sont atteintes de rachitisme peut, sinon empêcher complétement les altérations du bassin, du moins les limiter considérablement. Comme le rétrécissement dans le conjugué est déterminé par la pression du poids du tronc qui enfonce le promontoire dans le bassin, on devrait laisser cette action s'exercer le moins possible en défendant la position assise, la position debout et la marche.

On pourrait peut-être aussi limiter la production du bassin aplati, qui est si fréquente, en veillant avec soin à ce que les petites filles ne s'asseyent pas trop tôt sur leur séant, ni d'une façon trop continue, en veillant à ne pas charger fréquemment le tronc de lourds fardeaux avant la formation complète du bassin.

§ 562. Lorsque le rétrécissement du bassin s'est formé, le traitement est essentiellement basé sur le degré de rétrécissement. Malheureusement ce degré pendant l'accouchement ne peut jamais, par la mensuration, être obtenu avec une complète certitude.

Car, quoique la mensuration du bassin puisse donner des résultats parfaitement exacts, la détermination du volume de la tête de l'enfant échappe à toute précision. On est par conséquent, même quand on a pris avec la plus grande exactitude les dimensions du bassin, toujours obligé de s'en rapporter à ce que l'on observe pendant l'accouchement pour pouvoir, dans un cas donné, se rendre un compte exact des difficultés qui peuvent se présenter.

§ 563. En général, lorsque le rétrécissement est peu prononcé, lorsque par conséquent dans les bassins aplatis le conjugué mesure plus de 9 c. 1/2, et dans les bassins généralement rétrécis plus de 9 c. 3/4 (v. § 498), l'accouchement exige précisément un traitement aussi insignifiant que si le bassin était normal, et dans les anomalies habituelles, c'est-à-dire par conséquent surtout dans les présentations anormales du fœtus, le traitement n'est nullement influencé par un léger rétrécissement du bassin. Ces bassins ne présentent ordinairement d'intérêt que parce que, lorsqu'ils existent, le mécanisme de l'accouchement présente une marche caractéristique ; pourtant il faut toujours se rappeler que la tête pouvant par exception être plus grosse, peut, quoique le rétrécissement soit léger, devenir cause d'une disproportion considérable entre cette tête et ces bassins.

§ 564. Au point de vue pratique, le *traitement* acquiert sa plus grande importance dans les cas où le conjugué vrai présente une dimension qui peut varier de 6 1/2 à 9 1/2 centimètres.

Examinons d'abord le traitement qui peut devenir nécessaire dans la *présentation du crâne.*

Si le crâne se présente, et si le rétrécissement ne comporte pas beaucoup moins de 9 c. 1/2, l'accouchement ordinairement marche de telle façon que la tête pénètre dans le détroit supérieur en prenant la position que nous avons décrite § 524, et que lorsque l'orifice est encore peu dilaté, la tête pénètre peu à peu dans le détroit supérieur pendant que les os chevauchent dans les sutures, qu'il s'y forme une bosse sanguine, et qu'elle franchit ce détroit sous l'influence de la pression pendant que l'orifice se dilate. La mère, dans ces cas, n'éprouve ordinairement aucun dommage, et les enfants, la plupart du temps, naissent vivants. Ils peuvent, il est vrai par exception, même lorsque le travail se fait rapidement, conserver des lésions mortelles à la suite de cette forte compression du crâne ; pourtant, ordinairement l'accouchement est aussi favorable pour la mère que pour l'enfant, de sorte qu'il n'est besoin d'aucun traitement, et que le rôle de l'accoucheur se borne à étudier le mode et la manière dont se fait le passage de la tête, et à surveiller l'accouchement (1).

§ 565. Mais dans d'autres cas la tête, lorsque l'orifice est encore peu dilaté, s'introduit bien encore dans le détroit supérieur et s'y fixe pendant que l'orifice se dilate complétement, mais le dégagement complet de la tête exige beaucoup plus de temps. On peut encore, dans ce cas, se borner à un traitement purement expectant, tant que le bon état de la mère le permet ; mais si l'abaissement des pulsations fœtales indique un danger pour l'enfant, on peut, si l'orifice est suffisamment dilaté pour permettre la version, tenter de la pratiquer. Pourtant, si la tête est solidement fixée, la version ne pourra, comme nous l'avons vu, réussir sans l'emploi du chloroforme, et même malgré ce chloroforme elle pourra exiger un temps assez long pour qu'elle ne soit plus d'aucune utilité pour l'enfant, qui est déjà asphyxié. Par conséquent ordinairement, puisque pour des raisons que nous indiquerons plus tard, le forceps ne peut pas être employé dans ces cas, on se verra forcé de laisser mourir l'enfant, et une fois sa mort constatée, de faciliter l'accouchement dans l'intérêt de la mère, en pratiquant la perforation. Si la longue durée de l'accouchement éveille aussi des craintes pour la mère, on doit penser à abréger l'accouchement à l'aide de l'art. Dans ces cas, aussitôt que l'orifice est suffisamment dilaté, on doit toujours essayer s'il ne serait pas possible, après avoir administré le chloroforme, de refouler la tête un peu de côté, et de pratiquer la version et l'ex-

(1) Voy. Osterloh, *Arch. f. Gyn.*, IV, p. 520.

traction. Une tentative faite avec précaution n'est jamais nuisible, réussit souvent encore quoique la tête paraisse solidement fixée, et donne pour la mère et l'enfant le meilleur pronostic. Mais on ne doit pas, pour faire cette tentative, attendre que la vie de la mère soit évidemment compromise, et il faut l'essayer aussitôt que la longue durée de l'accouchement fait craindre la contusion des parties molles maternelles, quoique les symptômes évidents de cette contusion ne se soient pas encore manifestés. Si la version ne réussit pas, c'est que la tête est alors tellement comprimée dans le point rétréci, que les fortes douleurs vont ordinairement la pousser bientôt assez avant pour qu'on puisse la saisir avec le forceps et l'extraire. Aussi faut-il, lorsqu'on s'est assuré que la version n'est plus possible, attendre encore un certain temps l'effet que produiront les douleurs. Ordinairement dans ces cas elles suffiront à expulser la tête, et cela dans un temps relativement assez court.

§ 566. Mais quelquefois la tête reste solidement enclavée dans le point rétréci, et il survient des symptômes, qui réclament expressément la terminaison l'accouchement dans l'intérêt de la mère. Ces symptômes tiennent ou à la contusion locale que les parties molles éprouvent entre la tête et le bassin, et aux inflammations qui en sont la conséquence, ou bien ce sont des phénomènes d'épuisement qui se manifestent à la suite des efforts violents et incessants de la femme en travail. La crainte de voir survenir une rupture de l'utérus ne peut malheureusement que très-rarement entrer en ligne de compte, puisque ordinairement cette rupture se produit sans qu'on puisse la soupçonner, et que d'une autre part on voit souvent les douleurs les plus énergiques ne pas la produire. Si, par conséquent, le vagin est sec, et le bas-ventre douloureux à la pression, si la mère a de la fièvre et est fortement affaiblie, la conservation de la mère doit passer avant toute autre considération, et cela d'autant plus que si l'on se borne alors encore à l'expectation, et si l'on attend jusqu'à ce que le pouls de la mère outre son extrême fréquence devienne petit et que les forces s'épuisent complétement, la mère succombe presque sûrement et l'enfant également. Il ne reste ordinairement dans ces cas pour terminer l'accouchement qu'à avoir recours à la perforation.

§ 567. Ordinairement on conseille dans ces cas l'application du forceps, pour sauver ainsi la mère et l'enfant, espérance qui, dans les circonstances que nous venons de signaler, ne se réalisera que dans des cas extrêmement rares, tandis que souvent ainsi on sacrifie tout à la fois la mère et l'enfant.

Les raisons qui s'opposent dans ces cas à l'emploi du forceps sont les suivantes : La tête pénètre par la suture sagittale dans le diamètre transverse du bassin rétréci. Or, comme le forceps, lorsque la tête est élevée, ne peut être appliqué que dans le diamètre transverse du bassin, il faudra que la tête soit saisie du front à l'occiput, c'est-à-dire d'une façon vicieuse, de sorte que par conséquent en bas, les manches, en haut la pointe des cuillers au grand dommage des parties molles maternelles seront fortement écartés les uns des autres, et que par conséquent le forceps glissera facilement. Mais le forceps appliqué de cette façon comprimera en même temps la tête dans la direction de son diamètre longitudinal, compression qui a toujours pour conséquence une exagération de la pression sur les parties molles maternelles qui déjà sans cela sont contusionnées entre la tête d'une part, le promontoire et la symphyse de l'autre. Il est clair que par conséquent le passage de la tête à travers le point rétréci, sera ainsi rendu encore plus difficile. Le forceps agira donc directement dans le sens opposé à l'action favorable des douleurs qui adaptent la tête à la forme du détroit supérieur, l'allongent dans son diamètre longitudinal et la racourcissent dans son diamètre transversal. Pourtant on ne peut contester que surtout lorsque les douleurs sont fortes et que le défaut de proportion n'est pas considérable, la tête lorsque l'on exerce avec le forceps des tractions violentes ne puisse être entraînée à travers le détroit supérieur rétréci. Mais, si les douleurs ne font pas presque tout, le résultat sera toujours beaucoup plus fàcheux, pour la tête qui se trouvera ainsi exposée à une compression dans tous les sens, et pour les parties molles maternelles qui subiront des contusions beaucoup plus prononcées. Nous conseillons par conséquent aux débutants, et cela d'une façon expresse, de ne pas compter sur le forceps, si la tête se trouve élevée dans le détroit supérieur rétréci. Tant que la tête n'est pas encore fixée d'une façon assez solide pour que la main, lorsque la femme est endormie par le chloroforme, ne puisse plus passer à côté d'elle, la version est indiquée. Si elle n'est plus possible, il faut que l'application du forceps soit faite par un maître de l'art, et qu'il cherche alors, par des tractions modérées quoique énergiques, à dégager complétement la tête déjà en partie engagée dans le point rétréci du bassin. Il saura, si cela ne réussit pas, retirer son forceps au moment convenable. Mais le débutant, si la tête ne vient pas, perd la tête, et craignant d'en être pour sa honte devant les personnes qui l'entourent, tire de plus en plus fort, et enfin tire si bien que d'un instrument inoffensif comme le forceps il fait l'instrument le plus dangereux de tous. Le forceps ne doit être employé dans les rétrécissements du bassin que lorsque les forces de la nature ont déjà complétement ou du moins presque complétement triomphé de l'obstacle. Dans la majorité des cas toutefois, la tête est alors expulsée assez rapidement par les seules forces de la nature ; mais il peut par exception arriver que ces forces s'épuisent à lutter contre le rétrécissement et que la tête reste longtemps dans l'excavation. C'est alors que le forceps trouve sa vraie place, c'est alors que c'est un instrument inoffensif, l'instrument de salut, mais ce n'est plus alors contre le rétrécissement du bassin qu'on l'emploiera, mais contre l'insuffisance des douleurs.

§ 568. Mais si la tête n'a pas encore franchi le détroit supérieur, et si l'état de la mère réclame expressément la terminaison de l'accouchement, il ne reste, si la version est impossible, qu'une alternative fort douloureuse, ou laisser mourir la mère et l'enfant, ou abréger artificiellement la vie de l'enfant qui dans ces cas est toujours perdue, pour sauver au moins la mère; c'est-à-dire la perforation du crâne de l'enfant vivant. Mais si souvent que cette opération soit utile pour la mère, il ne faut pas attendre pour la pratiquer que la mère soit dans un état tel que la terminaison de l'accouchement ne présente plus aucun avantage pour elle, mais il faut la pratiquer assez tôt pour que les lésions maternelles soient assez peu sérieuses pour permettre un pronostic favorable. C'est un des problèmes les plus difficiles à résoudre pour l'accoucheur, que de préciser exactement le moment où l'on a d'une part encore des chances suffisantes pour conserver la mère, et où d'autre part on ne détruit plus une vie fœtale qui aurait pu encore être conservée. (Le seul moyen qui dans ces cas pourrait éviter la perforation de l'enfant vivant est l'opération césarienne. Elle peut sauver la mère et l'enfant, mais dans ces cas on ne peut même pas être absolument certain de sauver l'enfant. Dans la pratique, il n'en est relativement que très-rarement question, puisque la majorité des mères préfère le morcellement de l'enfant). Après la perforation, on attend un peu pour voir si la nature ne suffira pas à expulser la tête. Mais si après l'évacuation de son contenu l'expulsion de la tête traîne en longueur, et si l'état de la mère exige qu'elle accouche promptement, on applique le céphalotribe.

§ 569. Mais l'orifice du col peut même, lorsque la tête se présente, se dilater sans que la tête tende à s'engager dans le bassin, et il faut dans ces cas faire une distinction essentielle entre les primipares et les multipares.

Chez les *primipares*, il faut pour amener une dilatation suffisante du col, une énergie des douleurs telle que si elle ne suffit pas à engager, du moins en partie, la tête dans le détroit supérieur, la durée de l'accouchement, et les dangers qu'il peut entraîner s'il est abandonné à lui-même, ne peuvent être calculés à l'avance. Si par conséquent chez les primipares, malgré la dilatation suffisante du col, la tête reste encore mobile au-dessus du détroit supérieur, et si les douleurs qui ont été suffisamment fortes pour amener chez une primipare cette dilatation si large du col ne peuvent fixer la tête dans le détroit supérieur, on est en droit de supposer que dans le cours ultérieur de l'accouchement il faudra, dans les cas favorables, pour que la tête puisse franchir le point rétréci, des douleurs si soutenues, si énergiques, que l'enfant se trouvera exposé aux plus grands dangers, et que son passage à travers le bassin se fera si lentement que l'on ne pourra éviter des attritions très-considérables des parties molles maternelles. Il y a donc dans ces cas indication expresse à intervenir par les ressources de l'art, et cela à un moment où les phénomènes dangereux ne se seront pas encore produits. Or, comme lorsque le col est suffisamment dilaté et que la tête est mobile, la version ne présente aucune difficulté ni aucun danger, et que l'extraction de la tête venant la dernière, se fait plus facilement que le passage de cette tête lorsqu'elle vient la première, comme d'un autre côté, lorsque le point rétréci est franchi rapidement, cela est plus favorable pour la mère et n'est pas défavorable pour l'enfant, il faut, lorsque l'accouchement en est arrivé au point que nous venons de signaler, pratiquer immédiatement la version et l'extraction, et cela toutes les fois que cela sera possible, sans attendre la rupture des membranes. Il est incontestable que la mère se trouve beaucoup mieux de cette intervention hâtive que si l'on attend trop longtemps, et cela n'aggrave pas le pronostic pour l'enfant, comme le prouvent avec une grande certitude les observations faites dans ces derniers temps.

§ 570. Les choses ne se passent pas tout à fait de même lorsque chez *les multipares*, les membranes étant encore intactes, et l'orifice suffisamment dilaté, la tête se présente encore mobile au détroit supérieur. Chez les multipares notamment, il suffit, souvent pour dilater le col, de douleurs extrêmement faibles, si bien qu'il ne suffit pas que ces douleurs qui ont dilaté le col n'aient pas pu arriver à fixer la tête, pour pouvoir poser des conclusions certaines sur le cours ultérieur de l'accouchement. Il arrive assez souvent, lorsque le rétrécissement est modéré, que la tête reste élevée jusqu'à la rupture des membranes, et qu'alors, au moment où ces membranes se rompent, une forte douleur fait rapidement franchir à la tête le point rétréci, et que l'accouchement se termine promptement. Chez les multipares, par conséquent, si la mensuration du bassin et la marche des accouchements antérieurs permettent de conclure à un rétrécissement modéré, on peut se borner à l'expectation même si le col est suffisamment dilaté, tant que la poche des eaux est intacte. Mais si à ce moment les membranes se rompent et si la tête ne s'engage pas rapidement dans le bassin, on se trouvera encore dans des conditions favorables pour pratiquer la version, quoique pourtant elles le soient déjà un peu moins qu'avant. Il ne faut pourtant pas dans ces conditions différer trop la version, parce que le volume de la tête fœtale qui a une influence essentielle dans les cas de rétrécissements du bassin n'est jamais connu, et que lorsque la tête s'est fixée sur le bassin, et que l'on a laissé passer le moment favorable pour la version, on peut se voir forcé de pratiquer la perforation sur l'enfant vivant. Mais si au contraire la marche des accouchements antérieurs permet de constater que des enfants d'un volume moyen n'ont pu franchir le bassin qu'après les plus grandes difficultés et les plus grands dangers, il faut, pour les raisons que nous avons signalées plus haut, faire la version le plus tôt possible. L'accouchement devient ainsi inoffensif pour la mère et plus favorable, peut-être, pour l'enfant, mais de toutes façons ils ne donne pas un résultat plus fâcheux que si l'on se borne à l'expectative.

§ 571. Les raisons pour lesquelles la tête venant la dernière franchit plus facilement le bassin ont été exposées surtout par Simpson qui les a fait admirablement ressortir.

Simpson fait avec raison remarquer que la tête constitue un cône qui, lorsque la tête vient la première, pénètre dans le point rétréci par son extrémité épaisse, obtuse, tandis que si la tête vient la dernière, elle pénètre par son extrémité la plus étroite. De plus il est un fait très-important, c'est que lorsque la tête vient la dernière, nous pouvons venir en aide à l'énergie des douleurs par une forte traction exercée sur le tronc, traction qui laisse à la tête toute liberté pour s'adapter de la façon la plus convenable à la forme du détroit supérieur, tandis que lorsque la tête vient la première, cela devient impossible, parce que pour les raisons que nous avons données plus haut, le forceps ne permet pas à la tête de se mouler convenablement sur le bassin.

§ 572. Martin (1) insiste sur ce point que la version est indiquée dans les

(1) *M. f. G.*, vol. XV, p. 16 et vol. XXX, p. 321.

rétrécissements du bassin, puisqu'elle permet d'amener dans la moitié la plus large d'un bassin asymétrique l'occiput qui se trouvait dans la moitié rétrécie. Sans contester que cette modification de la position puisse exercer une influence avantageuse, nous devons pourtant faire remarquer que dans les bassins rachitiques asymétriques (nous reviendrons plus tard sur le bassin obliquement rétréci avec ankylose), le diagnostic d'un rétrécissement oblique peu prononcé est fort difficile sur la femme vivante, et nous ne pouvons de plus affirmer que l'on sera toujours sûr d'obtenir par la version la modification de position que l'on se propose. En tous cas, cette modification n'a pas une grande importance au point de vue de la pratique.

§ 573. Comme nous conseillons avant tout, dans l'intérêt de la mère, la version podalique et l'extraction, dans les rétrécissements du bassin, comme de plus, dans les bassins très-rétrécis (jusqu'à $7_c 1/4, = 2'', 9'''$ conjugué vrai), nous avons pu extraire des enfants vivants, et comme nous ne voyons pas que la perforation pratiquée sur la tête venant la dernière soit ou plus difficile ou plus dangereuse pour la mère que la perforation de la tête venant la première, nous conseillons de pratiquer la version jusqu'aux limites du bassin absolument rétréci. On aura même, lorsque le conjugué vrai aura moins de 8 centimètres, de temps en temps la joie d'extraire vivant un enfant de moyen volume, et dans les cas les plus fâcheux, on pourra toujours perforer la tête venant la dernière. Il arrivera du reste assez souvent que la perforation qui serait devenue nécessaire si la tête était venue la première, pourra être évitée parce que le diamètre transverse de la tête venant la dernière, se sera réduit fortement par suite de la formation d'un enfoncement en forme de cuiller. Il est vrai que parmi les enfants qui ont subi une telle lésion, la moitié seulement conservent la vie, mais il ne faut pas, d'un autre côté, oublier que ce résultat peut malgré tout être considéré comme très-favorable, parce que cet enfoncement du crâne qui sera mortel dans la moitié des cas, empêchera la perforation qui, elle, est absolument mortelle.

Jusque dans ces derniers temps, on a combattu pour savoir si dans les retrécissements du bassin il faut préférer le forceps ou la version.

Nous avons déjà exposé dans un autre ouvrage (1) que la question doit être posée en sens inverse, et ce que Stein le jeune a déjà fait remarquer d'une façon très-précise (2), que la version et le forceps en général s'excluent l'un l'autre, et que, lorsque la version est encore possible, le forceps est contre indiqué, tandis que, lorsque le forceps est indiqué, le moment où l'on pouvait faire la version est déjà passé.

D'après ce que nous avons dit note § 224 de l'application du forceps sur la tête venant la dernière, on comprendra que, tandis que de Lamotte et Levret, qui n'appliquaient pas le forceps sur la tête venant la dernière, conseillaient la version dans les rétrécissements du bassin, le plus grand nombre des accoucheurs, à partir de Smellie, ou rejetaient absolument cette opération comme trop dangereuse pour l'enfant, ou du moins limitaient beaucoup ses indications. Mme Lachapelle fait exception, car elle se servait des manœuvres manuelles, et, en conséquence, dans les rétrécissements du bassin, elle obtint 16 enfants vivants sur 25 versions, résultat qui a été

(1) *Schw., Geb. u. W.,* p. 106.
(2) *Was war Hessen der Geburtsh.*, etc., 1819, p. 35, 36, 47.
SCHRÖDER. — Manuel.

33

révoqué en doute comme étant beaucoup trop favorable par les partisans du forceps lorsque la tête vient la dernière.

En Allemagne, Osiander le jeune fut le premier qui conseilla cette opération d'une façon très-large, tandis qu'Osiander le père, dans les bassins rétrécis dans le conjugué, préférait le forceps et ne conseillait la version que dans les cas exceptionnels, lorsque le bassin était fortement incliné, le détroit inférieur rétréci, et que la main se présentait à côté de la tête.

En dépit des résultats défavorables pour l'enfant que présentait l'application du forceps sur la tête venant la dernière, le plus grand nombre des accoucheurs modernes, comme Trefurt, Naegele, Ritgen, Rosshirt, Hohl, Arneth, C. et G. Braun, Spaeth, Scanzoni et Hecker se sont prononcés pour la version, sauf certains cas. En Angleterre, c'est surtout Simpson, Barnes, Milne et Braxton Hicks qui sont les plus chauds partisans de la version.

Nous avons déjà insisté plus haut (1) sur ce fait que, quand même les résultats obtenus par la version faite d'une façon hâtive seraient défavorables pour l'enfant, il faudrait encore faire la version à cause des avantages considérables qu'elle présente pour la mère. Mais nous avons depuis acquis de nouveau la ferme conviction que le danger auquel l'enfant est exposé dans les rétrécissements du bassin lorsque la tête se présente, est plus grand que celui qui le menace, lorsque l'on fait l'extraction de l'enfant alors que c'est l'extrémité pelvienne qui se présente; et la supposition que l'adaptation progressive de la tête venant la première dans les rétrécissements du bassin, doit être moins dangereuse pour l'enfant, que son brusque dégagement lorsqu'elle vient la dernière, quelle que vraisemblable qu'elle paraisse à priori, n'est nullement prouvée par l'expérience.

Nous sommes arrivés à cette manière de voir par les bons résultats que, dans ces derniers temps, l'emploi de la manœuvre de Veit a donnés de différents côtés. Il faut évidemment rejeter toutes les vieilles observations dans lesquelles le forceps a été appliqué sur la tête venant la dernière, et que l'on a citées comme des preuves statistiques du danger énorme qu'il y a à employer la version dans les bassins rétrécis.

Des observations favorables à la version dans les bassins rétrécis et à l'extraction manuelle de la tête ont été, outre les nôtres, publiées dans ces derniers temps par Furhmann, Scharlau, Strassmann et Höning. De plus, si l'on veut bien examiner toute une série d'observations dans lesquelles, sur la même femme, des enfants sont venus successivement la tête la première ou la dernière, et dans lesquelles les premiers mouraient pendant l'accouchement, tandis que les derniers conservaient la vie, ainsi que, en particulier, le cas de Höning (2), dans lequel sur 4 accouchements observés chez la même femme, et dans lesquels ces enfants ayant des têtes à peu près de même volume, 2 de ces enfants nés en présentation du sommet succombèrent tandis que 2 autres nés en présentation pelvienne, furent sauvés, on sera forcé de reconnaître que, lorsque la version et l'extraction de la tête venant la dernière seront pratiquées par une main expérimentée, la vie de l'enfant, étant donné un rétrécissement du bassin, aura bien plus de chances d'être conservée que lorsque la tête vient la première. Par conséquent, si cette loi est exacte, comme la version faite de bonne heure est beaucoup plus avantageuse pour la mère, on doit faire, dans les rétrécissements du bassin, la version toutes les fois qu'elle sera possible, c'est du moins une conséquence qui découle tout naturellement de ce qui précède.

Nous affirmons par conséquent que, d'ici peu, la version, dans les rétrécissements du bassin, se répandra encore bien plus qu'elle ne l'est actuellement. La crainte que l'on ne fasse trop souvent cette opération ne nous autorise pas à poser des contre-indications, car, dans un traitement obstétrical rationnel, il ne s'agit pas de la fréquence de l'opération en elle-même, mais seulement de savoir si le résultat

(1) *L. c.*, p. 133 et *M. f. G.*, vol. XXXII, p. 183.
(2) *M. f. G.*, vol. XXXIII, p. 255.

sera amélioré ou rendu plus funeste par l'opération, et ce n'est que dans ce dernier cas que l'on peut limiter l'extension plus large de l'opération (1).

§ 574. Si la version, lorsque le crâne se présente et qu'il n'y a pas d'autres complications, présente déjà des chances très-favorables, elle est encore naturellement d'autant plus expressément indiquée qu'il existera des complications défavorables. Si par conséquent la tête se présente sur le bassin par le front ou la face, ou si elle s'accompagne de procidence des extrémités et surtout du cordon, la version est le seul traitement rationnel. On la pratique encore naturellement dans les bassins rétrécis dans les cas où on la ferait même si le bassin était normal, c'est-à-dire surtout dans les présentations transversales de l'enfant, et lorsqu'il survient des dangers pour la mère ou pour l'enfant.

Comme cela résulte de ce qui précède, les présentations pelviennes ne sont pas, lorsque l'art intervient dans les bassins rétrécis, plus défavorables pour la mère ou l'enfant.

§ 575. Le traitement se modifie essentiellement lorsque l'enfant meurt dans l'utérus. Si la mort survient lorsque la tête est encore mobile, la version et l'extraction sont évidemment plus faciles et moins dangereuses pour la mère que la perforation pratiquée sur une tête mobile ; moins dangereuses surtout parce que l'on ne peut savoir à priori si les forces de la nature suffiront à expulser la tête perforée. Si la tête est solidement fixée dans le détroit supérieur, il faut, aussitôt que la mort de l'enfant est constatée d'une façon certaine et que l'accouchement traîne en longueur, toujours pratiquer la perforation, puisqu'il est incontestable que la tête perforée passera plus facilement sous l'influence des contractions utérines, et que les parties molles seront plus ménagées, que si la tête n'est pas réduite de volume ; et que l'on n'a d'ailleurs aucune raison valable pour ménager le cadavre de l'enfant si cela peut être de quelque utilité pour la mère. On abandonne aux contractions utérines l'expulsion de la tête perforée, et on ne fait la céphalothripsie que si l'intérêt de la mère réclame la terminaison de l'accouchement.

§ 576. Les résultats des diverses opérations que l'on peut pratiquer sont

---

(1) Parmi les nombreux auteurs qui sont partisans de la version dans les rétrécissements du bassin, nous citerons J.-F. Osiander, *Hand. d. Entb.*, III, p. 179.—J. Simpson, *Prov. med. and surg. J.*, D. 1847, p. 673 ; *Monthly J. of Med.*, Févr. 1852, p. 135, et *Sel Obst. Works*, I, 1871, p. 393 et 486. — Dubreuilhe, *Gaz. méd. de Paris*, no 28, 1856. — Hohl, *Deutsche Klinik*, 1860, no 36. — Hecker, *Kl. d. Geb.*, I, 1861, p. 101. — Blot, *Gaz. méd. de Paris*, no 29, 1862, et *Archives génér.*, juillet 1863. — Inglis, *Edinb. med. J.*, déc. 1864, p. 503. — M'Clintock, *Obst. Tr.*, IV, p. 175. — G. Hewitt, *Lancet*, 27 août 1864. — Milne, *Edinb. m. J.*, mars 1867, p. 798. — Schroeder, *Schw., Geb. u. W.*, p. 116 et *M. f. G.*, vol. XXXII, p. 162. — Scharlau, *M. f. G.*, vol. XXXI, p. 328. — Strassmann, *M. f. G.*, vol. XXXI, p. 406. — Delore, *Gaz méd. de Paris*, 1867, no 44. — Barnes, *Obst. Oper.*, 2me édit., p. 224. — Fuhrmann, *Berl. klin. W.*, 1868, no 9, etc. — Poppel, *M. f. G.*, vol. XXXII, p. 202. — Ringloud, *Dubl. quart. J. of med. sc.*, août 1868. — Höning, *M. f. G.*, vol. XXXIII, p. 255 et *Berl. klin. W.*, 1871, no 34. — Lehmann, *Schmidt's Jahrb.*, 1869, vol. CXLIII, no 8, p. 188. — Wichers, *e. l.*, p. 192. — Braxton Hicks, *Guy's Hosp. Reports*, 1870, art. XV (voy. *Brit. and for. med. chir. Review*, juillet 1870). — Marchant, *J. de méd.*, etc., *de Bruxelles*, 1870 et 1871, p. 501 et p. 17. — Borinski, *Arch. f. Gyn.*, vol. IV, p. 226 et Schatz, *e. l.*, vol. V, p. 163.

un peu différents lorsqu'il s'agit d'un bassin généralement rétréci. Dans ces bassins, l'extraction de la tête venant la dernière est plus difficile, de sorte que la version donne moins souvent un enfant vivant. L'application du forceps n'est pas dans ces bassins aussi contre-indiquée que dans les bassins aplatis ; pourtant, lorsque le rétrécissement est considérable, cette application est difficile, surtout si le rétrécissement s'étend jusqu'à l'excavation. On fait bien par conséquent de ne pas exagérer les tentatives avec le forceps, et si elles devaient entraîner la mort de l'enfant, il faudrait retirer l'instrument et faire la perforation. La perforation, puisqu'elle amène une réduction de tous les diamètres de la tête fœtale, est l'opération qui convient le mieux lorsque le bassin, généralement rétréci, l'est à un haut degré.

§ 577. Si le conjugué vrai a moins de 6 centim. 1/2, on ne peut conserver l'espoir d'avoir un enfant vivant par les voies naturelles. Le seul moyen, dans ce cas, est l'opération césarienne, et l'on s'y décidera si la mère l'accepte, d'autant plus facilement que dans ces cas la crâniotomie est une opération qui est loin d'être sans danger pour la mère. Évidemment, dans la pratique, les mères consentiront rarement à l'opération césarienne, s'il reste encore un autre moyen de terminer l'accouchement, de sorte que dans les bassins ainsi rétrécis on se verra ordinairement forcé, que l'enfant vive ou non, de procéder à la craniotomie. Il y a pourtant, dans les rétrécissements du bassin, une limite extrême dans laquelle la craniotomie deviendrait une opération plus dangereuse même que l'opération césarienne, de sorte qu'on devrait pratiquer l'opération césarienne même l'enfant étant mort. Mais cette limite est évidemment très-difficile à poser. En Allemagne, ordinairement on prend 5 cent. 1/2 comme limite extrême de la crâniotomie, tandis que les Anglais, avec leur procédé (§ 262) extraient l'enfant dans les bassins aplatis dont le conjugué descend jusqu'à 4 centim., et Barnes exprime l'espoir que l'on pourrait réussir à réduire le minimum jusqu'à 2 centim. 3/4. En tous cas, on doit bien faire attention dans ces degrés extrêmes des bassins rétrécis, que si l'on n'est pas sûr de son habileté et si l'on n'a pas tous les instruments qui peuvent devenir nécessaires dans ces cas extrêmes, on fait mieux de préférer l'opération césarienne, car c'est une opération beaucoup plus facile à pratiquer, et qui, dans ces cas, est moins dangereuse pour la mère (1).

§ 578. Dans ce que nous venons de dire du traitement dans les bassins rétrécis, nous avons supposé que le médecin n'a été appelé près de la femme en travail qu'au début de l'accouchement ; mais si le médecin a eu occasion de constater déjà pendant la grossesse le vice de conformation du bassin, l'accouchement prématuré artificiel constitue un moyen thérapeutique plein de valeur pour la mère, quoique toutefois beaucoup plus incertain pour l'enfant. Voyez, pour les détails, § 171.

Note du traducteur. On voit, d'après ce qui précède, que Schroeder recommande surtout la version dans les rétrécissements du bassin, acceptant complétement à ce point de vue les idées de Simpson. Il est loin d'en être de même en France, où c'est

(1) Voy. Parry, *Amer. J. of Obst.*, V, p. 644.

au forceps que l'on donne la préférence. Tous les accoucheurs modernes français repoussent absolument la version podalique dans les rétrécissements du bassin, sauf le cas de bassin oblique ovalaire, et ils poussent cette manière de voir si loin que, dans les cas de présentations transversales, ils conseillent de débuter par la version céphalique par manœuvres externes pour amener la tête au niveau du détroit supérieur et permettre ainsi d'intervenir ensuite avec le forceps.

Dans un mémoire couronné par l'Académie en 1865, *Du forceps et de la version dans les cas de rétrécissements du bassin*, Joulin a repris l'étude de cette question, et nous semble avoir répondu à la plupart des objections qui ont été faites à l'emploi du forceps.

Après avoir énuméré les auteurs qui sont partisans du forceps et ceux qui n'ont pas d'opinion bien tranchée entre le forceps et la version, il arrive à ceux qui préfèrent nettement la version et cite en première ligne : Levret, Burton, Mme Lachapelle et Simpson.

Il fait d'abord remarquer avec raison que pour que l'on puisse décider exactement la question, il faut :

1° Que les diamètres du bassin de la mère et ceux de la tête du fœtus soient indiqués avec soin ;

2° Que la forme du rétrécissement soit notée ;

3° Que sur le même sujet on ait employé et le forceps et la version, car l'usage d'un seul de ces moyens pourra laisser place au doute, et l'on sera toujours en droit de supposer que l'autre moyen eût été plus avantageux, sinon préférable.

Or il montre que cette dernière condition a été bien rarement remplie et qu'alors c'est le forceps qui a donné le plus de succès. (Voy. obs. 1 et 2 de Deleurye, *Observation sur l'opération césarienne et sur l'usage du forceps au-dessus du détroit supérieur* (1779) de Coutouly, mémoire où l'auteur prouve qu'il est possible et avantageux d'aller chercher avec le forceps au-dessus du détroit supérieur d'un bassin vicié la tête mobile d'un enfant (1807). Le bassin avait 77 millimètres ; l'enfant pesait plus de 7 livres et 1/2.)

Passant ensuite à la discussion de l'opinion des auteurs favorables à la version, il montre que Burton, dans un cas, non-seulement, n'a pas pu terminer la version, mais encore qu'il a arraché la tête, et pourtant, dans 9 grossesses antérieures, la femme avait mis au monde spontanément des enfants vivants ; que la statistique de Mme Lachapelle est entachée d'erreurs, et que, bien loin d'avoir eu plus de succès avec la version qu'elle recommande particulièrement, qu'avec le forceps qu'elle repousse, c'est ce dernier qui donne les résultats les plus favorables.

		Mères.		Enfants.
Forceps.....	Guérisons....	7		4
	Morts........	2		5 dont 1 putréfié.
		9		
Version.....	Guérisons....	15		6
	Morts........	8		17 dont 8 putréfiés.
		23		

Étudiant ensuite l'ouvrage de Simpson, il répond à chaque argument invoqué par par Simpson de la façon suivante :

Pour Simpson, le diamètre bi-mastoïdien étant plus petit que le bi-pariétal, s'engage plus facilement dans le détroit rétréci ; si la tête s'engage par le vertex, elle s'aplatit sur le rétrécissement au lieu de s'y engager et il compare la tête à un cône qui, dans le cas de version, s'engage par sa pointe, dans le cas de présentation du sommet, par la base du cône.

Joulin répond que le vertex, relativement aux bosses pariétales, forme le sommet d'un cône, plus court il est vrai que celui qui est limité par le diamètre bi-mastoïdien et les bosses pariétales, mais on n'a *jamais* vu le vertex s'aplatir sur le bassin. De plus, dans les cas les plus fréquents, c'est-à-dire lorsque le travail dure depuis longtemps, la tête est fortement fléchie, et alors ce n'est pas le bregma qui se présente, *mais bien un point très-voisin de l'occiput qui forme le sommet d'un cône ayant pour base les bosses pariétales et qui présente* PLUS *de hauteur que le cône pariéto-mastoïdien et une épaisseur moindre à son sommet.*

Le forceps entraîne la tête et la force à diminuer la partie qui se présente en obligeant les os à chevaucher pour se mouler sur la déformation.

Simpson déclare que la prise que l'on a sur le corps du fœtus, lorsque le tronc et les extrémités sont extraits, permet d'exercer des tractions assez énergiques pour engager la tête de manière à faire diminuer le diamètre bilatéral amoindri par la compression de ses parois élastiques, ou, si cela est nécessaire, par leur dépression contre les parois rétrécies du bassin à un degré suffisant pour permettre le passage de la tête.

Joulin répond que la prise qu'on a sur le corps n'est pas meilleure que celle que fournirait le forceps, et si, dans de faibles rétrécissements, on obtient une réduction de la tête, il est à craindre que ce ne soit aux dépens du fœtus. On a vu arracher le tronc, la tête restant dans l'utérus.

Simpson ajoute que la tête tirée par en bas à travers le bassin déformé, ordinairement se place elle-même ou peut être artificiellement placée, de manière que son petit diamètre bi-temporal s'engage dans le diamètre le plus rétréci du bassin; cela est vrai, mais le forceps fournit le même avantage, et de plus engage la tête selon sa circonférence sous-occipito-bregmatique, tandis que la version l'engage toujours par sa circonférence occipito-frontale.

Enfin, le dernier argument de Simpson est que la voûte du crâne est plus promptement comprimée et aplatie selon la forme exigée pour son passage à travers le rétrécissement, lorsque la puissance qui comprime est appliquée, comme dans les présentations du siége sur les faces latérales, que si elle agissait comme dans la présentation du sommet, en partie sur les faces latérales, en partie sur le sommet.

A cela, Joulin répond que, dans le travail prolongé, ordinairement la tête est fortement fléchie et qu'elle n'a point de tendance à s'engager par le bregma, mais bien par le sommet du cône occipito-pariétal.

Enfin, dans le chapitre suivant de son mémoire, il prouve, par des expériences mécaniques, que l'engagement du fœtus par les pieds exige une somme de forces plus grande que l'engagement par le sommet. Il conclut donc expressément à l'emploi du forceps toutes les fois qu'il pourra être appliqué, excepté dans les cas de bassin oblique ovalaire. Ces conclusions sont celles qui sont admises en France et professées par nos maîtres Depaul, Pajot, Blot, Tarnier, Jacquemiez, etc,

Chassagny, dans un mémoire sur l'opportunité de la version, donne de même la préférence au forceps, surtout au forceps à tractions mécaniques dans les rétrécissements du bassin.

Nous avons vu, dans la note que nous avons ajoutée au chapitre FORCEPS, et que nous avons emprunté à l'article EORCEPS du dictionnaire, que Tarnier a, dans certains cas de rétrécissements, employé avec succès le forceps aidé d'une simple moufle.

Nous ne pouvons mieux faire maintenant, pour compléter cet article, que de poser les indications que présentent les rétrécissements du bassin, et nous emprunterons cette note à l'article très-remarquable de MM. Gueniot et Depaul, du *Dictionnaire encyclopédique des sciences médicales*, car cet article résume la pratique des accoucheurs français.

Au point de vue de l'accouchement, les angusties pelviennes présentent des indications très-variées selon leur degré, leur siége, leur nature et les circonstances diverses qui les accompagnent. Parmi les angusties d'origine rachitique, celles qui siégent au détroit inférieur ne commandent pas rigoureusement la même pratique que celles qui occupent le détroit abdominal. Enfin, la période plus ou moins avancée de la grossesse, les variations de volume du fœtus, son état de vie ou de mort sa présentation et sa position plus ou moins régulières, le degré de réductibilité de la tête, de même que du côté de la mère, des contractions utérines plus ou moins fortes et soutenues, des efforts d'expulsion plus ou moins énergiques, une inclinaison variable du bassin et des symphyses plus ou moins relâchées, sont autant de circonstances qui peuvent tellement changer les résultats du travail, que les indications dérivées de l'angustie pelvienne sont elles-mêmes susceptibles d'être considérablement modifiées.

Plusieurs cas peuvent se présenter :

1° *La grossesse est à terme ou très-près du terme.* Il convient d'établir trois grandes divisions.

A. Le bassin offre *au moins* 9 *centimètres* dans son diamètre antéro-postérieur. Si le sommet se présente, une fois que la dilatation est complète et que les membranes sont rompues, il faut faire une part suffisemment large aux contractions utérines et attendre quelques heures. Si l'action paraissait faible, on pourrait essayer de l'augmenter par une petite dose de seigle ergoté, et, dans tous les cas, il faudrait exercer une grande surveillance du côté de la circulation fœtale et intervenir plus ou moins vite par une application de forceps, en se laissant guider par les résultats de l'auscultation.

Si c'est la face qui tend à s'engager, la conduite à tenir est absolument la même toutes les fois qu'il s'agit d'une position mento-antérieure. Mais si le menton se trouve dirigé en arrière et s'il devient nécessaire d'agir, on devra chercher à fléchir la tête et à transformer la présentation de la face en présentation du sommet. Si la mutation de la présentation de la face est impossible, on appliquera le forceps, avec l'intention d'imprimer à la face un mouvement de rotation qui ramènera le menton en avant.

Dans le cas de présentation pelvienne, il serait très-indiqué de recourir à la version céphalique par des manipulations extérieures au début du travail et avant la rupture des membranes. Si ce résultat ne pouvait être obtenu, il faudrait veiller avec soin à la sortie du tronc et surtout au dégagement des épaules et de la tête, qu'on rendrait aussi prompt que possible, dans l'intérêt de l'enfant. Mais c'est surtout dans les présentations de l'épaule que les efforts doivent être tentés dans le but de ramener la tête au détroit supérieur. Puis, si c'est nécessaire, on appliquera le forceps. En cas d'insuccès, il ne resterait plus que la version pelvienne, et si elle-même était impraticable, comme on le voit dans quelques cas, c'est à la section du cou ou autres procédés d'embryotomie qu'il faudrait recourir.

B. On peut ranger dans cette seconde division tous les bassins qui se trouvent *entre 6 et 9 centimètres.* Deux cas peuvent se présenter : l'enfant a déjà succombé quand on est appelé près de la femme, ou bien sa vie n'a encore couru aucun danger.

Dans le premier cas, si la tête se présente, on laissera le travail marcher jusqu'à la dilatation complète. Puis on rompra les membranes, et, sans attendre que la femme puisse se fatiguer, on pratiquera la perforation du crâne. Si cela ne suffit pas, le forceps interviendra, si le bassin se rapproche de 9 centimètres ; on devra lui préférer le céphalotribe s'il descend près de la limite inférieure (6 centimètres).

Lorsque l'enfant est plein de vie, il faut établir une sous-division qui séparera les bassins ayant *au moins* 6 *centimètres et au plus* 7 *centimètres* 1/2 de ceux qui se trouvent entre 7 *centimètres* 1/2 *et* 9 *centimètres.*

Dans le dernier cas, 7 *centimètres* 1/2 *à* 9 *centimètres,* étant donnée une présentation du sommet, une fois la dilatation complète et les membranes ouvertes, il faut laisser d'abord agir les efforts naturels, puis appliquer le forceps, et si une première tentative est infructueuse, on devra y recourir une ou plusieurs fois à une ou plusieurs heures d'intervalle. Si cela échoue, il ne reste plus d'autre ressource que l'intervention par la perforation ou la céphalotripsie.

Si l'enfant se présente par la face, l'extrémité pelvienne ou le tronc, la conduite sera la même que dans le paragraphe A. Seulement, l'obstacle étant plus grand, il faudra, les conditions étant égales d'ailleurs, s'attendre à des difficultés plus sérieuses et à des résultats moins heureux.

Dans les bassins qui auront 7 *centimètres 1/2 au plus et au moins 6 centimètres*, les chances de l'enfant iront nécessairement en diminuant à mesure qu'on s'approchera de la limite la plus inférieure, et alors se présentera la question de l'opération césarienne ou de l'embryotomie, après avoir toutefois essayé de l'application du forceps.

C. Restent enfin les bassins qui ont 6 *centimètres au plus* et ceux dans lesquels *il n'y a plus que quelques millimètres*, c'est-à-dire les rétrécissements extrêmes.

Que l'enfant soit mort ou vivant, quand le diamètre antéro-postérieur du détroit abdominal a au plus 4 centimètres ou se trouve au-dessous de cette mesure, M. Depaul, sans hésiter, pratique l'opération césarienne.

Mais si le bassin mesure *entre 4 et 6 centimètres*, M. Depaul se base sur la mort ou la vie de l'enfant. Si l'enfant est mort, il fait l'embryotomie ; si l'enfant est vivant, c'est à l'opération césarienne qu'il donne la préférence.

M. Pajot, qui rejette absolument l'opération césarienne, recule les limites de l'embryotomie jusqu'aux dernières limites et pratique toujours dans ces cas, la céphalotripsie répétée sans tractions. Il a pu ainsi opérer dans un bassin de 0,028 millimètres, et il croit en tout cas la céphalotripsie, si dangereuse qu'elle soit pour la mère, moins grave pour elle que l'opération césarienne qui, à Paris du moins, a jusqu'à présent donné des résultats toujours funestes. Il fait bien plus volontiers que M. Depaul le sacrifice de la vie de l'enfant. Les chances de survie que celui-ci acquiert par l'opération césarienne ne lui semblent pas suffisantes pour autoriser le sacrifice absolu de la mère. J'avoue que, pour ma part, devant les résultats déplorables qu'a donnés depuis cent ans l'opération césarienne pratiquée à Paris, je ne me croirais pas autorisé à la pratiquer sans la demande formelle de la mère, et qu'entre la vie dubitative d'un enfant et celle d'une femme qui n'est compromise que par le fait de son accouchement, je n'hésiterais pas à tenter tous les moyens possibles pour lui conserver l'existence, fallût-il pour cela faire le sacrifice d'un enfant, vivant il est vrai, mais exposé à toutes les chances d'une opération mortelle pour la mère, et qui, si elle ne lui fait pas courir de danger, le laisse du moins exposé à toutes les mauvaises chances qui peuvent le menacer pendant les premiers jours et le premier mois de cette existence achetée à un si haut prix.

2º *Avant le terme.* Lorsque la femme à bassin vicié réclame les conseils du chirurgien, alors que plusieurs mois doivent encore s'écouler pour arriver au terme de la grossesse, les ressources de l'obstétrique s'élargissent dans des proportions considérables, et font naître des indications nouvelles qu'on est heureux de pouvoir remplir. Ici encore reparaissent les trois divisions précédentes.

a. Bassin entre 9 et 11 centimètres. Laisser la femme aller jusqu'à terme, surtout si la femme est *primipare*, et au besoin appliquer le forceps si les contractions utérines, contrairement à ce qui arrive le plus habituellement, ne suffisent pas à triompher de l'obstacle.

Mais si la femme est multipare, et si des grossesses antérieures ont prouvé que la femme avait le triste privilége de procréer des enfants d'un volume excessif, et qu'il en soit résulté de grands obstacles, on ferait bien de hâter de deux ou trois semaines le moment de l'accouchement ou d'intervenir dès la première moitié de la grossesse, en soumettant la femme à un régime débilitant et en lui pratiquant plusieurs saignées, méthode qui a déjà donné plusieurs fois à M. Depaul de très-bons résultats.

b. Les bassins de la deuxième division (*entre 6 et 9 centimètres*) réclament l'accouchement prématuré artificiel.

La méthode du régime débilitant et des saignées appliquées à partir des quatre ou cinq derniers mois de la grossesse, et avec toute la rigueur indispensable, peut permettre d'attendre le terme normal, pourvu que le diamètre antéro-postérieur ait au moins 8 centimètres. Au-dessous de cette limite, elle peut encore rendre des services, en permettant de reculer la provocation de l'accouchement, ce qui rend plus assurée la viabilité de l'enfant.

c. Dans les bassins de la troisième division (de 6 centimètres à 0), il ne reste que l'avortement dans les premiers mois. Car, si on laisse la grossesse aller à terme, il faut fatalement faire l'opération césarienne, ou avec M. Pajot, la céphalotripsie répétée, et si l'on pratique l'accouchement prématuré artificiel à 7 ou 8 mois, on manque presque à coup sûr le but que l'on se propose, car outre que l'enfant périt presque nécessairement dans les manœuvres qui deviennent nécessaires pour son extraction, la mère, de son côté, court les plus grands dangers et paye souvent de sa vie une semblable entreprise.

Telles sont les indications générales que fournissent les bassins viciés par le rachitisme. Ces indications, on le comprend, n'ont rien d'absolu, et c'est au praticien que revient le droit et le devoir de les modifier suivant les variétés du rétrécissement et suivant les individualités. Nous verrons du reste tout à l'heure dans les variétés rares de rétrécissements du bassin qui nous restent à étudier, que les indications thérapeutiques varient beaucoup suivant les cas, et que telle opération qui est contre-indiquée dans tel cas, est au contraire expressément réclamée par tel autre.

4. Les autres variétés rares de rétrécissements du bassin.

a. Le bassin spondylolisthésique.

BIBLIOGRAPHIE. — ROKITANSKY, Oest. med. Jahrb., vol. XIX, 1839, p. 202. — SPAETH, Zeitschr. d. Ges. d. Wiener Aerzte, 10ᵐᵉ année, vol. I, 1854, p. 1. — KIWISCH, Geburtskunde, II, p. 168. —SEYFERT, Verh. d. phys. med. Ges. in Würzburg, III, p. 340 et Wiener med. W., janv. 1853. — KILIAN, De spondylolisthesi, grav. pelv. c., etc., Bonnæ, 1853 et Schild. neuer Beckenf., etc. Mannh., 1854. — BRESLAU, Scanzoni's Beitr., 1855, vol. II. — BRESLAU, M. f. G., vol. XVIII, p. 411, et BILLETER, Ein neuer Fall von hochg. Sp. D. i. Zurich, 1862. — LENOIR-BELLOC, Arch. génér., 1859, p. 192. — OLSHAUSEN, M. f. G., vol. XXII, p. 301, et vol. XXIII, p. 190. — HARTMANN, M. f. G., vol. XXV, p. 465 et vol. XXXI, p. 285. — BLASIUS, M. f. G., vol. XXXI, p. 241. — ENDER, M. f. G., vol. XXXIII, p. 247. — HUGENBERGER, Bericht u. s. w., Petersburg, 1863, p. 121. — BARNES, Lancet, 18 juin 1864, et Obst. Tr., 1865. — LEHMANN, Schmidt's Jahrb., 1855, nᵒ 12, p. 328. — BLAKE, Amer. J. of med. sc., juillet 1867, p. 285.—ROBERT. M. f. G., vol. V, p. 81.—LAMBL., Scanzoni Beitr., vol. III, p. 2.

Historique. C'est Rokitansky le premier (on trouve dans Herbiniaux (1) un cas d'accouchement, où il s'agissait très-vraisemblablement d'un bassin spondylolisthésique, quoiqu'il ait été pris pour un bassin rachitique) qui a décrit au point de vue anatomique deux de ces bassins. L'un, un bassin massif gigantesque (2), fut trouvé accidentellement sur un cadavre, l'autre est le bassin décrit par Spaeth. Le deuxième bassin, dit bassin de Prague, fut décrit d'abord par Kiwisch puis par Seyfert et enfin avec détails par Kilian. Ce dernier fit aussi connaître un quatrième bassin, bassin de Paderbonn. Breslau a décrit deux bassins dont l'un, le premier, sur lequel manquent tous les renseignements, n'était que modérément rétréci. Dans le second, qui est représenté fig. 133, la variété du rétrécissement fut reconnue pendant la vie.

De plus, quatre autres de ces bassins ont été par hasard trouvés à l'autopsie par Belloc-Lenoir, Olshausen, Blasius et Ender, et Hartmann en a observé sur le vivant un cas où le diagnostic ne pouvait être révoqué en doute. Robert observa un cas chez une petite fille de quatre ans. Lambl fait dériver la production de cette variété du bassin d'un hydrorachis, à la suite duquel les apophyses articulaires se déforme-

(1) Traité sur div. acc. Brux., 1872, t. I, p. 349.
(2) Lambl., l. c., p. 25.

raient de telle façon que cela rendrait possible le glissement de la dernière vertèbre lombaire. Dans le premier bassin de Breslau et dans le *bassin de Prague*, il existait en outre un reste supplémentaire d'une vertèbre intercalaire rudimentaire refoulée en arrière, état qui est très-important en ce que cela facilite le glissement.

§ 579. Les bassins spondylolisthésiques sont très-rares. Jusqu'à présent on ne connaît guère que huit de ces bassins qui aient sûrement fait l'objet d'une observation obstétricale, et dans sept d'entre eux l'altération particulière du bassin a été constatée à l'autopsie et sur les bassins macérés. Dans les cas publiés par Hugenberger, Barnes, Lehmann et Blake, il s'agissait très-vraisemblablement encore de ce vice de conformation du bassin.

§ 580. L'altération du bassin consiste essentiellement en ce que la dernière vertèbre lombaire a glissé en bas et en avant des vertèbres sacrées dans le bassin, de sorte que, ou bien la face inférieure de la première fait seulement en partie une saillie libre dans le bassin, tout en restant encore en partie en contact avec la face supérieure de la dernière, ou bien que la face inférieure, et même quelquefois la face postérieure de la dernière vertèbre lombaire se trouve placée en avant de la face antérieure du sacrum.. Ce déplacement se fait toujours progressivement, de sorte que le cartilage intervertébral s'atrophie, et que la forme des vertèbres qui prennent part au déplacement s'est considérablement modifiée par une sorte d'usure. Souvent il se fait entre les deux vertèbres une synostose qui met ainsi un arrêt au glissement. Par ce fait que la colonne vertébrale lombaire descend dans le petit bassin, il se produit un rétrécissement plus ou moins considérable dans le diamètre droit. La dimension du conjugué vrai propre ne peut plus naturellement alors entrer en ligne de compte, et le promontoire se trouve dans le sens obstétrical remplacé par la partie de la colonne vertébrale lombaire, qui se trouve la plus rapprochée du bord supérieur et interne de la symphyse.

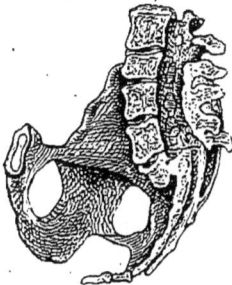

FIG. 133. — Bassin spondylolisthésique décrit par Breslau.

Dans les cas dans lesquels les mesures purent être prises exactement, ce fut trois fois le bord inférieur de la quatrième, une fois le bord inférieur de la troisième (ou le bord supérieur de la quatrième), et une fois même le bord inférieur de la deuxième vertèbre lombaire. La dimension du rétrécissement peut être très-différente. Le diamètre droit du détroit supérieur mesuré sur les bassins macérés comportait 5 1/2, 6, 7 1/4, 6 1/2, 7 3/4, 2 fois 8 1/4 et 9 3/4 centimètres. Le rétrécissement, par conséquent, était ordinairement très-considérable.

§ 581. Mais ce rétrécissement dans le diamètre droit n'est pas la seule altération qu'éprouve le bassin. Le bassin par lui-même se modifie d'une façon analogue à ce qui a lieu dans la cyphose. Comme notamment toute la colonne vertébrale, c'est-à-dire tout le poids du tronc s'abaisse dans le bassin, le centre de gravité se trouve modifié en ce qu'il tomberait beaucoup plus en avant s'il n'existait pas une compensation dans une inclinaison moindre du bassin, qui est tout à fait constante. La colonne lombaire déplacée exerce en arrière une pression sur l'extrémité supérieure du sacrum, de sorte que la base du sacrum tend à écarter les épines postérieures de l'os iliaque, et que la pointe du coccyx fait une saillie plus forte dans le bassin. Il en résulte que le diamètre droit du détroit inférieur est un peu rétréci, tandis que le conjugué vrai (distance de la symphyse au bord supérieur de la première vertèbre sacrée) se trouve agrandi. Dans le diamètre transverse, le rétrécissement va en augmentant progressivement vers le détroit inférieur, puisque l'écartement des os iliaques par en haut et la traction qu'exercent les ligaments ilio-fémoraux fortement tendus par suite de la faible inclinaison du bassin tendent à rapprocher davantage les tubérosités de l'ischion. Dans quelques cas, ce rétrécissement dans le diamètre transverse du détroit inférieur était très-prononcé, et dans le deuxième cas de Breslau on observa encore une autre conséquence de la rotation du sacrum : c'était une grande mobilité dans les articulations du bassin.

En ce qui concerne les causes de cette anomalie du bassin, il faut avant tout se bien rappeler que ce qui fixe la colonne lombaire avec le sacrum ce n'est pas le cartilage intervétébral, mais la position des deux côtés des apophyses articulaires. Tant par conséquent que les apophyses obliques auront leur position et leur solidité normales, un glissement de la colonne lombaire est en fait impossible. Il peut survenir, ou bien lorsque les surfaces articulaires de la première vertèbre sacrée sont tellement écartées l'une de l'autre que celles de la dernière vertèbre lombaire peuvent éprouver un glissement, ou bien lorsqu'il s'est produit une luxation de cette vertèbre, ou bien enfin lorsque les tubercules apophysaires, par fracture ou carie, ont éprouvé une solution de continuité. La position des apophyses obliques peut être influencée d'une façon fâcheuse par de l'hydrorachis et par une vertèbre rudimentaire intercalée en arrière. Si la dernière vertèbre lombaire, par un de ces procédés, ne se trouve plus suffisamment maintenue par les tubercules articulaires, elle peut progressivement glisser dans le bassin. Ce glissement se fait ou rapidement après la naissance, aussitôt que le poids du tronc agit par pression sur le sacrum, ou seulement lorsque le poids du corps devient plus lourd, et qu'après le début de la puberté, vers dix-sept ou dix-huit ans, la jeune fille a porté habituellement de lourds fardeaux.

Dans plusieurs cas, malheureusement, les commémoratifs n'ont donné que des renseignements absolument négatifs. Dans le cas de Hartmann, le rétrécissement survint à la suite d'un traumatisme à deux ans ; dans le cas de Belloc à dix ans, à la suite d'une chute. Dans trois autres cas, la maladie ne commença qu'à dix-sept ou dix-huit ans, et deux fois on accusa expressément l'influence de lourds fardeaux que la malade portait (il est très-douteux que, dans le cas de Ender, le déplacement n'ait commencé qu'à vingt-neuf ans, à la suite d'efforts pour soulever de lourdes hottes). Le cas d'Olshausen est intéressant parce que la malade fut observée dans la clinique chirurgicale de Halle pendant que le glissement s'opérait. Les caractères de la maladie avaient la plus grande analogie avec ceux d'un double psoïtis.

La carie de la première vertèbre sacrée et de la dernière lombaire, tant que les tubercules apophysaires restent intacts, n'a pas pour conséquence un glissement réel de la colonne lombaire. Ce n'est que lorsque les progrès de la carie sont devenus tels que les tubercules apophysaires articulaires sont détruits, que la carie des corps vertébraux peut alors produire une véritable spondylolisthésis.

§ 582. Le *diagnostic* paraît facile à établir à cause de la forte lordose et de la saillie de la colonne lombaire dans le petit bassin. Si derrière la dernière vertèbre lombaire, à son point d'articulation avec le sacrum, on sent un angle saillant en dedans très-nettement perceptible, le diagnostic ne présentera aucune difficulté.

Mais lorsque cela n'est pas le cas, il peut être très-difficile de distinguer ce bassin d'avec le bassin rachitique. Le rachitisme produit en effet aussi des lordoses considérables, et la dernière vertèbre abaissée dans le bassin peut être prise pour le promontoire, et son articulation avec le sacrum pour une forte courbure de ce dernier os; on devra, par conséquent, penser à confirmer son diagnostic en recherchant les autres modifications rachitiques (clavicules, cartilages, costaux et extrémités). Une différence importante entre les deux bassins consiste dans la dimension tranversale du grand bassin. Si les commémoratifs donnent un résultat négatif au point de vue du rachitisme, si l'on ne trouve aucune altération rachitique sur le reste du squelette, et si comme cela est la règle dans les bassins spondylolisthésiques, la distance des crêtes iliaques est de 2°1/2 à 3 centimètres plus grande que celle des épines iliaques, on n'a certainement pas affaire à un bassin rachitique altéré à un haut degré, le seul avec lequel la confusion serait possible.

Lorsque l'on a de cette façon exclu le rachitisme, c'est à peine si l'on peut encore mettre en doute l'existence de la spondylolisthésis. Les exostoses ne se rencontrent pas exactement à cette place, elles n'ont pas une forme aussi régulière, et ne déterminent pas une lordose considérable. On peut en outre, par les commémoratifs, acquérir quelques renseignements sur l'existence antérieure de douleurs dans la région sacrée pendant les premières années de la vie ; même après la puberté, le diagnostic du bassin spondylolisthésique est sûrement établi (la marche particulière, comme les canards, n'existe pas toujours).

Une circonstance qui peut encore avoir une grande importance, c'est que par suite du glissement de la colonne vertébrale dans le bassin, le point où l'aorte se divise peut siéger tellement bas, que l'on peut l'atteindre elle-même ou du moins que l'on peut atteindre le point d'où partent les deux artères iliaques communes. Olshausen a le premier appelé l'attention sur cet important moyen de diagnostic, et Breslau avait déjà dans son deuxième cas senti les pulsations d'un vaisseau à la paroi postérieure du bassin. Hartmann a pu sentir sur le bord supérieur de la vertèbre lombaire proéminente le point de bifurcation de l'aorte.

§ 583. Le *pronostic* dans tous les cas où le rétrécissement est un peu considérable, est très-suspect, et en tous cas plus grave que dans les bassins rachitiques où le conjugué a les mêmes dimensions. Car dans les bassins spondylolisthésiques, le rétrécissement n'a pas une étendue limitée, mais il commence déjà dans le grand bassin par la lordose de la colonne lombaire, et ne cesse pas aussitôt que le point rétréci est franchi, mais il continue encore dans l'excavation. De plus il faut encore tenir compte du rétrécissement dans le détroit supérieur.

§ 584. Le *traitement* se guide essentiellement sur le degré du rétrécissement. En général, il semble rationnel de conseiller sans plus tarder l'opération césarienne, lorsque le rétrécissement est considérable au détroit supérieur. Le cas de Breslau (conjugué, 7°3/4) est à ce point de vue très-instructif, puisque la femme qui se refusa à l'opération césarienne mourut sans être accouchée. Dans les bassins de Prague, d'Olshausen et de Paderbonn, les femmes qui possédaient ces bassins subirent une fois l'opération césarienne avec bonheur et ne moururent qu'à la seconde opération. Dans les cas de Spaeth et de Ender on fit la perforation. Ce n'est que dans le cas de Hartmann où le conjugué diagonal mesurait 11 centimètres que l'accouchement prématuré artificiel fut pratiqué deux fois avec succès, tandis que tous les enfants à terme vinrent morts.

Note du traducteur. Dans une thèse toute récente, publiée à Nancy sous les auspices de M. le professeur Stoltz, M. Didier a étudié une variété particulière de déformation du bassin qu'il désigne sous le nom de *cyphose angulaire sacro-vertébrale* et qui mérite d'appeler toute notre attention.

C'est une variété intermédiaire entre la spondylolisthésis et la cyphose vraie, et qui consiste en la projection en avant de la colonne rachidienne tout entière (*cyphose sacro-vertébrale*), production consécutive à la disparition par carie du corps de la cinquième vertèbre lombaire, soit isolément, soit concurremment avec celle d'autres corps vertébraux de la même région.

Cette lésion aura pour effet plus ou moins immédiat l'obstruction du détroit supérieur par la colonne osseuse antéfléchie, et par suite le bassin présentera un aspect tout particulier qui justifie parfaitement la dénomination de *pelvis obtecta*, sous laquelle Kilian a parfois désigné les bassins à spondylolisthésis. En ce cas, la cause de la dystocie ne siégera plus uniquement dans tel ou tel rétrécissement de la *cavité pelvienne* ou du *détroit inférieur*, mais l'obstacle principal consistera dans l'inclinaison du rachis couché tout entier sur l'entrée du bassin, et amenant la difficulté, sinon l'impossibilité de l'engagement du produit de la conception.

Le bassin décrit par M. Didier présentait les particularités principales suivantes : Au lieu de l'angle *saillant* normal formé par la dernière vertèbre lombaire et la première sacrée et dont les côtés se rencontrent en avant et à l'intérieur du bassin, il existe un angle *rentrant* dont les côtés se rencontrent en arrière et à l'extérieur. Cet angle mesure environ 125°. L'écartement normal entre le plan du détroit supérieur et le rachis dans la station verticale a subi une énorme diminution et ne compte plus que 40° au lieu de 145° à l'état normal.

Le diamètre sacro-pubien mesure 11 centimètres, mais, par suite de l'inclinaison en avant de la colonne vertébrale, on ne peut plus considérer comme diamètre antéro-postérieur, la distance de la symphyse pubienne à l'angle sacro-vertébral, qui d'ailleurs n'existe plus ici. Le véritable diamètre antéro-postérieur se rend de la symphyse pubienne au point de la colonne vertébrale qui en est le plus rapproché, et il n'a dans ce bassin que 7 centimètres.

Examiné par la face postérieure, ce bassin présente, entre l'apophyse épineuse de la dernière vertèbre lombaire et celle de la première sacrée, un vaste hiatus de forme quadrangulaire dans le fond duquel on aperçoit une surface osseuse érodée et rugueuse, dirigée verticalement, et qu'on reconnaît être constituée par la face inférieure de la dernière vertèbre lombaire. Lorsqu'on relève un peu le bassin, l'œil plonge par-dessus cette surface dans l'intérieur du canal rachidien et en parcourt toute la longueur. Ce canal a donc subi, au niveau de cet hiatus, une inflexion brusque et qui peut être calculée approximativement.

Les altérations osseuses sont telles que l'on en peut déduire qu'à un moment donné il s'est produit dans la région lombo-sacrée une altération osseuse qui a amené la destruction du corps de la première lombaire et par suite l'affaissement en avant de la colonne vertébrale. Ce mouvement ne s'est arrêté qu'au moment où la quatrième lombaire arrivant en contact avec le bord antérieur du sacrum est venue fournir un nouveau point d'appui au reste de la colonne. La présence des nombreux ostéophytes indique en outre que la nature était occupée d'un travail de consolidation tel que celui qu'on voit dans les portions de la colonne vertébrale atteintes du mal vertébral de Pott quand la destruction osseuse s'est arrêtée.

M. Didier rapproche ensuite de cette observation celle de Belloc cité par Schroeder, un cas du docteur Fehling, cité dans les *Archiv für Gynæcol.* t. IV, page 1, Berlin, 1872, un cas du docteur Aubenas (*Thèse sur la gastrotomie*, Strasbourg, 1855) et constate qu'il est deux autres états qui ont de l'analogie avec la cyphose sacro-vertébrale, ce sont : la cyphose sacro-lombaire et la luxation sacro-vertébrale ou spondylolisthésis.

Mais ce qui distingue la cyphose sacro-vertébrale avec *pelvis obtecta*, de la cyphose dorso-lombaire ou lombo-sacrée, c'est la *flexion angulaire de la colonne vertébrale* sur le bassin, tandis que c'est une *courbure en arc* que forme la cyphose ordinaire ; que dans la première, le bassin n'a pas subi de déformation sensible dans sa forme et ses dimensions, tandis que dans le bassin cyphotique ordinaire cette déformation, comme nous le verrons tout à l'heure, est caractéristique.

Quant à la spondylolisthésis, elle est due non plus à un mouvement de bascule, mais à un glissement progressif de toute la colonne en avant, suivant le plan incliné que forme la face supérieure du premier corps sacré dépouillé de son disque intervertébral. A un moment donné, le glissement continuant, la face inférieure du corps vertébral en mouvement et suivi du reste de la colonne se trouvera en contact, non plus avec la base du sacrum, mais avec sa face antérieure. Il y aura alors luxation complète, spondylolisthésis en un mot.

M. Didier rejette aussi la théorie de Lambl, c'est-à-dire la préexistence d'une hydrorachis lombo-sacrée, et l'intercalation d'une vertèbre supplémentaire incomplète, qui, agissant, en guise de levier, amène la luxation des apophyses articulaires.

Pour lui, c'est la carie qui produit ces deux effets, seulement, dans la cyphose angulaire la carie s'attaque aux *corps vertébraux*, tandis que dans la spondylolisthésis la carie porte sur *l'arc* de la dernière vertèbre lombaire. Il y a donc un *mouvement de bascule* dans le premier cas, parce que la colonne reste solidement maintenue en arrière pas ses moyens d'union habituels qui n'ont subi aucune altération, tandis que, dans le second, la destruction des apophyses articulaires et du disque intervertébral permet un *glissement* réel.

Dans les deux cas, il y a *pelvis obtecta*, mais, dans la luxation vertébrale, ce n'est plus une cyphose, c'est une *lordose* qui constitue l'obturation pelvienne. Dans la cyphose angulaire, le promontoire n'existe plus, il est remplacé par un angle rentrant, tandis que dans la spondylolisthésis il y a, au contraire, exagération de l'angle sacro-vertébral, par suite de l'énorme saillie que forment au-devant du sacrum les corps vertébraux intacts.

La lordose consécutive à la luxation vertébrale exerce sur la direction du bassin une influence exactement semblable à celle de la cyphose angulaire, autrement dit elle contribue à en diminuer notablement l'inclinaison.

Les signes qui permettront de reconnaître ce vice de conformation seront : l'énorme inclinaison du tronc dans la station debout, la marche qui est toute particulière, les jambes sont un peu fléchies, le tronc fortement porté en avant, les épaules et les coudes en arrière, la tête dans l'extension forcée, la face en haut. Le palper de la colonne vertébrale fournit le signe pathognomonique qui consiste dans la saillie de la cinquième apophyse épineuse qui, au lieu d'être en contact avec la première sacrée, s'en trouve considérablement distante et affecte une direction presque verticale. Cette distance dans le bassin de Didier mesurait près de 4 centimètres. La symphyse pubienne est considérablement relevée par suite du redressement du bassin entier. L'utérus pend sur les cuisses et le toucher ne permet pas d'atteindre le col, vu l'énorme antéflexion de l'organe entier et l'élongation du canal vaginal.

L'indication formelle est l'opération césarienne quand la grossesse est à terme et que le travail est imminent ou commencé, ou bien l'accouchement prématuré, ou l'avortement provoqué suivant le degré de la lésion et le moment où l'on sera consulté.

b. Le bassin cyphotique.

BIBLIOGRAPHIE. — HERBINIAUX, *Traité sur divers acc.*, etc. Bruxelles, 1785, p. 270 et 276. — JÖRG, *Ueber d. Verkr. d. menschl. Körpers*, etc. Leipzig, 1810, p. 51. — ROKITANSKY, *Med. Jahrb. d. österreich. Staates*. Wien, 1839, vol. XIX, p. 199. — NEUGEBAUER, *M. f. G.*, vol. XXII, p. 297. — A. BREISKY, *Zeitschr. d. Ges. d. Wiener Aerzte*, 1865, I, p. 21. — J. MOHR, *Das in Zurich bef. kyph. querverengte Becken*. Zürich, 1865. — HUGENBERGER, *Petersb. med. Z.*, 1868, vol. XV, cah. 4. — CHANTREUIL, *Déf. du bassin chez les cyph.*, Paris, 1867, et *Gaz. hebdom.*, 2me série, VII, 34, 1870 (voy. *Schmidt's Jahrb.*, vol. CXLIX, p. 178). — HÖNING, *Beitr. z. Lehre v. kyph. v. Becken*. Bonn, 1870. — LANGE, *Arch. f. Gyn.*, vol. I, p. 224. — FEHLING, *Arch. f. Gyn.*, IV, p. 1.

Cas divers : BAUDELOCQUE LE NEVEU, *Bello in Trans. méd.* Paris, sept. 1833. — *Encycl. des sc. méd.*, t. XIII, Bruxelles, 1833 (voy. *Wittlinger's Ann.*, I, 2, 1849). — HAYN, *Beiträge zur Lehre vom schräg ov. Becken*. Königsb., 1852. — KIND, *Pelv. inf. in ad. D. i.* Marburg, 1854. — LAMBL, *Scanzoni's Beiträge*, 1858, III, p. 61 et 68. — SINCLAIR ET JOHNSTON, *Pract. midw.* London, 1858, p. 236, n° 28, p. 241, n° 69 et p. 502, n° 1. — LITZMANN, *Die Formen des Beckens*, p. 64. — BIRNBAUM, *M. f. G.*, vol. XV, p. 102, vol. XVI, p. 67 et vol. XXI. p. 353. — MARTIN, *Neigungen u. Beugungen*, etc., p. 128. — OLSHAUSEN, *M. f. G.*, vol. XVII, p. 255. — CHIARI, BRAUN ET SPAETH, *Klinik d. Geb.*, p. 647. — JENNY, *Würz. med. Z.*, VI, p. 335. — SCHMEIDLER, *M. f. G.*, vol. XXI, p. 31. — ELLIOT, *Obstetric. clinic.*, p. 251. — STADFELDT, *Med.-Chir. Review*, n° LXXXV, janv. 1869, p. 24 et *e. l.*, juill. 1871, p. 275. — BR. HICKS, *Obst. Tr.*, X. p. 45. — KEZMARSZKY, *Wiener med. W.*, 1872, n° 2.

Historique. Herbiniaux est le premier qui ait appelé l'attention sur le recul que subit le promontoire chez les cyphotiques, et il a publié la relation d'un accouchement dans un cas de cyphose dorso-lombaire rachitique. Il sait déjà que la cyphose peut amener le rétrécissement du bassin inférieur.

Jörg fait aussi remarquer l'étendue du conjugué chez les cyphotiques.

Rokitansky apprécia d'une façon très-juste l'influence de la cyphose suivant son siége. Il se borna à signaler, à propos des modifications caractéristiques du bassin lui-même, la hauteur considérable de ce bassin et la prédominance du conjugué.

C'est seulement Neugebauer qui, en 1863, dans la collection des Curieux de la nature, à Stettin, a insisté sur l'importance obstétricale du bassin cyphotique transversalement rétréci, quoiqu'il ait à tort attribué ce rétrécissement transversal à une atrophie du sacrum.

En 1865 parut le travail de Breisky qui décrivit le bassin sec et les particularités de la forme du bassin produite par la cyphose, et qui exposa de la façon la plus détaillée leur origine. Mohr adopta les conclusions de son travail et observa, à la clinique de Breslau, un cas très-intéressant d'accouchement dans un bassin cyphotique rétréci transversalement, suivi de rupture utérine. Un nouveau cas a été publié en détail par Hugenberger ; Chantreuil, s'appuyant sur une connaissance exacte de la littérature allemande, et les observations personnelles qu'il fit de bassins secs et de femmes vivantes, a publié une monographie très-intéressante et plus tard deux cas de bassins cyphotiques, et Hoening décrit encore avec une étude très-soignée des déformations de ces bassins, un autre de ces bassins, que Birnbaum avait déjà fait connaître antérieurement, un bassin à cyphose lombo-sacrée, rétréci à un très-haut degré (que nous représentons fig. 134) et dans lequel à la suite d'une opération césarienne pratiquée antérieurement, il était resté une fistule stercorale.

Le bassin extrêmement intéressant décrit par Lange (qui du reste n'a évidemment rien à faire avec le rachitisme, et qui ne présente pas de cyphose dorso-lombaire, mais bien une cyphose lombo-sacrée), présente, comme le bassin de Hayn, une ankylose sacro-iliaque gauche et obligea à pratiquer l'opération césarienne.

Nous avons recueilli dans les livres tous les cas que nous venons de citer. Le bassin de Hayn était en même temps un bassin obliquement rétréci avec ankylose, pourtant ses altérations principales avaient été déterminées par la cyphose. Le bassin de Kind décrit comme un bassin d'enfant persistant dans l'âge adulte, et celui pour lequel Hicks fit l'opération césarienne, quoique incomplétement décrit, doivent incontestablement être compris parmi ces bassins.

§ 585. Pour que cette forme particulière du bassin se produise, il faut que la cyphose siége assez bas pour que son influence ne puisse pas être compensée par une lordose siégeant plus bas encore. Cette forme de bassin survient dans sa plus grande pureté, lorsque la cyphose siége à la région lombaire, pourtant la cyphose lombo-sacrée détermine cette forme caractéristique du bassin à un degré plus prononcé encore, et la légère différence ne porte que sur le sacrum lui-même. Si la cyphose a son siége à la partie inférieure de la colonne vertébrale thoracique, les modifications du bassin sont bien encore presque toujours reconnaissables, mais elles ne sont pas aussi prononcées. Si la cyphose siége encore plus haut, les signes caractéristiques disparaissent, et même la lordose largement compensatrice de la colonne lombaire peut alors amener dans le bassin des modifications d'un autre ordre. Les modifications produites par la cyphose se produisent avec toute leur pureté lorsque la courbure est la conséquence d'une carie des muscles vertébraux, car une cyphose rachitique ne peut agir que sur un bassin déjà modifié d'une façon caractéristique, et les modifications que produit la cyphose sont exactement inverses de celles que produit le rachitisme (voy. § 516).

§ 586. Les modifications les plus importantes produites dans le bassin par la cyphose lombaire sont les suivantes :

Le sacrum est rejeté en arrière dans sa partie supérieure, de sorte que les corps vertébraux font saillie en arrière entre les ailes, et que la surface du sacrum de gauche à droite devient fortement concave. En outre, la face antérieure du sacrum se trouve élargie de sorte que le promontoire se trouve très-haut et très en arrière. La longueur du sacrum est augmentée, le diamètre transverse diminué. La courbure de haut en bas n'est exprimée qu'à la partie inférieure, tandis que la partie supérieure est souvent convexe, de sorte que par conséquent la face antérieure du sacrum en totalité présente une courbure en forme d'S. Le sacrum subit une rotation telle que le diamètre droit de l'excavation, et plus encore celui du détroit inférieur, est notablement plus petit que le conjugué vrai.

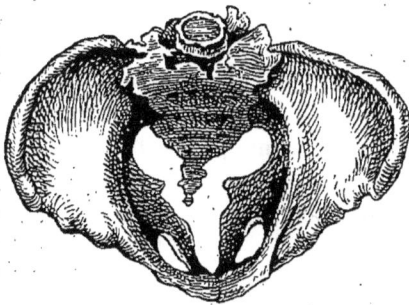

Fig. 134.—Bassin avec cyphose lombo-sacrée, décrit par Hoening.

Les ailes iliaques se trouvent à plat par rapport à l'horizon, leur courbure en forme d'S est diminuée, la distance des épines iliaques et des crêtes iliaques (surtout des premières) est plus grande qu'à l'état normal, tandis que les épines iliaques postérieures, par suite de l'étroitesse du sacrum, sont rapprochées l'une de l'autre. Les épines iliaques antérieures et inférieures sont fortes et développées d'une manière frappante. Les parois latérales du petit bassin sont plus hautes que d'habitude, et la ligne innominée a un trajet très-rectiligne. Les ischions sont notablement rapprochés l'un de l'autre, de sorte que la distance entre les tubérosités de l'ischion, de même que celle des épines ischiatiques, reste notablement au-dessous de la normale. Une conséquence naturelle de ce fait, c'est que l'arc du pubis est plus petit, ce qui lui donne une forme analogue à celle du bassin ostéomalacique.

Quant à ce qui concerne les modifications de capacité du bassin au détroit supérieur, les diamètres obliques sont un peu augmentés, la distance sacro-cotyloïdienne davantage, le conjugué plus encore, tandis que le diamètre transverse est ordinairement un peu petit, très-souvent même absolument plus petit que le conjugué. Dans l'excavation, les diamètres droits sont un peu plus, les diamètres transverses notablement plus petits, et ce rétrécissement va en augmentant considérablement vers le détroit inférieur, de sorte que le diamètre droit du détroit inférieur, lorsque le conjugué vrai est plus grand que d'habitude, a, par comparaison avec le bassin normal, ses dimensions habituelles, ou n'est que faiblement rétréci, tandis que les diamètres transverses le sont d'une façon considérable.

§ 587. Si au lieu d'une cyphose lombaire il s'agit d'une cyphose lombo-sacrée, les modifications du bassin sont encore plus accentuées, tandis que le sacrum se comporte différemment. Au lieu d'être allongé, il est plus court qu'à l'état normal, ordinairement extrêmement étroit, et il n'y a pour ainsi dire pas de promontoire. Dans le bassin de Mohr et celui de Bruxelles (ce dernier avec cyphose sacrée) les articulations présentaient une mobilité anormale.

§ 588. Lorsque la cyphose a son siége aussi bas, il peut encore survenir dans le bassin d'autres réductions importantes de capacité. La cyphose, notamment, peut se trouver, par suite de la production d'une forte lordose siégeant dans les dernières vertèbres lombaires, compensée à ce point que le bassin se trouve recouvert par la colonne lombaire d'une façon tout à fait analogue à ce qui se passe dans la spondylolisthésis, et qu'ainsi le diamètre droit du détroit supérieur est considérablement rétréci.

Dans ces bassins, rentrent celui de Olshausen (le conjugué obstétrical, jusqu'au bord supérieur de la dernière vertèbre lombaire avait 8e 3/4) et le cas de Gluge, à Bruxelles (1) (avec un conjugué obstétrical aboutissant à la vertèbre lombaire saillante de 8e 3/4). Fehling (2) a récemment décrit un de ces bassins rétrécis à un haut degré (au point le plus étroit, 3e 8) sous le nom de *pelvis obtecta*.

(1) Lambl., p. 61.
(2) *L. c.*

SCHRÖDER. — Manuel. 34

Les altérations sont produites par la pression du poids du tronc et de la façon suivante :

Tout d'abord la cyphose modifie le centre de gravité du corps de telle façon qu'il tombe en avant de la surface d'appui formé par les pieds. Le corps serait par conséquent entraîné en avant si la situation du centre de gravité n'était pas modifiée. Cela se fait en partie par une lordose compensatrice, mais en partie aussi par un déplacement du bassin. Normalement, d'après H. Meyer, le centre de gravité ne tombe pas dans le plan de soutien du bassin formé par les têtes du fémur, mais un peu derrière lui. L'anneau pelvien serait par conséquent rejeté en arrière, si la traction exercée par les ligaments ilio-fémoraux, les plus forts ligaments du corps humain, ne s'y opposait pas. Si donc dans la cyphose le centre de gravité tombe en avant du plan de soutien, il arrivera que, après que les ligaments fémoraux se seront relâchés, par suite de la flexion et de la rotation en dedans du fémur (par conséquent une marche particulière comme si la personne se portait en avant), l'inclinaison du bassin diminuera, et cela jusqu'à ce que le centre de gravité du corps tombe au moins dans la ligne qui unirait les têtes des fémurs, et que le tronc se trouve en équilibre instable.

Lorsque la cyphose est un peu considérable et surtout située assez bas pour que le sommet de la saillie formée par la cyphose ne soit pas trop loin derrière le bassin (cas dans lequel le centre de gravité ne tombe plus en arrière), alors l'inclinaison du bassin est considérablement diminuée et la direction du sacrum par rapport à l'horizon se rapproche davantage de la verticale. Cela est d'autant plus le cas que, dans les observations constatées jusqu'à présent, la cyphose était toujours survenue dans l'enfance ou du moins dans les premières années de la vie, c'est-à-dire à une époque où la pression du poids du tronc n'avait pas encore poussé la partie supérieure du sacrum dans l'intérieur du petit bassin. Le poids du tronc se transmet ainsi par la branche inférieure de la cyphose qui se dirige d'arrière et en haut, en bas et en avant. Tandis par conséquent, que dans la position ordinaire du sacrum, la pression du poids du tronc refoule son extrémité supérieure dans le bassin, le promontoire sera dans le cas actuel attiré en arrière et par conséquent ce sera la pointe du sacrum qui reviendra en avant. Par suite, d'une part, la face antérieure du sacrum et la vertèbre lombaire appartenant à la branche inférieure de la cyphose seront allongées, la postérieure comprimée, de sorte que les vertèbres prises isolément prendront la forme d'un coin dont le bord tranchant sera dirigé en arrière ; d'une autre part, le conjugué sera allongé, tandis que les diamètres droits de l'excavation et du détroit inférieur seront raccourcis au moins d'une façon relative. La tension des ligaments spino et tubéro-sacrés sera par conséquent diminuée, les ligaments relâchés et par suite leurs points d'attache, les épines et les tubérosités sciatiques seront moins développées. Comme lorsque la cyphose survient dans l'enfance le sacrum n'est pas encore fusionné en un seul os, les corps des vertèbres qui forment le sacrum seront attirés en arrière des ailes, et par suite le sacrum prendra une forte concavité dans le sens transversal. Par suite de l'attraction en arrière du sacrum, il arrivera en outre que la partie supérieure des os iliaques sera écartée en arrière ; mais en avant le fort ligament ilio-fémoral exerce une traction vigoureuse sur les épines iliaques antérieure et inférieure (qui sont en conséquence plus développées que d'habitude), de sorte que cette traction, qui agit d'avant en arrière sur les ailes iliaques et en dehors de la ligne innominée, aplatit les os iliaques par rapport à l'horizon, et que par une conséquence toute naturelle les tubérosités de l'ischion se rapprochent.

Par suite de cette traction, et par ce fait qu'en même temps la cause ordinaire de la distension transversale de l'anneau pelvien, la traction des ligaments ilio-sacrés sur les épines postérieure et supérieure de l'os iliaque fait défaut, ces os iliaques prendront un trajet plus direct. Mais le détroit inférieur sera encore plus fortement rétréci par ce fait que, lorsque la distension transversale du bassin n'existe pas, la pression du fémur au niveau de la cavité cotyloïde pousse les parties latérales inférieures du bassin l'une à la rencontre de l'autre, et que lorsque les tubérosités ischiatiques se sont rapprochées jusqu'à un certain point, leur rapprochement et leur inflexion en dedans se trouvent encore renforcées par la station assise. C'est ainsi que l'on peut expliquer, comme cela peut se faire facilement pour chaque cas particulier, l'ensemble des modifications plus haut décrites pour le bassin cyphotique.

S'il s'agit d'une cyphose lombo-sacrée, la branche inférieure de la cyphose est formée par le sacrum lui-même, et la pression du poids du tronc n'agit plus alors par traction sur les dernières vertèbres lombaires, mais immédiatement par pression sur la partie supérieure du sacrum, d'en haut et en avant, en arrière et en bas. Cette pression, naturellement, ne produira aucun allongement de la face interne du sacrum, de sorte que ce qui distingue les bassins à cyphose lombo-sacrée, c'est la brièveté du sacrum. La translation du centre de gravité en avant, puisque l'extrémité de la gibbosité ne siège pas en arrière du bassin, existe encore à un plus haut degré, de sorte que c'est précisément dans ces bassins que les modifications caractéristiques sont le plus clairement exprimées. .

La rotation prononcée du sacrum autour de son axe transversal peut amener une mobilité plus considérable dans les articulations sacro-iliaques, et la symphyse peut devenir plus mobile, parce que les extrémités supérieures des branches horizontales du pubis se sont un peu éloignées l'une de l'autre par suite de la rotation des os iliaques. Dans le bassin de Zurich, cette mobilité était extrêmement prononcée. Si l'on imprimait au sacrum une rotation autour de son axe transversal, telle que le promontoire se déplaçait en arrière et la pointe du sacrum en avant, les crêtes iliaques s'éloignaient l'une de l'autre, tandis que les tubérosités se rapprochaient ; et *vice versa*, le rétrécissement transversal du détroit inférieur diminuait lorsque l'on refoulait le promontoire dans le bassin.

Naturellement l'époque à laquelle débute la cyphose a une grande importance pour la production complète des modifications que nous venons de signaler. Plus tôt elle se produit, plus la forme du bassin est caractéristique.

§ 589. Depuis que l'attention a été appelée sur ces modifications, le *diagnostic* ne présente plus aucune difficulté. La cyphose, lorsqu'elle existe, frappe les yeux, et l'on ne peut plus aujourd'hui confondre ce bassin avec les bassins ostéomalaciques avec lesquels le détroit inférieur présente une certaine analogie. Cette confusion était d'autant plus compréhensible que le bassin cyphotique peut présenter au moment de l'accouchement un agrandissement du détroit inférieur qui tient à la mobilité de ses articulations, comme cela se passe dans le bassin ostéomalacique par suite de la mollesse des os. Il se distingue de ce dernier, outre les commémoratifs, par la forme absolument différente du sacrum et des os iliaques, et par ceci, que les diamètres transverses du grand bassin qui, dans l'ostéomalacie sont toujours rétrécis, présentent au contraire le plus ordinairement un agrandissement dans les bassins cyphotiques. Ordinairement dans les bassins cyphotiques il est impossible d'atteindre le promontoire. Les mensurations du rétrécissement au détroit inférieur se font de la façon indiquée § 491.

§ 590. Le *pronostic* de ces bassins dépend essentiellement du degré du rétrécissement. Il n'est absolument défavorable pour la mère que si ce rétrécissement est extrêmement prononcé. Pour l'enfant, dans ces cas (si l'on ne fait pas l'opération césarienne), même lorsque le rétrécissement n'est pas très-considérable, il est toujours mauvais. Pourtant, si les articulations du bassin présentent de la mobilité, on peut voir l'accouchement se terminer heureusement pour la mère et pour l'enfant, même lorsque le rétrécissement transversal du détroit inférieur est très-prononcé. Si le ventre a une forme en besace très-accentuée, cela peut troubler l'énergie des douleurs comme cela a été observé dans plusieurs cas.

§ 594. Quant au procédé obstétrical que l'on doit employer, on n'a encore rien de bien sûr à en dire. L'accouchement prématuré artificiel, si l'occasion le permet, sera indiqué dans la majorité des cas, et l'opération césarienne réservée pour les cas rares de rétrécissement extrème du détroit inférieur. Comme la tête peut sans difficulté pénétrer dans le bassin, on peut, tant que l'état de la mère le permet, abandonner l'accouchement à la nature. Mais si l'état de la mère ne le permet plus, on pourra quelquefois employer le forceps avec succès, pourtant on se verra souvent forcé d'avoir recours à la perforation de l'enfant.

Nous allons essayer, dans ce qui va suivre, de donner quelques chiffres statistiques de ce bassin encore peu connu, et qui n'a été réellement étudié que dans ces derniers temps, chiffres qui peuvent fournir quelques points de repère pour la marche de l'accouchement et pour le traitement. (En dehors des cas signalés plus haut, nous devons à l'amitié de M. le docteur Poppel, à Munich, d'avoir pu avoir encore quelques renseignements sur un cas d'accouchement dans un bassin cyphotique.)

Chez quatorze femmes il a été constaté que la maladie, quatre fois s'était produite dans la première enfance, deux fois à deux ans, quatre fois à trois ans, une fois à six ans, deux fois à sept ans, et une fois dans l'enfance en général. Huit fois la cause fut donnée expressément comme étant une chute ou une culbute, et un un coup de pied sur le sacrum.

Si nous laissons de côté les observations de Baudelocque et de Hicks comme trop incomplètes et pas assez certaines, aussi bien que le cas de Jenny, dans lequel le bassin était en même temps généralement rétréci (dans les trois cas on fit l'opération césarienne), le cas de Olshausen, le cas publié à Bruxelles, et le bassin de Fehling, dont le conjugué était rétréci par une lordose compensatrice, le cas de Hayn, qui était en même temps un cas de bassin rétréci obliquement, et les cas publiés récemment par Chantreuil, qui se compliquaient de maladies internes, on voit que sur trente-six cas d'accouchement les renseignements portent sur dix-huit femmes cyphotiques. Chez ces dix-huit femmes, huit fois on provoqua l'accouchement prématuré, et quatre fois sur ces huit cas on fut en outre obligé d'extraire l'enfant avec le forceps ; une fois l'accouchement se déclara prématurément d'une façon spontanée (accouchement difficile avec le forceps). Des enfants à terme furent expulsés quatre fois naturellement, dix fois on appliqua le forceps, dont deux fois sans résultat, de sorte que dans ces cas comme dans neuf autres on fut obligé d'avoir recours au morcellement de l'enfant. En outre, une femme mourut sans être accouchée. Dans deux cas on fit l'opération césarienne, une fois avec succès, et une fois on constate qu'il y a eu un accouchement difficile avec emploi d'instruments, qui donna un enfant mort. Il est intéressant au point de vue du mécanisme de l'accouchement, que sur vingt-trois présentations du crâne, il est indiqué six fois que l'occiput était dirigé en arrière.

Le résultat des trente-six accouchements fut très-mauvais pour les enfants, vingt-trois succombèrent pendant l'accouchement ou à ses suites, et l'on n'en sauva que treize (dont deux par l'opération césarienne). Les mères guérirent dans vingt-huit accouchements et succombèrent dans huit. Des dix-huit mères, par conséquent, huit succombèrent après un seul accouchement. (Nous devons du reste faire remarquer, d'après ces renseignements, que le bassin cyphotique est sans aucun doute considéré comme trop défavorable, car jusqu'à présent on n'a tenu compte que des cas qui avaient donné lieu à des troubles considérables de l'accouchement.)

c. Le bassin rétréci en entonnoir.

§ 592. Nous avons signalé plus haut que, dans l'immense majorité des cas, c'est le détroit supérieur qui forme seul, ou du moins qui constitue le plus habituellement le plan essentiellement rétréci du bassin. Ces bassins vont par conséquent en s'élargissant du détroit supérieur vers le détroit inférieur. Le rapport inverse, c'est-à-dire un bassin dans lequel le détroit supérieur est à peu près normal, mais qui, à partir de ce détroit, va en se rétrécissant vers le détroit inférieur, se rencontre plus rarement. Nous avons vu dans le chapitre précédent que c'est là la forme essentielle du bassin cyphotique.

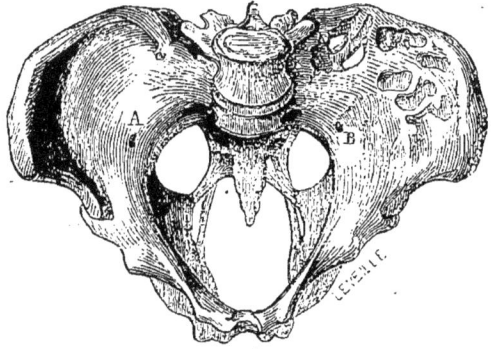

FIG. 135. — Bassin en entonnoir.

§ 593. Abstraction faite de cette variété, il existe encore d'autres bassins qui, tout en présentant un détroit supérieur à peu près normal, peuvent se diviser en trois formes; ou notamment le bassin se rétrécit vers le détroit inférieur, uniquement dans son diamètre transverse, ou uniquement dans son diamètre droit, ou dans ces deux diamètres à la fois.

§ 594. Le rétrécissement portant au détroit inférieur sur le diamètre transverse se rencontre, comme nous l'avons vu § 507, dans les bassins aplatis, mais accidentellement aussi lorsque les dimensions du détroit supérieur sont encore comprises dans les limites normales. Le sacrum présente alors sa forme et sa situation normale, de sorte que le diamètre droit du détroit inférieur a à peu près la même dimension que le conjugué vrai, ou bien le sacrum est à peine courbé dans le sens de sa longueur, de sorte que le dia-

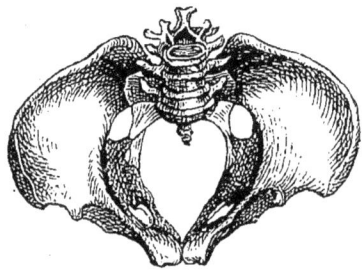

FIG. 136. —Bassin en entonnoir.

mètre droit de l'excavation est seulement un peu plus grand que le conjugué vrai, tandis que le diamètre droit du détroit inférieur est beaucoup plus grand que le conjugué vrai.

Les parois latérales du petit bassin convergent d'une façon notable vers le détroit inférieur, de sorte que les épines ischiatiques aussi bien que les tubérosités ischiatiques, celles-ci surtout, se portent à la rencontre les unes des autres en se rapprochant beaucoup et que l'arcade pubienne forme un angle très-aigu.

§ 595. Le rétrécissement uniquement ou presque uniquement limité au diamètre droit du détroit supérieur est très-rare. Le sacrum est alors étiré dans le sens de sa longueur, et il a la même attitude que dans le bassin cyphotique. Cette situation est bien plus fréquemment associée à un rétrécissement dans le diamètre transverse, de sorte que le bassin devient très-analogue à un bassin cyphotique. Le plus ordinairement tous ces bassins sont plus ou moins asymétriques.

On ne sait presque rien sur l'étiologie de ces rétrécissements au détroit inférieur. Pour pouvoir arriver à la comprendre, il faut se souvenir que la situation trop peu inclinée du sacrum peut être considérée comme la persistance du premier degré de développement du bassin, et que par conséquent il peut s'agir d'une trop faible intervention de ces causes qui, normalement, transforment le bassin des nouveau-nés en un bassin adulte (§ 14). Or, comme il ne peut être question du poids trop minime du corps, il faudrait avant tout et à priori considérer comme une de leurs causes le retard apporté à l'action de la pression exercée par le poids du tronc. Nous avons d'autant plus de tendance à adopter cette manière de voir, que nous avons observé qu'à Erlangen, où les enfants sont portés pendant très-longtemps enveloppés dans un oreiller, cette rotation trop minime du sacrum se rencontre extrêmement souvent. Il nous semble encore que lorsque l'enfant commence à s'asseoir, ce qui se fait encore sur son oreiller, et dans la position demi-assise, demi-couchée, la pression du poids du tronc agit sur le sacrum qui se trouve encore à peu près vertical, non plus d'en haut et en arrière, mais plus tôt d'en haut et en avant, c'est-à-dire comme dans la cyphose. (Dans l'attitude demi-couchée demi-assise, la colonne vertébrale lombaire ne présente pas de courbure lordotique, mais plutôt une courbure cyphotique). D'après notre manière de voir, le développement habituel du bassin serait entravé de telle façon que plus tard, lors de la marche et de la station assise, la pression du poids du tronc, tout en agissant de la façon habituelle, ne pourrait plus suffire à faire disparaître complétement les modifications produites pendant la première enfance. La fréquence de l'existence du rétrécissement transversal du détroit inférieur à Erlangen, s'explique de même par ce que nous avons dit plus haut, puisque si, lorsque l'abaissement en avant de la moitié supérieure du sacrum fait défaut, la distension transversale nécessaire du bassin fait défaut à son tour, les tubérosités restent rapprochées l'une de l'autre, et que le fait de rester assis doit les maintenir dans cette situation.

§ 596. Le *diagnostic* de ces bassins, si l'on n'a pas recours à l'aide des instruments, n'est facile que si le rétrécissement au détroit inférieur est considérable. Alors ce qui frappe dans l'exploration c'est le parallélisme des branches ascendantes du pubis, l'étroitesse de l'arcade et le rapprochement des tubérosités. Mais les rétrécissements minimes sont très-difficiles à diagnostiquer si l'on ne fait pas de mensurations. On peut y songer, aussitôt que malgré de bonnes douleurs la tête qui se trouve au dégagement dans le petit bassin ne progresse plus, et il faut alors confirmer ou annuler ses soupçons en pratiquant une exploration manuelle précise, et en prenant les dimensions de la façon décrite § 491.

§ 597. Le *pronostic* n'est rassurant que dans les faibles degrés, mais lorsque le rétrécissement est considérable, il est mauvais pour l'enfant, et il n'est pas favorable pour la mère. La tête, qui presse sans interruption contre l'arcade pubienne, détermine facilement la gangrène des parties molles, de sorte que d'une part il peut en résulter des rétrécissements cicatriciels du vagin, et d'autre part, des fistules vésico-vaginales et même la carie des branches de l'arcade pubienne. Il est extrêmement important lorsqu'il existe un rétrécissement transversal, que le diamètre droit du bassin soit suffisamment large, car dans ce dernier cas la tête n'a pas besoin d'être poussée aussi loin dans l'arcade pubienne rétrécie.

§ **598.** En ce qui concerne le *traitement*, lorsque le rétrécissement du détroit inférieur est considérable, l'accouchement prématuré artificiel est indiqué. Lorsque ce moment est passé, il sera bien rare que pendant l'accouchement il puisse être question de la version, puisque la tête, lorsque l'orifice est dilaté, se trouve déjà profondément engagée dans le bassin. Lorsque l'enfant est vivant et que le rétrécissement n'est pas trop considérable, comme la tête peut être saisie directement par le forceps, l'application de cet instrument est indiquée ; mais dans l'intérêt de la mère il ne faut pas exagérer les tractions, car cela pourrait amener des déchirures du vagin, des fistules vésicales, la carie des os, la rupture des symphyses. Si des tractions vigoureuses, mais prudentes, ne conduisent pas au but, il faut, aussitôt que cela est possible, recourir à la perforation. Pour l'enfant, le résultat sera le même, mais il sera beaucoup meilleur pour la mère. Lorsque l'enfant est mort, si son expulsion hors du détroit inférieur traîne en longueur, il faut immédiatement perforer. Il ne peut jamais être question de l'opération césarienne.

Le bassin rétréci en entonnoir, qui anciennement jouait un grand rôle, a été à tort presque complétement laissé de côté dans ces derniers temps. Nous nous contenterons de donner quelques indications statistiques : Hugenberger, *Bericht*, etc., p. 76 et suiv., cas 1, 2, 19, 40, et avec mensuration du bassin sec, 31, 35, 56 (ce dernier exactement en entonnoir);—Schrœder, *Schwang., Geb. und Woch.*, p. 91 ;—Hecker, dans les observations qui lui sont personnelles et qui proviennent de ses élèves;—*Klinik der Geb.*, 1861, p. 118, et *Bericht über* 1868 ;—*Bair. Intelligenzblatt*, 1369, tirage à part, p. 11 ;—Braun, *M.F.G.*, vol. XX, p. 236.—Poppel, *M. F. G.*, vol. XXVIII, p. 224 ;—Dedolph, *Ueber ein im Ausgang verengtes Becken. D. i.* Marburg, 1869, et Ernest Braun, *Arch. f. Gyn.*, vol. CXI, p. 154.—Le rétrécissement devient naturellement encore bien plus grave dans les cas où le détroit supérieur est déjà lui-même rétréci, et où le rétrécissement va en augmentant vers le détroit inférieur.—Dans le cas publié par Scharlau, *M. F. G.*, vol. XXVII, p. 1, il y eut gangrène du vagin, carie de la branche droite du pubis, gangrène de l'utérus, avec perforation et éclatement de l'articulation sacro-iliaque droite.

L'original du bassin représenté fig. 136 se trouve dans la collection de la Maternité d'Erlangen. Ses dimensions sont les suivantes :

	C. droit.	Diam. transv.
Détroit supérieur.......	11,4 (100)	12,6 (110,5).
Excavation............	13,6 (119,3)	11,2 (98,2).
Détroit inférieur........	10,7 (93,9)	8,5 (74,6).

d. Le bassin obliquement rétréci avec ankylose.

BIBLIOGRAPHIE. — F.-C. NAEGELE, *Heidelb. klin. Annalen*, vol. X, p. 449 et *Das schräg verengte Becken*, etc. Mainz, 1839. — BETSCHLER, *Neue Zeitschr. f. Geb.*, 1840, vol. IX, p. 121. — E. MARTIN, *Progr. de pelvi obl. ov.*, etc. Jenæ, 1841, et *Neue Zeitschr. f. Geb.*, vol. XV, p. 49 et vol. XIX, p. 111, et *Schmidt's Jahrb.*, vol. LXXI, p. 360. — UNNA, *Oppen-heim's Zeitschr. für die ges. Med.* Hamburg, 1843, vol. XXIII, p. 281. — MOLESCHOTT, *e. l.*, 1846, vol. XXXI, p. 441. — G.-W. STEIN, *Neue Zeitschrift f. Geb.*, vol. XIII, p. 396 et vol. XV, p. 1. — V. RITGEN, *Neue Z. f. Geb.*, vol. XXVIII, p. 1. — E. ROSSHIRT, *Lehrb. d. Geb.* Erlangen, 1851, p. 305. — KIWISCH, *Die Geburtskunde.* Erlangen, 1851, 2me part., p. 173. —C. HUNNIUS (WALTER), *De pelvi obl. ov. D. i.* Dorpat, 1851. — HAYN, *Beiträge zur Lehre vom schräg ov. Becken.* Königsb., 1852. — HOHL, *Zur Pathol. des Beckens.* Leipzig, 1852. — LITZMANN, *Das schräg ov. Becken*, etc. Kiel, 1853. — S. THOMAS, *D. schräg verengte Becken*, etc. Leyden u. Leipzig, 1861. — FABBRI, *Descrizione di una pelvi obliqua ovale*, etc. Bologna, 1866. — OLSHAUSEN, *M. f. G.*, vol. XIX, p. 161. — S. THOMAS, *M. f. G.*, vol. XX, p. 384. — LITZMANN, *M. f. G.*, vol. XXIII, p. 249. — A. OTTO, *M. f. G.*, vol. XXVIII, p. 81. — M. DUNCAN, *Obst. Researches.* Edinb., 1868, p. 113. — KLEINWAECHTER, *Prager Viertel-jahrsschrift*, vol. CVI, 1870, 2, p. 12. — SPIEGELBERG, *Arch. f. Gyn.*, vol. II, p. 145. — Voyez aussi la bibliographie du bassin transversalement rétréci.

Le relevé des cas jusqu'à l'année 1861 est contenu dans les deux Monographies de NAEGELE et THOMAS. A partir de cette époque voyez CREDÉ, *M. f. G.*, vol. XV, p. 258. — HUGENBERGER, *Bericht*, etc., cas 72 (et 71, 73). — KULP, *De pelvi obl. ov. D. i.* Bresl., 1866.

Historique. —Naegele l'ancien, à part une indication que l'on rencontre dans Dionis (*Traité gén. des accouch.*, p. 241), fut le premier qui ait appelé l'attention sur l'importance obstétricale de ce bassin. Avant lui, les anatomo-pathologistes n'avaient signalé qu'en passant quelques-uns de ces bassins, la plupart du temps à l'époque de la polémique contre la symphyséotomie, dont on avait fait remarquer l'insuccès dans les cas où il existait une ankylose de l'articulation sacro-iliaque. — Stein le jeune représente, il est vrai, dans son traité d'obstétrique un bassin rétréci obliquement avec ankylose (d'un hussard hessois), mais dans le texte il n'en parle qu'en peu de mots. Pourtant, une fois que Naegele, tout d'abord dans un article de journal, puis dans sa Monographie classique, eut appelé l'attention des accoucheurs sur ces bassins, aux trente-cinq qu'avait déjà décrit Naegele il vint bientôt s'en ajouter d'autres, et cette variété de bassin continua à éveiller l'attention, grâce à la polémi-que qu'elle souleva pour expliquer la production de la lésion, polémique qui continue encore jusqu'à aujourd'hui. — Naegele lui-même s'était prononcé avec une grande réserve sur la cause; pourtant, il avait de la tendance à considérer la synostose comme un vice de formation originel. — Betschler, le premier, s'éleva contre cette opinion dans son argumentation de l'ouvrage de Naegele, puisqu'il montra une observation où l'existence de l'ankylose était évidemment la conséquence d'une des-truction par carie de l'aile du sacrum. — Tandis que aussi bien Naegele lui-même que Betschler s'exprimaient avec une certaine réserve, Martin et Stein (avec Danyau et Dubois) admirent qu'elle était uniquement la conséquence d'une inflammation, tandis que les élèves de Naegele, Unna et Moleschott (puis enfin G. et W. Vrolick, Tiedemann, Rokitansky, Scanzoni, Robert, Kirchhoffer et Walter) attribuaient la pro-duction de la lésion aux suites d'un manque primitif ou d'un arrêt de développement du noyau d'ossification de l'aile du sacrum. Cette opinion de Martin et de Stein fut acceptée dans ses points essentiels par Rosshirt et Ritgen, tandis que Kiwisch consi-déra l'ankylose comme le résultat de la propagation du procès d'ossification au car-tilage interosseux.

Une grande importance doit être attribuée aux observations anatomiques précises de Hohl, qui fournit la preuve qui manquait jusqu'alors, que l'on peut rencontrer réellement une absence complète ou un développement incomplet du noyau d'ossifi-cation pour les ailes du sacrum. Il montra que si le noyau d'ossification manque seulement pour l'aile de la première fausse vertèbre, cette aile est suppléée par le développement plus fort de celle qui appartient à la deuxième vertèbre; mais que si cette aile, peut-être aussi celle de la troisième manque, il faut nécessairement que le côté correspondant du sacrum s'atrophie, et par conséquent que le bassin prenne une forme oblique. La synostose n'est nullement une conséquence nécessaire de ce fait, mais elle existe alors souvent, parce que le cartilage est aussi faiblement développé ou se détruit par pression, et que les os, en venant se mettre en un contact intime, se fusionnent ensemble (mais sans qu'il y ait besoin d'une inflammation).

Aussitôt après Hohl, Litzmann publia un Mémoire dans lequel il établit des points de vue essentiellement nouveaux, mais dont malheureusement, jusqu'à présent, on a peu tenu compte. Il fit remarquer l'existence simultanée de l'ankylose et d'une coxalgie du côté opposé (ce que Naegele avait considéré comme une complication accidentelle), et fit dériver la synostose aussi bien que l'enfoncement du bassin d'une pression unilatérale. La synostose, dans ces cas, est produite non par une forte inflammation avec suppuration, mais uniquement par une inflammation des faces du cartilage à la suite d'une pression longtemps continuée. Le mérite principal de Litzmann, qui a jeté une lumière assez claire sur la production de ces bassins, consiste en ceci, qu'il a appelé l'attention sur l'importance du déplacement en arrière de l'os iliaque ankylosé. Dans tous les bassins où ce déplacement existe, l'ankylose ne peut avoir été primitive.

Récemment, Simon Thomas, à Leyde, a de nouveau soutenu que ces bassins étaient uniquement produits par inflammation, et a engagé à ce propos une polémique très-énergique avec Olshausen, qui tenait pour l'opinion de Litzmann, et avec Litzmann lui-même.

§ **599.** Les bassins obliquement rétrécis avec ankyloses sont rares. Jusqu'à présent on n'en a guère décrit à l'état de bassins secs qu'un peu plus de cinquante, et le nombre de cas observés sur le vivant, et où le diagnostic a paru établi avec certitude, est encore beaucoup moindre. Que l'existence de cette forme de bassin remonte au temps les plus reculés, c'est du reste ce que démontre le fait que Naegele a décrit un de ces bassins qui a été trouvé sur une momie égyptienne.

§ **600.** Les particularités de cette variété de bassin sont essentiellement causées par ceci, qu'une des cavités cotyloïdes a été exposée à une pression beaucoup plus forte que l'autre. Par suite, l'os iliaque du côté correspondant est refoulé en haut, en dedans et souvent aussi en arrière. Le bassin, par conséquent, présente les caractères suivants :

Du côté de l'ankylose, l'aile du sacrum est plus étroite, ou a complétement disparu. Les trous sacrés antérieurs sont plus étroits, la surface de fusion est plus petite que la face auriculaire de l'autre côté. Le trajet de la synostose est la plupart du temps indiqué par une crête. Les vertèbres lombaires sont un peu dirigées par leur face antérieure vers le côté de l'ankylose.

L'os iliaque du même côté est plus à pic, plus haut et souvent un peu plus en arrière. Il en résulte que l'échancrure ischiatique est diminuée et que l'épine aussi bien que la tubérosité ischiatique est rapprochée du sacrum. La cavité cotyloïde se trouve en même temps un peu plus haut et regarde plus en avant. L'ouverture de l'arcade pubienne est dirigée de ce côté.

La symphyse est déviée du côté opposé, la ligne innominée du côté ankylosé est fortement rectiligne, celle de l'autre côté est en arrière moins, en avant plus fortement incurvée.

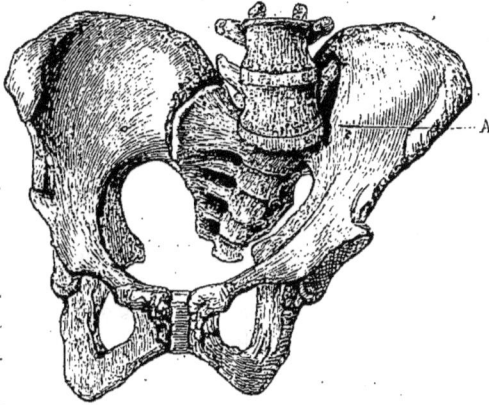

FIG. 137. — Bassin oblique ovalaire.

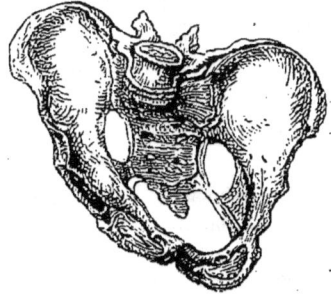

FIG. 138. — Bassin rétréci obliquement, d'après Hecker.

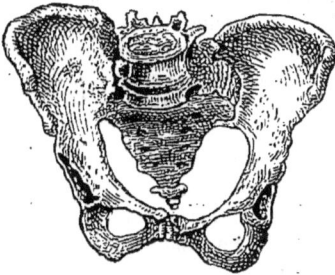

FIG. 139. — Bassin rétréci obliquement, Litzmann.

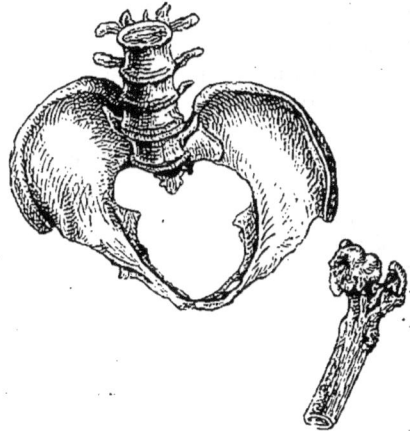

FIG. 140. — Bassin rétréci obliquement à Erlangen, par Litzmann.

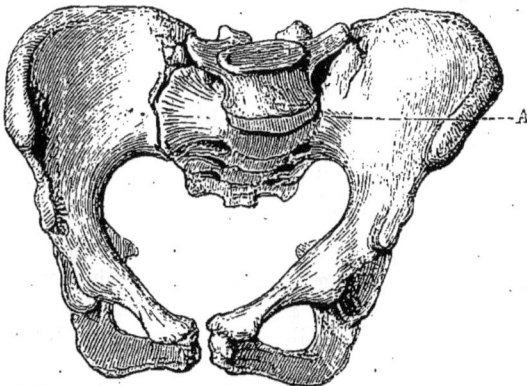

FIG. 141. — Bassin oblique ovalaire, clinique de Depaul. Ankylose gauche. Une sorte de fissure siégeant à la partie supérieure de la symphyse indique que la fusion des deux os n'est pas complète.

La différence des diamètres obliques aussi bien que celle des distances sacro-cotyloïdiennes, est la plupart du temps très-considérable. Le conjugué vrai est un peu augmenté par le déplacement oblique, mais le diamètre transverse du détroit supérieur est raccourci et le raccourcissement augmente vers le détroit inférieur.

§ 601. Nous examinerons en détail dans la note suivante la variété de production de ces bassins qui a donné lieu à des discussions beaucoup trop nombreuses et trop prolongées.

La symphyse sacro-iliaque forme une véritable arthrodie avec une cavité articulaire tapissée par une membrane synoviale. D'après les notions actuelles, nous ne pouvons nous représenter la disparition de la cavité articulaire que par voie d'inflammation. Nous admettrons donc que (abstraction faite peut-être des cas où l'articulation manque originairement) une ankylose de l'articulation sacro-iliaque ne peut se produire qu'à la suite d'une inflammation.

Cette inflammation de l'articulation sacro-iliaque peut être :

1° Forte, suppurée, étendue au voisinage de l'articulation et souvent liée à la carie des os voisins. Des cas de cette nature ont été décrits par Betschler, Ritgen, Hayn, Hecker-Paestsch, voy. fig. 138, Thomas, Holst, Sinclair Voigtel-Martin. On trouva dans ces cas des traces évidentes d'une carie ancienne ou bien la partie qui entourait l'articulation était recouverte d'une couenne épaisse, ancienne, inflammatoire ou de proliférations osseuses irrégulières. Dans d'autres cas, on trouva des traces d'abcès anciens ouverts à l'extérieur et les commémoratifs, dans quelques cas, ont fait reconnaître clairement l'existence d'une maladie ancienne inflammatoire de ces parties.

De plus, un bassin très-important pour la production de cette variété, c'est le bassin d'enfant que Thomas a décrit p. 47 et représenté dans la planche 7, fig. 1. Dans l'articulation sacro-iliaque droite, le cartilage articulaire est complétement détruit et de plus la carie a produit à la surface auriculaire de l'os iliaque une perte de substance dans laquelle a en partie pénétré l'aile étroite droite du sacrum ; le bassin présente à un faible degré, mais pourtant d'un façon évidente, les caractères de cette forme de bassin, et il est incontestable que si la mort n'était pas survenue, l'articulation aurait guéri par ankylose et aurait ainsi produit un de nos bassins.

Dans d'autres cas, c'est la coxalgie ou d'autres altérations du même côté qui ont rendu plus ou moins vraisemblable que l'ankylose de l'articulation sous-iliaque dépendait d'une inflammation analogue de l'articulation. Ainsi il est incontestable, dans le cas de Danyau, cas dans lequel il existait du tissu de cicatrice dans tout le côté gauche jusqu'à la hauteur de la quatrième vertèbre lombaire, que l'articulation sacro-iliaque a pris part à une coxalgie qui survint à l'âge de dix ans. Le cas de Fabbri, et celui de Sandifort van Wieringen se comportent exactement de même, ainsi que le bassin représenté par Stein et décrit par Lambl comme provenant d'un hussard hessois. Le bassin décrit par Naegele sous le numéro 44 rentre encore bien dans ceux-ci. Le bassin marseillais décrit par Lambl et celui de Fraenzel-Hotto, dans lesquels on trouva des fractures du pubis (sur le premier, il y avait coxalgie du même côté) rentrent-ils dans ceux-ci? C'est ce que l'on ne peut distinguer avec certitude. Le bassin d'enfant de S. Thomas décrit p. 47 et représenté planche 7, fig. 2, permet aussi des conclusions intéressantes sur la production de cette variété de bassin.

L'inflammation de l'articulation sacro-iliaque peut encore survenir, sans aucun doute.

2° Comme une inflammation limitée à l'intérieur de la cavité articulaire restant à la période adhésive et conduisant à la synostose sans suppuration considérable. Une inflammation de cette nature peut se produire primitivement dans l'articulation sacro-iliaque, aussi bien que dans toutes les autres jointures, ou du moins sans qu'il y ait de cause appréciable.

Si elle survient lorsque les os ont leur développement complet, c'est-à-dire après que les ailes du sacrum sont complétement formées, la forme du bassin n'est pas modifiée. Les synostoses de ce genre de l'une ou l'autre des articulations se rencontrent souvent à un âge très-avancé. Crève (1) les rencontra si fréquemment dans les ossuaires des églises, que, la plupart du temps, il les laissa dans les décombres. Ordinairement du reste dans ces cas, l'ankylose est loin d'être complète, mais on voit toujours des espèces de ponts osseux qui réunissent les os entre eux. Crève rapporte les inflammations adhésives de l'articulation, à la pression du poids du corps et explique par l'usage plus fréquent des extrémités droites, la fréquence plus fréquente de l'ankylose à droite.

Si l'inflammation survient chez des enfants, elle peut suivre son cours sans autres symptômes plus fâcheux que peut-être des douleurs passagères et une légère claudication (symptômes qui plus tard peuvent, il est vrai, rarement être retrouvés dans les commémoratifs). Comme chez les enfants, les ailes du sacrum ne sont pas encore complétement formées, la conséquence de la synostose est un arrêt du développement de l'aile du sacrum au degré qu'elle avait au moment où est survenue l'inflammation. Comme l'autre aile atteint sa largeur normale, la répartition du poids du corps se fait inégalement, de la façon que nous décrirons plus bas, et le côté de l'ankylose se trouve exposé à une pression plus forte que le côté sain. Mais ce renforcement de pression ne survient qu'une fois que la synostose existe déjà. Par conséquent, dans ces cas, sous l'influence de ce renforcement de pression, l'os iliaque ne peut plus se déplacer en arrière par rapport au sacrum, tandis que les autres modifications du bassin peuvent encore se produire et que l'aile ankylosée sous l'influence du renforcement de la pression peut s'atrophier encore davantage. (Si à la suite d'une inflammation chronique de l'articulation, il ne se produit pas d'ankylose, mais seulement de la sclérose et une atrophie des os du voisinage, il peut, comme le montre un bassin décrit par Spiegelberg (2), outre le déplacement oblique, se produire aussi une dislocation de l'os iliaque en arrière, comme conséquence du poids plus lourd supporté par le côté correspondant).

Si l'inflammation arrive pendant la vie intra-utérine, il se fait un ankylose congénitale avec étroitesse considérable de l'aile du sacrum du côté ankylosé, et, par suite de l'arrêt que subit le développement pour des raisons que nous donnerons plus loin, il se fait également un déplacement oblique du bassin. Mais jamais dans ces cas l'os iliaque ossifié et soudé avec le sacrum ne peut se déplacer en arrière, tandis que lorsque plus tard, dans la vie extra-utérine, la pression inégalement répartie du poids du tronc vient à agir, elle peut augmenter le déplacement du bassin et l'atrophie de l'aile du sacrum.

Dans les deux derniers cas que nous venons de signaler, le bassin, par conséquent, présentera tous les caractères du bassin obliquement rétréci, seulement *comme la synostose est primitive, l'os iliaque ne peut se déplacer en arrière par rapport au sacrum.* Or, comme précisément la description de la majorité des bassins connus que l'on a décrits laisse à désirer sous ce rapport et que, d'après les dessins, on ne peut, de la mesure des deux lignes innominées, tirer aucune conclusion certaine sur ce déplacement, il est en réalité fort peu de ces bassins que l'on puisse signaler comme rentrant avec certitude dans cette catégorie. C'est très-vraisemblablement ainsi que se sont produits les bassins décrits sous les nos 13, p. 22, par S. Thomas, le cas 72 de Hugenberger, et parmi ceux décrits par Naegele, les nos 3 et 10. Que ces bassins ne soient pas très-fréquents, c'est ce que semble prouver ce fait que Litzmann, jusqu'en 1861, n'en avait vu qu'un seul exemple.

Mais d'une autre part, la pression du poids du tronc, si elle agit d'une façon pré-

(1) *Krankh. d. w. Beckens.* Berlin, 1795, p. 163.
(2) *Arch. f. Gyn.*, vol. II, p. 159.

dominante sur une des moitiés du bassin, peut amener des inflammations de l'articulation correspondante avec terminaison par synostose. Ces modifications des proportions de la pression peuvent être causées : 1° par l'absence congénitale ou le développement anormalement faible de l'aile du sacrum d'un côté; 2° par la cessation de l'usage, ou du moins l'usage extrêmement limité de l'une des extrémités inférieures.

Si, par suite de ces causes, le poids du tronc tombe presque exclusivement sur le membre d'un côté, cela peut amener une irritation inflammatoire de l'articulation sacro-iliaque. Mais en même temps, la même cause pourra produire un déplacement en arrière de l'os iliaque sur le sacrum. Ce déplacement existe déjà lorsque l'ankylose survient à la suite de l'inflammation de l'articulation.

Dans les bassins ankylosés qui se produisent de cette façon, on trouve par conséquent l'os iliaque déplacé en arrière. Parmi les bassins appartenant à la première variété, il faut ranger celui représenté par Litzmann (1) (voy. fig. 139); le bassin décrit par Martin (2); les trois bassins qui se trouvent dans le musée anatomo-pathologique à Vienne, et le bassin décrit par Kleinwachter, si intéressant à cause de sa complication par du rachitisme, et très-vraisemblablement les bassins décrits par Naegele nos 4, 7 et 17. Parmi les bassins dus à un usage très-limité des extrémités, se rangent le bassin qui se trouve dans la collection de la Maternité d'Erlangen (voy. fig. 140), celui qui se trouve à Dresde (Naegele n° 12), et le bassin décrit par Naegele sous le n° 5.

Le mécanisme à l'aide duquel se fait le déplacement oblique est le suivant :

Déjà tout d'abord avant que la pression du poids du tronc agisse, une forme asymétrique des deux ailes du sacrum a pour conséquence non-seulement une asymétrie, mais aussi un déplacement oblique du bassin. L'incurvation de l'os iliaque se produit par ceci que, tandis que l'épine postérieure est fixée par le ligament sacro-iliaque, l'aile du sacrum en s'accroissant exerce une pression sur sa facette auriculaire. Si les deux moités de l'anneau pelvien n'étaient pas solidement fixées à la symphyse, l'effet produit serait évidemment que les os pubis s'écarteraient l'un de l'autre dans la symphyse. Mais comme la traction exercée sur la symphyse solide est égale des deux côtés, il faut que la symphyse reste au milieu, et l'os iliaque, sous l'influence de l'augmentation de la pression qui se fait dans la facette auriculaire, sera incurvé dans sa continuité.

C'est là l'effet qui se produit lorsque la traction sur la symphyse est égale des deux côtés. Mais si la traction est plus faible d'un côté, la symphyse sera nécessairement attirée du côté où la force de traction est la plus grande. Si par conséquent les épines iliaques postérieures sont fixées par de forts ligaments, l'aile du sacrum la moins développée exercera une pression moindre sur la facette auriculaire et par suite l'os iliaque du même côté sera moins incurvé, et la symphyse obéissant à la traction plus forte l'os iliaque sera attiré vers le côté opposé.

Ces raisons font que déjà pendant la vie intra-utérine le bassin peut nettement prendre la forme oblique. Toutefois, comme à cette époque l'aile normale du sacrum est très-étroite, cela ne se produira que dans une mesure peu considérable. Plus tard, la forme du bassin deviendra bien plus caractéristique lorsque l'aile du côté sain se développera plus vigoureusement et lorsque la pression du poids du tronc et la pression en sens contraire exercée sur les cavités cotyloïdes viendront à leur tour agir sur la forme du bassin.

Lorsque la structure du corps est symétrique, le centre de gravité tombe notamment dans un plan vertical qui passe par le milieu de la ligne qui réunirait les deux têtes des fémurs. La pression du poids du corps est la même pour chaque tête du fémur. Mais si une des ailes du sacrum est plus étroite d'un côté que de l'autre, alors la tête du fémur de ce côté se trouve plus rapprochée du centre de gravité et supporte par conséquent un poids plus considérable que celle de l'autre côté. Cet

(1) *M. f. G.*, vol. XXIII, p. 249.
(2) *Loc. cit.*, p. 5.

effet se trouve encore augmenté par le déplacement oblique qui, d'après ce que nous avons dit plus haut, résulte déjà de la seule croissance du bassin.

Le côté du bassin où l'aile du sacrum est la plus étroite supporte par conséquent une charge plus lourde que l'autre côté. Cette charge se transmet par le sacrum et la cavité cotyloïde; le poids du corps tendra donc, de ce côté, à enfoncer plus fortement le sacrum dans le bassin (en d'autres termes, l'os iliaque tendra à se déplacer en arrière par rapport au sacrum) et l'os iliaque tout entier sera refoulé par la pression exercée sur la cavité cotyloïde, en haut et en dedans, ce qui fera que le déplacement oblique deviendra encore plus fort. Par suite de la pression considérable qui tend à repousser en haut la cavité cotyloïde, l'os iliaque se redresse; les crêtes iliaques aussi bien que la ligne innominée deviennent plus élevées. Cette dernière ligne prend un trajet plus rectiligne et les épines et les tubercules ischiatiques, si d'autres causes ne s'y opposent pas, sont refoulées vers le sacrum. En outre, tout l'os iliaque se trouve comprimé sur lui-même par la pression exercée sur la face auriculaire et par la pression exercée sur la cavité cotyloïde, pressions qui agissent en sens contraire, de sorte que le tissu osseux devient un peu plus petit, plus épais et plus solide.

Les phénomènes se modifient d'une façon considérable, suivant les différents modes de production.

Dans les bassins ankylosés qui sont la conséquence d'une inflammation suppurative, la perte de substance ne peut être considérable que si l'inflammation s'est produite à un âge très-peu avancé, ou si la destruction des os par la carie a atteint un degré très-prononcé. L'os iliaque ne peut alors se déplacer en arrière que si le poids du tronc est entré en jeu alors que le bassin était déjà malade, mais pas encore ankylosé. Le déplacement oblique ne se produit pas par le fait même de l'ankylose, mais uniquement par le fait du rétrécissement de l'aile du sacrum de ce côté, rétrécissement qui fait que le poids du tronc porte plus sur le fémur du côté malade, de sorte que la cavité cotyloïde se rapproche du promontoire et que la symphyse se déplace vers le côté opposé. Du reste, comme presque toujours l'atrophie du sacrum n'est qu'incomplète, le déplacement, la plupart du temps n'est pas très-prononcé. Sur 9 bassins rentrant dans cette catégorie, la différence entre les deux diamètres obliques du détroit supérieur était en moyenne seulement de 1 pouce, et sur 2 bassins où l'inflammation a laissé des traces évidentes, décrits l'un par Voigtel-Martin, l'autre par Hecker-Paetsch, la différence n'était que de 2 et 1 1/2 ligne. (Nous donnons une copie de ce dernier bassin fig. 138).

Les bassins déformés par inflammation primitive adhésive pendant la vie intra-utérine ou par inflammation survenue pendant l'enfance acquièrent dans l'enfance le déplacement oblique par les mêmes causes. Si l'inflammation est survenue à un âge très-peu avancé, la difformité peut être très-prononcée. Dans les cas qui rentrent dans cette catégorie, la différence des diamètres obliques du détroit supérieur comportait en moyenne 1 pouce 2 lignes.

Le déplacement oblique du bassin doit naturellement être le plus considérable lorsque l'absence ou une atrophie très-considérable d'une des ailes du sacrum est congénitale. Les explications précédentes prouvent que même avant que le poids du tronc n'agisse, ce bassin peut déjà prendre une forme oblique.

La cavité cotyloïde du côté mal conformé, par suite de l'absence de l'aile du sacrum et du déplacement oblique qui augmente lorsque l'enfant a commencé à marcher, vient se placer si près du centre de gravité du corps, que c'est elle qui supporte pour la plus grande partie le poids du tronc. La symphyse sacro-iliaque correspondante se trouve donc ainsi inévitablement plus fortement attaquée, puisqu'à chaque pas le sacrum se trouve déplacé par rapport à l'os iliaque. On ne doit donc pas s'étonner s'il se produit une inflammation adhésive de l'articulation, et si, sur les bassins ankylosés, le déplacement de l'os iliaque en arrière est manifeste. Une chose contribue peut-être encore à ce déplacement et à ce relâchement considérable de la symphyse qui peut favoriser la production de l'inflammation, c'est un développement un peu moindre du ligament ilio-sacré (dont le point d'insertion normal, l'aile du sacrum manque). Quelquefois le déplacement dans ces bassins est très-considérable ; sur cinq bassins en moyenne 1″ 9‴ 1/4, et ils forment à bon droit le prototype de toute l'espèce. Nous donnons fig. 139 le dessin du bassin décrit par Litzmann (1), et où le déplacement oblique était extrêmement prononcé.

De ce qui vient d'être dit, il résulte clairement que la synostose n'est nullement une conséquence nécessaire de l'atrophie de l'aile du sacrum, mais qu'il est seulement facile d'expliquer sa production. En fait, on trouve encore quelques bassins dans lesquels l'aile de la première vertèbre sacrée n'existe pas, et où l'aile de la seconde n'existe que très-incomplétement (2). Dans les cas que l'on a cités, outre l'ankylose il existait tous les signes caractéristiques du bassin rétréci obliquement. De là à admettre que, si dans ces cas il y avait eu aussi absence de l'aile de la deuxième vertèbre sacrée, le déplacement aurait été plus considérable et que par conséquent l'ankylose se serait produite, il n'y a qu'un pas. Mais que même encore alors, cette ankylose ne soit pas nécessaire, c'est ce que prouve le bassin décrit par Schnell (3) et dessiné par lui, bassin dans lequel l'ankylose n'existe pas, quoique l'aile droite soit complètement atrophiée et que le déplacement oblique soit très-considérable.

Les bassins obliquement rétrécis, par suite de la suppression de l'usage d'une des extrémités inférieures ou son usage très-limité, se produisent surtout à la suite d'une coxalgie. Si la jambe malade ne sert plus ou presque plus du tout, l'attitude du tronc (il se produit une scoliose secondaire du côté sain) deviendra telle que le centre de gravité tombera dans le plan d'appui du pied sain. Par suite de la pression unilatérale sur la tête du fémur sain, on verra alors se produire toutes les altérations caractéristiques de notre variété de bassin. Le déplacement oblique est assez prononcé ; sur trois cas en moyenne 1″ 2‴ 1/4. La fig. 140 représente un bassin observé par Rosshirt et décrit par Litzmann ainsi que le fémur malade. Il appartient à la collection de la Maternité d'Erlangen.

L'ankylose de l'articulation sacro-iliaque ne survient pas toujours, mais presque toujours l'aile du sacrum du côté sain, ainsi que tout l'os iliaque, se trouvent comprimés par la pression exercée sur la cavité cotyloïde et par suite cette aile devient plus étroite que l'aile de l'autre côté (4). Dans ces bassins, outre les caractères connus, ce qui frappe, c'est l'atrophie de l'ensemble des os du côté malade. Dans les cas où les malades sont morts sans s'être servis de l'extrémité saine, le déplacement oblique fait naturellement défaut, et dans ces cas, le côté malade du bassin peut être rétréci par suite de l'atrophie très-prononcée (5).

Mais il peut aussi arriver, si le membre atteint de la coxalgie a continué à être employé, et s'il a été exposé à une charge plus forte que du côté sain, qu'il survienne un déplacement oblique avec rétrécissement du côté malade (6). (Nous avons nous-même observé un cas semblable sur le vivant, dans lequel le poids du tronc portait de préférence sur le membre du côté atteint de coxalgie, membre qui était plus court).

Il est extrêmement intéressant, dans les bassins rétrécis obliquement avec coxalgie, de voir comment se comportent l'excavation et le détroit inférieur. Ordinairement, le déplacement oblique qui existe au détroit supérieur s'étend jusqu'au détroit inférieur, quoique faiblement. La tubérosité ischiatique du côté sain se déplace

<hr />

(1) *M. f. G.*, vol. XXIII.

(2) Voy. Naegele, *l. c.*, p. 54, etc. ; Hohl, *l. c.*, p. 18, tab. II, fig. 2, p. 22, tab. III, et autres et S. Thomas, *l. c.*, p. 36, n° 1 et p. 37, n° 2.

(3) *De pelvi oblique ovata.* D. i. Dorp. Liv., 1853.

(4) Pour les cas de bassins rétrécis obliquement avec coxalgie sans ankylose, voy. Litzmann, *l. c.*, p. 8, etc., von Siebold, *Neue Zeitschr. f. G.*, vol. XXIX, p. 215 et Boeckel, *Arch. de Physiologie*, 1870, n° 4, p. 435.

(5) Voy. Blasius, *M. f. G.*, vol. XIII, p 328 et Valenta, *M. f. G.*, vol. XXV, p. 161.

(6) Voy. Spiegelberg, *M. f. G.*, vol. XXXII, p. 305 et Ernst Braun, *Wiener med. Presse*, 1871, n° 34, d'après les observations sur la femme vivante.

dans ces cas, avec tout l'os iliaque en haut et en dedans vers le sacrum, et la tubérosité ischiatique du côté malade est un peu attirée en dehors, surtout si le membre
de ce côté a été encore quelque peu employé. Dans d'autres cas, ces deux modifications sont à peine exprimées, de sorte qu'au détroit inférieur le déplacement n'existe
plus. Mais il peut aussi arriver que, sous l'influence des tractions musculaires,
la tubérosité du côté sain soit attirée plus en dehors et en avant. Si en outre la tubérosité du côté malade, comme cela est l'ordinaire dans le cas d'ankylose complète
du fémur, est atrophiée et repoussée en dedans et en arrière, le déplacement oblique
du détroit supérieur se reproduit alors en sens inverse au détroit inférieur (voyez
le bassin qui vient d'un peintre à Prague, reproduit par Litzmann (1), celui de
Kreuzer (2), bassin masculin à Francfort, qui présente ce déplacement à un faible degré. Le seul bassin de femme qui présente ce déplacement (abstraction faite du bassin rachitique cyphoscoliotique, voy. § 517) est le bassin décrit par Ritgen (3) de la
femme Maria Gies.

Un déplacement analogue à celui qui se produit dans les bassins atteint de coxalgie peut aussi survenir à la suite d'amputation de l'un des membres inférieurs,
mais naturellement cela ne se peut que quand on ne se sert pas du moignon (4) ou
à la suite de l'atrophie congénitale de l'un des membres inférieurs (5). Dans un cas
observé par Spiegelberg (6) de déplacement très-bassin avec ankylose du côté droit,
il existait depuis l'âge de trois ans un raccourcissement de la cuisse droite, qui était
cause que le poids du tronc portait surtout sur ce côté. Nous avons vu survenir des
déplacements obliques à la suite du raccourcissement d'une jambe par suite de fracture compliquée de la jambe et par pied bot traumatique.

Dans les luxations très-anciennes d'un fémur, le déplacement oblique est ordinairement très-faible ou manque même complétement, puisque la plupart du temps
l'extrémité luxée arrive à pouvoir être parfaitement utilisée par suite de la formation d'une nouvelle cavité cotyloïde (7).

Que le déplacement oblique puisse encore se produire lorsque, pour d'autres raisons quelconques, une moitié du bassin est exposée à une forte pression, c'est ce que
prouve un cas publié par Simon Thomas (8); il se rapporte à un bassin de mendiant
à Amsterdam, bassin rétréci obliquement à un haut degré, mais sans ankylose. Ce
mendiant, paralysé des membres inférieurs, demandait son pain assis sur un âne
par la hanche gauche. (L'ankylose manque peut-être, parce que l'articulation, par
suite de cette position assise sans mouvements, était moins irritée que si chaque pas
lui avait imprimé une secousse).

Il est extrêmement important, pour comprendre la production de cette forme
du bassin, de se reporter au mode de production du bassin rétréci transversalement
avec ankylose (voy. § 611, note).

§ 602. *Diagnostic.*

—De ce que le rétrécissement oblique du bassin n'a été
que rarement reconnu sur le vivant, on pourrait conclure que le diagnostic
présente des difficultés extraordinaires. Cela n'est pourtant exact qu'en ce que
ces bassins peuvent très-facilement échapper à un examen fait de la façon
habituelle. Mais nous avons des signes diagnostiques qui, du moins dans les
cas où le déplacement est considérable, permettent, lorsque le soupçon qu'il

(1) *L. c.*, p. 9 et tab. III, IV et V.
(2) *Descr. pelv. cujusd. etc.* D. i. Bonnac, 1860.
(3) *Neue Z. f. Geb.*, vol. XXX, p. 153 et *M. f. G.*, vol. II, p. 433.
(4) Voy. Herbiniaux, *l. c.*, p. 478 et Madame Lachapelle, *Prat. des acc.*, t. III, p. 413.
(5) Voy. Valenta, *M. f. G.*, vol. XXV, p. 168.
(6) *L. c.*
(7) Voy. Guéniot, *Des luxat. coxo-fém.*, etc. Paris, 1869.
(8) *L. c.*, p. 38.

existe un pareil bassin est éveillé, ou de rejeter ce soupçon ou de le confirmer. Tout se résume par conséquent en ceci, qu'étant donné un cas, on pense à la possibilité de l'existence d'un bassin obliquement rétréci avec ankylose.

§ 603. Avant le début de l'accouchement, ce n'est que par exception que l'on peut soupçonner cet état, c'est-à-dire dans des cas où le sujet boîte, ou lorsqu'une des hanches est plus haute que l'autre, ou bien lorsqu'il existe de la coxalgie d'un côté ou des cicatrices, des trajets fistuleux sur les fesses. Dans les commémoratifs, il faut faire attention s'il a existé antérieurement de la claudication, ou une maladie aiguë ou chronique dans la région pelvienne postérieure. Mais dans la majorité des cas ces bassins se rencontrent chez des primipares bien portantes dont le conjugué externe est normal.

Si l'accouchement est commencé, le soupçon s'éveillera plus facilement. Si malgré des douleurs fortes, la tête reste élevée, et si les dimensions du conjugué n'expliquent pas le retard, on peut, si l'on ne peut pas admettre que la tête a un volume exagéré, penser à un bassin rétréci obliquement. On arrivera à constater ou à écarter son existence de la façon suivante :

§ 604. Un point déjà important, c'est la situation plus élevée de l'une des ailes iliaques, ce que naturellement, en prenant bien entendu les précautions nécessaires, on pourra constater, la malade étant couchée ou debout. Un autre point fort important, c'est une inégalité qui peut exister entre les distances qui séparent les épines postérieures et supérieures, de l'apophyse épineuse (Martin). L'épine postérieure se trouve, notamment dans la plupart de ces bassins, du côté ankylosé, beaucoup plus rapprochée de la ligne médiane. Dans d'autres cas, toutefois, la différence était si minime, qu'elle ne put être établie d'une façon certaine par les mensurations prises sur le vivant, ou qu'elle manquait même complétement. Si, par conséquent, on trouve l'épine iliaque postérieure d'un côté, évidemment plus rapprochée de l'apophyse épineuse que celle de l'autre côté, le diagnostic est à peu près certain. Mais l'absence de ce signe ne prouve en aucune façon qu'il n'y a pas un rétrécissement avec ankylose.

Par le toucher, on sent tout d'abord l'arcade pubienne qui, dans les bassins obliquement rétrécis, est nettement tournée vers un des côtés. De plus, on s'assure que les épines ischiatiques des deux côtés sont à peu près également éloignées des bords du sacrum (Ritgen), et l'on peut explorer les deux moitiés latérales du bassin, ce qui permet de constater le trajet aplati de la ligne innominée du côté malade. Le promontoire, si l'on ne craint pas de pratiquer le toucher avec la moitié de la main, peut toujours être atteint. On sera alors frappé de sa situation latérale et de l'inégalité de la distance qui le sépare de la ligne innominée. (Inégalité des distances sacro-cotyloïdiennes.)

§ 605. Naegele a déjà donné différentes mensurations externes du bassin qui sont égales dans les bassins normaux, mais qui, dans les bassins obliquement rétrécis, présentent des dimensions différentes entre elles. Ce sont les suivantes :

1° De la tubérosité ischiatique d'un côté, à l'épine iliaque postérieure et supérieure de l'autre côté, en moyenne 17 cent. 1/2.

2° De l'épine iliaque antérieure et supérieure d'un côté, à l'épine iliaque postérieure et supérieure de l'autre côté, 21 cent.

3° De l'apophyse épineuse de la dernière lombaire, à l'épine iliaque antérieure et supérieure des deux côtés, 18 cent.

4° Du trochanter d'un côté, à l'épine iliaque postérieure et supérieure de l'autre côté, 22 cent. 1/4.

5° Du milieu du bord inférieur de la symphyse à l'épine iliaque postérieure et supérieure de chaque côté, 17 cent. 1/4.

Les épines iliaques antérieures et postérieures sont assez faciles à mesurer (au niveau de l'épine iliaque postérieure la peau est fortement appliquée sur les os, ce qui forme une fossette déjà visible extérieurement), tandis que la mensuration pratiquée à l'extérieur des tubérosités ischiatiques et des trochanters présente une latitude un peu plus grande.

Dans les résultats fournis par ces mensurations, il faut naturellement remarquer que les différences entre les deux côtés peuvent être notables (pourtant plus de 1 cent). De plus, dans les bassins coxalgiques, il faut tenir compte, dans la mensuration, de l'atrophie des os et des parties molles du côté malade.

§ 606. A l'aide de tous ces signes diagnostiques on pourra, dans les cas où le déplacement sera considérable, arriver à reconnaître le bassin rétréci obliquement; mais il est bien plus difficile de préciser le degré du rétrécissement. Cela dépendra surtout de ce que le bassin sera originairement grand ou petit. Cela dépendra encore naturellement aussi du degré du déplacement.

Toutes les méthodes d'exploration que l'on a publiées pourront permettre de fixer d'une façon approximative le degré du déplacement; mais c'est surtout s'il existe des différences considérables dans les dimensions données par Naegele, que cela permettra de conclure à un fort déplacement. Suivant en outre que l'ensemble des mensurations du bassin sera grand ou petit, et cela d'une façon évidente, on pourra aussi se faire une idée du volume originaire du bassin. (La distance des épines iliaques et des crêtes iliaques est presque toujours plus petite qu'à l'état normal.)

La question de savoir si, étant donné un déplacement oblique, il y a en outre ankylose ou non, ne pourra être résolue par l'affirmative que s'il existe des traces évidentes d'une inflammation antérieure. Si l'épine iliaque postérieure du côté malade est très-rapprochée de l'apophyse épineuse de la dernière lombaire, il est très-probable que la synostose existe.

D'après Freund (1), s'il n'y a pas d'ankylose, on sent, lorsque la femme que l'on doit examiner par le rectum est debout, un déplacement dans l'articulation sacro-iliaque, lorsque l'on fait alternativement tenir la femme debout sur l'une et l'autre jambe.

§ 607. D'après les observations publiées jusqu'à présent, le *pronostic*, dans ces bassins, est extrêmement défavorable aussi bien pour la mère que pour

---

(1) *Arch. f. Gyn.*, III, p. 399.

l'enfant. D'après Litzmann (1), sur 28 femmes 22 moururent à la suite de leur premier accouchement, dont 5 non accouchées ; 3 succombèrent au second et 2 au sixième accouchement. Sur 41 accouchements, 6 seulement furent naturels, et de ces 6 accouchements 5 ont été observés chez la même femme. Sur 41 enfants, 10 seulement naquirent vivants (dont 6 de la même femme et 2 par l'opération césarienne).

Il est pourtant à peu près certain que le pronostic basé sur ces chiffres est inexact, parce que toute une série de cas faciles a passé inaperçue, ou parce que s'ils ont été reconnus on ne les a pas publiés, parce qu'ils présentaient peu d'intérêt. Dans ces deux dernières années, nous avons observé trois cas qui semblaient probants par la mensuration et par l'étiologie, qui se terminèrent heureusement pour les trois mères et les trois enfants. (De ces derniers, l'un mourut accidentellement trois semaines après l'accouchement.)

Le pronostic est le plus favorable de tous, quand le bassin originairement rentre dans les bassins larges. Dans ce cas, même lorsque le déplacement est très-considérable, l'accouchement naturel est possible. Si le bassin est petit, en même temps qu'il présente un fort déplacement oblique, le pronostic pour la mère est la plupart du temps absolument funeste, et pour l'enfant il n'est favorable que si l'on se décide de bonne heure à pratiquer l'opération césarienne. Les présentations de l'extrémité pelvienne sont fâcheuses pour l'enfant, parce que l'extraction de la tête est presque toujours extrêmement difficile ; mais pour la mère elles sont plus avantageuses que dans les présentations du crâne, puisque l'accouchement dure toujours moins longtemps.

§ 608. Le *mécanisme de l'accouchement*, dans les rétrécissements obliques du bassin, est extrêmement intéressant. La situation du promontoire a une importance extrême au point de vue de la manière dont la tête pénètre dans le détroit supérieur. Si le promontoire est un peu rejeté en arrière, la tête s'engage avec une facilité extrême par la suture sagittale dans le grand diamètre oblique. Mais si le promontoire fait une saillie plus profonde dans le bassin, il se rapproche de l'os iliaque du côté ankylosé d'une façon si considérable, que la partie du détroit supérieur qui se trouve derrière la distance sacro-cotyloïdienne de ce côté est complétement perdue pour le mécanisme de l'accouchement, puisque la distance sacro-cotyloïdienne de ce côté devient si petite, qu'il n'est pas une partie du crâne qui puisse s'y engager (v. § 515). Dans ce cas, le détroit supérieur ressemble, la plupart du temps, à celui du bassin généralement rétréci, et la tête s'engage alors par son occiput qui se trouve très-bas placé, et cela quelquefois très-facilement dans l'excavation rétrécie, de sorte que la suture sagittale se trouve dans le plus petit diamètre oblique. Il est clair que si le bassin en outre est petit par lui-même, il peut arriver que la partie devenue inutile du détroit supérieur soit assez considérable pour que le reste de ce détroit ne puisse plus permettre l'engagement de la tête.

Mais lors même que la tête a pénétré dans le détroit supérieur, toutes les

---

(1) *M. f. G.*, vol. XXIII, p. 284.

difficultés de l'accouchement ne sont pas surmontées, puisque le bassin va en se rétrécissant de plus en plus dans le sens transversal. La tête franchit le plus facilement le détroit inférieur, lorsque la suture sagittale se trouve placée dans la direction du diamètre oblique raccourci.

Lorsque la tête vient la dernière, elle franchit le plus facilement le bassin lorsque l'occiput correspond à la partie large du bassin.

§ **609.** Le *traitement* se règle en première ligne sur le volume originaire du bassin, en second lieu sur le degré du déplacement.

Si l'on a le bonheur assez rare de reconnaître, pendant la première grossesse, le bassin obliquement rétréci, ou si la femme qui présente ce bassin, après un premier accouchement heureux, redevient enceinte, ordinairement l'accouchement prématuré artificiel est indiqué. On ne devra s'en abstenir que si le bassin d'une primipare, rétréci obliquement, mais à un degré modéré, est assez grand par lui-même ; ou que si des accouchements antérieurs ont déjà montré que des enfants même volumineux ont pu, sans danger, franchir le bassin. Le moment où l'on doit faire l'accouchement prématuré artificiel se règle surtout sur le volume du bassin.

Si l'on ne reconnaît la lésion du bassin que pendant l'accouchement, et surtout seulement à la suite des difficultés que présente l'accouchement, il faut procéder par l'expectation. S'il devient nécessaire d'accélérer l'accouchement, l'enfant est-il vivant, le forceps est indiqué, puisque lorsque la tête est engagée, le forceps seul peut sauver la mère et l'enfant. Pourtant l'application du forceps est très-dangereuse, car il faudra faire de fortes tractions pour parvenir à son but. Un autre inconvénient du forceps est qu'il peut empêcher la rotation de la tête, qui peut être nécessaire dans le cas donné. Si l'on se convainc que la tête n'obéit pas à des tractions même très-fortes, le mieux alors est d'enlever le forceps et de pratiquer la perforation.

Jamais dans ces cas on ne peut extraire un enfant vivant, et le pronostic deviendra presque absolument fatal pour la mère, si l'on veut continuer trop longtemps des tractions exagérées. Il est vrai que les mères ont toujours succombé dans les cas où jusqu'à présent on a fait la perforation, mais cela tient certainement à ce que la perforation a été pratiquée trop tard. Lorsque l'enfant est mort, il faut faire la perforation aussitôt qu'il survient des difficultés mécaniques.

Si la tête, lorsque le col est dilaté, ne s'engage pas dans le bassin, comme dans tous ces cas, c'est que le bassin est très-fortement rétréci, l'opération césarienne est quelquefois l'opération la plus rationnelle. Si on ne la croit pas nécessaire, ou si la femme ne l'accepte pas, le seul traitement rationnel est la version. Il est vrai qu'il sera bien difficile, dans ces circonstances, d'obtenir un enfant vivant ; mais, dans ces cas, c'est l'opération césarienne qui seule peut sauver l'enfant, et le pronostic sera beaucoup plus favorable pour la mère. Car si la tête ne se laisse pas extraire par la manœuvre manuelle, l'enfant succombe, et après la perforation de la tête l'accouchement se fait rapidement et dans des conditions qui sont, comme cela se comprend, plus favorables pour la mère. Il faut du reste préférer à la perforation de la tête qui se présente, et qui est encore mobile sur le détroit supérieur, la perforation de la tête venant la dernière.

e. Le bassin ankylosé rétréci transversalement.

BIBLIOGRAPHIE. — F. ROBERT, *Beschreibung eines im höchsten Grade querverengten Beckens*, etc. Carlsruhe et Freiburg, 1842. — C. KIRCHHOFFER, *Neue Zeitschr. f. Geb.*, 1846, vol. XIX, p. 305. — B. SEYFERT, *Verh. der phys. med. Ges. in Würzburg*, 1852, vol. III, cah. 3, p. 324 et LAMBL, *Prager Vierteljahrsschr.*, 1853, vol. II, p. 142, et 1854, vol. IV, p. 1. — F. ROBERT, *Eine durch mechanische Verl. u. ihre Folgen querverengtes Becken im Besitz von Herrn P. Dubois in Paris.* Berlin, 1853. — LLOYD ROBERTS, *Obst. Tr.*, IX, p. 250. — KEHRER, *M. f. G.*, vol. XXXIV, p. 1. — E.-A. MARTIN, *Ein während d. Geb. erk. querverengtes Beckens*, etc. D. i. Berlin, 1870 — KLEINWAECHTER, *Arch. f. Gynaek.*, vol. I, p. 156. — P. GRENSER, *Ein Fall von querverengten Becken.* D. i. Leipzig, 1866.

LITZMANN, *Die Formen des Beckens*, p. 58.

Historique. — C'est Robert, en 1841, qui a fait connaître le premier cas du bassin rétréci transversalement avec ankylose (nous en donnons le dessin fig. 142). Vient ensuite l'observation de Kirchhoffer (Kiel) et de Seyfert Lambl (Pague), après quoi, Robert, en 1853, décrivit encore un autre bassin qui se trouvait dans la possession de P. Dubois (fig. 143). Llyod Robert, de Manchester, décrivit le cinquième de ces bassins dans la séance de la Société obstétricale de Londres, le 4 décembre 1867. Kherer décrivit le sixième qui se trouve dans le musée anatomo-pathologique de Giessen, et E. Martin publia le septième, qui fut constaté à l'autopsie et qui provient de la polyclinique de Berlin. Le bassin représenté par Kleinwächter, qui l'observa sur le vivant, forme très-vraisemblablement le pendant du bassin de Robert-Dubois. Le rétrécissement n'était pas poussé à l'extrême, de sorte que l'accouchement put être terminé par la perforation et la céphalotripsie. Le bassin décrit par P. Grenser rentre-t-il dans ceux-ci, c'est fort douteux. Peut-être est-ce un bassin généralement et régulièrement rétréci au détroit supérieur, dont le diamètre transverse se trouve plus fortement rétréci au détroit inférieur. La carie de la branche ascendante du pubis qui a duré quatorze ans laisse toutefois penser à une destruction par carie de l'articulation sacro-iliaque.

§ 610. Les particularités de ce bassin qui est la plus rare de toutes les va-

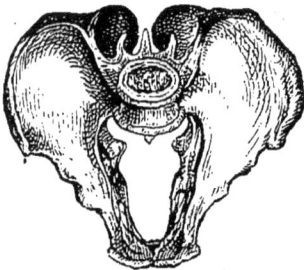

FIG. 142.—Bassin rétréci obliquement avec ankylose, de Robert.

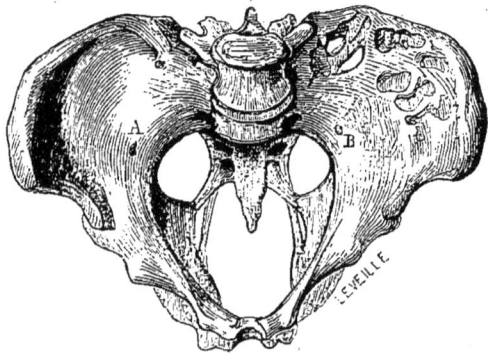

FIG. 143.—Bassin rétréci obliquement avec ankylose, de Paul Dubois.

riétés, consistent en ce qu'il y a une double ankylose des articulations sacro-iliaques. En outre, les ailes du sacrum manquent ou complétement, ou n'ont qu'un état rudimentaire de développement. Les vertèbres sacrées sont étroites.

la courbure de l'os est convexe dans le sens transversal au lieu d'être concave, la courbure dans le sens de la longueur se comporte de différentes façons. Le sacrum est déplacé, il est profondément abaissé dans le bassin, de sorte que les extrémités postérieures des os iliaques sont extrêmement saillantes, et les épines iliaques postérieures et supérieures très-rapprochées l'une de l'autre. L'incurvation de la ligne innominée est très-faible ou est presque nulle. Les os iliaques à partir de l'ankylose vont en s'aplatissant en avant et se réunissent à la symphyse sous un angle très-aigu. Le premier bassin de Robert est symétrique, tous les autres bassins sont asymétriques.

§ 611. Les dimensions de capacité du bassin se trouvent naturellement essentiellement modifiées. Par suite de la descente du sacrum, le diamètre droit du détroit supérieur est raccourci, mais ce raccourcissement se trouve compensé pour la plus grande part par l'absence de distension transversale du bassin, et par ce fait que la distance qui sépare le promontoire de la symphyse devient ainsi plus grande. L'altération la plus importante consiste dans le rétrécissement transverse très-prononcé qui augmente en allant vers le détroit inférieur, à ce point qu'il ne reste plus qu'une longue fente étroite (le diamètre transverse du détroit inférieur était, dans les cas cités plus haut, rétréci de 6,^{c}1 jusqu'à 2^c,75).

Le bassin de Robert-Dubois diffère essentiellement de tous les autres. Les ailes du sacrum existent, mais mal développées, et l'ankylose n'est que partielle. En outre, on trouvait dans son voisinage des traces d'une inflammation. L'épine postérieure et supérieure gauche avait été évidemment brisée, et ne s'était recollée qu'avec déplacement. Les commémoratifs apprennent que, à l'âge de six ans, la roue d'une voiture avait passé sur le bassin, et que, à la suite de cela, l'enfant était restée un an sans pouvoir marcher, qu'elle avait souffert d'un abcès par congestion et que la guérison ne s'était faite qu'à quinze ans. Mais ce qui distingue essentiellement ce bassin de tous les autres, c'est que, abstraction faite d'un léger déplacement de l'os iliaque gauche en haut en en arrière (déplacement dû très-vraisemblablement au traumatisme lui-même), le sacrum ne s'est pas enfoncé plus bas dans le bassin. Cette descente du sacrum est, comme nous le verrons, extrêmement importante pour la production du bassin rétréci transversalement, et cela aussi bien que dans la variété précédente.

Le mode de production est, dans ce cas en particulier, assez clair. Le traumatisme, arrivé à six ans, détermina l'inflammation des deux articulations sacro-iliaques, et par suite l'ankylose partielle. L'ankylose une fois produite, le sacrum ne pût plus être poussé plus bas entre les os iliaques par la pression du poids du tronc, par conséquent à partir de six ans les ligaments ilio-sacrés n'exercèrent plus de traction sur l'extrémité postérieure des os iliaques. Ce phénomène, associé à l'arrêt du développement de l'aile du sacrum, suite de l'ankylose, empêcha la production d'une distension transversale plus forte, et le bassin conserva à peu près la forme qu'il avait à six ans. Et même sous l'influence de la pression que les fémurs exerçaient exclusivement sur les côtés, pression qui n'étai pas contre-balancée par la distention transversale, les diamètres transverses devinrent relativement encore plus petits.

Les autres bassins se distinguent essentiellement de celui-ci en ce que le sacrum est profondément enfoncé dans le bassin. Il en résulte que l'ankylose ne peut pas avoir été la lésion primitive, mais qu'elle ne s'est produite qu'une fois que la pression du tronc a commencé à agir. La production des autres bassins ne peut donc s'expliquer que si l'on admet un vice de formation originaire des ailes du sacrum des deux côtés (ce que semble aussi indiquer le témoignage négatif des commémoratifs). Par suite de la petitesse des faces articulaires (peut-être aussi par suite du développement incomplet des ligaments ilio-sacrés), le sacrum s'est enfoncé plus profondément dans le bassin sous l'influence de la pression du poids du tronc. Par suite des frottements et des tiraillements ainsi déterminés, il se produisit dans ces articulations sacro-iliaques des deux côtés, une inflammation adhésive (dans le cas de Martin même suppurative) qui se termina par ankylose. On doit admettre que les modifications de spaciosité du bassin se produisent de la façon suivante :

Comme la distension transversale du bassin ne se produit que par l'accroissement des ailes du sacrum, elle doit, lorsque ces ailes ne se développent que peu ou point, être seulement faible ou même nulle. Les os iliaques des deux côtés restent donc aplatis dans leur parcours. N'est-ce point de la même façon, que, lorsque le bassin est obliquement rétréci seulement d'un seul côté, le déplacement oblique dans ce dernier est la conséquence de la modification unilatérale de la pression et de la traction exercée dans la symphyse par le côté sain. Dans le bassin transversalement rétréci, la forme reste semblable à celle de l'enfance, seulement le sacrum s'enfonce plus profondément dans le bassin, et les os iliaques, sous l'influence de la pression exercée par les fémurs, se rapprochent encore plus l'un de l'autre, de sorte que les diamètres transverses sont proportionnellement beaucoup plus petits que chez les nouveau-nés. L'enfoncement du promontoire raccourcit le conjugué, mais, comme par suite de l'absence de distension transversale, la symphyse ne se rapproche pas du promontoire, il se trouve de nouveau agrandi, de sorte que la plupart du temps il ne s'écarte pas notablement des dimensions normales. Dans le bassin de Robert-Dubois, comme le bassin qui appartenait à une femme âgée de dix-sept ans est extrêmement petit et délicat, le conjugué est plus grand qu'on ne s'y serait attendu (conséquence de ce que le sacrum n'est pas descendu dans le bassin), tandis que dans le bassin de Kirchoffer sa longueur s'explique par le volume originaire du bassin qui est considérable.

Les bassins avec ankylose transversalement rétrécis, confirment donc essentiellement ce que nous avons dit plus haut des différents modes de production du bassin obliquement rétréci. Le bassin de Robert-Dubois correspond au bassin oblique rétréci par carie, les autres à ceux qui sont produits par un vice originaire de formation d'un côté avec déplacement de l'os iliaque.

§ 642. Le *diagnostic* de ces bassins ne présentera que rarement des difficultés. La distance des épines et des crêtes iliaques et surtout celle des trochanters est plus petite qu'à l'état normal, tandis que celle du conjugué externe D. B. est à peu près normale. La face postérieure du sacrum mérite une attention toute particulière. Si les commémoratifs sont négatifs, si par conséquent l'ankylose n'est pas survenue à la suite d'une forte inflammation suppurative, on trouvera les épines postérieures et supérieures rapprochées l'une de l'autre d'une façon évidente, tandis que les apophyses épineuses sont si enfoncées qu'on ne les sent plus que peu distinctement.

Lorsqu'on pratiquera le toucher, on sera immédiatement frappé de l'étroitesse du diamètre transverse, et du trajet à peu près parallèle des branches ascendantes du pubis. Ce rétrécissement est si remarquable que ces bassins pourraient être confondus avec bien peu d'autres. Ils se distinguent facilement des bassins ostéomalaciques par les commémoratifs et par l'état différent de la face postérieure du sacrum, et la situation du promontoire et des ailes iliaques ; et du bassin cyphotique transversalement rétréci par l'ab-

sence de cyphose et par la différence des diamètres transverses du grand
bassin et des trochanters. Le bassin d'avec lequel il serait le plus difficile de
les distinguer, surtout si le rétrécissement transversal était peu prononcé,
serait le bassin en entonnoir rétréci transversalement au détroit inférieur si
ce bassin était déjà petit par lui-même.

§ 613. Le *pronostic* dépend du traitement.

§ 614. Le seul *traitement* rationnel sera dans la majorité des cas l'opération césarienne, même si l'enfant est mort. Elle a été pratiquée six fois dans
sept cas bien certains. Dans le bassin de Prague provenant d'une bohémienne,
où le rétrécissement transversal était fort peu considérable, il suffit de la
perforation et de la céphalotripsie. La mère succomba à la fièvre puerpuérale.

f. Bassin ostéomalacique.

BIBLIOGRAPHIE. — G.-W. STEIN L'ANCIEN, *Kleine Werke zur prakt. Geb.* Marburg, 1798,
6me chap. Von der Kaisergeburt, 3me cas, 1872, p. 283, tab. 10; voy. sur le même sujet p. 325
et les cas plus anciens de Cooper, 1776 et p. 327 de Vaughan-Atkinson. — G.-W. STEIN LE
JEUNE, *Annalen d. Geb.*, fasc. I, p. 119 et fasc. II et III et *Lehre d. Geb.* Elberfeld. 1825,
part. I. p. 103. — F.-C. NAEGELE, *Erf. u. Abh.*, etc. Mannheim, 1812, p. 409 et CLAUSIUS,
Commentatio, etc. Frankof, 1834, p. 19. — H.-F. KILIAN, *Beiträge zu einer genauen Kenntniss der allgem. Knochenerweichung der Frauen*, etc., Bonn, 1829, et *Das halisteretische
Becken*, etc. Bonn, 1857. — LITZMANN, *Die Formen des Beckens*, p. 85 et p. 113. — CASATI,
Sulla esteomalacia, oss., etc. Milano, 1871.

Historique. — Stein l'aîné fut le premier, qui, en Allemagne, décrivit un cas
d'opération césarienne dans lequel un bassin ostéomalacique avait été l'objet d'une
observation obstétricale. Avant lui l'opération césarienne avait déjà été pratiquée
en Angleterre à cause de l'ostéomalacie, par Cooper et Atkinson. Du reste, Stein,
dans son livre, ne parle pas encore du bassin ostéomalacique. De Frémery, dans sa
dissertation, appliqua les principes généraux de la production des déformations au
bassin ostéomalacique ramolli, quoiqu'il n'en ait vu d'exemple que sur un moule de
plâtre.

Stein le jeune, dans son *Lehre der Geburtshülfe*, range le *bassin ramolli* parmi les
vices du bassin et décrit les déformations du bassin avec sa façon magistrale ordinaire. Après lui, Kilian se signala surtout par sa connaissance profonde du bassin
ostéomalacique, et Litzmann en fit l'objet de ses mensurations, et donna une statistique des cas connus dans les auteurs jusqu'en 1861.

§ 615. Les bassins ostéomalaciques présentent des volumes différents suivant leur charpente primitive. Pourtant des os, qui originairement sont grands,
peuvent, sous l'influence de compressions exercées de tous les côtés, devenir
petits, si bien que l'ostéomalacie peut, d'un bassin normal, faire un bassin généralement rétréci lorsque l'on se représente la forme du bassin comme
étant reconstituée.

Les bassins même qui ont des os épais se distinguent par une légèreté frappante. Les os pris isolément sont fortement pliés et présentent même des
fractures. La coupe des os, lorsqu'on la regarde sur des bassins secs, sur les
fémurs coupés par la scie, présentent un tissu raréfié analogue au diploé, avec
un anneau osseux compacte, très-mince, et même il n'est pas très-rare, sur
certains points du bassin, de trouver cet anneau complétement disparu, de

sorte que les os présentent une surface rugueuse, poreuse, comme corrodée.

§ 616. Les modifications les plus importantes des os pris isolément sont les suivantes :

Le sacrum est étroit, surtout dans ses ailes. Les corps vertébraux sont absolument, comme dans le rachitisme arrivé à un haut degré, refoulés dans l'intérieur du bassin par rapport aux ailes. Par conséquent les corps des vertèbres sont plus bas que les ailes, de sorte que quelquefois les ailes, par suite de cette traction, sont fortement pliées en bas et en avant. Le promontoire se trouve par conséquent profondément abaissé dans le bassin et rapproché de la symphyse et de la pointe du sacrum. Cette dernière déformation est due, d'une part, au déplacement du promontoire lui-même, mais d'une autre part aussi, à ce que le sacrum est extrêmement concave dans le sens de sa longueur, de sorte que dans les cas les plus complets, le promontoire et la pointe du sacrum se touchent presque. Cette forte incurvation est la plupart du temps due à une coudure très-nette qui se produit le plus souvent à la partie supérieure de la troisième ou même déjà de la deuxième vertèbre sacrée. En outre, les corps vertébraux du sacrum comme ceux de la colonne lombaire sont comprimés de haut en bas et atrophiés. Cette colonne lombaire, par suite de l'abaissement du promontoire, se rapproche du détroit supérieur, de sorte que le détroit supérieur se trouve recouvert par la lordose lombaire (compensée par la cyphose dorsale) d'une façon analogue à ce qui se passe dans le bassin spondylolisthésique (*pelvis obtecta*), et que le conjugué obstétrical doit alors être évalué de la symphyse à l'une des dernières vertèbres lombaires. Les scolioses considérables sont rares.

Les ailes iliaques sont quelquefois petites avec des places transparentes, mais dans d'autres cas, épaisses comme d'habitude. La distance des épines iliaques antérieures et supérieures est d'habitude un peu plus petite qu'à l'état normal, la distance des crêtes iliaques est dans la règle beaucoup plus considérable que celle des épines iliaques. En outre, les ailes iliaques présentent un sillon qui se dirige de haut en bas et qui quelquefois se bifurque. Les épines postérieures et supérieures font à peine saillie en arrière du sacrum, mais elles

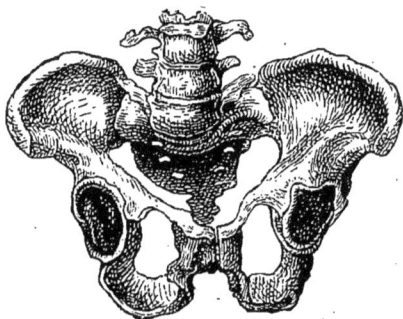

Fig. 144. — Bassin ostéomolacique.

sont petites et se trouvent dans le même plan que l'apophyse épineuse de la dernière vertèbre lombaire. Quelquefois cette dernière est beaucoup plus saillante et peut alors être incurvée d'un côté.

L'anneau pelvien est comprimé en avant et latéralement, de sorte que les tubercules ilio-pectinés se rapprochent. Les cavités cotyloïdes sont reportées en haut, en avant et en dedans, et le détroit supérieur est effilé en forme de bec vers la symphyse. Il en résulte que les branches descendantes du pubis et ascendantes de l'ischion, ainsi que les tubérosités ischiatiques, sont rapprochées l'une de l'autre ; pourtant ces dernières sont la plupart du temps un peu déjetées en dehors. Aux points les plus faibles on trouve de véritables brisures angulaires ; quelquefois les os qui forment les arcades pubiennes ou la symphyse en forme de bec arrivent à se toucher. Il est tout à fait ordinaire que ces points présentent une asymétrie plus ou moins considérable.

§ 617. La capacité du bassin se trouve ainsi modifiée au plus haut degré ; la plupart du temps, le détroit inférieur est plus fortement rétréci que le détroit supérieur, plus rarement l'inverse a lieu.

La forme du détroit supérieur, par suite du rapprochement du promontoire et des deux cavités cotyloïdes, devient triangulaire, de sorte que le rétrécissement affecte au plus haut point la forme d'un Y. Le conjugué est souvent rétréci ; pour le diamètre transverse, c'est la règle, et le rétrécissement dans le sens transversal augmente dans l'excavation et le détroit inférieur. Le diamètre droit de l'excavation n'est pas rétréci, à moins que la pointe du sacrum fortement redressée ne détermine ce rétrécissement. Cette dernière cause rend le diamètre

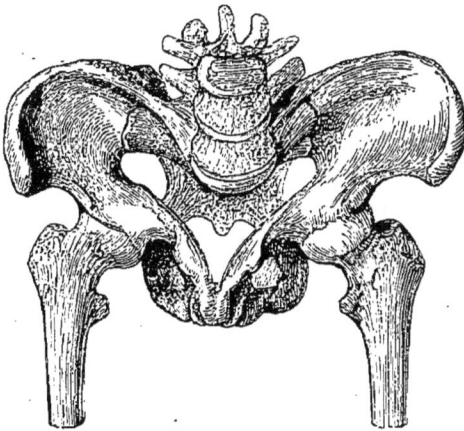

FIG. 145. — Bassin ostéomalacique (Depaul).

droit du détroit inférieur extrêmement petit, et même le détroit inférieur peut se trouver presque complétement obstrué par la saillie en dedans des branches de l'arcade pubienne et des tubérosités qui se rapprochent l'un de l'autre et par la propulsion du sacrum.

§ 618. Ces altérations, comme nous allons le voir en détail dans la note ci-après, sont causées par les particularités du procès maladif.

L'essence intime de l'ostéomalacie consiste en ceci ; que, sous l'influence des phénomènes inflammatoires, l'os devenu complet se trouve dépouillé par les canalicules de Havers de ses sels calcaires, et que les autres tissus ramollis de l'os sont comprimés par une prolifération de la moelle. Ce qu'il y a de caractéristique, c'est que ce trouble de nutrition des os fait des progrès irrésistibles. La maladie, au point de vue anatomo-pathologique, doit donc être considérée comme une ostéomyélite et une ostéite progressive (1).

La maladie survient surtout, mais pas d'une façon exclusive, chez les femmes enceintes ou en couches, et débute dans ces cas par le bassin. Quelquefois elle survient dans la première grossesse, mais plus souvent après des grossesses répétées. Les causes particulières sont mal connues. Des habitations humides et peu aérées, la misère, et toutes les causes qui dépriment la nutrition ont une influence incontestable

(1) Voy. Volkmann, *Handb. d. allg. u. sp. Chir.*, von Pitha et Billroth. Erlangen, 1865, vol. II, part. II, p. 342.

sur sa production, du moins dans les contrées où elle est endémique; et cette dernière cause est évidemment la plus importante. Ainsi l'ostéomalacie ne se rencontre presque jamais en Angleterre et dans le nord de l'Amérique ; dans d'autres contrées, comme les bords du Rhin et les vallées avoisinantes, dans la Flandre orientale, les environs de Milan et dans d'autres pays, l'ostéomalacie est relativement fréquente. Lorsque ces conditions existent, l'hypérémie constante à laquelle les os sont soumis pendant toute la grossesse peut bien être la cause de l'explosion de la maladie.

Le procès ostéomalacique débute essentiellement par de l'ostéomyélite. La moelle qui contient de la graisse se détruit et il se forme alors du jeune tissu médullaire rougeâtre dont les petites cellules rondes prolifèrent fortement sous l'influence d'une hypérémie considérable qui va quelquefois jusqu'à produire à l'occasion des hémorrhagies. La destruction des parties calcaires des os complétement développés se fait par les canalicules de Havers et sous forme de lamelles, de sorte que, à la périphérie de ces canalicules, il se produit un tissu ostéoïde, c'est-à-dire du tissu osseux sans sels calcaires. Mais en outre, le tissu osseux lui-même s'altère. Les corpuscules osseux deviennent plus épais, s'arrondissent, se remplissent de graisse, leurs canalicules disparaissent en partie. Enfin tout le tissu se dissout et est remplacé par la prolifération du tissu médullaire. Il n'est pas vraisemblable que les corpuscules osseux se transforment eux-mêmes en cellules médullaires. Cette substitution de la moelle aux os suit le trajet des canalicules de Havers, de sorte que, au milieu de la moelle, on trouve encore des lamelles osseuses intactes, et que l'os tout entier prend l'aspect du diploé. Dans les cas très-prononcés, l'os tout entier devient mou, analogue à de la cire, se coupe facilement et en outre devient craquant par places. Dans les cas extrêmes, il ne reste qu'un sac membraneux formé par le périoste, dans lequel se trouvent renfermées de la moelle et de la graisse. Parmi les cas devenus célèbres, il faut citer celui décrit par Morand (femme Supiot), dont le squelette se trouve au musée Dupuytren, et de la femme Élisabeth Foster qui, d'après William Cooper, était devenue comme un véritable tronçon de chair vivante, incapable de mouvement, et qui pourtant était encore devenue enceinte.

Quant aux phénomènes chimiques qui se passent dans l'ostéomalacie, les recherches donnent des résultats très-différents. Il est certain que dans les os ostéomalaciques les parties organiques constituantes sont diminuées, et que cette réduction porte tantôt plus sur le carbonate de chaux, tantôt plus sur le phosphate. Dans les os très-altérés il n'y a plus ni glutine ni chondrine. La réaction acide de la moelle proliférante n'est pas constante, et l'acide lactique que Schmidt, C.-O. Weber, Mœrs et Muck ont trouvé dans l'urine ne se rencontre pas dans tous les cas. Par conséquent l'opinion que les sels calcaires seraient mis en liberté par un acide, et ainsi séparés des os, n'est pas absolument fondée. On n'a pas non plus établi d'une façon certaine par quel procédé la chaux se trouve sécrétée par le corps. D'après les anciens observateurs, l'urine des femmes ostéomalaciques contiendrait beaucoup de chaux ; d'après Gusserow (1), le lait en contiendrait aussi beaucoup. Ces deux opinions ont été combattues par d'autres auteurs (2).

Tandis par conséquent que dans le rachitisme les os pris isolément restent ordinairement solides, et que les couches ostéoïdes déposées entre eux permettent seulement le déplacement notable de ces os les uns sur les autres, dans l'ostéomalacie, les os se ramollissent dans leur continuité de dedans en dehors et par suite subissent des altérations de forme très-considérables.

Les modifications du bassin tiennent à une cause exactement semblable à celle qui amène la formation du bassin adulte, avec cette seule différence que les os étant ramollis cette cause agit trop fortement (V. § 15, note). Naturellement le degré du ramollissement que présentent les os a une très-grande importance, ainsi que la

---

(1) M. f. G., XX, p. 19.
(2) Pagenstecher, M. f. G., vol. XIX, p. 128.

marche que suit la maladie. La traction musculaire n'a qu'une action plus faible sur les altérations du bassin.

Sous la pression du poids du tronc, le sacrum est poussé en avant et en bas, et son extrémité inférieure, par le fait de la station assise, se coude par en haut, le sacrum, en s'abaissant, attire à lui la partie postérieure de l'os iliaque. Mais tandis que dans le bassin rachitique, lorsque les os sont solides, et qu'il n'y a pas de contre-pression sur les cavités cotyloïdes, cela produit une plus grande distension transversale du bassin, dans l'ostéomalacie, les os ramollis se courbent sur eux-mêmes, et il se produit une coudure des os iliaques. En outre, la contre-pression exercée par les têtes des fémurs refoule en haut et en dedans les cavités cotyloïdes, et par suite la coudure des os iliaques augmente et les ailes se replient. En même temps cela fait que la symphyse (souvent même avec fracture) s'effile en forme de bec. Si la malade reste couchée, la face postérieure du sacrum et la partie postérieure de l'os iliaque s'aplatissent, et quelquefois l'apophyse supérieure s'infléchit latéralement. Comme normalement le centre de gravité du poids du tronc tombe en arrière du plan de soutien passant par les cavités cotyloïdes, l'inclinaison du bassin lorsque les os sont ramollis, diminue considérablement.

Les variétés particulières d'attitude du corps, surtout le décubitus prolongé sur un côté produisent de très-nombreuses asymétries et des variétés différentes, mais cela tient surtout à ce que les parties du bassin prises isolément ne présentent pas toutes le même ramollissement.

La durée du temps pendant lequel les malades vont et viennent encore, alors que les os sont ramollis, a une très-grande importance. Si elles se couchent promptement et peu sur le côté, les cavités cotyloïdes ne sont pas refoulées l'une vers l'autre. Si la malade reste assise, le promontoire s'enfonce profondément dans le bassin, tandis que si la femme reste tranquille sur le dos cela ne se produit pas. Nous donnons fig. 144 le dessin d'un bassin dont l'histoire est très-intéressante(1). La femme à qui il appartenait, femme Charoubel, fut atteinte d'ostéomalacie après deux accouchements normaux. Le troisième accouchement se passa encore facilement et heureusement, tandis qu'au quatrième et au cinquième la perforation devint nécessaire et que le sixième donna par la version un enfant mort. La femme étant devenue enceinte pour la septième fois, Kilian (2) fit l'opération césarienne qui fut suivie de succès pour la mère et pour l'enfant. L'épiploon, sorti le lendemain de l'opération, fut excisé. A la huitième grossesse (3), l'œuf en entier passa dans la cavité abdominale à la suite d'une rupture utérine, l'enfant fut extrait mort par la gastrotomie. Guérie encore une fois et redevenue encore enceinte, neuvième grossesse, l'utérus se rompit de nouveau et la laparotomie fut pratiquée de nouveau et avec succès pour la mère et pour l'enfant.

§ 619. Au début de la maladie, lorsque les modifications caractéristiques du bassin manquent encore, ou sont peu exprimées, le *diagnostic* peut être difficile. Dans les pays où l'ostéomalacie est endémique, on doit penser à l'ostéomalacie chez toutes les femmes enceintes ou accouchées qui se plaignent de douleurs violentes, rhumatoïdes dans la moitié inférieure du tronc. Si l'on ne néglige pas de mesurer leur taille et le conjugué diagonal, on pourra dans certains cas, en constatant l'augmentation de la diminution de ces deux mensurations, poser le diagnostic de l'ostéomalacie à une époque où les modifications qui rendent le diagnostic certain font encore défaut; cela est d'autant plus important qu'il est difficile de reconnaître avec certitude sur le

---

(1) Voy. Pütz, *Enarr. Sect. Caes.*, etc. D. i. Bonn, 1843.
(2) Voy. Küpper, *Sect. Caes.*, etc. Bonnae, 1838.
(3) Kilian, *Organ für die gesammte Heilkunde*, vol. I, cah. 3. Bonn, 1841.

vivant un faible degré de rétrécissement de l'arcade pubienne et la propulsion en forme de bec de la symphyse.

§ 620. Lorsque l'ostéomalacie a fait plus de progrès, il n'y a plus aucune difficulté pour reconnaître les modifications qui se sont produites dans le bassin, et cela d'autant mieux que dans ces cas les antécédents tout à fait caractéristiques font penser à l'ostéomalacie.

A l'examen du bassin, on trouve souvent, mais pas toujours, le conjugué externe raccourci, tandis que le promontoire s'atteint presque toujours facilement. Les diamètres du grand bassin, et surtout la distance qui sépare les trochanters sont petits, la crête des os iliaques très-fortement courbée, et la symphyse en forme de bec, le parallélisme des branches de l'arcade pubienne, et le rapprochement des tubérosités ischiatiques sont caractéristiques. La coudure considérable du sacrum se reconnaît sans difficulté.

Nous avons insisté sur la différence que présentent avec ces bassins les bassins cyphotiques et rétrécis transversalement avec ankylose, qui sont les seuls avec lesquels ils pourraient être confondus. Quant aux bassins pseudo-ostéomalaciques, le diagnostic se fait par les antécédents.

Il peut être très-difficile de préciser le degré du rétrécissement, puisque ni la mensuration du conjugué diagonal, ni une autre mensuration quelconque ne suffisent dans ces bassins. Le mieux est de chloroformiser la femme, d'introduire toute la main dans la cavité du petit bassin, et de chercher à se faire une idée approximative de la capacité de cette cavité.

§ 621. Le *pronostic* est mauvais. Il est extrêmement rare que l'ostéomalacie guérisse complétement, et même une amélioration persistante ne survient que lorsque la femme reste longtemps sans devenir de nouveau enceinte. Mais même lorsque la guérison survient, les modifications du bassin persistent. Ainsi la femme qui portait le bassin décrit par Winckel (1), femme dont les os à l'autopsie furent trouvés beaucoup plus épais, plus durs qu'à l'état normal, mourut d'une rupture utérine. Si l'on veut bien se rappeler que dans l'ostéomalacie très-prononcée, le bassin peut devenir si mou que les douleurs qui poussent la tête dans le bassin peuvent l'élargir de nouveau, on comprendra qu'au point de vue purement obstétrical, la guérison augmente plus les mauvaises chances que les progrès de la maladie.

Comme, de plus, la possibilité de concevoir, même dans l'ostéomalacie très-prononcée, n'est pas altérée (tant du moins que l'introduction du pénis dans le détroit inférieur est encore possible), le plus grand nombre des femmes succombent pendant l'accouchement ou aux suites de cet accouchement, tandis que les autres succombent à la suite de l'épuisement chronique dans un état encore plus déplorable.

L'énorme influence de l'ostéomalacie sur le cours de l'accouchement ressort des statistiques de Litzmann, d'après qui sur 72 femmes qui avaient encore conçu pendant la maladie, 38 ne purent être accouchées, et 21 seulement eurent encore un accouchement naturel.

(1) *M. f. G.*, vol. XXIII, p. 326.

Pour l'enfant, les résultats sont différents. Dans les premiers débuts de la maladie, ou bien lorsque le bassin est complétement ramolli, l'accouchement peut encore se terminer par les voies naturelles, par la naissance d'un enfant vivant. D'une autre part les chances sont plus favorables pour l'enfant, par ce fait que dans l'ostéomalacie il y a souvent indication absolue à pratiquer l'opération césarienne, c'est-à-dire une opération qui est favorable pour l'enfant.

§ 622. Le *traitement* doit se régler sur une connaissance exacte du bassin. En explorant avec la main entière, on peut chercher à se rendre compte si la cavité du bassin laissera passer un crâne intact ou du moins perforé. Dans un très-grand nombre de cas, le rétrécissement est si prononcé que l'accouchement par les voies naturelles est absolument impossible, à moins, et l'on doit toujours y penser dans l'ostéomalacie extrêmement prononcée, que les os ne soient tellement ramollis que la capacité du bassin ne puisse de nouveau se laisser distendre.

Il peut être, dans un cas donné, extrêmement difficile de savoir si dans un rétrécissement très-prononcé, les circonstances étant favorables, il faut pratiquer immédiatement l'opération césarienne, ou bien se borner à l'expectative en comptant sur la dilatation du bassin ramolli. Si l'on peut constater une extensibilité quelconque, l'opération césarienne présentant des dangers énormes, c'est, comme le prouvent les observations de Casati et de Lazzati à Milan (sur 62 accouchements, seulement 2 opérations césariennes), à l'expectative qu'il faut se borner.

Les cas dans lesquels le bassin fortement ramolli s'est laissé dilater sous l'influence de la pression de la tête, de sorte que, contre toute attente, la terminaison de l'accouchement par les voies naturelles est devenue possible, soit par les seuls efforts de la nature, soit par les moyens habituels de l'art, ne semblent pas extrêmement rares. Outre les cas recueillis par Kilian (1), il faut encore citer ceux de Robert (2) [deux cas, le premier n'est autre que la première grossesse de la femme décrite par Kilian sous le n° X, le deuxième a été aussi décrit par Schmitz (3)], de Olshausen (4) Hugenberger (5) et Kezmarsky (6). Dans les cas de Breslau (7), Fasbender-Püllen (8) et Krassowsky (9), le détroit inférieur était également extensible, pourtant l'opération césarienne fut pratiquée et deux fois avec succès. En outre, sur les bassins recueillis sur le cadavre, une extensibilité analogue à celle du caoutchouc fut observée par Winckel (10), Schieck (11) et Weber-Ebenhoff (12). Dans les deux derniers cas, l'ostéomalacie n'était pas compliquée de puerpéralité (Lazzati, à Milan, admet, d'après l'opinion de Barnes (13), que, quoique l'ostéomalacie y

(1) *Das halisteretische Becken*, p. 35 et suiv.
(2) *De dilat. pelv. hal.*, etc. Bonnæ, 1859.
(3) *Scanzoni's Beitr.*, IV, p. 42.
(4) *Berl. kl. W.*, 1869, n° 33.
(5) *Petersb. med. Z.*, 1872, vol. III, cah. 1.
(6) *Arch. f. Gyn.*, vol. IV, p. 537.
(7) *Deutsche Klinik*, 1859, n° 36 et *M. f. G.*, vol. XX, p. 355.
(8) *M. f. G.*, vol. XXXIII, p. 177.
(9) Voy. Hugenberger, *l. c.*, note, p. 20.
(10) *M. f. G.*, vol. XXIII, p. 81.
(11) *Eod. loco*, vol. XXVII, p. 178.
(12) *Prager Viertelj.*, 1873, I, p. 78.
(13) *Obst. Op.*, 2me édit., p. 325.

soit très-fréquente, l'opération césarienne, même avec une grande déformation est rarement nécessaire. Le procédé habituel est la version, qui écarte les os du bassin, celui-ci permettant alors à l'enfant de passer soit intact, soit morcelé).

Litzmann a recueilli toutes les opérations qui sont devenues nécessaires dans les bassins ostéomalaciques. Chez 16 femmes on fit la perforation, sur 40 l'opération césarienne, sur deux femmes on provoqua l'accouchement prématuré de l'œuf et la symphyséotomie. Chez sept femmes il survint une rupture utérine et quatre moururent sans être accouchées.

Note du traducteur. C'est à Kilian et à Pagenstecher (1) que sont dus les travaux les plus complets sur l'ostéomalacie.

Kilian en admet deux formes : l'*ostéomalacia psathyra (fracturosa)* et l'*ostéomalacia apsathyros (cohœrens seu cerea).* Les os sont, dans la première variété, d'une coloration foncée, brunâtre, gras au toucher, volumineux et denses, et rudes à leur surface, le poids du bassin n'est guère moindre que d'ordinaire et quelquefois beaucoup plus considérable. Dans la seconde variété, les os sont de couleur claire, très-poreux et très-fragiles, et tout le bassin est remarquablement léger.

Pagenstecher signale comme symptômes caractéristiques : en premier lieu, *l'endolorissement des os affectés*. La douleur se fait toujours sentir d'abord à *l'une des tubérosités ischiatiques* ou *aux deux* à la fois. De là, elle s'étend successivement à la symphyse et à l'épine sciatique et finit par envahir les autres os du bassin, le sacrum et les dernières vertèbres lombaires. De très-bonne heure, les articulations des hanches et, dans les cas graves, les épaules deviennent douloureuses.

Il y a des alternatives de rémissions et d'exacerbations pendant des mois et des années. Constamment s'y ajoutent des catarrhes des bronches et de l'estomac qui finissent par être permanents. Mais à côté des troubles fonctionnels, le premier signe clinique c'est l'incurvation des os.

g. Le bassin rétréci par des tumeurs osseuses.

§ **623.** Les tumeurs réellement osseuses qui deviennent un obstacle à l'accouchement sont extrêmement rares, à ce point que l'on n'en trouve que quelques cas dans les auteurs. Mais des fractures du bassin qui ont guéri avec déplacement, ou cal difforme, peuvent aussi donner lieu à des rétrécissements du bassin.

On ne peut établir de règles générales pour ces cas. Le pronostic et le procédé obstétrical se règlent d'après le volume et la situation de la tumeur.

Nous avons déjà étudié, § 475, les tumeurs dures comme des os, qui proviennent du bassin osseux.

Naegele a publié dans la thèse de Haber (2) un cas observé à Mayence par Leydig dans lequel, non-seulement le petit bassin tout entier, mais même le grand bassin était en partie rempli par une tumeur osseuse colossale. Dans le cas de M. Kibbin (3), la tumeur osseuse remplissait presque tout le petit bassin et rendit l'opération césarienne nécessaire. Dans le cas publié par G. A. Fried dans la thèse inaugurale de Thierry (4), il existait une exostose grosse comme une châtaigne qui formait un pont au-dessus du cartilage qui se trouve entre la dernière vertèbre lombaire et

---

(1) *M. f. G.,* vol. XIX, p. 24.
(2) *Diss. i. exh. cas. variss. partus, qui propter exostosin,* etc. Heidelb., 1830.
(3) *Edinb. med. and surg. J.,* 1835, vol. XXXV, p. 351, et Naegele, *Das schräg verengte Becken,* 1839, p. 110 et t. XVI.
(4) *De partu diff. a mal. conf. pelvi.* Argent., 1764.

la première vertèbre sacrée. Un autre cas très-intéressant dont nous donnons le dessin fig 146 a été récemment·décrit par Behm (1) La tumeur remplissait presque tout le petit bassin et rendit nécessaire l'opération césarienne. Marchant (2) pratiqua avec succès l'opération césarienne pour une grosse tumeur hémisphérique osseuse située à la partie supérieure du sacrum. En Amérique l'opération césarienne a été

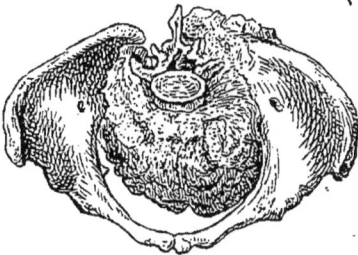

FIG. 146. — Bassin avec exostose.   FIG. 147. — Bassin avec exostose.

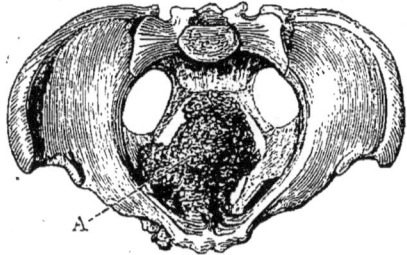

pratiquée plusieurs fois pour des exostoses du bassin (3). Les cas sont pourtant tous décrits incomplétement.

Lenoir (4) a réuni plusieurs observations très-intéressantes de rétrécissements du bassin suite de cals difformes provenant de fractures; ils appartiennent à Papa-voine (5), Rowland-Gibson (6) (ce cas n'est pas très-certain, peut-être est-ce une spondylolisthésis) et David (7). Dans le cas publié par Hull (8), l'utérus se rompit et Barlow fit avec succès la laparotomie. Les fractures de la cavité cotyloïde peuvent aussi rétrécir le bassin par enfoncement avec saillie des os (9), ou bien la tête du fémur peut enfoncer dans le bassin les cavités cotyloïdes amincies (10).

III. — ANOMALIES DE L'ŒUF.

1. — ANOMALIES DU FŒTUS.

a. DÉVELOPPEMENT EXAGÉRÉ DU FŒTUS.

§ 624. Nous avons déjà fait remarquer, dans l'introduction de l'article *Bassin rétréci*, que les obstacles mécaniques à l'accouchement peuvent tenir non-seulement à un rétrécissement du bassin, mais aussi à un volume exa-géré du fœtus et en particulier de la tête.

Quoique, abstraction faite des cas pathologiques, les enfants ne soient ja-mais assez volumineux pour que les obstacles qu'ils opposent à l'accouchement soient aussi sérieux qu'on les rencontre souvent dans les rétrécissements du

(1) *De exostosi pelv.*, etc. D. i. Berol., 1854 et *M. f. G.*, vol. IV, p. 12.
(2) *Journ. de méd. de Bruxelles*, déc. 1864, *Canstatt's Jahresb. pro* 1865, p. 315.
(3) Voy. Harris, *Amer. J. of Obst.*, IV, p. 633, 634 et 645.
(4) *Archives génér.*, juin 1859. p 5.
(5) P. 7.
(6) P. 11.
(7) P. 12.
(8) *A defense of the Ces. op.* Manchester, p. 68 et 72.
(9) Burns, *Handb. der Geburtsh. von Kilian*, p. 36, Lenoir, *l. c.*, p. 17 et Gurlt, *Ueber einige*, etc., *Miss stalt. d. menschl. Beckens.* Berlin, 1854, p. 36 et 37.
(10) Otto, *Seltene Beob. zur Anat., Phys. und Path.*, II, p. 19.

bassin, pourtant, lorsque le volume de l'enfant s'écarte de l'état normal, cela peut, même dans le bassin normal, donner lieu à quelques difficultés au moment de l'accouchement, et aussitôt que le bassin est rétréci, le fût-il même d'une façon peu marquée, cela prend tout de suite une importance considérable au point de vue pratique. Il est par conséquent important de savoir reconnaître les causes qui ont de l'influence sur le développement exagéré du fœtus. Nous laisserons de côté la longueur de l'enfant, qui est d'une importance secondaire pour le mécanisme de l'accouchement, et nous nous bornerons à remarquer qu'en général elle est en raison directe du poids de l'enfant. Quant à ce dernier, nous savons par Gassner (1) que les femmes lourdes mettent au monde des enfants lourds, et par Frankenhäuser (2) que le poids de l'enfant augmente avec le volume de la mère (l'influence du père, qui entre aussi en ligne de compte, n'est pas établie chez l'homme d'une façon certaine d'après l'observation). De plus, le poids des enfants augmente avec l'âge et surtout avec le nombre des accouchements antérieurs. Les garçons sont aussi en général un peu plus lourds que les filles.

§ 625. Le point capital comme importance pour le mécanisme de l'accouchement, c'est la nature du crâne. Elle présente des différences considérables qui, en général, s'accordent avec le développement de l'enfant, de sorte qu'en somme chez les enfants faibles la tête est petite, et, ce qui est très-important, flexible et compressible, tandis que les enfants lourds, fortement développés, se font remarquer aussi en général par le volume et la dureté de leur tête. En outre, les têtes des garçons sont en moyenne plus grosses que celles des filles, et, ce qui est capital, le diamètre le plus important de la tête, le bi-pariétal, augmente avec le nombre des accouchements antérieurs et surtout avec l'âge de la mère, et cela d'une façon tout à fait disproportionnée, de sorte que c'est chez les fœtus mâles des multipares avancées en âge que l'on doit s'attendre à rencontrer les crânes les plus volumineux.

Hecker (3) a, ce qui avait déjà été signalé par Veit (4) et Frankenhäuser (5), démontré dans des tableaux très-détaillés que le poids des enfants augmente avec le nombre des accouchements antérieurs, et cette répétition des accouchements semble en être la cause capitale (6), quoique l'opinion de Duncan (7), qui expliquait les phénomènes précédents par l'âge de la mère, soit exacte aussi de son côté, de sorte que ces deux circonstances, répétition des accouchements et âge avancé de la mère, semblent influer sur l'augmentation de poids du fœtus.

L'assertion de Frankenhäuser (8) que le poids des enfants chez les femmes multipares est plus fort, parce que la grossesse dure plus longtemps, est contredite par

(1) M. f. G., vol. XIX, p. 21.
(2) Jenaische Zeitschr., f. Med. u. N., 1867, vol. III, p. 184.
(3) M. f. G., vol. XXIV, p. 405, et vol. XXVI, p. 348.
(4) M. f. G., vol. VI. p. 104.
(5) M. f. G., vol. XIII, p. 172.
(6) Voy. Castell, Ueber d. Einfl. d. Alters. d. Mutter, etc. D. i. Kónigsberg, 1869, Ritter von Rittershain, Jahrb. f. Paediatrik, 1870, vol. II, p. 200, et v. Sobbe, D. i. Marburg, 1872.
(7) Edinb. med. J., déc. 1864, p. 497.
(8) L. c., p. 184.

nos observations personnelles (1), ainsi que par celles d'Ahlfeld (2). La loi précédente se continue-t-elle jusqu'à l'âge critique de la femme, où, comme le veut Duncan, atteint-elle toute sa valeur maximum vers trente ans, c'est-à-dire à l'âge où la faculté de reproduction atteint son summum, si bien qu'à partir de ce moment il naîtrait de nouveau des enfants plus petits, c'est là une question pour la décision de laquelle nous n'avons pas encore un nombre de faits suffisants.

Si les deux causes précitées, l'âge et le nombre des accouchements antérieurs de la mère, agissent en permettant un développement plus prononcé de l'enfant, on peut à priori admettre que c'est lorsque ces deux conditions se rencontreront simultanément que l'on verra naître les enfants les plus volumineux. Wernich (3) a en fait démontré l'âge de prédilection pour chaque grossesse. Il résulte de ses recherches que le premier enfant naît avec le développement le plus complet, lorsque la mère est âgée de vingt-quatre ans, le deuxième à vingt-sept ans, le troisième vers vingt-neuf, le quatrième vers trente et un et le cinquième lorsque la mère a environ trente-quatre ou trente-cinq ans. L'augmentation du poids des enfants qui naissent plus tard dépend surtout de leur sexe, et cela de telle façon que le poids augmente la plupart du temps si un garçon vient après une fille, tandis que les filles qui viennent après un garçon sont en général moins développées que le garçon.

Clarke (4) et surtout Simpson (5) ont voulu faire dépendre la prolongation de la grossesse et les dangers plus grands qui menacent les mères dans les accouchements de garçons du poids plus considérable et du plus grand volume de la tête. La différence pourtant, comme cela résulte des chiffres suivants, quoique donnant un excédant évident pour les garçons, n'est pas très-considérable :

	Poids.	Gr. diam. trans.	D. droit.	D. oblique.	Circonf.
D'après Hecker	80 gr.	$0^c,04$	$0^c,21$	$0^c,42$	$0,6^c$.
D'après Schroeder	66,5	$0^v,13$	$0^c,12$	$0^c,12$	$0^c,57$.

Que l'excès du poids n'en soit pas la seule raison, c'est ce que Veit (6) a prouvé par des statistiques, puisqu'il montre qu'à poids égal il meurt toujours plus de garçons que de filles pendant l'accouchement. Pourtant, d'un autre côté, le grand diamètre transverse de la tête augmente toujours beaucoup plus chez les garçons et Pfannkuch (7) a également montré qu'à poids égal, les garçons ont toujours la tête plus grosse que les filles.

D'après l'ensemble des circonstances que nous avons signalées plus haut, la différence dans le diamètre transverse a une importance essentielle par rapport à la marche de l'accouchement (8), de sorte que, tandis que chez de jeunes primipares, il n'est pas rare de trouver la tête ayant un diamètre transverse de moins de 9 centimètres 1/4, chez les vieilles multipares, surtout si l'enfant est un garçon, on trouve souvent un diamètre transverse ayant 10 à 10 centimètres 1/2.

§ 626. Ce n'est que d'une façon approximative que l'on peut, avant la terminaison de l'accouchement, faire le *diagnostic* d'une grosse tête fœtale. Dans quelques cas, l'attention se trouve éveillée par le palper lorsque la tête se présente dans le segment inférieur du ventre, ou bien par la longueur de la suture sagittale et le grand éloignement des deux fontanelles l'une par rapport

(1) Voy. *Scanzoni's Beitr.*, vol. V, p. 421.
(2) Voy. *M. f. G.*, vol. XXXIV, p. 218.
(3) *Berl. Beitr. z. Geb. ü Gyn.*, vol. I, p. 3.
(4) *Philos. Tr.*, vol. LXXVI, II, p. 349.
(5) *Edinb. med. J.*, 1844, p. 387 et *Sel. Obst. Works*, I, 1871, p. 307.
(6) *M. f. G.*, vol. VI, p. 119.
(7) *Arch. f. Gyn.*, IV, p. 297.
(8) *Scanzoni's Beiträge*, vol. V, p. 401.

à l'autre. Pourtant, ces deux signes n'ont de valeur que dans les cas extrêmes. On fera bien par conséquent de se reporter aux causes données plus haut, et comme ce n'est que très-rarement que le sexe de l'enfant peut être reconnu ayant l'accouchement, on peut compter chez les jeunes primipares sur des têtes pas trop grosses, tandis que chez les femmes plus âgées qui ont déjà eu des enfants, on devra s'attendre à ce que le volume de la tête soit considérable.

§ 627. Le *pronostic* et le *traitement* sont les mêmes que quand il y a une disproportion de capacité provenant d'un rétrécissement modéré. Seulement, la plupart du temps le pronostic est pour l'enfant un peu plus défavorable, puisque la tête volumineuse est presque toujours en même temps moins compressible. Cette circonstance a une importance particulière pour l'extraction de la tête lorsqu'elle vient la dernière, puisque des têtes aussi volumineuses et solides sont prédisposées aux enfoncements en forme de cuiller, et que cela complique essentiellement le pronostic.

§ 628. Le trop grand développement du tronc, lorsque le bassin est normal, entraîne tout au plus une prolongation insignifiante de l'accouchement. Mais si le bassin est rétréci, un tronc très-développé peut rencontrer des difficultés pour s'engager dans le détroit supérieur, retenir ainsi la tête qui se trouve dans le détroit inférieur qui, lui, est normal, et rendre extrêmement difficile l'extraction artificielle.

b. MONSTRUOSITÉS DOUBLES DU FŒTUS.

§ 629. *Les monstruosités par excès de nombre de quelques parties isolées, et les monstruosités parasitaires*, donnent lieu très-rarement à des obstacles considérables à l'accouchement, puisque les adhérences presque toujours sont molles et flasques, et que par conséquent elles sont susceptibles d'une compression considérable, ou même qu'elles se rompent pendant l'accouchement.

§ 630. Les monstruosités gémellaires sont beaucoup plus importantes (v. fig. 148) lorsque, poussées à leur degré extrême, il s'agit de deux enfants complétement développés qui sont soudés l'un à l'autre par des parties du même tronc.

Le *diagnostic* de cette anomalie est impossible au début de l'accouchement, et même peut présenter de grandes difficultés dans le cours ultérieur de l'accouchement. L'exploration externe et interne ordinaire ne permet pas, la plupart du temps, de diagnostiquer la monstruosité gémellaire, mais donne seulement la certitude d'une grossesse gémellaire, et l'on ne peut penser à une soudure des deux jumeaux que si l'obstacle que rencontre l'accouchement ne peut s'expliquer suffisamment d'aucune autre façon. La certitude de ce fait ne peut être obtenue que lorsque l'on introduit la main dans la cavité utérine, et que l'on sent le point où a lieu la soudure, c'est-à-dire lorsque l'on pratique le toucher avec la moitié de la main ou la main tout entière.

En général, il est important, lorsqu'il s'agit de reconnaître une monstruosité quelconque, de savoir qu'elles se rencontrent plus souvent chez les multipares, qu'elles sont jusqu'à un certain point héréditaires et se renouvellent souvent sur une seule et même femme, et enfin que quelques monstruosités ne sont que des complications d'autres monstruosités, de sorte que, quelquefois, une légère monstruosité facile-

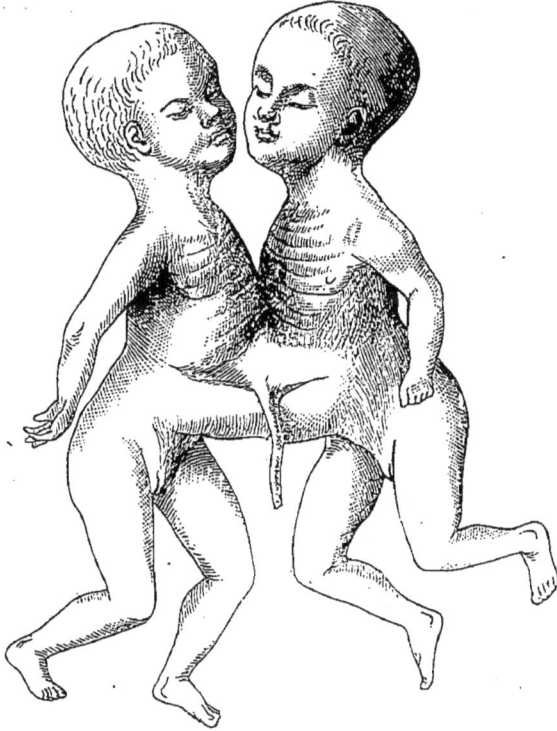

FIG. 148. — Monstruosité double, d'après Krieger.

ment reconnaissable (comme par exemple le pied-bot, le spina bifida) peut permettre de conclure à l'existence d'une monstruosité plus importante que l'on ne peut encore reconnaître avec certitude (comme par exemple l'hydro- ou l'hémicéphalie).

§ 631. Quant à ce qui concerne les présentations de l'enfant, les plus fréquentes sont les présentations du sommet, puis viennent ensuite les présentations de l'extrémité pelvienne; les plus rares sont les présentations transversales.

Dans les présentations du crâne, le mécanisme de l'accouchement n'est pas toujours le même. Si les deux cous sont à peu près de même longueur et les fœtus bien développés, une des têtes s'engage dans le bassin, tandis que l'autre se fixe par son cou sur la symphyse. La première tête, lorsqu'elle est sortie, semble toujours fortement dirigée en haut contre l'arcade pubienne, le cou enfoncé dans cette arcade. Alors le tronc et le siége de cet enfant sortent, et le second enfant sort le bassin venant le premier, si bien que la succession des phénomènes est la suivante : tête du premièr, pelvis du premier, pelvis du second, tête du second. Dans d'autres cas, surtout si le cou du second enfant est plus court que celui du premier, la seconde tête s'applique étroitement sur le cou du premier enfant, de sorte que la deuxième tête vient immédiatement derrière la première, et que les deux troncs et les deux siéges naissent ensuite.

Dans les présentations de l'extrémité pelvienne, le mécanisme est moins difficile, puisque les siéges et les troncs naissent en même temps, et que les têtes sortent rapidement l'une après l'autre et les dernières, puisque la tête de l'un se trouve dans le creux formé par le cou de l'autre. De cette façon, le dégagement, qui déjà sans cela est plus facile, devient beaucoup plus simple.

§ 632. Le *pronostic* n'est pas précisément défavorable pour la mère, tandis que les enfants, déjà du reste par le fait même de la monstruosité, ne peuvent pas continuer à vivre. L'intervention de l'art n'est pas aussi souvent nécessaire qu'on aurait pu le croire *à priori*. D'après Hohl et Playfair, sur 150 cas, 85 ne réclament pas l'intervention de l'art.

§ 633. Le *traitement*, naturellement, se base sur les indications que fournit le mécanisme de l'accouchement. La première tête est-elle sortie, et la seconde se trouve-t-elle solidement fixée au détroit supérieur, il faut d'abord abaisser les pieds du premier enfant, puis ceux du second. Si lorsque la tête n'est pas complétement sortie, on ne peut faire passer sa main, on cherche à extraire cette tête avec le forceps, ou bien on la perfore si l'on ne peut parvenir à l'extraire. Si la deuxième tête s'est engagée derrière la première tout près du cou de la première, son extraction peut exiger l'emploi du forceps.

Dans les présentations de l'extrémité pelvienne, si l'on reconnaît la fusion de bonne heure, il faut abaisser les quatre pieds afin que le siége du deuxième enfant ne s'arrête pas au détroit supérieur. Il faut éviter pourtant de tirer fortement sur les quatre pieds à la fois, mais il faut essayer de dégager d'abord l'enfant postérieur, afin que la tête qui se trouve en arrière vienne s'appliquer sur le cou de la tête qui est en avant, tandis que cette dernière tête reste au-dessus de la symphyse.

Dans les présentations transversales, il faut faire la version sur les quatre pieds, et faire l'extraction exactement comme dans les présentations pelviennes.

Si l'on se dirige d'après ces règles, les opérations destinées à réduire le volume du fœtus et en particulier la décapitation, ne deviendront certainement nécessaires que par exception; pourtant, dans les cas d'adhérences très-étendues qui présentent des difficultés considérables, il ne faut pas redouter l'embryotomie (décapitation d'une des têtes), puisque dans ces cas les enfants ne sont pas susceptibles de vivre.

On ne doit pas recourir à l'opération césarienne, car elle est trop dangereuse pour la mère, et dans les cas d'adhérence très-minime dans lesquels les enfants peuvent continuer à vivre, on peut terminer l'accouchement par d'autres moyens, et si les adhérences sont très-prononcées, les enfants ne sont

pas viables, et par conséquent on doit préférer les opérations qui réduisent
leur volume.

La séparation des fœtus, pratiquée dans l'intérieur de l'utérus, que Schön-
feld (1) a entreprise, ne serait que très-rarement praticable, et ne deviendrait
nécessaire que dans des cas exceptionnels. Du reste, les fœtus doubles monstrueux succombent déjà souvent pendant la vie intra-utérine, subissent
la macération et franchissent alors le bassin dans n'importe quelle présentation.

C. MALADIES DU FŒTUS.

§ 634. Les *acardiaques* (2) (fig. 149), résultent, comme on sait, de
ce que, par l'anastomose des systèmes vasculaires de deux jumeaux renfermés dans un chorion unique, par conséquent de deux jumeaux du même

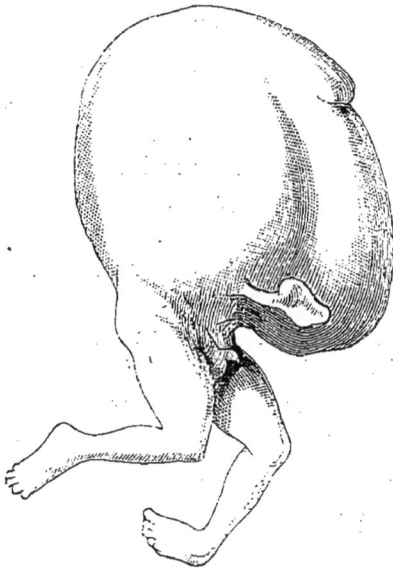

sexe, la pression sanguine présente
un tel excès dans l'un d'eux, que la
circulation dans l'autre devient trop
faible ; que par suite le cœur, les
poumons et une partie plus ou moins
grande du tronc s'atrophient, et que
le fœtus monstrueux se nourrit aux
dépens de celui qui est normalement
développé. La stase qui se produit
ainsi dans la veine ombilicale qui en
sort, peut avoir pour conséquence
une hypertrophie considérable et une
tuméfaction œdémateuse du tissu cellulaire sous-cutané. Le fœtus acéphale
naît, la plupart du temps par les
pieds, une demi-heure, trois à douze
heures après l'enfant bien développé.
L'hypertrophie du tronc peut rendre
l'extraction nécessaire, et si cette
hypertrophie est très-considérable,

Fig. 149. — Acardiaque, d'après Poppel.

la rendre extrêmement difficile. (C. Mayer (3) dut, dans un de ces cas, réduire le volume du tronc avec un perforateur.)

§ 635. La distension trop forte des ventricules du cerveau par du sérum
peut, suivant le degré de la collection et l'époque à laquelle elle s'est faite,
amener de l'hémicéphalie ou aller jusqu'à l'hydrocéphalie.

§ 636. Les *hémicéphales* ou *anencéphales* (fig. 150) sont fréquemment
très-bien développés, et ont en particulier les épaules très-larges. La tête,

(1) *M. f. G.*, vol. XIV, p. 378.
(2) Voy. Poppel, *M. f G.*, vol. XX, p. 249.
(3) *Verh. der Berl. geb. Ges.*, I, p. 126.

petite, se trouve immédiatement au-dessus du tronc, la face tournée en avant,
les oreilles se trouvent au niveau des épaules, les yeux très-saillants, la langue
faisant souvent saillie hors de la bouche. La quantité du liquide amniotique
est souvent très-considérable. Les anencéphales se présentent quelquefois par
la base du crâne ou la face, mais souvent aussi par les pieds ou en présenta-

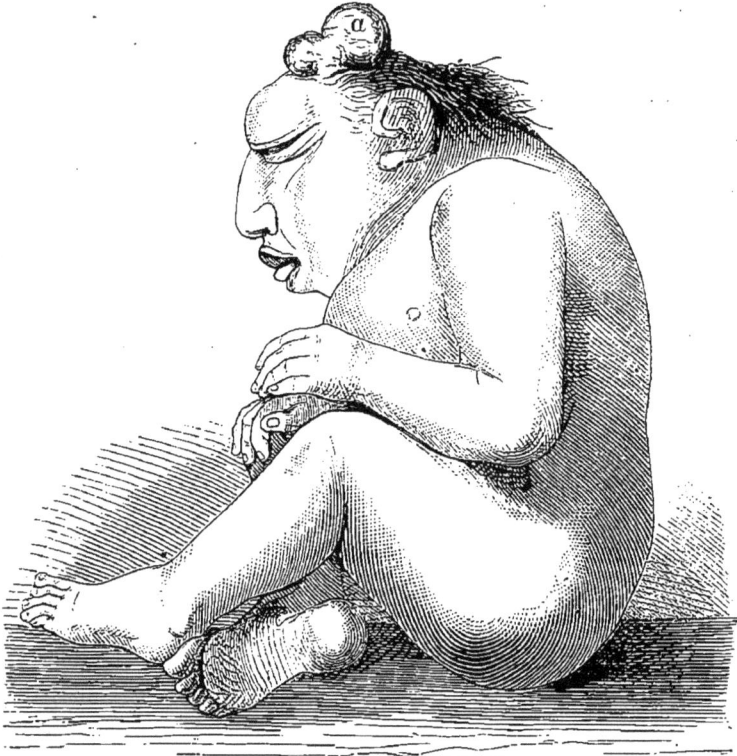

Fig. 150. — Hémicéphale ou anencéphale. *a*. Reste du cerveau.

tion transversale. Lorsque le crâne se présente, on fait souvent le diagnostic
aux caractères que présente la base du crâne que l'on peut sentir (la selle
turcique), et lorsque la face se présente, sa petitesse et les signes que nous
avons donnés plus haut engagent à faire l'examen du crâne. Les épaules,
larges, peuvent opposer un obstacle sérieux à l'accouchement, puisque le
crâne, lorsqu'il vient le premier, ne peut, à cause de sa petitesse, leur frayer
la voie. Comme les épaules, lorsque le siége vient le premier, se laissent sans
difficulté entraîner à travers le bassin, la version podalique est indiquée. Si
elle n'est pas possible, on extrait l'enfant avec la main par la tête, en plaçant
un doigt dans la bouche, ou à l'aide d'un crochet mousse, ou bien on abaisse
les deux bras le long de la tête, et l'on extrait ainsi.

§ 637. Les cas beaucoup plus importants que l'hémicéphalie sont ceux où
l'hydropisie des ventricules ne produit pas la disparition de la voûte crâ-

nienne, mais détermine au contraire la distension de cette voûte et le développement d'une *hydrocéphalie*.

Les têtes hydrocéphales qui constituent un obstacle réel à l'accouchement sont rares; pourtant elles se présentent par groupes, et peuvent se répéter chez la même femme. Le crâne, dans ces cas, présente une disproportion considérable avec la face. Le front est extrêmement saillant, les os du crâne sont minces, rayonnés sur leurs bords, et séparés dans leur continuité par des places libres. Les sutures sont larges, les fontanelles d'une grandeur colossale.

§ 638. Si le crâne n'est pas tendu et très-élastique, et si les os sont mous et mobiles, il peut, en prenant une forme pointue, s'accommoder progressivement au détroit supérieur et franchir ainsi le bassin, ou bien il se rompt, le contenu liquide s'écoule au dehors, et la tête réduite est expulsée. Dans la majorité des cas (d'après Hohl, 63 fois sur 77 cas), l'intervention de l'art devient nécessaire. La présentation la plus fréquente est la présentation du crâne, quoique souvent le crâne ne se présente pas d'aplomb au détroit supérieur, mais qu'il soit un peu dévié latéralement et que ce soit le frontal ou l'occipital qui se trouve sur un des bords du bassin, de sorte que son engagement dans le bassin se trouve par ce fait encore plus entravé. Les présentations pelviennes sont plus favorables, et elles se rencontrent plus souvent chez les hydrocéphales que dans les conditions normales.

§ 639. L'expérience apprend que le *diagnostic* de l'hydrocéphalie n'est pas toujours facile à faire. Un palper très-exact peut permettre de constater le volume exagéré du crâne, et c'est le seul moyen de diagnostiquer l'hydrocéphalie dans les présentations du pelvis. Si le crâne se présente, le toucher fait reconnaître une poche qui, surtout pendant les douleurs, est fortement tendue; dans l'intervalle des douleurs, on parvient à sentir des sutures larges, les fontanelles énormes et le rayonnement des os ; souvent aussi les sutures sont poussées en avant en forme de bourrelets. Moins la tête est tendue et élastique, plus le diagnostic est facile, et c'est tout au plus si l'on pourrait confondre l'hydrocéphalie avec le crâne d'un enfant mort et macéré. Si l'on conserve des doutes, il faut introduire la moitié de la main ou toute la main, et s'assurer du volume du crâne et de ses proportions comparées à celles de la face.

§ 640. Le *pronostic* est très-défavorable pour l'enfant. Car, même dans les cas les plus heureux, l'enfant ne peut conserver la vie que peu de temps. Pour la mère, il dépend essentiellement du mode d'intervention. L'utérus surtout, si l'intervention est mal dirigée, se rompt facilement.

§ 641. Le *traitement* doit, en première ligne, tenir compte de la mère, puisque le pronostic par lui-même est défavorable pour la vie de l'enfant. Or, comme pour elle la diminution de la tête trop grosse est incontestablement le seul procédé rationnel, comme de plus la ponction de cette tête (et non la perforation) n'est pas absolument mortelle pour l'enfant, et puisque même, dans certains cas, la ponction a été employée pour guérir l'enfant sorti de l'utérus, il faut, aussitôt qu'on peut atteindre la tête, la ponctionner dans tous les cas avec un trocart fin. Lorsque l'on a ponctionné la tête qui se présente, et que l'on peut sans difficulté introduire la main à côté d'elle jusqu'aux pieds, il faut immédiatement faire la version et l'extraction, car la tête vidée, venant la dernière, se laisse facilement attirer hors du bassin, tandis que les douleurs ne peuvent que difficilement expulser une tête flasque lorsqu'elle vient la première. Si la tête est déjà si engagée dans le bassin que la version ne soit plus possible, elle sera après la ponction expulsée par les seules forces de la nature. On ne doit jamais appliquer le forceps, car celui-ci, pour peu que les tractions soient fortes, glisse très-facilement, et devient une des causes les plus fréquentes des ruptures utérines. Dans les présentations de l'extrémité pelvienne, on fait la ponction de la tête restée la dernière à travers une des larges fontanelles latérales, si elle ne vient pas spontanément, ou si on ne peut l'extraire facilement.

§ **642.** Quant au *développement exagéré de l'abdomen*, qui ne peut devenir un obstacle sérieux à l'accouchement que lorsqu'il est très-considérable, il peut tenir à une ascite, à une distension de la vessie par de l'urine, à un développement exagéré des reins et du foie. Si l'extension n'est pas trop considérable, tout peut se borner à la prolongation de l'accouchement. Mais dans d'autres cas, l'accouchement peut ne pas se faire du tout, ou ne se faire qu'après la rupture des téguments.

Le *diagnostic* ne sera jamais fait que dans les cas où une fois la tête, ou, ce qui est plus fréquent, le siége sorti, une prolongation du travail engagera à rechercher plus exacte-

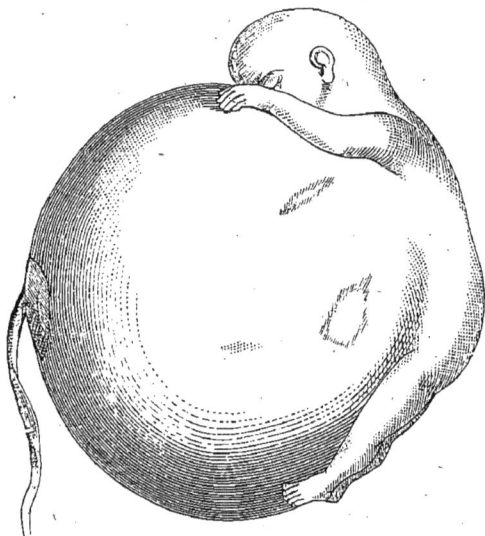

FIG. 151.— Distension de la vessie du fœtus,
D'après Hecker.

ment la nature de l'obstacle. Si l'enfant ne cède pas aux tractions faites avec la main, il faut évacuer le liquide avec un trocart; mais dans les tumeurs solides, il faut faire l'embryotomie.

Les cas d'ascite du fœtus ne sont pas rares. Dans les traités les plus récents, des cas de cette nature ont été publiés par Martin (1), Franque (2) (deux cas, dans le premier, il y avait en outre complication d'un hydramnios considérable), Schrœder (3), et Robert (4).

Les cas de distension exagérée de la vessie par l'urine (fig. 151) ont été publiés

(1) *M f. G.*, vol. XXVII, p. 28.
(2) *Wiener med. Presse*, 1866, n° 33.
(3) *Schw., Geb. u. W.*, p. 151.
(4) *De l'ascité du fœtus*, etc. Thèse. Strasb., 1870.

par Depaul (1), Hecker (2), M. R. Freund (3), Rose (4), Kristeller (5), Hartmann (6), Arnold (7), Duncan (8), Whittaker (9), Olshausen (10), Carmichaël (11).

La distension peut être si considérable, que même avec des fœtus de six mois, l'obstacle à l'accouchement peut être très-sérieux. Dans le cas de Ahlfed (12) les uretères étaient distendus d'une façon colossale.

Un cas de carcinome du foie qui devint un obstacle très-sérieux à l'accouchement a été publié par Noeggerath (13) (le foie pesait deux livres 1/2).

Il existe de connue toute une série de cas où l'obstacle à l'accouchement tenait à une dégénérescence kystique des reins. (hydropisie enkystée congénitale des reins de Virchow), qui se complique souvent d'autres monstruosités (hydro-encéphalocèle), Nous citerons de nouveau E. v. Siebold (14), Uhde (15), Virchow (16), Diesterweg (17), Kanzow (18), Lévy (19), Voss (20), Wegscheider (21), Wolff (22), Bruckner (23), Madge (24), Lammert (25).

Le ventre de l'enfant peut encore être augmenté fortement de volume par des tumeurs d'une autre nature. Ainsi Buhl (26) décrit un cas de fœtus in fœtu, Joulin (27) cite plusieurs cas semblables, Gervis (28) cite même un cas dans lequel l'utérus, par suite de l'absence du col et du vagin, était fortement distendu par un liquide séreux trouble, et Rogers (29)

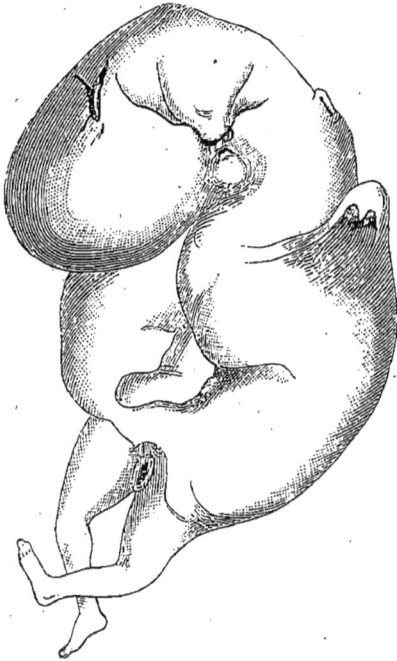

Fig. 152 — Œdème du fœtus, d'après Betschler.

a publié un cas dans lequel les testicules, retenus dans la cavité abdominale et trans-

(1) Gaz. hebd., 1860, nos 20-23.
(2) Kl. d. Geb., I, p. 122 et M. f. G., vol. XVIII, p. 373.
(3) Breslauer kl. Beiträge, II, p. 240.
(4) M. f. G., vol. XXV, p. 425.
(5) M. f. G., vol. XXVII, p. 165.
(6) M. f. G., vol. XXVII, p. 273.
(7) Virchow's Archiv, vol. XLVII, cah. 1, p. 6.
(8) Edinb. med. J., août 1870, p. 163.
(9) Amer. Journ. of Obst., vol. III, p. 389.
(10) Arch. f. Gyn., II, p. 280.
(11) Edinb. Obst. Tr., 1872, p. 134.
(12) Arch. f. Gyn., V, p. 161.
(13) Deutsche Klinik, 1854, n° 44.
(14) M. f. G., vol. IV, p. 161.
(15) E. l., vol. VIII, p. 26.
(16) Verh. d. Berliner geb. Ges., II, p. 176.
(17) E. l., VIII, p. 184.
(18) M. f. G., vol. XIII, p. 182.
(19) Günzburg's Zeitschr., 1856, p. 427.
(20) M. f. G., vol. XXVII, p. 15.
(21) E. l., p. 27.
(22) Berl. klin. W., 1866, n° 26, et 1867, n° 46.
(23) Virchow's Arch., 1869, vol. XLVI, p. 503
(24) London Obst. Tr., vol. XI, p. 55.
(25) Verh. d. phys. med. Ges. in Würzburg, 1871, vol. II, p. 8
(26) Hecker u. Buhl, Klin. d. Geb., I, p. 301.
(27) L. c., p. 75.
(28) Obst. Tr., V, p. 284.
(29) Amer. J. of Obst., vol. II, p. 626.

formés par dégénérescence en grosse tumeur fibro-kystique rendirent l'accouchement extrèmement difficile.

Lorsque le fœtus est mort, et exposé au contact de l'air (après la rupture de la poche des eaux, à la suite de touchers répétés et de tentatives opératoires), le fœtus, sous l'influence de la collection gazeuse qui se fait dans la cavité abdominale et dans le tissu cellulaire sous-cutané, peut se tuméfier à ce point que le météorisme et l'emphysème peuvent devenir pour l'accouchement un obstacle très-considérable qui est d'autant plus fâcheux que, dans les tentatives d'extraction, les parties isolées du fœtus putréfié se laissent facilement déchirer.

Dans des cas très-rares, il peut aussi exister une énorme infiltration générale séro-gélatineuse du tissu cellulaire sous-cutané (voy. fig. 152), qui peut devenir un obstacle très-sérieux à l'accouchement. Parmi ces cas, Keiller (1) en cite un où la mère était également atteinte d'œdème et Betschler (2) en a publié deux cas très-intéressants. Dans le dernier, la cause de l'œdème était un trouble de la circulation dans la veine ombilicale. L'éléphantiasis congénital enkysté dont Steinwirker (3) a décrit et représenté un cas si curieux, présente une apparence tout à fait semblable.

§ 643. Comme tumeurs du corps fœtal qui peuvent devenir des obstacles à l'accouchement, il faut encore citer les *lipomes*, les *carcinomes*, et ce que l'on appelle les *hygromas* ou *kystes* qui peuvent atteindre le volume d'une tête fœtale. Ils ont leur siége à la face antérieure du cou, dans la région de la nuque, dans le creux de l'aisselle, sur le muscle pectoral ou dans la région périnéale ou sacrée. En ce dernier point, survient encore une série d'autres tumeurs, notamment des *hernies*, l'*hydrorachis* et les *monstruosités par inclusion (fœtus in fœtu)* (4). Joulin (5) a publié un cas dans lequel un *kyste séreux de la paroi abdominale* du volume du poing rendit à un haut degré l'accouchement difficile. L'*ectopie* des viscères abdominaux qui survient dans les cas d'éventration ne donne lieu qu'à des difficultés de diagnostic, puisque le foie peut venir se présenter. Pourtant Költsch (6) a publié un cas dans lequel le foie, qui se trouvait dans une hernie ombilicale, mit obstacle à l'accouchement. Les tumeurs plus haut citées peuvent donner lieu à des obstacles si considérables, qu'il faut procéder à leur diminution. Pourtant cette dernière pourra souvent être évitée si l'on réussit à attirer la tumeur jusque dans la cavité du sacrum maternel.

Dans des cas rares, des membres repliés ou ankylosés peuvent devenir un empêchement à l'accouchement. Un cas de cette nature a déjà été publié par J.-V. Hoorn (7), Jörg (8) parle d'un cas où la difficulté de l'accouchement tenait à une fusion des épaules avec le sacrum, avec ectopie des viscères abdominaux, et l'on trouve dans les livres toute une série de cas semblables. La fusion du fœtus avec la matrice ou

(1) *Edinb. med. and surg.* April, 1855.
(2) *Breslauer Klin.*, vol. I, p. 260.
(3) D. i. Halle, 1872
(4) Voy. Wernher, *Die angeborene Cystenhygrome.* Giessen, 1843 ; Lotzbeck, *Die angebor. Geschw. d. hint Kreuzbeingegend.* München, 1858; Schwartz, *Marburger Programm*, 1860 ; Braune, *Die Doppelbildungen*, etc., Leipzig, 1862 ; Staude, *Berl. Beitr. z. Geb. u. G.*, II, p. 108.
(5) *L. c.*, p. 114.
(6) *M. f. G.*, vol. X, p. 13.
(7) Siphra et Pua, note 11.
(8) *Handb. der spec. Therapie*, etc. Leipzig, 1835, p. 278, note.

le placenta peut empêcher la sortie du fœtus (1). Enfin la rigidité cadavérique du fœtus mort peut aussi un peu augmenter les difficultés de l'accouchement (2). Schultze (3) a de même observé que la rigidité cadavérique peut survenir aussi par exception dans l'utérus chez les fœtus, et nous pouvons confirmer cette opinion par notre propre observation ; pourtant ni dans le cas qui nous est personnel, ni dans celui de Schultze, cela ne donna lieu à aucun obstacle à l'accouchement.

d. PRÉSENTATIONS VICIEUSES DE L'ENFANT.

§ 644. Un des obstacles les plus importants au point de vue pratique et des plus fréquents consiste dans ce que l'enfant se présente de telle façon qu'il ne peut franchir le petit bassin. Ce cas se rencontre lorsque l'enfant ne se présente pas par son diamètre longitudinal, c'est-à-dire lorsque ni la tête ni l'extrémité pelvienne ne peuvent pénétrer dans le petit bassin. Le fœtus est alors placé plus ou moins transversalement dans l'utérus.

Pendant la grossesse et au début de l'accouchement, surtout tant que la poche des eaux est intacte, l'enfant peut se présenter dans un situation à peu près transversale, la tête et l'extrémité pelvienne se trouvant à peu près à la même hauteur. On ne sent alors dans l'orifice du col aucune partie fœtale, ou bien l'on ne sent qu'une partie du dos ou, plus souvent encore, on ne sent que de petites parties fœtales. Mais lorsque les membranes sont rompues, et lorsqu'il ne se produit pas une présentation longitudinale, c'est toujours l'épaule qui s'engage dans le détroit supérieur. L'enfant se présente alors, non pas exactement par le travers, mais le siége est toujours un peu plus élevé que la tête, et son attitude n'est pas tout à fait normale, puisqu'il semble un peu replié sur le côté qui ne se présente pas, et que le côté qui se présente semble ainsi plus convexe. En outre le bras qui appartient à l'épaule qui se présente se sépare, lorsque les membranes se rompent, très-facilement de la poitrine, et fait procidence dans le vagin.

§ 645. L'enfant qui se présente par le vagin peut avoir, par rapport à l'utérus, une position très-différente, et l'on distingue :

La *première présentation transversale*, lorsque la tête se trouve dans le côté gauche de l'utérus.

La *deuxième présentation transversale*, lorsque la tête se trouve dans le côté droit de l'utérus.

En outre on fait encore une distinction suivant que le dos est dirigé en avant le long de la paroi abdominale, ou en arrière vers le dos de la mère, et l'on désigne le premier cas sous le nom de *premier sous-genre*, le deuxième sous le nom de *deuxième sous-genre*. Le premier sous-genre de la première présentation transversale sera donc tête à gauche, dos en avant, c'est le plus fréquent. Pour 2,6 présentations où la tête est à gauche, il en existe une avec la tête à droite, et le dos se trouve 2,9 fois aussi souvent en avant qu'en arrière.

(1) Voy. Joulin, *l. c.*, p. 101 et Whittaker, *Amer. J. of Obst.*, vol. III, p. 247.
(2) Voy. Curtze, *Zeitschr. f. Med. Ch. u. Geb.*, 1866, V, p. 261.
(3) *Deutsche Klinik*, 1857, n° 41.

§ **646.** Si l'on veut comprendre l'*étiologie* des présentations transversales, il faut se reporter aux présentations de l'enfant pendant la grossesse et à leurs causes. Nous renvoyons par conséquent au § 43 et à la note qui le suit. Nous avons vu à cet endroit que chez les primipares, à la fin de la grossesse, dans les conditions normales, la tête se trouve déjà dans le petit bassin. Ce n'est que par exception, et de beaucoup le plus souvent, lorsqu'il y a un rétrécissement du bassin, que la tête au début de l'accouchement est encore mobile au détroit supérieur, ou bien qu'elle est déviée un peu latéralement, c'est-à-dire qu'elle se comporte comme cela a lieu ordinairement chez les multipares.

Chez ces dernières, la tête qui se trouve au-dessus du détroit supérieur s'engage, aussitôt que les douleurs commencent, dans le bassin, et la tête qui se trouve un peu déviée latéralement se trouve ordinairement ramenée à la situation régulière. Nous devrons donc nous attendre à une présentation transversale lorsque la tête est au début de l'accouchement un peu déviée latéralement et que des causes particulières s'opposeront à sa position régulière.

La présentation latérale de la tête se rencontre le plus souvent, lorsque l'utérus est dans un état notable de relâchement, comme cela arrive surtout souvent chez les multipares, et cela survient, surtout à un haut degré, lorsque le bassin est rétréci, après des accouchements antérieurs difficiles. La quantité considérable du liquide amniotique facilite encore la mobilité de l'enfant et permet à la tête de s'éloigner du détroit supérieur. Comme nous l'avons déjà fait remarquer, dans la majorité des cas, les premières contractions utérines qui diminuent le diamètre transverse de l'utérus, arrivent à ramener au détroit supérieur la tête déviée. Cette correction naturelle de la présentation peut se trouver entravée par les circonstances suivantes :

1° L'écoulement subit du liquide amniotique avant le début vrai des douleurs peut fixer le fœtus dans la position qu'il occupait à ce moment, puisque une fois que le liquide amniotique est complétement écoulé, l'utérus s'applique étroitement sur le fœtus. Si par conséquent à ce moment la tête était encore déviée latéralement, elle reste dans cette position, et l'épaule qui se présente se trouve poussée dans le détroit supérieur. De plus, la position que la femme prend au début des douleurs mérite d'être prise en sérieuse considération. Si la tête, par exemple, est un peu déviée latéralement, les premières douleurs pourront, si la femme est debout ou sur le dos, pousser la tête sur le détroit supérieur. Si la femme est couchée sur le côté gauche, alors le fond de l'utérus avec le siége de l'enfant retombe du côté gauche, et la tête reviendra d'autant plus facilement sur le détroit supérieur. Mais si la femme est couchée sur le côté droit, le siége de l'enfant retombe à droite, et la tête aura d'autant plus de tendance à se dévier à gauche, de sorte que cette attitude mal raisonnée de la femme pourra déterminer une présentation transversale complète.

Mais des obstacles purement mécaniques pourront empêcher la tête de venir se placer au détroit supérieur, comme par exemple l'insertion du délivre dans le placenta prævia, ou des tumeurs extra-utérines situées dans le détroit supérieur. Cela arrive encore dans le cas de grossesse gémellaire pour le second enfant qui ne pourra prendre une position longitudinale, par suite de l'obstacle mécanique que lui oppose le premier et qui se trouvera ainsi facilement fixé dans une position vicieuse par l'utérus qui se contractera sur lui.

§ 647. Si ces conditions expliquent qu'une présentation oblique n'existant pas pendant la grossesse, peut se produire sur le lit de misère et souvent persister au moment de l'accouchement, d'une autre part il arrivera aussi que la tête qui au début de l'accouchement se présentait, pourra se déplacer, et qu'il se produira ainsi une présentation transversale secondaire. Cela est surtout le cas si le détroit supérieur est trop petit pour la tête, ou si la tête est trop grosse pour ce détroit. Alors, pendant les douleurs, la tête glisse quelquefois de côté, et l'épaule se trouve engagée dans le détroit supérieur. Cette déviation secondaire de la tête se produira d'autant plus facilement si la femme se couche sur le côté qui ne convient pas, ce qui se comprend facilement avec ce que nous avons dit plus haut.

Enfin nous devons encore faire remarquer que chez les enfants morts et surtout les enfants morts et macérés, la présentation devient souvent irrégulière par suite de ce fait que l'enfant ne conserve plus son attitude normale, et que le centre de gravité se trouve modifié.

§ 648. Le diagnostic des présentations transversales est facile. La palpation seule peut déjà les faire reconnaître avec exactitude. La distension de l'utérus dans le sens de la largeur est frappante à première vue, et la palpation fait sentir que l'enfant se présente en travers. Pour plus de détails voyez § 87 et 88.

BIBLIOGRAPHIE sur la Version et l'Évolution spontanée. — DENMANN, Londoner med. J., vol. V, 1785, art. V, p. 371. — DOUGLAS, Expl. of the real process of the spont. evol., etc. 2ᵐᵉ édit. Dublin, 1819. — GOOCH, Med. Tr., VII, London, 1820, X, p. 230. — W.-J. SCHMITT, Rheinische Jahrbr., vol. III. fasc. I. Bonn, 1821, p. 114. — HAYN, Ueber die Selbstwendung. Würzburg, 1824. — D.-W.H. BUSCH, Geburtsh. Abhandl. Marburg, 1826.— BETSCHLER, Ueber d. Hülfe d. Natur z. Beendig. d. Geb. bei Schiefl. d. Kindes (Klinische Annalen, II, p. 197). — BIRNBAUM, M. f. G., vol. I, p. 321. — HAUSSMANN, M. f. G., vol. XXIII, p. 202 et p. 361. — O. SIMON, Die Selbstentwiklung. D. i. Berlin, 1867. — BARNES, Obst. Op., 2ᵐᵉ édit., p. 107. — KLEINWAECHTER, Arch f. Gyn., vol. II, p. 111.

§ 649. Si dans les présentations transversales l'art n'intervient pas, l'accouchement en général n'est possible que tant que la partie fœtale est encore très-élevée. Si l'on veut considérer comme des cas de *version spontanée* ceux où la tête, pendant la grossesse, était un peu déviée à droite ou à gauche, et où les premières douleurs ont réussi à la ramener dans la position régulière et à la fixer au détroit supérieur, ce phénomène deviendra extrêmement fréquent. Cela arrivera plus rarement lorsque la présentation transversale sera très-prononcée, et cela se fera le plus facilement lorsque les contractions débutent lentement et sont faibles au début, puisque si elles sont fortes immédiatement, elles engagent la partie qui se présente dans le bassin et l'y fixent. Après la rupture des membranes, ce n'est que par exception que les contractions parviennent encore à ramener le fœtus en présentation longitudinale, et cela se fait le plus facilement dans les cas où la femme enceinte prend un décubitus latéral convenable (décubitus latéral gauche lorsque la tête est déviée à gauche.

Dans tous ces cas, le pronostic n'est pas essentiellement plus fâcheux pour la mère et l'enfant que dans les présentations longitudinales primitives; pourtant, lorsque le liquide amniotique s'est écoulé, le cordon peut facilement faire procidence, et le pronostic se trouvera ainsi aggravé pour l'enfant. Si, par exception, c'est l'extrémité pelvienne du fœtus qui se trouve plus près du détroit supérieur, les contractions peuvent naturellement dans ces cas produire une présentation pelvienne.

§ 650. Si les contractions ont déjà engagé l'épaule qui se présente dans le détroit supérieur, la *version spontanée* devient extrêmement rare. Mais dans les cas favorables, la tête peut remonter un peu par en haut et le siège s'engager, puisque l'épaule peut sortir du petit bassin. Mais ordinairement la nature alors ne suffit pas à terminer l'accouchement.

§ 651. Cela n'est en général possible que lorsque les contractions sont très-fortes, et que les proportions de capacité sont favorables, c'est-à-dire dans les bassins larges (ce qui permet un certain degré de rétrécissement du conjugué pourvu que le diamètre transverse ait une largeur suffisante) (1), ou lorsque l'enfant est petit (enfant avant terme, deuxième jumeau). Ce phénomène de *l'évolution spontanée* est favorisé par la compressibilité et la mollesse du fœtus, c'est-à-dire quand l'enfant est mort et surtout mort et macéré. Le mécanisme se fait comme il suit.

Les douleurs de plus en plus fortes engagent de plus en plus profondément dans le bassin l'épaule qui, étant ainsi la partie qui s'avance la première, subit la rotation en avant, pour les raisons que nous avons signalées plus haut. Elle s'avance sous la symphyse pendant que la tête reste dans le grand bassin. L'axe longitudinal du fœtus s'incurve donc de façon que la tête et le siège viennent se placer l'un contre l'autre. Sous l'influence de ces douleurs énergiques, tout le tronc de l'enfant se trouve donc poussé le long de l'épaule, de telle sorte que ce qui sort d'abord, c'est le côté de la poitrine homonyme de l'épaule, puis le bassin et les jambes, et que la tête sort la dernière.

§ 652. Un autre procédé encore plus rare de l'évolution spontanée est celui qui se trouve favorisé par une forte compressibilité, comme cela a lieu lorsque l'enfant est mort. Dans ce cas, l'épaule vient encore la première, tandis que la tête est poussée dans le petit bassin le long de la poitrine, de sorte que c'est d'abord l'épaule, puis la tête qui se trouve profondément enfoncée dans le thorax qui sortent, le siège ne sortant que le dernier (2).

§ 653. L'évolution spontanée est presque toujours mortelle pour l'enfant, puisqu'il n'y a que les fœtus petits, avant terme, et qui succombent par faiblesse rapidement après l'accouchement, qui puissent sans lésions franchir

---

(1) Voy. Kleinwächter, *l. c.*, p. 117.
(2) Voy. Simpson, *Sel. Obst. W.*, I, 1871, p. 380, Kleinwächter, *l. c.*, p. 113 et quelques cas cités de Barnes (*l. c.*, p. 122).

ainsi le bassin. Le cas publié par *Kuhn* (1) est extrêmement rare, cas dans lequel un enfant du poids de 4 livres 1/2 et long de 17 pouces 1/2 né par l'évolution spontanée continua à vivre. La mère peut aussi éprouver les conséquences des difficultés mécaniques qu'entraîne l'évolution spontanée, lorsque l'enfant n'est pas très-petit ou mort et macéré.

§ 654. Le *pronostic* est encore plus défavorable, lorsque les présentations transversales sont abandonnées à la nature, et qu'il existe un rétrécissement ou bien qu'il y a insuffisance des contractions utérines. La mère meurt alors sans être accouchée, par inflammation des organes du ventre, de rupture utérine et d'hémorrhagie, ou elle succombe épuisée.

Le pronostic est tout autre, c'est-à-dire absolument favorable, du moins pour la mère, si l'on applique aux présentations transversales un traitement convenable, et avant tout si ce traitement est appliqué de bonne heure.

§ 655. Ce *traitement* consiste exclusivement dans une opération, de sorte que nous pouvons ici nous borner à en indiquer les traits saillants, tandis que pour le procédé technique, nous renvoyons aux paragraphes précédents (voyez § 233 et suiv., 242 et suiv., 270 et suiv.).

Si le toucher fait reconnaître chez une femme enceinte une présentation transversale, on peut toujours la transformer en présentation longitudinale, en employant les manœuvres externes. On y réussit d'ordinaire sans difficultés, pourtant ce n'est que dans des cas très-rares que la présentation longitudinale persistera jusqu'à l'accouchement.

§ 656. Si, au début de l'accouchement, on constate une présentation transversale, on ne doit jamais attendre la marche ultérieure de l'accouchement pour entreprendre la version podalique une fois que l'orifice du col sera suffisamment dilaté. Mais il faut avant tout, et plus tôt on le fera mieux cela vaudra, essayer de transformer la présentation transversale en présentation longitudinale. Lorsque les membranes sont encore intactes, on y parvient assez souvent lorsque la tête n'est pas trop loin du détroit supérieur, en faisant prendre à la femme une situation appropriée, c'est-à-dire en faisant placer la femme sur le côté vers lequel la tête est déviée. Comme en agissant ainsi, le fond de l'utérus et avec lui le siége qui est plus élevé que la tête, retombe de ce côté, la tête sera repoussée de l'autre côté, c'est-à-dire vers le détroit supérieur. On peut aider ce déplacement de la tête en appliquant un coussin d'une façon conforme au but que l'on se propose. Si l'on ne peut réussir à replacer la tête qui n'est que déviée, ou si l'enfant se présente complétement par le travers, on peut essayer de parvenir à son but par les manœuvres externes. Elles sont souvent couronnées de succès, même après l'écoulement du liquide amniotique, lorsqu'elles sont continuées avec persévérance. Mais si l'on ne parvient pas, avec leur aide, à transformer la présentation de l'enfant en présentation longitudinale, il faut, même lorsque l'orifice n'est que peu dilaté, faire la version en combinant les manœuvres internes et externes par le procédé de Braxton Hicks, et chercher à déterminer la présentation de l'extrémité céphalique ou pelvienne ; et ce n'est que dans le cas où l'on échoue, que l'on doit attendre que l'orifice soit assez largement perméable, pour que l'on puisse introduire toute la main et faire la version par manœuvres internes, et dans la règle, la version podalique.

§ 657. Si l'on n'est appelé près de la parturiente que lorsque l'orifice du col est déjà assez large pour pouvoir introduire la main, il est bon, même dans ces cas, de tenter la version par manœuvres externes, ou par manœuvres combinées, et ce n'est que lorsqu'on s'est convaincu que cette version présente des difficultés, qu'il faut faire la version par manœuvres internes.

§ 658. Si l'on n'est appelé que plus tard, dans les présentations transversales, l'épaule peut se trouver si engagée dans le petit bassin que la version est devenue impossible, quoique cette version, lorsque la femme est chloroformée, réussisse encore relativement facilement dans des cas où cela semblait douteux. Si le bassin, en outre, est large, au moins dans son diamètre transverse, et si l'enfant est petit, on peut, lorsque l'état de la mère ne réclame pas expressément la terminaison de l'accouchement, attendre l'évolution spontanée (1), ou solliciter l'engagement de l'enfant par des tractions sur le bras, ou sur l'extrémité pelvienne. Dans l'autre cas, il faut faire l'embryotomie, en pratiquant la détroncation lorsque le cou est accessible, ou l'exentération, et l'on extrait alors l'enfant comme dans la version spontanée ou l'évolution spontanée.

Note du traducteur. Nous avons assez insisté, dans les notes que nous avons ajoutées à l'article VERSION, pour ne pas avoir besoin de revenir ici sur ce fait que, dans les présentations de l'épaule, à moins de circonstances exceptionnelles et particulières, c'est à la version par manœuvres internes et à la version podalique que nous donnons la préférence. Mais nous devons examiner ici un peu plus en détail que ne l'a fait Schroeder le mécanisme naturel de la présentation de l'épaule dans les cas rares où il se produit. C'est encore à l'ouvrage de Cazeaux que nous emprunterons cette note.

Dans certains cas, rares en effet, et sur lesquels *on ne doit jamais compter*, la nature se suffit à elle-même ; alors l'expulsion du fœtus peut avoir lieu de deux manières : ou bien, en effet, sous l'influence des seules contractions utérines, l'épaule qui se présente est chassée du détroit supérieur pour faire place à une des extrémités du fœtus, il y a alors *version spontanée*, ou bien l'épaule qui se présente descend dans l'excavation, s'engage la première au détroit inférieur, et, malgré cela, le siége, balayant toute la face antérieure du sacrum et du périnée, vient le premier se dégager au-devant de la commissure postérieure de la vulve, il y a *évolution spontanée*.

Version spontanée.

Tantôt c'est la tête qui remonte pendant que les fesses descendent, tantôt au contraire ce sont les fesses qui s'élèvent vers le fond de l'utérus et la tête qui vient se placer au détroit supérieur. On a dû, par conséquent, admettre deux sortes de version spontanée : 1° la *version spontanée céphalique*, et 2° la *version spontanée pelvienne*. Cazeaux serait assez disposé à admettre avec Wigand que ce phénomène se produit sous l'influence de l'irrégularité des contractions utérines, ce que les Allemands ont décrit sous le nom de *contractions partielles de la matrice*.

(1) Voy. Kleinwächter, *l. c.*

SCHRÖDER. — Manuel. 37

Évolution spontanée.

Le mécanisme est beaucoup mieux connu, et nous allons voir qu'il est identique avec le mécanisme de l'accouchement dans toutes les autres présentations, et qu'ici encore la loi posée par M. Pajot est parfaitement justifiée. Velpeau a admis également une évolution spontanée *céphalique* et une *pelvienne*. Avec Cazeaux, nous n'admettrons que l'évolution pelvienne. Ici encore nous retrouvons les cinq temps classiques de l'accouchement.

A. *Premier temps : Pelotonnement.* Sous l'influence des contractions utérines, le grand axe du fœtus se fléchit fortement sur le côté opposé à celui qui se présente.

B. *Deuxième temps : Engagement.* A mesure que les contractions se renouvellent, l'épaule tend de plus en plus à se rapprocher du détroit inférieur, et le tronc du fœtus, ployé en double, s'engage profondément dans l'excavation, mais, ici comme dans les présentations de la face, le mouvement de descente de l'épaule est limité par la longueur du cou.

C. *Troisième temps : Rotation.* Survient alors un mouvement de rotation par suite duquel, le grand axe du tronc du fœtus qui était placé transversalement, se place dans une direction presque antéro-postérieure, de manière que l'extrémité céphalique est placée au-dessus de la branche horizontale du pubis, près de l'épine de cet os, et le siége au-dessus ou plutôt au-devant de la symphyse sacro-iliaque. Ce mouvement de rotation permet au mouvement de descente de se compléter, puisque le côté du cou se place derrière la symphyse du pubis, dont il peut mesurer toute la longueur. Aussi voit-on apparaître à la vulve tout l'avant-bras et le bras, et le bras et l'épaule, venir se placer sous la symphyse du pubis.

D. *Quatrième temps : Dégagement du tronc.* Sous l'influence d'efforts utérins très-considérables, le tronc ployé en double est poussé tout entier dans l'excavation; l'épaule ne peut plus descendre parce qu'elle est arrêtée par le peu de longueur du cou.

La force expulsive agit alors sur l'extémité pelvienne, qui, poussée de plus en plus vers le plancher du bassin, parcourt toute la face antérieure du sacrum; appuie, déprime et pousse fortement en avant le périnée. Bientôt la vulve s'entr'ouvre et, *l'acromion restant toujours placé sous la symphyse*, on voit apparaître au-devant de la commissure postérieure de la vulve, d'abord la partie supérieure et latérale de la poitrine, la partie inférieure, le côté des lombes, la hanche, les cuisses, puis enfin toute l'étendue des membres inférieurs qui se déploient à l'extérieur; il ne reste plus dans l'excavation que la tête et un bras.

E *Cinquième temps : Rotation de la tête.* Le tronc étant dégagé, on retrouve dans l'évolution spontanée les mêmes conditions que dans l'accouchement par le siége. Au cinquième temps, la tête subit donc un mouvement de rotation qui ramène l'occiput derrière l'articulation du pubis.

F. *Sixième temps : Expulsion de la tête.* Enfin, dans le dernier temps, la tête se dégage comme dans l'accouchement par le siége.

Les circonstances qui rendront plus facile et plus probable l'évolution spontanée sont : un accouchement avant terme, la petitesse du fœtus, la large conformation du bassin, l'énergie des contractions, le peu de résistance des parties molles, de nombreux accouchements antérieurs, la facilité avec laquelle la femme accouche ordinairement d'enfants volumineux. Les circonstances opposées la rendront très-difficile, sinon complétement impossible.

e. ATTITUDE VICIEUSE DU FŒTUS.

BIBLIOGRAPHIE. — CREDÉ, *Verh. d. Ges. für Geb. in Berlin*, IV, p. 153. — PERNICE, *Die Geb. mit Vorf. d. Extrem. neben d. Kopf.* Leipzig, 1858. — KUHN, *Wiener med. Woch.*, 1869, n°ˢ 7-15.

§ 659. Nous avons déjà étudié plus haut l'attitude vicieuse du fœtus dans les présentations de la face (§ 74-107 et suiv.), ainsi que la procidence du bras dans les présentations de l'épaule (§ 644) et d'un ou des deux pieds dans les présentations de l'extrémité pelvienne (§ 74 et 113). Nous n'avons ici à nous occuper que de la procidence d'un des membres lorsque la tête se présente et que le bassin est normal.

Il arrive souvent que, lorsque la tête est mobile, on sent derrière la poche des eaux, à côté de la tête, une main qui se présente, mais qui ordinairement se retire, avant ou tout au moins après la rupture des membranes. Cela n'exige pas de traitement. Mais si cela persiste après la rupture des membranes, la tête et la main peuvent descendre ensemble. On pourra favoriser le retrait de la main en faisant coucher la parturiente sur le côté opposé à celui par où s'est fait la procidence.

§ 660. Il en est autrement, lorsque la plus grande partie du membre supérieur se présente en avant de la tête. Il faut alors distinguer strictement, si la tête se trouve encore au-dessus du détroit supérieur, ou si elle est déjà engagée dans le bassin. Dans le premier cas, il faut, puisqu'on ne peut pas exactement savoir si la tête et le bras pourront s'engager ensemble dans le bassin, toujours tenter la réduction, en repoussant le bras par en haut, en le faisant passer en avant de la face, ce qui dans ces cas réussit facilement.

Si la tête est encore assez mobile pour que après la réduction le bras fasse de nouveau procidence, on emploie la méthode d'expression de Kristeller (§ 189) et l'on pousse ainsi la tête en avant et le long du bras, jusque dans le bassin, ce qui dans les bassins normaux réussit sans difficulté.

Mais si la tête se trouve déjà dans le bassin, on abandonne l'accouchement à la nature, car le fait que la tête a pu pénétrer en même temps que le bras dans le bassin est la preuve la plus certaine que, dans ce cas, le bassin est suffisamment grand pour permettre le passage simultané de la tête et du bras. Cet accident ne suffira jamais à lui seul pour rendre nécessaire l'extraction de la tête à l'aide du forceps, et ce n'est que lorsqu'il y aura des complications, comme le plus souvent insuffisance des contractions, que cela deviendra nécessaire. Les accoucheurs anglais (1) ont signalé comme pouvant quelquefois devenir un obstacle sérieux à l'accouchement le déplacement d'un bras derrière la nuque. Cet obstacle se reconnaîtra en pratiquant le toucher avec la moitié de la main ou la main tout entière, et l'on en triomphera en attirant l'avant-bras, ou en faisant la version.

§ 661. La procidence d'un des membres inférieurs en avant de la tête est extrêmement rare, dans les bassins normaux et lorsque l'enfant est à terme,

(1) Simpson, *Obst. Works*, p. 381, Lambert, *Edinb. Obst. Tr.*, 1872, 203.

tandis que cela se rencontre beaucoup plus souvent lorsque l'enfant n'est pas à terme. On essaye alors, si cela est possible, de repousser le pied et d'engager la tête, si l'on n'y réussit pas, on fait la version podalique, qui réussit quelquefois simplement au moyen de la double manœuvre.

f. ÉTATS PATHOLOGIQUES DANS LE CAS D'ACCOUCHEMENT DE PLUSIEURS ENFANTS.

BIBLIOGRAPHIE. — HOHL, *Neue Zeitschr. f. Geb.*, vol. XXXII, p. 1. — JOULIN, *Des cas de dystocie app. au fœtus.* Paris, 1863, p. 83. — KLEINWAECHTER, *Lehre von den Zwillingen.* Prag, 1871, p. 167.

§ 662. Lorsque le premier enfant se présente par l'extrémité pelvienne et le deuxième par le sommet, il peut arriver que la tête du deuxième enfant, tête qui se présente, pénètre dans le bassin en avant de la tête venant la dernière du premier enfant. Le premier enfant sort alors sans difficulté jusqu'à l'ombilic, ou même jusqu'au-dessus des épaules, mais alors la tête du deuxième enfant, qui se trouve placée dans la cavité formée par le cou du premier, de telle sorte que les deux mâchoires ou les deux occiputs s'accrochent, ou de telle sorte que la face de l'un soit appliquée sur la nuque de l'autre, oppose un obstacle sérieux à la sortie de la première tête. Le diagnostic ne peut naturellement se faire que par un examen attentif.

§ 663. L'accouchement peut se faire par les seules forces de la nature, le tronc du deuxième enfant sortant après le tronc du premier, et puis alors seulement la tête du premier; ordinairement l'intervention devient nécessaire. Comme le refoulement de la deuxième tête, et la traction sur le tronc du premier enfant ne servent à rien, il faut extraire la deuxième tête avec le forceps, après quoi la première tête sort d'elle-même. Si cela ne réussissait pas, il faut perforer la tête du deuxième enfant, puisqu'on ne peut atteindre celle du premier.

§ 664. Il est beaucoup plus rare que les deux enfants se présentent par l'extrémité céphalique, les deux têtes s'engageant ensemble dans le bassin, de sorte que la tête du deuxième se trouve placée dans l'excavation formée par le cou du premier. L'obstacle qui s'oppose à l'accouchement n'est pas, dans ce cas, aussi considérable, et c'est à peine si avant la sortie de la première tête, on pourra faire le diagnostic. Comme on peut, dans ce cas, saisir les deux têtes l'une après l'autre avec le forceps, ce sera un moyen convenable et en même temps suffisant pour terminer artificiellement l'accouchement.

Pour les cas dans lesquels le premier enfant se présenta par l'extrémité pelvienne, et ceux où les deux têtes se présentèrent, voyez Hohl, Joulin et Kleinwächter. — L'obstacle à l'accouchement devient bien plus considérable encore que lorsque les deux têtes sont placées normalement l'une derrière l'autre, si, comme dans le cas publié par Graham Weir (1), la face de l'enfant se trouve placée dans la concavité du cou du premier enfant qui se présente par le sommet, ou si le cou du deuxième enfant qui se présente par le travers se trouve placé dans la concavité du cou du

_____
(1) *Edinb. med. J.*, 1860, p. 478.

premier enfant qui se présente par le sommet ou l'extrémité pelvienne. — Joulin (1) cite trois cas de cette dernière variété : dans deux la mère mourut sans être accouchée.

Si les deux enfants se présentent par les pieds, on peut trouver dans l'orifice du col les quatre pieds, et, comme dans le cas de Schultze (2), une main en plus.—Cela généralement ne constitue pas un obstacle sérieux à l'accouchement. Pourtant Bartscher (3) a publié un cas dans lequel le premier enfant, dont les pieds étaient sortis, chevauchait sur le second de telle façon qu'il fallut d'abord extraire le deuxième enfant.

Nous avons vu § 44 que, dans des cas très-rares, les jumeaux peuvent se trouver placés dans la même cavité amniotique. Dans ce cas, les deux cordons, par suite des changements de position du fœtus, peuvent s'entortiller l'un avec l'autre, ou bien un des cordons peut se trouver dans un nœud formé par l'autre. — P. Muller (4) a a recueilli huit de ces cas, auxquels il faut encore ajouter un cas de Ygonin (5), et un plus récent décrit par Fricker (6), et concernant deux jumeaux de trois mois. — Kleinwächter (7) signale encore une préparation anatomique qui provient de la clinique de Prague. Lorsque cet entrelacement ou ces nœuds du cordon entravent la circulation, un des enfants ou même les deux enfants succombent.

2. ANOMALIES DES ANNEXES DU FŒTUS.

§ 665. Les *anomalies des membranes* ne peuvent que rarement, et seulement à un faible degré, s'opposer à la progression de l'enfant.

Lorsque les *membranes sont trop minces*, cela peut donner lieu à la rupture prématurée des membranes, ce qui, lorsque la partie fœtale qui se présente est encore mobile, permet à la plus grande partie du liquide amniotique de s'écouler. Pourtant, habituellement, il reste encore dans l'utérus assez de liquide (voy. § 438) pour que les phénomènes mécaniques de l'accouchement ne soient pas entravés, et ce n'est que lorsqu'il existe des complications, surtout dans les rétrécissements du bassin, qui font que l'accouchement traîne encore longtemps, qu'il peut arriver, si par suite des touchers répétés le liquide qui se trouve encore autour du fœtus est remplacé par l'air qui a pu alors pénétrer, que la sécheresse des parties maternelles retarde l'expulsion du fœtus, et que cela peut donner lieu à des inflammations de l'utérus, du vagin ou de la vulve. Dans les rétrécissements du bassin, il faut donc, lorsque les membranes se rompent prématurément, s'abstenir des touchers inutiles, et le mieux est de faire garder à la femme le repos complet sur le dos ou le côté, et de placer dans le vagin un tampon de caoutchouc médiocrement rempli, qui, en même temps qu'il retient le liquide amniotique qui n'est pas encore écoulé (il s'écoule seulement un peu de liquide le long du tampon pendant la contraction) renforce les contractions (8).

§ 666. La *trop grande épaisseur des membranes* et leur trop grande adhé-

---

(1) *L. c.*, p. 87.
(2) *M. f. G.*, vol. XI, p. 355.
(3) *M. f. G.*, vol. XIV, p. 41.
(4) *Scanzoni's Beiträge*, vol. V, cah. 1, p. 31.
(5) *Gaz. méd. de Lyon*, 1864, n° 13.
(6) *Ueber Verschling. u. Knotenb. d. Nabelschn. bei Zwillingsfr.* Tübingen, 1870.
(7) *L. c.*, p. 95.
(8) Voy. Hugenberger, *Petersb. med. Z.*, 1872, vol. III, cah. 4 et 5.

rence au segment inférieur peuvent retarder assez notablement l'accouchement. Pour plus de détails sur les causes et le traitement, voyez § 452.

§ 667. Si la *quantité du liquide amniotique est trop faible*, cela pourra
à peine, dans les conditions ordinaires, retarder un peu l'accouchement,
tandis que la *quantité trop considérable du liquide* peut devenir un obstacle
de différentes façons, mais surtout en ce qu'elle donne lieu à des présentations
vicieuses du fœtus, et que les contractions de l'utérus sont, dans ces cas, en
général, insuffisantes.

§ 668. La *brièveté* trop considérable du cordon peut exercer une influence
fâcheuse sur l'accouchement. Cette brièveté peut être primitive (cordon trop
court par lui-même), ou être due à des circulaires. Dans les présentations
du crâne, la brièveté du cordon ne peut guère faire sentir son influence
fâcheuse avant la sortie de la tête, puisque, à chaque douleur, l'utérus qui se
contracte accompagne la tête qui progresse. Les symptômes du moins qui per-
mettraient d'admettre la brièveté du cordon, retrait de la tête après la douleur, douleur fixe et écoulement sanguin, ne sont pas des signes certains. Le
retrait de la tête dans l'intervalle des douleurs se fait toujours, si les parties
molles du plancher du bassin, comme cela a lieu surtout chez les primipares,
opposent une résistance considérable. Une douleur fixe dans un point de
l'utérus se rencontre souvent et peut tenir à une irritation d'un point circonscrit du péritoine, et il est très-douteux qu'elle puisse réellement provenir
d'un tiraillement du cordon. L'écoulement du sang pendant la douleur peut
aussi provenir de petites déchirures à l'orifice du col, mais, abstraction faite
de cela, c'est tout au plus un signe de décollement partiel ou complet du placenta, et il sera extrêmement rarement produit par la brièveté du cordon.
Mais quand même le cordon serait trop court avant la sortie de la tête, on le
verrait se rompre, ou le placenta se décoller, bien avant qu'il puisse devenir
un obstacle sérieux pour l'accouchement. Nous accorderons pourtant qu'il
peut amener une rotation anormale de la tête et retarder un peu l'accouchement (1). Ce n'est habituellement que lorsque la tête et surtout les épaules
sont sorties que la brièveté du cordon peut, si le placenta ne se décolle pas,
retarder l'expulsion ultérieure de l'enfant qui doit être produite par le vagin.
Si la brièveté tient à un circulaire autour du cou, on peut facilement la constater à la façon dont l'anse du cordon est tendue; mais si le cordon a une
brièveté absolue, on peut s'en assurer par le toucher. Dans ces cas, on coupe
le cordon avant l'expulsion complète de l'enfant, et on lie l'extrémité fœtale
ou on la comprime provisoirement avec les doigts.

La brièveté du cordon se rencontre souvent dans les présentations de l'extrémité pelvienne, surtout si le cordon passe entre les jambes (l'enfant est
à cheval sur son cordon). Lorsque le siége se dégage, il est assez facile de repousser le cordon sur le côté d'une des fesses; mais si cela échoue, le cordon
peut plus tard se trouver tellement tendu sur le périnée de l'enfant, qu'il faut
le couper avant la sortie du tronc et de la tête. Rarement le cordon est assez

(1) Voy. Hildebrandt, *De mech. part. cap. praev.*, p. 17.
(2) Voyez encore Devilliers, *Mémoire sur la brièveté Cordon.*

court pour être tendu dans les présentations du siége lorsqu'il occupe sa place normale. Le traitement, dans ces cas, consiste à extraire l'enfant immédiatement après la section du cordon, et cela se comprend de soi. Quant au retard de l'accouchement survenant dans la troisième période et dû à une rétention du placenta, voyez plus loin, article HÉMORRHAGIES.

IV. — ANOMALIES DE L'ACCOUCHEMENT TENANT A DES ACCIDENTS DANGEREUX QUI N'ENTRAVENT PAS LE MÉCANISME DE L'ACCOUCHEMENT.

1. COMPRESSION DU CORDON.

BIBLIOGRAPHIE. — MICHAELIS, *Abhandlungen*, etc. Kiel, 1833, p. 263. — SCHURÉ, *Procid. du cordon ombil.* Strasb., 1835. — KOLSCHUTTER, *Quœdam de fun. umb.*, etc. Lipsiæ, 1833 (voy. *Wittlinger's Analekten*, I, 1, p. 142). — HECKER, *Kl. d. Geb.*, I, p. 165 et II, p. 183. — HILDEBRANDT, *M. f. G.*, vol. XXIII, p. 115. — MASSMANN, *Petersb. med Z.*, 1868, cah. 3 et 4, p. 140.

§ 669. Lorsque le cordon se trouve placé comme d'habitude (et nous faisons rentrer dans cette position habituelle, par suite de leur fréquence extraordinaire, les circulaires autour d'une partie quelconque du corps), il est rare qu'il puisse être comprimé au point que la circulation en soit entravée et qu'en conséquence l'enfant s'asphyxie ou même succombe. Tant que les membranes sont intactes, cette compression unilatérale ne peut se produire à l'intérieur des membranes, comme Lahs (1) le fait avec raison remarquer, puisque la compression interne générale opérée par l'utérus est partout la même, que cette contraction agisse directement par la paroi utérine ou soit transmise par le liquide amniotique (la force de restitution de forme de l'utérus (voy. § 96) qui peut, il est vrai, agir d'un seul côté, et qui pourrait comprimer le cordon entre le siége et le fond de la matrice, et dans la présentation du cordon, entre la tête et le segment inférieur de l'utérus, est bien trop faible pour pouvoir empêcher le cours du sang dans les vaisseaux du cordon). Lorsque les membranes sont intactes, le cordon ne peut donc être exposé à une compression que si la contraction des muscles abdominaux, agissant fortement, enfonce dans le petit bassin la tête encore enfermée dans le segment inférieur de l'utérus, et, si, par conséquent, le cordon se trouve étranglé entre la tête fœtale et le bassin recouvert par la paroi utérine. Mais si l'accouchement est assez avancé pour que la tête soit déjà sortie de l'utérus, et se trouve dans le vagin, alors les contractions utérines peuvent aussi comprimer le cordon qui se trouve placé entre la tête et le bassin. Le plus souvent, cela arrive dans la période d'expulsion lorsque le cordon présente un circulaire autour du cou, et qu'il se trouve longtemps comprimé contre la face postérieure de la symphyse. Veit (2) a démontré toute l'importance de ce fait, en montrant que les troubles de la respiration fœtale sont, lorsqu'il existe des circulaires, deux ou trois fois plus fréquents que dans les autres positions du cordon, mais que la mort, dans ces cas, est relativement assez rare, puisque

(1) *Zur Mechanik d. Geb.* Marb., 1869, p. 16.
(2) *M. f. G.*, vol. XIX, p. 240.

le danger ne commence que peu de temps avant l'accouchement. Du reste, d'après les statistiques de Druffel (1), la vie est extrêmement exposée.

§ 670. Lorsque le cordon *fait procidence*, il est bien plus souvent exposé à une compression dangereuse pour la vie fœtale.

Il ne peut être question de la procidence du cordon qu'après la rupture des membranes, et quand une ou plusieurs anses du cordon se trouvent dans l'orifice du col, dans le vagin, ou sont sorties en avant des organes génitaux externes, tandis que l'on désigne sous le nom de *présentation du cordon*, le fait de la présence, constatée au toucher, du cordon dans les membranes, avant la rupture de la poche des eaux.

La *procidence du cordon* a, suivant la présentation de l'enfant, une importance tellement différente, qu'il nous semble nécessaire d'étudier la procidence dans chaque cas particulier.

§ 671. Dans les *présentations du sommet* chez les primipares et dans les conditions normales, le segment inférieur de l'utérus, au début de l'accouchement, s'applique si étroitement sur la tête déjà engagée dans le petit bassin, qu'en réalité la procidence du cordon est impossible. Mais l'entrée de la tête dans le bassin et l'application exacte du segment inférieur de l'utérus sur cette tête peuvent, dans quelques cas, se trouver empêchées par un fort hydramnios, par une grossesse gémellaire et le plus souvent par un rétrécissement du bassin, de sorte que la procidence du cordon, dans les présentations du sommet chez les primipares, se complique presque toujours d'un rétrécissement du bassin.

Chez les multipares, souvent au début de l'accouchement, le crâne se trouve encore élevé et mobile au-dessus du détroit supérieur, et par conséquent chez elles, le cordon se présente souvent derrière les membranes. Mais ordinairement le cordon qui se présente, s'il n'y a pas trop d'eau, et si la rupture des membranes se fait au moment convenable, se trouve repoussé à côté de la tête qui pénètre dans le bassin. Si pourtant il existe de l'hydramnios, ce qui retarde l'engagement de la tête, ou si les membranes se rompent prématurément avant que le segment inférieur ne puisse s'appliquer étroitement sur la tête (d'après Hugenberger (2), la procidence du cordon dans la rupture prématurée des membranes est trois fois plus fréquente que d'habitude), le cordon vient faire procidence. La procidence du cordon survient encore pour une autre cause quelconque, comme, par exemple, si un membre supérieur se présente avec la tête, empêche ainsi l'application du segment inférieur de l'utérus sur la tête, et laisse ainsi le long de la tête un espace suffisant pour que le cordon puisse prolaber. La procidence du cordon peut être empêchée, par sa brièveté ou des circulaires, et cela d'autant plus facilement que le placenta sera inséré plus près du fond, de sorte que l'insertion du placenta sur la partie inférieure de l'utérus joue un rôle important parmi les causes qui favorisent la procidence du cordon. Ordinairement le cordon fait procidence

(1) D. i. Marburg, 1871.
(2) *Petersb. med. Z.*, 1872, vol. III, cah. 4 et 5.

lorsque plusieurs des circonstances qui favorisent cet accident se trouvent réunies; ainsi, par exemple, lorsqu'il existe un cordon long, qu'il n'y a pas de circulaires, que le placenta est inséré sur la partie inférieure de l'utérus, que la tête se trouve déviée latéralement sur le détroit supérieur rétréci, et que les membranes se rompent, toutes ces conditions se trouvent réunies.

§ 672. Le *diagnostic* de la présentation du cordon peut être difficile dans certains cas, lorsque les membranes sont fortement tendues ; on y arrive le plus souvent dans l'intervalle des contractions, et l'on sent alors derrière les membranes un cordon mou qui présente des pulsations. La procidence du cordon se sent naturellement beaucoup plus facilement; pourtant, elle peut échapper à un examen peu attentif, si l'anse qui se présente se trouve tout à fait à la périphérie de la tête.

§ 673. Les *conséquences* de la procidence du cordon sont, abstraction faite des cas rares, où le cordon se présente tellement tendu que la tête, dans son mouvement de progression, exerce une traction considérable sur le point où s'insère le placenta, absolument insignifiantes pour la mère, tandis que cet accident est une des complications les plus dangereuses pour l'enfant, et que précisément lorsque la tête se présente, si l'art n'intervient pas à propos, cela entraîne presque toujours la mort de l'enfant.

Ce n'est jamais la position anormale du cordon par elle-même qui entraîne le danger pour l'enfant, mais c'est toujours uniquement parce qu'alors le cordon prolabé est exposé beaucoup plus souvent et facilement à une compression qui supprime la circulation, que lorsqu'il a sa place normale. (Voyez plus loin les détails sur la façon dont survient la mort). Mais dans les présentations du sommet, la tête se trouve si étroitement appliquée sur le bassin, que le cordon qui se trouve entre la tête et le bassin sera toujours comprimé, et le dégagement de la tête à travers le bassin dure ordinairement assez longtemps pour que, pendant ce temps, l'enfant succombe à l'obstacle apporté à la circulation placentaire.

§ 674. Le *traitement* est très-différent suivant que l'accouchement est plus ou moins avancé.

Si l'on sent le cordon se présentant derrière les membranes, il faut avant tout veiller à ce que les membranes restent intactes le plus longtemps possible, puisque, tant qu'elles seront intactes, le cordon peut être refoulé vers un des côtés, et que si la procidence réelle se produit ensuite, elle est beaucoup moins dangereuse quand l'orifice est largement dilaté, que quand la dilatation est très-petite. Il faut donc pratiquer le toucher avec beaucoup de ménagements, s'en abstenir pendant la douleur et introduire dans le vagin, pour opposer une contre-pression à la poche des eaux, un tampon de caoutchouc modérément rempli. Si l'on réussit à retarder ainsi la rupture des membranes jusqu'à ce que l'orifice du col soit suffisamment dilaté, le pronostic s'améliore considérablement puisque, lorsque la tête s'engage dans le bassin alors que le cordon *se présente*, ce cordon ordinairement se retire spontanément en arrière. Si par exception cela n'arrive pas, et si le cordon se trouve exposé à une compression dangereuse entre la tête et le bassin, il faut, pendant que la poche est intacte, chercher à refouler le cordon dans la poche, ou déplacer la tête artificiellement afin que la compression cesse. Si l'on n'y parvient pas, il ne reste plus rien autre à faire que de rompre les membranes et de se conduire ensuite suivant les règles ordinaires.

§ 675. Les conditions sont les plus fâcheuses de toutes, si, les membranes étant rompues prématurément, le cordon vient prolaber alors que l'orifice du col est encore peu ouvert. Comme alors il est impossible de terminer immédiatement l'accouchement sans faire courir à la mère de grands dangers, le seul remède pour l'enfant est d'empêcher que le cordon ne soit exposé à une compression dangereuse, jusqu'à ce que l'accouchement se termine naturellement, ou jusqu'à ce qu'on puisse le terminer artificiellement.

§ 676. Le moyen le plus rationnel pour empêcher cette compression est la réduction, *reposition du cordon* qui ordinairement, dans ces cas, est très-difficile. Comme l'orifice ne laisse passer qu'un ou deux doigts, on peut bien un peu repousser le cordon, mais lorsque l'on retire ses doigts, la procidence se reproduit toujours.

On doit par conséquent essayer de le reporter à l'aide d'instruments, assez haut dans l'utérus, pour que l'on puisse espérer qu'il y restera retenu en un point quelconque, ou que la tête en attendant viendra se fixer solidement sur le détroit supérieur, ou, enfin que le cordon restera fixé dans la situation convenable où on l'aura placé. On a inventé pour pratiquer cette reposition du cordon une foule d'instruments parmi lesquels le plus simple et le plus convenable est celui de Braun (1). Il se compose d'une baguette de caoutchouc qui présente à son extrémité mince une ouverture à travers laquelle on introduit une bandelette double, on y place l'anse du cordon, et on enroule l'anse de bandelette sur l'extrémité de la baguette (fig. 153), alors on introduit la baguette et le cordon jusqu'au fond de l'utérus. En retirant la baguette, l'anse de la ligature quitte l'extrémité de la baguette, et le cordon retombe dégagé ; mais lorsque la femme est comme d'habitude sur le dos, il ne reste en place que s'il a par hasard accroché un des membres, ou si dans l'intervalle la tête a pénétré solidement dans

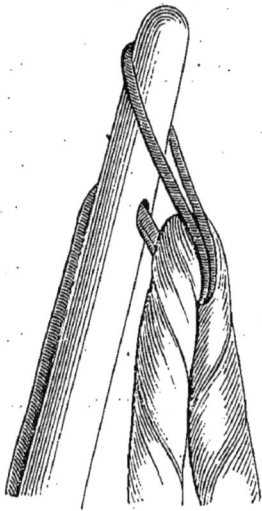

FIG. 153. — Porte-cordon de Braun.

le détroit supérieur. Aussi la méthode de Roberton (2) nous semble-t-elle encore plus convenable, méthode par laquelle, comme déjà, du reste, dans toutes les méthodes analogues anciennes, le cordon se trouve retenu d'une façon persistante dans le fond de l'utérus.

Roberton prend de même un tuyau de caoutchouc de 40 centimètres de

---

(1) Voy. Chiari, Braun et Spaeth, *Klin. d. Geb.*, p. 88.
(2) Voy. Barnes, *Obst. Op.*, 2ᵐᵉ édit., p. 143.

-long (au besoin aussi une simple sonde élastique), dans lequel il introduit un mandrin en fil de fer, tandis que par l'ouverture supérieure latérale du tuyau sort l'anse d'une ligature. Après avoir placé dans cette anse, sans le serrer, le cordon prolabé (voy. fig. 154), tous deux, sonde et cordon, sont reportés au loin dans l'utérus par-dessus la partie qui se présente. On retire alors le mandrin, mais on laisse la sonde en place, et elle n'est expulsée qu'a-près l'enfant avec le placenta. Cela présente l'avantage que le cordon qui reste placé dans la boucle de la liga-ture est maintenu solidement dans le fond de l'utérus par la sonde qui reste elle-même dans cet utérus.

§ 677. Comme dans les autres mé-thodes, le cordon obéissant aux lois de la pesanteur, fait de nouveau pro-cidence, il est de la plus haute impor-tance, pour éviter cela, de tenir compte de la position de la parturiente, et il

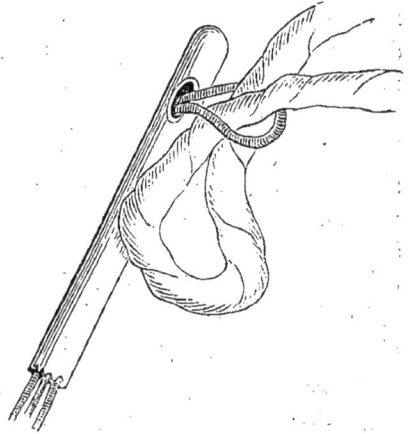

Fig. 154. — Porte-cordon de Roberton.

faut la placer de telle façon que le segment inférieur de l'utérus ne forme plus la partie la plus basse de la matrice. C'est la position sur les genoux et les coudes qui remplit le plus complétement cette indication. Le décubitus latéral ne remplit pas tout à fait aussi bien le but. On fera donc, lorsque cela sem-blera praticable, prendre à la femme, pendant la réduction, la position sur les genoux et les coudes, et une fois la réduction obtenue, on essayera, la femme gardant cette position, de solliciter l'engagement de la tête par la méthode d'expulsion de Kristeller (voy. § 189). Si cette posture n'est pas praticable, on se contente du décubitus latéral. Le choix du côté dépend moins du lieu où le cordon est prolabé, que du côté où la tête se trouve déviée. Si la tête est à gauche, il faut faire placer la femme sur le côté gauche, même si le cor-don fait procidence à droite, et l'on ne change cette position que si elle ne conduit pas au but.

§ 678. Si l'orifice, étant peu dilaté, la réduction n'est pas praticable, le seul moyen de sauver l'enfant est d'empêcher que le cordon ne subisse une com-pression dangereuse. Cette compression se produit lorsque la tête presse forte-ment contre le détroit supérieur. On l'empêche par conséquent en déplaçant la tête, et en transformant la présentation céphalique en une présentation transversale, ou mieux pelvienne. C'est à l'aide de la méthode de Braxton Hicks que l'on peut le mieux, lorsque l'orifice n'est que peu dilaté, exécuter cette version (voy. §§ 235 et 242). On traitera alors cette présentation trans-versale ou pelvienne produite artificiellement, d'après les règles suivantes.

§ 679. Si le col est complétement dilaté, ou du moins assez dilaté pour que la main puisse le franchir, le traitement qui semble à priori le plus rationnel consiste évidemment à reporter le cordon, et à remettre ainsi les choses dans l'état normal. Cela se fait toujours avec la main, et l'on choisit celle qui corres-pond au côté dans lequel le cordon a fait procidence. Ainsi la gauche, si le cordon se trouve dans le côté droit de la mère. (La femme étant placée sur les genoux et les coudes comme la position la plus favorable, c'est alors la main droite qui est choisie lorsque le cordon prolabé est à droite.) On reporte le cordon à l'aide des doigts appliqués les uns contre les autres, jusque par dessus la tête, et l'on cherche, si cela est possible, à l'accrocher à un des membres inférieurs, ou à le replacer à sa place naturelle en avant de la poi-trine et du ventre. S'il reste en place, on retire immédiatement les doigts. Dans l'autre cas, il faut laisser les doigts plus longtemps, mais toujours s'assurer que les pulsations du cordon sont normales. On peut alors, pendant une douleur, retirer lentement la main et chercher par les manœuvres externes à placer la tête de façon que la procidence ne soit plus possible. Schmeisser (1) conseille de fixer l'anse du cordon sur le fond d'un tampon de caoutchouc préparé à l'avance et destiné à cela, de les reporter tous deux ensemble, et alors d'insuffler le tampon qui se trouve dans la cavité utérine, de façon que la réduction est maintenue par le tampon distendu.

§ 680. Quelque rationnelle que semble en elle-même la reposition du cordon, elle a cependant quelques inconvénients.

Si le cordon n'est pas encore comprimé, si par conséquent la circulation du fœtus n'éprouve encore aucun trouble, on ne peut il est vrai faire aucune objection contre la reposition, parce que même dans les cas les plus fâcheux, lorsqu'elle ne réussit pas, rien n'est compromis pour cela. Mais si le cordon était déjà comprimé, dans les cas les plus favorables, c'est-à-dire lorsque la réduction réussit vite et complétement, la vie de l'enfant n'est pourtant pas sauvée pour cela dans tous les cas, parce que le cordon, sans prolaber de nouveau complétement, peut pourtant venir se placer de telle sorte qu'il se trouve exposé à une nouvelle compression. Si dans ces cas on examine les batte-ments du cœur à l'aide du stéthoscope, on constate souvent que leur fréquence au début s'élève, puis au bout de quelque temps diminue progressivement, ce qui est un signe certain que l'enfant est en danger. D'autres fois, les batte-ments du cœur persistent, mais avec irrégularité, quoique le cordon soit placé de telle sorte qu'il n'est pas absolument comprimé. Tantôt ils sont extrêmement fréquents, tantôt très-lents, jusqu'à ce qu'ils cessent tout à coup. Il semble que dans ces cas cela tient à ce que la circulation, une fois qu'elle a été troublée, ne peut plus reprendre son ancienne route, quoique la cause de l'interruption ait disparu.

Mais, en outre, la reposition ne réussit pas toujours aussi vite ni aussi sûre-ment, et dans quelques cas c'est, suivant l'expression de Boer, comme le tra-vail des Danaïdes. Plus on cherche à réduire le cordon, plus il fait procidence, et lorsqu'après beaucoup de peine on a eu le bonheur de réduire une anse, il en retombe immédiatement une autre à une autre place. Mais plus on perd de temps dans ces tentatives inutiles de réduction, plus grandit le danger

(1) *M. f. G.*, vol. XXXIV, p. 143.

auquel l'enfant est exposé. Il faut par conséquent bien réfléchir si l'on ne ferait pas mieux, dans tous les cas où l'enfant est déjà en danger, et où les circonstances permettent d'espérer une opération facile, de pratiquer immédiatement la version et l'extraction, au lieu de perdre son temps à vouloir réduire le cordon.

Dans les cas qui ne sont pas trop défavorables, on peut, presque toujours en moins d'une minute, mettre l'enfant en état de pouvoir inspirer de l'air atmosphérique, et par conséquent le soustraire au danger qui, s'il était resté plus longtemps dans l'utérus, le menacerait encore, et employer le traitement nécessaire s'il existe déjà de l'asphyxie. Si par conséquent, dans ces cas, on pratique immédiatement la version sans essayer avant la réduction, les chances ne seront pas plus défavorables pour l'enfant que si la réduction réussissait, mais elles seront beaucoup plus favorables que si l'on est forcé d'avoir recours à la version après des tentatives infructueuses de réduction.

§ 681. Si, lorsque le cordon fait procidence, la tête est déjà engagée dans le petit bassin, la compression détermine la mort de l'enfant si l'accouchement ne marche pas avec une grande rapidité. Chez les primipares, par conséquent, il sera très-rare de rencontrer un cordon battant encore, lorsque la tête se trouve dans le bassin, mais il est beaucoup plus fréquent chez les multipares de voir, lorsque la tête est encore élevée, le cordon faire procidence au moment de la rupture des membranes, et la tête descendre en même temps. Si elle ne sort pas immédiatement, il faut appliquer le forceps et extraire la tête aussi rapidement que possible. Mais quelquefois, dans ces cas, la tête sort spontanément si rapidement, que l'on n'a pas besoin d'appliquer le forceps.

§ 682. Le traitement de la procidence du cordon dans la *présentation de la face* est essentiellement le même; pourtant, dans ces cas, il vaut toujours mieux préférer la version à la réduction.

§ 683. Les conditions sont tout autres, lorsqu'il s'agit de la présentation ou de la procidence du cordon dans une *présentation de l'extrémité pelvienne*. Les conditions sont beaucoup plus favorables pour la procidence, puisque l'extrémité pelvienne ne remplit jamais le détroit aussi complétement que la tête, mais pour la même raison le danger est aussi beaucoup moindre. La mollesse du siége fait que le cordon sera beaucoup moins facilement comprimé à un degré assez considérable pour que la circulation du cordon soit supprimée, et même si le cordon, par exemple, fait procidence sur le côté du promontoire, c'est à peine s'il sera exposé à une compression. Aussi la réduction, la plupart du temps, n'est-elle pas nécessaire et n'est-elle que très-rarement suivie de succès, puisqu'il reste presque toujours une place suffisante pour que la procidence se reproduise. Mais comme dans le cours ultérieur de l'accouchement, une compression plus forte du cordon est encore possible, il faut apporter tous ses soins à pouvoir terminer l'accouchement aussitôt que le danger devient menaçant. Si le siége n'a pas encore complétement pénétré dans le petit bassin, il est expressément indiqué d'abaisser l'un des pieds ou les deux pieds, car d'une part cela diminuera le volume du siége, et de l'autre, cela fournira une bonne prise pour l'extraction. Pendant les progrès ultérieurs de l'accouchement, il est naturellement indiqué de surveiller exactement le pouls de l'enfant, et de pratiquer immédiatement l'extraction si la fréquence diminue. Lorsque le siége s'est engagé dans le bassin, les pieds complétement redressés, il faut également, dès le début de l'asphyxie de l'enfant, essayer l'extraction, quoiqu'elle exige des circonstances favorables pour pouvoir être pratiquée assez rapidement pour qu'on ait chance de sauver l'enfant. Dans les présentations franches des pieds, comme le cordon n'est pas comprimé, cela ne réclame aucun traitement ultérieur.

§ 684. Dans les *présentations transversales*, si les membranes se rompent, la procidence du cordon est encore bien plus fréquente, mais ce n'est que lorsque les présentations transversales sont complétement abandonnées à elles-mêmes, que le cordon est exposé à une compression dangereuse. Si l'orifice est encore étroit, on attend tranquillement la dilatation, et l'on fait alors la version sur un pied et l'extraction. La version céphalique avec réduction faite en même temps, peut, il est vrai aussi, réussir dans certains cas favorables, mais elle est si difficile et l'on est si peu sûr d'obtenir un bon résultat, que ce n'est que très-rarement qu'on devra la pratiquer.

§ 685. Une dernière question est celle-ci. Doit-on encore opérer, lorsque les battements ne sont plus que très-rares dans le cordon, ou lorsque le cordon ne bat plus du tout? Dans le premier cas, certainement oui encore. Dans le deuxième, on ne doit renoncer à l'opération que lorsque l'on est sûr que les pulsations ont cessé depuis longtemps, puisque lorsque l'extraction se fait rapidement, on peut encore habituellement conserver un enfant qui est déjà profondément asphyxié, et même le sauver. Plus les enfants sont éloignés du terme, plus longtemps ils peuvent conserver la vie intra-utérine, même après l'interruption de la circulation placentaire, mais moins ils ont de chances de pouvoir vivre plus tard de la vie extra-utérine.

A part Guillemeau, qui parle du danger de la présentation du cordon, Louise Bourgeois est la première qui accuse une expérience pratique de la procidence du cordon. Elle distingue cette procidence suivant que la présentation est transversale ou céphalique, elle connaît très-bien le danger que cela fait courir à l'enfant, et conseille la réduction manuelle, la femme étant placée la tête en bas, et la réduction au moyen de l'introduction d'un tampon d'ouate. Les auteurs qui viennent après elle connaissent tous la procidence du cordon, quoique les avis soient fort différents par rapport à l'étiologie, le traitement et surtout le genre de mort de l'enfant.

Mauriceau a une manière de voir excellente sur l'étiologie, et conseille en première ligne la réduction, et si elle ne réussit pas la version. C'est le traitement que conseille Peu, tandis que de Lamotte se prononce essentiellement contre la réduction, et veut que l'on pratique immédiatement la version.

Deventer donne des conseils excellents pour le traitement, et conseille de repousser le cordon dès qu'il se présente dans les membranes, et emploie pour empêcher la chute nouvelle du cordon la position sur les genoux et les coudes, et le décubitus latéral, et cela d'une façon très-large, et il fait avec justesse remarquer que dans les bassins aplatis le cordon prolabé est moins facilement comprimé que dans les bassins généralement rétrécis. Les avantages de la position sur les genoux et les coudes ont été plus tard exposés, surtout par Ritgen (1), Kiestra (2), Thomas (3) et Théopold (4).

Les chiffres que l'on a donnés (5) de la fréquence de la procidence du cordon varient beaucoup, surtout parce que l'on n'a pas suffisamment fait attention à la fréquence différente de cette procidence suivant chaque présentation de l'enfant. D'après Hildebrandt, sur une moyenne de 45 040 cas d'accouchements, il y a une procidence pour 148 présentations de l'extrémité céphalique. — Cela concorde avec la moyenne obtenue par Hecker sur un chiffre, il est vrai, beaucoup plus petit, qui trouve également 1 procidence pour 148 présentations de l'extrémité céphalique, tandis que dans les présentations de l'extrémité pelvienne il y a une procidence sur 11 couches, et dans les présentations transversales une procidence pour 5 accouchements. Hildebrandt dit que sur 100 cas de procidence on ne rencontrera que 15 primipares, et cela se comprend facilement, d'après ce que nous avons dit plus haut.

Voyez encore le Mémoire de Devilliers sur la brièveté accidentelle et naturelle du cordon.

2. DÉCHIRURES DES PARTIES MOLLES QUI SERVENT A L'ACCOUCHEMENT.

a. DÉCHIRURE DE L'UTÉRUS.

§ 686. Les solutions de continuité de l'utérus se distinguent essentiellement suivant qu'elles sont incomplètes, c'est-à-dire qu'elles ne comprennent pas toute l'épaisseur du parenchyme, ou qu'elles sont complètes, c'est-à-dire qu'elles présentent une ouverture dans la cavité abdominale, et ces dernières présentent une marche essentiellement différente suivant que ces déchirures se produisent d'une façon aiguë, ou qu'elles sont dues à une perforation lente du parenchyme utérin et du péritoine.

§ 687. Les *déchirures utérines non perforantes* ont presque toujours leur siège au col, et lorsqu'elles sont peu étendues elles appartiennent à l'accouchement physiologique. A chaque accouchement il se produit sur les côtés du col des déchirures, que l'on peut trouver à l'état frais dans les suites de couches, mais qui, sans présenter de symptômes ultérieurs, guérissent si bien que plus tard on ne peut quelquefois les trouver que très-difficilement, ou que même on ne peut plus du tout les découvrir. Ce n'est que lorsque une nouvelle grossesse survient, et que la portion vaginale se ramollit fortement et subit l'infiltration œdémateuse, que les vieilles cicatrices, qui ne peuvent pas s'étendre avec le col, redeviennent ordinairement si manifestes, qu'elles constituent le meilleur signe pour reconnaître si l'on a affaire à une primipare ou à une multipare.

Ce n'est que très-exceptionnellement que ces petites déchirures longitudinales du col atteignent des dimensions pathologiques. Cela peut arriver, lorsque le col présente une rigidité considérable (le plus souvent dans la dégénérescence cancéreuse, § 465) et que les douleurs sont désordonnées.

(1) *Lehrb. d. Geb. f. Hebammen*, p. 324.
(2) *Nederl. Weckbl.*, avril 1855, voy. *Schmidt's Jahrb.*, vol. XCI, p. 200.
(3) *Postur and Treatm. of Prol. of the Funis in Trans. of the New-York Acad. of med.*, 1858.
(4) *Deutsche Klinik*, 1860, n° 27.
(5) Voy. Birnbaum, *M. f. G.*, vol. XXX, p. 292.

.. Les déchirures transversales ne surviennent que très-rarement dans le col lorsque le tissu est normal. Ce n'est que dans des cas tout à fait exceptionnels que la lèvre antérieure se trouve tellement enclavée entre la tête et la symphyse et meurtrie, qu'elle se sépare plus ou moins complétement de l'utérus. Les déchirures transversales sont plus fréquentes lorsque le tissu du col est induré. Alors une des lèvres peut se détacher (1), ou bien la portion vaginale se détache d'abord transversalement d'un côté, et la déchirure longitudinale ne se produit que sous les efforts d'impulsion de la tête. Mais l'enfant peut passer par la déchirure transversale, comme cela a certainement eu lieu dans un cas, que nous avons pu examiner après la guérison complète. La portion vaginale était seulement encore à droite suspendue au col, et s'était soudée au cul-de-sac droit du vagin, de sorte que, une sonde introduite par l'orifice externe du col, réapparaissait dans le vagin à la partie supérieure de la déchirure. Dans d'autres cas, la portion vaginale est complétement détachée et est expulsée sous forme de lambeaux annulaires (2).

§ 688. Tandis que les déchirures ordinaires du col ne donnent lieu à aucun symptôme dans les suites de couches, les déchirures longitudinales et transversales, lorsqu'elles sont considérables donnent lieu à des symptômes extrêmement sérieux. Il se produit de la fièvre traumatique, la partie qui entoure la plaie s'enflamme, s'infiltre de productions inflammatoires et de sang. Le tissu cellulaire avoisinant prend part à l'inflammation et la guérison ne marche que très-lentement. Si les déchirures s'étendent jusqu'au voisinage du péritoine, cela peut avoir pour conséquence de la périmétrite et même de la péritonite généralisée. Pendant l'accouchement, elles ne donnent lieu qu'à des symptômes très-légers. L'hémorrhagie est ordinairement modérée, parce que le tissu déchiré est soumis à une compression considérable par la tête qui le refoule, et que les vaisseaux sont comprimés d'une façon plus ou moins complète.

Quelquefois pourtant il se fait un épanchement plus considérable dans le tissu lui-même, ce qui peut produire une tumeur évidente dans le cul-de-sac du vagin (§ 698). Dans d'autres cas, l'épanchement dans le tissu de la lèvre antérieure est le phénomène primitif (thrombus), et ce n'est qu'après la rupture du thrombus que l'hémorrhagie devient plus considérable (3). L'accouchement du reste se passe comme d'habitude, et ordinairement les déchirures n'amènent de perturbations que dans la période de la délivrance, où elles peuvent donner lieu aux hémorrhagies les plus violentes et les plus difficiles à arrêter. Le point par où se fait l'hémorrhagie n'est pas alors facile à trouver, puisque le vagin et l'utérus forment une cavité irrégulière à parois flasques, anfractueuses, continuellement inondées de sang; il faut donc ordinairement se borner à faire des injections d'eau froide ou de vinaigre, et dans les cas

---

(1) Ahlfeld, *Arch. f. Gyn.*, IV, p. 515.
(2) Voy. Streng, *Prager Viertelj.*, 1872, vol. I, p. 51, et Staude, *Berl. Beitr. z. Geb. u. G.*, vol. I, p. 144. (Le même cas est cité par Goutermann, D. i. Berlin 1871.)
(3) Voy. Murray, *Great Britain Obs. J.*, I, p. 11.

les plus rebelles de perchlorure de fer dilué, qui réussissent le plus souvent, puisque l'hémorrhagie est parenchymateuse.

BIBLIOGRAPHIE. — Des ruptures avec perforation. — DENEUX, *Essai sur la rupture de la matrice, etc.* Paris, 1804. — Mme LACHAPELLE, *Pratique des acc.*, t. III, mém. VIII. — BLUFF, *Siebold's Journ.*, 1835, vol. XV, p. 249. — DUPARCQUE, *Hist. compl. des rupt.*, etc. Paris, 1836, trad. allem. de Nevermann. Quedlinburg et Leipzig, 1838.—LEHMANN, *M. f. G.*, vol. XII, p. 408. — CHIARI, BRAUN U. SPAETH, *Kl. d. Geb.*, p. 184. — RADFORD, *Obst. Trans.*, VIII, p. 150.

§ **689.** Les *ruptures utérines perforantes aiguës* ne se rencontrent presque jamais, lorsque le tissu utérin est complétement sain (1). Il faut pour qu'elles se produisent que le tissu y soit prédisposé et qu'il y ait une cause déterminante.

Le premier cas peut se rencontrer peut-être lorsqu'il existe sur un utérus normal un point qui, congénitalement, est faiblement développé. Mais le plus souvent cela est dû à des anomalies de développement, à des interruptions du tissu normal par des fibromes interstitiels ou des cicatrices, à un écartement des fibres musculaires par des fibromes sous-muqueux, ou par la saillie de petites parties fœtales, ou à des ramollissements inflammatoires de quelques points du parenchyme, pendant la grossesse. La cause déterminante est fournie par un obstacle sérieux à la marche de l'accouchement, avant tout par conséquent par les rétrécissements du bassin, ou l'hydrocéphalie du fœtus, les présentations transversales, ou encore par l'augmentation subite et forcée du contenu de l'utérus, comme, par exemple, par l'introduction de la main dans la version. (Il résulte de cela qu'il est facile de comprendre que dans les présentations de l'extrémité pelvienne, les ruptures utérines ne se présentent que très-rarement.) Si une de ces causes survient, lorsqu'il y a déjà une prédisposition du tissu, la déchirure perforante se produit très-facilement. Il n'est pas invraisemblable, que la rupture utérine puisse provenir de l'usure d'un point (§ 697) comprimé entre la tête et la paroi du bassin, de sorte que cette lésion, d'abord circonscrite, se déchire tout à coup dans une plus grande étendue, sous l'influence d'une douleur énergique.

Dans des cas rares, la déchirure ne va pas jusqu'à la perforation, en ce sens que le péritoine reste intact. Le péritoine alors est fortement distendu par le sang, et il peut se séparer de l'utérus dans une grande étendue. Dans les suites de couches, cela se termine presque sans exception par une péritonite mortelle. — Dans le cas de Dalton (2) comme dans celui de Radfordt (3), l'enfant se trouvait dans le sac formé par le péritoine resté intact, il était donc tout à la fois en dehors de l'utérus et du péritoine.

Quant à la fréquence des ruptures de l'utérus (il faut y faire rentrer les déchirures perforantes du vagin) (§ 201), les opinions diffèrent considérablement.—Tandis, par exemple, que d'après Ingleby il existe une rupture sur 300 accouchements, Churchill

(1) Voy. à ce sujet Duncan, *Res. in Obst.* p. 326.
(2) *Lancet*, 21 juillet 1866.
(3) *L. c.*, n° 15.

n'en compte qu'une sur 113,138 accouchements. — D'après de Franqué (1), 1 sur 3225 accouchements. Les ruptures sont plus fréquentes chez les multipares et lorsque l'enfant est du sexe masculin.

§ 690. La déchirure est généralement tellement grande que l'enfant peut passer à travers elle dans la cavité abdominale, quoique par suite de la contraction du tissu musculaire, elle puisse sur le cadavre ne paraître que petite. Ordinairement elle siége dans la région du col et a un trajet transversal ou tout au moins un peu oblique.

§ 691. Les *symptômes* de la rupture utérine perforante sont la plupart du temps très-caractéristiques. Au moment du summun d'une contraction, la femme en travail éprouve une douleur violente, transperçante, et il se fait tout à coup un changement dans la position du fœtus. La femme est prise d'angoisse dans la poitrine, d'éblouissements, de sueur froide, de frisson, le pouls devient très-petit et fréquent et il se manifeste les signes d'une hémorrhagie interne. Puis les contractions s'arrêtent tout à coup, la partie qui se présentait se retire complétement en arrière, ou tout au moins la présentation devient moins accessible, et du sang s'écoule par les parties génitales. Presque toujours l'enfant est expulsé en partie ou complétement dans la cavité abdominale, et l'utérus après cela se rétracte bien. C'est ce qui fait que quelquefois l'hémorrhagie n'est pas très-considérable, et que la malade peut (surtout si on l'accouche dans l'intervalle) se relever un peu de ce premier assaut.

§ 692. Dans d'autres cas, la plupart de ces symptômes font défaut. La rupture s'est faite alors avec des symptômes peu manifestes, et la suppression des contractions utérines, est presque le seul signe qui frappe les yeux. Il est extrêmement remarquable de voir combien une lésion si grave détermine quelquefois peu de perturbation subite. Pourtant dans ces cas, le pouls est toujours petit et fréquent, et les symptômes subjectifs du moins ne manquent jamais complétement.

§ 693. Le *diagnostic* qui, lorsque les choses se passent de la façon indiquée plus haut est facile, peut dans le dernier cas présenter quelques difficultés. La cessation subite des contractions, lorsqu'elles étaient avant très-fortes, doit toujours éveiller au plus haut degré l'attention du médecin. Si en outre la partie qui se présentait jusque-là s'est éloignée du détroit supérieur, et si il s'écoule immédiatement du sang par le vagin, le diagnostic est certain. Mais les deux derniers signes, lorsque la tête était fortement enclavée dans le détroit supérieur, peuvent faire défaut. Dans ce cas on peut confirmer le diagnostic par la palpation. On sent notamment les petites parties fœtales devenues beaucoup plus évidentes qu'avant, situées tout près, sous les téguments abdominaux, et auprès d'elles, une grosse sphère dure, c'est l'utérus contracté. L'état général a aussi une grande valeur. L'angoisse, les défaillances, les syncopes, les nausées, ne font presque jamais défaut. L'état du pouls a une grande importance, tandis que la température ne donne aucun point de repère.

---

(1) *Wiener med. Presse,* 1865, n° 24 et suiv.

Si le pouls, plein auparavant, et peu fréquent, devient tout à coup petit, filiforme et très-rapide, c'est qu'il existe une lésion profonde.

§ 694. Quant aux *terminaisons* des ruptures utérines perforantes, elles sont mortelles pour l'enfant dans presque tous les cas, puisque s'il n'est pas extrait très-rapidement, le placenta se décolle sous l'influence de la rétraction de l'utérus. La mère peut succomber rapidement à l'hémorrhagie, mais la plupart du temps elle ne meurt que dans les suites de couches, de péritonite consécutive. Une terminaison plus heureuse, lorsque l'enfant reste dans la cavité péritonéale, est extrêmement rare. Alors tous les modes de terminaison de la grossesse extra-utérine sont possibles. Si l'enfant est extrait, la déchirure peut guérir.

Les cas de terminaison heureuse après extraction de l'enfant par les voies naturelles se trouvent en assez grand nombre dans les auteurs. Ils sont beaucoup plus rares lorsque l'enfant reste dans la cavité abdominale. Il peut alors ou s'enkyster (1), ou subir la suppuration, et être évacué par la paroi abdominale ou le rectum (2). Dans le cas très-intéressant cité par Rautenberg (3), l'enfant n'était passé qu'en partie dans le ventre, de sorte que plus tard les os du métatarse furent expulsés par l'orifice du col, tandis que par un abcès fistuleux qui s'était ouvert à l'ombilic, on arrivait jusqu'au crâne. Après l'extraction complète, qui permit de constater la communication avec l'utérus, la femme guérit. L'opération eut le même résultat heureux, quoique entreprise longtemps après la rupture, dans un cas observé par Baeza (4), et elle permit de constater la perforation de la vessie et celle de l'intestin grêle en plusieurs points.

Lorsque l'intestin s'étrangle dans la déchirure, il survient des symptômes d'iléus, et il peut se former dans l'utérus un anus contre nature. Dans le cas publié par Kiwisch (5), la fistule stercorale elle-même guérit, quoique le contenu de l'intestin grêle se fût écoulé dix jours durant dans l'utérus.

Les cas très-défavorables sont ceux où la vessie est déchirée en même temps, parce que l'urine qui s'écoule dans la cavité abdominale produit inévitablement une inflammation mortelle.

§ 695. Les indications du *traitement prophylactique* ne peuvent malheureusement être remplies que très-rarement puisque ordinairement, la cause prédisposante est inconnue, et que les causes déterminantes ne peuvent ou ne doivent pas être écartées. Ainsi lorsque dans un rétrécissement du bassin, des douleurs très-énergiques sont nécessaires pour triompher de la résistance qui existe, le seul moyen de terminer l'accouchement peut résider dans l'introduction de la main dans l'utérus fortement rétracté. Presque jamais les ruptures ne donnent lieu à des prodromes précis, et par conséquent on ne réussira que très-exceptionnellement à empêcher leur production. Quelquefois pourtant on sent que quelque point de l'utérus est extrêmement mince, et que pendant l'extraction sous l'impulsion du liquide amniotique, il se soulève presque en forme de poche, et se tend. Il est certainement alors indiqué de

---

(1) Voy. Bluff, *l. c.*, cas VIII et les mêmes cas cités p. 309 par Jeffrey et Astruc.
(2) Voy. *ibid.*, p. 309 et 310.
(3) *Petersb. med. Z.*, 1868, cah. 11 et 12, p. 362.
(4) *Schmidt's Jahrb.*, vol. CXXIX, p. 184.
(5) *Klin. Vorträge*, I, p. 282.

la façon la plus expresse de veiller dans ces cas à abréger la durée de l'accouchement, quoiqu'on ne puisse jamais dire avec certitude, après la terminaison heureuse de l'accouchement, que l'on a ainsi évité une rupture de l'utérus.

§ 696. Une fois la rupture produite, l'indication la plus pressante est de terminer le plus rapidement possible l'accouchement. Si l'enfant est encore tout entier ou en partie dans l'utérus, on pourra presque toujours réussir à terminer l'accouchement par les voies naturelles. Le forceps ne doit être appliqué que dans les cas très-rares, où la tête est tout à fait fixée. Dans les autres cas, il faut faire la version sur un ou sur les deux pieds, et extraire l'enfant. Si l'enfant est passé dans la cavité abdominale, l'accouchement par les voies naturelles peut devenir impossible, si la contraction de l'utérus a amené une forte rétraction de la déchirure. Pourtant la déchirure, lorsqu'elle a son siége dans le tissu aminci du col (bien plus encore dans les déchirures perforantes du vagin), est ordinairement assez large, même quand le reste de l'utérus est bien contracté, et la terminaison de l'accouchement par les voies naturelles, toutes les fois qu'on peut l'accomplir, est toujours la plus favorable. Toutefois elle expose au danger que les anses intestinales pénètrent dans l'intérieur de l'utérus.

Si l'enfant ne peut être extrait par les voies naturelles, et s'il est encore vivant, la laparotomie est le seul moyen qui soit indiqué. Si l'enfant est mort, le mieux, en présence des résultats funestes de la méthode expectante, est de faire la laparotomie, d'extraire l'enfant, et après avoir soigneusement nettoyé la cavité abdominale, de la fermer de nouveau.

Le placenta est souvent détaché, il faut nécessairement l'enlever, puisque c'est alors seulement que l'hémorrhagie cesse par suite de la rétraction de l'utérus. Si des anses intestinales sont tombées à travers la déchirure dans l'utérus, il faut les réduire avec le plus grand soin.

Le traitement est très-difficile, lorsque, même après l'enlèvement du délivre, l'utérus ne se rétracte pas, mais reste flasque, et que l'hémorrhagie persiste. Il faut alors chercher à réveiller la contraction, en introduisant une main dans l'utérus, et après en avoir extrait les caillots, chercher à le comprimer par l'extérieur sur la main qui est à l'intérieur. Si malgré cela l'hémorrhagie ne s'arrête pas, on introduit de petits morceaux de glace dans l'utérus, on fait avec la plus grande précaution des injections d'eau froide. On place alors la malade sur le côté opposé à la déchirure, afin que ni le sang ni le liquide injecté ne coulent dans la cavité abdominale. Il faut absolument rejeter le tamponnement, puisqu'il se bornerait à empêcher le sang de couler à l'extérieur. La péritonite consécutive doit être traitée non comme d'habitude dans l'état puerpéral par les laxatifs, mais comme la péritonite traumatique, par le froid et l'opium.

Quoique la statistique de Trask (1), d'après laquelle par le traitement expectant 78 pour 100, et après l'accouchement par les voies génitales 68 pour 100 des mères

(1) *Amer. J. of med. sc.*, Janv. et avril 1848.

succombèrent, tandis que par la laparotomie 24 pour 100 seulement moururent, soit sous ce dernier rapport évidemment trop favorable, on doit pourtant, toujours sans aucune hésitation, essayer la laparotomie.

Des terminaisons favorables de cette opération ont été vues par Somme, Lambron, Franck (1), Mossi, Baudelocque (2), Hoebecke (3), Rayne (4), Dyer (5) (la femme eut depuis deux fausses couches et un accouchement), Whinery (6) (rupture avant l'accouchement (§ 319), également une grossesse consécutive), Willett (7), Fenaris (8) (laparotomie 4 jours après la rupture), Fourrier (9). Winckel (10) a observé deux fois la rupture de l'utérus dans la cicatrice d'une ancienne opération césarienne, avec terminaison heureuse par la laparotomie ; les deux fois l'œuf était passé intact dans la cavité abdominale. Le cas que nous avons publié, et qui est rapporté § 618, note 4, et où la femme a été opérée par Kilian, est tout à fait semblable.

Note du traducteur. — Dans une thèse très-intéressante publiée en 1870, *des ruptures utérines pendant le travail de l'accouchement, considérées surtout au point de vue des symptômes et du traitement*, M. le docteur Jolly a appelé de nouveau l'attention sur un phénomène qui, quoique rare, se produit pourtant encore assez souvent, et vient dans certains cas obscurcir profondément le diagnostic. Nous voulons parler de la persistance après et malgré la rupture, des contractions utérines. Il a pu en recueillir trente-sept observations bien évidentes, et il les divise en trois catégories.

Dans la première, les contractions, bien qu'ayant conservé leur force et leur énergie normale, sont cependant, pour une cause quelconque, impuissantes à terminer l'accouchement, et le chirurgien doit intervenir.

Dans la seconde, se rangent les quelques faits, dans lesquels après avoir perdu pendant un temps, au moment de la production de l'accident, sa puissance de contraction, la matrice la retrouve spontanément, ou lorsque le chirurgien a fait disparaître l'obstacle qui s'opposait à la sortie de l'enfant.

Dans la troisième catégorie enfin, l'accouchement se termine spontanément, le plus souvent sans que durant le cours du travail il se soit montré aucun symptôme qui puisse faire soupçonner l'accident.

M. Jolly rapproche de ces faits ceux dans lesquels la matrice est le siége d'une contraction spasmodique et persistante, qui serait pour lui non pas l'effet de la lésion, mais bien plutôt une cause.

On peut ranger sous deux chefs principaux les explications proposées par ceux des auteurs qui ont cherché à se rendre compte des causes de ce symptôme. Dans le premier cas on admet que le fœtus, par sa présence dans la matrice, l'irrite, l'excite à se contracter, jusqu'à ce qu'elle s'en soit débarrassée, et qu'aussitôt qu'il est expulsé, soit dans le ventre, soit à l'extérieur, l'utérus tombe dans l'inertie la plus complète.

Dans le second cas, on attribue à la plaie cette influence. Suivant que la plaie sera plus ou moins étendue, qu'elle occupera tout ou partie de l'épaisseur de l'utérus, que certaines portions du tissu seront épargnées, ou qu'un plus ou moins grand nombre de fibres seront déchirées, on observera ou non la persistance des contractions. Enfin, il est une troisième théorie qui n'est que la combinaison des deux

---

(1) Bluff, *l. c.*, n⁰ˢ 6, 9, 13, 16.
(2) *E. l.*, p. 314.
(3) *Bullet. de la Soc. méd. de Gand*, juillet 1853, p. 155.
(4) *Gaz. méd.* n° 10, 1858, voy. *M. f. G.*, vol. XII, p. 74.
(5) *Brit. med. J.*, 9 sept. 1865.
(6) *Amer. J. of med. sc.*, octobre 1865.
(7) *New-York med. rec.*, 1866, n° 5.
(8) *Bull. de thérap.*, août 1872.
(9) *Medicin. Centralblatt*, 1872, n° 43
(10) *M. f. G.*, vol. XXII, p. 246.

autres, et qui, faisant part égale à la présence du fœtus et à l'étendue de la plaie, réunit les avantages de ces deux opinions, mais encourt en même temps les objections faites à celles-ci.

M. Jolly admet, lui, une dernière hypothèse. C'est celle qui trouve dans le siége de la plaie l'explication de la persistance des douleurs. Mais il ne faudrait pas croire que le siége de la rupture suffise à lui seul à expliquer la persistance des contractions, puisque dans bon nombre de cas où la lésion occupait le segment inférieur, l'utérus cessa subitement de fonctionner, et Jolly serait tenté d'admettre l'opinion de Ingleby (*Obstetric. Medicine*, p. 193), qui se résume dans le passage suivant : « Bien que les contractions disparaissent habituellement après la rupture, on ne peut conclure avec certitude à l'intégrité de l'utérus, du fait de la persistance des contractions, car *leur cessation est plutôt en relation avec la dépression du pouvoir vital, qu'avec l'étendue de la déchirure.* »

Enfin, il revient sur un signe qu'il croit avoir signalé le premier, et qui ne se rencontre pas toujours, c'est la présence, « au-dessus du pubis d'une tumeur volumineuse, bien circonscrite et ressemblant à la vessie distendue par l'urine. Elle fait pourtant une saillie plus nettement limitée, et paraît remplie par une masse comme gélatineuse. » Le cathétérisme, en n'amenant pas d'urine, prouve qu'elle ne tient pas à la vessie. « La tumeur est sans doute produite par un épanchement sanguin sous le péritoine. Elle peut faire en outre reconnaître le siége de la rupture, car pour qu'une semblable tumeur se produise en ce point, il faut que la déchirure porte sur la paroi antérieure de l'utérus et même sur la partie inférieure de cette paroi. Il faut de plus que l'épanchement ne soit pas assez considérable pour décoller le péritoine jusqu'au ligament large ; autrement le sang fusant entre les deux feuillets de ce ligament s'accumulera dans le petit bassin et la fosse iliaque, et la tumeur ne pourra pas se former. »

A côté du fait qu'il a signalé, M. Jolly cite un cas de Cock (1), un de Letenneur (2), un de Beatty (3), un de Robert Collins (4), et deux de Hecker (5).

BIBLIOGRAPHIE. — Usure de l'utérus avec perforation. — LACHAPELLE, *Prat. des accouch.*, t. III, mém. VIII. — OLSHAUSEN, *M. f. G.*, vol. XX, p. 271. — HECKER, *M. f. G.*, vol. XXXI, p. 292. — JOLLY, *Arch. génér.*, sept., nov. 1868 et l'*Union méd.*, 1869, n° 18.

§ 697. Une autre variété de lésion de l'utérus, avec perforation dans la cavité abdominale, consiste dans l'*usure progressive de son tissu et du péritoine en un point circonscrit*. La lésion ne survient que lorsqu'il y a disproportion de capacité, par conséquent presque uniquement dans les rétrécissements du bassin. Elle se produit lorsqu'un seul et même point de la paroi utérine se trouve exposé pendant longtemps à une forte compression entre le bassin et la tête fœtale. Pourtant, lorsque les os qui exercent la pression sont lisses, elle ne se produit pas facilement, mais ce sont presque toujours des parties pointues ou acérées et saillantes qui exercent cette pression pernicieuse. Souvent la saillie du promontoire forme une de ces crêtes saillantes, dans d'autres cas on les trouve à la paroi antérieure du bassin (§ 511 note). Ce n'est du reste que dans des cas exceptionnels, et lorsque la vessie

(1) *Journ. med.*, dans *Trask, l. c.*, 1856.
(2) *Journ. de la Soc. méd. de Nantes; Gaz. méd. de Paris*, 1855.
(3) *Contrib. to med. and midwifery.* Dublin, 1866.
(4) *Treat. on midwif.* London, 1836, p. 300.
(5) *M. f. G.*, avril 1868, p. 292 et *Arch. de méd.*, nov. 1868, p. 583

est très-basse, que cela va jusqu'à l'usure du péritoine ; il est bien plus fréquent de voir se produire des fistules vésicales. (Plus rarement des fistules vésico-cervicales.) Comme les arêtes même les plus aiguës sont recouvertes de parties molles, il faut qu'une contre-pression persistante soit exercée par un corps également très-dur pour qu'il se produise en ces points une usure de l'utérus. Le crâne de l'enfant comprimé en ce point par la contraction utérine ne peut, par suite de sa compressibilité, amener ce résultat, que si la pression est très-prolongée et le bassin très-étroit. Mais la pression est bien autrement prononcée, et bien plus considérable sur le point menacé, lorsque l'on emploie le forceps ou le céphalotribe. Ces instruments ont une action défavorable double. Ou bien ils peuvent se trouver placés de telle façon qu'une de ces arêtes inflexibles ayant pour ainsi dire la dureté du fer, détermine l'attrition de la substance utérine par pression directe contre les os du bassin, ou bien leur action nuisible se produit en ce qu'ils ne permettent pas la compressibilité du crâne. Comme notamment ils compriment la tête à peu près dans le diamètre transverse du bassin, ils empêchent son augmentation de volume dans cette direction, augmentation qui seule peut permettre une réduction dans la direction du conjugué rétréci, et ils mettent ainsi la tête dans un état d'inflexibilité solide, qui peut exercer la compression la plus dangereuse. Si alors, des tractions persistantes et énergiques sont nécessaires, les parties molles qui se trouvent entre les deux points saillants et durs subissent l'attrition. Tout d'abord c'est le parenchyme utérin qui souffre au plus haut degré, de sorte que quelquefois on trouve ce tissu seul meurtri et ramolli. Mais lorsque la pression persiste longtemps, le péritoine est meurtri à son tour, de sorte qu'on trouve alors une ouverture en forme d'entonnoir, dont la base regarde du côté de la cavité utérine, et dont la pointe est formée dans le péritoine par un petit trou. La perforation complète, c'est-à-dire la libre communication entre l'utérus et la cavité abdominale, ne se fait souvent dans ces cas que pendant les couches, lorsque l'eschare qui est résultée de l'attrition se détache.

§ 698. Les *symptômes* de cette perforation utérine, sont tout autres que ceux que nous avons décrits § 691. Les signes caractéristiques des ruptures font défaut. On ne trouve alors que les symptômes qui se rencontrent dans les accouchements trop prolongés et qui épuisent les forces, c'est-à-dire surtout des troubles de l'état général, et même encore, ne sont-ils pas tout à fait réguliers. Le symptôme le plus important est l'état du pouls. Un pouls filiforme très-fréquent est l'indice d'une lésion grave du péritoine. *Hecker* et *Jolly* font en outre remarquer que dans quelques cas, il se forme dans le tissu cellulaire qui se trouve entre la vessie d'une part, l'utérus et le vagin de l'autre, une tumeur sanguine élastique, qui fait saillie dans le cul de sac antérieur du vagin, et que l'on distingue de la cystocèle par l'emploi de la sonde. Il faut pourtant tenir compte de ceci, qu'une pareille tumeur peut se produire aussi sans qu'il existe de perforation du péritoine (1), et que par conséquent cette tumeur, quoique d'une grande valeur, n'a pourtant pas une signification absolument infaillible ; il n'est du reste pas toujours possible de constater d'une façon certaine l'existence du petit trou péritonéal, qui produit régulièrement la mort.

§ 699. La *terminaison*, est presque toujours la mort par péritonite, puisque les bords de la plaie détruits par attrition dans une grande étendue ne se cicatrisent pas. Quelquefois, après l'accouchement, les malades se relèvent d'une façon évidente, lorsque l'hémorrhagie n'est pas très-considérable, mais la péritonite suppurée, qui termine la scène, amène la mort.

§ 700. Le *traitement* est avant tout un traitement prophylactique, et nous l'avons déjà indiqué à propos des bassins rétrécis. Comme la perforation ne se produit jamais tout à coup, mais qu'elle se fait toujours progressivement sous l'influence de la pression prolongée, l'indication capitale est d'abréger cette pression. En outre il faut éviter avec le plus grand soin, de rendre fâcheuses, par l'emploi du forceps ou du céphalotribe, les conditions favorables que présente le crâne compressible et relativement mou. La version et la perforation sont par conséquent sous ce rapport des opérations inoffensives, tandis que le forceps et le céphalotribe seront des opérations mortelles.

b. DÉCHIRURES DU VAGIN.

BIBLIOGRAPHIE. — Déchirures perforantes. — M'CLINTOCK, *Dublin quart. J.*, mai 1866. — Déchirures non perforantes. — SCHROEDER, *Schw., Geb. u. W.*, p. 160. — WINKEL, *Path. u. Ther. d. Wochenbettes.* 2mo édit., p. 50.

§ 701. Les lésions du vagin ont une importance qui varie surtout suivant le le point du vagin où elles se produisent et suivant la profondeur de la déchirure.

C'est à la partie supérieure que l'on rencontre les *déchirures aiguës avec pénétration dans la cavité abdominale*, lésions qui se rapprochent étroitement des ruptures perforantes de l'utérus. Elles se produisent surtout lorsque le vagin se trouve fortement distendu par suite de contractions énergiques, et que la tête ne peut pas pénétrer dans le bassin, quoique l'orifice soit complétement dilaté (§ 534). Presque toujours dans ces cas le vagin se déchire transversalement, quelquefois même il se détache complétement de l'utérus. Les symptômes, le pronostic et le traitement, sont exactement les mêmes que dans les ruptures perforantes de l'utérus et sont surtout identiques avec le traitement des ruptures qui ont leur siége dans le col.

§ 702. Les causes qui amènent une usure lente de l'utérus, sont les mêmes que celles qui amènent l'usure du tissu du vagin. Ordinairement la gangrène est seulement préparée pendant l'accouchement, et ce n'est que pendant les suites de couches que le tissu gangrené se détache. Si, comme cela est la règle, le point comprimé se trouve à la paroi antérieure du vagin, il en résulte facilement une fistule vésico-vaginale.

§ 703. A la partie supérieure du vagin, il se produit des déchirures longitudinales qui prolongent les déchirures du col, pénètrent plus ou moins

_____

(1) Voy. Hecker, *l. c.*, et Dohrn, *Arch. f. Gyn.*, vol. III, p. 146.

profondément dans la muqueuse et qui, par leurs symptômes, ressemblent complétement aux déchirures de la partie moyenne du vagin.

Ce sont toujours des déchirures longitudinales portant sur le côté droit ou le côté gauche, et elles sont dues à la distension considérable que la tête fait subir au vagin et sont pour cette raison beaucoup plus fréquentes chez les primipares. Elles surviennent le plus facilement, lorsque le vagin étroit, n'est pas distendu seulement par la tête, mais lorsque la tête est extraite par le forceps, et que les cuillers de cet instrument ne sont pas tout à fait appliquées à plat mais sont un peu saillantes, par un de leurs bords. Lorsque le vagin déjà sans cela est prédisposé à ces déchirures, elles se font au point où le bord de la cuiller presse sur la muqueuse. Ces déchirures, qui presque toujours ont plusieurs centimètres de longueur, se bornent habituellement à la muqueuse, mais quelquefois elles s'étendent plus profondément jusque dans le tissu cellulaire sous-muqueux.

§ 704. Les petites déchirures, sauf peut-être un peu de fièvre traumatique, ne donnent lieu à aucun symptôme, et pour les trouver, en général, il faut un examen minutieux; leur guérison se fait par une suppuration dont les produits de sécrétion se confondent avec les lochies. Mais lorsque les déchirures pénètrent plus profondément dans le tissu cellulaire, elles peuvent donner lieu à une fièvre traumatique très-intense, et il peut en résulter des infiltrations considérables. Ces déchirures ne sont pas douloureuses par elles-mêmes, mais lorsque l'on pratique le toucher, l'introduction du doigt réveille une douleur insupportable. La plupart du temps elles guérissent sans suites fâcheuses, par granulations, et le produit de l'exsudation est résorbé dans le tissu cellulaire qui se trouve au-dessous d'elles ; mais quelquefois il en résulte des rétrécissements du vagin. Elles ne réclament aucun traitement, et il suffit de veiller aux soins de propreté par des lavages faits avec soin, et d'éviter la stagnation du pus.

Ce n'est que très-rarement que ces déchirures du vagin donnent lieu à de fortes hémorrhagies. C'est à peine si immédiatement après l'accouchement on peut trouver le point même qui saigne, puisque on ne voit dans le spéculum qu'une large cavité continuellement baignée par du sang. Aussi ordinairement faut-il se borner à l'application de glace dans le vagin ou à des injections d'eau froide, ou d'une solution diluée de perchlorure de fer. Si l'hémorrhagie ne s'arrête pas, et si l'on est certain qu'elle vient de la partie moyenne du vagin, on peut faire la compression du point qui saigne avec un tampon convenablement appliqué.

c, LÉSIONS DE L'ENTRÉE DU VAGIN.

BIBLIOGRAPHIE. — KLAPROTH, M. f. G., vol. XI, p. 81 et vol. XIII, p. 1. — WINKEL, Path. u. Ther. d. Wochenbettes, 2ᵐᵉ édit., p. 108. — SCHROEDER, Schw., Geb. u. W., p. 165 et 166. — MULLER, Scanzoni's Beiträge, vol. VI, p. 148 et 156 et vol. VII, p. 201. — KLEINWAECHTER, Prag. Vierteljahrsschrift, 1871, vol. III, p. 14.

§ 705. Il peut se produire à l'entrée du vagin un très-grand nombre de lésions, qui pour la plus grande part n'ont aucune importance par ell mêmes.

L'entrée du vagin est si étroite, qu'il est rare que la distension que lui fait subir la tête se produise sans lésion, de sorte que, chez une primipare, on trouve régulièrement, chez les multipares au moins très-souvent, de petites déchirures qui ne portent que sur l'épaisseur de la muqueuse. Abstraction faite des vraies déchirures du périnée, on les rencontre chez les primipares derrière la fourchette qui reste intacte, sous forme de déchirures de la muqueuse et surtout souvent dans la fosse naviculaire. Dans quelques cas, on trouve de grands lambeaux de la muqueuse séparés du reste du tissu, et qui pendent complétement libres. On rencontre de plus presque toujours de petites déchirures sur les petites lèvres, et sur les côtés de l'urèthre. Chez les multipares, la lésion se borne souvent à de fines érosions radiées de la muqueuse.

§ 706. Les déchirures de la muqueuse ont une plus grande importance, lorsqu'elles siégent dans la région du clitoris et de l'urèthre. Déjà en cet endroit, des déchirures même tout à fait superficielles peuvent porter sur le tissu caverneux très-vasculaire, de sorte qu'il peut en résulter des hémorrhagies considérables. Quelquefois le sang jaillit de plusieurs branches artérielles, plus souvent l'hémorrhagie se fait comme à travers une éponge. Ces hémorrhagies sont importantes, parce que elles entraînent de grands dangers, et parce que elles peuvent fréquemment être confondues avec des hémorrhagies provenant de l'utérus contracté. Le diagnostic ne peut se faire que par un examen local précis, mais alors il est certain. La ligature des artères ne réussit pas facilement dans un tissu meurtri, parce que les ligatures ne tiennent pas. Lorsque l'hémorrhagie n'est pas profuse, elle s'arrête quelquefois par des injections d'eau froide. Si cela échoue, le mieux est de comprimer la partie avec une pelote d'ouate trempée dans une solution de perchlorure de fer, et de tenir les cuisses rapprochées. La cautérisation laisse après elle une surface nette qui bourgeonne bien. Dans quelques cas, on peut circonscrire la place sanglante avec des épingles, ou même l'application de la suture entortillée peut devenir nécessaire.

Klaproth a le premier publié cinq cas qui rentrent dans ceux-ci, et Winckel signale que sur deux mille accouchements il a vu neuf fois des hémorrhagies artérielles produites par cette variété de déchirures. Nous-même nous avons vu sept fois, sur deux cent quatre-vingt-six accouchements, des déchirures de cette région donner lieu à de fortes hémorrhagies. Qu'elles aient une grande importance pratique, c'est ce que prouvent un cas d'hémorrhagie mortelle rapporté en peu de mots par Poppel (1), et les cas publiés par Müller, dans lesquels trois fois la mort survint par anémie. Tandis qu'ordinairement on ne rencontre ces déchirures que chez les primipares, Müller les a vues deux fois chez des femmes qui accouchaient pour la deuxième fois.

§ 707. Les déchirures qui se produisent à la fourchette et au périnée sont beaucoup plus importantes.

(1) *M. f. G.*, vol. XXVIII, p. 298.

BIBLIOGRAPHIE. — SCHULTZE, *M. f. G.*, vol. XII, p. 241. — HECKER, *Kl. d. Geb.*, I, p. 141. — PREITER, *Ueber Dammrisse. D. i.* München, 1867. — WINKEL, *Path. u. Ther. d. Wochenbettes*, 2ᵐᵉ édit., p. 37. — SCHROEDER, *Schw. Geb. u. W.*, p. 163. — OLSHAUSEN, *Volkmann's Samml. Klin. Vortr.* Leipzig, 1872, n° 44.

Les petites déchirures de la fourchette sont très-fréquentes, surtout chez les primipares. D'après les recherches précises que nous avons pratiquées sur l'entrée du vagin, on rencontre, chez les primipares, la fourchette conservée dans 39 pour 100, déchirée dans 61 pour 100 des cas. Chez les multipares elles sont plus rares, et la fourchette reste intacte dans 70 pour 100 des cas. Chez les primipares, le périnée se déchire aussi beaucoup plus facilement; ainsi chez les multipares on ne trouve de véritables déchirures que dans 9 pour 100, tandis que chez les primipares on les rencontre dans 31 pour 100 des cas.

§ 708. Les déchirures se produisent par suite de la distension considérable que la vulve subit au moment du passage de la tête et quelquefois aussi des épaules. Plus la fente vulvaire est étroite, plus la tête est grosse, plus le diamètre par lequel elle se dégage est grand, plus ce dégagement est rapide et plus, toutes choses égales d'ailleurs, le périnée se déchire facilement. A cela vient encore évidemment s'ajouter la nature des tissus qui composent le périnée, et Hecker a avec raison fait remarquer que l'on rencontre quelquefois des périnées qui se déchirent comme de l'amadou. De plus, il faut encore tenir compte de la posture prise par la femme en travail. Dans le décubitus dorsal, position dans laquelle, outre la force expulsive, tout le poids de l'enfant presse sur le périnée, et où la tête est forcée dans la période d'expulsion de lutter contre l'action de sa propre pesanteur, et de subir pour ainsi dire à grand peine un mouvement ascensionnel, les déchirures du périnée se produisent facilement.

Dans le décubitus latéral, ces conditions défavorables n'existent pas. Mais la posture la plus rationnelle est, pour les raisons que nous avons données plus haut, § 123, lorsque le dégagement de la tête à la vulve se fait la femme étant sur les genoux et les coudes. C'est ce qui fait que les personnes qui sont surprises à l'improviste par l'accouchement, ou qui accouchent dans les cabinets d'aisance, dans la position accroupie, présentent rarement une déchirure de la fourchette (dans huit de ces cas qui concernaient tous des primipares, nous n'avons trouvé aucune de ces déchirures). C'est pour les mêmes raisons que, lorsque l'inclinaison déjà très-minime du bassin est encore diminuée par l'interposition d'un coussin sous le siége, les déchirures du périnée se produisent très-facilement, tandis que lorsque l'inclinaison du bassin est très-prononcée, ces déchirures sont plus rares. L'étroitesse trop considérable de l'arcade pubienne peut aussi pousser la tête contre le périnée et devenir ainsi cause de ces déchirures.

§ 709. Dans nombre de cas, c'est seulement la fourchette qui, distendue par l'accouchement, se déchire; mais, d'autres fois, la déchirure s'étend jusqu'au sphincter de l'anus, et dans quelques cas plus rares, à travers ce sphincter, jusqu'au rectum. Quelquefois la peau seule est déchirée superficiellement, mais plus souvent la déchirure est plus profonde. C'est surtout lorsque le périnée est très-haut et l'inclinaison du bassin très-minime, qu'il arrive que la tête se trouve pressée si fortement contre le périnée que la déchirure commence à se faire dans la peau au centre du périnée, et que la fourchette ne se déchire que plus tard ; il peut arriver même que la fourchette reste intacte ; la déchirure alors se fait au centre du périnée. Dans des cas très-rares l'enfant peut sortir tout entier par cette déchirure, c'est-à-dire par cette sorte de monstrueuse fistule vaginale, tandis que la fourchette et le rectum restent intacts (ruptures centrales).

§ 710. Les déchirures du périnée donnent très-rarement lieu à des hémorrhagies sérieuses, et ce n'est que dans des cas très-exceptionnels que l'on voit le sang jaillir des artères. Dans les suites de couches, les déchirures même considérables du périnée, sauf une douleur cuisante dans la plaie et une fièvre plus ou moins prononcée, ne donnent lieu à aucun symptôme. Ce n'est que lorsque le sphincter est déchiré qu'il peut survenir un écoulement involontaire des gaz de l'intestin et même des garderobes.

§ 711. Le *diagnostic* de ces déchirures se fait donc à la vue par une exploration exacte que l'on ne doit jamais négliger de faire, car les déchirures du périnée abandonnées à elles-mêmes peuvent avoir des conséquences pénibles et même très-fâcheuses (procidence de la paroi postérieure du vagin et de l'utérus, fistules recto-vaginales, incontinence persistante des garderobes et des gaz intestinaux).

§ 712. Dans le *traitement* des déchirures du périnée, la prophylaxie a une énorme importance (voy. § 127). Si la déchirure du périnée se produit, il faut, puisque lorsqu'on les abandonne à elles-mêmes, ces déchirures ne guérissent pas ordinairement par première intention, mais ne se cicatrisent que progressivement par suppuration et qu'elles causent souvent une dilatation de la vulve, veiller à leur réunion exacte. Cela s'obtient le plus simplement par la suture sanglante. Suivant l'étendue et la profondeur de la déchirure, on applique dans les déchirures ordinaires du périnée de un à six points de suture plus superficiellement ou plus profondément ; alors on maintient les jambes de la femme rapprochées avec une serviette, et l'on retire les sutures seulement du quatrième au septième jour. Si on les retire plus tôt, le moindre mouvement un peu brusque fait de nouveau éclater la cicatrice qui est encore très-mince ; si on les laisse plus longtemps, cela n'a aucun inconvénient, puisque les trous des fils, quoique suppurant un peu au début, se ferment facilement après l'ablation des sutures. Lorsque la suture est appliquée avec soin et que l'accouchée est un peu prudente, la réunion par première intention réussit dans le plus grand nombre des cas. Il n'est pas nécessaire dans le traitement consécutif, de vider la vessie avec la sonde, et de faire des injections vaginales. Les déchirures considérables qui s'étendent jusqu'au rectum exigent que l'application des sutures soit faite par une main habile, et portent suivant les cas, sur le vagin, le périnée et le rectum.

Note du traducteur. — Nous ne croyons pas l'intervention dans les déchirures du périnée, à moins qu'elles ne soient extrêmement considérables, c'est-à-dire lorsqu'elles comprennent toute l'étendue du sphincter, aussi urgente que le dit Schrœder, et nous avons vu toujours les autres déchirures du périnée guérir seules et souvent même par première intention. Aussi nous nous bornons à maintenir les jambes rapprochées, et cela suffit le plus ordinairement. Nous avons eu précisément ces jours-ci occasion encore de nous en assurer. Il s'agissait dans ce cas d'une rupture centrale du périnée. La femme jeune, primipare de vingt-un ans, eut un accouchement extrêmement rapide, 4 heures, malgré une position occipito-postérieure. Les douleurs extrêmement énergiques et qui se succédaient rapidement amenèrent promptement la distension du périnée. Malgré tous mes soins et toute mon attention, le périnée, vigoureusement soutenu et dont les tissus épais semblaient devoir résister, se fendit sous ma main entre la fourchette et l'anus. La plaie, d'abord limitée, sembla vouloir s'étendre de nouveau du côté de l'anus, sous l'influence de nouvelles douleurs. Je me décidai alors à fendre la vulve de bas en haut, ce qui permit à la tête de sortir et au sphincter de rester intact. Le traitement se borna à des applications de charpie trempée dans du vin aromatique, et à tenir les jambes rapprochées. Le quatrième jour la plaie était réunie dans la plus grande partie de son étendue ; il ne restait qu'un petit point au niveau de la fourchette. Ce point a bourgeonné depuis, et le treizième jour après l'accouchement tout était terminé. La malade présente une cicatrice linéaire, et la vulve conserve les dimensions ordinaires.

3. HÉMORRHAGIES PENDANT L'ACCOUCHEMENT.

a. HÉMORRHAGIES AVANT LA SORTIE DE L'ENFANT.

§ 713. Les hémorrhagies qui se produisent pendant l'accouchement sont essentiellement différentes suivant qu'elles surviennent avant l'expulsion de l'enfant, ou dans la période de la délivrance.

Nous avons déjà parlé de celles qui sont dues à des déchirures de l'utérus, du vagin ou de la vulve ; sauf ces hémorrhagies et celles très-faibles qui sont produites par le décollement de la caduque, lorsque le segment inférieur de l'utérus se rétracte sur l'œuf, on ne voit presque jamais survenir d'hémorrhagies, avant l'expulsion de l'enfant, qu'à la suite d'un décollement prématuré partiel ou complet du placenta. Ce décollement se produit le plus souvent lorsque l'insertion du placenta n'est pas normale, dans le placenta prævia qui s'accompagne régulièrement d'un décollement prématuré partiel du placenta ; mais dans certains cas exceptionnels il survient, même lorsque le placenta a son insertion normale.

1. Hémorrhagies avec insertion normale du placenta.

BIBLIOGRAPHIE. — HABIT, *Wiener med. Wochenschrift*, 1866, nᵒˢ 39, 40. — GOODELL, *Amer. J. of Obst.*, vol. II, 2, p. 281.

§ 714. Les hémorrhagies qui tiennent à un décollement du placenta, l'*insertion étant normale*, surviennent quelquefois dans les derniers temps de la grossesse, et n'éveillent que d'une façon secondaire l'activité des contractions utérines ; dans d'autres cas, elles commencent pendant l'accouchement.

Les conditions étiologiques des hémorrhagies qui se produisent avant la rupture des membranes sont les mêmes que celles que nous avons appris à connaître § 393, comme déterminant pendant la grossesse des hémorrhagies du côté de la mère.

§ 715. L'hémorrhagie peut se faire à l'extérieur, ou bien elle peut rester interne. Cette dernière forme se produit lorsque le placenta est adhérent par ses bords, et que l'épanchement se fait dans sa partie centrale décollée, ou bien, lorsque la partie qui se présente se trouve si étroitement embrassée par le segment inférieur de l'utérus que l'écoulement du sang hors de la matrice ne peut plus se faire ; ou bien encore, lorsque l'hémorrhagie n'est pas très-considérable et qu'elle a son origine plus près du fond de la matrice. Si le sang, en déchirant le placenta ou les membranes, parvient jusqu'à la cavité de l'œuf, ordinairement il ne s'écoule que goutte à goutte un peu de sérosité sanguinolente.

§ 716. Les hémorrhagies internes, pour peu qu'elles soient considérables, déterminent des symptômes extrêmement alarmants. On voit survenir tout à coup les signes d'une anémie aiguë, la malade s'affaisse et il se produit des douleurs violentes dans l'abdomen. En outre, l'utérus prend rapidement un développement tel que les femmes dont la grossesse est peu avancée semblent à terme, ou qu'il semble qu'elles soient enceintes de jumeaux, et que même il se produit une dyspnée très-prononcée. Les contractions par suite de cette distension de l'utérus font défaut, ou complétement, ou tout au moins sont très-faibles.

§ 717. L'expérience démontre que le *diagnostic* n'est pas facile, pourtant, les symptômes sont si nets que si l'on pense à une hémorrhagie interne, le diagnostic, du moins dans les cas très-prononcés, pourra toujours se faire par voie d'exclusion. Il deviendra plus facile si, ce qui n'est pas rare, cela s'accompagne d'une hémorrhagie externe même faible, ou si, tout au moins, il s'écoule une sérosité sanguinolente. La modification subite de l'état général et les signes de l'hémorrhagie interne pourraient faire penser à une rupture utérine, mais dans ce cas l'utérus diminue de volume, ou du moins n'est pas aussi volumineux, et la partie qui se présente se déplace si elle n'était pas encore solidement fixée dans le bassin.

§ 718. Le *pronostic* est très-fâcheux pour l'enfant, puisqu'il succombe ordinairement si l'accouchement ne se termine pas rapidement, ou par les seules forces de la nature, ou par l'intervention de l'art. Le pronostic n'est pas non plus favorable pour la mère, et est encore beaucoup plus fâcheux que dans le placenta prævia.

§ 719. Comme on ne peut arrêter l'hémorrhagie elle-même, le traitement avant tout a pour but de débarrasser aussi rapidement que possible l'utérus de tout son contenu, afin que la plaie qui saigne devienne insignifiante par suite de la rétraction de la matrice. Si par conséquent l'orifice est suffisamment dilaté, il faut terminer immédiatement l'accouchement, avec le forceps, si la tête est engagée ; par la version et l'extraction dans les autres cas. Si l'orifice n'est pas encore suffisamment dilaté, il faut hardiment faire des débridements. Mais si l'accouchement est trop peu avancé pour que la terminaison immédiate de l'accouchement semble praticable, il faut administrer à l'intérieur le seigle ergoté, et en même temps essayer d'exciter les contractions utérines par de fortes frictions. Si cela échoue, si l'hémorrhagie persiste, et si la femme s'épuise, il faut rompre les membranes. Cela diminuera le volume de l'utérus, et en le frictionnant énergiquement à l'extérieur après la rupture des membranes, on peut espérer voir se produire des contractions énergiques qui pourront arrêter l'hémorrhagie. Malheureusement on est toujours alors menacé du danger que l'utérus, s'il reste inerte, conserve une capacité susceptible de contenir une quantité de sang d'autant plus considérable.

Il est certain que l'utérus, arrivé à un degré très-avancé de grossesse, tant que l'évacuation de son contenu ne sera que partielle, ne pourra pas subir une distension beaucoup plus considérable, par le fait d'une hémorrhagie. Cela n'est possible que si les parois présentent une flaccidité extraordinaire. Cela concorde avec ce fait que les hémorrhagies internes se produisent presque exclusivement chez les multipares, et en particulier chez celles qui ont eu un très-grand nombre d'enfants. Ainsi, d'après Goodell, sur soixante-quatre cas où l'on a pu obtenir des renseignements sur ce point, il n'y avait que huit primipares, et seulement deux femmes ayant eu deux et trois enfants (non compris quinze femmes qui étaient désignées simplement et d'une façon générale comme multipares). Mais les cas, même où l'on n'a point de renseignements sur le nombre des accouchements antérieurs, se rapportaient presque tous à des femmes avancées en âge. Comme il faut que l'utérus soit flasque pour permettre à une hémorrhagie d'augmenter son volume, il va de soi que dans tous les cas, les contractions manquent ou du moins sont très-faibles, d'autant plus que d'une autre part une hémorrhagie, pour peu qu'elle soit importante, agit à son tour d'une façon fâcheuse sur l'énergie des contractions par la distension qu'elle fait subir à l'utérus.

D'après Goodell, le pronostic est très-mauvais. Sur cent sept enfants, six seulement furent sauvés, et de cent six mères cinquante-quatre moururent.

Un intérêt tout particulier s'attache aux cas dans lesquels le placenta reste adhérent par toute sa phériphérie, tandis qu'une hémorrhagie se fait centralement entre ce placenta et la paroi utérine. Le point où s'insère le placenta peut dans ces cas former une voussure telle qu'il existe là une tumeur qui fait saillie, et que l'on peut reconnaître à l'extérieur sur l'utérus. Cette cavité, de nouvelle formation, peut offrir de la place à une hémorrhagie suffisante pour amener la mort. Sur les cent six cas recueillis par Goodell dans les auteurs, on trouve dix fois le décollement central du placenta. (Cas 17, 24, 25, 33, 53, 54, 55, 56, 85 et 101.)

§ 720. D'autres fois le sang s'écoule *à l'extérieur*, l'œuf restant encore intact. Naturellement le diagnostic ne présente aucune difficulté. Le pronostic est plus favorable et le traitement plus simple.

Comme ce n'est que dans des cas exceptionnels que l'utérus, avant l'évacuation partielle de son contenu peut subir une augmentation un peu considérable de son volume, on peut, en général, avant la rupture des membranes, faire cesser avec certitude les hémorrhagies par le tamponnement du vagin, et l'on peut employer ce procédé avec d'autant moins d'inquiétude, que l'on peut prévenir l'inertie utérine par des frictions exercées sur le bas-ventre. Si, contre toute attente, on voyait l'hémorrhagie externe se transformer en hémorrhagie interne, il faudrait se comporter comme cela a été dit dans les paragraphes précédents; mais si l'orifice est suffisamment dilaté, le mieux, dans l'intérêt de l'enfant, est de terminer immédiatement l'accouchement par l'intervention de l'art.

§ 721. Les hémorrhagies se comportent d'un façon essentiellement différente, lorsqu'elles surviennent quand l'utérus est déjà en partie débarrassé de son contenu.

La diminution de volume de l'utérus amène dans ces cas le décollement partiel ou total du placenta, bien plus fréquemment que les causes que nous avons indiquées plus haut. Nous avons vu plus haut que, après l'accouchement de l'enfant, le placenta est détaché, par la rétraction de l'utérus, de la face interne de cet organe, et cela d'une façon physiologique.

Cela se produit encore facilement lorsque, avant la terminaison de l'accouchement, le volume de l'œuf se trouve fortement réduit, en particulier, par conséquent, lorsqu'il y a beaucoup de liquide amniotique et qu'il s'écoule subitement, ou bien dans le cas de jumeaux après la naissance du premier. (Dans les présentations de l'extrémité pelvienne, l'enfant se trouve en danger pour les mêmes raisons, lorsque la sortie de la tête venant la dernière traîne en longueur.)

§ 722. Dans ces conditions, l'hémorrhagie interne est exceptionnelle, lorsque le segment inférieur de l'utérus est intimement et complétement appliqué sur la tête. Mais, même alors, on voit ordinairement le sang pendant la douleur s'échapper par saccades le long de la tête, ou bien il survient tout au moins un fort jet de sang, lorsque l'on repousse un peu la tête en arrière. Bien plus souvent l'hémorrhagie est externe, et le diagnostic, par conséquent, ne présente aucune difficulté.

§ 723. Dans ces hémorrhagies, l'enfant est aussi toujours fort exposé, puisque ordinairement un grand lambeau du placenta est détaché, ou que du moins le décollement augmente progressivement. Pour la mère, le pronostic se base essentiellement sur l'efficacité du traitement.

§ 724. Comme l'utérus, après son évacuation partielle, se laisse facilement distendre de nouveau jusqu'au point de reprendre son volume primitif, il faut, une fois les membranes rompues, être très-réservé sur l'emploi du tampon si l'on ne veut pas voir l'hémorrhagie externe se transformer en hémorrhagie interne. On peut essayer son emploi, si l'on ne peut procéder immédiatement à la terminaison de l'accouchement, seulement, il faut en même temps essayer d'empêcher que l'utérus ne retombe dans l'inertie en frictionnant son fond et en administrant à l'intérieur le seigle ergoté. Mais si la terminaison immédiate de l'accouchement est possible, c'est-à-dire si l'orifice est suffisamment dilaté, ou si l'on peut le dilater artificiellement sans faire courir trop de danger à la mère, il faut extraire l'enfant. Cela est expressément indiqué, même dans les hémorrhagies médiocres, dans l'intérêt de l'enfant, et dans les hémorrhagies graves, dans l'intérêt de l'enfant et de la mère.

Dans des cas très-rares (surtout lorsqu'il s'agit du second jumeau), le placenta, s'il est complétement détaché, peut même, lorsque son insertion était normale, sortir avant l'enfant. On a désigné ces cas, qui sont plus fréquents dans le placenta prævia, sous le nom de prolapsus du placenta. Dans un cas publié par Hüter (1), le placenta, qui s'insérait bien au fond de l'utérus, était tombé jusque sur l'orifice. Hecker (2) rapporte un cas semblable.

2. Hémorrhagies dans le placenta prævia.

Bibliographie. — Holst, *M. f. G.*, vol. II, p. 81 et suiv. — Simpson, *Sel. Obst. Works*. London, 1871, p. 177. — Seyfert, *Prager Vierteljahrsschr.*, II, 1852, vol. IX p. 140. — Chiari, Braun et Spaeth, *Kl. d. Geb*, p. 151. — Greenhalgh, *Obst. Tr.*, VI, p. 140. — Kuhn. *Wiener med. Presse*, 1867, n° 15, etc. — Frankel, *Berl. klin. Wochenschrift*, 1870, n°² 22 et 23.

§ 725. On voit bien plus souvent que, dans l'insertion normale du placenta, des hémorrhagies se produire pendant l'accouchement, dans les cas de *placenta prævia*, c'est-à-dire, lorsque le placenta s'insère sur ou au voisinage de l'orifice interne.

Cette anomalie, si importante et si dangereuse, se produit lorsque l'œuf s'est greffé au voisinage de l'orifice interne, de sorte que c'est là que se développe la caduque sérotine, et plus tard le placenta. Si l'insertion de l'œuf est assez près de l'orifice pour que, par suite de l'accroissement de l'œuf, les villosités choriales s'étendent complétement au-dessus de cet orifice, de façon que, lorsque le col est perméable au doigt, on ne sente partout dans l'orifice interne que du tissu placentaire et nulle part les membranes, on dit qu'il y a *placenta prævia centralis*, tandis que dans le *placenta prævia lateralis*, on ne sent le placenta que dans un des côtés de l'orifice.

§ 726. Les *causes* de cette implantation anormale de l'œuf sont la largeur considérable de la cavité utérine et un état lisse anormal de la muqueuse. Que ces causes puissent favoriser la descente de l'œuf, vers l'orifice interne, cela semble clair *a priori*, et qu'elles le fassent réellement, c'est ce que semble prouver le fait que le *placenta prævia* est beaucoup plus fréquent chez les multipares, dont la cavité utérine est beaucoup plus large, et lorsqu'il existait antérieurement de la leucorrhée qui a amené cet état lisse de la muqueuse.

§ 727. Lorsque le délivre est inséré centre pour centre, même lorsque l'orifice est fermé, les attaches vasculaires au-dessus de cet orifice sont si lâches, qu'il n'est pas rare de voir l'avortement survenir dans les premiers mois (3). Mais les hémorrhagies surviennent presque toujours, aussitôt que l'orifice interne s'élargit un peu, c'est-à-dire dans les derniers mois de la grossesse. Il est beaucoup plus rare de voir les hémorrhagies survenir aussi prématurément, lorsqu'il n'y a qu'une partie du placenta d'insérée sur l'orifice interne.

§ 728. Dans le premier cas, l'hémorrhagie débute la plupart du temps, dans un des derniers mois, subitement et d'une façon inattendue, sans qu'on puisse trouver de cause appréciable ayant agi d'une façon aiguë. Elle peut

---

(1) *Deutsche Klinik*, 1852 n° 49.
(2) *Bair. ärtzl. Intelligenzblatt*, 1871, n° 17, S. A. p. 4.
(3) Voy, Hecker, *Klin. d. Geb.*, II, p. 170.

être très-forte, et donner lieu à des défaillances et à des syncopes. Dans d'autres cas, elle s'arrête très-vite spontanément, et la malade reprend ses occupations habituelles, jusqu'à ce qu'une nouvelle hémorrhagie ramène un nouveau, et la plupart du temps un plus sérieux danger. Quelquefois l'hémorrhagie ne cesse pas complétement, mais il reste un faible écoulement sanguin qui persiste et amène une anémie très-prononcée. Il est très-ordinaire, lorsqu'il y a eu une hémorrhagie, et surtout si elle a été profuse, de voir la grossesse interrompue prématurément. Ce n'est que rarement, lorsque le placenta prævia est central, que l'hémorrhagie ne commence que lorsqu'il y a déjà des contractions, tandis que c'est la règle lorsque l'insertion du placenta est marginale.

§ 729. Le sang qui s'écoule, provient du système vasculaire maternel, puisque à mesure que le placenta se détache, les grands sinus dans lesquels le sang maternel circule entre les villosités du chorion se trouvent ouverts. Ce n'est que dans des cas tout à fait exceptionnels que le fœtus perd aussi une quantité de sang un peu considérable, puisque, quoique les villosités choriales se déchirent assez souvent, surtout lorsque l'on pratique le toucher sans précaution (1), les vaisseaux fœtaux qui les parcourent sont si petits qu'ils ne peuvent donner lieu à aucune hémorrhagie notable.

§ 730. Lorsque le col permet l'introduction du doigt, le *diagnostic* est facile, puisque la face utérine du placenta donne une sensation caractéristique que l'on peut difficilement confondre avec aucune autre. Quelquefois, le placenta inséré latéralement donne lieu à une hémorrhagie, alors même qu'il ne fait pas encore saillie dans l'orifice interne. Alors, on sent seulement en cet endroit les membranes épaissies, et ce n'est qu'en introduisant son doigt plus profondément qu'on arrive jusqu'au bord du placenta. Si le col est fermé étroitement, il faut, toutes les fois qu'une hémorrhagie est considérable, penser au placenta prævia, et se conduire, en attendant que l'ouverture du col permette de confirmer le diagnostic, comme si ce diagnostic était fait. Un état plus fortement spongieux et un épaississement du segment inférieur de l'utérus renforcent bien les soupçons, mais ne suffisent pas pour affirmer le diagnostic.

§ 731. Le *pronostic* se base essentiellement sur le traitement. Si ce traitement est bien dirigé, dans le plus grand nombre des cas on pourra conserver la vie à la mère, tandis que dans tous les cas un grand nombre d'enfants perdront la vie. Le danger pour la mère tient à la perte de sang, pour l'enfant à l'asphyxie qui survient, lorsque la partie non encore détachée du placenta, qui fonctionne encore n'est plus suffisante pour entretenir la respiration de l'enfant. Cette insuffisance survient plus facilement encore lorsque le détachement se fait tout d'un coup. Ce n'est assurément que très-exceptionnellement que l'enfant perd du sang par les vaisseaux déchirés du chorion. Les dangers sont naturellement, aussi bien pour la mère que pour

_____

(1) Voy. Lehmann, *Nederl. Tijdschr.*, janv. 1868, p. 49, *Schmidt's Jahrb.*, vol. CXXXIX p. 301.

l'enfant, beaucoup plus considérables, lorsque l'insertion du placenta est centrale, que lorsqu'un seul des lobes du placenta s'insère sur le col, § 732. Si l'hémorrhagie se manifeste pendant la grossesse et si elle est insignifiante, le traitement se borne à faire garder le repos dans le décubitus dorsal, et à la suppression de tout ce qui peut être nuisible. Mais si l'hémorrhagie est plus forte, il faut tamponner le vagin, et la façon la plus commode est le colpeurynter, la plus sûre, le tampon avec des boulettes de charpie (§ 414). Le tamponnement sera continué et au besoin renouvelé, jusqu'à ce que l'hémorrhagie s'arrête. Très-souvent cela détermine les contractions utérines.

§ 732. Pendant l'accouchement, si le col n'est pas encore effacé, et l'orifice pas ou seulement peu ouvert, le tamponnement du vagin est encore le moyen rationnel. Mais si l'orifice, sous l'influence des douleurs devenues énergiques, est assez ouvert pour que l'on puisse y faire passer deux doigs, il faut, lorsque l'insertion est marginale, essayer de pratiquer la version podalique par la méthode de Braxton Hicks (§ 242). Si elle réussit, on a rempli toutes les indications. Le membre inférieur, qui se trouve ainsi étendu dans le col, tamponne ainsi de haut en bas le point qui donne du sang, et plus l'orifice se dilate, plus cette sorte de tampon devient épais, si l'on tire sur le pied. On peut même par des tractions sur le pied, accélérer assez cette dilatation pour que l'accouchement se termine sans hémorrhagie, en un temps plus court qu'on ne pouvait le supposer.

Lorsque l'insertion du placenta est centrale, on procède de même, après avoir décollé un des lobes du placenta sur un des côtés, et transformé ainsi artificiellement l'insertion centrale en insertion latérale. On décolle naturellement le placenta du côté où est inséré le plus petit lobe. Si l'on n'a aucun point de repère pour se rendre compte de cela, on décolle, pour faciliter la version, du côté où l'exploration externe a fait reconnaître la présence des pieds.

Le traitement dans le placenta prævia est, par conséquent, lorsque la version sur un pied réussit de cette façon, extrêmement simple : tamponnement jusqu'à ce que le col soit assez dilaté pour pouvoir dégager un pied, puis abaissement de ce pied, par la combinaison des manœuvres internes et externes, et tractions progressives de plus en plus fortes sur ce pied.

§ 733. Mais si la version à ce moment ne réussit pas, on peut, lorsque la présentation du fœtus est longitudinale et le bassin normal, rompre les membranes, puisque l'on peut espérer ainsi que la partie fœtale qui se présente sera, par les contractions appliquée contre l'orifice, et qu'elle agira par elle-même comme un tampon. Si les contractions sont un peu énergiques, l'hémorrhagie s'arrête et l'accouchement peut se terminer par les seules forces de la nature. Nous ne croyons pas cependant pouvoir conseiller d'une façon absolue la rupture des membranes, à une époque si peu avancée du travail, car on n'est pas certain d'arrêter ainsi toujours l'hémorrhagie ; et si cela ne réussit pas, on est forcé de recourir à nouveau au tamponnement, ce qui après la rupture des membranes expose au danger d'une hémorrhagie interne. Nous doutons fort du moins que cette crainte soit aussi exagérée que semble le croire Kühn, qui se base sur sa propre expérience et sur celle de C. Braun.

Le mieux est donc, dans ces circonstances, sans rompre les membranes, de continuer le tamponnement, jusqu'à ce que la tête, solidement appliquée contre le segment inférieur de l'utérus, arrête l'hémorrhagie, ou bien jusqu'à · ce que l'orifice interne du col soit assez largement ouvert pour que l'on puisse introduire la main pour faire la version et l'extraction. Cela réussit souvent déjà de bonne heure (1), puisque dans le placenta prævia le segment inférieur de l'utérus est ordinairement mou et souple. L'accouchement forcé, c'est-à-dire la dilatation artificielle de l'orifice non dilatable, à l'aide d'incisions (qui dans le placenta prævia donnent lieu facilement à des hémorrhagies graves), ou par la dilatation forcée, doit toujours être évité. Au lieu du tamponnement du vagin on peut faire le tamponnement du col à l'aide des tampons de caoutchouc, en forme de guitare, inventés par Barnes, et dont la partie rétrécie est placée dans le col. Barnes (2) et Elliot (3) en ont obtenu de bons résultats.

§ 734. Mais on fait toujours bien, dans l'intérêt de la mère et surtout de l'enfant, de faire la version aussitôt qu'elle est praticable, et de ne s'en abstenir que lorsque la tête vient fortement s'appliquer sur le segment inférieur de l'utérus, et qu'ainsi l'hémorrhagie se trouve arrêtée. Si la tête s'engage et si l'orifice est suffisamment dilaté, on extrait au besoin la tête avec le forceps.

§ 735. Quel que soit le mode d'extraction que l'on emploie, si l'enfant n'est pas en danger, ou si l'on s'est convaincu qu'il est déjà mort, il faut dans l'intérêt de la mère procéder aussi lentement que possible, puisque l'expérience apprend que, dans les cas d'anémie profonde (sans aucun doute par anémie aiguë du cerveau), l'accouchement trop rapide peut amener subitement la mort de la mère. Mais si la vie de l'enfant est en danger, il faut faire l'extraction le plus rapidement possible.

§ 736. Si l'on s'était convaincu que l'enfant est déjà mort, on pourrait peut-être employer, dans les cas d'hémorrhagie grave, le procédé conseillé par Radfort (4), et par Simpson (5) qui lui a donné la plus grande extension, et qui consiste à décoller complétement le placenta et à l'extraire avant le fœtus, car l'expérience apprend qu'une fois que le placenta est complétement décollé, l'hémorrhagie s'arrête presque toujours.

§ 737. Lorsque l'enfant est sorti, on se conduit dans la période de la délivrance comme d'habitude, c'est-à-dire que l'on cherche immédiatement à extraire le délivre en faisant des pressions extérieures (méthode de Crédé).

Si immédiatement après l'accouchement, la faiblesse est très-grande, on essaye de relever les forces par l'administration copieuse du vin. Ce moyen, joint à la position basse de la tête, empêche les syncopes. Dans les cas déses-

(1) Hecker, Bair, ärzl. Int., 1873, n° 22.
(2) Med. T., 1864, p. 723.
(3) Obst. Clinic, p. 140.
(4) Prov. Journ., déc. 1844.
(5) L. c.

pérés, la transfusion peut devenir nécessaire, mais pourtant elle peut assez souvent être remplacée par les injections sous-cutanées d'éther, moyen qui a été conseillé par Hecker (1). Hecker injecta 1,0 d'éther sulfurique, jusqu'à cinq fois, à de courts intervalles, et l'on obtint des succès éclatants.

Guillemeau, 1609, et Mauriceau, 1668, sont les premiers qui parlent d'une façon générale de la présentation de l'arrière-faix. Ils croyaient pourtant, comme beaucoup de leurs successeurs, que le délivre primitivement inséré plus haut s'était détaché de son point d'insertion, et était descendu jusque dans le voisinage de l'orifice du col. C'est seulement Paul Portal, 1685, qui, quoique sa manière de voir sur l'existence du placenta prævia ne soit pas exprimée d'une façon très-précise, déclara dans ses observations avoir trouvé quelquefois (2) le placenta solidement adhérent à l'orifice interne de la matrice. Schaller (3) démontra en 1709, par l'autopsie d'une femme morte de placenta prævia, la réalité du fait. Le premier qui exposa l'opinion vraie dans un livre d'accouchements (et cela très-vraisemblablement tout à fait en dehors de Schaller), est Johann von Hoorn, 1715, l'élève de Portal. Il dit, chapitre VII, qui traite de l'hémorrhagie foudroyante des femmes enceintes : « La cause est l'arrière-faix qui, au début de la conception, et cela au grand détriment de la vie de la femme, a pris son point d'insertion sur ou dans l'orifice du col, et s'y est greffé. A partir de Levret, on trouve la connaissance de l'existence du placenta prævia généralement répandue.

Il arrive assez souvent, dans le placenta prævia, que le placenta sort le premier, si bien qu'il sort d'abord, puis ensuite l'enfant. Déjà Mauriceau connaissait ce phénomène ; pourtant c'est J.-F. Osiander (4) qui, le premier, a insisté plus fortement sur ce fait. L'expérience ayant appris que, dans ces cas, ordinairement, l'hémorrhagie s'arrête, cela engagea à conseiller d'enlever artificiellement le placenta avant l'enfant. Comme pourtant dans ces cas la vie de l'enfant est absolument perdue, si son expulsion spontanée ou son extraction artificielle ne suivent pas très-rapidement, et comme dans les cas où cette dernière opération est possible, l'extraction préalable artificielle du délivre n'est pas nécessaire, ce procédé ne mérite d'être pris en considération que dans les cas où l'enfant n'est pas viable, ou, lorsque l'on s'est déjà convaincu que le fœtus est mort. Dans les cas où il y a prolapsus du placenta, ou, lorsque le placenta est extrait le premier, si l'enfant, encore vivant, n'est pas expulsé spontanément très-rapidement, il ne pourra être sauvé presque uniquement que par la version et l'extraction. (D'après Simpson (5), ce moyen permit d'avoir trente-trois enfants vivants sur cent six.) Un fait assurément exceptionnel est celui qui a été publié par Zepuder (6), fait dans lequel, immédiatement après la providence du placenta, la tête pénétra dans le bassin, de sorte que l'on put avec le forceps extraire un enfant vivant. Le danger est un peu moindre pour l'enfant dans les cas rares où le placenta et l'enfant sont expulsés simultanément. Dans un cas semblable, où dans une présentation du sommet le placenta était appliqué contre la tête, nous avons réussi à ramener à la vie un enfant qui présentait de l'asphyxie au plus haut degré.

Les chiffres qui se rapportent à la fréquence du placenta prævia ne diffèrent pas essentiellement entre eux. Les comptes rendus cliniques donnent des chiffres un peu trop élevés, car ce sont surtout les femmes qui sont atteintes d'hémorrhagie qui se rendent dans les cliniques. D'après Schwartz (7), sur 519 328 accouchements dans

(1) L. c., et Bayr. Ueber subcutane Aetherinj., etc. D. i. München, 1873.
(2) La prat. des accouch., p. 201, 291, 341.
(3) Voy. la Diss. i. de Seiler.
(4) Gemeins deutsche Z. f. Geb., 1832, vol. VII, p. 223, voy. aussi E. von Siebold, M f. G., vol. VI, p. 258.
(5) L. c., p. 197.
(6) Wiener med. Presse, 1869, n° 50.
(7) M. f. G., vol. VIII, p. 108.

la Hesse électorale, on rencontra 332 fois le placenta prævia, c'est-à-dire 1 sur 1564 accouchements. Cet accident est rare chez les primipares, comme cela se comprend, si l'on veut se reporter à ce que nous avons dit § 726, à propos de l'étiologie. — D'après Simpson, 11 primipares moururent sur 136 cas ; d'après Kühn, 6 primipares sur 46 cas.

Note du traducteur. — L'hémorrhagie par insertion vicieuse du placenta est un accident tellement grave, que l'on ne saurait trop insister sur son traitement. Aussi croyons-nous utile d'y revenir dans cette note, que nous empruntons au Mémoire que nous avons publié dans les *Archives de tocologie* en 1874, sur les hémorrhagies puerpérales. S'il est en effet un cas où l'accoucheur ait entre ses mains la vie de la femme et de l'enfant, c'est bien dans le cas d'insertion vicieuse, et le salut de ces deux existences dépend presque toujours de la façon dont le traitement a été dirigé.

Suivant les diverses théories qu'ils ont adoptées, les auteurs ont employé différentes méthodes et différents procédés ; mais il est une chose à constater, c'est que la plupart font bon marché de la vie de l'enfant, se bornant, pour ainsi dire, à s'occuper de la mère.

Nous verrons, quand nous aurons étudié ces différents procédés, s'il n'est pas possible de les combiner entre eux, de façon à en tirer tout le profit désirable, c'est-à-dire de conserver à la fois la vie de la mère et de l'enfant, quitte à sacrifier celui-ci, bien entendu, lorsque l'on ne peut garder l'espoir de sauver à la fois les deux existences qui sont en jeu.

Tout d'abord un grand fait : c'est que l'hémorrhagie, en général, est toujours grave et que par conséquent ce n'est ni par des moyens palliatifs, ni par des moyens hygiéniques, que l'on peut espérer s'en rendre maître, mais bien seulement par des moyens actifs et qui ont sur les hémorrhagies une action incontestable. Assurément il ne faut pas faire fi des petits moyens, et ils peuvent concourir, pour leur part, à améliorer la situation ; mais à eux seuls ils seraient parfaitement insuffisants. Nous les avons signalés déjà, nous n'avons donc pas à y revenir ; mais parmi eux il en est un qui, s'il donne de bons résultats dans les hémorrhagies des six premiers mois de grossesse, est formellement contre-indiqué dans les trois derniers mois. Nous voulons parler de la saignée et des émissions sanguines. Nous avons appelé l'attention sur la gravité de ces hémorrhagies, sur leur abondance, leur répétition, et nous avons signalé l'état d'anémie et de prostration dans lequel elles placent les femmes. La saignée n'aurait donc d'autre résultat que de hâter la survenue de cet état de dépérissement, et c'est un moyen qu'il faut absolument proscrire dans le cas d'insertion vicieuse.

Il en est de même de l'opium qui ne servirait qu'à ralentir le travail, et, par conséquent, serait plus nuisible qu'utile.

Le froid, les injections astringentes, n'ont pas une action assez efficace.

Nous arrivons donc forcément à nous limiter ainsi dans le choix des moyens.

Ces moyens sont l'accouchement forcé, le seigle ergoté, le tamponnement, la rupture des membranes, et le moyen conseillé par Simpson, Barnes et les Anglais, le décollement du placenta et son extraction avant l'enfant.

Voyons successivement ces différents modes d'intervention.

Accouchement forcé. — C'est la méthode la plus ancienne, et Louise Bourgeois, Guillemeau, Mauriceau, n'en connaissaient pas d'autres. Aussi furent-ils suivis dans cette voie par de Lamotte, Viardel, Peu, Dionis, Deventer. Mais Levret, faisant déjà la distinction entre les cas où le placenta est inséré centre pour centre et ceux où son insertion est marginale, ne l'employait que dans le premier cas et le défendait dans le second.

Son opinion, adoptée par tous les auteurs, a été suivie, jusqu'à nos jours, et si Mᵐᵉ Lachapelle, Velpeau, Moreau, Rigby, Denman, Churchill, Ingleby, pratiquaient l'accouchement forcé, ce n'était plus que dans le cas de nécessité absolue.

C'est en effet un procédé déplorable et qui ne doit être employé que lorsque tous les autre moyens ont échoué.

Les anciens le pratiquaient avec la main seule, c'est-à-dire en introduisant successivement un ou deux doigts, puis la main, au travers du col, et ils extrayaient ensuite le fœtus par la version.

Ce procédé, si doucement exécuté qu'il fût, entraînait toujours des violences du côté du col ; et des contusions, des plaies, des déchirures du col, des gangrènes même en ont été signalées comme conséquence. Davis en a cité entre autres un exemple remarquable. Naegele a toujours trouvé inévitablement les bords de l'orifice plus ou moins déchirés. C'est qu'en effet, si en général le col est un peu ramolli et rendu plus souple par le fait même de l'hémorrhagie, cela ne dépasse pas certaines limites au delà desquelles il y a véritablement violence, et outre les lésions du col, l'extraction de l'enfant n'est pas toujours chose facile et le col se resserrant sur le cou de l'enfant vient quelquefois opposer un obstacle insurmontable.

Aussi, de nos jours, le procédé est-il un peu différent, et, après avoir introduit un ou deux doigts dans le col et amené ainsi un premier degré de dilatation, conseille-t-on de pratiquer des débridements multiples pour obtenir la dilatation suffisante. Ces débridements sont en général peu dangereux, mais pourtant, dans quelques cas, on les a vus s'étendre bien au delà des limites que l'on s'était proposées, et même jusqu'au segment inférieur de l'utérus. L'accouchement forcé est donc, encore une fois, une opération d'absolue nécessité et qui ne doit être pratiquée que quand tous les autres moyens sont restés impuissants.

L'accouchement forcé lui-même échoue quelquefois, et l'on trouve dans Mauriceau, dans Lamotte, dans Levret, Smellie, des cas dans lesquels il a échoué entre les mains d'hommes aussi expérimentés. Que sera-ce donc lorsqu'il sera entrepris par des mains inhabiles ?

Rupture des membranes. — Aussi, frappé des inconvénients de l'accouchement forcé, Puzos a-t-il conseillé une méthode qui porte encore aujourd'hui son nom, quoique le mérite de son invention lui ait été contesté. C'est la rupture des membranes, pratiquée lorsque l'orifice a été amené à un certain degré de dilatation. Assurément, Puzos n'est pas le premier qui ait inventé ce procédé et Mauriceau, Dionis, Deventer, Fried, Wessel, connaissaient déjà cette pratique. Mais c'est à Puzos que revient le mérite de l'avoir érigée en méthode ou plutôt d'en avoir fait la base d'une méthode qui porte son nom avec justice.

Quoiqu'il méconnaisse l'insertion du placenta sur le col, et qu'il attribue la perte au décollement de cet organe d'avec le fond de la matrice, il n'en donne pas moins des conseils raisonnés et fort sages.

Dilatation graduelle de l'orifice et rupture des membranes, telle est la méthode de Puzos, qui nous rend tous les jours de si grands services dans les cas d'hémorrhagie par insertion vicieuse. Aussi, malgré l'opposition de Leroux, de Gardien, qui la croient contre-indiquée dans le cas où le placenta est inséré sur l'orifice, fut-elle adoptée par la généralité des accoucheurs, et les faits nombreux cités par Portal, Baudelocque, Smellie, Lachapelle, Rigby, Stoltz, Dubois, Chailly, Depaul, Pajot, sont venus au contraire donner une sanction à la rupture des membranes.

Elle n'est pas, il est vrai, toujours applicable, et ses partisans eux-mêmes les plus convaincus ont hésité à la pratiquer dans tous les cas, en particulier lorsque le placenta est inséré centre pour centre.

Tous les auteurs pourtant n'ont pas été si timides, et, encouragés par les résultats si beaux qu'elle a donnés entre les mains des accoucheurs, on a proposé différents procédés pour arriver à rompre les membranes même dans le cas où le placenta recouvre en totalité l'orifice du col.

Ainsi Deventer veut que l'on attaque résolûment le placenta par son centre et que l'on arrive aux membranes avec le doigt porté directement au travers du tissu placentaire.

Il en est de même de Rigby.

Baudelocque substitue au doigt un long trocart.

Gendrin accepte le passage direct au travers du placenta, mais préfère le décoller sur un de ses bords et aller ensuite perforer les membranes avec le doigt introduit par cette voie artificielle.

Moins audacieux que ces auteurs, P. Dubois fait certaines réserves, et réserve la perforation des membranes pour les cas d'insertion marginale, en la repoussant à moins d'urgence dans les cas d'insertion centrale.

Lorsque, dit-il, le placenta recouvre toutes les parties de l'orifice, que les membranes sont éloignées ou qu'on ne pourra arriver à elles qu'en décollant des points de la circonférence du placenta encore adhérents, il ne faut pas chercher à rompre ces membranes. Mais si son insertion est marginale, et surtout s'il est seulement inséré sur un des points de cet orifice, la rupture artificielle des membranes doit être employée. Cette opinion de P. Dubois est considérée aujourd'hui comme trop absolue, et la rupture des membranes, pratiquée d'après le procédé de Gendrin, est employée par nos maîtres. Seulement, dans ces cas, on attend que la dilatation soit assez avancée pour permettre de terminer l'accouchement ou pour qu'il puisse se terminer seul rapidement. En agissant ainsi, on ménage la vie de l'enfant sans grand détriment pour la mère, car elle est soumise à une surveillance de tous les instants, et l'intervention est toujours basée sur les accidents qu'elle présente.

C'est, en effet, la pratique qui est employée à la Clinique, à la Maternité, et c'est celle à laquelle nous conseillerons d'avoir recours, lorsque cela sera possible.

Il est bien évident, en effet, que la rupture des membranes est contre-indiquée dans les cas de présentation vicieuse de l'enfant et qu'il faut alors recourir à d'autres moyens.

La rupture des membranes ne suffit pas toujours à accélérer le travail, et l'on a cherché alors à l'aider par d'autres moyens ecboliques. Parmi ceux-ci, le seigle ergoté occupe le premier rang. On a donc conseillé son emploi. Mais c'est un moyen dangereux, sinon pour la mère, du moins pour l'enfant, et sur l'emploi duquel il faut par conséquent être fort réservé.

Velpeau et Desormeaux ont, du reste, donné à ce sujet les préceptes suivants qui sont fort sages.

L'ergot ne convient pas dans les pertes utérines tant qu'on peut compter sur la vie du fœtus, et ce n'est que quand le travail est franchement déclaré et la tête de l'enfant fort avancée dans le détroit qu'on pourra conseiller son administration.

Telle n'est pourtant pas l'opinion de notre maître à tous, P. Dubois, qui, répondant au reproche que l'on a fait au seigle, dit : « qu'il ne faut pas oublier qu'il s'agit ici d'un accident grave qui ne peut persister sans préjudice pour la mère et l'enfant. »

C'est là, en effet, ce que nous ne devons jamais oublier, et le seigle, employé à doses modérées, nous rendra de grands services, surtout si on l'associe à d'autres moyens, et en particulier au moyen par excellence selon nous, c'est-à-dire au tampon. Outre qu'il ne pourra que produire une dilatation plus rapide de l'orifice utérin en activant les contractions et faciliter ainsi la terminaison de l'accouchement, dans les cas où elle deviendrait nécessaire, il facilitera le retrait de l'utérus sur lui-même et pourra ainsi empêcher l'hémorrhagie après la délivrance.

Mais il est bien évident qu'il faudra ne pas l'administrer indistinctement dans tous les cas, et que, parmi ses contre-indications formelles il faut citer au premier rang :

Les rétrécissements du bassin ;

Les lésions organiques de la matrice ;

Les présentations vicieuses de l'enfant.

Dans ces cas, en effet, on s'exposerait à amener des résultats tout opposés à ceux que l'on désire, et les cas ne sont malheureusement que trop fréquents dans la science, dans lesquels l'administration imprudente du seigle n'a eu d'autres résultats que la rupture de l'utérus, au grand détriment, on le comprend, de la mère et de l'enfant.

Du tampon. — Le moyen par excellence dans les hémorrhagies par insertion vicieuse, c'est le tampon. Mais, pour en obtenir tous les résultats réels, il faut qu'il soit appliqué d'une certaine façon et dans de certaines conditions, et c'est parce qu'il était mal employé qu'il a échoué dans les mains de certains praticiens.

C'est à Leroux (de Dijon) qu'il faut rapporter la généralisation de ce moyen, qui est adopté par tous les accoucheurs en France, en Allemagne, et une grande partie des accoucheurs anglais. M. Barnes, il est vrai, dans ces derniers temps, s'est élevé avec force contre son usage, mais cela tient, comme nous le verrons, à la façon dont il procède, c'est parce que Barnes s'en sert d'une manière toute spéciale qu'il n'en a pas tiré tout le résultat que l'on est en droit d'en attendre.

Le *tamponnement vaginal* n'est pas autre chose qu'une digue que l'on oppose à l'écoulement du sang et qui, favorisant ainsi la coagulation de ce liquide, amène l'obstruction des orifices vasculaires, et met par conséquent fin à l'hémorrhagie. Tout corps donc qui, introduit dans les voies génitales, les remplira suffisamment pour obturer la matrice et s'opposer ainsi à l'écoulement du sang, sera apte à faire un tampon. Mais tous ne sont pas aussi favorables les uns que les autres, de là des variétés.

C'est ainsi que, parmi ces corps, il en est deux qui nous semblent mériter la préférence, la ouate et la charpie : mais toutes les substances comme l'étoupe, l'amadou, l'éponge, qui sont aptes à opposer à l'écoulement du sang un obstacle suffisant, peuvent être utilisés en cas d'urgence, à défaut d'autres, et tout le monde connaît l'histoire de ce vieux chirurgien citée par Baudelocque dans ses cours, qui ne trouva rien de mieux, à défaut d'autre matière, que d'utiliser sa perruque et arrêta ainsi une hémorrhagie formidable.

A côté de ces substances, il faut citer les tampons artificiels, qui ne sont que des vessies de caoutchouc que l'on introduit vides et que l'on gonfle ensuite, soit avec de l'air comme le tampon de Gariel, soit avec de l'eau comme le colpeurynter de Braun, si employé en Allemagne, le ballon inventé dans ces derniers temps par Chassagny. Mais leur action est beaucoup moins complète que celle du tampon que l'on peut appeler classique, et c'est celui-là que je vais décrire en détails.

Il se compose de bourdonnets de charpie, soit réunis ensemble, d'où le nom de tampon en queue de cerf-volant, soit isolés, et c'est à cette dernière forme qu'il faut donner la préférence. Seulement, il faut se rappeler ceci, c'est que le tampon n'agit qu'à une condition, c'est qu'il soit suffisamment solide et résistant et qu'il bouche hermétiquement le vagin. Or, s'il est un conduit extensible et dilatable, c'est celui-là. Il ne faut donc pas craindre d'introduire trop de charpie. C'est au contraire parce que l'on n'en aura pas employé assez que l'on échouera. Pour peu que l'on ait suivi les cliniques, on aura vu des femmes qui y avaient subi le tamponnement, et l'on aura dû être frappé de la quantité énorme de charpie qui avait été utilisée.

Cette quantité de charpie est en effet énorme, et il n'est pas trop, dans quelques cas, d'une livre à une livre et demie de charpie pour remplir hermétiquement le vagin, surtout s'il s'agit d'une femme (et c'est la règle dans l'insertion vicieuse) qui a eu plusieurs enfants.

Cette quantité de charpie est divisée en trois parties.

L'une, employée en bourdonnets du volume d'une petite noix, attachés par un long fil, au nombre de 20 ou 30. L'autre en bourdonnets du même volume, mais sans fils. La troisième partie reste telle quelle.

Puis des compresses longuettes au nombre de 5 ou 6 et un bandage en T constituent tout l'appareil nécessaire. Ajoutez-y cependant de l'huile, ou mieux du cérat, du cold-cream, en quantité suffisante, et l'on peut alors agir.

Tout ce qui est nécessaire étant préparé, il reste à introduire le tampon. Pour cela on commence, la femme étant placée sur son lit, soit en travers, soit dans la position ordinaire, par faire dans le vagin une injection d'eau froide, plusieurs fois répétée au besoin pour débarrasser cet organe du sang et des caillots qu'il peut contenir; puis la vessie étant vidée à l'aide de la sonde, et si le temps le permet, les matières fécales évacuées du rectum à l'aide d'un lavement, on procédera à l'application du tampon.

Certains auteurs ont l'habitude de tremper la première boulette de charpie dans une solution faible de perchlorure de fer. Je n'y vois pas grand avantage, et je préfère de beaucoup malaxer les boulettes de charpie dans l'huile ou le cérat, de façon à faciliter leur glissement. Ce n'est pas, en effet, par un effet astringent qu'agit le tampon, c'est par une action purement mécanique, il suffira donc de le serrer suffisamment pour obtenir le résultat désiré.

Les boulettes de charpie bien imbibées de cérat, on commence à les introduire une à une, en débutant par celles qui sont garnies de fils, et l'on ramène ces fils en un faisceau dans un des plis de la hanche. A mesure que l'on introduit les boulettes, on les tasse, les presse les unes contre les autres, de façon qu'il ne reste entre elles aucun intervalle. Ici, une petite divergence parmi les opérateurs, les uns voulant que l'on introduise la première boulette de charpie dans l'intérieur même du col, pour remplir ensuite les culs-de-sac du vagin, les autres que l'on débute par les culs-de-sac pour arriver ensuite au col. Je me range parmi ces derniers, et j'y vois l'avantage que, les culs-de-sac du vagin une fois bien remplis, on distingue plus nettement l'orifice du col qui se traduit alors par un trou béant au milieu de la masse de charpie et sur lequel on a ainsi une action plus directe. —Mais il faut avoir soin de bien remplir ces culs-de-sac, et ne jamais oublier que ce n'est pas de force dont il est besoin pour remplir ces culs-de-sac, mais d'adresse et de douceur. — Une fois les culs-de-sac remplis avec les bourdonnets à fils, on continue à remplir le vagin à l'aide de bourdonnets simples que l'on porte dans les interstices que laissent entre eux les premiers bourdonnets introduits, et l'on continue ainsi jusqu'à ce que les trois quarts du vagin soient remplis On comble le reste avec de la chapie trempée dans le cérat, et l'on continue ainsi jusqu'à ce que l'on arrive au niveau de l'orifice vulvaire. On garnit alors cet orifice avec de la charpie sèche en quantité suffisante pour qu'elle déborde de la vulve, puis on applique par dessus trois ou quatre compresses longuettes et l'on fixe le tout avec un bandage en T. Le tampon ainsi appliqué forme un tout solide sur lequel le vagin se moule comme un gant sur le doigt qu'il enserre et l'on n'a plus qu'à abandonner les choses à la nature, pendant un certain temps du moins.

Si le tampon est bien appliqué, il restera intact, c'est-à-dire que la charpie extérieure ne sera pas imbibée; si au contraire on la voit s'humecter d'un liquide rougeâtre, il ne faut pas hésiter à retirer le tampon, c'est qu'il est insuffisant, qu'il n'est pas assez serré, il faut donc en introduire un autre. De là, le précepte de procéder lentement, de serrer les boulettes en contact avec le col et la partie postérieure du vagin, car de cela dépend tout le succès de l'opération. Si, en effet, dans l'avortement, où l'hémorrhagie est en général modérée, le tampon peut être médiocrement serré, il n'en est plus de même dans le cas dont il s'agit. La quantité de sang qui peut s'écouler est énorme, la vie de la femme peut se trouver rapidement compromise par la violence de l'hémorrhagie, il faut donc que le moyen employé soit radical, car si l'on a perdu du temps à ôter et à remettre un tampon, la femme s'épuise de plus en plus, et, je ne crains pas de le dire, son salut dépend de la rapidité et de l'habileté avec laquelle on pratiquera cette manœuvre.

On doit partir de ce principe, c'est qu'il faut, dans ce cas, que l'occlusion de la matrice et du vagin soit hermétique, sans cela le tampon n'est que douloureux pour la femme, et ne produira aucun bon résultat. Si au contraire il est bien appliqué, l'hémorrhagie s'arrêtera forcément, car le sang, ne pouvant plus s'écouler au dehors, s'accumulera derrière le tampon, s'y coagulera et arrêtera ainsi l'hémorrhagie.

Lorsque le tampon a été ainsi appliqué, la femme est placée sur des alèzes ou des linges propres, de façon que l'on puisse être averti immédiatement du moindre écoulement sanguin, et elle est laissée dans un repos absolu, le traitement général se bornant à des bouillons, du vin, du groog, et dans certains cas un peu de seigle ergoté aux doses que nous avons indiquées. Pour que le tampon agisse, il faut, en effet, qu'il séjourne dans le vagin pendant au moins douze ou vingt-quatre heures ; or, Barnes donne comme précepte de le retirer au bout d'une heure. Il est donc absolument impossible qu'il en obtienne de bons résultats, et il faut bien insister sur ce point. C'est là le grand échec des praticiens. Toujours trop pressés de constater les effets obtenus, ils se hâtent de retirer le tampon et en perdent ainsi tout le bénéfice. Ce mode d'application est celui qui est employé en France. En Angleterre, mais surtout en Allemagne, on procède un peu différemment.

Les accoucheurs de ces pays emploient des boulettes isolées de charpie et procèdent ainsi : — Un spéculum étant introduit dans les parties génitales, et le col étant mis à découvert, ils introduisent dans le spéculum un mouchoir ou un linge de batiste dont les coins sortent par l'orifice du spéculum, et c'est dans la gaîne ainsi formée qu'ils entassent les bourdonnets de charpie, le spéculum étant retiré à mesure que le mouchoir et par suite le vagin se trouve distendu. — Ils y voient l'avantage de pouvoir, lorsqu'il en est besoin, retirer le tampon tout d'une pièce en tirant sur les quatre angles du mouchoir.

On le comprend de reste : le tamponnement pratiqué dans ces conditions est toujours incomplet, les culs-de-sac échappent à la compression, et il est impossible d'obtenir ainsi une occlusion aussi hermétique que par le procédé français.

Quant à la question de l'extraction du tampon en bloc, elle est aussi facile à obtenir, par notre procédé, car il suffit de tirer sur les fils pour ramener ainsi d'arrière en avant tous bourdonnets introduits, et pouvoir ainsi les extraire avec la plus grande facilité.

Les adversaires du tampon lui reprochent trois choses :

1° De transformer la perte externe en perte interne ;

2° De déterminer prématurément le travail ;

3° D'être d'une application et d'un séjour douloureux pour la femme ; d'empêcher l'issue des urines et des garderobes et d'entraîner à sa suite des conséquences fâcheuses.

Ces reproches sont-ils valables ?

1° La première objection n'est évidemment pas fondée ; tant que le placenta est adhérent à l'orifice, que les membranes sont intactes, et que le fœtus est encore dans la matrice, il est impossible que la perte interne, en admettant qu'elle se produise, atteigne la moindre gravité, car trop d'obstacles s'opposent au cours du sang, de là sa tendance à la coagulation et par suite à l'arrêt de l'hémorrhagie.

Si le placenta est décollé sur un de ses points, le travail alors est commencé, et le sang retenu par le tampon forme un caillot entre le tampon et le placenta, la partie liquide du sang s'écoule, imbibe le tampon, le gonfle, mais la partie solide du sang forme une concrétion qui suspend encore l'hémorrhagie.

En est-il de même lorsque les membranes sont rompues ? Évidemment dans ce cas la perte interne peut être plus considérable. Mais dans ce cas, le plus habituellement, il y a déjà des douleurs, c'est-à-dire que la contraction utérine tend à diminuer le volume de l'utérus, de plus, la présence du fœtus vient encore réduire l'espace où le sang peut s'accumuler. Si c'est la tête qui se présente, sous l'influence des contractions, elle tend à s'appliquer sur le col, forme ainsi de son côté une sorte de tampon interne, d'où encore obstacle à l'épanchement du sang. — Pourtant, on le comprend dans ce cas, le tampon réclame une surveillance des plus attentives, et l'application d'un bandage bien serré, ou mieux une compression avec une bande de caoutchouc sur le ventre et la matrice ; mais si le volume de la matrice augmente, il faut sans hésiter retirer le tampon et se hâter de terminer l'accouchement le plus rapidement possible, quitte à employer le débridement du col, s'il s'oppose à l'extraction de l'enfant.

2° La deuxième objection que l'on fait au tampon, c'est de hâter le travail et d'augmenter les contractions utérines. Cette objection n'en est pas une, car, nous l'avons dit d'abord, l'hémorrhagie se déclare le plus habituellement à partir de sept mois et demi. L'enfant est donc viable, mais, de plus, les observations de Dubois, de Kock de Bruxelles, de Lachapelle, de Depaul, de Villeneuve de Marseille, prouvent que le tampon a pu rester, dans certains cas, appliqué pendant trente-quatre, trente-six, quarante-huit heures, sans déterminer le travail ; et même dans le cas où celui-ci se déclarerait, peut-on hésiter entre cet inconvénient et le danger qui menace fatalement et la mère et l'enfant si on laisse l'hémorrhagie continuer, et doit-on se priver ainsi d'un moyen qui sauve presque sûrement la mère, sans enlever à l'enfant toutes les chances de survie ?

3° Quant aux inconvénients qui résultent, pour la mère, de la suppression des urines et des garderobes, ils sont bien peu de choses, car il suffit d'enlever les premières boulettes de charpie pour pouvoir sonder la femme, et l'on doit avoir pris la précaution de vider le rectum avant d'appliquer le tampon.

Mais, et c'est ici que commencent les divergences, combien de temps ce tampon doit-il rester en place ? N'est-ce qu'un moyen palliatif, et pour ainsi dire préparateur à une manœuvre ultérieure, ou bien suffit-il à lui tout seul à être tout à la fois l'agent actif et de l'arrêt de l'hémorrhagie et de l'accouchement lui-même ?

Nous avons vu que Barnes voulait qu'on ne le laissât appliqué qu'une heure et qu'au bout de ce temps on le retirât, et nous avons ainsi expliqué ses insuccès entre les mains de cet opérateur.

Nos maîtres partent d'un principe tout opposé, et pour ne parler que de MM. Depaul et Pajot, ils ne veulent pas, à moins de circonstances particulières, que l'on touche au tampon, si le sang ne coule pas, avant vingt-quatre ou trente-six heures. Mais cette pratique varie ensuite, et tandis que l'un, M. Depaul, veut que l'on termine l'accouchement aussitôt que cela est possible, M. Pajot serait assez disposé à abandonner à la nature l'expulsion consécutive de l'enfant et du tampon, sans, par conséquent, aucune intervention de la part de l'accoucheur.

Cette idée a été, dans ces derniers temps, reprise par M. Bailly, qui l'a développée, tant dans la thèse d'un de ses élèves, M. Weil, que dans un petit mémoire qu'il a publié à ce sujet il y a quelques mois.

Examinons en détail cette question. Voyons d'abord en quoi consiste la pratique de M. Depaul.

Le tampon étant appliqué convenablement, on le laisse en place pendant vingt-quatre ou trente-six heures, suivant la gravité des cas, et, au bout de ce temps, on le retire, qu'il y ait ou non commencement du travail. Si le sang ne coule plus, on ne remet pas le tampon, mais la malade est soumise à une surveillance de tous les instants, exercée par un aide expérimenté, qui a sous la main un autre tampon tout préparé pour le réappliquer immédiatement en cas de besoin. Cela suffit en général, s'il n'y a pas de travail.

Si au contraire le travail est commencé, mais que la dilatation soit très-minime, on réapplique un nouveau tampon, mais que l'on laisse moins longtemps, et en même temps on administre un peu de seigle. Sous l'influence de ces deux moyens, le travail s'accélère un peu, les contractions utérines s'accentuent et se rapprochent, la dilatation augmente, et alors, au bout de huit ou douze heures, suivant les cas, M. Depaul retire le tampon et perfore les membranes. Sous l'influence de ces moyens, le plus habituellement le travail continue sans hémorrhagie ou avec une hémorrhagie insignifiante, et alors, aussitôt que la dilatation le permet, M. Depaul pratique l'extraction de l'enfant, soit à l'aide de la version, soit du forceps, suivant les cas.

Si au contraire l'hémorrhagie reparaît en abondance ou si les pertes antérieures ont déjà fortement épuisé la femme, M. Depaul réapplique le tampon, qui lui permet d'attendre tranquillement que la dilatation se complète ou devienne suffisante, et il procède encore à l'extraction de l'enfant, en ayant soin de ne rompre les membranes qu'au moment où la dilatation est suffisante pour permettre de terminer l'accouchement.

L'extraction du délivre se fait immédiatement après l'accouchement.

Ce procédé lui permet, on le voit, d'intervenir dans tous les cas, quelle que soit la présentation de l'enfant.

MM. Pajot et Bailly, se basant sur certains faits de terminaison spontanée de l'accouchement dans les cas d'insertion vicieuse, et, effrayés des difficultés qu'il y a quelquefois à décoller le placenta pour pouvoir aller pratiquer la version ou faire une application de forceps, proposent, M. Bailly surtout, la méthode suivante :

Pratiquer le tamponnement, et, au lieu de retirer le tampon lorsque l'on suppose la dilatation complète, non-seulement le laisser en place, mais s'opposer à son expulsion rapide en le faisant rentrer dans l'intervalle des douleurs et en le soutenant avec la main pendant cette douleur. Puis, lorsqu'une portion du tampon, assez considérable pour faire prévoir la fin prochaine du travail, a été ainsi expulsée par les efforts naturels, administrer 1 ou 2 grammes de seigle ergoté pour aider aux contractions de la matrice et assurer le retrait de celle-ci après l'issue de l'enfant.

L'extraction du délivre se fera dans le délai habituel si la femme ne perd pas. Si au contraire une nouvelle hémorrhagie se produisait, on doit achever de suite le décollement.

Une seule objection sérieuse peut être faite à cette méthode, dit M. Bailly, c'est que la mortalité fœtale est beaucoup plus forte lorsqu'on attend la terminaison naturelle du travail que lorsqu'on vide l'utérus au moment propre.

C'est, en effet, une objection fort sérieuse, et j'avoue que, pour ma part, j'hésiterais tout d'abord à accepter une méthode qui s'annonce sous de si fâcheux auspices, de l'aveu même de son inventeur. Mais c'est que la méthode n'est pas seulement passible de cette objection ; on peut encore lui en opposer un certain nombre d'autres que nous allons examiner brièvement.

1° D'abord, la méthode n'est pas applicable à tous les cas ; il faut que l'enfant se présente par une de ses extrémités longitudinales, et de préférence par la tête, et qu'il n'y ait pas de complication à la présentation, sans cela la méthode est inapplicable. Or nous savons déjà que, dans bon nombre de cas, la présentation est vicieuse ; de plus, que l'insertion vicieuse se complique quelquefois de la procidence d'un membre ou de rétrécissement du bassin. Dans ces cas donc, il faut forcément avoir recours à la pratique de MM. Dubois et Depaul, et la méthode de M. Bailly n'est pas applicable. M. Bailly a, du reste, le soin de le dire lui-même.

2° Nous avons vu que, dans certains cas où le tampon a été appliqué après la rupture des membranes, l'hémorrhagie, malgré le tampon, continue et se transforme en perte interne. Ces cas sont rares, très-rares si l'on veut, mais ils n'en existent pas moins, et dans ce cas il faut bien, quelque regret que l'on en éprouve, se décider à retirer le tampon et à employer un autre procédé ; donc, encore dans ce cas, la méthode de M. Bailly est inapplicable.

3° L'abandon de l'expulsion du fœtus et du tampon aux seules forces de la nature réclame, de la part de la matrice, un travail soutenu et des contractions énergiques ; or, en est-il ainsi la plupart du temps ? Loin de là. Le plus habituellement, le caractère des douleurs, dans l'insertion vicieuse, est la lenteur et la faiblesse. Il manquera donc souvent l'agent actif du travail. Je sais bien que l'on m'objectera que l'on peut activer ces douleurs par l'emploi du seigle ergoté. Je répondrai oui chez une femme bien portante, forte, vigoureuse, mais non chez une femme faible, épuisée par des hémorrhagies antérieures, et chez laquelle l'absorption se fait mal ou pas du tout. Et alors que fera-t-on ? Laissera-t-on le tampon indéfiniment en place, attendant tranquillement son expulsion ? Évidemment non. Il faut donc encore des conditions particulières spéciales qui, malheureusement, ne se rencontrent pas le plus habituellement.

Oui, si nous étions toujours appelés dès la première hémorrhagie, nous pourrions peut-être nous borner à ce procédé, mais la plupart du temps nous sommes appelés trop tard, chez des femmes déjà épuisées, quelquefois presque exsangues, dont les membranes sont rompues depuis longtemps, et chez lesquelles, par conséquent, la contractilité utérine ne s'exerce plus que d'une façon tout à fait insuffisante.

On a beau tamponner ces femmes et leur donner du seigle, rien n'y fait, et en laissant le tampon indéfiniment, on leur enlève encore quelques-unes des chances qu'elles pouvaient avoir.

Ce n'est pas assurément que je conseille l'intervention immédiate, non certes; tamponnons d'abord pour donner à la femme le temps de se remettre un peu, et quand les forces sont revenues à l'aide de vin, de bouillon, d'eau-de-vie, au bout de vingt-quatre, de trente-six heures, si l'on veut, que l'on intervienne en terminant l'accouchement, et je crois que l'on aura fait sagement. Cette objection a encore été prévue par M. Bailly, lorsqu'il dit, toutes les fois que le bon état des forces de la mère laisse le choix entre l'accouchement artificiel et l'expectation, c'est la méthode dernière qu'il faut préférer. Assurément, dans ces cas, il faut attendre, car rien ne presse, et il n'y a pas de danger à le faire; mais lorsque l'on peut intervenir sans danger ni violence, il faut le faire.

4° Enfin il est une dernière objection à faire à cette méthode. M. Bailly suppose que le col et la partie fœtale, soit par suite des contractions utérines et de l'engagement de cette partie fœtale d'une part, soit par l'obstacle qu'il oppose au tampon en le refoulant dans l'intervalle des douleurs, resteront hermétiquement appliqués l'un contre l'autre. Mais il n'en est rien. A mesure que le col se dilate et se rétracte, il s'écarte du tampon, d'une part; la partie fœtale ne s'adaptera donc jamais aussi exactement au tampon que celui-ci au col. D'un autre côté, on ne le fera pas rentrer. Le tampon, dans ces cas, forme une masse compacte, d'une densité considérable, qui est moulé sur les parois du vagin. et il n'est pas possible de réintroduire cette masse une fois qu'elle est sortie. On le refoulera bien un peu ainsi que le vagin, mais il restera toujours un espace plus ou moins considérable entre la partie fœtale et lui, et si l'hémorrhagie se reproduit, il peut s'accumuler entre lui et cette partie fœtale une quantité de sang assez considérable pour faire perdre tout le bénéfice de l'expectation. J'ajouterai enfin qu'en refoulant ainsi ce tampon, on s'expose à produire sur le vagin des tiraillements qui pourront déterminer des excoriations, de petites plaies dont il faudra tenir compte dans les suites de couches.

Donc, la méthode que M. Bailly propose est une méthode pour ainsi dire d'exception, et si elle est applicable dans certains cas, ces cas sont ceux qui se présentent dans des conditions particulières, qui exigent un ensemble de circonstances qui, malheureusement, se présentent trop rarement pour qu'on puisse faire de cette méthode une règle générale.

Oui, si l'on est appelé avec un début de travail, les membranes intactes, la présentation bonne, les contractions suffisantes, la femme étant encore dans un état de force suffisant, oui, dans ce cas on peut employer la méthode de M. Bailly si on le veut. On perdra peut-être l'enfant, mais on sauvera à coup sûr la mère.

Mais si l'on est appelé dans les conditions inverses, c'est-à-dire chez une femme épuisée, et dont le travail n'avance pas ou peu, il faut employer de préférence le procédé de M. Depaul : tamponner, attendre une dilatation suffisante, rompre les membranes, puis, si l'hémorrhagie reparaît, retamponner, et une fois la terminaison de l'accouchement possible sans violence, terminer; on sauvera probablement la mère, et si l'enfant avait encore quelque chance de vie, on aura au moins fait tout ce qu'il était possible pour la lui conserver.

Étant admise l'indication de terminer l'accouchement et sa possibilité, comment doit-on agir :

Deux cas se présentent :

1° L'insertion est marginale;

2° L'insertion est centrale.

Dans le premier cas, pas d'hésitation possible; il est bien évident que l'on doit introduire la main ou les instruments du côté où la voie est praticable, c'est-à-dire où le placenta ne recouvre pas le col. Si les membranes sont rompues, on passe au travers de l'ouverture naturelle et l'on va chercher les pieds ou l'on applique le forceps. Si les membranes sont intactes, on les rompt et l'on introduit par ce chemin artificiel la main ou les instruments, et l'on termine artificiellement l'accouchement si la persistance de l'hémorraghie l'indique; mais si l'hémorrhagie est faible, si la tête se présente et fait l'office de tampon interne, si les contractions sont suffisamment énergiques, si, en un mot, rien ne demande une intervention active, on peut abandonner l'accouchement à lui-même et on le verra se terminer rapidement et seul.

Dans le second cas, l'insertion est centrale et le mode d'action doit être un peu différent. Que les membranes soit rompues ou non, deux moyens s'offrent alors : l'un qui consiste à passer au travers du placenta, à aller chercher les pieds de l'enfant et à l'amener au dehors à travers l'ouverture ainsi pratiquée dans le placenta, l'autre qui consiste à le décoller par un de ses côtés et à passer par cette voie artificielle pour aller chercher les pieds de l'enfant et l'amener ainsi au dehors.

Ces deux procédés, on le comprend, sont tous deux fort dangereux pour l'enfant, dont ils détruisent les communications vasculaires avec la mère; mais le second me paraît de beaucoup préférable au premier, en ce sens qu'il est, d'une part, plus facile à exécuter et que, d'une autre part, les désordres qu'il amène dans la circulation utéro-placentaire sont toujours moindres que dans l'autre cas. On donne ainsi à l'enfant un peu plus de chances de survie, et cela sans danger pour la mère; c'est donc à ce dernier procédé que je donnerai la préférence.

Il va de soi, du reste, que le choix de la main ou des instruments, une fois le décollement pratiqué, reste subordonné à toutes les conditions habituelles, c'est-à-dire présentation, procidences, etc., qui servent de règle de conduite lorsqu'il s'agit de la terminaison artificielle de l'accouchement. Seulement, il ne faut pas oublier que dans ce cas tous les instants sont précieux aussi bien pour l'enfant que pour la mère, et c'est au procédé qui semble pouvoir permettre de terminer le plus promptement l'accouchement qu'il faut avoir recours.

Décollement du placenta. A côté de cette méthode du tamponnement est venue dans ces dernières années s'en placer une autre, qui, proposée par Radfort, préconisée par Simpson d'une façon tellement ardente qu'il se l'est pour ainsi dire appropriée, a été attaquée en France et en Allemagne par presque tous les accoucheurs modernes et vient de l'être dernièrement en Angleterre par M. le docteur Barnes qui lui-même propose un autre procédé que nous aurons aussi à examiner. Cette méthode c'est le *Décollement préalable du placenta.* Ayant observé des cas dans lesquels le placenta sort avant l'enfant et où l'hémorrhagie s'arrête, Radfort (*London and Provinc. J.*, 1844) a réuni ces faits au nombre de quarante, et admettant que l'arrêt de l'hémorrhagie dans ces cas était dû à la compression exercée sur les vaisseaux par la tête de l'enfant (mais remarquant que dans les cas d'expulsion prématurée du placenta les enfants étaient tous morts), posa les six propositions suivantes :

1° L'accouchement ni même le détachement du placenta ne doivent jamais être tentés avant que l'orifice soit assez dilaté pour permettre sans danger l'introduction de la main.

2° S'il y a des signes non équivoques de la mort du fœtus il faut détacher complétement le placenta et rompre les membranes, abandonner ensuite le travail à la nature si les contractions sont suffisantes; sinon employer les stimulants, le galvanisme.

3° Si le bassin est rétréci, extraire le placenta, puis perforer le crâne et extraire avec le crochet.

4° Si l'orifice est en partie assez dilaté ou dilatable pour permettre l'introduction de la main, il faut détacher complétement le placenta, si les membranes sont rompues et les contractions énergiques.

5° S'il y a un épuisement produit par une hémorrhagie dépendant d'une insertion centrale, il faut perforer le placenta au centre (canule ou trocart), faire écouler le liquide amniotique, détacher complétement le placenta et employer le galvanisme.

6° S'il y a insertion partielle, rompre la poche des eaux, et s'il survient une hémorrhagie, employer le galvanisme.

Simpson déclare, lui, que l'hémorrhagie est moins grave pour la mère lorsque le décollement est complet que lorsqu'il n'est que partiel. Selon lui, l'hémorrhagie provient surtout de la déchirure du placenta et des vaisseaux du placenta lui-même, il en résulte qu'à chaque hémorrhagie une partie de l'organe s'oblitère et empêche l'abord ultérieur du sang maternel du côté détaché, de manière qu'à mesure que la séparation du placenta devient plus complète, le nombre des vaisseaux qui devaient y apporter le sang diminue graduellement jusqu'à ce que cette séparation étant enfin achevée la perte s'arrête totalement.

Donc il faut arracher le placenta, et cela surtout :

1° Lorsque la perte a résisté aux principaux moyens et en particulier à la rupture des membranes ;

2° Lorsque le peu de dilatation ou de développement du col (primiparité ; travail prématuré), le retrait de l'utérus sur lui-même après l'évacuation des eaux, le rétrécissement du bassin rendent la version ou toute autre délivrance artificielle dangereuse ou impossible ;

3° Lorsque la mort ou la non-maturité du fœtus n'impose d'autres devoirs à l'accoucheur que de veiller au salut de la mère.

L'extraction du fœtus doit être pratiquée immédiatement à moins que l'hémorrhagie ne se suspende.

Or, le point de départ de la théorie de Simpson est complétement faux, l'hémorrhagie, comme Lee, Aswhell l'avaient déjà prouvé, provenant de l'utérus, et non du placenta. De plus, Simpson veut que l'on emploie le procédé de l'arrachement du placenta, lorsque le peu de dilatation ou de développement du col rend la version ou toute autre délivrance artificielle dangereuse ou impossible. Mais est-il donc possible, dans ce cas, en admettant son procédé, d'aller arracher le placenta sans violence pour la mère ; et est-il possible, alors, d'éviter les lésions du col et de la matrice ? C'est un véritable accouchement forcé que l'on pratique ainsi, et nous avons assez fait nos réserves sur ce mode opératoire pour que nous n'ayons pas besoin d'y revenir ici. Nous ajouterons seulement ceci : c'est qu'en admettant même la possibilité, non plus d'aller arracher, mais d'aller détruire le placenta sur place, cette opération doit toujours être fort longue et fort difficile, et que pendant ce temps la femme continue à perdre du sang, outre que l'enfant, s'il est encore vivant, est presque inévitablement sacrifié. De plus, si la femme continue à perdre après l'arrachement du placenta, il faudra bien terminer l'accouchement ; et alors que de difficultés pour l'opérateur, que de périls pour la mère, que l'on aurait évités en se bornant à tamponner et à attendre le moment propice pour l'intervention, s'il en était besoin.

La statistique de Simpson, du reste, si imposante quelle soit, pèche par la base, car elle comporte des cas très-divers, et qui ne peuvent se comparer les uns aux autres.

Cohen, (*Monat. f. Geb.*, 1855), propose de transformer, dans le cas d'insertion totale, cette insertion en insertion partielle, et pour cela il sépare la partie la plus étroite du placenta de ses adhérences avec l'utérus, perfore les membranes sur le bord du placenta, les détache de la partie étroite en même temps qu'il sépare du même côté, le placenta fœtal de la sérotine, sur une étendue de 190 à 200° de la circonférence placentaire. Le lobe le plus long pourra ainsi être ramené au-dessus du fœtus sans être arrêté par la traction des membranes ou l'arrachement du plus petit lobe.

Bunsen, (*Neue Zeitschr. f. Geb.*), propose, lui, l'avulsion partielle du placenta. Dans le cas où une portion de la circonférence de l'organe vasculaire passe à travers le col, cet auteur conseille d'arracher aussi ras que possible la portion flottante du placenta, de préférence au tamponnement, et d'arracher de nouveau la partie séparée si une nouvelle partie tendait à s'échapper par le col. — Divers arrachements opérés de cette manière entre le 3e, le 4e mois, au 5e, au 8e, lui ont toujours permis de faire cesser la perte, et de laisser la gestation continuer son cours.

Cela nous semble pour le moins extraordinaire!!! Enfin, Mr le docteur Barnes propose le moyen suivant.

Il divise le traitement en deux cas :

1° Insertion vicieuse centrale ou non, avec contractions utérines et dilatation spontanée.

2°. Cas dans lesquels la contraction est absente avec ou sans dilatation.

Toutes les fois que l'hémorrhagie est assez abondante pour causer de l'inquiétude avant le travail, *rompre les membranes,* soit avec le doigt, stylet, sonde.

Compression du ventre mais sans tampon; puis, si l'hémorrhagie continue et que le travail ne se déclare pas, il propose :

Le décollement du placenta dans toute la portion fixée à la zone placentaire, aidé de l'ergot ou des stimulants; et si, malgré cela, l'utérus reste inerte, la *dilatation* artificielle, avec ses dilatateurs, et l'extraction consécutive de l'enfant par la *version bipolaire* mais faite lentement, progressivement, et le badigeonnage du col avec le perchlorure de fer.

Donc, presque tous les accoucheurs sont d'avis d'intervenir. Or, il eût été très-important de comparer entre eux les résultats obtenus pour les enfants suivant les divers procédés employés. Malheureusement les statistiques sont muettes à cet égard. Ce qui peut pourtant en ressortir, c'est que dans ces cas, comme dans l'accouchement normal, le mode de présentation a une grande influence, et qu'il en est de l'accouchement dans le cas d'insertion vicieuse comme de tous les autres accouchements, c'est-à-dire que, moins l'intervention est active, plus la mère et l'enfant ont de chances de salut.

Nous retrouvons donc ici, par ordre de gravité :

La version;

Le forceps;

La terminaison spontanée ;

celle-ci fournissant le plus de cas de guérison. Toutes les fois donc que l'on pourra se borner à laisser agir la nature, c'est à cela qu'il faudra se limiter, quitte à intervenir lorsque la vie de la mère ou de l'enfant sembleront justifier cette intervention.

3. Hémorrhagies par les vaisseaux du cordon.

BIBLIOGRAPHIE. — BENCKISER (NAEGELE), *De hæmorrh. int. part.,* etc. D. i. Heidelb., 1831. — RICKER, *Siebold's Journ.,* vol. II, p. 506. — HUTER, *Neue Zeitschr. f. Geb.,* vol. XII, p. 48. — HECKER, *Klin. d. Geb.,* I, p. 162. — CHIARI, BRAUN ET SPAETH, *Klin. d. Geb.,* p. 183. — HUTER, *M. f. G.,* vol. XXVIII, p. 330. — CAZEAUX-TARNIER, *Traité de l'art des accouch.,* 7ue édit. Paris, 1867, p. 177. — HYRTL, *Die Blutgefässe der menschl. Nachgeburt.* Wien, 1870. p. 63. — RUGE, *Berl. B. z. Geb. u. Geb.,* II, p. 42.

§ 738. L'*insertio velamentosa* du cordon peut donner lieu (voy. § 385) à une variété particulière d'hémorrhagie pendant l'accouchement. Si notamment ce cordon s'insère de telle façon que ses vaisseaux aient en partie leur trajet dans la partie des membranes qui se trouve au niveau de l'orifice du col, ils peuvent se déchirer au moment de la rupture de ces membranes. Il en résulte quelquefois une hémorrhagie fœtale, et quoique le vaisseau qui donne du sang puisse être comprimé par la tête qui s'engage après la rupture de la poche des eaux, la mort de l'enfant peut survenir par asphyxie, l'échange des gaz se trouvant empêché. On trouve par conséquent sur les cadavres des enfants les signes de l'anémie aussi bien que ceux de la mort par asphyxie.

§ 739. On peut diagnostiquer cette anomalie si l'on sent dans ces mem-

branes un peu épaissies les pulsations d'un vaisseau qui peut avoir le volume
d'une plume de corbeau. Il faut alors retarder aussi longtemps que possible
la rupture de la poche des eaux en appliquant un tampon de caoutchouc modérément rempli. Car si la poche se rompt avant que la terminaison artificielle
de l'accouchement soit possible, l'enfant est perdu si ce vaisseau se déchire. Mais si les membranes ne se rompent que lorsque l'orifice est assez largement dilaté, on peut sauver la vie de l'enfant en terminant immédiatement
l'accouchement.

La mort du fœtus peut, lorsqu'un de ces vaisseaux ombilicaux se présente ainsi
être encore causée par la compression que la tête, qui s'engage, exerce sur ces
vaisseaux (1). Un cas publié par Kuhn (2) est intéressant en ce que l'enfant naquit
vivant, en passant par l'ouverture des membranes qui s'était produite entre les vaisseaux. Ruge (3) raconte un fait tout à fait analogue.

Une hémorrhagie dangereuse pour l'enfant peut encore survenir lorsque la
femme accouchant debout, accroupie ou assise, au moment de l'expulsion de l'enfant, le cordon se rompt sous le poids de l'enfant. Le cordon peut se déchirer exactement au niveau de l'ombilic ou dans son milieu, ou à son point d'insertion,
quelquefois un morceau du placenta peut se déchirer en même temps. Ce n'est
que dans des cas exceptionnels, que lorsque le cordon se déchire, on voit survenir
une hémorrhagie mortelle pour l'enfant. La plupart du temps, les vaisseaux se
rétractent, et le cordon ne donne pas du tout de sang ou n'en laisse couler que fort
peu.

b. HÉMORRHAGIES DE LA DÉLIVRANCE.

§ 740. Après l'expulsion de l'enfant, l'inertie utérine est la cause de beaucoup la plus fréquente des hémorrhagies. Cette *atonie de l'utérus* survient
surtout lorsque l'utérus est débarrassé très-rapidement de son contenu, soit
naturellement, soit artificiellement. Il en est de même, lorsqu'il a été antérieurement extrêmement distendu, c'est-à-dire dans les accouchements très-
rapides, après la version et l'extraction faites prématurément, dans l'hydramnios et les grossesses gémellaires. Quelquefois cela tient à une faiblesse
générale, à un développement trop faible du tissu musculaire (vices de développement et accouchements antérieurs très-difficiles). Dans d'autres cas,
l'inertie se renouvelle à tous les accouchements chez la même femme, sans
que l'on puisse trouver une cause plausible. Les adhérences partielles du placenta à l'utérus, adhérences qui du reste sont rarement dues à du vrai tissu
conjonctif, peuvent, puisque les parties décollées au voisinage des adhérences ne se rétractent alors qu'incomplétement, donner lieu à de fortes
hémorrhagies.

§ 741. La conséquence naturelle de cette absence ou de cet état insuffisant
des contractions est que les vaisseaux restent béants au point où s'insère le
placenta, de sorte qu'ils peuvent donner lieu à un écoulement de sang qui
peut être assez considérable pour que la mort survienne très-rapidement. Le

(1) Voy. Etlinger, *Obs. obst.* D. i. Bonn, 1844, p. 16.
(2) *L. c.*, n° 23, p. 557.
(3) *L. c.*, p. 47.

diagnostic de ces hémorrhagies est très-facile, même lorsque l'orifice interne se trouve obstrué par une forte antéflexion, ou par les membranes (1), ou par de gros caillots, au point que c'est à peine s'il s'écoule un peu de sang à l'extérieur. L'utérus est tellement flasque, que, à la palpation, ou on ne le trouve plus du tout, ou on le sent comme un corps très-mou, très-flasque, tandis qu'à l'état normal il forme une sphère très-dure.

§ 742. Un traitement très-simple suffit presque toujours. On frictionne énergiquement l'utérus avec la main. Déjà après quelques frictions on le sent nettement devenir dur, et si l'on continue les frictions en l'embrassant à pleine main, on produit un état de contraction tel que l'hémorrhagie s'arrête. Si l'hémorrhagie, pour les raisons que nous avons données plus haut, était surtout interne au début, la compression de l'utérus expulse très-souvent tout à la fois de gros caillots et le placenta; puis survient un écoulement plus fort de sang liquide et l'hémorrhagie s'arrête. On ne doit donc pas s'effrayer si, à la suite de la compression, l'hémorrhagie tout d'abord devient plus forte, car le sang qui s'écoule était contenu dans l'utérus inerte, et par conséquent était déjà perdu pour l'organisme.

§ 743. Si, en agissant ainsi, on réussit presque toujours à amener dans l'utérus un état de rétraction tel que l'hémorrhagie s'arrête, l'utérus pourtant, tant que le placenta n'est pas encore expulsé, continue à avoir une grande tendance à retomber dans l'inertie et à donner ainsi lieu à une nouvelle hémorrhagie. Il faut par conséquent continuer la manœuvre de Credé jusqu'à l'expulsion du délivre.

Ce n'est que dans le cas très-rare d'adhérence vraie du placenta à la paroi utérine (voy. § 372) que ce procédé échouera, et c'est précisément pour cela qu'il est si rare de voir avant l'expulsion du placenta l'utérus ne pas se contracter sous l'influence de ces frictions, et par conséquent l'hémorrhagie continuer ou de la voir continuer, même l'utérus étant contracté. Si cela a lieu, il faut alors avoir recours au décollement artificiel du placenta avec la main.

§ 744. Pour y parvenir, on introduit une main bien graissée, la femme étant placée sur le dos ou sur le côté, et on la conduit sous la direction du cordon, les doigts rassemblés, jusqu'au point où s'insère le placenta. Alors, tandis qu'avec l'autre main placée à l'extérieur, on exerce une contre-pression, on détache avec le bord cubital du petit doigt la partie adhérente. Si cela ne réussit pas et si l'on reconnaît que les adhérences sont épaisses, en forme de cordes, on peut les déchirer avec les ongles. Lorsque le placenta est complétement détaché, on le saisit à pleine main et on l'extrait. Quelquefois, surtout lorsque l'on a fait des tentatives inconsidérées de délivrance, l'utérus se rétracte d'une façon irrégulière, de sorte que l'orifice interne forme un étranglement qui ne permet pas le passage de la main. Un peu de patience, au besoin le chloroforme, et la dilatation faite avec précaution du point rétracté triomphent toujours de la résistance. On ne doit jamais, lorsque l'expulsion du placenta ne se fait pas depuis plusieurs heures, se borner au traitement expectant, mais il

(1) Braxton Hicks, *Brit. méd. J.*, févr. 1872.

faut toujours faire la délivrance artificielle, car plus on attend, plus l'orifice interne se referme. Le délivre demeuré dans l'utérus reste bien, il est vrai, dans quelques cas, dans un état parfait de conservation et est expulsé plus tard par les seules forces de la nature (1), mais ordinairement il se putréfie et peut alors, dans les suites de couches, donner lieu aux maladies les plus terribles.

Pour le traitement des cas où l'hémorrhagie persiste encore après la délivrance, voyez la pathologie des suites de couches.

4. INVERSION UTÉRINE.

BIBLIOGRAPHIE. — FRIES, *Abh. v. d. Umk.*, etc., d. *Gebärmutter*. München, 1804. — MEISSNER, *Frauenzimmerkrankheiten*, 1843, vol. I, p. 732. — CROSSE, *An essay, etc. Transact. of the prov. med. and surg. Ass.* London, 1845. — LEE, *Amer. J. of med. sc.* October 1860. — BETSCHLER, *Breslauer kl. Beitr.*, I, p. 1. — VEIT, *Krankh. der weibl. Geschlechtsorgane*, 2me édit. Erlangen, 1867, p. 342. — V. SCANZONI, *Beiträge zur Geb. und Gyn.*, vol. V. p. 83. — M. DUNCAN, *Researches in Obstetrics.* Edinb., 1868, p. 374. — W.-A. FREUND, *Zur Path. u. Ther. d. veralteten Inversion uteri*, etc. Breslau, 1870.

§ 745. Ce n'est que très-rarement que l'on voit survenir, dans la période de la délivrance, un déplacement particulier de l'utérus qui consiste dans une

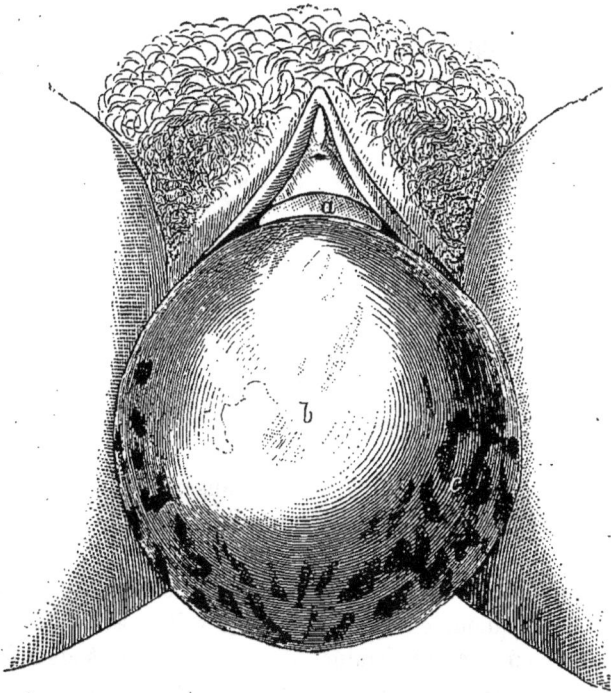

FIG. 155. — Prolapsus de l'utérus renversé, d'après Boivin et Dugès.

invagination ou une inversion de tout l'organe, telle que le fond retourné sort par l'orifice du col. L'inversion est incomplète tant que le fond se trouve encore

(1) Voy. Schroeder, *Scanzoni's Beitr.*, vol. VII, p. 27.

au-dessus de l'orifice du col, elle est complète lorsque le fond à travers cet orifice a pénétré jusque dans le vagin. Lorsque la maladie atteint son summum, il existe un prolapsus de l'utérus inversé, de sorte que l'utérus complétement retourné se trouve placé hors des parties génitales externes (voy. fig. 155).

§ 746. C'est la période de la délivrance qui présente les conditions les plus favorables pour la production de ce déplacement utérin. Pour que cela se produise, il faut qu'il existe une inertie complète ou du moins partielle (paralysie du point de l'insertion placentaire), et que l'orifice soit dilaté. Lorsque ces conditions existent, le fond peut se retourner sous l'influence de tractions exercées par en bas, ou de pressions exercées par en haut. Le plus souvent cela arrive lorsque les sages-femmes ont tiré trop tôt sur le cordon et que le délivre s'insère au fond de la matrice. Mais, par exception, cela peut se produire aussi dans des accouchements spontanés, surtout lorsque la femme est accouchée debout ou accroupie, et que le poids de l'enfant tire sur le placenta encore solidement attaché. L'inversion se produit dans des cas rares, lorsque l'utérus étant flasque on emploie la manœuvre de Credé mal à propos (1). Elle peut même se produire par la seule pression des muscles abdominaux.

§ 747. La production subite de l'inversion dans la période de la délivrance amène toujours des modifications considérables dans l'état général de la femme. Des troubles cardiaques, des syncopes, des convulsions, des vomissements, etc., peuvent quelquefois, lorsque ce déplacement se produit, résulter de l'ébranlement du système nerveux; le plus souvent ils sont dus à l'anémie cérébrale aiguë, à laquelle prédispose déjà par elle-même l'évacuation rapide du contenu de l'utérus, et qui devient beaucoup plus prononcée lorsque non-seulement le contenu de l'utérus mais l'organe tout entier sort de la cavité abdominale. Alors le sang se déverse dans les vaisseaux de la cavité abdominale qui se trouvent tout à coup dans un état de pression beaucoup moindre, et l'anémie cérébrale résulte du défaut d'afflux sanguin que subit la moitié supérieure du tronc.

Si le placenta est encore adhérent dans toute son étendue à l'utérus, l'hémorrhagie peut faire défaut. Presque toujours, pourtant, le placenta se décolle partiellement, et alors l'hémorrhagie, si l'utérus ne se contracte pas, peut être considérable et amener une mort immédiate. Dans d'autres cas, l'hémorrhagie est médiocre, ou ne prend pas des proportions dangereuses pour la vie, et le danger n'est dû qu'à l'inflammation consécutive. Si l'orifice du col se contracte fortement, le fond peut se trouver étranglé et se gangrener.

§ 748. Le *diagnostic* de l'inversion récente ne présente aucune difficulté. La tumeur que l'on sent dans le vagin ou que l'on voit en avant du vagin, est caractéristique et ne peut être confondue qu'avec un polype. Mais il faut confirmer le diagnostic différentiel par l'exploration combinée qui, dans un polype, permettra de constater la présence de l'utérus à la place habituelle, tandis que dans l'inversion on ne le sent plus dans le bas-ventre.

§ 749. Lorsque l'art intervient à propos et très-vite, le *pronostic* n'est pas

(1) Kulp, *Berl. B. z. Geb. u. G.*, I, p. 78.

mauvais, quoiqu'il ne soit jamais insignifiant. Mais en l'absence d'un traitement rationnel il devient très-fâcheux, quoique l'on ait observé quelques cas de réduction spontanée (1).

§ 750. Le *traitement* consiste dans la réduction de l'utérus qui, dans les cas tout récents, réussit toujours ordinairement sans difficulté. Si le placenta n'est pas détaché ou ne l'est que dans une faible étendue, il faut commencer par le décoller. Si l'orifice n'est que peu rétracté, la réduction réussit facilement. Mais dans d'autres cas elle peut présenter des difficultés considérables, et les tentatives répétées doivent être pratiquées la femme étant chloroformisée. Lorsque la réduction est obtenue, on doit laisser la main dans l'utérus, jusqu'à ce qu'il se contracte bien ; s'il reste flasque, on donne le seigle à l'intérieur, et l'on emploie avec succès les douches froides sur le ventre. Pour prévenir la récidive, il faut faire garder longtemps encore le décubitus dorsal et s'opposer à tout effort de la part des muscles abdominaux.

Si l'inversion utérine est plus vieille, une compression agissant d'une façon permanente est le procédé qui permet le mieux d'espérer la réduction. La meilleure manière de la pratiquer est la pression faite à l'aide d'un tampon de caoutchouc fortement rempli. Barnes (2) a inventé pour cela un pessaire élastique particulier. Emmet (3), lorsque la réduction ne réussit qu'incomplétement, c'est-à-dire lorsque le fond se laisse seulement un peu refouler au-dessus de la portée de l'orifice externe, réunit par la suture les lèvres de cet orifice, pour exercer ainsi une pression constante sur le fond de l'utérus.

Quelquefois la réduction réussit encore lorsque le mal existe depuis très-longtemps au bout de deux (4), de quatre (5), de six (6), de treize (7) et même de quinze (8) ans.

La conception peut se faire de nouveau, après la réduction, même dans les cas où l'inversion utérine est très-ancienne, comme le prouve le cas de Tylor Smith, dans lequel l'utérus fut réduit avec succès au bout de douze ans. — La femme qui le portait redevint enceinte plusieurs fois, et subit une nouvelle inversion dans un des accouchements, inversion qui put être très-facilement réduite (9). Dans un autre cas traité par Emmet (10) après la réduction, la femme redevint enceinte.

Si la réduction échoue par tous les moyens, Thomas (11) conseille, au lieu d'amputer l'utérus inversé, de faire dans la paroi abdominale une incision jusqu'à l'entonnoir formé par l'inversion, de dilater directement avec des instruments l'anneau qui produit l'étranglement, et de tenter alors la réduction. Dans un cas ainsi traité, il réussit et la malade guérit, quoique il existât ensuite une rupture du vagin avec perforation.

(1) Spiegelberg, *Arch. f. Gyn.*, V, p. 118.
(2) *Great Britain Obst. J.*, I, p. 1.
(3) *Amer. J. of Obst.*, vol. I, 2, p. 155 et vol. II, 2, p. 207.
(4) Birnbaum, *M. f. G.*, vol. XX, p. 199 et Schroeder, *Berl. klin. W.*, 1868, n° 46.
(5) Worster, *Amer. J. of Obs.*, vol. II, p. 447.
(6) West, *Med. Times*, 29 oct. 1859.
(7) Noeggerath, *M. f. G.*, vol. XX, p. 200.
(8) White, *Amer. J. of med. sc.*, avril 1872, p. 391 (avec terminaison mortelle).
(9) Voy. *Medico-Chir. Tr.*, vol. XLI, 1858, et *Obst. Tr.*, X, p. 32.
(10) *Amer. J. of Obst.*, II, p. 438.
(11) *Amer. J. of Obst.*, vol. II, p. 423.

5. CONVULSIONS DES FEMMES EN TRAVAIL.—ÉCLAMPSIE.

BIBLIOGRAPHIE. — LITZMANN, *Deutsche Klinik*, 1852, n⁰ˢ 19-31, 1855, n⁰ˢ 29 et 30 et *M. f. G.*, vol. XI, p. 414.— WIEGER, *Gaz. de Strasb.*, 1854, n⁰ˢ 6 à 12 (*Schmidt's Jahrb.*, vol. LXXXVII, p. 57). — BRAUN, *Chiari, Braun und Spaeth, Kl. d. Geb.*, p. 249. — HECKER, *Kl. d. Geb.*, vol. II, p. 155 et *M. f. G.*, vol. XXIV, p 298. — ROSENSTEIN, *Path. u. Ther. d. Niederkrankh.* Berlin, 1863, p. 57 et *M. f. G.*, vol. XXIII, p. 413. — BRUMMERSTADT, *Bericht a. d. Rostocker Hebammenanstalt*, etc. Rostock, 1866, p. 89. — DOHRN, *Z. Kenntn. d. heut. Standes d. Lehre, v. d. Puerperal Eclampsie. Programm.* Marburg, 1867. — ELLIOT, *Obst. Clinik*, New-York, p. 1, etc. — SIMON THOMAS, *Ned. Tijdschr. v. Geneesk*, II⁰ sect., 4ᵐᵉ édit., p. 321, 1869, voy. *Schmidt's Jahrb.*, 1871, vol. CXLIX, p. 290. — HALL DAVIS, *London obst. Tr.*, vol. XI, p. 268. — V. MIECZKOWSKI, *Fünfzig Fälle von Eclampsie*. D. i. Berlin, 1869. — SPIEGELBERG, *Arch. f. Gyn.*, vol. I, p. 383.

§ **751.** Toutes les variétés de convulsions peuvent, suivant les circonstances, survenir aussi chez la femme en travail. Ainsi des femmes épileptiques peuvent avoir un accès pendant l'accouchement, ou bien l'accouchement peut se compliquer de convulsions hystériques. En outre, à la suite de méningite, de tumeur du cerveau, d'apoplexie ou d'anémie aiguë très-prononcée, on peut voir se produire des accès épileptiformes.

Les femmes épileptiques ne présentent pendant l'accouchement aucune tendance a avoir des accès, et même chez la plupart d'entre elles ils font défaut même lorsqu'ils se manifestaient très-fréquemment pendant le cours de la grossesse. Ainsi, Elliot (1) raconte que chez une épileptique, les accès qui antérieurement revenaient régulièrement une fois par mois, devinrent plus fréquents pendant les trois derniers mois de la grossesse (environ quatre fois par mois), qu'il y en eut quatre dans les vingt-quatre heures qui précédèrent l'accouchement, mais qu'il n'y en eut aucun pendant l'accouchement. Cela n'est pourtant pas la règle, comme par exemple on peut le voir d'après un cas publié par Braun (2) dans lequel il y eut six accès pendant l'accouchement, quoiqu'il n'en eût pas existé un seul pendant la grossesse.

Les convulsions hystériques pendant la grossesse sont encore plus rares. Nous les avons rencontrées une fois chez une primipare de vingt-six ans, qui déjà pendant la grossesse avait eu des accès semblables, et ils étaient extrêmement prononcés. Les accès se reproduisirent pendant tout l'accouchement, à des intervalles irréguliers, et sans être nettement séparés les uns des autres; ils consistaient en ce que la femme se jetait à droite ou à gauche, en un tremblement général du corps, surtout des membres inférieur, en convulsions cloniques des membres supérieurs, en sanglots avec grincement de dents. Les pupilles étaient contractées, la connaissance n'était pas complétement abolie. Les accès se renouvelèrent à plusieurs reprises pendant les suites de couches. L'urine était normale.

§ **752.** Le plus souvent, pendant l'accouchement, il se produit une variété de convulsions qui est caractérisée par ceci que, tandis que chaque accès isolé ressemble complètement à un accès épileptique, les convulsions se renouvellent à intervalles plus ou moins longs, et que tandis qu'après le premier accès l'intelligence revient, dans les accès suivants il se produit du sopor

---

(1) *L. c.*, p. 127.
(2) *L. c.*, p. 253.

même pendant les intervalles des accès. On désigne ces convulsions sous le nom d'*éclampsie*.

§ 753. Jusqu'à présent on n'est pas encore d'accord au point de vue de l'*étiologie*. Depuis que Lever, Devilliers et Régnauld ont appelé l'attention sur la coïncidence des convulsions avec la présence de l'albumine dans l'urine, Frerichs a émis l'opinion que l'éclampsie était le symptôme le plus éclatant de l'urémie, c'est-à-dire que chez les éclamptiques le sang était empoisonné par les matières excrétées, qui sont habituellement rejetées par l'urine. Comme il ne réussit pas à démontrer la présence de l'urée dans le sang, Frerichs admit qu'elle se transformait en carbonate d'ammoniaque et que c'était ce carbonate d'ammoniaque qui produisait cette action délétère.

Cette opinion se basait essentiellement sur ce fait, que à peu près dans tous les cas, on trouvait de l'albumine dans l'urine des malades, et que l'autopsie faisait constater dans les reins la dégénérescence de Bright à différents stades. — Quoique dans la majorité des cas, le faible degré de la maladie rénale fût en désaccord frappant avec les symptômes si prononcés qu'on prétendait se manifester dans ces conditions, on en chercha l'explication dans l'état suraigu d'invasion de la maladie. Mais dans ces derniers temps, où l'examen des urines des éclamptiques a été fait avec une grande attention, on a vu se multiplier les cas dans lesquels les reins n'étaient pas du tout malades, ou du moins ne l'étaient pas au début des accès, et dans lesquels l'urine ne présenta pour la première fois de l'albumine que dans le cours de l'éclampsie, de sorte que l'on est autorisé a admettre que dans un un certain nombre des cas signalés antérieurement, l'albumine trouvée dans l'urine n'était apparue pour la première fois qu'à la suite des contractions et des accès. Il est par conséquent évident qu'il y a toute une série de faits à qui la théorie de Frerichs ne peut pas convenir.

Halbertsma (1) a récemment modifié cette opinion en admettant que la plupart des cas d'éclampsie seraient dus à la rétention des matières constituantes de l'urine, rétention qui ne serait pas la suite d'une maladie primitive des reins, mais serait produite par la pression exercée par l'utérus sur les uretères. L'hyperémie des reins et la néphrite diffuse, détermineraient la production de l'éclampsie.

La théorie de Frerichs peut elle être admise d'une façon générale pour un cas quelconque d'éclampsie? C'est ce qui semble rester douteux, même après le cas récemment publié par Spiegelberg. Car si important que soit ce fait, dans lequel il a prouvé d'une façon incontestable la présence du carbonate d'ammoniaque dans le sang d'une éclamptique, ce cas ne permet pas pourtant d'affirmer que c'est cette altération pathologique du sang qui a produit les convulsions. Car, quoique Spiegelberg et Heidenhaim à son tour, comme déjà d'autres auteurs, aient montré par des expériences sur les animaux, que le sang peut, par des injections de fortes doses de carbonate d'ammoniaque, être altéré au point que l'on voit survenir des convulsions et du coma, cela ne prouve nullement que, chez les éclamptiques qui ne présentaient qu'une très-faible quantité de carbonate d'ammoniaque, quantité qui

(1) *Medic. Centralblatt*, 1871, n° 27.

n'a pu donner un précipité évident que grâce à l'extrême sensibilité du réactif de Nessler, cela ait été la cause de l'éclampsie. Si important que soit le cas de Spiegelberg, nous ne pouvons pourtant reconnaître la théorie de Frerichs comme pleinement démontrée, puisque nous considérons toujours comme possible, que même chez une éclamptique dont le sang renfermera une petite quantité de carbonate d'ammoniaque, les convulsions soient dues encore à d'autres conditions.

§ 754. Pour les cas d'éclampsie dans lesquels les reins étaient sains, c'est Traube qui semble en avoir donné une explication plus satisfaisante : il émet l'opinion que ce que l'on appelle les phénomènes urémiques dans les maladies des reins n'est pas dû à la rétention dans le sang des matières excrémentitielles, mais bien à ce fait que la diminution d'albumine et l'hydrémie qui en est la conséquence, coïncidant avec l'hypertrophie du ventricule gauche, amènent une élévation de la pression sanguine dans le système artériel, et l'œdème du cerveau, et par suite le coma, lorsque le grand cerveau seul est frappé ; les convulsions, si les parties centrales sont aussi attaquées. Ce ne serait donc pas la maladie des reins qui déterminerait les convulsions, mais bien deux causes ; la perte que le sang éprouverait comme albumine, et l'élévation de pression dans le système artériel ; causes qui se rencontrent il est vrai habituellement dans les maladies des reins, mais peuvent aussi survenir en dehors de ces maladies. Rosenstein a appliqué à l'éclampsie cette théorie que Traube a donnée pour ce que l'on appelle les phénomènes urémiques, et il faut convenir que dans l'état actuel de la science, cette théorie est pour toute une série de cas la seule qui puisse donner l'explication de beaucoup la plus satisfaisante.

Chez les femmes en travail notamment, les deux conditions que Traube et Rosenstein considèrent comme nécessaires pour que les convulsions éclatent, existent régulièrement du moins à un faible degré ; le sang des femmes enceintes présente une composition aqueuse particulière, et pendant la contraction, comme tous les muscles du corps entrent en action, la pression sanguine augmente dans le système artériel. Pour peu que l'une de ces conditions ou surtout que les deux soient très-prononcées, cela peut faire éclater des convulsions éclamptiques. Comme de plus il est très-fréquent de voir à la suite de déperdition d'albumine par les reins l'hydrémie atteindre un très-haut degré, il est facile de comprendre que l'éclampsie se rencontre surtout souvent (mais pas uniquement) chez des femmes en travail, atteintes de la maladie de Bright. L'élévation de la pression dans le système artériel peut, d'après Rosenstein, se trouver encore accrue par l'action de l'acide carbonique sur le cœur, acide, dont la production se trouve augmentée par le jeu incomplet de la respiration.

Le véritable procès anatomo-pathologique dans l'éclampsie est d'après cette théorie et en quelques mots le suivant : si avec un degré très-prononcé d'hydrémie il survient tout à coup un accroissement de l'élévation de la pression dans le système artériel, il se produit de l'hypérémie du cerveau. Mais lorsque la composition du sang est aqueuse, l'œdème du cerveau est la conséquence nécessaire de l'hypérémie. L'épanchement de l'eau dans le tissu a son tour comme conséquence mécanique une pression exercée sur les vaisseaux et ainsi consécutivement une anémie cérébrale. L'action de cette anémie cérébrale aiguë se manifeste sous forme d'accès épileptiformes.

Enfin nous devons insister sur ce point, que l'étiologie de ces convulsions qui surviennent pendant la période de reproduction de la femme, et que nous désignons sous le nom symptomatique d'éclampsie, n'est en aucune façon établie d'une façon satisfaisante, et qu'il est extrêmement vraisemblable que cet état maladif que nous connaissons sous le nom collectif d'éclampsie, sera dans l'avenir séparé en plusieurs procès morbides, qui se distingueront nettement les uns des autres au point de vue anatomo-pathologique.

On a déjà constaté toute une série de faits dans lesquels ou bien l'albumine a manqué pendant toute la maladie, ou du moins n'existait que pendant l'accès lui-même, ou bien dans lesquels à l'autopsie on a constaté l'intégrité des reins. Nous trouvons dans les livres cinquante-trois faits qui ont été publiés par Krassnig, Bossi, Spiegelberg (2), Mohr, Riedel, Mauer, Seydel, Hugenberger (12), Dohrn, Winckel, Brummerstadt, Depaul, Sinclair et Johnston (8), Lever, Dubois, Mascarel (2), Martin, Breslau, Hartmann, Elliot (2), Thomas (2), Mieczkowsky(6), Serré, Putégnat et Wernich (2).

§ 755. L'éclampsie n'est pas très-fréquente, elle survient à peu près une fois sur cinquante accouchements. Ce sont surtout les primipares qui en sont atteintes et ordinairement celles dont l'utérus est très-fortement distendu, et chez lesquelles l'énergie des contractions est considérablement développée. L'œdème et l'albuminurie pendant la grossesse y prédisposent d'une façon toute particulière. Le plus souvent la maladie éclate pendant l'accouchement, mais elle peut aussi survenir déjà pendant la grossesse, ou éclater seulement dans les suites de couches.

Nous trouvons que sur 316 cas, l'éclampsie éclata 62 fois pendant la grossesse, 190 fois pendant l'accouchement et 64 fois pendant les suites de couches, et presque toujours dans les deux premiers jours qui suivent l'accouchement. Il est rare de voir des femmes atteintes une fois d'éclampsie en présenter de nouveau dans une couche suivante. L'hérédité n'est pas tout à fait sans influence, c'est ce que prouve un cas publié par Elliot (1) dans lequel toute une famille était atteinte d'éclampsie. La mère qui avait eu quatre filles mourut ainsi que deux des filles d'éclampsie. La troisième fille présenta de l'éclampsie à six mois de grossesse, mais guérit, et la quatrième, qui fut observée par Elliot, ne présenta pendant la grossesse aucune trace d'albumine dans l'urine; quinze jours avant l'accouchement, l'albumine apparut en grande quantité dans les urines, et les convulsions auxquelles elle succomba éclatèrent au début de l'accouchement.

§ 756. L'accès lui-même survient quelquefois subitement et d'une façon tout à fait inattendue. Dans d'autres cas, il existe des prodromes, de l'agitation, des douleurs de tête, des envies de vomir, des spasmes, des éblouissements subits, des sortes d'accès avortés. Le pouls est dur et plein ; l'accès lui-même est identique avec l'accès épileptique. Les pupilles sont dilatées, la

(1) L. c., p. 291.

perte de connaissance complète, avec convulsions toniques et cloniques. L'écume sort de la bouche, la langue est mordue et déchirée, la respiration stertoreuse. L'accès ne dure quelquefois que de une à deux minutes, mais souvent plus. Les convulsions cessent, la malade se couvre de sueur, et après un coma de durée variable, la malade s'éveille profondément abattue, et avec des douleurs dans tous les membres, pour au bout d'un temps plus ou moins long retomber dans un nouvel accès. Souvent les intervalles qui séparent les accès qui peuvent être très-nombreux, 30, et même 70 et 80, deviennent de plus en plus courts. Les malades restent alors dans le sopor, même dans les intervalles des accès, et la mort peut arriver pendant le maximum de l'accès, la plupart du temps, par œdème pulmonaire ou apoplexie. Dans les cas favorables, les intervalles des accès deviennent plus longs, les accès eux-mêmes sont incomplets, deviennent plus courts jusqu'à ce qu'ils cessent complétement.

Les contractions pendant l'éclampsie sont la plupart du temps énergiques, et souvent l'accouchement se fait avec une rapidité inattendue.

L'autopsie ne présente pas grand'chose de caractéristique. Le plus habituellement on trouve de l'anémie cérébrale, de l'œdème et de l'aplatissement des circonvolutions cérébrales, en outre on trouve très-souvent des altérations des reins, depuis la congestion des reins jusqu'aux degrés les plus prononcés de la néphrite parenchymateuse.

§ 757. Le *diagnostic* de l'éclampsie ne présente ordinairement aucune difficulté. L'accès en lui-même ne diffère pas de l'accès épileptique, pourtant dans l'épilepsie il y a déjà antérieurement eu d'autres accès, et dans l'éclampsie on en voit bientôt survenir un deuxième ou un troisième. Les accès hystériques se distinguent par les antécédents, et l'accès lui-même est tout différent. Il ne s'accompagne pas de perte complète de connaissance et n'est pas suivi de coma. L'apoplexie cérébrale laisse à sa suite des paralysies, et les convulsions qui sont dues à une anémie cérébrale survenant d'une façon aiguë se laissent également facilement reconnaître.

§ 758. Le *pronostic* dans la marche naturelle de la maladie est très-sérieux pour la mère et très-mauvais pour l'enfant. Pourtant il peut s'améliorer pour la première par le traitement, tandis que la vie de l'enfant se trouve toujours très-exposée. Comme maladies consécutives pour la mère on peut voir survenir les maladies des reins et la manie (1).

§ 759. Quant au traitement, deux méthodes surtout sont en présence : le traitement par les émissions sanguines et celui par les narcotiques.

Si la théorie de Traube et Rosenstein est exacte, on doit pouvoir faire cesser les accès en produisant une déplétion subite du système vasculaire qui diminuera la pression sanguine. Mais l'expérience apprend que, après une saignée, la *quantité* du sang redevient bientôt ce qu'elle était, en empruntant du sérum à l'ensemble des tissus, tandis que cette suppression d'une certaine quantité de sang altère considérablement sa *qualité*. On doit donc s'attendre quelque temps après la saignée à retrouver la même pression dans le système

(1) Seydel, v. *Horn's Viertelj. f. ger. Med.*, 1868, IX, p. 317.

artériel que celle qui existait antérieurement, le sang étant seulement devenu beaucoup plus aqueux qu'auparavant. De cette considération théorique il résulte que si ce sont ces deux conditions qui causent les convulsions, la saignée donnera un résultat momentanément favorable, et que dans certains cas, par conséquent, la maladie tout entière pourra disparaître. Mais si les conditions persistent telles qu'elles étaient avant, la pression sanguine, au bout d'un certain temps, atteint de nouveau le degré qu'elle avait antérieurement, et comme dans l'intervalle, sous l'influence du traitement, la composition du sang est devenue beaucoup plus défavorable, le danger de la maladie se trouve augmenté. L'expérience s'accorde avec cette manière de voir. Les saignées ont souvent montré un résultat favorable, et souvent ce résultat est obtenu très-rapidement; mais souvent aussi on voit les accès se reproduire rapidement et ils prennent toujours alors une marche d'autant plus fâcheuse.

Si l'on admet l'opinion que les accès sont produits par la pression amenée dans le système artériel sous l'influence de la forte action musculaire qui existe au moment de la contraction utérime, cette pression artérielle devra encore d'une autre part se trouver augmentée par chacun des accès qui se manifestent précisément par des contractions cloniques et toniques de l'ensemble du système musculaire, et l'hypérémie du cerveau et l'œdème qui en est la conséquence, seront encore augmentés, de sorte que l'existence d'un accès est en quelque sorte une raison pour qu'il s'en produise un autre. Un traitement rationel doit donc avoir pour problème de paralyser l'action des muscles volontaires, problème que nous pouvons résoudre par l'emploi des narcotiques. Seulement, et c'est là un point sur lequel on ne saurait trop insister, il faut alors les donner à des doses telles, que non-seulement le concours que les muscles prêtent aux contractions soit supprimé, mais que ces muscles soient mis dans un état de paralysie telle, qu'au moment de l'accès, leur contraction soit même devenue impossible. On peut ainsi avec certitude faire cesser les convulsions, et, si la narcose est continuée pendant tout ce temps, pendant plusieurs heures ; or on a en outre l'avantage que la composition du sang n'est pas altérée. Scheinesson (1) a même démontré par des expériences que le chloroforme amène une dépression de la pression sanguine dans le système artériel.

L'expérience se prononce d'une façon décisive en faveur de l'utilité de ce traitement. Seulement il ne faut jamais se contenter de donner une quantité déterminée de narcotiques. Le traitement ne réussit que lorsque la narcose est complète, c'est-à-dire lorsque la malade perd complétement connaissance, de sorte que pas un seul des muscles volontaires ne se contracte. Aussitôt que les paupières clignotent, ou que le corps se déplace un peu çà et là « il faut donner une nouvelle dose ». On peut obtenir cette narcose avec le chloroforme. Mais comme il doit être employé longtemps, six à douze heures d'une façon continue, le mieux est d'employer la morphine. Si l'on veut produire la narcose le plus rapidement possible, on peut commencer avec le

(1) *Petersb. med. Z.*, 1868, cah. 7 et 8, p. 137.

chloroforme, que l'on remplace plus tard par les injections sous-cutanées de morphine. Quant à la quantité de narcotique que l'on dévra employer, on n'en peut rien dire, puisque la narcose doit être absolue et que pour y parvenir, les doses varieront suivant les individualités. Dans ces derniers temps, on a aussi employé avec utilité contre l'éclampsie l'hydrate de chloral. On peut le donner à l'intérieur. Mais son emploi par la méthode sous-cutanée paraît le meilleur, et c'est ce qui a été conseillé par Rabl.-Rückhard (1). Martin (2) employa avec succès deux lavements avec une demi-tasse d'amidon, et 2 grammes d'hydrate de chloral, dans 30 grammes de décoction de guimauve. Les observations de cas heureux sont déjà nombreuses.

§ 760. Lorsque l'on emploie les narcotiques, il va de soi que tous les moyens excitants, comme les cataplasmes froids, les lavements excitants, les sinapismes, ne sont nullement utiles mais bien plutôt absolument nuisibles, puisqu'ils retardent la production de la narcose complète. La saignée n'est aussi assurément que très-rarement nécessaire, et il faut la rejeter. Si tout consistait à interrompre l'accès qui existe, ou à couper celui qui menace, on pourrait peut-être l'employer avec succès, mais il faut toujours se rappeler que la saignée rend plus mauvaise la composition du sang, et que par conséquent elle augmente précisément une des causes qui déterminent les accès.

§ 761. Par contre, il faut par tous les autres moyens rationnels chercher à diminuer la quantité d'eau que contient le sang, c'est-à-dire en déterminant une forte diaphorèse. En fait Jacquet (3) déclare chez huit malades avoir obtenu des résultats très-satisfaisants. Pour obtenir ce but, on étend sur le lit de la malade une grande couverture de laine et sur cette couverture un drap qui est trempé dans de l'eau à 18° Réaumur. On enveloppe la malade dans ce drap mouillé et par-dessus on l'enroule solidement dans la couverture de laine. Au bout d'une heure se manifeste une sueur très-abondante que l'on peut laisser continuer à volonté. Ce procédé semble rationnel, puisqu'il enlève de l'eau au sang, et qu'il abaisse la pression artérielle, et l'on pourrait d'autant plus recommander son emploi qu'il n'empêche aucunement la continuation des narcotiques.

§ 762. Ordinairement, il n'est nullement besoin dans l'intérêt de la mère d'une intervention obstétricale particulière, et même une intervention active est contre-indiquée par l'état de la mère, puisque toute irritation de l'utérus, comme l'introduction de la main, pour faire la version, l'application du forceps, ou même de simples frictions sur le fond de l'utérus, peuvent par action réflexe ramener les accès.

Mais l'intérêt de l'enfant peut rendre nécessaire une intervention active. Théoriquement, il est facile de comprendre, et l'expérience confirme cette opinion, que les accès éclamptiques de la mère sont très-dangereux pour la vie de l'enfant et cela d'autant plus qu'ils se succèdent plus fréquemment, et

(1) *Berl. klin. W.*, 1869, n° 48.
(2) *Berl. Kl. W.*, 1870, n° 1.
(3) *Berl. Beitr. z. Geb. u. Gyn.*, 1, p. 100.

qu'ils durent plus longtemps. Quoique ce danger soit écarté par l'application de la narcose, pourtant cette narcose elle-même peut devenir dangereuse pour l'enfant. Car si peu dangereuse que soit pour l'enfant une narcose pas-sagère (§ 132) il ne nous paraît pourtant pas douteux qu'une intoxication de la mère, prolongée pendant une heure, peut aussi devenir pernicieuse pour l'enfant. Si par conséquent l'enfant peut être extrait par une version facile, ou par une application inoffensive du forceps, on fera bien dans l'intérêt de l'enfant de pratiquer cette opération.

Note du traducteur.—Nous renvoyons le lecteur, pour le traitement de l'éclampsie, à notre thèse de concours 1872. *De l'influence des divers traitements sur les accès éclamptiques.* Il trouvera là une série de tableaux qui lui permettront de constater les chiffres de mortalité fournis par les différentes méthodes de traitement.

APPENDICE

I. — MORT DE LA MÈRE PENDANT L'ACCOUCHEMENT.

§ 763. Pendant l'accouchement la mère peut succomber à différentes causes. L'épuisement produit par une durée trop longue de l'accouchement ou des difficultés trop considérables, des ruptures utérines avec perforation, l'éclampsie, l'apoplexie, l'anémie aiguë, peuvent amener la mort d'une façon plus ou moins subite. (Nous examinerons dans l'appendice de la pathologie des suites de couches les cas de mort subite dues à des embolies des artères pulmonaires, et à l'entrée de l'air dans les veines, qui peuvent aussi survenir chez les femmes en travail.)

Lorsque l'accouchement est réellement commencé, si la mère succombe, il est désirable de le terminer, que l'enfant soit vivant ou mort. Dans le premier cas, la loi exige la terminaison de l'accouchement. Si l'accouchement est praticable par les voies naturelles, c'est à la version et l'extraction par les pieds ou à l'extraction avec le forceps qu'il faut avoir recours. Si cela n'est pas possible, il faut immédiatement pratiquer l'opération césarienne. Si l'enfant est mort, on agit pour le mieux, en ne laissant pas le cadavre maternel devenir ainsi le cercueil du cadavre de l'enfant; et la politique médicale réclame la terminaison de l'accouchement, surtout dans les cas où il a pu présenter de grandes difficultés et où il a par conséquent pu causer la mort de la mère.

L'accouchement peut du reste encore après la mort de la mère se terminer même spontanément, car l'enfant peut être expulsé par la pression énergique intra-abdominale qui se produit sous l'influence du développement des gaz dans le cadavre. Aveling (1) a publié une quantité de ces faits, mais qui doivent en partie toutefois être regardés comme invraisemblables, ou comme accompagnés de circonstances par trop romanesques.

(1) *London Obst. Tr.*, XVI, p. 240.

II. — RESPIRATION PRÉMATURÉE ET MORT DE L'ENFANT PENDANT L'ACCOUCHEMENT.

BIBLIOGRAPHIE. — KRAHMER, *Deutsche Klinik*, 1852, n° 26. — HECKER, *Verh. der Berliner geb. Ges.*, 1853, VII, p. 145.—SCHWARTZ, *Die vorzeitigen Athembewegungen*. Leipzig, 1858, et *Arch. f. Gyn.*, vol. I, p. 361. — BOEHR, *Henke's Zeitschr. f. d. Staatsarzneikunde*, 1863, cah. 1 et *M. f. G.*, vol. XXII, p. 408. — PERNICE, *Greifswalder med. Beiträge*, vol. II, cah. 1, p. 1. — SCHULTZE, *Jen. Zeitschr. f. M. u. N.*, 1864, vol. I, p. 240, *Virchow's Arch.*, 1866, vol. XXXVII, p. 145 et *Der Scheintod Neugeborener*. Jéna, 1871. — POPPEL, *M. f. G.*, vol. XXV, suppl.; p. 1.
  Pour le traitement, voy. encore : HUTER, *M. f. G.*, vol. XXI, p. 123. — OLSHAUSEN, *Deutsche Klinik*, 1864, n° 36, etc. — STEMPELMANN, *M. f. G.*, vol. XXVIII, p. 184.— SCHROEDER, *Schw., Geb u. u. W.*, p. 128. — LÖWENHARDT, *M. f. G.*, vol. XXX, p. 265. — SPIEGELBERG, *Wurzb. med. Z.*, vol. V, p. 150. — SEYDEL, *M. f. G.*, vol. XXVI, p. 284. — SCHULTZE, *Jenaische Zeitschr. f. M. u. N.*, vol. II, p. 451.

§ 764. Nous avons dans les chapitres précédents déjà eu souvent occasion de parler des dangers auxquels l'enfant est exposé ; mais nous n'avons pas examiné le mode et la façon dont ces dangers se produisent et la façon dont ils agissent. Or il est très-important que l'accoucheur connaisse exactement le mécanisme d'après lequel se produit cette mort du fœtus.

§ 765. L'échange des matériaux qui se fait dans le fœtus est le même que dans l'homme adulte.

Là conservation de l'intégrité des organes et de la vie n'est donc possible que si l'organisme reçoit de l'oxygène et des matières nutritives assimilables, puisque toutes les manifestations multiples de la vie résultent de ce que par l'absorption de l'oxygène, qui vient attaquer les combinaisons d'une organisation élevée et par leur décomposition les transformer en combinaisons plus faibles, des forces chimiques jusque-là latentes, sont mises en liberté. Mais tandis que l'homme dans la vie extra-utérine, reçoit son oxygène par les poumons, et sa nourriture par le canal intestinal, le fœtus reçoit ces deux matériaux du sang maternel, par le placenta et le cordon. Les produits régressifs des échanges de matériaux, c'est-à-dire l'acide carbonique, et très-vraisemblablement aussi une simple combinaison de produits azotés, passent dans le placenta du sang fœtal dans le sang maternel, et il se fait là des combinaisons organiques très-prononcées entre le plasma du sang et l'oxygène emprunté aux corpuscules sanguins rouges de la mère. Si cette combinaison avec les vaisseaux maternels se trouve interrompue quelque part, le fœtus doit s'asphyxier et ne plus pouvoir se nourrir. Mais comme les matériaux nutritifs peuvent être supprimés beaucoup plus longtemps que l'oxygène, le fœtus succombe en présentant seulement les symptômes de l'asphyxie. A l'état normal, le fœtus se trouve donc par conséquent dans le liquide amniotique, à l'état d'*apnée*, c'est-à-dire qu'il n'éprouve pas le besoin de respirer, puisque il reçoit d'une autre façon une quantité suffisante d'oxygène.

§ 766. Dans les conditions normales, cet état ne se modifie que lorsque l'enfant est né. Quoi que l'on puisse bien admettre que l'irritation de l'air froid sur la peau humide, puisse il est vrai rentrer dans les causes qui mettent en jeu la première inspiration, la nécessité de la survenue de la respiration n'est pas exclusivement limitée à cela; mais l'enfant bien portant respire très-promptement après la naissance, uniquement parce que lorsque le placenta est détaché par les contractions utérines, la source qui lui fournissait jusque-là de l'oxygène se trouve supprimée. Ce n'est donc pas d'après Pflüger Jolly et Rosenthal l'accumulation de l'acide carbonique dans le sang fœtal qu'il faut considérer comme la cause qui détermine d'une façon si précise le premier mouvement inspiratoire, mais bien le manque d'oxygène qui agit en ce que les produits des échanges de matériaux, n'étant plus suffisamment brûlés, exercent sur la moelle allongée une irritation aussi rapide et aussi intense. Olshausen (1), a cherché dans la modification des conditions de la circulation du crâne fœtal, et Lahs (2) dans le cours rétrograde du sang placentaire au cœur fœtal, la cause qui dans l'accouchement physiologique éveille la première inspiration. On trouve dans la thèse de Boïng, Halle, 1868, une énumération très-soigneusement faite des causes qui produisent la première inspiration.

§ 767. Il peut arriver par exception (dans la mort ou l'anémie de la mère, la compression du cordon, le décollement prématuré du placenta), que l'apport de l'oxygène à l'enfant par le placenta, se trouve supprimé déjà avant que l'enfant soit né. Il se produit alors exactement la même chose que ce qui arrive à l'état normal, après l'accouchement. L'enfant fait à l'intérieur de l'utérus le premier mouvement inspiratoire, et cela nécessairement a les mêmes conséquences que lorsque la respiration se passe à l'état normal. C'est-à-dire que : 1° comme cela a été exposé (§ 40), la circulation placentaire est complétement supprimée, ou du moins essentiellement affaiblie, puisque la pression du sang dans le ventricule droit qui le maintient en marche par le trou de Botal, s'abaisse fortement sous l'influence de la dilatation énorme et subite du tronc des artères pulmonaires et que 2° il s'introduit dans les voies aériennes, le milieu dans lequel l'enfant se trouvait plongé avant l'ouverture de la respiration. La seule différence capitale est que ce milieu dans les conditions normales est l'air atmosphérique, dont l'oxygène, va oxyder le sang fœtal dans les vésicules pulmonaires, tandis que si le fœtus se trouve encore dans le canal génital, ce milieu se compose du liquide amniotique, de mucus ou de sang. L'oxydation du sang fœtal ne se produit donc pas dans ces conditions. De nouveaux mouvements inspiratoires convulsifs, qui attirent, comme une pompe aspirante, le sang du cœur droit dans le thorax se succèdent ; mais les produits des matériaux régressifs qui n'ont subi l'oxydation ni dans le placenta, ni dans les poumons, s'accumulent de plus en plus dans le sang, et l'excitabilité de la moelle allongée diminue de telle sorte que les excitations deviennent de plus en plus insuffisantes pour produire les efforts inspiratoires, que l'activité du cœur s'éteint par paralysie des nerfs du cœur, et que l'enfant succombe.

C'est là certainement le mécanisme ordinaire de la mort intra-utérine du fœtus. Mais on peut encore se poser une autre question, c'est-à-dire se demander si l'enfant en-

(1) Tagebl. d. Leipz. Naturforscherv., 1870, p. 81.
(2) Arch. f. Gyn., IV, p. 311.

core enfermé dans l'utérus peut s'asphyxier sans avoir fait un seul mouvement inspiratoire. Schultze répond à cette question d'une façon très-vraisemblable de la manière suivante, il dit : Pour que la première inspiration se manifeste, il faut une certaine somme d'excitation. Il suffit évidemment d'une somme d'excitation aussi faible que possible, lorsque l'excitabilité de l'organe central est normale. Elle doit être plus considérable si cette excitabilité est diminuée. Un obstacle qui s'oppose légèrement à l'échange des gaz dans le placenta peut abaisser la force d'activité du cœur du fœtus et diminuer l'excitabilité de l'organe central, sans pour cela être nécessairement suffisant pour déterminer le premier effort inspiratoire. Ces conditions se produisent le plus facilement, lorsque des contractions fortes se succèdent rapidement l'une à l'autre. Pendant chaque contraction l'échange des gaz est, comme cela est prouvé, un peu entravé et par conséquent l'excitabilité de l'organe central peut diminuer sans que l'obstacle opposé à l'échange des gaz soit nécessairement suffisant pour produire une inspiration. Si la contraction suivante se manifeste très-rapidement, il faut puisque l'excitabilité de la partie centrale est abaissée, que l'excitation qui devra produire une inspiration soit déjà plus grande. Les contractions se succédant rapidement l'une à l'autre, il peut alors survenir lentement un obstacle à l'échange des gaz, qui, si l'organe central était intact, déterminerait immédiatement l'effort inspiratoire, mais qui vu la diminution de son excitabilité ne suffit plus à produire ce résultat. L'excitabilité peut de cette façon se trouver tellement abaissée que finalement, les excitations les plus fortes, c'est-à-dire une interruption complète de la circulation placentaire, ne sont plus capables de déterminer un mouvement inspiratoire chez l'enfant tombé dans le sopor. De cette façon il est par conséquent possible qu'un enfant intra-utérin s'asphyxie, et même succombe sans avoir fait une seule inspiration.

D'une autre part, Schultze a démontré qu'il est possible que l'apnée du fœtus dans l'utérus se reproduise de nouveau, même après qu'il y a eu interruption de la circulation placentaire si la cause de cette interruption disparaît. Cela se ferait de la façon suivante :

A la suite de l'interruption de la circulation placentaire il survient une inspiration. Mais comme l'organe central ne reçoit plus l'oxygène nécessaire pour son fonctionnement, son excitabilité se trouve peu à peu abaissée au point que les efforts inspiratoires cessent; alors le sang qui se trouve dans le ventricule droit cessant d'être aspiré vers les poumons, il peut arriver que la circulation placentaire se rétablisse. En même temps la paralysie du nerf vague peut de nouveau ramener la fréquence des mouvements du cœur et si, dans l'intervalle, l'obstacle qui existait antérieurement à la circulation placentaire a disparu, l'échange des gaz peut redevenir normal.

Ces déductions si ingénieuses expliquent que dans des cas très-rares on a pu voir naître des enfants à un degré très-prononcé d'asphyxie ou même morts qui ne présentaient pas les signes de la respiration prématurée et que, d'un autre côté, des enfants tout à fait bien portants ont fait pendant quelque temps des efforts respiratoires dans l'utérus et ont pu être menacés d'asphyxie.

§ 768. Comme l'expérience apprend qu'une pression exercée sur le cerveau pendant l'accouchement peut avoir pour la vie de l'enfant les suites les plus fâcheuses, on doit se demander de quelle manière on peut expliquer cette action fâcheuse de la compression du cerveau. La pression exercée sur la moëlle allongée peut-elle agir sur cette moelle de façon à mettre en jeu la première inspiration, cela est bien douteux. Quoi qu'il en soit, la compression du cerveau, en irritant le nerf vague, ralentit le pouls et abaisse l'excitabilité de la moelle allongée, puisqu'elle met obstacle à l'échange des gaz entre le sang maternel et le sang fœtal, et que par conséquent le sang qui circule dans le fœtus est moins riche en oxygène. L'enfant, sous l'influence de la compression du cerveau, tombe donc dans le sopor, et cet état peut atteindre un degré tel, que les excitations ordinaires ne suffisent plus à mettre en jeu la première inspiration. Or l'enfant, par suite de la compression de son crâne dans les rétrécissements du bassin, ou lorsqu'il est fortement comprimé dans le forceps, peut éprouver une compression du cerveau, de cette nature, et cela peut même donner lieu à des épanchements sanguins extra-crâniens. Si ces épanchements ont leur siége sur les hémisphères, ils peuvent contre toute attente lorsqu'ils ne sont pas trop considérables, être, comme l'expérience le prouve, bien supportés par les nouveau-nés, puisque la compression de la moelle allongée n'est pas immédiate. Mais si l'épanchement sanguin porte sur la base du crâne, il agit alors d'une façon très-pernicieuse, et rend, puisque la pression persiste après l'accouchement, extrêmement difficile de sauver la vie de l'enfant qui naît en état de mort apparente, en faisant la respiration artificielle (1).

§ 769. Sur le cadavre, on peut sûrement et facilement constater qu'il y a eu des mouvements inspiratoires pendant la vie extra-utérine, d'après les signes de la mort par suffocation et par submersion. Les efforts inspiratoires, exécutés pendant la vie intra-utérine, entraînent dans les voies aériennes du liquide amniotique avec l'enduit sébacé, du mucus, du sang et même du méconium, puisque le sopor commençant s'accompagne toujours de l'expulsion du méconium, et on les retrouve à l'autopsie. Ce n'est que très-rarement que l'on n'y rencontre pas de corps étrangers, il faut pour cela que les orifices des voies respiratoires se soient trouvés obturés par un lambeau des membranes ou les parois du canal génital.

Une autre preuve très-importante que l'on rencontre sur le cadavre de ces enfants c'est l'hypérémie des poumons qui va toujours jusqu'à des extravasations sanguines. Si les poumons dont les alvéoles ne peuvent se déplier par suite de l'absence de l'air ne peuvent obéir à la traction exercée sur eux par les parois thoraciques, la dilatation active du thorax attire le sang dans la cavité thoracique comme une véritable pompe. L'ensemble des branches de l'artère pulmonaire se remplit outre mesure, et il en résulte que le sang s'en extravase (ce que l'on appelle les ecchymoses de Bayard). Ces ecchymoses, qui présentent des dimensions différentes (depuis la plus extrême petitesse jusqu'au volume d'une lentille), sont situées sous la plèvre pleurale et costale et sous le péricarde, et se rencontrent tout à fait habituellement lorsque l'enfant s'est asphyxié dans l'utérus.

§ 770. L'expression d'*asphyxie* ou de *mort apparente* dont on se sert pour désigner les conséquences de l'obstacle à l'échange des gaz, ou de la respiration intra-utérine, répond évidemment seulement au plus haut degré de cet état, lorsque l'enfant, sauf les battements du cœur, ne présente plus aucun signe de vie.

---

(1) V. Frankenhäuser, *M. f. G.*, vol. XV, p. 368; Pöppel, *l. c.*; Schultze, *Der Scheintod Neugeb.*, p. 102, et Schwartz, *Arch. f. Gyn.*, vol. I, p. 364 et 369.

Et pourtant, les premiers degrés de cet état, qui n'ont pas de nom particulier sous lequel on les désigne généralement, sont de la plus grande importance. Et même les cas les plus légers, dans lesquels l'enfant n'a peut-être fait qu'un seul mouvement inspiratoire à l'intérieur de l'utérus, et est né vivant, réclament un soin tout particulier de la part du médecin, puisque la première inspiration a entraîné dans les poumons différents corps étrangers qui peuvent amener une inflammation mortelle. Aussi le mieux est-il de désigner l'ensemble des transitions par lesquelles passe l'enfant depuis l'état de santé au moment de la naissance avec un bruit simple de gargouillement qui signale la présence de corps étrangers dans les voies aériennes, jusqu'au plus haut degré de la mort apparente, sous le nom de *respiration prématurée*.

§ 771. Le *diagnostic* de la respiration prématurée fait en temps utile a une très-grande importance pour le pronostic et le traitement. Quoique nous ayons des symptômes très-bons pour y parvenir, le diagnostic peut pourtant dans certains cas présenter de grandes difficultés. Toute entrave à l'échange des gaz a ordinairement pour conséquence l'irritation du nerf vague et par suite une diminution de la fréquence du pouls. Or comme nous pouvons contrôler les mouvements du cœur fœtal avec le stéthoscope, nous avons ainsi un signe plein de valeur. Mais l'irritation du nerf vague peut résulter de causes qui ne déterminent pourtant pas encore la première inspiration. La question est donc de savoir quelle est la modification de fréquence qui est suffisante pour indiquer qu'il y a eu un effort inspiratoire ? Car c'est là le point dont tout dépend, puisque cette première inspiration déprimera très-notablement l'énergie de la circulation placentaire et donnera lieu à un obstacle ultérieur à l'échange gazeux. L'asphyxie, sans qu'il ait existé de mouvements inspiratoires, est assurément possible, mais elle survient toujours très-lentement, et ne conduit que très-rarement à la mort.

Cette question est très-difficile à résoudre, car on voit survenir des diminutions considérables du pouls, sans qu'il y ait eu des mouvements inspiratoires. Déjà la contraction utérine ordinaire, à elle seule, abaisse notablement la fréquence du pouls, mais cela se produit encore bien plus lorsque les douleurs se succèdent énergiques et très-rapides. Un nombre précis de battements du cœur à partir duquel commencerait ordinairement la première inspiration ne peut pas être indiqué. Un fait doit essentiellement être pris en considération, c'est si les bruits du cœur reviennent toujours à leur première fréquence, ou s'ils se ralentissent progressivement.

Si au début les bruits du cœur en dehors de la contraction étaient à 150, à 120 pendant la contraction, et si cette proportion diminue constamment à peu près de la façon suivante : 140 à 110 ; 130 à 100 ; 120 à 90 ; 110 à 80, c'est que l'enfant est sûrement en danger. Mais une diminution de la fréquence du pouls qui ne se produit qu'une fois, tombât-elle même au-dessous de 100, ne signifie rien. Du reste nous ne devons pas oublier de dire que nous pouvons, par une suite d'expériences qui nous sont personnelles, confirmer les observations de Hohl, Stolz, Cazeaux, Kiwisch et Hüter, qui ont constaté que lorsqu'il y a des troubles dans l'échange gazeux placentaire, on voit assez souvent survenir une fréquence notable du pouls fœtal. D'après Schultze (1), cette élévation serait causée par la paralysie du nerf vague, et elle serait toujours précédée de la phase d'irritation du nerf vague, c'est-à-dire d'un abaissement de fréquence des bruits du cœur.

§ 772. Un autre signe très-important du début du sopor, est l'écoulement du méconium, qui est peut-être dû moins à la pression exercée par le diaphragme qui s'abaisse, et à l'affaissement du sphincter correspondant au début du sopor, qu'à ce que dans l'asphyxie les mouvements péristaltiques du tube intestinal sont ordinairement augmentés. Ce signe ne peut pourtant pas être utilisé, lorsque dans les présentations de l'extrémité pelvienne le siége se trouve dans le petit bassin, car dans ces cas le méconium est expulsé d'une façon mécanique. Mais dans les présentations de l'extrémité céphalique, et dans les présentations transversales, l'écoulement de liquide amniotique mélangé de méconium a une grande importance, car il indique que l'enfant est en état de sopor, état qui s'accompagne toujours de mouvements inspiratoires intra-utérins.

Les mouvements inspiratoires de l'enfant peuvent encore être reconnus quelquefois d'une autre façon. Ainsi c'est une observation de tous les jours, que des enfants qui naissent en présentation pelvienne font des mouvements inspiratoires quoique la tête soit encore dans les parties génitales. Dans des cas plus rares, on les constate avec la main introduite pour faire la version, alors que l'enfant est encore tout entier dans l'utérus.

Dans des cas très-rares, des observateurs qui présentent toute garantie ont entendu l'enfant crier dans l'utérus, le vagissement utérin. Ce vagissement ne peut évidemment se produire que dans des circonstances particulièrement favorables, lorsque notamment l'air a pu d'une façon quelconque parvenir dans l'utérus, lorsque l'on a introduit la main ou des instruments, de sorte que l'enfant en faisant sa première inspiration prématurée, a pu inspirer un quantum d'air suffisant pour que l'expiration se fasse avec bruit. Ainsi Bartscher (1) a observé deux fois le vagissement utérin dans deux cas où il avait introduit un doigt dans la bouche pour faire l'extraction de la tête venant la dernière. Kristeller (2) l'entendit pendant qu'il cherchait à appliquer le forceps sur la tête élevée et mobile, et Gutherz (3) tandis que dans une présentation du siége, l'utérus étant très-flasque, il introduisait sa main dans l'utérus. (Le cas publié au même endroit par Kuby ne rentre pas dans ceux-ci, puisque la bouche de l'enfant anencéphale qui se présentait sur la face était sortie quand le bruit fût entendu.) On peut voir dans Kunze (4) et Falk (5) toute une série de faits analogues de vagissement utérin, mais ils sont en partie apocryphes.

Schultze (6) entendit dans deux cas, à l'auscultation, un bruit inspiratoire évident, tandis que sa main introduite dans l'utérus lui permettait de constater en même temps les efforts inspiratoires.

(1) L. c., p. 144.
(1) M. f. G., vol. IX, p. 294.
(2) M. f. G., vol. XXV, p. 321.
(3) Bair. Intelligenzblatt, 1865, n° 22.
(4) Der Kindermord. Leipzig, 1860, p. 101.
(5) Viertelj. f. ger. Med., 1869, X, p. 12.
(6) Deutsche Klin., 1857, n° 28 et 1859, n° 3.

§ 773. Le *pronostic* de la respiration prématurée est toujours sérieux pour l'enfant. Même dans les cas les plus légers, et dans lesquels l'enfant naît vivant, les corps étrangers qui ont pénétré dans les voies respiratoires peuvent déterminer dans le tissu pulmonaire une pneumonie lobulaire mortelle. Dans d'autres cas, les corps étrangers en obturant les voies aériennes, peuvent empêcher d'une façon mécanique l'air de parvenir jusqu'aux alvéoles. Si l'asphyxie est réelle, l'excitabilité de la moelle allongée peut être tellement abaissée, que, ou il ne se produit que des efforts inspiratoires superficiels, qui n'introduisent pas dans les poumons une quantité d'air suffisante, ou que la respiration manque complétement. Les battements du cœur deviennent alors de moins en moins fréquents, et la vie s'éteint immédiatement après l'accouchement.

§ 774. Le *pronostic* devient essentiellement meilleur, lorsque l'on fait un traitement convenable. Il a essentiellement trois indications à remplir : 1° il faut placer le plus vite possible l'enfant qui fait des efforts inspiratoires dans une situation telle qu'il puisse inspirer l'air atmosphérique : 2° il faut débarrasser les voies aériennes des corps étrangers ; et 3°, il faut, si l'excitabilité de la moelle allongée est tellement déprimée que les inspirations ne peuvent se produire spontanément, ou ne le font que d'une façon insuffisante, ramener l'organe central à son état normal par la respiration artificielle.

Remplir la première indication est un point purement obstétrical, que nous avons examiné à plusieurs endroits dans le traitement général. Les deux autres indications peuvent être remplies plus ou moins complétement par différents procédés.

§ 775. Le *cathétérisme des voies aériennes,* employé comme traitement de la respiration prématurée, remplit parfaitement le but, et n'a presque pas d'équivalent pour enlever les corps étrangers qui ont pu être aspirés. Pour le pratiquer, on se sert d'une sonde élastique, épaisse tout au plus de 3^{mm}1/2, que l'on introduit dans la trachée aussi loin que cela est possible sans employer trop de force, en refoulant un peu l'épiglotte avec le petit doigt introduit dans la bouche. En aspirant alors par la sonde, les corps étrangers qui se trouvent dans les voies aériennes seront attirés dans l'instrument, de sorte qu'il est facile de les enlever après que l'on a retiré cette sonde. Si les voies aériennes sont fortement remplies par des corps étrangers, il faut renouveler les aspirations tant que la sonde se remplit. Le plus ordinairement, dans l'intervalle, l'excitation causée par l'introduction de la sonde amène des inspirations spontanées, de sorte que très-souvent il n'est pas nécessaire de pratiquer la respiration artificielle. Mais si l'état de mort apparente de l'enfant est profond, il faut avec une force modérée insuffler par le cathéter de l'air dans les poumons, et l'expulser à son tour par des pressions douces exercées extérieurement sur le thorax. On continue jusqu'à ce que l'enfant respire spontanément.

L'introduction de la sonde réussit ordinairement sans difficulté, et les corps déglutis se laissent enlever d'une façon très-complète. Dans les cas, en particulier, où le liquide amniotique était fortement mélangé de méconium, il est bon de pratiquer le cathétérisme, même chez les enfants qui quoique respirant spontanément présentent un bruit de gargouillement, indice de la présence de corps étrangers dans les voies aériennes. Quelque peu contestable que soit la résorption possible du liquide amniotique, du sang ou du mucus par la muqueuse des voies aériennes, sans conséquences fâcheuses, et quelle que soit la fréquence avec laquelle on voit ces liquides et de petits débris de méconium être expulsés par une forte expectoration de l'enfant, il peut arriver pourtant que des bribes de méconium aient été dans la respiration prématurée entraînées jusque dans les plus petites branches des voies aériennes, et les remplissent à ce point que malgré les inspirations les plus énergiques, l'air ne peut pas parvenir à passer derrière ces débris. Ils restent ainsi fixés là où ils se trouvent et peuvent, comme nous l'avons observé à l'autopsie, déterminer des pneumonies lobulaires dans leur voisinage. Ces corps étrangers ne peuvent être enlevés que par aspiration.

§ 776. Schultze conseille, pour remplir ces deux indications, une autre méthode, qui est certainement très-efficace pour porter l'air aux poumons. Elle consiste dans les manœuvres suivantes : on tient l'enfant entre ses jambes rapprochées, de telle façon que les pouces soient placés à la face antérieure du thorax, les index sous les aisselles et les autres doigts sur le dos. La face de l'enfant est donc tournée vers l'accoucheur. L'enfant ainsi saisi est alors redressé brusquement de façon que l'extrémité inférieure du tronc s'abaisse davantage vers l'accoucheur et que, puisque le tronc se courbe dans la région de la colonne lombaire, le thorax se trouve fortement comprimé. Ce mouvement passif d'expiration amènera suffisamment les liquides aspirés en avant des ouvertures respiratoires. Une inspiration très-forte sera alors déterminée en étendant de nouveau le corps du fœtus par un mouvement de bascule qui le ramène à sa première position. On renouvelle ainsi l'expiration et l'inspiration jusqu'à ce que la respiration s'établisse spontanément.

Cette méthode de Schultze a évidemment cet avantage pratique très-important qu'on peut la pratiquer partout et sans aucun préparatif, et que l'inspiration et l'expiration peuvent ainsi se produire d'une façon qui correspond complétement aux conditions naturelles. Mais nous ne sommes pas convaincus qu'elle puisse débarrasser les voies aériennes des corps étrangers aspirés, aussi complétement que le cathétérisme.

§ 777. S'il n'a pas été aspiré de corps étrangers, ou s'ils sont déjà rejetés, on peut encore faire la respiration artificielle d'une autre façon.

On peut, pendant que l'enfant est dans un bain, dilater le thorax en soutenant seulement le dos de l'enfant, de sorte que la tête, le siége et les bras retombent en arrière. On obtiendra une forte expiration en courbant l'enfant sur sa face ventrale et en comprimant ainsi le thorax. Spiegelberg, d'après ses expériences, conseille la méthode de Marshall Hall : après avoir d'abord placé l'enfant sur le ventre, on le porte sur le côté, ce qui dilate le thorax et permet à l'air de pénétrer dans les poumons. On le replace alors sur le ventre, et l'air et, comme le signale Spiegelberg, les corps étrangers à leur tour sont expulsés des voies aériennes. On renouvelle cette manœuvre jusqu'à ce que la respiration soit suffisamment établie.

Pernice a conseillé la faradisation des nerfs phréniques. Mais comme cela laisse les corps étrangers dans les voies aériennes, le but n'est pas toujours atteint, et en dehors de la clinique, dans la pratique civile, il faut un appareil qui est difficile à se procurer, aussi cette méthode est loin de valoir celle que nous avons indiquée plus haut.

Lorsque la respiration est établie, il ne faut pas perdre l'enfant de vue, jusqu'à ce qu'il ait repris sa couleur rouge habituelle, qu'il remue fortement ses membres et crie à haute voix.

PATHOLOGIE ET TRAITEMENT

DES SUITES DE COUCHES

---

§ 778. Dans ce chapitre nous allons examiner toutes les maladies qui sont en connexion de causalité avec les phénomènes qui se passent pendant l'accouchement ou avec les suites de couches régulières (retour des parties génitales à l'état primitif, accommodation des seins à l'allaitement).

La marche naturelle à suivre dans la description de ces maladies devrait être de les examiner suivant la série des organes isolés.

Mais il existe dans les suites de couches un groupe de maladies qui se distinguent en partie par leur cours aigu fatal, en partie du moins par leur tendance à cet état aigu, et dont par conséquent l'étiologie est commune. C'est le groupe tout entier de ces manifestations pathologiques qui proviennent d'une infection par matières septiques, et que l'on réunit habituellement sous le nom de *fièvre puerpérale*.

La fièvre puerpérale a une importance pratique si considérable qu'il nous semble indiqué de la décrire sous point de vue d'ensemble, de façon qu'on puisse l'embrasser d'un seul coup et d'une manière collective. Nous nous écarterons par conséquent ici du point de vue auquel nous avons cherché à nous attacher dans ce travail, c'est-à-dire de la disposition des matières d'après chaque organe isolé. Tandis qu'en effet, jusqu'à présent, nous avons examiné l'ensemble des maladies en suivant leur série dans une seule et même partie, nous faisons ici un chapitre à part en nous guidant sur l'étiologie, pour une série d'états pathologiques qui portent sur différents organes. Mais l'importance du sujet nous servira d'excuse, et l'on comprendra que nous cherchions à réunir dans une seule description l'ensemble de la pathologie des suites de couches due à une infection septique.

I. FIÈVRE PUERPÉRALE

BIBLIOGRAPHIE. — R. LEE, *Research. on the path.*, etc. London, 1833, trad. par Schneemann. Hannover, 1834. — EISENMANN, *Die Kindbettfieber.* Erlangen, 1834 et *Wund- u. Kindbettfieber.* Erlangen, 1837. — HELM, *Monographie der Puerperalkrankh.* Zurich, 1840. — KIWISCK, *D. Krankh. d. Wöchnerinnen.* Prag, 1840-41 et *Klin. Vorträge*, 4me édit., vol. I,

Prag, 1854, p. 600.— Litzmann, *Das Kindbettfieber*. Haller, 1844.—Berndt, *Die Krankh. d. Wöchnerinnen*. Erlangen, 1846. — Meckel, *Charité-Annalen*, 1854, V, p. 290. — C. Braun, *Chiari, Br. u. Sp., Klin. d. Geb.*, p. 423. — Silberschmidt, *Darst. d. Path. d. Kindbettfiebers*. Erlangen, 1859. — Hugenberger, *D. Puerperalfieber. Petersb. med. Zeitschr., livr.* d. septembre 1862. — Leyden, *Charitéannalen*, 1862, X, cah. 2, p. 22. — Fischer, *e. l.*, 1864, vol. XII, p. 52. — Hildebrandt, *M. f. G.*, vol. XXV, p. 262. — Veit, *Puerperalkrankheiten*, 2ᵐᵉ édit., Erlangen, 1867. — Extrait du *Handb. d. spec. Path. u. Ther. de Virchow*. — Le Fort, *Des maternités*. Paris, 1866. — Winkel, *D. Path. u. Ther. d. Wochenbettes*. Berlin, 1866, 2ᵐᵉ éd., 1869. — Schroeder, *Schw., Geb., u. W.*, p. 197. — *Discuss. der geb. Section d. Petersb. Aerzte. Petersb. med. Z.*, 1868, cah. 6, p. 313. — Hervieux, *L'Union méd.*, 1869, n° 129 et *Traité des mal. puerp.*, etc. I. Paris, 1870. — Evory Kennedy, *Dublin quart. J.*, mai, 1869, p. 269. — Spiegelberg, *Ueber d. Wesen des Puerperalfiebers in Volkmann's Sammlung. klin. Vortr.* Leipzig, 1870, n° 3.—Florence Nightingale, *Introductory notes on Lying in Institutions*. London, 1871. — M. A. d'Espine, *Archives générales*, octobre 1872.

Historique. — Les cas dans lesquels les femmes en couches étaient atteintes d'une infection septique aiguë et y succombaient ont évidemment existé de tout temps, et nous en trouvons des traces dans les plus vieux auteurs. Ainsi Hippocrate cite quelques relations de maladies qui s'y rapportent d'une façon non équivoque, et l'on trouve des observations analogues dans Galien, Celse, Avicenne et quelques autres auteurs, jusque dans le XVIIᵉ siècle.

Mais les épidémies vraies n'ont été signalées que depuis l'installation particulière des maternités ou du moins des sections destinées aux accouchements dans les établissements hospitaliers. La première de ces maternités, dans laquelle des hommes comme Mauriceau et de Lamotte acquirent leur instruction obstétricale, fut établie à l'Hôtel-Dieu de Paris. Peu raconte que dans cette maternité, la mortalité de temps en temps prit des proportions considérables, surtout en l'année 1664. A l'autopsie on trouvait les cadavres pleins d'abcès. De Lamotte parle aussi d'une épidémie qui survint en 1678 à l'Hôtel-Dieu, et il en cite aussi d'autres qui depuis ont régné au début du XVIIIᵉ siècle en Normandie, en particulier à Caen et à Rouen. La fièvre puérpérale épidémique ne tarda pas à se montrer dans d'autres villes où l'on avait établi des sections d'accouchement, ainsi, en 1750, à Lyon; en 1760 et 1761 à Londres, dans le British Hospital, et dans une petite maternité particulière; en 1765 et 1766, à Copenhague à la Maternité; en 1767, à Dublin, dix ans après l'établissement du Lying in Hospital. En Allemagne l'épidémie se manifesta pour la première fois en 1770 à Vienne, dans l'hôpital Saint-Marc. Elle parut à Edimbourg en 1772; à Berlin en 1778; à Cassel en 1781, etc. Elle sévit avec la fureur la plus meurtrière dans la maternité de Paris qui fut détachée comme section obstétricale de l'Hôtel-Dieu, et où elle se manifesta d'année en année. La mortalité dans cet établissement fut, en 1829, de 252 femmes sur 2788; en 1831, de 254 pour 2907 accouchées. En février 1831, 6 ou 7 femmes accouchèrent le même jour, elles moururent toutes. A Vienne la fièvre puerpérale fit aussi de grands ravages. En 1823, dans les mois de février, mars et avril, sur 698 accouchées il n'en mourut pas moins de 133. (19 0/0, 3 morts pour 2 jours). En 1842, à la maternité de Vienne, 518 femmes succombèrent sur 3287 (presque 16 0/0); en 1846, 459 sur 4010, et en 1854, 400 sur 4393. On voit d'après ces quelques chiffres, que l'on pourrait sans peine augmenter d'une quantité de chiffres analogues, avec quelle intensité la fièvre puerpérale sévit quelquefois dans les maternités.

Nous serions entraîné trop loin si nous voulions examiner, même en nous bornant au point de vue historique, toutes les théories qui ont été émises sur la fièvre puerpérale. Eisenmann et Silberschmidt les ont toutes relatées d'une façon très-complète. Dans ces derniers temps deux manières de voir, surtout, se sont disputé la première place. D'après la première la fièvre puerpérale serait le produit d'un miasme qui se forme par l'encombrement des femmes en couches; d'après la seconde elle serait la conséquence de la résorption de matières septiques. La théorie purement miasmatique, d'après laquelle la fièvre puerpérale dépendrait de l'absorption d'une matière spécifique formée par des influences atmosphériques, cosmiques et telluriques, absorption qui déterminerait uniquement chez les accouchées une maladie spécifique, la fièvre puerpérale, et qui ferait de cette maladie une sorte de fièvre paludéenne, n'est pas soutenable, aussi est-elle aujourd'hui presque généralement abandonnée.

Une opinion qui, encore aujourd'hui, est un peu plus répandue, est celle qui veut que, comme le typhus, la fièvre puerpérale ait primitivement une origine miasmatique, mais que dans certaines circonstances l'organisme malade puisse développer à son tour en lui-même le virus, et puisse ainsi le transmettre alors à des individus qui y sont prédisposés, sans que le miasme agisse encore comme miasme ; que par conséquent, dans le cours d'une maladie miasmatique il puisse survenir un principe contagieux, et que la maladie se répande alors plus loin par contagion.

Dans ces derniers temps, pourtant, l'opinion qui est celle soutenue dans ce livre, que la fièvre puerpérale n'est autre que le produit d'une infection septique, identique avec celle qui se produit dans les cas de plaies, a gagné de plus en plus de terrain. Un grand nombre d'observations dont Hirsch dit « qu'elles ont en partie du moins l'importance concluante de preuves expérimentales, » sont venues l'établir d'une façon si certaine, que si dans une recherche étiologique quelconque, on voulait renoncer à atteindre la précision mathématique de la preuve et se borner à la connaissance exacte de tout ce que l'on peut obtenir, il y aurait bien peu de questions portant sur le champ de l'étiologie qui puissent recevoir une solution plus naturelle et plus évidente. Celui qui après avoir lu attentivement parmi les ouvrages cités, ceux de Veit et de Hirsch, douterait encore de la possibilité que la fièvre puerpérale puisse être produite par la résorption de matières organiques putréfiées, celui-là ne pourra jamais être convaincu. Aussi avons-nous jugé inutile de rapporter ici, ne fût-ce qu'en extrait, les nombreuses raisons et observations apportées à l'appui de cette opinion, et nous nous bornerons à publier plus loin quelques-unes des observations les plus frappantes, et qui en réalité ne diffèrent des expériences instituées sur les animaux que parce qu'elles se sont produites sans qu'on en eût conscience, et sans qu'on se proposât de produire l'infection.

Cette explication de la fièvre puerpérale a été donnée en Angleterre, mais c'est aux recherches allemandes qu'elle doit l'extension si large qu'elle a prise.

Le premier qui déclara que la fièvre puerpérale pouvait quelquefois être transportée à d'autres accouchées par des médecins ou des sages-femmes qui avaient à traiter des malades atteintes de fièvre puerpérale fut Denman. En Angleterre les preuves s'accumulèrent très-vite de la possibilité de la transmission de la maladie par la main, et l'on recueillit un grand nombre d'observations dans lesquelles des accouchées avaient été infectées par la main du médecin, lorsqu'il donnait ses soins, non-seulement à des malades atteintes de fièvre puerpérale, mais même à des malades affectées d'érysipèle phlegmoneux ou de plaies gangréneuses, de sorte qu'en Angleterre il est depuis longtemps passé dans les usages qu'un médecin dont les accouchées sont atteintes de fièvre puerpérale renonce pour un certain temps à la pratique. Cette opinion fut poussée bien plus loin dans ses conséquences au point de vue des grandes maternités, et elle fut exposée en détails, et confirmée d'une façon très-remarquable par les statistiques de Semmelweis qui, partout où il est question des bienfaiteurs de l'humanité, doit être mis au premier rang. Pour la première fois, en 1847, il affirma ce qui pourtant, comme on peut facilement le montrer, est trop exclusif et insuffisant, que la fièvre puerpérale était due à l'infection par le poison cadavérique, mais de son propre mouvement il donna à cette opinion une telle extension, qu'on peut considérer celle qui règne aujourd'hui sur l'étiologie, au moins dans les points essentiels, comme lui appartenant en propre, et que c'est à lui qu'en revient tout le mérite.

a. DÉFINITION ET GÉNÉRATION DE LA FIÈVRE PUERPÉRALE.

BIBLIOGRAPHIE. — SEMMELWEISS, *Die Aetiologie, d. Begr. u. d. Prophyl. d. Kindbettfiebers,* 1861, et *Offner Brief an Sämmtl. Prof. d. Geb.* Ofen, 1862. — HIRSCH, *Historisch- geograph. Path.* Erlangen, 1862–1864, vol. II, p. 433. — VEIT. *M. f. G.,* vol. XXVI p. 173. — FERBER, *Schmidt's Jahrb.,* vol. CXXXIX, n° 9. — BOEHR, *M. f. G.,* vol. XXXII, p. 401. — STAGE, *Under sögelser, etc.* Kjöbenhavn, 1868, voy. *Virchow- Hirsch'scher Jahresbericht über* 1862, vol. II, part. 3, p. 637. — MARTIN, *Berl. klin. W.,* 1871, n° 32.

§ 779. Sous le nom de fièvre puerpérale on réunit toutes les maladies des femmes en couches qui sont produites par une infection septique de l'organisme provenant des organes génitaux.

Pour que cette infection se produise, il faut qu'il existe une plaie fraîche à laquelle sera emprunté le poison septique. Ces plaies fraîches se rencontrent chez toutes les accouchées. Chez elles le décollement du placenta laisse ouverts les vaisseaux maternels, et à peu près chez toutes il existe de petites déchirures au col et à la vulve.

§ 780. Les matières infectantes peuvent provenir d'une double source. Ou ces matières peuvent appartenir à l'organisme infecté lui-même, *auto-infection,* ou elles peuvent provenir du dehors, *infection par l'extérieur.*

§ 781. L'*auto-infection* est possible dans tous les cas où des parties de l'organisme maternel se décomposent pendant ou immédiatement après l'accouchement. Cette décomposition se produit le plus facilement et le plus rapidement lorsque des néoplasmes se décomposent (cancer du col), mais elles peut provenir de ce que les parties maternelles ont été exposées à une pression qui les a mortifiées, ou bien enfin les restes de l'œuf qui sont retenus dans le canal génital (membranes ou débris du placenta) peuvent s'y décomposer en se putréfiant. L'auto-infection qui se produit de cette dernière façon est relativement rare, puisque pour que l'infection se produise, il faut qu'il y ait une solution de continuité récente des téguments extérieurs, et que cette solution de continuité, ordinairement n'existe plus au bout de quelques jours après l'accouchement, c'est-à-dire au moment où la décomposition putride se produit. La plaie placentaire s'est refermée, et les déchirures de la muqueuse, ou se sont réunies par première intention, ou se sont transformées en ulcérations qui bourgeonnent. Mais le rempart formé par ces bourgeons empêche la résorption. Par exception, toutefois, une plaie peut avoir conservé la faculté de résorption, ou bien de nouvelles excoriations de la muqueuse, ou une destruction des bourgeons peuvent servir de lieu d'inoculation.

Les conditions favorables à l'auto-infection se rencontrent le plus facilement lorsqu'à une époque où il y a des plaies fraîches, par conséquent au moment de l'accouchement, il existe déjà des matières organiques en décomposition. C'est en particulier le cas, lorsque le fœtus mort se trouve encore dans l'utérus, et lorsqu'après la rupture des membranes il y reste encore longtemps exposé au contact de l'air (lorsque l'air ne peut pénétrer, les fœtus macérés que l'on désigne sous le nom de morts et macérés, d'après nos expériences ne déterminent pas l'infection). Cela se produit encore lorsque la compression des parties molles maternelles a duré assez longtemps pour qu'elles soient déjà atteintes de gangrène, avant la terminaison de l'accouchement et dans le cancer du col, dans lequel les parties de nouvelle formation se détruisent rapidement par putréfaction.

Dans les cas où les parties molles maternelles qui ont subi l'attrition ne se décomposent que plus tard, lorsque les plaies fraîches ne sont déjà plus aptes à la résorption, l'auto-infection est beaucoup plus rare, et cela, parce que les parties mortifiées sont séparées des parties saines par une ligne de démarcation qui ne permet pas la résorption. Que cette ligne de démarcation qui isole les tissus sains ne permette pas habituellement la résorption des matières dégénérées et gangrenées, c'est ce que prouve un phénomène très-facile à observer dans ces cas, c'est-à-dire la gangrène partielle de l'hymen. Chez toutes les primipares, on voit après l'accouchement, que sous la pression de la tête quelques parties de l'hymen sont transformées en masses bleu noirâtre; ces points se gangrènent dès le lendemain de l'accouchement, de sorte que plus tard, à l'endroit où existaient des saillies, on trouve des petits ulcères. Mais comme les parties gangrenées ne sont expulsées qu'au bout de quelques jours il ne se produit pas d'infection. Billroth a du reste démontré par des expériences, que les plaies qui sont en voie de granulation ne sont pas aptes à résorber tant que l'agent infectant n'exerce pas une action destructive sur les granulations.

§ 782. L'*infection par l'extérieur* se produit par ceci, que les moyens qui servent aux lavages (éponges, serviettes) des instruments, ou le plus souvent le doigt explorateur, mettent des matières septiques en contact avec les plaies fraîches des parties génitales. Que des matières septiques qui se trouvent dans la chambre puissent être apportées par l'air (non pas comme miasmes gazéiformes, mais comme petites parties organiques suspendues dans l'air) et puissent de cette façon être portées au contact des plaies fraîches, cela est possible, quoiqu'il n'existe pas de raisons convaincantes pour qu'on puisse l'admettre.

Les sources d'où proviennent ces matières infectantes peuvent être très-différentes. Elles se forment partout où des matières organiques se décomposent. Ainsi elles peuvent provenir des cadavres, mais aussi de plaies en suppuration, de néoplasmes en voies de décomposition et surtout des sécrétions de femmes en couches malades et même, dans certains cas, de femmes bien portantes.

Nous devons tout au moins rapporter quelques-uns des cas types que Hirsch a cités, en partie à cause de l'évidence de l'étiologie, en partie pour montrer les sources multiples qui peuvent produire l'infection.

Simpson rapporte le cas suivant : un médecin, à Leith, fit l'autopsie d'une femme morte d'un abcès du bassin. Dans les 50 premières heures après l'accouchement, il fut appelé pour 5 cas obstétricaux. Dans 4 il survint de la fièvre puerpérale immédiatement, et dans 1 cas où la femme guérit l'accouchement était fait avant son arrivée.

Hutchinson a publié le fait suivant : deux médecins vivants séparés l'un de l'autre par une distance de dix milles anglais, traitaient dans un endroit situé entre leurs demeures respectives un individu atteint d'un érysipèle phlegmoneux. Tous les deux, dans une visite faite au malade, explorèrent avec soin avec la main le membre malade et surtout le point gangrené; or chacun de ces médecins, dans les trente ou quarante premières heures qui suivirent accoucha une femme dans sa localité respective, et ces deux femmes furent prises de fièvre puerpérale et moururent.

Robertson rapporte à propos de l'épidémie de 1830, à Manchester : la sage-femme

B. accoucha, le 4 décembre 1830, une femme pauvre qui succomba rapidement à la fièvre puerpérale. A partir de ce jour jusqu'au 4 janvier, c'est-à-dire juste pendant un mois, cette même sage-femme accoucha 30 femmes dans différents points d'un faubourg très-étendu, et de ces 30 femmes, 16 furent atteintes de fièvre puerpérale et succombèrent. C'était les premiers et les seuls cas qui depuis longtemps avaient été observés à Manchester. Les sages-femmes de la ville, ordinairement au nombre de 25, firent par semaine en moyenne 90 accouchements, et de ces 380 accouchées pas une ne fut malade, sauf précisément celles qui furent traitées par la sage-femme en question.

Dans le cas décrit sous le n° 22, l'infection provint d'un bubon phagédénique et d'une hernie étranglée gangrenée. Dans le cas 23, d'une gangrène du scrotum. Nous-même nous avons observé la transmission par une fracture compliquée de la jambe, avec gangrène des parties molles, et par un œuf abortif à demi dégénéré, et nous avons eu à différentes reprises occasion d'observer la transmission de la clinique à la polyclinique. Les lochies dès accouchées, même saines, peuvent se décomposer de telle sorte qu'elles peuvent incontestablement déterminer l'infection.

Depuis que l'attention des médecins praticiens a été éveillée sur la possibilité de la transmission par la main, les observations d'épidémies puerpérales en dehors des Maternités se sont du reste multipliées. Werdmüller (1), Mair (2), Stehberger (3), Kaufmann (4), Stage (5), Spiegelberg (6) et Olshausen (7) ont publié des cas de transport de maladies graves par des sages-femmes. Nous avons vu nous-même une épidémie légère sans cas mortels se fixer dans la clientèle d'une sage-femme. Que le doigt qui s'est trouvé en contact avec des matières septiques ou des instruments, même une fois qu'ils ont été lavés soigneusement puissent encore infecter, cela n'a rien d'étonnant si l'on veut bien se rappeler combien, même après des lavages scrupuleux et répétés, ils conservent encore longtemps l'odeur caractéristique, signe certain qu'il leur reste encore attachées quelques parties de matières septiques.

Nos connaissances sur la nature du poison infectant sont encore insuffisantes. Autant pourtant que cela peut paraître certain d'après les travaux de Recklinghausen, Waldeyer, Klebs, Hüter et autres, on doit admettre que de tout petits organismes, les bactéries, jouent en cela un rôle fort important. Mais on n'a pas encore établi d'une façon précise s'ils agissent mécaniquement par leur pénétration en quantité considérable dans les tissus, ou s'ils n'agissent pas plutôt en donnant lieu à la décomposition des parties constituantes normales du corps.

Les idées sur la nature de la fièvre puerpérale que nous avions exposées dans la première édition de ce livre se trouvent donc à peine modifiées par les découvertes plus récentes, et elles concordent si bien avec ces découvertes, que nous n'avons rien à changer à ce que nous avions dit antérieurement; et elles répondront encore complétement aux connaissances nouvelles, si au lieu de poison septique on emploie les mots de substance infectante, de vibrions ou de produits de décomposition déterminés par des vibrions. Nous voulons encore faire en particulier remarquer ceci, c'est que, comme nous l'avions dit, il est impossible de faire une différence entre la pyémie et la septicémie, et que toutes les nouvelles preuves parlent en faveur de cette opinion ; et de plus que la production d'abcès métastatiques circonscrits sans embolies, dont l'admission nous paraissait déjà anciennement abso-

(1) *M. f. G.*, vol. XXV, p. 293, voy. Bochr, vol. XXXII, p. 409.
(2) *Bair. ärzl. Intelligenzblatt*, 1865, n° 19, p. 269.
(3) *M. f. G.*, vol. XXVII, p. 300.
(4) *M. f. G.*, vol. XXIX, p. 246.
(5) *L. c.*
(6) *L. c.*, p. 22.
(7) Voy. *Volkmann's Samml. klin. Vortr.*, n° 28, p. 242.

lument incontestable, peut s'expliquer d'une façon très-simple par la pénétration des bactéries dans les voies circulatoires et par leur accumulation en masse dans les points où la circulation se trouve ralentie.

§ 783. La *fièvre puerpérale* consiste par conséquent dans un empoisonnement par matières septiques provenant des voies génitales. Donc, ce qui doit être avant tout bien établi, c'est que la fièvre puerpérale n'est pas par elle-même une maladie spécifique. Partout où les produits des matières organiques en voie de décomposition pénétreront dans les tissus, nous verrons les mêmes symptômes se reproduire dans leurs points essentiels. La fièvre puerpérale est donc un état tout à fait identique avec ce que l'on observe si souvent dans les cliniques chirurgicales sous les noms divers de phlegmons, pyémie, ichorrhémie et septicémie. Il n'y a pas de différence spécifique ; évidemment il peut y avoir des différences dans les symptômes, mais elles tiendront uniquement, en grande partie, au lieu particulier où se fera l'infection, en petite partie aux altérations des voies génitales dans les suites de couches.

Les infections par produits septiques provenant des voies génitales ne se rencontrent habituellement que dans les suites de couches. Ce n'est que dans des cas exceptionnels qu'on les voit survenir à la suite d'opérations pratiquées sur les voies génitales ; mais alors elles ont exactement les mêmes conséquences que les infections survenant dans les suites de couches, comme le prouvent les cas extrêmement intéressants publiés par Buhl (1). Il rencontra chez deux filles qui avaient subi l'épisiorhaphie, et chez deux autres où la portion vaginale du col avait été amputée pour un carcinome, des altérations identiques avec celles que produit la fièvre puerpérale (2). Nous avons eu nous-même occasion d'observer des faits analogues.

§ 784. Que la fièvre puerpérale n'ait rien de spécifique, c'est ce que prouve encore le fait que l'infection septique a pu être transmise à des accouchées par des femmes malades d'un érysipèle phlegmoneux, ou de plaies suppurantes ou gangrenées, et que ces accouchées ont été atteintes de fièvre puerpérale. De plus, il existe des observations prouvant que dans une division servant aux accouchements, au moment où régnait la fièvre puerpérale, de petites excoriations qui se rencontraient chez les femmes enceintes ou chez les gardes qui se trouvaient en contact avec les accouchées ont eu pour conséquence des érysypèles phlegmoneux. Les matières septiques peuvent aussi être transmises aux nouveau-nés par la plaie ombilicale et avoir pour conséquences, chez ces nouveau-nés, des érisypèles de la paroi abdominale, la décomposition du thrombus des vaisseaux ombilicaux, et même l'inflammation du péritoine et du tissu cellulaire sous-péritonéal et des métastases ichorrhémiques dans d'autres organes. Très-souvent aussi on voit chez les nouveau-nés, pendant les épidémies puerpérales, des phlegmons avoir pour point de départ de petites places excoriées des mains ou des pieds.

Nous voyons par conséquent, d'une façon évidente, que le poison septique

(1) *M. f. G.*, vol. XXIII, p. 303.
(2) Voy. aussi Martin, *Berl. klin. W.*, 1871, n° 32, p. 375.

entraîne essentiellement toujours les mêmes conséquences, puisqu'il donne lieu à des formes d'inflammations malignes et progressives se traduisant dans la peau par des érysipèles, dans le tissu cellulaire par des phlegmons, dans les séreuses par des inflammations fibrino-purulentes, dans les organes parenchymateux par la destruction des éléments cellulaires; et nous pouvons, par conséquent, considérer la fièvre puerpérale, ou mieux l'infection septique, comme éminemment contagieuse, en ce que le poison mis en contact avec une plaie libre a toujours pour conséquence la production d'une inflammation qui tend constamment à faire des progrès et à prendre un caractère malin.

Il est évidemment, d'un autre côté, incontestable que la marche du procès maladif présente des différences essentielles suivant la variété de la plaie, la nature des parties molles qui avoisinent cette plaie, et suivant la constitution des individus. Il nous semble en outre incontestable que chez les accouchées, l'infection septique se produit bien plus facilement et conduit bien plus régulièrement à des suites fâcheuses que chez les blessés chirurgicaux. Cela peut bien dépendre de ce que chez les accouchées les phlegmons envahissent avec une extrême facilité le péritoine et y développent des péritonites mortelles, tandis que chez les blessés aux membres, les phlegmons ne se propagent pas facilement jusqu'à des points si dangereux; et que, d'un autre côté, le tissu conjonctif qui se trouve autour du vagin et de l'utérus et qui chez les femmes qui viennent d'accoucher est ramolli et très-apte à la résorption, présente une tendance particulière à propager les matières septiques.

Pour rendre claire la façon dont l'infection se produit chez les accouchées, le mieux est de la comparer avec une des variétés fréquentes d'infection dans une autre partie du corps.

Lorsque, dans les autopsies, les matières septiques d'un cadavre sont mises en contact avec une petite plaie qui peut exister sur les doigts, nous voyons, suivant la quantité de ces matières, et surtout suivant la prédisposition de l'individu, se produire des résultats différents. Ou c'est le point seul qui est le siége de l'infection qui est fortement irrité, de sorte qu'il se forme là une pustule qui suppure longtemps, ou bien l'inflammation s'étend du point blessé aux parties voisines. Il se produit alors des inflammations des vaisseaux lymphatiques du bras, et un œdème aigu inflammatoire (phlegmon) du tissu cellulaire sous-cutané et de celui qui se trouve entre les muscles.

L'ensemble de l'organisme n'est pas autrement affecté qu'il ne l'est dans les autres inflammations locales, c'est-à-dire que le malade n'a qu'une fièvre modérée.

De même chez une accouchée, à la suite de l'infection d'une plaie siégeant à la vulve, il peut se manifester une ulcération simple qui guérit lentement, ou bien il peut se produire une inflammation qui, en suivant le trajet des vaisseaux lymphatiques et du tissu cellulaire, peut se propager beaucoup plus loin et donner lieu à une lymphangite suppurée, et à un œdème inflammatoire aigu des parties voisines du vagin et de l'utérus. L'ensemble de l'organisme n'est pas beaucoup plus affecté que dans les inflammations locales, et la fièvre est identique avec celle qui accompagne ces inflammations.

Mais dans les cas plus graves, d'infection du doigt par le poison cadavérique, on voit au bout de vingt-quatre à trente-six heures survenir des phénomènes généraux graves. Ils se caractérisent pendant la vie surtout par une forte fièvre qui est tout à fait en disproportion avec l'affection locale, fièvre qui entrave à un haut degré les fonctions de l'ensemble des organes. La mort peut même survenir très-rapidement, et à l'autopsie, sauf de faibles altérations du sang, on ne trouve pas d'altérations visibles à l'œil nu, le malade est mort de *septicémie*. Dans d'autres cas, on trouve des dégénérescences aiguës des grosses glandes abdominales, et de quelques parties des muscles volontaires, ou bien on constate l'existence de pleuro-pneumonies de péritonites, d'arthrites, le malade est mort d'*ichorrhémie*. Dans d'autres cas, enfin, on trouve les veines qui avoisinent la plaie, en état de thrombose. Les thrombus se détruisent par la gangrène, et quelques débris de ces thrombus sont entraînés dans les petits vaisseaux, le plus souvent dans les poumons, s'y arrêtent, s'y fixent et donnent lieu en ces points à des infarctus et à des abcès. Le diagnostic est la *pyémie*.

C'est d'une façon tout à fait identique que, une fois que l'infection s'est produite dans les suites de couches, les manifestations locales se trouvent rejetées au second plan. Au bout de trente-six heures, survient une forte élévation de la température, avec ou sans frisson, et l'on voit survenir chez les accouchées la fièvre typhique avec les caractères qu'elle présente chez les sujets infectés par le poison cadavérique. Il n'est pas nécessaire de pousser le parallèle plus loin, puisque toutes les fois que nous avons posées plus haut se reproduisent traits pour traits chez les accouchées.

Les effets de l'infection se distinguent par conséquent chez les accouchées, comme chez les autres blessés, au point de vue de leur importance pratique, suivant qu'ils se bornent à une action purement locale, et se manifestant seulement dans la continuité du tissu, ou bien suivant que tout l'ensemble de l'organisme est infecté.

La différence caractéristique qui existe entre une plaie pure et une plaie infectée consiste d'après notre expérience en ce que dans la première l'inflammation consécutive est toujours limitée aux parties immédiatement voisines, tandis que dans la dernière elle s'étend dans le tissu cellulaire circonvoisin, si une inflammation à marche rapide ne vient pas limiter le foyer, et en se traduisant par un abcès ne vient pas empêcher la résorption du poison. Du reste, même dans les plaies simples, l'organisme peut être touché lui-même : c'est ce que l'on désigne sous le nom de *fièvre traumatique*. Mais quoique la fièvre traumatique ordinaire soit évidemment produite par les produits de décomposition du tissu dans le foyer inflammatoire, produits qui sont entraînés dans la circulation, et que par conséquent elle puisse être considérée comme une fièvre de résorption, et quoique cette fièvre ne présente que difficilement des caractères spécifiques qui permettent de la distinguer d'avec celle qui est produite par l'infection, la caractéristique des plaies non infectées est précisément leur caractère local, c'est-à-dire que l'inflammation ne dépasse pas les tissus qui la limitent, et que la fièvre, quoiqu'elle puisse présenter des différences suivant les individus, ne dépasse jamais le degré qu'elle atteint ordinairement dans les inflammations locales. Si au contraire la plaie est infectée soit par l'extérieur, soit par auto-infection, l'inflammation dans ces cas peut encore rester locale, puisque les matières infectantes, par suite de la transformation de la plaie en abcès incapable de résorption se trouvent isolés du reste de l'organisme. Mais si cette ulcération préservatrice ne se produit pas ou ne se produit pas du moins assez tôt, l'inflammation, sous l'influence de l'agent infectant, se propage aux tissus du voisinage. Si elle s'étend superficiellement, en suivant l'étendue de la peau ou de la muqueuse, c'est un érysipèle qui se manifeste. Dans d'autres cas, elle pénètre plus profondément sous forme de phlegmon ou d'érysipèle phlegmoneux, en suivant le trajet du tissu conjonctif. L'ensemble de l'organisme peut, dans ces cas, également présenter des phénomènes à peu près semblables à ceux qui accompagnent les inflammations locales, mais très-souvent aussi la température s'élève beaucoup plus et le pouls devient beaucoup plus fréquent qu'on ne devrait s'y attendre, étant donnée l'affection locale, preuve que les sucs provenant du foyer inflammatoire infecté sont parvenus dans le sang et agissent surtout en excitant la fièvre à un haut degré. D'une autre part, lorsque la fièvre est modérée, on peut toujours redouter que l'ensemble de l'organisme, par suite des troubles nutritifs inflammatoires qui se produisent dans l'ensemble des organes, ne soit atteint de septicémie ou que de fortes inflammations de quelques-uns de ces organes ne déterminent l'ichorrhémie.

Ce qu'il faut par conséquent considérer comme particulièrement caractéristique t dangereux dans les plaies infectées, c'est la grande tendance de l'inflammation à se propager par continuité de tissu. Chez les accouchées, nous avons un signe excellent qui indique que l'inflammation de la vulve ou du col fait des progrès, c'est l'intégrité ou la participation qu'y prend le tissu conjonctif qui se trouve sur les côtés de l'utérus. Les phlegmons de ce tissu, d'après notre expérience, tiennent toujours à cette infection chez les femmes en couches aussi bien que chez celles qui ne sont pas en couches. Si au moment de l'accouchement il s'est produit une déchirure de la muqueuse de la partie supérieure du vagin, lorsqu'il n'y a pas d'infection, c'est toujours uniquement la partie immédiatement voisine des bords immédiats de la plaie qui s'enflamme. Les côtés de l'utérus ne sont ni tuméfiés, ni sensibles, tandis que même dans les plus petites plaies de la muqueuse du vagin, si l'infection existe, on peut ordinairement constater que l'inflammation s'est propagée dans le tissu cellulaire qui se trouve sur les côtés de l'utérus.

Un fait prouve encore la certitude de ce que nous venons de dire, c'est que sur 403 accouchements survenus successivement à la clinique de Bonn, à un moment où régnait la fièvre puerpérale, sur 265 accouchées nous avons observé 53 paramétrites bénignes, tandis qu'au moment où l'on ne constatait aucun cas de maladie, ou seulement des cas sporadiques, sur 138 accouchées, 3 seulement eurent des paramétrites insignifiantes. Cette proportion deviendra encore plus frappante, si l'on réfléchit que pendant les épidémies on voit survenir beaucoup plus de maladies graves, qui naturellement ne doivent pas entrer en ligne. Il en résulte que pendant une épidémie, sur 138 femmes bien portantes, 53 (1 sur 2,6), en dehors de l'épidémie, sur 130 femmes bien portantes 3 (1 sur 43,3) eurent des paramétrites bénignes. Si l'on fait de plus attention que sur ces 3 dernières 2 furent prises le même jour, c'est-à-dire que l'on peut rapporter la maladie à une origine commune, on peut admettre avec la plus grande certitude que les paramétrites légères doivent leur production au même poison qui détermine les maladies graves.

b. ANATOMIE PATHOLOGIQUE DE LA FIÈVRE PUERPÉRALE.

Bibliographie. — Virchow, Ges. Abh., p. 597 et Virchow's Archiv, vol. XXIII, p. 415. — Buhl, Hecker u. Buhl, Klinik d. Geb., vol. I, p. 231. — Erichsen, Bericht, etc. Petersburger med. Z., vol. VIII, p. 257 et 359. — Klob, Pathol. Anat. d. weibl. Sex., p. 235 et suiv. — Maier, Virchow's Archiv, 1864, vol. XXIX, p. 526.

§ 785. Nous examinerons d'abord les altérations qui se produisent à l'endroit où se fait l'infection, et dans lesquelles la propagation suit la continuité des tissus.

Comme nous l'avons déjà signalé plus haut, l'infection peut partir de différentes places. Évidemment la plaie placentaire peut absorber les produits septiques, quoique en réalité cela soit rare, puisque ordinairement ces matières septiques ne parviennent pas jusque-là. Toutefois il est plus fréquent de voir l'infection se faire par les déchirures du col. Ces déchirures peu prononcées ne manquent presque dans aucun accouchement, et le doigt explorateur, qui est l'agent de l'infection, pénètre facilement jusqu'à elles ; mais dans la majorité des cas, l'infection se fait par les petites déchirures de la muqueuse qui se produisent chez toutes les primipares, et aussi chez le plus grand nombre des multipares, sous l'influence du dégagement de la tête à travers la vulve (voy. § 705). L'entrée du vagin est dans tous les accouche-

ments franchie à plusieurs reprises par le doigt explorateur du médecin ou de
la sage-femme, il s'y dépose donc facilement des matières septiques qui y
sont apportées par le doigt et qui, lorsqu'il existe de petites solutions de con-
inuité de la muqueuse, sont facilement absorbées par ces déchirures. Si l'infection résulte de la gangrène des parties molles de la mère, les matières
septiques ne seront que dans des cas exceptionnels résorbées par les tissus
voisins qui ont conservé leur vitalité, mais bien plus souvent par les plaies
récentes sur lesquelles coule la sécrétion putride.

§ 786. Il arrive, pas toujours, mais très-souvent que les bords de la plaie
se transforment en une ulcération que l'on nomme *l'ulcération puerpérale*.
Elle se trouve naturellement au point où il y a plaie, c'est-à-dire à l'entrée du
vagin, sur les côtés des lèvres ou derrière la fourchette. Les déchirures du périnée se transforment facilement en ulcérations et ne guérissent que plus tard
par seconde intention. Pourtant il arrive que l'on rencontre des ulcérations
dans le vagin, et une déchirure du périnée guérie par première intention.
Dans ce cas, l'infection ne provient pas de la plaie périnéale, et cette plaie
s'est réunie avant que les produits de sécrétions qui s'écoulent en passant sur
elle aient pu la transformer en ulcère. Par exception, il existe aussi dans le
vagin de petites déchirures de la muqueuse (voy. § 762) qui peuvent également se transformer en grandes ulcérations. Cela peut aussi arriver pour les
petites déchirures du col, et pour l'endométrite considérable qui a lieu au
point de l'insertion placentaire. L'ulcération a des bords tuméfiés, un fond
recouvert d'un enduit jaunâtre ou de couleur sale, elle a de la tendance
à s'étendre, et ne guérit que très-lentement par détachement de cet enduit
et par production sur le fond de l'ulcération de fines granulations. Dans
les cas où les altérations sont beaucoup plus étendues (ce que l'on peut
constater surtout sur les cadavres) au col et au point où s'insérait le placenta,
l'ulcération est recouverte d'une eschare diphthéritique brun verdâtre.

§ 787. Si l'inflammation s'étend en superficie, la muqueuse du vagin se
tuméfie et la couche sous-muqueuse devient le siége d'un œdème plus ou
moins prononcé. La muqueuse se sent comme dans la *vaginite* plus mollasse
et infiltrée. La plupart du temps le pourtour de l'ulcère est tuméfié, de sorte
que ordinairement il survient toujours un *œdème considérable des lèvres*. Cette
marche est identique avec celle que nous voyons l'érysipèle prendre sur la peau.
Aussi Virchow a-t-il désigné cette forme sous le nom d'*érysipèle puerpéral
malin interne*. Il est vraisemblable que ce procès érysipélateux peut s'étendre
aussi assez souvent aux lèvres, aux fesses et à la racine des cuisses; pourtant
chez les femmes accouchées récemment chez lesquelles ces parties sont déjà
habituellement un peu rougeâtres, le diagnostic peut présenter quelques difficultés, de sorte que ce n'est que d'une façon relativement rare que l'on voit
se manifester un érysipèle évident avec phlyctènes. L'œdème considérable des
grandes lèvres, qui est si fréquent aussi bien, que la prostration qui se fait
quelquefois en peu de jours sans grande réaction fébrile, parlent en faveur de
cette manière de voir. Du reste, il n'y a pas de différence capitale entre cette
inflammation qui se propage largement sur la muqueuse et le procès phlegmo-

neux qui envahit plus profondément les couches de tissu cellulaire qui se trouvent au-dessous d'elle. Ces deux affections dépendent d'une infiltration finement cellulaire du tissu (d'après l'opinion ancienne, par prolifération des cellules du tissu conjonctif, d'après les observations de Cohnheim, par transformation des corpuscules blancs du sang provenant des vaisseaux) qui se produit sous l'influence d'une forte hypérémie et d'une transsudation séreuse. Ce phénomène, d'après les observations de Volkmann et de Steudener dans l'érysipèle simple lui-même, ne se limiterait pas au *rete* de Malpighi, mais envahirait le tissu cellulaire sous-cutané, exactement comme dans le phlegmon.

§ 788. L'inflammation ne détermine d'altérations sérieuses de la muqueuse utérine que si elle est très-developpée. Même dans les suites de couches normales, la face interne de l'utérus présente l'image d'une forte inflammation catarrhale. Il n'en est autrement que si de grandes parties de la muqueuse restées dans l'utérus se nécrosent rapidement et si l'*endométrite* prend le caractère diphthéritique. Suivant l'étendue et la profondeur de la nécrose l'aspect de la face interne de l'utérus est différent. S'il est resté de grands lambeaux de la caduque, ils se tuméfient, s'œdématient et forment des bosses saillantes. Les couches superficielles présentent des eschares par places ou dans une plus grande étendue, de sorte que entre les points où la muqueuse est normale, on trouve des places jaune brunâtre ou verdâtre, où l'on peut enlever avec le dos du bistouri des masses de détritus. Le point où était inséré le placenta est la plupart du temps fortement saillant dans la cavité utérine, mais dans le reste de son étendue il n'est pas modifié. Mais si toute la face interne de l'utérus est mortifiée, on trouve partout, suivant l'imbibition de l'organe, ou des débris brunâtres irréguliers, ou une masse muqueuse couleur de chocolat qui, une fois enlevée, laisse à découvert, ou les couches profondes de la muqueuse, ou la couche musculaire mise à nu. Le point d'insertion placentaire prend aussi part à ces altérations, puisque, ou bien il est recouvert d'une eschare épaisse, ou bien après la destruction du thrombus il laisse à découvert la tunique musculaire lisse, et les ouvertures béantes des veines.

L'utérus lui-même ne reste jamais absolument indemne dans ces formes. Il est mal rétracté, et toute sa substance est imbibée, œdématiée, au plus haut degré ; on trouve presque toujours, ou dans le parenchyme utérin lui-même, ou du moins sur ses bords, des lymphatiques distendus par un contenu purulent dont les origines peuvent souvent être suivies jusqu'au dépôt qui recouvre l'orifice du col. Ces vaisseaux présentent quelquefois des ectasies partielles remplies de pus, qui peuvent atteindre le volume d'une noix, qui prennent l'aspect d'abcès du parenchyme utérin, et ne s'en distinguent que par leurs parois lisses, puisque l'on ne peut plus reconnaître le vaisseau afférent ni le vaisseau efférent. Pour l'importance de la thrombose lymphatique voyez § 574.

§ 789. Habituellement l'inflammation ne s'étend pas jusqu'à la muqueuse de la trompe, de sorte que même dans les affections les plus prononcées de l'endométrium, cette muqueuse tubaire reste normale ou ne présente qu'un léger état catarrhal. Mais quelquefois il existe de la *salpyngite* purulente et cela peut, par propagation de l'inflammation, ou par rupture de la trompe avec épanchement du pus, avoir pour conséquence une péritonite, quoique dans la majorité des cas, la péritonite se manifeste d'une autre façon.

Buhl (1), Martin (2) et Förster (3) ont surtout appelé l'attention sur l'importance de la salpyngite pour la production de la péritonite puerpérale. Déjà le fait que habituellement ce n'est que l'extrémité abdominale de la trompe qui est remplie de pus, tandis que le reste du canal offre une muqueuse normale, ou seulement tuméfiée et à l'état de catarrhe, rend ce mode de production très-invraisemblable. Il est évident que l'affection du péritoine provoque beaucoup plus souvent l'inflammation du tissu conjonctif qui est situé au-dessous de lui et que l'inflammation de l'extrémité abdominale de la trompe n'est que consécutive à la péritonite. Le criterium donné par Forster, d'après lequel la péritonite serait la suite de la salpyngite, lorsque les altérations présentent les caractères les plus anciens dans le voisinage de l'extrémité abdominale, n'a rien de décisif, puisque les péritonites qui se manifestent à la suite de la paramétrite proviennent de la région des ligaments larges.

§ 790. Si tout l'endométrium est converti en une bouillie visqueuse, le parenchyme lui-même de l'utérus est toujours aussi envahi dans le procès maladif. Déjà dans les fortes endométrites on trouve régulièrement aussi les altérations du parenchyme utérin que l'on peut désigner sous le nom de *métrites*. Elles consistent dans une imbibition œdémateuse et dans une tuméfaction pâteuse de tout l'organe. L'utérus, en outre, semble mou, de sorte que les anses intestinales qui reposent sur lui y laissent des empreintes, et il est peu rétracté. L'imbibition est purement œdémateuse, plus souvent, pourtant, trouble, albuminoïde avec un aspect finement granulé, quelquefois teintée de sang. Si l'endométrite purulente s'étend plus profondément, une partie de l'utérus lui-même se gangrène (putrescentia uteri) et c'est ainsi qu'il peut se produire des perforations dans la cavité abdominale.

§ 791. Dans d'autres cas, très-rares toutefois, il se produit dans certains points circonscrits du parenchyme utérin des proliférations cellulaires abondantes et des abcès qui se terminent par des épaississements caséiformes ou par perforation. Ils se distinguent des cavernes lymphatiques remplies par du pus, en ce qu'ils ne présentent pas de membranes enveloppant le tissu, et par leur forme anfractueuse moins ronde; mais on a dû souvent les confondre avec ces cavernes lymphatiques.

§ 792. Quoique dans certains cas l'inflammation puisse passer de l'utérus au tissu cellulaire qui l'environne, habituellement pourtant la *paramétrite* se produit d'une autre façon, notamment en ce que le procès inflammatoire déterminé par l'infection, se propage moins en suivant la face superficielle, mais part du point infecté (par conséquent, ordinairement, l'entrée du vagin), et suit le trajet du tissu cellulaire situé autour du vagin et de l'utérus.

(1) *Zeitschr. f. rat. Med.*, 1856, VIII, p. 106 et *Klin. d. Geb.*, I, p. 233.
(2) *M. f. G.*, vol. XIII, p. 11 et vol. XVII, p. 163.
(3) *Wiener med. Woch.*, 1859, nᵒˢ 44 et 45.

§ 793. L'affection de ce tissu conjonctif est complétement identique avec le procès phlegmoneux que l'on a souvent occasion d'observer aux membres. Il consiste en un œdème inflammatoire aigu. Le tissu conjonctif affecté se tuméfie, devient un peu trouble, opaque. Dans les cas graves, le gonflement devient plus fort, tout le tissu est tuméfié, quelquefois par du sérum clair, plus souvent il est rempli par une matière glutineuse, muqueuse, à demi-coagulée, qui remplit les mailles du tissu. En outre, on trouve une infiltration abondante finement celluleuse du tissu conjonctif.

§ 794. Le siége de cet œdème aigu diffus est tout le tissu cellulaire qui se trouve dans le bassin. Il commence en général autour du vagin, gagne de là par en haut et envahit tout le tissu sous-séreux sous-péritonéal, de sorte que le péritoine semble un peu soulevé par la tuméfaction de la couche sur laquelle il repose.

Il peut même, dans certains cas, s'étendre, d'une part, jusqu'aux ailes iliaques, et en arrière jusque dans le tissu cellulaire périnéal, et même jusqu'au diaphragme, et d'autre part, jusqu'à une grande partie de la paroi abdominale antérieure. Plus rarement, la maladie s'étend jusqu'au tissu cellulaire qui accompagne les gros vaisseaux et les nerfs des membres inférieurs et y détermine ce gonflement inflammatoire des cuisses décrit sous le nom de *phlegmasia alba dolens*. La tuméfaction la plus considérable se rencontre ordinairement sous le segment du péritoine qui tapisse le bassin. Là les conditions sont évidemment les plus favorables pour cette tuméfaction. L'utérus après l'accouchement a notablement diminué de volume, et par conséquent le segment du péritoine se trouve en quelque sorte trop grand pour les viscères du bassin, quoique par suite de l'élasticité de la membrane il ne se plisse pas; aussi c'est surtout le tissu cellulaire qui se trouve entre les deux feuillets du ligament large, qui par suite de son relâchement (pendant la grossesse, les ligaments larges se déplissent et recouvrent les côtés de l'utérus) est le plus exposé à cette tuméfaction par œdème inflammatoire. Comme ces points sont facilement accessibles, d'une façon simultanée, à l'exploration interne et externe combinée, le diagnostic de l'inflammation du tissu cellulaire est très-facile à faire d'après l'état des ligaments larges; par contre, le péritoine est tellement adhérent à l'utérus lui-même, qu'il ne s'y produit jamais une exsudation considérable.

§ 795. Si, comme dans les formes légères et sans complications, la maladie se termine par la guérison, l'œdème disparaît rapidement. Si le dépôt des cellules était encore peu notable, c'est à peine si l'altération laisse quelques traces. Mais si le dépôt des éléments cellulaires a été plus considérable, ils subissent ordinairement la dégénérescence graisseuse, et, tandis que les parties liquides se résorbent, il se forme une tumeur composée de détritus finement granulés, qui devient de plus en plus dure, et qui, lorsque les cas ne sont pas trop défavorables, se résorbe également en quelques semaines. Dans des cas relativement rares, l'infiltration cellulaire devient, en un point circonscrit, tellement épaisse qu'il se forme un abcès qui peut alors subir toutes les terminaisons que nous indiquons plus bas.

§ 796. Si l'infection était plus intense, il peut arriver une sorte de ramollissement gangréneux du tissu conjonctif sous-séreux. On trouve alors le péritoine souvent notablement soulevé et détaché de la couche sous-jacente, le tissu conjonctif lui-même infiltré par une sérosité trouble, colorée en rouge brun par la matière colorante du sang ou des produits altérés, ayant l'aspect et la couleur du chocolat et une odeur gangréneuse. Mais le tissu cellulaire peut être aussi détaché par gangrène, comme nous l'avons vu dans un cas où la malade succomba à un abcès gangréneux des poumons, avec une forte péritonite généralisée en voie de régression. Le tissu cellulaire rétro-péritonéal était appliqué sur le muscle psoas iliaque gauche comme un lambeau blanchâtre mortifié d'environ un pied de long, complétement libre dans une cavité au-dessous du péritoine.

§ 797. Dans quelques cas de paramétrite on trouve dans le foyer inflammatoire une *thrombose des vaisseaux lymphatiques*. La lymphe coagulée remplit tout le vaisseau ou régulièrement, ou en forme de chapelet. Quelquefois il se forme aussi quelques grosses ectasies isolées, tout à fait semblables à celles que nous avons décrites plus haut dans l'utérus. Cette thrombose peut se produire immédiatement sous l'influence de l'action de la matière infectante, mais le plus souvent elle est due à l'inflammation du tissu conjonctif qui entoure ces vaisseaux. Les produits de l'inflammation du tissu cellulaire ont aussi de la tendance à se coaguler, et ils font participer le contenu des vaisseaux lymphatiques à ce procès maladif.

§ 798. L'importance de la thrombose lymphatique a été considérée d'une façon tout à fait différente. Tandis que Hecker et Buhl considèrent l'inflammation lymphatique comme déterminant le caractère pernicieux de la fièvre puerpérale, Virchow déclare le premier qu'il considère la thrombose dés lymphatiques comme un phénomène favorable, en ce que les vaisseaux thrombosés ne peuvent plus servir au transport des matières infectantes. En fait, on trouve ordinairement, seulement enflammés les paquets glandulaires les plus rapprochés, le procès inflammatoire semble tout au moins arrêté à ce point, et le reste du système lymphatique ne peut plus prendre part à la maladie par cette voie.

Par conséquent la lymphangite ne peut plus être considérée comme l'altération capitale et particulièrement pernicieuse. Ce n'est pas elle qui fait le caractère du danger, c'est une altération accidentelle qui habituellement reste limitée au foyer inflammatoire et peut guérir. Dans des cas très-rares, la thrombose s'étend plus loin (jusqu'au canal thoracique), mais alors il existe toujours d'autres altérations très-importantes. Nous avons vu des vaisseaux lymphatiques en voie de guérison sur le cadavre d'une accouchée qui succomba, quoiqu'une péritonite généralisée, dont elle avait été atteinte, fût en voie de régression. Le contenu des ectasies n'était plus purulent, mais formait un noyau jaunâtre épaissi.

§ 799. Pour peu que la paramétrite soit très-forte, les ovaires qui se trouvent en continuité avec le tissu conjonctif prennent part à l'inflammation. Il se produit de l'*ovarite*. Il faut du reste, presque sans exception, la considérer comme une affection moins importante, plus accessoire, puisque le caractère du danger n'est pas essentiellement déterminé par cette lésion. Dans les cas de destruction gangréneuse de la membrane sous-séreuse, on trouve, il est vrai, quelquefois, tout le stroma de l'ovaire détruit, de sorte qu'à la coupe, tout le contenu s'écoule sous forme d'une sérosité de mauvaise couleur, comme d'un kyste; mais dans ces cas, les autres altérations sont précisément si prononcées, que l'affection des ovaires reste au second plan, sinon comme intensité, du moins comme étendue. Souvent il y a des abcès dans l'ovaire, qui, ou s'ouvrent de bonne heure, ou atteignent un volume très-considérable, et peuvent plus tard s'ouvrir à l'extérieur ou dans les organes de voisinage auxquels ils se sont soudés.

Lorsque la paramétrite est considérable, les couches avoisinantes de l'utérus deviennent aussi ordinairement le siége d'un œdème inflammatoire qui ne se distingue de celui qui accompagne l'endométrite que parce que ce sont les couches les plus extérieures qui sont les plus altérées.

§ 800. Comme dans la paramétrite le tissu conjonctif qui se trouve solidement fixé au-dessous du péritoine est malade, il ne faut pas s'étonner que ordinairement la membrane séreuse participe elle-même à la maladie. Ce n'est que dans les infections peu virulentes, et lorsque la tuméfaction consécutive est faible et marche très-lentement, que la douleur, qui est le meilleur indice que le péritoine est envahi, peut faire défaut. Si la tuméfaction est considérable, le tiraillement et le déplacement que subit le péritoine amènent son irritation. On voit alors survenir les symptômes de la *périmétrite*, ou pour parler plus exactement, comme ordinairement le péritoine qui recouvre l'utérus lui-même est moins affecté que d'autres parties de son segment pelvien, la *pelvi-péritonite*. Dans les cas graves, l'inflammation envahit rapidement le péritoine, et il peut se produire très-vite de la *péritonite généralisée*.

§ 801. La *pelvi-péritonite* consiste ordinairement uniquement dans une irritation inflammatoire du péritoine sans forte exsudation. Dans d'autres cas, cela peut donner lieu à la formation de pseudo-membranes, qui peuvent amener l'agglutination de chacun des organes qui se trouvent dans le bassin, et entraîner différents désordres par suite des déplacements qu'ils subissent par suite des rétractions cicatricielles. Si l'inflammation est plus considérable, elle peut donner lieu à des foyers purulents intra-péritonéaux enkystés, qui ne subissent la régression que très-lentement, ou bien l'inflammation peut s'étendre à tout le péritoine.

§ 802. Cette *péritonite généralisée* se produit le plus souvent, de la façon indiquée plus haut, par une propagation de la paramétrite et de la pelvi-péritonite, ou par *ichorrhémie* (§ 811). Plus rarement, elle provient d'une endométrite, dont l'inflammation se propage jusqu'au péritoine par le parenchyme utérin ou les trompes.

§ 803. Dans les cas récents et relativement heureux, on trouve tout le péritoine, et surtout le revêtement péritonéal des intestins, fortement injecté, et les organes contenus dans la cavité abdominale, soudés entre eux par des fausses membranes lâches. L'exsudat est quelquefois très-minime, presque purement séreux, et d'aspect peu suspect. Dans d'autres cas, il existe quelques dépôts purulents isolés, et des fausses membranes jaunâtres, épaisses, formées de fibrine coagulée, qui s'étendent sur tous les organes. Le foie a habituellement un revêtement épais, et l'utérus est enveloppé dans cet exsudat, partout où les intestins ne reposent pas intimement sur lui. Les intestins en outre sont météorisés, le diaphragme refoulé par en haut.

Dans les cas les plus graves, qui sont dus à une paramétrite purulente, l'exsudat fibrineux fait défaut ; on trouve alors dans la cavité abdominale une sécrétion claire, brunâtre, de mauvaise couleur, à odeur fétide, les anses intestinales sont brun rougeâtre, comme dans les hernies étranglées. Les cas de cette dernière variété se terminent toujours par la mort. Mais si l'exsudat est séreux, purement fibrineux ou purulent, la guérison peut avoir lieu, puisque l'exsudat peut se résorber, s'enkyster, ou s'épaissir progressivement. Mais quelquefois les foyers purulents s'ouvrent encore alors dans l'intestin et l'épanchement des matières fécales dans l'abcès, peut donner lieu à une péritonite purulente ou même, pendant que les altérations sont déjà en voie de régression, il peut se produire une nouvelle exacerbation qui peut conduire à la mort.

§ 804. Du péritoine, l'inflammation peut, par voie de continuité, franchir le diaphragme et s'étendre jusqu'aux plèvres et au péricarde. Et même l'inflammation cellulaire peut gagner les bronches ; le tissu cellulaire péri-bronchial s'infiltre alors d'une matière gélatineuse muqueuse, et l'inflammation peut, en suivant la charpente des poumons, pénétrer profondément jusque dans ces organes. Cette inflammation interstitielle des poumons peut ainsi secondairement donner lieu en définitive à une vraie pneumonie. Buhl a observé cette forme de pneumonie qu'il appelle la pneumonie interlobulaire, surtout chez les nouveau-nés infectés. Nous l'avons aussi observée d'une façon très-nette chez une femme atteinte de fièvre puerpérale. Pourtant la *pleurésie* et la *pneumonie* sont beaucoup plus souvent dues à de l'*ichorrhémie* ou à de la *pyémie*.

§ 805. Nous arrivons maintenant à l'infection de l'ensemble de l'organisme, c'est-à-dire aux altérations qui ne suivent plus la continuité des tissus, et nous devons avant tout examiner le mode et la façon dont se manifestent les inflammations des organes éloignés, tout en remarquant expressément que cette infection de l'ensemble de l'organisme dans la fièvre puerpérale est identique avec celle qui se produit dans les lésions avec infection des autres parties du corps, c'est-à-dire dans les maladies chirurgicales.

§ 806. L'expérience apprend que dans les cas d'infection septique intense, la mort peut survenir très-rapidement sans qu'à l'autopsie on trouve d'autres altérations visibles à l'œil nu qu'un état du sang sombre non coagulable et des ecchymoses dans différents tissus. Mais si l'on examine au microscope la fine structure de chacun des organes, on trouve les débuts d'une dégénérescence inflammatoire, une inflammation finement granulée (ce que l'on appelle la tuméfaction trouble), de la dégénérescence graisseuse ou même déjà la destruction des cellules. Comme de plus il est prouvé par les expériences

d'Otto Weber, de Billroth et autres, que les matières septiques ont des propriétés pyrogènes et phlogosiques, c'est-à-dire sont capables de déterminer
de la fièvre et des inflammations locales, on voit qu'on peut admettre que
dans ces cas de septicémie aiguë, la quantité des matières septiques absorbées
a pu être assez considérable pour que le sang conserve ces propriétés phlogosiques, c'est-à-dire pour qu'il soit en état de déterminer des phénomènes
inflammatoires partout où il parvient. Cette inflammation générale de tout
l'organisme, et spécialement des organes dont le fonctionnement doit être
intact pour que la vie soit conservée, peut amener la mort, avant que
des altérations appréciables aient pu se produire dans les organes isolés. On
ne trouve par conséquent dans ces cas, pendant la vie, que des troubles fonctionnels des organes, et après la mort que le début d'une inflammation parenchymateuse dans chaque organe, c'est-à-dire la tuméfaction trouble des
cellules.

C'est très-vraisemblablement parmi ces cas qu'il faut ranger les faits sur lesquels
Hecker a récemment appelé l'attention, et dans lesquels la mort survient assez inopinément très-rapidement après l'accouchement, et où à l'autopsie on n'observe que
des inflammations parenchymateuses, ou une dégénérescence graisseuse aiguë des
grandes glandes abdominales, ou du tissu musculaire du cœur, avec de nombreuses
ecchymoses dans les différents organes. L'autopsie concorde si exactement avec les
formes les plus aiguës de la septicémie, que les symptômes relativement faibles qui
dans ces cas ont été observés pendant la vie, et l'absence de la preuve de l'infection, ne peuvent pas être invoquées comme preuves sérieuses du contraire (1).

§ 807. Dans d'autres cas, l'infection du sang n'est pas si prononcée. Les
symptômes généraux se traduisent seulement par de la fièvre. Les fonctions
des organes indispensables à la vie ne sont pas troublées assez profondément
pour entraîner la mort. Si dans ces cas, l'absorption de la matière infectante
par le sang ne se reproduit pas, on voit, comme de nombreuses expériences
sur les animaux le prouvent, disparaître les troubles déterminés par cette
infection, le poison devient inoffensif pour l'organisme, ou il en est rejeté par
les excrétions. Cela se produit lorsque l'on ne fait qu'une seule injection dans
le sang. Mais lorsque l'infection se fait par une plaie, les matières absorbées
ont encore un autre effet.

Il se manifeste localement dans le pourtour de la plaie une inflammation à
tendance progressive, et de l'œdème aigu avec tendance à se propager dans
le tissu cellulaire. Dans ce foyer inflammatoire, il se produit alors de nouvelles matières aptes à amener la destruction du tissu, matières qui possèdent
également les propriétés pyrogènes et phlogosiques; la fièvre est alors entretenue, par l'absorption non interrompue de petites quantités de ces matières
par le sang. Mais en même temps, le sang, qui quoique à un faible degré a
ainsi acquis ces propriétés phlogosiques, éveille des inflammations locales,
dans les organes isolés qui, par leur nature même, ou suivant les individualités, sont prédisposées à l'inflammation. Parmi ces organes, il faut surtout

(1) Voy. Hecker, *M. f. G.*, vol. XXIX, p. 321 et vol. XXXI, p. 197 et Poppel, *e. l.*, vol. XXXII,
p. 197.

ranger les grandes glandes abdominales, et les membranes séreuses, ainsi que les muscles striés en travers et le tissu cellulaire. Tandis que dans les paragraphes précédents, nous avons décrit sous le nom de *septicémie* la marche de la dégénérescence aiguë, simultanée de tous les organes, pris dans leur ensemble, on désigne sous le nom d'*ichorrhémie* celle que nous venons de décrire en dernier, et dans laquelle la maladie suit une marche chronique, et se localise dans des organes isolés.

Il n'y a pas de différence spécifique entre ces deux états, mais seulement une question de degrés. Car, du moment ou la septicémie n'a pas une marche tout à fait aiguë, ce n'est plus une pure intoxication avec agent infectant primitivement, puisque les produits inflammatoires qui ne diffèrent pas spécifiquement de cet agent infectant vont très-rapidement en partant du foyer local infecter la masse du sang. En général, on peut donc désigner la *septicémie* comme une infection aiguë, et l'*ichorrhémie* comme une infection chronique ou mieux comme une infection septique subaiguë.

Virchow (1) a le premier fait remarquer que dans les foyers inflammatoires phlegmoneux, il existe des humeurs corrompues qui, portées dans le sang, présentent des propriétés phlogosiques. Virchow considéra ces humeurs altérées comme différant spécifiquement des produits de putréfaction, et désigna l'infection qu'ils déterminent dans l'ensemble de l'organisme sous le nom de *ichorrhémie*. Mais il n'y a pas de différence spécifique, et c'est ce que prouvent les nombreuses expériences de Bergmann, qui trouva que le pus frais, le sérum frais du pus et les humeurs qui se forment dans les foyers inflammatoires (et même ce qui au point de vue théorique est extrêmement intéressant, les produits de destruction physiologique des tissus), possédaient les même propriétés pyrogènes et phlogosiques que les liquides putréfiés. Mais d'un autre côté, les humeurs dans les foyers inflammatoires peuvent prendre un caractère septique essentiellement putride. La différence entre la septicémie et l'ichorrhémie ne peut donc plus aujourd'hui être réellement soutenue, quoique comme cela résulte de ce que nous avons dit plus haut, ces deux états ne soient pas absolument identiques.

§ 808. Mais l'ensemble de l'organisme peut encore être affecté d'une autre façon, dans le cas d'inflammations locales. Il peut arriver que de petits débris de thrombus, qui se sont formés dans les veines, pénètrent dans la circulation, s'arrêtent en un point dans une artère, et déterminent en ce point une inflammation locale. Comme les veines thrombosées, par elles-mêmes, n'ont rien à voir avec l'infection et comme un petit débris de thrombus, peut aussi sans infection pénétrer dans la circulation, et venir se fixer sous forme d'embolus dans l'artère pulmonaire, ce que l'on appelle l'*embolie*, n'a rien à voir avec les maladies qui dépendent de l'infection. L'embolie en un mot n'est pas une maladie par infection. Mais en réalité les choses se passent un peu autrement. Il est certes déjà extrêmement rare qu'une parcelle se détache d'un thrombus sain, fixé contre les parois d'une branche veineuse latérale thrombosée, et faisant un peu saillie dans la veine principale. Mais si cela arrive, et si cet embolus se trouve arrêté dans les

---

(1) *Ges. Abh.*, p. 702.

poumons, dans les conditions normales, et ordinairement, il s'y enkystera, tandis que le cours du sang bouché par lui sera ramené de nouveau, dans la circulation, par les voies collatérales. Mais il en est tout autrement si le tissu qui entoure la vessie thrombosée est enflammé en forme de phlegmon. Sous l'influence de l'inflammation qui l'entoure (Recklinghausen et Bubnoff soutiennent que les cellules émigrantes peuvent à travers la paroi vasculaire pénétrer jusque dans le thrombus) (1), ce thrombus se détruit en petits fragments et les produits de cette destruction peuvent facilement être entraînés dans la circulation. Mais si une particule de cette nature s'arrête dans les poumons, l'organisme malade ne se trouvant plus dans les mêmes conditions, il se forme un infarctus hémorrhagique, c'est-à-dire une stase sanguine dans les vaisseaux périphériques du point obstrué, et l'embolus dont la nature est différente excite alors à son pourtour une inflammation qui est identique avec celle qui a causé la destruction du thrombus, c'est-à-dire une inflammation purulente ou gangréneuse. En fait, par conséquent, l'infection a une immense importance pour la production des foyers emboliques, pourtant ces derniers ne sont jamais que des complications de l'*ichorrhémie*, et l'embolie par elle-même n'est pas le moins du monde une maladie chirurgicale accidentelle, dépendante de l'infection.

A priori, il pouvait sembler que les foyers emboliques devraient être surtout fréquents chez les accouchées qui présentent toujours des thromboses vasculaires au point où s'insérait le placenta, et chez lesquelles, comme Virchow l'a montré, il existe des occasions suffisantes de compression et de dilatation des thromboses. Cela n'est pourtant pas ce qui existe, et il nous semble que s'ils se produisent plus fréquemment chez les blessés chirurgicaux et chez les accouchées malades, qui présentent des foyers emboliques, ces foyers emboliques, dans la majorité des cas, ne proviennent pas des sources indiquées plus haut, mais des veines, qui ne se sont thrombosées que secondairement dans les foyers phlegmoneux.

Billroth fait aussi remarquer que les thromboses secondaires dans les tissus enflammés subissent bien plus souvent la fonte purulente que les thromboses traumatiques. Billroth considère ces thromboses comme des thromboses de compression, c'est-à-dire comme causées par la pression exercée par les infiltrations sur les veines. Mais Waldeyer a prouvé que dans les foyers inflammatoires phlegmoneux les veines s'enflamment toujours, se thrombosent, et qu'alors sous l'influence de l'inflammation circonvoisine, le thrombus subit la destruction puriforme. Dans ces cas par conséquent la thrombose n'est pas, comme Virchow l'a généralement indiqué, le phénomène primitif; mais c'est la phlébite, phlébite qui a pour conséquence la formation du thrombus et sa destruction.

§ 809. Une question importante est celle-ci : une inflammation circonscrite d'un organe isolé peut-elle provenir uniquement d'une embolie, ou peut-elle être due aussi à de l'ichorrhémie. Nous affirmons sans aucune restriction la production d'inflammations lobulaires circonscrites sans embolie.

_____

(1) Voy. aussi Saviotti, *Med. Centralblatt*, 1870, n°s 10 et 11.

Virchow (1) accepte également cette manière de voir, quoique avec certaines réserves, puisqu'il ne la regarde pas comme invraisemblable, tandis que Billroth et Waldeyer font dépendre toutes les inflammations métastatiques circonscrites des embolies, ce à quoi l'on peut objecter que très-souvent on ne peut avoir la preuve exacte de l'existence de l'embolie. D'après notre expérience, il survient incontestablement des inflammations circonscrites de différents organes sans embolie, de sorte que nous reconnaissons à l'ichorrhémie la faculté de développer des inflammations lobulaires. Il peut être très-difficile de les distinguer d'avec les foyers emboliques. Si l'on est dans l'incertitude, la présomption dans le cas de foyers pulmonaires parle pour l'embolie, mais lorsque ces foyers se rencontrent dans d'autres organes, il faut croire à l'ichorrhémie.

Déjà dans les poumons, où les infarctus emboliques et les abcès sont assurément très-fréquents, on voit survenir accidentellement des inflammations avec exsudat mince, de mauvaise couleur qui, ou envahissent complétement tout un lobe et n'envahissent que quelques parties des autres lobes, ou qui en général ne sont que lobulaires. Mais encore, dans ce dernier cas, le volume du foyer, la finesse de l'exsudat et le passage tout à fait progressif jusqu'au tissu sain parlent contre la nature embolique de la pneumonie. Bien plus rarement encore que dans les poumons, on trouve dans les organes alimentés par le cœur gauche des embolies incontestables. L'explication de ces embolies est naturellement beaucoup plus difficile, les embolies ayant dans ces cas dû franchir la circulation pulmonaire, quoique O. Weber ait par des expériences prouvé la possibilité de ce fait. D'une autre part on trouve dans la rate, le foie et les reins, des inflammations lobubaires qui évidemment ne dépendent pas d'embolies. Dans la rate on voit comme début de ces inflammations des anomalies particulières dans la répartition du sang que l'on ne peut, comme le veut Waldeyer, considérer essentiellement comme des symptômes cadavériques. On voit des places tout à fait dépourvues de sang, d'un aspect blanchâtre clair, qui alternent avec des places fortement hypérémiées, de sorte que la rate prend un aspect particulier qui la fait ressembler à du marbre. Mais on rencontre aussi dans la rate des infiltrations inflammatoires du volume d'un pois, et d'autres plus grandes grisâtres qui font saillie à la surface de section, et dont l'existence répandue abondamment et régulièrement sur toute la rate, parle essentiellement contre leur production par embolie. On rencontre de même dans le foie, outre une dégénérescence graisseuse partielle, assez souvent des foyers circonscrits où les cellules hépatiques sont complétement détruites, qui passent progressivement jusqu'au tissu normal, et dans les reins on rencontre de même d'innombrables foyers gros comme une tête d'épingle avec dégénérescence graisseuse et d'autres inflammations partielles qui ne peuvent pas provenir d'embolies.

§ 810. Le tableau que l'on rencontre sur le cadavre à la suite de l'infection de l'ensemble de l'organisme, est par conséquent très-différent. Lorsque l'intoxication agit rapidement et est très-virulente, dans la *septicémie aiguë*, on trouve le parenchyme des organes les plus susceptibles à la période de gonflement trouble, c'est-à-dire avec l'inflammation parenchymateuse au début. En outre, il existe de nombreux épanchements sanguins surtout sous l'endocarde, et la muqueuse du conduit intestinal présente souvent des ca-

(1) *L. c.*, p. 705.

tarrhes (ce sont ces deux états que l'on constate régulièrement chez les animaux que l'on a artificiellement infectés par des matières septiques.

Lorsque l'action du virus est moins intense et suit une marche chronique, c'est-à-dire dans l'*ichorrhémie*, on rencontre surtout des inflammations parenchymateuses diffuses ou circonscrites des grandes glandes abdominales, des inflammations purulentes des membranes séreuses, puis de l'œdème aigu, ou des abcès dans le tissu cellulaire, des foyers inflammatoires partiels dans quelques muscles, et des abcès des glandes lymphatiques.

Dans les cadavres septicémiques, rarement, lorsque la marche est tout à fait aiguë, jamais ; très-souvent, au contraire, chez les ichorrhémiques, on trouve en outre dans les poumons, et quelquefois aussi dans les organes qui présentent une vaste circulation, des foyers circonscrits de nature embolique.

§ 811. Nous devons nous borner à signaler brièvement les altérations les plus importantes des différents organes.

Parmi les séreuses, celle qui s'enflamme le plus souvent après le péritoine, c'est la plèvre. Pour la *péritonite*, nous avons déjà établi, § 802, la possibilité de sa production par l'ichorrhémie. La *pleurite* est extrêmement fréquente, mais elle ne se produit pas toujours parvoie ichorrhémique. Souvent elle est causée par la rupture ou même par la simple propagation de l'inflammation d'un foyer embolique pulmonaire, ou par une pneumonie ordinaire. Mais elle peut aussi, comme le prouve l'œdème inflammatoire des couches interposées, se manifester par voie de continuité, en ce que l'inflammation du péritoine se propage jusqu'aux plèvres à travers le diaphragme. Nous l'avons vue une fois succéder à l'ouverture d'un abcès purulent de la rate dans la cavité pleurale. La pleurite du côté gauche s'accompagne très-souvent d'une péricardite externe. La pleurite peut être adhésive avec adhérences épaisses quelquefois imbibées d'une sérosité gélatineuse, ou bien l'on trouve un dépôt fibrineux purulent, ou bien le plus souvent une exsudation libre séreuse ou quelquefois purulente avec mauvaise couleur et sanieuse.

§ 812. Les *inflammations des membranes du cerveau* sont proportionnellement rares. On trouve la face interne de la dure-mère recouverte d'une couche fibrineuse, purulente, gélatineuse, et la pie-mère avec des altérations diverses depuis l'injection simple, et un trouble léger œdémateux jusqu'à la méningite suppurée. Virchow, dans un cas, trouva aussi un trouble purulent dans la corne postérieure du ventricule latéral gauche.

§ 813. On rencontre bien plus souvent les *inflammations des articulations*. Le plus souvent, ce sont les articulations de l'épaule et des genoux qui sont attaquées, mais les articulations de la main, du coude, de la hanche et toutes les autres, peuvent devenir le siége d'une inflammation purulente. Dans un cas, nous avons trouvé du pus autour de l'articulation de l'épaule sans que l'articulation elle-même fût prise. Le pus accumulé dans l'articulation peut s'ouvrir un passage et miner les parties molles qui l'entourent dans une grande étendue.

§ 814. On peut souvent observer des *inflammations de l'endocarde* sur les cadavres, soit ichorrhémiques, soit septicémiques. On trouve l'endoardec finement injecté (non imbibé) et au-dessous de lui des ecchymoses qui s'étendent jusqu'à la tunique musculaire. Il peut aussi exister une prolifération papillaire de l'épithélium, des ulcérations des valvules, et cela peut ainsi donner lieu consécutivement à des embolies. Nous avons vu une endocardite circonscrite produite par ce fait qu'un thrombus en décomposition était resté placé sous le lobule interne de la valvule mitrale.

§ 845. Dans les *poumons* il existe le plus souvent, comme nous l'avons indiqué plus haut, des infarctus emboliques et des abcès avec l'aspect conique connu. Comme sous l'influence de l'infection, les thrombus ordinairement se détruisent en débris extrêmement petits, ils pénètrent dans la circulation et viennent se fixer sous forme de particules extrêmement petites, dans les fines branches de l'artère pulmonaire; toutefois il n'est pas rare de trouver des foyers emboliques très-nombreux, mais pourtant ils n'atteignent un grand volume que dans des cas très-exceptionnels. Ce n'est que très-rarement que dans l'infection septique, des thrombus peuvent être chassés dans l'artère pulmonaire, et avoir un volume tel qu'ils s'arrêtent déjà dans les plus grandes branches de cette artère.

Nous avons vu pourtant une fois sur le cadavre d'une accouchée, chez laquelle une péritonite généralisée était déjà en voie de régression, une thrombose de la veine inguinale et crurale, et de la veine-cave jusqu'à la troisième vertèbre lombaire, de très-grosses embolies qui pourtant n'obturaient pas complétement le calibre du vaisseau, arrêtées dans la plupart des plus grosses branches pulmonaires. Seule la branche qui conduit au lobe supérieur gauche était libre. Sur le point de bifurcation de l'artère qui alimente le lobe inférieur gauche chevauchait une grande embolie tout à fait décolorée. Il en était de même dans la branche pulmonaire du poumon droit. Mais ces embolies ne remplissaient pas toute l'artère. Une obstruction complète n'existait que dans quelques-unes des plus petites branches, mais même dans les points alimentés par ces branches il n'y avait pas partout d'infarctus, de sorte que ces derniers n'étaient pas très-nombreux, et que la plus grande partie du poumon présentait seulement un œdème très-prononcé.

Outre les embolies, on rencontre souvent dans les poumons des pneumonies ichorrhémiques lobaires et lobulaires. L'exsudat est rarement purement pseudo-membraneux, mais la plupart du temps un peu séreux et de couleur louche, et il est rare qu'il envahisse complétement un lobe et rien que ce lobe. Le plus souvent un lobe est infiltré pour la plus grande partie, et à côté on voit dans les autres lobes des infiltrations lobulaires de même nature. La tendance à la gangrène pulmonaire est extrêmement fréquente, parce que non-seulement le tissu pulmonaire peut se détruire dans le cas d'embolie purulente, mais que cela peut arriver même dans la pneumonie louche.

§ 846. La *rate* est très-fréquemment augmentée de volume, la pulpe est molle, visqueuse, couleur de chocolat, rarement complétement fluide. Dans d'autres cas, on trouve des infiltrations lobulaires de nature ichorrhémique. Les foyers emboliques ne sont pas rares non plus dans la rate.

§ 847. Ce n'est que rarement que le *foie* est complétement indemne au point de vue des altérations. On y trouve outre les embolies, depuis la tuméfaction trouble commençante des cellules jusqu'à leur destruction complète, tous les stades de l'atrophie aiguë. Rarement les altérations sont également répandues sur tout l'organe. La plupart du temps on trouve une infiltration graisseuse très-prononcée, ou la destruction déjà complète des cellules à côté de parties relativement ou complétement intactes. La dégénérescence graisseuse se reconnaît déjà à la coupe, à des places claires qui se détachent sur le parenchyme brun, mais qui ordinairement sont répandues d'une façon diffuse dans ce parenchyme.

§ 818. Dans les *reins* on trouve aussi des foyers emboliques et d'autres inflammations diffuses et circonscrites. On trouve l'épithélium des canalicules urinaires infiltré de graisse et détruit, et l'on observe à peu près constamment la tuméfaction trouble et quelquefois aussi des dégénérescences circonscrites dans la couche corticale.

§ 819. Buhl trouva dans un cas une inflammation parenchymateuse du *pancréas*, avec destruction des cellules glandulaires, analogue à ce qui se passe dans le foie.

§ 820. En outre, il existe des inflammations suppuratives et gangréneuses de la *parotide*, des *mamelles* et dans les strumes de la *thyroïde* qui ne peuvent évidemment que par exception provenir d'embolies et qui fournissent une sécrétion claire, sanieuse ou du pus pur.

§ 821. Les inflammations des *yeux* sont le plus souvent causées par voie embolique. Elles commencent par le gonflement des paupières avec hypérémie et hémorrhagies. La cornée et l'iris deviennent troubles, il se forme du pus, la cornée se brise et la maladie se termine par phthisie du bulbe de l'œil.

§ 822. Souvent les *ganglions lymphatiques* suppurent à une époque encore plus tardive de la maladie, ceux qui sont pris le plus souvent sont les ganglions axillaires et inguinaux.

§ 823. Abstraction faite de ces abcès, il existe encore des inflammations suppuratives dans les *muscles* et dans le *tissu cellulaire*, surtout aux membres. Elles sont bien quelquefois, mais pas toujours, causées par des embolies. Ordinairement elles fournissent du pus pur, mais quelquefois les faisceaux primitifs du muscle se détruisent (même au cœur) en une sorte de détritus moléculaire, et dans le tissu cellulaire cela donne lieu précisément à des plaies circonscrites ramollies, qui s'ouvrent et laissent écouler une sanie claire, mêlée de lambeaux mortifiés. Mais les tuméfactions aiguës du tissu cellulaire peuvent aussi subir la régression.

§ 824. Dans le *canal intestinal*, on trouve très-fréquemment (même sans que l'on ait employé le calomel) une inflammation catarrhale avec hémorrhagie, et parfois des ulcérations de la muqueuse qui proviennent de points infiltrés par du sang (cette dernière forme d'ulcération, suite de la destruction avec hémorrhagie de la sous-muqueuse, se rencontre aussi dans la *vessie*). Dans des cas rares, il existe une véritable entérite diphthéritique.

§ 825. Si nous ajoutons encore les inflammations *de la peau* qui se manifestent sous forme d'hypérémies circonscrites ou de pustules, nous aurons signalé les plus importants foyers métastatiques de nature ichorrhémique ou embolique qui se produisent pendant les couches, et nommé ainsi presque tous les organes du corps (l'érysipèle se produit presque toujours par infection directe, ou il provient du point primitivement infecté du vagin, ou par transmission du point lésé. Nous l'avons vu deux fois partir d'une excoriation de la narine gauche).

Nous avons déjà signalé plus haut que, lorsqu'il règne une épidémie de fièvre puerpérale il n'est pas rare de voir les nouveau-nés succomber à l'infection septique. Cette infection part en général de la plaie ombilicale (sans aucun doute par transmission manuelle), et suit une marche identique avec la fièvre puerpérale de la mère. Alors, ou il survient un érysipèle de la plaie adbominale, ou bien l'inflammation s'étend du tissu cellulaire qui entoure les vaisseaux au tissu cellulaire sous-péritonéal, et la péritonite mortelle éclate d'une façon secondaire. Les vaisseaux eux-mêmes, comme leur voisinage immédiat, peuvent en outre suppurer ou se gangrener. Dans les artères ombilicales on rencontre des thromboses en voie de destruction. Les foyers emboliques dans les autres organes sont extrêmement rares, mais on trouve très-souvent des pneumonies ichorrhémiques.

C. SYMPTOMES ET MARCHE DE LA FIÈVRE PUERPÉRALE.

BIBLIOGRAPHIE. — VEIT, *M. f. G.*, vol. XXVI, p. 127. — KÖNIG, *Archiv der Heilkunde*, 1862, 3ᵐᵉ année. — SCHROEDER, *M. f. G.*, vol. XXVII, p. 108. — BAUMFELDER, *Beiträge zu d. Beob. über Körperwärme*. Leipzig, 1867. — V. GRUENEWALDT, *Petersb. med. Z.*, 1868, cah. 9, p. 152. — OLSHAUSEN, *Volkmann's Samml. klin. Vorträge*. Leipzig, 1871, n° 28.

§ 826. Le moment où éclate la maladie dépend essentiellement de celui où se fait l'infection. Elle se fait ordinairement, comme nous l'avons indiqué § 785, dans la période d'expulsion, ou de la délivrance. Comme pourtant, déjà dans les périodes antérieures de l'accouchement, il se forme des déchirures à l'orifice du col, et que même chez les femmes enceintes, si l'orifice interne est ouvert, le doigt introduit dans le col peut, en décollant la caduque, ouvrir des vaisseaux qui sont capables d'absorption, (le doigt explorateur est alors assez souvent retiré taché de sang) l'infection peut se faire déjà à une période peu avancée de l'accouchement, et même chez la femme enceinte. Lorsque l'infection se produit chez la femme enceinte, la grossesse s'interrompt. Une fois les premiers jours qui suivent l'accouchement passés, comme les petites déchirures se sont ou cicatrisées, ou recouvertes de granulations, l'infection devient un fait exceptionnel. Pourtant, comme ces granulations se détruisent facilement et que les cicatrices récentes se déchirent avec la même facilité, cette infection est naturellement encore possible.

§ 827. Si l'infection, comme c'est l'habitude, se fait dans la dernière période de l'accouchement, les premiers temps des suites de couches se passent d'une façon tout à fait normale.

La température pendant et immédiatement après l'accouchement dépend uniquement et simplement des phénomènes qui se sont passés pendant l'accouchement même. Et même chez les femmes infectées, elle reste normale, s'il n'y a eu pendant l'accouchement aucune perturbation notable ; c'est-à-dire qu'elle s'élève pendant les douze premières heures pour redescendre dans les douze heures suivantes (souvent presqu'au-dessous de 37°). Le pouls peut de même être abaissé, souvent entre 60 et 70. Mais il est quelquefois fréquent dès le début. Les premiers symptômes du début de la maladie apparaissent trente ou quarante heures après l'infection, ordinairement par conséquent deux ou trois jours après l'accouchement, tandis que dans les cas où l'infection a lieu plutôt, la maladie commence dès le premier jour ou même pendant l'accouchement, et ce n'est que dans des cas exceptionnels, lorsque l'infection se fait plus tard, que la maladie éclate aussi plus tardivement.

§ 828. Le début de la maladie est quelquefois, mais pas toujours, indiqué par un frisson violent. Plus souvent, la température s'élève déjà au moment où le malade a la sensation de froid, et un frisson léger. Mais dans d'autres cas, la fièvre débute d'une façon très-progressive.

Le frisson n'est par conséquent pas un signe d'une valeur absolue. Souvent il manque complètement dans les accidents les plus graves, et d'une autre part, les accouchées se refroidissent si facilement que même un violent frisson ne suffit pas à lui seul chez une accouchée, pour éveiller des craintes sérieuses. On voit de même après la terminaison de l'accouchement survenir souvent aussi un frisson avec une très-légère altération de la température, état dont les symptômes légers sont produits par ce fait que tandis que la température du corps s'élève, le fait de découvrir la femme et l'exaspération sudorale rendent la peau extérieure plus froide.

§ 829. Comme presque tous les organes du corps peuvent être pris dans la fièvre puerpérale, les symptômes sont extrêmement multipliés comme formes. Nous nous bornerons à décrire ceux qui sont propres à la fièvre puerpérale.

§ 830. Les *ulcérations puerpérales* ne donnent lieu la plupart du temps qu'à des symptômes légers. Le plus constant est une sensation de brûlure au moment de la miction, sensation qui du reste se produit aussi dans les déchirures non-ulcérées. Ordinairement, l'inflammation s'étend au tissu cellulaire qui se trouve autour de l'ulcère, de sorte qu'à la suite de l'ulcération il survient un œdème considérable des grandes lèvres. Comme les ulcérations sont ordinairement plus fortes d'un côté que de l'autre, il est très-fréquent de voir une des lèvres présenter un gonflement plus considérable que l'autre. Les ulcérations n'entraînent pas par elles-mêmes d'autres troubles que cette sensation de brûlure en urinant, de malaise à cause de ce gonflement et des douleurs souvent intenses au toucher. Toutefois elles déterminent presque toujours de la fièvre, puisque le procès inflammatoire se propage au tissu cellulaire circonvoisin. Mais on ne peut leur attribuer cette élévation de la température, et c'est ce que prouve l'abaissement fréquent de la température avec des ulcérations très-étendues, couvertes d'un épais dépôt. Les ulcérations ne guérissent que très-lentement par l'élimination du dépôt qui les recouvre et par l'apparition sur le fond de granulations de bonne nature. Mais elles donnent lieu encore longtemps à de la gêne, et surtout à des douleurs très-vives dans la marche et à des hémorrhagies, alors que déjà depuis plusieurs semaines l'état fébrile a disparu. Il reste de même souvent pendant longtemps de l'induration des lèvres, du moins à un degré modéré.

§ 831. Nous avons déjà, dans la pathologie des suites de couches, appelé l'attention sur ce fait que, chez toutes les femmes récemment accouchées, on trouve, sur la muqueuse du vagin et surtout de l'utérus, des phénomènes qui partout ailleurs indiqueraient une inflammation catarrhale. Nous n'avons par conséquent pas à décrire ici les symptômes d'une *endométrite simple catarrhale*. Ordinairement ce sont de la fièvre, la diminution des sécrétions et la mauvaise odeur des lochies. Mais la fièvre seule ne suffit pas naturellement pour poser le diagnostic de l'endométrite, car la fièvre elle-même suffit lorsqu'elle est très-prononcée pour entraîner la diminution des sécrétions, et par conséquent aussi des lochies. Quant à la mauvaise odeur, elle tient à la décomposition des lambeaux de la caduque qui sont restés dans l'utérus, décomposition qui peut atteindre un haut degré, même dans les accouchées parfaitement normales.

Les débuts d'une inflammation de l'endométrium ne présentent donc pas de symptômes caractéristiques, tandis que les inflammations plus fortes et surtout les inflammations gangréneuses ne peuvent pas être méconnues. Dans celles-ci l'écoulement est brunâtre, ordinairement épais, mais quelquefois tout à fait séreux, et ayant une forte odeur de gangrène. Les symptômes habituels que détermine cette variété d'altération de la face interne de l'utérus ne peuvent pas être donnés exactement, puisque dans ces cas l'infection septique ou ichorrhémique de l'ensemble de l'organisme vient se placer au premier plan.

§ 832. Les symptômes qui accompagnent l'*œdème aigu* inflammatoire du tissu cellulaire sont extrêmement importants. La douleur qui est régulièrement liée à cette tuméfaction indique qu'une partie du revêtement péritonéal prend part à cette inflammation, et rend en conséquence difficiles à séparer au point de vue clinique la *para-* et la *périmétrite*. Nous préférons par conséquent dans la description de la paramétrite faire rentrer tous les cas, dans lesquels la douleur par elle-même est peu considérable ou du moins est peu considérable par rapport à l'exsudation intra-péritonéale, et où par conséquent les symptômes de la paramétrite tiennent la première place. Sous le nom de *périmétrite* ou de *pelvi-péritonite*, nous décrirons tous les cas où les symptômes dépassent ceux d'une péritonite partielle.

§ 833. La *paramétrite* s'accompagne ordinairement d'une fièvre qui peut présenter une intensité très-différente. Elle débute ordinairement, mais pas toujours sans frisson, le plus souvent le deuxième jour, et atteint son summum, ou le lendemain ou du moins dans les premiers jours qui suivent le début de la maladie. La fièvre ne présente jamais le type purement continu, mais elle présente toujours des rémissions, quelquefois même très-accentuées. Il peut même y avoir des intermittences complètes. Par exception, la température peut rester très-basse. Deux fois, dans des cas où l'exsudat était évident, nous avons pu du moins constater, par des mensurations prises régulièrement le matin et le soir, cette élévation anormale. Mais dans la règle, la température est élevée, et peut même atteindre les degrés les plus élevés, qui permettent pourtant encore d'espérer la conservation de la vie. En général, l'élévation de la température se règle sur l'étendue de l'exsudat, de sorte que dans les tumeurs considérables on trouve une fièvre plus prononcée et plus persistante. Quelquefois la température tombe complétement, pour se relever de nouveau, en peu de temps et d'une façon notable, s'il se fait une nouvelle et plus forte exsudation. Dans presque tous les cas où une fièvre notable, avec douleur dans le bas-ventre et exsudation, ne se produit qu'à une époque avancée des suites de couches, il existait déjà antérieurement une paramétrite légère qui, au moment où elle était en voie d'amélioration, a la plupart du temps subi une exacerbation sous l'influence d'une cause nuisible extérieure.

Le pouls ordinairement répond à la température, pourtant, dans quelques cas, on voit la température rester modérée, et le pouls s'élever beaucoup. Ces cas doivent toujours éveiller l'attention, car on voit souvent s'y joindre des symptômes ichorrhémiques ou septicémiques. Avec le début de la fièvre, surviennent les symptômes subjectifs de ces infections, par conséquent outre le frisson si fréquent du début, et souvent aussi des frissons répétés, une sensation de chaleur, de la soif, des douleurs de tête.

Sur 116 cas de paramétrite observés par nous, dans lesquels les symptômes péritonéaux ne tenaient pas tout à fait le premier rang, nous avons trouvé 39 cas, dans lesquels le diagnostic ne put être fait que par une sensation de douleur spontanée circonscrite à l'un ou aux deux côtés de l'utérus, et par une sensibilité à la pression. Tandis que dans 34 cas il existait une tuméfaction évidente quoique impossible à limiter exactement, et dans 43 cas des tumeurs nettement circonscrites. La fièvre débuta 24 fois immédiatement après l'accouchement. 46 fois le deuxième, 23 fois le troisième, 6 fois le cinquième jour et 9 fois seulement les jours suivants. Le summum fut atteint 17 fois le premier jour de la maladie, 21 fois le deuxième, 18 fois le troisième, 13 fois le quatrième et cinquième et 34 fois du sixième au vingt-huitième jour. Dans la majorité des cas, la fièvre était très-élevée. La température s'éleva 11 fois jusqu'à 39° inclus, 18 fois jusqu'à 39°,5, 11 fois jusqu'à 40°,0, 22 fois jusqu'à 40°,5, 31 fois jusqu'à 41°,0, 17 fois jusqu'à 41°,5, 3 fois jusqu'à 42°,0 inclus, 2 fois elle atteignit 42°,2 et une fois 42°,5. Dans tous les cas, même dans les derniers, la guérison se fit; ce qui naturellement ne veut pas dire que cette affection soit inoffensive; puisque nous n'avons considéré ici que les cas qui n'ont présenté aucune complication dans leur cours, et que tous les cas qui se sont terminés par la mort ont été accompagnés de la péritonite ou de symptômes ichorrhémiques ou septicémiques. La fièvre la plupart du temps dura assez longtemps. Lorsque, abstraction faite des intermissions qui chaque fois ne se représentèrent qu'une fois, elle continua sans interruption, elle dura en moyenne, dans 64 cas, 8,7 jours (au minimum, 1, au maximum 40 jours). Mais lorsqu'il y eut des intervalles où il n'y avait pas de fièvre, elle dura en moyenne, sur 53 cas, 15,3 jours (au minimum 5, au maximum, 61 jours).

§ 834. Parmi les symptômes subjectifs ordinaires, la douleur est le plus important de tous. Elle n'est pas il est vrai due à la paramétrite en elle-même, mais elle est toujours causée par l'irritation concomitante du péritoine. Mais comme ce dernier se trouve immédiatement au-dessus du tissu cellulaire enflammé, les douleurs spontanées ne manquent que très-rarement, et la sensibilité à la pression existe d'une façon absolument constante. Elle siége toujours sur les bords de l'utérus, sur les deux ou sur un seul des côtés, et au début de la maladie elle change très-souvent de place, de sorte qu'elle est plus forte tantôt à gauche, tantôt à droite.

§ 835. Dans le cours ultérieur de la maladie, il se produit alors ordinairement, et très-facilement entre les feuillets du ligament large des tuméfactions considérables. Ces tuméfactions ont une importance d'autant plus considérable qu'on peut facilement les constater par l'exploration interne combinée avec le palper, de sorte qu'il est extrêmement facile de reconnaître à la présence de l'infiltration de cette région l'affection du tissu cellulaire. Les renseignements que l'on obtient ainsi sont variés. Tantôt on ne trouve, le long de l'utérus, qu'une résistance peu considérable, un empâtement, de sorte que sans que l'on puisse nettement constater une tumeur circonscrite, facile à limiter, les doigts ne peuvent pas, sur les côtés de l'utérus, se rapprocher aussi nettement l'un de l'autre que cela a lieu ordinairement, mais que l'on a la sensation que, sur le côté de l'utérus, il existe une couche épaisse qui les sépare. L'infiltration se limite naturellement par le bord supérieur du ligament large, de sorte que si l'épaississement va jusque-là, on peut nettement le sentir. Tantôt au contraire, cet exsudat diffus siége uniquement dans la région de l'orifice interne du col, et s'étend de là en arrière, de sorte que les côtés de l'utérus près de son fond sont complétement libres.

L'exsudat se sent le plus nettement, ou bien lorsqu'il est primitivement de nature circonscrite, ou bien lorsque dans le cours ultérieur de la maladie l'infiltration séreuse générale a disparu et qu'il n'est resté qu'un exsudat épais entre les feuillets du ligament large. On sent alors le long de l'utérus une tumeur épaisse qui, quelquefois, est appliquée par une base large sur son bord latéral, de sorte qu'on ne peut distinguer cet exsudat lui-même de l'utérus que grâce à sa forme anormale, et plus tard à sa densité considérable. Souvent ces tumeurs existent de chaque côté, quoique ordinairement il y en ait toujours une plus grosse d'un côté. Mais souvent un des côtés est complétement libre ou est seulement le siége d'une infiltration diffuse, tandis que de l'autre côté on peut sentir nettement une tumeur circonscrite. Du reste ces tumeurs sont ordinairement placées si haut que le toucher vaginal seul ne suffit pas à les faire sentir. (Cela explique aussi qu'elles passent si longtemps inaperçues, ou du moins qu'elles semblent beaucoup moins fréquentes qu'elles ne le sont en réalité.) Mais quelquefois elles s'étendent si loin par en bas, qu'elles font saillie dans le vagin à côté de l'utérus, sous forme d'une tumeur dure, épaisse, hémisphérique. En outre elles peuvent dans certains cas être très-volumineuses, du volume d'une tête d'enfant, quoique ordinairement elles soient plus petites et du volume d'un œuf de poule. Leur forme est souvent irrégulièrement anfractueuse, ce qui dans certains cas tient à la présence de l'ovaire qui peut être solidement adhérent à la tumeur ou même être compris dans son étendue. Rarement le volume de la tumeur est assez considérable pour remplir tout le détroit supérieur, et incarcérer complétement l'utérus, de sorte qu'on ne peut plus l'isoler de la tumeur. Dans des cas très-rares, ces tumeurs siégent à la paroi postérieure ou antérieure de l'utérus.

Dans 38 cas où on ne constatait qu'une tuméfaction diffuse, elle avait son siége 15 fois à gauche, 11 fois à droite et 12 fois des deux côtés. Sur 54 tumeurs bien appréciables, 21 siégeaient à gauche, 11 à droite, 21 des deux côtés et une seule exactement en arrière. Les tumeurs avaient par conséquent leur siége 33 fois des deux côtés, 36 fois à gauche et seulement 22 fois à droite, de sorte que par conséquent l'inflammation semble beaucoup plus fréquente à gauche qu'à droite. Les tumeurs paramétritiques des faces postérieure et antérieure de l'utérus sont extrêmement rares, de sorte que lorsque l'on contaste nettement la présence d'une tumeur dans l'espace de Douglas, on a très-vraisemblablement affaire à une tumeur intra-péritonéale. Pourtant, comme nous l'avons deux fois observé sur le cadavre, le péritoine peut être fortement soulevé du côté du col par une forte exsudation de la face postérieure de l'utérus. Nous n'avons jamais trouvé à la partie antérieure de l'utérus de tumeurs nettes, saillantes, quoique dans certains cas l'existence d'une sensibilité considérable, et une dureté irrégulière de cette partie aient pu dépendre d'une mince couche d'exsudat en ce point. Mais dans un cas, nous avons pu observer la présence d'une grosse tumeur extra-péritonéale, dans le point où le péritoine abandonne la vessie pour se réfléchir sur la face antérieure de l'utérus; nous n'avons, il est vrai, vu la femme pour la première fois que deux mois après son accouchement. Mais elle avait été jusqu'à ce moment forcée de garder le lit et avait souffert de douleurs de ventre extrêmement violentes. L'utérus à peine augmenté de volume était en légère rétroversion, mais il n'était pas sensible, et était facilement mobile. En avant de lui, immédiatement derrière la paroi abdominale, se trouvait une tumeur du volume de la paume de la main, épaisse, dure, très-sensible, qui se sentait aussi nettement par le vagin et qui était séparée de l'utérus, de sorte qu'entre l'utérus et la tumeur on pouvait rapprocher les doigts l'un de l'autre par le palper et le toucher combinés. Une sonde introduite dans la vessie se plaçait derrière la tumeur. La preuve que la nature de la tumeur ne fut pas méconnue et qu'il s'agissait bien d'un exsudat extra-péritonéal, placé, il est vrai, en un point tout à fait extraordinaire, fut fournie par l'efficacité du traitement. Le repos absolu au lit et l'emploi de l'iodure de potassium à l'intérieur firent disparaître les douleurs et la tumeur se réduisit si rapidement de volume que, au bout de quelques semaines, elle avait complétement disparu.

§ 836. L'infiltration s'étend un peu plus souvent des côtés de l'utérus, jusque dans la fosse iliaque. Par l'exploration combinée, on ne trouve dans ces cas, le long de l'utérus, aucune tumeur ou du moins on ne trouve qu'une tuméfaction légère, diffuse. Mais la palpation externe seule suffit à faire constater dans la fosse iliaque une tumeur évidente. Ces tumeurs ordinairement, par la pression qu'elles exercent sur les nerfs des membres inférieurs, donnent lieu à des symptômes caractéristiques.

Car tandis que dans les tumeurs uniquement paramétritiques on n'observe que rarement de la paralysie ou des névralgies, ces phénomènes se présentent plus fréquemment aussitôt que la tumeur siége un peu plus en dehors. (L'inflammation peut du reste aussi envahir les nerfs eux-mêmes) (1).

§ 837. Quant à ce que deviennent ultérieurement ces tumeurs, ordinairement, elles s'épaississent de plus en plus, et au bout de quelques semaines ou même de quelques mois, elles se résorbent complétement et sans laisser de traces. Aussitôt que la période inflammatoire, et par conséquent la sensibilité de la tumeur diminue un peu, cette tumeur revient sur elle-même, de

(1) Voy. Leyden, *l. c.*, n° 44.

sorte qu'elle devient un peu plus petite, plus épaisse, plus dure, et que son étendue devient plus facile à limiter. Par un traitement approprié, elles deviennent rapidement plus petites. La résorption de l'exsudat, si la tumeur est grosse, et si elle se fait rapidement, s'accompagne d'une fièvre hectique nettement accusée. Tandis que les patientes se sentent bien, et ont déjà recouvré l'appétit de la convalescence, la température qui, le matin est normale, ou même à l'occasion peut être plus basse qu'à l'état normal, remonte le soir sans frisson à un degré élevé souvent jusqu'à 40° et au-dessus. Nous en avons publié dans une occasion antérieure un exemple extrêmement remarquable (1). Malgré cette fièvre, la tumeur se réduit notablement de sorte que, à la fin, il ne reste plus qu'une sensation peu manifeste de résistance. En outre, l'utérus se trouve attiré du côté de la tumeur et fixé en cet endroit, mais cet état, qui est la conséquence de la maladie, disparaît aussi plus tard, si bien que l'utérus reprend sa position normale, et qu'il ne reste plus aucune trace de l'infiltration.

Dans d'autres cas, lorsque des circonstances fâcheuses extérieures continuent à agir, la résorption de l'exsudat s'arrête. Il revient un peu sur lui-même, devient dur comme du bois, et peut conserver cette forme.

§ 838. Dans des cas relativement rares, l'exsudat se ramollit et subit la suppuration. Sur 92 cas d'exsudation nettement constatés, nous n'avons vu cette terminaison se produire qu'une fois. La tumeur devient alors progressivement plus molle et elle redevient sensible, ainsi que les parties qui l'entourent. En outre, il se produit également une fièvre hectique, mais sans interruption du matin et seulement avec des rémissions. Les patientes se sentent malades, et maigrissent. L'ouverture peut se faire à différentes régions. Le plus souvent elle se fait à l'extérieur au-dessous du ligament de Poupart, dans le rectum, le vagin, la vessie, plus rarement dans la cavité abdominale ou l'utérus. Mais l'abcès peut aussi fuser par l'échancrure ischiatique jusque sous les muscles fessiers, et s'ouvrir là, ou apparaître le long de l'utérus. Les abcès de la fosse iliaque descendent facilement vers le ligament de Poupart et s'y ouvrent.

§ 839. Dans les formes plus intenses de la paramétrite, on voit souvent prendre part à la maladie les veines qui ont leur trajet dans le foyer inflammatoire ainsi que les lymphatiques. La marche clinique, permet de comprendre que dans les formes légères la thrombose veineuse manque presque toujours. Il est beaucoup moins certain que les vaisseaux lymphatiques restent indemnes. Toutefois la thrombose des vaisseaux lymphatiques n'a pas l'importance qu'anciennement on lui accordait généralement.

§ 840. Dans des cas rares, l'inflammation virulente du tissu cellulaire, s'étend du foyer d'infection, moins au tissu cellulaire du bassin qu'au tissu cellulaire de la cuisse. L'inflammation peut ainsi se propager dans le tissu cellulaire sous-cutané ou dans celui qui entoure les gros troncs vasculaires et nerveux. Cela amène le phlegmon des membres inférieurs qui est connu chez les accouchées sous le nom de *phlegmasia alba dolens.*

(1) *M. f. G.*, vol. XXVII, tab. 14.

Ce n'est assurément que dans des cas rares que le début de la maladie marche de telle façon que la thrombose de la veine crurale soit primitive, et que la phlébite et le phlegmon soient consécutifs. Ordinairement le phlegmon est primitif. Il peut avoir comme conséquence la thrombose de la veine et des lymphatiques, mais il peut aussi suivre son cours sans cette thrombose. C'est ce qui fait que dans beaucoup de cas qui rentrent dans ceux-ci et qui pour le reste ressemblent aux autres, on constate qu'il n'existe pas de thrombose. Si l'infection était très-virulente, ordinairement la veine se thrombose, mais en même temps il survient de l'ichorrhémie, et la décomposition du thrombus amène des embolies.

§ 841. Le phlegmon des membres inférieurs débute souvent seulement dans la deuxième semaine qui suit l'accouchement, alors que tous les signes de l'affection du tissu cellulaire, douleurs de ventre, ainsi que souvent aussi douleurs et paralysie dans une jambe (par compression des nerfs par l'exsudat), ont déjà disparu. La tuméfaction commence ordinairement par la cuisse, mais quelquefois il survient en même temps de l'œdème autour des malléoles. La tuméfaction devient rapidement considérable. Le volume de tout le membre est considérablement augmenté, le membre devient difficile à mouvoir, et présente une sensation d'engourdissement, ou des douleurs très-vives. En outre la consistance n'est pas molle ni pâteuse, comme dans l'œdème simple, mais comme ligneuse. La peau, par suite de sa distension, prend un aspect blanchâtre ou livide, et peut se soulever en phlyctènes. Souvent la tuméfaction inflammatoire du tissu cellulaire s'étend à la paroi abdominale qui la limite, ou peut même se propager à l'autre cuisse.

Tant que l'inflammation est encore aiguë, il existe une fièvre assez vive avec des rémissions plus ou moins fortes. Si l'inflammation se limite et si, comme dans la majorité des cas, la résorption qui est toujours très-lente se fait (d'après Winckel, 48 fois sur 70 cas), la température s'abaisse. Dans d'autres cas, la guérison peut encore se trouver retardée par la formation d'abcès partiels qui peuvent suppurer longtemps. La mort ne survient qu'exceptionnellement par le fait de la phlegmasie seule, la peau se gangrenant ainsi que les parties molles situées au-dessous d'elles. Bien plus fréquemment, elle est due au procès ichorrhémique, qui accompagne la phlegmasie ou aux conséquences médiates du phlegmon. (Embolies.)

§ 842. Nous avons déjà dit que les douleurs qui, dans la paramétrite, ne manquent presque jamais, dépendent de ce que le péritoine prend part à la maladie. Par conséquent la paramétrite se lie ordinairement à un faible degré de périmétrite ou mieux de pelvi-péritonite.

Mais dans quelques cas, la *pelvi-péritonite* est la lésion fondamentale. Il survient tout à coup, dans le ventre, une douleur violente qui est alors le premier signe de l'infection, ou bien cela ne se produit que lorsque les symptômes de paramétrite qui existaient auparavant ont disparu. Cette douleur est si violente, que les femmes les plus courageuses se plaignent à haute voix et poussent des cris. A la pression, tout le segment inférieur de l'abdomen, et surtout ordinairement une des crêtes latérales de l'utérus, est extrêmement sensible. En outre, la température s'élève assez vite, avec ou sans frisson, et peut atteindre un degré considérable jusqu'à 40° et au-dessus. Le météorisme persiste. Ces péritonites partielles, qui éclatent ainsi subitement avec des symptômes violents, guérissent très-bien par un traitement approprié. Des saignées locales, l'application du froid, des purgatifs, les améliorent ordinairement assez rapidement.

§ 843. Dans d'autres cas, les douleurs ne s'apaisent qu'un peu, ou bien si elles cessent, elles reparaissent rapidement. La péritonite circonscrite est devenue générale.

Mais la *péritonite généralisée* survient bien plus fréquemment avec des symptômes beaucoup moins aigus, moins violents, et elle succède progressivement à la paramétrite, ou bien elle se produit lentement par intoxication ichorrhémique, comme la pleurésie et l'arthrite.

§ 844. Dans ces cas, la maladie débute ordinairement le deuxième jour après l'accouchement, par un frisson avec claquement de dents ou par un léger frisson. Mais le frisson peut faire complétement défaut pendant tout le cours de la maladie. Dans d'autres cas, il se renouvelle à plusieurs reprises.

Au frisson, s'ajoutent les symptômes ordinaires de la paramétrite, une sensibilité variable des côtés de l'utérus, et une fièvre rémittente.

La douleur de l'abdomen s'accroît progressivement et s'étend à un plus grand espace. Le météorisme devient plus fort. La douleur augmente et atteint ce degré si connu et qui est tel que la pression des couvertures ne peut plus être supportée et que les malades poussent des cris sans interruption. Le météorisme refoule le diaphragme par en haut, et il en résulte une dyspnée considérable, qui est encore souvent augmentée par l'existence d'une pleurésie concomitante. La palpation de l'abdomen n'est plus supportée ; si l'on percute avec précaution, on peut souvent constater la présence d'un exsudat libre qui se déplace quelquefois lentement, lorsque l'on fait changer la patiente de côté. Le diaphragme se trouve refoulé très-haut, jusqu'à la troisième ou la quatrième côte. La matité hépatique ne donne qu'une ligne étroite. Puis surviennent des nausées continuelles, ou des vomissements de matières vertes et souvent une forte diarrhée. Mais quelquefois, et ce ne sont pas toujours les cas absolument favorables, il y a une constipation opiniâtre.

La fièvre se maintient la plupart du temps dans un état continu de moyenne intensité ou elle est faiblement rémittente, si bien que souvent elle ne dépasse pas 40°, tandis que le pouls se comporte toujours d'une façon caractéristique. Si au début de la péritonite, il était encore plein et peu fréquent, aussitôt que l'inflammation se généralise, il s'élève rapidement jusqu'à 120, 140, 160 et même plus, et il devient petit.

Lorsque la mort approche, on voit souvent la température s'abaisser, tandis que le pouls devient encore plus fréquent. C'est là un signe pronostique extrêmement fâcheux. La respiration, lorsque le météorisme est considérable, est presque toujours très-fréquente, anxieuse, haletante, la face prend une expression d'angoisse générale, le front se couvre d'une sueur froide, les extrémités sont glacées et les malades, souvent en quelques heures, subissent une dépression extrêmement prononcée.

§ 845. La péritonite généralisée s'écarte souvent d'une façon notable de cette description, qui est le type habituel, de sorte que quoique l'ensemble de ces symptômes pris isolément ne manque pas complétement, il peut cependant être exprimé d'une façon très-faible. Le plus constant de tous les symptômes est encore la douleur, et pourtant il y a des cas où elle est véritablement insignifiante. Quelquefois cette faible douleur est due à ce que le sensorium est pris lui-même, quoique l'on rencontre a l'occasion des malades qui, malgré leur état de sopor, accusent encore la douleur. Nous avons même observé des péritonites dont la généralisation à tout le péritoine fut constatée à l'autopsie, et dans lesquelles les malades, sans être dans le sopor, n'accusaient que d'une façon tout à fait passagère des douleurs spontanées, et dans lesquelles il fallait presser sur les côtés de l'utérus pour constater de la sensibilité. (Des cas analogues de péritonite généralisée sans douleur ou avec une douleur très-faible, ont été également constatés par Sinclair et Johnston (1), et Olshausen) (2). Il est bien plus fréquent de voir des cas dans lesquels il existe des douleurs spontanées dans le ventre, mais sans que ces douleurs atteignent le degré que comporte la péritonite généralisée. Lorsqu'il s'est fait un exsudat très-abondant, les douleurs qui tout d'abord étaient très-violentes, diminuent souvent notablement, de sorte que la diminution de la douleur, lorsque l'état général reste mauvais, que le météorisme persiste, et que le pouls reste petit et fréquent, n'autorise nullement à porter un pronostic favorable.

Le météorisme non plus ne manque jamais complétement. Mais dans quelques cas il est si peu prononcé, qu'il ne peut avoir de valeur pour le diagnostic, surtout, puisque les accouchées à l'état normal présentent très-habituellement déjà un peu de météorisme. Mais il devient plein de valeur pour diagnostiquer les affections du péritoine, lorsque les contours de quelques anses intestinales distendues par des gaz se laissent reconnaître au-dessous des téguments abdominaux. Nous avons vu une fois un météorisme notable ne survenir que très-peu d'instants avant la mort chez une malade dont la péritonite avec exsudats fibrineux était déjà en voie de régression.

Le vomissement non plus n'est pas un symptôme absolument constant, quoique ordinairement il existe ; quelquefois il ne se déclare que plus tard ; les nausées elles-mêmes peuvent faire défaut.

La percussion ne peut faire constater l'existence d'un exsudat liquide que lorsqu'il est très-abondant, puisqu'il y a dans la cavité du petit bassin et sur les côtés de la colonne vertébrale place pour une quantité considérable de liquide. Les dépôts fibrineux, dont on trouve souvent les organes recouverts dans la cavité abdominale, échappent également à la percussion comme moyen de démontrer leur existence.

(1) *Pract. midwifery.* London, 1858, p. 56 et 57.
(2) *L. c.*, p. 248.

Un signe très-important pour reconnaître la péritonite généralisée, c'est la façon dont se comporte la fièvre, surtout le pouls. Pourtant il y a encore de grandes variétés. La température, qui quelquefois s'élève jusqu'à plus de 41 et même jusqu'à 42°, est dans d'autres cas extrêmement faible, de sorte que comme dans les cas sporadiques elle s'élève seulement au-dessus de 39°, et qu'elle présente des rémissions notables et même des intermittences complètes. Lorsque la marche est tout à fait aiguë et que l'exsudat liquide est très-abondant, la fièvre peut même, d'après Grunewaldt (1), complétement manquer. Pourtant le pouls le plus ordinairement est petit, et presque toujours plus fréquent que l'élévation de la température ne le ferait supposer. Mais cela présente encore des exceptions, et il y a des cas où le pouls correspond à peu près constamment à la température, ou ne s'élève d'une façon frappante que tout à fait à l'approche de la terminaison mortelle.

§ 846. La terminaison qui survient dans la majorité des cas est la mort. Elle survient fréquemment dès la première semaine, et peut même se faire au bout de trente-six heures. L'intelligence peut rester complétement intacte jusqu'au dernier moment, et même vers la fin il peut survenir une espèce de bien-être, de sorte que l'on constate que la malade n'a déjà plus de pouls et qu'elle se réjouit encore de l'amélioration de son état. Dans d'autres cas, les femmes souffrent surtout de la dyspnée, et expriment toutes leurs angoisses et leurs craintes de la mort.

Plus souvent heureusement, l'intelligence est troublée. Il y a du délire, ou bien la patiente est dans un état de sopor complet et meurt dans le coma, ou succombe très-souvent à l'œdème pulmonaire qui survient.

§ 847. Dans des cas plus rares on voit les symptômes de la péritonite aiguë disparaître et les phénomènes qui se passent dans la cavité abdominale entrer en régression. Les exsudats diffus se transforment alors en tumeurs enkystées, mais elles diffèrent essentiellement des tumeurs extra-péritonéales. On sent alors à la palpation de grosses tumeurs circonscrites, ordinairement placées sur les côtés du bassin et qui, très-ordinairement, s'étendent jusqu'à l'ombilic. Ordinairement, lorsqu'on prolonge la palpation, on entend des bruits de gargouillement, dans des cas rares on sent une crépitation comme dans l'emphysème. Au toucher on trouve que le fond de l'utérus est resté à peu près au niveau du point qu'il occupait au moment où la maladie a éclaté, de sorte que comme l'utérus, dans l'intervalle, a diminué de volume, le col se trouve très-haut et il n'existe pas de portion vaginale, mais l'orifice du col forme seulement une ouverture à l'extrémité supérieure du vagin fortement allongé. Ordinairement on trouve (ce qui distingue ces cas des exsudats extra-péritonéaux), l'espace de Douglas rempli par une tumeur solide, dure, tandis que les tumeurs latérales sont en général impossibles ou fort difficiles à sentir par le vagin. Mais dans d'autres cas, l'espace de Douglas n'est que peu atteint, même dans une péritonite très-intense.

Dans quelques-uns de ces cas, les malades n'échappent pas davantage à la

(1) *L. c.*, p. 171.

terminaison fatale définitive, puisque celle-ci est amenée par d'autres inflammations ichorrhémiques ou emboliques ou par une nouvelle exacerbation de la péritonite, la suppuration des exsudats ou leur ouverture dans l'intestin. Mais la terminaison par guérison n'est pas tout à fait aussi rare. Pourtant dans ces cas il reste de nombreuses adhérences intra-péritonéales, des accès de coliques, des déplacements de l'utérus et, soit par cela seul, soit par suite de l'enkystement des ovaires, des flexions et des occlusions de la trompe, la stérilité est le résultat de la maladie. La situation de l'utérus dans le cas de simple péritonite est ordinairement modifiée de telle sorte que son fond se trouve attiré vers le côté, en avant ou en arrière, tandis que dans la péritonite généralisée, il peut se trouver fixé très haut, de sorte qu'après son retour à l'état normal, il reste une élévation et un tiraillement considérable du vagin dans le sens de sa longueur.

§ 848. La péritonite généralisée survient rarement sans que d'autres organes soient envahis par l'ichorrhémie. Il en résulte que les symptômes peuvent présenter une complexité très-variable, puisque presque tous les autres organes du corps peuvent s'enflammer par voie ichorrhémique. Puisque, comme nous l'avons vu plus haut, l'ichorrhémie et la septicémie ne présentent aucune différence spécifique, et que d'habitude elles se confondent, leur description morbide ne peut être faite d'une façon exacte, pourtant elles se distinguent essentiellement quoique formant les anneaux d'une même chaîne, en ce que l'ichorrhémie marche lentement, tandis que la septicémie conduit rapidement à la mort.

§ 849. La fièvre dans l'*ichorrhémie* est la plupart du temps analogue à celle qui accompagne les fortes paramétrites, et lorsque dans une paramétrite la fièvre est plus développée et le pouls plus fréquent que d'habitude cela tient toujours à la nature ichorrhémique de l'affection, quoique dans la plupart des cas où la guérison a lieu, et où des affections des organes éloignés ne peuvent être constatées, le diagnostic de l'ichorrhémie ne puisse pas être établi. La fièvre commence en général par un frisson avec tremblement ou du moins par une sensation de froid et la plupart du temps ces frissons se répètent à plusieurs reprises. Le type de la fièvre est absolument irrégulier. La température s'abaisse et s'élève souvent en quelques heures de plusieurs degrés. Dans les cas graves, les malades se sentent très-mal, quelquefois geignent à haute voix sans se plaindre d'un organe déterminé, et sont tourmentées par des idées de mort. L'ictère et des hémorrhagies sérieuses par les organes génitaux se présentent assez souvent. A cela s'ajoutent des symptômes du côté de chacun des organes qui sont pris. La toux, des douleurs dans la poitrine, rarement une expectoration sanglante, indiquent que les poumons et la plèvre sont pris. Les maladies des reins se décèlent par la présence de l'albumine, du pus ou du sang dans l'urine. En outre il peut survenir des douleurs et des abcès articulaires, des phlegmons dans le tissu cellulaire, des abcès dans les muscles et souvent encore beaucoup plus tard dans les ganglions lymphatiques. La maladie se termine par la guérison, et alors les symptômes se suppriment progressivement; ou bien la fréquence du pouls augmente, pendant que la température au contraire s'abaisse et le sopor survient, puis la mort.

§ 850. Les *septicémies* à marche rapide peuvent aussi débuter par un frisson. Mais la plupart du temps la température ne s'élève pas notablement (à peu près jusqu'à 40°) et reste continuellement à une hauteur moyenne ou est seulement faiblement rémittente, tandis que le pouls et la respiration sont extrêmement fréquents. La mort peut survenir très-rapidement en deux ou trois jours avec une diarrhée fétide, la fréquence du pouls et de la respiration allant en augmentant, la température s'abaissant et avec un état typhique. Dans beaucoup d'autres cas, il est impossible de les distinguer d'avec l'ichorrhémie. La maladie que tout d'abord on avait considérée comme de la septicémie se transforme, lorsque la marche n'est pas très-aiguë, en ichorrhémie aussitôt qu'une affection d'un organe déterminé, poumon ou articulation, par exemple, se déclare.

§ 851. Tel est le tableau général de la marche des maladies graves que l'on désigne sous le nom de fièvre puerpérale. Suivant que tel ou tel organe sera affecté, il se modifiera naturellement de diverses façons.

Nous serions entraîné trop loin si nous voulions examiner en détail les symptômes de toutes les inflammations qui peuvent se produire dans la fièvre puerpérale. Nous laisserons donc de côté la description des symptômes déterminés par des foyers isolés ichorrhémiques ou septicémiques, et nous nous bornerons, à propos du diagnostic et du pronostic, à appeler l'attention sur quelques-unes de leurs particularités.

d. DIAGNOSTIC DE LA FIÈVRE PUERPÉRALE.

§ 852. Il est très-important au point de vue pronostique et surtout au point de vue prophylactique, de répondre à la question suivante : une maladie d'une accouchée étant donnée, est-ce de la fièvre puerpérale, c'est-à-dire y a-t-il eu infection ou non? Lorsque l'ichorrhémie ou la septicémie sont très-accentuées, la réponse est naturellement facile, mais elle peut déjà devenir plus difficile dans la péritonite généralisée. Pourtant on ne se trompera pas dans son appréciation si l'on considère comme septiques tous les cas dans lesquels les phénomènes qui se sont passés pendant l'accouchement ne suffisent pas à expliquer la production d'une péritonite.

§ 853. Nous avons donné plus haut notre manière de voir sur la paramétrite. Nous croyons que ces phlegmons qui se propagent progressivement dans le tissu cellulaire dépendent toujours de l'infection, et par conséquent nous considérons toujours la paramétrite comme le critérium propre de l'infection lorsqu'elle s'est produite.

Nous ne pouvons donc admettre que l'écoulement des lochies altérées à odeur mauvaise soit une preuve qu'il y a eu infection. Car on trouve souvent chez les accouchées, plusieurs jours après l'accouchement, des lochies extrêmement fétides en quantité notable, sans que les accouchées présentent la moindre trace de maladie. La décomposition se produit surtout lorsque de grands lambeaux de la caduque en partie détachés d'avec le tissu maternel, sont restés dans l'utérus. C'est surtout lorsque l'orifice interne du col se trouve bouché par une forte antéflexion de l'utérus qu'il peut se faire une rétention assez abondante des produits de sécrétion. Si dans ces cas l'auto-infection ne se produit pas, c'est qu'il n'y a pas de solution de continuité du tégument externe. La muqueuse qui se décolle ne se résorbe pas, et les déchirures qui se sont produites au moment de l'accouchement sont déjà guéries ou protégées par des granulations. Cependant les accouchées, même bien portantes, dont les lochies sont en décomposition, ont une très-grande importance au point de vue de la production des épidémies. De même qu'une auto-infection peut se produire secondairement, si une nouvelle lésion de la muqueuse se produit chez ces femmes; de même d'autres accouchées qui présentent des déchirures récentes peuvent être infectées par les lochies en décomposition de ces premières femmes.

§ 854. Il peut être difficile de distinguer si, lorsque des inflammations aiguës se produisent dans les organes éloignés, elles sont de nature ichorrhémique ou non. Toutefois, les inflammations suppurées des articulations sont presque toujours de nature ichorrhémique, et ce n'est qu'au début de l'affection qu'on pourrait les confondre avec le rhumatisme articulaire aigu. Mais la question peut être beaucoup plus difficile à résoudre quand il s'agit de décider quelle est la nature d'une pneumonie ou d'une pleurésie survenant dans les suites de couches. La constatation de la paramétrite a sous ce rapport une grande valeur. Si cette paramétrite existe, on peut être sûr qu'on se trompera rarement, si l'on explique l'affection des organes respiratoires par l'ichorrhémie ; la nature de la pneumonie sera surtout confirmée si elle ne présente pas le type ordinaire, si par conséquent elle n'attaque pas tout un lobe, si l'expectoration caractéristique fait défaut, ou si la fièvre présente le type fortement rémittent.

§ 855. C'est moins au point de vue de l'importance pronostique et diagnostique qu'au point de vue de la conscience du médecin qu'il est intéressant, un cas étant donné, de décider s'il s'agit d'une auto-infection, ou d'une infection provenant du dehors. Nous avons expliqué déjà longuement que nous ne croyons pas à la fréquence prépondérante de l'auto-infection, telle que cela a été signalé de différentes parts.

Il est incontestable que lorsque dans les Maternités il n'y a pas de maladies épidémiques, des traumatismes même très-notables ou bien la rétention de restes des membranes ou du placenta sont ordinairement bien supportés. Il est bien rare, en l'absence d'épidémie, de trouver un cas bien décisif d'ichorrhémie ou de septicémie, que l'on puisse sans forcer les choses rapporter à l'auto-infection, tandis que les péritonites aiguës à la suite de traumatismes considérables ne sont pas rares ; mais elles ne peuvent naturellement pas être comptées comme fièvres puerpérales.

Que l'auto-infection ne soit pas précisément commune, c'est ce que prouve la rareté des cas isolés de fièvre puerpérale, surtout dans la pratique civile, de même que ce fait que dans les Maternités où les femmes sont généralement moins employées à l'enseignement, il peut s'écouler un long temps sans que la fièvre puerpérale avec ses variétés se manifeste. Dans les Maternités, au contraire, où les femmes servent assidûment à l'enseignement et où elles sont souvent exposées à des touchers répétés, l'état sanitaire est toujours plus fâcheux. Il est évidemment dans la nature des choses que le médecin admet plus volontiers une auto-infection qu'une infection par sa propre main.

§ 856. Une question importante, c'est de savoir si l'infection une fois produite, le procès morbide est encore local ou s'il a déjà envahi tout l'ensemble de l'organisme.

On peut admettre que l'agent morbide s'est localisé dans la continuité du tissu, tant que les phénomènes généraux c'est-à-dire, surtout la température, le pouls, la respiration, les fonctions du cerveau, répondent à l'inflammation locale, et que l'on ne constate pas d'inflammation dans les organes éloignés du lieu de l'infection. Mais si, étant donnée une inflammation locale faible, omme par exemple une paramétrite peu douloureuse avec exsudation insignifiante, il survient des phénomènes cérébraux, si la fièvre est très-prononcée et si surtout la température et le pouls ne concordent pas, de sorte que, par exemple, avec une température de 39,5 le pouls batte 160 ; on peut affirmer que la fièvre a déjà le caractère ichorrhémique.

§ 857. Pour faire le diagnostic d'une inflammation locale isolée, tout se résume naturellement à un examen précis fait d'après les règles de la gynécologie, de la médecine et de la chirurgie. Nous nous bornons à signaler ici les points importants.

§ 858. Dans les cas légers le diagnostic de la *paramétrite* n'est possible qu'en combinant exactement le palper et le toucher, car il est impossible de constater autrement l'existence d'une petite infiltration le long de l'utérus.

§ 859. La *péritonite partielle et généralisée* frappe en général l'attention par les douleurs violentes que cause l'inflammation du péritoine et se reconnaît facilement aussi à la violente sensibilité à la pression, et au météorisme, et la péritonite généralisée aux vomissements, et à la constatation à la percussion d'un exsudat libre. Pourtant, comme nous l'avons vu § 845, tous ces symptômes peuvent-être très-peu accentués, même dans la péritonite généralisée, et dans ces cas le diagnostic peut présenter de grandes difficultés. Nous ne voyons même aucune difficulté à admettre que toute une série de cas, que l'on considère comme de la pelvipéritonite, à cause de la faiblesse des symptômes et qui se terminent par la guérison, sont en réalité de la péritonite généralisée. Il nous suffit pour cela de nous reporter à quelques-uns des cas observés par nous-même et dans lesquels, en dépit de la faiblesse des symptômes, la mort survint, et où l'autopsie montra que l'inflammation s'étendait à tout le péritoine ; et en particulier à un cas où l'autopsie d'une femme morte de tubercules un an après sa dernière couche, permit de constater les traces d'une péritonite adhésive tout à fait généralisée, tandis que la maladie qui avait eu lieu pendant les couches n'avait présenté que le tableau d'une péritonite tout à fait modérée, quoique ayant fortement attaqué l'ensemble de l'organisme. Le signe qui pour nous a la plus grande valeur pour le diagnostic de ces péritonites généralisées qui ne présentent que des symptômes faibles, c'est l'état du pouls et l'état général, ce dernier donnant généralement une impression défavorable. Quant à la distinction à faire entre les exsudats intra- et extra-péritonéaux, nous en avons déjà parlé § 827.

§ 860. La *pleurésie* se caractérise par la douleur, et se reconnaît à ses signes physiques (surtout bruit de frottement et constatation de l'épanchement). Les *pneumonies* lobulaires peuvent être plus difficiles à diagnostiquer, car l'expectoration caractéristique manque le plus habituellement et la matité est souvent nulle ou à peine marquée. Pourtant la région enflammée se reconnaît souvent à des râles un peu soufflants, tandis que les petits foyers provenant d'embolies échappent ordinairement à tout diagnostic.

§ 861. On doit être extrêmement réservé sur le diagnostic de la *méningite*. L'inflammation des membranes du cerveau chez les accouchées est si rare, et les symptômes cérébraux sont si fréquents qu'il faut constater la paralysie pour pouvoir diagnostiquer avec quelque fondement la méningite.

§ 862. Les *inflammations des articulations* sont plus faciles à constater. L'attention sera éveillée par la difficulté des mouvements et des douleurs souvent très-intenses dans les jointures attaquées. Pourtant, lorsque le sensorium est pris, ces douleurs peuvent être insignifiantes ou même faire absolument défaut. Quelquefois, du reste, il peut aussi survenir des douleurs violentes dans quelques articulations sans que l'autopsie révèle de lésions anatomiques. Lorsqu'il y a du gonflement autour des articulations, le pus peut manquer dans ces articulations, mais si la capsule articulaire est tuméfiée, la tumeur est toujours causée par la présence du pus.

§ 863. Les inflammations de l'*endocarde* se laissent rarement constater avec certitude sur le vivant, puisque l'on rencontre des troubles dans les fonctions cardiaques dans beaucoup de cas où l'autopsie ne révèle aucune lésion anatomique.

§ 864. Les *tuméfactions de la rate* se laissent assez bien reconnaître dans presque tous les cas un peu sérieux. Mais cette tuméfaction dépend-elle de l'hypérémie ou d'infarctus et d'abcès? voilà ce que ordinairement on ne peut préciser. Nous ne devons pas omettre de signaler que dans un cas où il existait une fièvre très-forte et qui devint très-rapidement intermittente, avec des frissons extrêmement répétés, nous avons trouvé un abcès purulent de la rate. La péritonite rendra impossible la constatation de la tuméfaction de la rate.

§ 865. Les *maladies du foie* échappent également ordinairement au diagnostic. On rencontre souvent de l'ictère, quoique l'autopsie montre un foie normal, ou atteint seulement de la première période d'inflammation. Les douleurs dans la région hépatique sont rares.

§ 866. Quant aux *maladies des reins* l'examen des urines a une grande importance pour leur diagnostic. Si chez une femme bien portante auparavant on trouve dans l'urine du sang, de l'albumine ou des cylindres granuleux, c'est que les reins sont envahis par la maladie. Pourtant il ne faut pas oublier que le pus et le sang peuvent également provenir de la vessie. Il va de soi que chez les accouchées il ne faut pas, lorsque l'on veut examiner les urines, se servir de celles qui sont évacuées spontanément, mais de celles que l'on a extraites avec la sonde.

e. PRONOSTIC DE LA FIÈVRE PUERPÉRALE.

§ 867. En général, dans toutes les variétés de maladies puerpuérales qui sont dues à l'infection, il faut être de la plus grande réserve sur le pronostic. Même dans les formes les plus légères de paramétrite, le passage à une ichorrhémie grave est possible.

Toutefois si l'infection se limite à une simple paramétrite, le pronostic devient favorable ; dans la majorité des cas, la tumeur, par un traitement approprié, se résorbe et n'entraîne aucune conséquence. La terminaison par abcès est plus rare, et entraîne un pronostic beaucoup plus défavorable, en ce que la suppuration durant longtemps épuise notablement les forces, et que la guérison du foyer purulent entraîne des déplacements des organes génitaux.

§ 868. Les affections considérables du péritoine entraînent toujours une réserve extrême pour le pronostic. Pourtant, dans la majorité des cas, on peut empêcher que des péritonites limitées à la séreuse pelvienne ne s'étendent ultérieurement à des régions plus étendues. Toutes les affections intra-péritonéales ont une grande importance pratique en ce que elles peuvent donner lieu à la formation de pseudo-membranes, et par suite à des étranglements, à des atrésies de la trompe et au déplacement des organes.

§ 869. Lorsque l'inflammation s'étend à tout le péritoine, le pronostic est extrêmement grave puisque la guérison ne se fait que dans des cas exceptionnels, et que même dans les cas où les symptômes aigus disparaissent et où l'enkystement du dépôt purulent commence à se faire, un grand nombre des malades succombent à la consommation des forces, à des perforations ou à de nouvelles recrudescences. Nous n'avons vu sur seize malades atteintes de péritonites généralisées incontestables, que quatre d'entre elles conserver la vie, tandis que douze succombèrent; chez quatre d'entre elles, il est vrai, le procès inflammatoire dans la cavité abdominale était déjà entré en régression. Nous avons déjà, § 859, émis l'opinion que, à notre avis, quelques cas de péritonites généralisées qui ont guéri avaient pu être pris pour des pelvipéritonites partielles.

§ 870. Les symptômes ichorrhémiques et septicémiques aggravent énormément le pronostic. On doit dans tous ces cas s'attendre à une terminaison mortelle, quoique heureusement il arrive encore assez souvent qu'il n'en soit pas ainsi. Tant qu'on ne trouve pas de maladies locales, le pronostic est très-grave si les phénomènes généraux présentent une marche grave et intense. Les inflammations des organes respiratoires entraînent des dangers considérables, pourtant ils peuvent aussi se terminer par la guérison complète. Lorsque l'inflammation purulente des jointures se manifeste, la mort survient très-souvent dans la majorité des cas avec d'autres manifestations ichorrhémiques, mais quelquefois comme conséquence de la suppuration. Mais il peut aussi se faire une guérison relative avec les terminaisons ordinaires des inflammations suppurées des articulations.

§ 871. La plupart des autres maladies présentent des difficultés considérables au point de vue du diagnostic et par conséquent aussi du pronostic. On peut admettre qu'il y a embolie, quoique sans aucune certitude absolue, si pendant un frisson la température s'élève très-haut pour s'abaisser fortement immédiatement après. Le pronostic, en outre, est toujours très-sérieux, pourtant nous avons observé un cas dans lequel des frissons violents et répétés se produisirent avec des élévations très-notables de la température (une fois jusqu'à 42°,5 dans le creux de l'aisselle et dans l'abaissement de température qui se produisit après jusqu'à 35°,5) sans que l'on pût constater autre chose qu'une paramétrite avec exsudat considérable. Il se produisit une diarrhée continuelle, et la fièvre qui présentait le type fortement intermittent cessa le treizième jour et la malade sortit trois semaines après, avec son exsudat qui n'était pas encore résorbé.

f. TRAITEMENT DE LA FIÈVRE PUERPÉRALE.

BIBLIOGRAPHIE. — MARTIN, *M. f. G.*, vol. XXV. p. 82. — DOHRN, *M. f. G.*, vol. XXV, p. 382. — BRESLAU, *Archiv d. Heilkunde*, 1863, IV, p. 97 et 481 et *Deutsche Klinik*, 1865, n° 5. — FERBER, *Siebold's Jahrb.*, vol. CXXXIX, cah. 10, p. 327.

§ 872. Le traitement de la fièvre puerpuérale doit en première ligne être un traitement prophylactique. Comme l'infection se fait par des matières septiques, il faut surtout empêcher que des matières organiques en décomposition soient absorbées par les femmes en travail ou en couches.

§ 873. Considérons d'abord les règles générales qui ont été données contre l'auto-infection.

Nous avons déjà, plus haut, dit que nous admettions que l'auto-infection était beaucoup plus rare que l'infection apportée de l'extérieur. Nous croyons que ordinairement les parties molles meurtries sont enkystées par l'inflammation et rendues ainsi inoffensives pour l'ensemble de l'organisme. Nous croyons de plus que s'il reste dans l'utérus des débris de l'œuf, ces débris ne contractent en général les propriétés infectantes que lorsque les points où l'infection serait possible ne sont plus aptes à l'absorption. Par conséquent, nous considérons comme de l'auto-infection, en première ligne, tous les cas dans lesquels des matières septiques se sont formées, avant la fin de l'accouchement, matières septiques qui sont évacuées par le vagin, c'est-à-dire tous ces cas dans lesquels l'enfant mort a subi le contact de l'air et se putréfie, ou dans lesquels des néoplasmes maternels se décomposent par gangrène déjà pendant l'accouchement. Une compression nécrobiotique des parties molles ne peut ordinairement produire l'infection que si l'accouchement ne se fait qu'après que les parties molles se sont déjà gangrenées, de sorte que la sécrétion gangréneuse peut venir baigner les lésions toutes fraîches de la muqueuse.

Le danger de l'infection tient donc moins à un accouchement difficile, lié à une pression très-développée des parties molles, qu'à la difficulté et à la durée de l'accouchement.

Nous ne pouvons ici entrer dans les détails sur la façon dont cela se produit. Nous devons seulement nous borner à faire remarquer ici qu'il est extrêmement important que l'accouchement se termine toujours avant qu'il ne se produise d'écoulement putride. Dans tous ces cas, aussi bien que lorsqu'après la perforation ou l'embryotomie, les parties fœtales devenues un cadavre se trouvent en contact avec les parties molles du canal génital, il faut immédiatement après l'extraction de l'œuf laver les parties génitales à l'aide d'injections faites avec le plus grand soin, et le mieux avec une solution d'acide phénique dilué pour désinfecter les petites déchirures qui peuvent exister dans la muqueuse.

§ 874. Une autre occasion d'auto-infection peut encore être fournie par le médecin dans les suites de couches lorsque les lochies étant en décomposition il ouvre une voie à l'infection. Cela peut arriver lorsqu'en introduisant son doigt dans les parties génitales, il détruit par pression la muqueuse, encore jeune, de l'endométrium, ou les plaies du vagin en train de se couvrir de granulations, de sorte qu'il s'écoule du sang. Une solution de continuité ainsi produite à nouveau dans les téguments externes peut permettre l'absorption des matières septiques (lochies) et ouvrir ainsi la porte à l'infection.

§ 875. Comme notre livre est destiné à des praticiens, nous pouvons, en signalant les moyens destinés à empêcher l'infection par voie extérieure, nous abstenir d'indiquer les règles auxquelles on doit se conformer dans les maternités, et nous nous bornerons à répondre à cette question : comment un médecin dans sa pratique peut-il se mettre en garde contre la fièvre puerpérale.

Il s'agit uniquement et simplement d'écarter des accouchées toute matière organique en décomposition. Ces matières peuvent être apportées aux organes génitaux des nouvelles accouchées par trois voies essentielles : 1° par les alèzes, les éponges, etc.; 2° par la main ou les instruments du médecin; 3° par la main ou les instruments de la sage-femme ou de la garde.

§ 876. En ce qui concerne le premier point, on peut ordinairement dans la pratique le remplir très-facilement. Il suffit de veiller à ce que l'accouchée ne soit en contact qu'avec du linge fraîchement et purement lavé. Cela est avant tout nécessaire pendant l'accouchement et les premiers jours qui le suivent. Aussitôt ce moment passé, l'accouchée, ordinairement, ne présente plus de plaies par où puisse se faire l'infection, aussi voit-on souvent des femmes rester bien portantes, quoiqu'elles reposent sur des linges fétides imprégnés de sang et de lochies. Que néanmoins il faille faire enlever ces inges, c'est une chose qui va de soi.

§ 877. En second lieu, les mains du médecin et les instruments doivent être d'une propreté absolue, afin que la main qui ne doit jamais faire de mal, mais toujours du bien, n'apporte pas des maladies graves ou la mort. Si simple que soit cette loi son accomplissement est très-difficile.

Le médecin ne doit pratiquer le toucher chez une femme en travail qu'avec un doigt parfaitement propre, cela est certes bien évident, mais cela ne suffit pas. Il faut que le médecin s'habitue, avant de toucher une femme en travail ou récemment accouchée, à se rappeler ce qu'il a fait de ses mains dans les derniers jours. Il ne doit se contenter d'eau et de savon que lorsqu'il est certain qu'à cette époque il n'a pas été en contact avec des matrices septiques. Nous ne pouvons énumérer ici toutes les altérations qui peuvent amener les souillures par matières septiques, il nous suffira d'en citer quelques-unes des plus fréquentes. Le médecin ne doit pas considérer ses mains comme libres de toutes matières septiques lorsqu'il donne ses soins à des malades atteints d'érysipèles phlegmoneux ou qui présentent quelques-unes des formes de la pyémie, lorsqu'il a touché des plaies gangréneuses ou d'une façon générale des plaies en suppuration, lorsqu'il a été en contact avec des néoplasmes en voie de décomposition, lorsqu'il a fait l'extraction chez des femmes en train d'avorter d'œufs qui ne sont pas tout à fait frais ou qui se décomposent, lorsqu'il a pratiqué le toucher chez des accouchées qui avaient des lochies fétides ou qui étaient atteintes de fièvre puerpérale. Si ses mains ont été infectées de cette façon ou d'une façon analogue, il doit, avant de pratiquer le toucher, les laver de la façon la plus scrupuleuse. Il ne suffit pas pour cela du lavage habituel avec de l'eau et du savon ; ce lavage fût-il répété, il faut ou qu'il se les lave assez longtemps et assez souvent pour que la couche la plus superficielle de l'épiderme soit enlevée, ou qu'il se serve d'eau contenant des matières désinfectantes. Parmi ces diverses matières nous conseillons l'eau chlorurée, le permanganate de potasse, les acides concentrés et surtout l'acide phénique. Il doit laver avec les mêmes précautions ses instruments : le mieux est un mélange d'eau et d'acide phénique. Si l'on s'est trouvé longtemps en contact intime avec des matières septiques, il est indispensable de changer de linge et d'habits, puisque par exemple lorsque l'on a touché une accouchée atteinte de fièvre puerpérale de la façon habituelle, on ne peut jamais répondre qu'il ne reste pas de matières infectantes sur les manches de l'habit qui a été introduit sous les couvertures. Si le médecin se conforme scrupuleusement à cette pratique, il pourra éviter de recourir à l'usage qui est observé par les médecins anglais qui renoncent pendant quelque temps à la pratique obstétricale, lorsqu'ils se sont trouvés avoir affaire à des maladies puerpérales.

§ 878. Le troisième facteur qui peut communiquer la fièvre puerpérale est la sage-femme. Elle réclame une surveillance d'autant plus attentive qu'elle ne connaît pas le danger de l'exploration manuelle, ou que même si son attention a été éveillée sur ce point, elle n'est que très-incomplétement en état de se rendre compte du caractère des dangers. Il semble par conséquent expressément désirable que les sages-femmes qui donnent leurs soins à des femmes malades, renoncent aux accouchements. Mais comme cela est très-difficile, sinon impossible, le conseil inverse de Boehr (1) mérite toute considération. Boehr conseille, à partir du moment où une accouchée devient malade, de ne plus laisser la sage-femme approcher de la malade, et de faire donner les soins indispensables par d'autres personnes.

(1) *M. f. G.*, vol. XXXII, p. 415.

Nous sommes intimement convaincu que c'est là le seul moyen d'éviter le transport de la maladie. Mais ces idées peuvent rencontrer des obstacles aussi bien du côté du public que du côté des sages-femmes. Mais cette résistance disparaîtra probablement bientôt, puisque le temps viendra évidemment bientôt où la masse du public pourra être instruite, dans la forme médicale populaire en vogue, des dangers dont elle est menacée par des médecins ou des sages-femmes imprudentes.

§ 879. Il faut remplir exactement et scrupuleusement les indications prophylactiques, et cela est de la plus grande importance, puisque c'est le seul moyen d'empêcher la propagation de la maladie, et puisque lorsque la maladie a une fois éclaté chez une accouchée, on n'est jamais certain de pouvoir limiter sa marche ultérieure, quoique le traitement ne soit pas absolument aussi impuissant que cela a été dit de différents côtés.

§ 880. On ne connaît pas de moyen spécifique qui, une fois l'infection produite, soit en état de paralyser l'action des matières septiques sur les tissus et sur le sang. Polli (1) a récemment conseillé dans ce but les hyposulfites. Bernatzick et G. Braun (2) les ont essayés au lit des malades et rejettent leur emploi, pourtant, d'après notre opinion, le jugement que l'on a posé sur eux, d'après les preuves que l'on a fournies, est trop défavorable. Le sulfate de soude acide et le sulfate de potasse (4 gr. par jour), ainsi que l'acide sulfurique (2 gr. pour 500 gr. d'eau sucrée par jour) amènent des diarrhées profuses, et agissent d'une façon extrêmement favorable, quoique la diarrhée force à les supprimer promptement. Hüter et Tommasi (3) conseillent, d'après leurs expériences sur les lapins, le carbonate de soude et le permanganate de potasse. Tylor Smith (4) a vu un cas incontestable de guérison après l'injection dans les veines de liqueur ammoniacale étendue d'eau (1 : 3).

§ 881. Déjà dans le siècle précédent, on voit employer les purgatifs dans les maladies puerpérales, et ils ont été conseillés de nouveau d'une façon expresse par Latour, Seyfert et Breslau. A priori, ils semblent déjà indiqués. Si l'on peut espérer éloigner du corps les matières septiques résorbées, la voie la plus facile est, sans aucun doute, le canal intestinal, et l'observation que des chiens empoisonnés par des matières septiques ont guéri après des diarrhées fétides abondantes, doit engager à recourir à la production artificielle de la diarrhée.

En fait, nous croyons aussi avoir vu des résultats absolument convaincants de l'emploi des purgatifs, et nous les conseillons expressément dans les cas légers. On remarque ordinairement après leur emploi une décroissance de la fièvre, les affections péritonitiques deviennent moins douloureuses et les symptômes généraux s'apaisent un peu.

Nous n'avons jamais vu des diarrhées très-abondantes devenir nuisibles.

---

(1) Voy. Cantani, *Arch. d. Heilk.*, 1863, p. 273.
(2) *Wiener med. W.*, 1869, nᵒˢ 94-100 et 1872, nᵒˢ 3-5.
(3) Voy. Hüter, *Handb. d. allg. und spec. Chir.*, von Pitha u. Billroth, vol. I, part. II, cah. 1, p. 54.
(4) *Obst. Trans.*, XI, p. 247.

Même lorsque les selles sont très-nombreuses, les forces ne se dépriment pas plus qu'elles ne l'auraient fait sans cela. Néanmoins nous ne voulons pas conseiller indistinctement l'emploi des purgatifs dans toutes les maladies puerpérales. Il nous semble que certaines épidémies se signalent par l'abondance de la diarrhée, et nous admettons très-bien qu'il serait plus que téméraire de vouloir encore augmenter cette diarrhée (1). Dans les cas légers nous employons l'huile de ricin, dans les cas graves, les préparations de séné; mais elles ont l'inconvénient de donner des coliques, ou nous avons recours au calomel.

Comme dernier moyen, mais bien douteux, de remplacer le sang empoisonné par du sang sain, on pourrait conseiller la transfusion qui, entre les mains de Hüter (2), a donné du moins des résultats passagers.

§ 882. La fièvre mérite toute l'attention du médecin, surtout si elle prend le type continu. Une température élevée et restant longtemps à ce degré entraîne déjà par elle-même, pour l'organisme, le danger de la consomption. Pour diminuer ce danger, nous avons dans l'eau froide employée d'une façon méthodique un excellent moyen.

Les indications ne se basent pas seulement sur l'élévation de la température, 40, 41 degrés et plus sont si souvent atteints d'une façon passagère, et la température redescend si souvent spontanément, que si le summum ne dépasse 41 degrés qu'une seule fois, cela ne suffit pas pour indiquer expressément l'emploi de l'eau froide. Mais il en est tout autrement, si avec cette température, la fièvre est continue ou seulement faiblement rémittente, s'il survient des symptômes cérébraux, ou s'il semble indispensable de ménager les forces.

§ 883. La manière la plus convenable d'employer l'eau est la forme de bains froids, ou refroidis progressivement. Mais on obtient des résultats très-satisfaisants en l'employant sous forme de draps mouillés, dont on enveloppe les malades, et l'on doit surtout les recommander là où les difficultés extérieures empêchent son application sous forme de bains complets. Pour les employer, le mieux est d'avoir deux lits côte à côte, et de transporter la malade d'un lit dans l'autre. Dans l'un se trouve un drap mouillé dans lequel on enveloppe la malade, puis au bout de quelques minutes on la transporte sur l'autre lit dans un drap frais. On peut renouveler ces enveloppements de douze à vingt-quatre fois l'un après l'autre.

Dans les cas légers, comme ces manières d'appliquer le froid sont difficiles et donnent beaucoup de peine, on peut se contenter d'appliquer le froid sur un des côtés du tronc. Pour y parvenir, on prend une paire de grandes serviettes que l'on réunit ensemble de telle sorte qu'elle ont à peu près le volume du tronc, on les trempe dans l'eau froide et on les applique en les changeant rapidement sur toute la face antérieure du tronc de la malade.

§ 884. Le résultat de ce mode de traitement est la plupart du temps très-

---

(1) Voy. Hecker, *Klin. d. Geb.*, II, p. 214 et Holst, *Beiträge*, I, p. 170.
(2) *L. c.*, note.

éclatant. Mais les résultats momentanés que l'on obtient ainsi varient beaucoup. Si au moment où l'on applique le froid, la température avait atteint son
maximum ou si elle était déjà en voie de décroissance on peut, de la façon la
plus certaine, obtenir très-souvent un abaissement de la température jusqu'à l'état normal et même au-dessous. Mais si la température était dans sa
période ascendante, on n'obtient en général qu'un abaissement passager.
L'élévation de la température qui a été interrompue pendant quelque temps
reparaît souvent rapidement pendant ou après un frisson. Mais même dans
ces cas, on ne peut méconnaître que l'application répétée du froid a une influence favorable sur la marche de la température. Dans les jours qui suivent
la fièvre ne s'élève pas plus haut, devient plus fortement rémittente ou intermittente. La fréquence du pouls diminue aussi d'une façon constante, même
lorsque l'on n'a fait qu'une seule application du froid.

Mais ce qui prouve le plus nettement que l'emploi du froid est rationnel, c'est
la modification de l'état général. La malade qui, auparavant, était abattue
et dont l'intelligence était complétement prise, revient à elle peut-être pour la
première fois depuis plusieurs jours, et manifeste pendant cette suppression
énergique de la chaleur les signes les plus évidents d'un état de bien-être.
Dans d'autres cas, lorsque le sensorium est libre, l'état subjectif s'améliore,
les douleurs de tête disparaissent, la soif ardente cesse et l'angoisse et l'oppression font place à une sensation de bien-être.

§ 885. Les autres moyens conseillés contre la fièvre sont beaucoup moins
sûrs. La quinine employée à la dose de 2 grammes ne nous a jamais donné
de résultats à peu près constants. Barker, Elliot et Gruenewaldt conseillent
la vératrine. Lorsque le pouls est très fréquent, l'emploi de la digitale est
indiqué.

§ 886. Le traitement des inflammations locales a une grande importance.
Les *ulcérations puerpérales* se traitent très-convenablement par l'acide phénique. Si on l'emploie de très-bonne heure, on s'oppose à l'extension sérieuse de l'ulcération et l'on hâte la guérison sans que l'on soit forcé de
cautériser les ulcères avec la pierre infernale, ce qui est toujours très-dou-
loureux. Lorsqu'il y a de l'endométrite gangréneuse, il faut faire des injections détersives et désinfectantes, mais il faut, comme tous les traitements locaux de la fièvre puerpérale, les employer avec beaucoup de précaution pour
éviter la transmission de la maladie.

§ 887. La *paramétrite* ordinaire guérit presque toujours sans aucune complication, elle ne réclame donc aucun traitement spécial. Des fomentations
tièdes, sous forme de ce qu'on appelle le cataplasme de Priessnitz, agissent en
diminuant les phénomènes locaux, et calment sûrement la douleur. Les
exsudats qui persistent et qui sont souvent très-abondants réclament une attention toute particulière. Une position convenable, c'est-à-dire le repos au
lit, ou du moins des ménagements lorsque la malade se lève, amènent ordinairement la résorption spontanée complète. On peut l'aider par des bains de
siège tièdes, avec ou sans eau de lessive, et par l'emploi très-avantageux de
l'iodure de potassium (10 gr. pour 60 gr., 20 gouttes par jour). Sous l'influence

de son emploi continu, des tumeurs très-volumineuses et dures comme du bois diminuent très-rapidement et disparaissent la plupart du temps complétement, tandis que l'état général s'améliore et que l'appétit augmente.

§ 888. Le danger qui existe dans toute paramétrite, que l'inflammation ne s'étende au péritoine, ou qu'il ne se manifeste des symptômes ichorrhémiques, se combat le plus sûrement par l'emploi fait aussi tôt que possible des laxatifs. Aussi, immédiatement après la première apparition de la douleur, nous donnons quelques cuillerées d'huile de ricin à peu de distance les unes des autres jusqu'à ce qu'il se soit produit plusieurs garderobes demi-liquides. Si, ce qui arrive quelquefois, l'huile n'agit pas, on obtient facilement des selles aqueuses en administrant les sels neutres ou les préparations de séné.

Mais si les douleurs très-intenses annoncent la *péritonite partielle*, il faut que le traitement intervienne énergiquement pour empêcher que l'inflammation ne s'étende à tout le péritoine. Dans ces cas nous donnons immédiatement 0,3 décigr. de calomel, et toutes les deux heures 0,15 centigr. en plus, jusqu'à ce qu'il survienne une forte diarrhée ou que les gencives se prennent.

Mais en même temps, nous appliquons sur le point douloureux au moins douze sangsues et nous laissons les piqûres saigner suffisamment. Olshausen (1) conseille au lieu de cette application locale, de mettre une à quatre sangsues sur la portion vaginale du col, elles prennent facilement malgré les lochies. Pour empêcher que les sangsues ne pénètrent dans l'utérus, il faut tout d'abord introduire un tampon d'ouate. Après les sangsues, nous appliquons sur le point douloureux une vessie remplie de glace. Dans presque tous les cas, ce traitement fait rapidement disparaître les douleurs qui auparavant étaient insupportables, et ordinairement cela supprime complétement tout danger. Dans d'autres cas, les douleurs reparaissent et peuvent rendre nécessaire une nouvelle application des sangsues et de la glace.

§ 889. Si la *péritonite généralisée* a éclaté, l'état est dans tous les cas extrêmement grave, mais pourtant il ne faut pas perdre tout espoir. S'il n'y a pas encore de diarrhée, on la produit par le calomel (toujours aussi tôt que possible), on applique des cataplasmes glacés sur le ventre, et l'on cherche à calmer les vomissements avec de la glace ou du champagne. Les douleurs très-intenses réclament l'emploi des injections sous-cutanées de morphine. Le météorisme, qui est si douloureux, se combat le plus heureusement par les lavements de thérébentine. Tarnoffsky et Dohrn ont vu de bons résultats des badigeonnages de collodion, tandis que d'autres observateurs n'ont pas été aussi heureux.

C'est l'avenir qui décidera jusqu'à quel point l'évacuation de l'épanchement par la ponction peut trouver place dans le traitement de la péritonite généralisée. Spencer-Wells, lorsqu'après l'ovariotomie il se fait des épanchements dans l'espace de Douglas, les ponctionne avec un trocart, et dans un cas qui se termina par un succès il employa le drainage. Thompson et Storer (2) allèrent

---

(1) *Volkmann's Samml. klin. Vorträge*, n° 28, p. 266.
(2) *Boston gyn. J.*, vol. III, p. 288 et vol. IV, p. 5.

plus loin et lavèrent la cavité abdominale avec une solution très-diluée d'acide phénique. On pourrait conseiller l'évacuation de l'épanchement par la ponction dans l'espace de Douglas, dans tous les cas où il existerait une tumeur rétro-utérine avec symptômes graves de péritonite, ou même seulement d'empoisonnement du sang. Malheureusement dans les épanchements libres qui sont les plus dangereux de tous, il ne se forme pas de tumeur rétro-utérine que l'on puisse ponctionner et l'on ne pourrait avoir recours à la ponction par la paroi abdominale que dans le cas extrême où l'on aurait pu constater l'énormité de l'épanchement.

§ 890. Si le collapsus survient, on peut encore quelquefois éviter la terminaison fatale par l'emploi copieux de bon vin. Nous avons observé quatre cas dans lesquels, par ce traitement, la mort du moins ne survint pas au moment du summum de la péritonite, mais ne se produisit que lorsque la péritonite était déjà en régression, et quatre autres qui furent suivis de guérison. Dans un cas la malade était déjà dans le sopor le plus profond, elle était presque mourante, présentait du râle trachéal, mais elle fut soutenue par des instillations répétées de bon vin, jusqu'à ce qu'enfin elle reprit quelque force et guérit. Les injections sous-cutanées d'éther conseillées par Hecker, dans les hémorrhagies (§ 737), nous ont donné dans un cas des résultats excellents quoique momentanés puisque la malade mourut, mais le pouls radial qui, avant, était impossible à trouver, reparut toujours après les injections, et la malade fut ainsi conservée pendant longtemps.

L'emploi d'une bonne nourriture et de bon vin ou de bière mérite d'être expressément recommandé même lorsque la fièvre est encore assez considérable.

Nous ne pouvons entrer dans les détails du traitement de chacune des inflammations métastatiques, il doit être conduit d'après les règles de la médecine et de la chirurgie.

APPENDICE.

TÉTANOS PUERPÉRAL

BIBLIOGRAPHIE. — SIMPSON, Edinb. monthly J., Febr., 1854, p. 97, et Sel. Obst. Works. Edinb., 1871, p. 569.— CRAIG, Edinb. med. J., July, 1870, p. 24 et Edinb. Obst. Tr., 1872, p. 55 — BAART DE LA FAILLE, Berl. B. z. Geb. u. Gyn., II, p. 30. — WILTSHIRE, London Obst. Tr., XIII, p. 133.

§ 891. Dans certains cas heureusement très-rares, du moins en Europe, après des accouchements à terme et un peu plus souvent après des accouchements prématurés, il survient du tétanos. Son étiologie est encore très-obscure. Nous le décrivons comme un appendice des maladies infectieuses, parce qu'il est très-vraisemblable qu'il est dû à l'infection, ou tout au moins à une irritation particulière d'une plaie puerpérale. Les circonstances qui favorisent l'éruption du tétanos ne sont pas encore établies d'une façon bien nette. Une des plus incertaines est assurément l'influence d'un refroidissement: Relativement, le tétanos survient le plus souvent après une forte hémorrhagie, surtout lorsqu'elle a rendu nécessaire le tamponnement du vagin.

Les symptômes ne diffèrent en rien de ceux du tétanos qui se produit à la suite des autres plaies.

Le pronostic est très-grave. D'après la statistique des cas réunis par Simpson, sur vingt-sept cas, cinq seulement se terminèrent par la guérison. Le traitement n'a par conséquent donné jusqu'à présent que de bien faibles résultats. Nous sommes d'accord avec Simpson pour conseiller comme étant ce qu'il y a de mieux la production d'une narcose absolue.

II. MALADIES DES SUITES DE COUCHES QUI NE DÉPENDENT PAS DE L'INFECTION.

a. MALADIES QUI, SANS DÉPENDRE D'UNE INFLAMMATION DES VOIES GÉNITALES, DÉTERMINENT SOUVENT DE LA FIÈVRE DANS LES SUITES DE COUCHES.

§ 892. Les accouchées peuvent évidemment être atteintes de différentes maladies fébriles qui ne forment qu'une complication accidentelle des suites de couches. Ces maladies ne présentent alors en général aucune particularité caractéristique. Mais le diagnostic peut présenter des difficultés si les symptômes de ces maladies sont analogues à ceux des lésions puerpérales graves. Il peut être très-difficile de distinguer, par exemple, des typhus graves de l'infection puerpérale avec caractère septique. La constatation des inflammations de quelques organes, surtout des poumons, peut présenter des difficultés, puisque ces inflammations peuvent être indistinctement ou des complications accidentelles des suites de couches, ou des inflammations ichorrhémiques dues à la fièvre puerpérale. Pourtant ces dernières se distinguent par l'absence de la marche typique caractéristique des premières.

§ 893. Une confusion analogue existe très-fréquemment entre la scarlatine vraie et les exanthèmes scarlatiniformes qui se rencontrent souvent dans la fièvre puerpérale. Si peu contestable que soit à l'occasion la possibilité pour que des accouchées puissent être infectées par une contagion réelle, et de devenir malades d'une vraie scarlatine, les accouchées ne sont pourtant en aucune façon prédisposées à être infectées par ce virus, de sorte que la majorité des cas décrits comme étant des scarlatines puerpérales, à forme grave avec une dermatite érythémateuse, répandue par plaques, doivent être considérées comme des cas de fièvre puerpérale avec cette complication du côté de la peau.

§ 894. Si nous faisons abstraction de ces pures complications, parmi les causes qui déterminent surtout de la fièvre chez les accouchées, sans qu'elle dépende de l'infection ou d'inflammations locales des organes génitaux, il faut citer en première ligne la *distension de l'intestin par des matières fécales*. Déjà, pendant la grossesse, l'intestin devient si paresseux, que souvent des quantités colossales de matières fécales s'accumulent dans l'intestin et que les garderobes qui surviennent avant ou pendant l'accouchement ne peuvent en évacuer qu'une très-minime partie. L'accouchée commence par conséquent déjà les suites de couches avec les intestins ordinairement trèsremplis par des matières fécales qui, dans les premiers temps, sont supportées par l'intestin d'une façon caractéristique. Mais la rétention des fèces peut ainsi amener des symptômes très-notables d'irritation du côté de l'intestin. Dans les cas légers il existe seulement une distension et un sentiment de plé- nitude dans le ventre avec une faible irritation inflammatoire de la muqueuse. Mais souvent l'irritation se propage jusqu'à la séreuse intestinale, de sorte que l'on peut voir survenir le tableau d'une irritation péritonéale, et même d'une péritonite aiguë. Le ventre, déjà par lui-même un peu tendu et dur, se tuméfie encore plus, une sensibilité circonscrite (ordinairement à la région cœcale) ou plus souvent diffuse, qui peut atteindre un degré très-prononcé, se manifeste, et même il peut survenir des vomissements persistants. Il suffit d'évacuer l'intestin pour faire disparaître tous ces symptômes.

§ 895. Les bols fécaux dont on peut constater la présence permettent sur- tout de faire le diagnostic. On sent tout au moins que le rectum est fortement rempli, et un signe déjà plein de valeur c'est l'occupation de l'espace de Douglas par une anse intestinale fortement distendue que l'on peut constater par la paroi postérieure du vagin. Mais c'est surtout la palpation du bas- ventre qui permet le plus nettement de sentir que le canal intestinal est régu- lièrement plein. Car quoique chez les accouchées normales le bas-ventre soit ordinairement saillant en avant, il est presque toujours mou et dépressible. Mais lorsqu'il y a une rétention forte des fèces, ordinairement il a perdu sa souplesse régulière, de sorte que l'on a quelquefois de la peine, même dans les premiers jours des couches, à sentir l'utérus; dans d'autres cas on sent des tuméfactions diffuses. Mais si outre cela les côtés de l'utérus par l'explo- ration combinée sont libres de toute douleur, et si la région cœcale est sur- tout sensible, il ne s'agit nullement d'une péritonite suite d'infection, mais bien d'une irritation intestinale suite de la rétention des matières fécales. Pour faire ce diagnostic, il ne faut pas se laisser induire en erreur par la femme, même si elle vous assure qu'elle a des garderobes régulières; il arrive assez souvent que malgré des selles journalières, l'intestin est pourtant encore anormalement distendu par des matières fécales.

§ 896. Le traitement est assez simple. Il est bon chez toutes les accou- chées immédiatement après l'accouchement de penser à la fonction intesti- nale, et dans les cas où l'intestin semble fortement plein, d'avoir recours dès le premier ou au moins dès le second jour qui suivent l'accouchement aux moyens laxatifs. Cela est absolument indiqué lorsqu'une accouchée, à peu près vers le quatrième jour, n'a pas eu de garderobes. Le purgatif le plus doux, qui irrite le moins l'intestin et qui pourtant donne le plus sûre- ment des selles pâteuses, est l'huile de ricin. Ce n'est que dans des cas très- rares que des doses répétées échouent, de sorte qu'il faut penser alors aux préparations de séné, de rhubarbe ou au calomel. Si l'huile de ricin est re- poussée à cause de son goût désagréable, le mieux est de recourir aux sels neutres, qui ont l'inconvénient de donner facilement des garderobes aqueuses. Pourtant il ne faut pas redouter la diarrhée dans les suites de couches. A la suite du purgatif, les malades rendent souvent des quantités énormes de matières fécales. Ainsi Poppel (1) a signalé un cas de rétention des fèces dans lequel il y eut en quatre jours quarante-quatre selles la plupart extrê= mement copieuses.

§ 897. Nous voulons encore signaler une cause assez fréquente de l'éléva- tion de la température chez les accouchées, c'est-à-dire l'élévation de la tem= pérature qui se produit après une forte perte de sang.

Après des hémorrhagies aiguës très-profuses, en même temps que le pouls augmente considérablement de fréquence, il survient à peu près constamment une élévation persistante de la température, mais elle ne présente aucun type régulier, ordinairement cela ne dépasse pas 39 degrés, mais elle se maintient avec une faible rémission irrégulière le matin entre 38 et 39 degrés.

b. DÉPLACEMENTS DE L'UTÉRUS ET DU VAGIN,

1. FLEXIONS ET VERSIONS DE L'UTÉRUS.

BIBLIOGRAPHIE. — WINKEL, Path. u. Ther. d. Wochenb., 2ᵐᵉ édit., p. 88. — SCHROEDER, Schw., Geb. u. Wochenb., p. 187. — BIDDER, Peterb. med. Z., 1869, vol. XVII, cah. 4 et 5. — CREDÉ, Arch. f. Gyn., vol. I, p. 54.— MARTIN, Neig. u. Beug. d. Gebärmutter, 2ᵐᵉ édit, Berlin, 1870, et Berl. Beitr. z. Geb. u. G., p. 149.

§ 898. Nous avons déjà vu dans la physiologie des suites de couches que l'utérus, débarrassé de son contenu, était repoussé en avant par la pression exercée par les muscles abdominaux sur la face postérieure, de sorte qu'il s'abaisse au-dessus de la symphyse, et que dans les suites de couches, il reste dans cette position, si d'autres causes (le plus souvent la distension de la vessie) ne l'en éloignent pas. Dans les premiers moments qui suivent l'accou- chement, le col pend dans le vagin comme une voile non tendue. Dans les jours suivants il se reforme assez pour que l'on puisse préciser sa direction par rapport à l'axe de l'utérus. Le col se reconstitue du côté de l'utérus de telle sorte qu'ordinairement il forme un angle obtus, souvent un angle droit, assez souvent même aussi un angle aigu avec l'axe de l'utérus. Suivant ces différents états l'antéflexion (fig. 62, p. 210) est plus ou moins nettement exprimée. Elle est la plus forte lorsque le corps de l'utérus se trouve fortement dirigé en avant et que le col est dirigé en arrière et en haut, en avant et en bas. Le coude ainsi formé peut être si considérable que la paroi antérieure de l'uté- rus et la paroi antérieure du col s'appliquent presque l'une contre l'autre. Rarement, lorsque le corps de l'utérus se trouve en avant, la direction du col en arrière est assez prononcée pour qu'il existe seulement une antéversion, mais il y a presque toujours en même temps complication de flexion.

Ce déplacement de l'utérus en avant est la règle ordinaire dans les premiers temps des suites de couches, même chez des femmes qui avant la conception, pré- sentaient de la rétroflexion. Mais plus l'utérus diminue de volume, plus le déplace- ment tend à disparaître. Dans la première semaine des couches nous avons trouvé l'utérus situé normalement dans 9,5 0/0, du huitième au onzième jour, dans 16 0/0, du douzième au quatorzième jour, dans 44 0/0, du quatorzième au vingt et unième

(1) M. f. G., vol. XXV, p. 306.

jour dans 52 0/0, et à partir du vingt et unième jour dans 56 0/0 des cas. L'insertion du placenta ne paraît pas avoir dans les premiers temps des couches aucune influence sur la position de l'utérus. Car tandis que nous avons trouvé l'utérus plus souvent en antéflexion lorsque le délivre s'insérait à la paroi antérieure, Bidder a observé le rapport inverse.

Très-ordinairement l'utérus en antéflexion est aussi un peu dévié vers un des côtés, ordinairement un peu plus à droite, ce qui correspond à la position plus fréquente de l'utérus de ce côté pendant la grossesse et quelquefois même il est un peu courbé sur son bord droit.

§ 899. Autant il est ordinaire de voir l'utérus dans les premiers temps des couches être dirigé en avant, autant il est rare de le voir se porter en arrière. L'explication de ce fait est facile. Dans les premiers temps des couches, l'utérus est encore trop gros pour pouvoir descendre au-dessous du promontoire et dans la position habituelle, la pression des viscères, par suite du volume encore considérable de l'organe porte sur sa face postérieure.

. Nous n'avons jamais trouvé de rétroflexion avant le septième jour et nous n'en avons le septième jour trouvé qu'une seule chez une femme syphilitique qui était accouchée avant terme d'un enfant mort et macéré. Le neuvième jour nous avons trouvé chez une rachitique avec un bassin réduit de 8 centimètres dans le conjugué vrai, le fond de l'utérus situé au-dessous du péritoine. Harvey (1) a publié un cas dans lequel il constata une rétroversion le huitième jour après l'accouchement qui s'était fait à huit mois. La fréquence de l'existence de la rétroflexion augmente à mesure que l'on s'éloigne du moment de l'accouchement, de sorte que quelques semaines après l'accouchement on rencontre assez souvent des rétroflexions, et que plus tard encore elles sont tout à fait habituelles.

Comme nous l'avons déjà signalé plus haut, on voit aussi chez les femmes qui avant la conception avaient de la rétroflexion, se produire dans les premiers temps des couches une antéflexion, et ce n'est qu'une fois qu'elles se sont levées, et qu'elles ont repris leurs occupations habituelles, que l'utérus bascule de nouveau en arrière.

§ 900 Les déplacements de l'utérus dans les premiers temps des couches ne donnent lieu à aucun symptôme. — Les femmes, qu'elles aient de l'antéflexion ou de la rétroflexion, n'éprouvent aucune souffrance tant qu'elles gardent le repos au lit. Pourtant nous avons, chez quelques accouchées atteintes d'antéflexion, trouvé que l'écoulement des lochies pouvait être empêché par le coude formé au niveau de l'orifice interne, de sorte que lorsque le fond de l'utérus se redressa, il s'écoula plusieurs onces d'un liquide brunâtre à odeur fétide (rétention des lochies); mais pourtant, dans quelques cas rares, il se produit une élévation notable de la température, avec frissons, qui est due au passage dans le sang des parties constituantes des lochies, et qui disparaît aussitôt que l'écoulement lochial se fait librement.

L'antéflexion ne réclame aucun traitement, puisqu'elle disparaît d'elle-même progressivement. Quant à la rétroversion on la prévient le mieux dans les cas où comme ce déplacement existait antérieurement on a des raisons de craindre qu'il ne se reproduise, en faisant rester la femme couchée le plus longtemps possible.

(1) *Obst. Tr.*, V, p. 267.

2. CHUTE DE L'UTÉRUS ET DU VAGIN.

§ 901. Le vagin s'hypertrophie pendant la grossesse d'une façon si considérable, que déjà pendant la grossesse sa paroi antérieure fait ordinairement saillie à l'entrée du vagin et que même assez souvent elle fait une légère procidence hors de la vulve. Dans les suites de couches, cela est tout à fait habituel, pourtant ce prolapsus se réduit progressivement à mesure que le vagin reprend son état primitif.

La paroi postérieure fait plus rarement saillie hors de la vulve, le plus souvent cela a lieu chez les multipares qui avaient déjà avant un prolapsus du vagin, et lorsqu'une déchirure du périnée a guéri par granulations. Si le prolapsus de la paroi postérieure devient plus considérable, il peut même entraîner la chute de l'utérus.

§ 902. Mais l'utérus peut s'abaisser aussi pendant les couches d'une façon primitive ou présenter un prolapsus complet. Dans les premiers moments, le volume considérable de l'organe permet à peine un prolapsus réel. Mais aussitôt que l'utérus s'est un peu réduit de volume il peut, si la malade ne conserve pas une position convenable, prolaber subitement. Cela arrive le plus facilement lorsque la vulve est très-large et qu'il existait déjà antérieurement du prolapsus. Il est bien plus fréquent de voir le prolapsus utérin se produire d'une façon tout à fait progressive plusieurs semaines après l'accouchement. Le traitement du prolapsus utérin consiste dans les premiers temps dans la réduction de l'organe et dans le décubitus dorsal ; plus tard il est le même qu'en dehors de l'état de sa conception.

Il faut encore remarquer qu'un prolapsus qui existait antérieurement peut, dans quelques cas rares, guérir par les couches, lorsque le corps de l'utérus se trouve fixé dans le bassin par des adhérences, ou que le vagin se trouve rétréci par suite de gangrène.

Il existe dans les auteurs deux cas dans lesquels, après l'expulsion de l'enfant, l'utérus en rétroflexion fit procidence à travers une déchirure du vagin. Le premier a été publié par Schnakenberg (1) ; après la réduction et la position sur le ventre gardée quinze jours par la femme, la guérison se fit. Dans l'autre cas pour lequel Martin (2) fut appelé en consultation, un chirurgien avait pris l'utérus ainsi prolabé pour un polype charnu et l'avait arraché avec ses mains. Il est très-vraisemblable que dans ces cas une déchirure de la muqueuse s'était produite à la paroi postérieure du vagin, comme cela peut se faire aussi dans les accouchements normaux.

La distension de la vessie peut, dans les premiers temps de la grossesse, produire une élévation de l'utérus. L'utérus alors se trouve comme d'habitude du côté droit, mais il peut s'élever jusqu'au-dessus de l'ombilic, tandis qu'à gauche en bas on peut sentir la vessie remplie par l'urine. La sonde fait rapidement disparaître cet état.

A une époque plus avancée des couches, l'utérus peut avoir une situation très-élevée, et cela peut se produire lorsqu'à la suite d'adhérences intra-péritonéales

(1) Casper's Wochenschrift, 1838, n° 35, p. 70.
(2) M. f. G., vol. XXVI, p. 4 et Horn's Vierteljahrsschrift, 1865, cah. 3.

l'utérus se trouve fixé entre l'ombilic et la symphyse, de sorte que le vagin semble complétement tiré dans le sens de sa longueur, la portion vaginale disparaît et l'orifice du col est très-difficile à atteindre.

Le déplacement le plus important de l'utérus dans les couches, l'inversion, a été décrit par nous § 745 à propos des maladies des femmes en travail, puisqu'il survient le plus souvent pendant la période de la délivrance.

C. SOLUTION DE CONTINUITÉ DES ORGANES GÉNITAUX.

§ 903. Les lésions des organes génitaux, qui du reste ne se produisent presque exclusivement que pendant l'accouchement, ont été suffisamment examinées dans la pathologie de l'accouchement.

Nous voulons seulement ajouter ici quelques mots à propos des symptômes fébriles qui surviennent à la suite de ces lésions. Mais nous nous abstiendrons de parler des ruptures perforantes dans lesquelles les symptômes de péritonite viennent très-rapidement se placer en première ligne.

La *fièvre traumatique,* qui survient sinon toujours régulièrement, du moins très-souvent après les fortes lésions du vagin ou de la vulve (surtout dans les déchirures du périnée), débute quelquefois immédiatement après l'accouchement ou apparaît dans les premiers jours qui le suivent. Elle débute très-rarement par un vrai frisson ; le plus souvent il n'y a qu'une légère sensation de froid, et la fièvre reste en général assez basse. (Il est exceptionnel de la voir atteindre 40°.) La fièvre est plus ou moins fortement rémittente, elle dure rarement plus de cinq jours, mais quelquefois il se manifeste plus tard une sorte de fièvre consécutive.

d. NÉOPLASMES DANS LES COUCHES.

BIBLIOGRAPHIE. — HECKER, *Kl. d. Geb.,* vol. II, p. 124 et *M. f. G.,* vol. XXVI, p. 446. — HORWITZ, *Petersb. méd. Z.,* 1868, cah. 5 p. 249.

§ 904. Les *tumeurs fibreuses* de la matrice forment quelquefois une complication rare, mais sérieuse des suites de couches. Elles peuvent dans les couches entraîner des dangers de différentes sortes : 1° elles peuvent, en empêchant la rétraction régulière de l'utérus, donner lieu à de fortes hémorrhagies ; 2° elles peuvent être facilement le siége d'altérations pathologiques qui sont très-importantes. Ainsi la face superficielle des fibromes peut se gangrener, et les produits sanieux absorbés par les petites plaies peuvent donner lieu à de la septicémie. En outre, il semble que la fonte aiguë des fibromes et leur participation aux métamorphoses régressives analogues à celles qui se passent dans le paranchyme utérin qui est identique avec la tumeur peuvent amener des dangers sérieux. Il est vraisemblable que la décomposition aiguë de masses de tissu aussi considérables, et la résorption de ces parties en décomposition peuvent aussi par elles-mêmes conduire à l'ichorrhémie. Si l'involution des fibromes est bien supportée par l'organisme, on peut voir les couches amener une guérison complète du néoplasme.

Les dangers qui sont liés à ces fibromes semblent donc indiquer qu'il faut,

toutes les fois que l'opération est possible, par conséquent surtout lorsqu'il s'agit de polypes fibreux, enlever le néoplasme avec l'écraseur ou les
ciseaux.

Quant au pronostic désastreux que les maladies carcinomateuses du col
présentent pendant les couches, même s'il ne s'est pas produit de rupture
utérine pendant l'accouchement, nous en avons déjà parlé § 465.

Voyez *Thèse Lambert* déjà citée.

e. HÉMORRHAGIES PENDANT LES COUCHES.

BIBLIOGRAPHIE. — KIWISCH, *Klin. Vorträge*, 4ᵐᵉ édit., vol. I, p. 243. — CHIARI, BRAUN ET
SPAETH, *Klinik der Geburtskunde*, p. 201 et 218. — ELLIOT, *Obst. Clinic*, p. 223. — WINKEL,
Pathol. u. Ther. d. Wochenb., p. 108. — R. BARNES, *Obst. Tr.*, vol. XI, p. 219 et *Obst. Op.*,
2ᵐᵉ édit., p. 464. — BREISKY, *Volkmann's Samml. klin. Vortr.* Leipzig, 1871, n° 14.

§ 905. Les hémorrhagies pendant les suites de couches ont une très-grande
importance pratique. A l'état normal, une accouchée perd pendant les premiers jours du sang à peu près pur, et elle conserve encore un ou deux jours
un écoulement rouge sombre, et pendant longtemps un écoulement plus clair
qui ne contient plus qu'une petite quantité de sang. Mais très-souvent le
terme où l'hémorrhagie devrait cesser n'est pas maintenu. L'hémorrhagie se
prolonge encore longtemps d'une façon continue, ou bien elle se produit sous
la moindre cause. Une surtout des plus fréquentes, c'est lorsque la femme
quitte le lit. Pourtant les hémorrhagies qui surviennent encore après le cinquième jour, tant qu'elles se bornent à des stries sanglantes dans les lochies,
ou tant qu'il ne s'écoule que peu de sang et par ci par là, n'ont aucune importance.

§ 906. Mais il est des cas plus fréquents dans lesquels des hémorrhagies
dangereuses se manifestent ou immédiatement après l'accouchement, ou dans
lesquelles des hémorrhagies très-abondantes et qui affaiblissent beaucoup la
femme se produisent plus tardivement.

Nous ne parlons pas ici des hémorrhagies qui ont débuté à la suite de déchirures déjà pendant ou immédiatement après l'accouchement, puisque
nous en avons traité § 686 et suivants à propos de la pathologie de l'accouchement, et nous nous bornerons ici aux hémorrhagies qui viennent de la surface libre de la muqueuse et dans lesquelles le sang s'écoule en dehors.

§ 907. La cause la plus fréquente d'une hémorrhagie se manifestant *immédiatement après l'expulsion du placenta*, c'est l'*inertie utérine*. Nous avons
déjà appelé l'attention § 740 sur les causes de cette inertie, et nous voulons
seulement faire remarquer ici que chez les accouchées la distension exagérée de la vessie, en refoulant l'utérus par en haut, devient une cause fréquente de métrorrhagie.

§ 908. Le traitement doit avant tout consister à produire des contractions
énergiques de l'utérus, puisque presque toujours elles amènent l'occlusion
des vaisseaux qui fournissent du sang. Pour y parvenir, on frictionne fortement l'utérus avec la main appliquée sur la paroi abdominale, § 762, et en

même temps on fait l'expression, exactement d'après la méthode que Crédé a donnée pour expulser le placenta. Cette manœuvre permet de faire sortir avec la plus grande certitude les caillots qui se trouvent dans l'utérus, de sorte qu'il ne sera pas besoin d'introduire la main pour les enlever. Si malgré des frictions énergiques, il ne présente aucune tendance à se contracter, on peut déterminer ses contractions en introduisant une main dans l'utérus et en frictionnant avec l'autre main placée sur la paroi abdominale cet utérus sur la main qui se trouve à l'intérieur et que l'on a refermée en forme de poing.

On pourra aussi obtenir une forte irritation de la face interne de l'utérus en faisant des injections d'eau froide ou de vinaigre et d'eau, ou en introduisant des morceaux de glace. En outre, il est bon dans tous les cas d'inertie utérine de donner immédiatement le seigle ergoté (au moins 2 grammes en 2 doses à court intervalle), seulement il ne faut jamais s'en rapporter uniquement à ce moyen et il faut toujours se conduire, au point de vue du traitement, comme si l'on n'avait pas donné de seigle. Si aucun de ces moyens ne détermine des contractions utérines suffisantes, on cherche à arrêter l'hémorrhagie par la compression, c'est-à-dire que l'on comprime la paroi antérieure et la paroi postérieure de l'utérus l'une contre l'autre. Deneux la pratiquait en comprimant l'utérus par l'extérieur contre la colonne vertébrale, tandis que Hamilton comprimait les deux parois de l'utérus l'une contre l'autre, une main agissant par l'extérieur, l'autre par l'intérieur. Hubbard (1) conseille de faire la compression dans la position demi-latérale, en pressant l'utérus entre la fosse iliaque, les muscles de la paroi latérale de l'abdomen et la colonne vertébrale. Fassbender (2) a le mérite d'avoir récemment appelé l'attention en Allemagne sur ce moyen. Il procède ainsi : il introduit une main très-haut dans le cul-de-sac postérieur du vagin et alors avec l'autre main appliquée à l'extérieur sur la face antérieure, il comprime ainsi les deux parois de l'utérus (3). Nous admettons très-bien que l'on peut encore, dans la pratique, exercer la compression en plaçant une main dans le cul-de-sac antérieur du vagin, puis en saisissant avec l'autre main la face postérieure de l'utérus, et en comprimant ainsi cet utérus contre la symphyse et la main introduite dans le vagin. Dans les cas où les contractions utérines ne font pas défaut, mais sont seulement trop incomplètes pour empêcher l'écoulement qui se fait par le point où s'insérait le placenta, on peut arrêter l'hémorrhagie en amenant la production de thrombus par des injections de perchlorure de fer dilué : traitement que Barnes a récemment conseillé d'une façon très-étendue. On coupe le perchlorure jusqu'à ce que le liquide de l'injection soit fortement jaune vineux (la concentration de 4 onces pour 12 onces d'eau conseillée par Barnes n'est pas nécessaire) et on l'injecte dans l'utérus, en veillant avec un soin scrupuleux à ne pas injecter simultanément de l'air. Wynn Williams (4) conseille, comme étant d'une application plus rapide,

(1) Amer. J. of med. sc. Avril 1871, p. 369.
(2) Berliner Beitr. z. Geb. u. Gyn., vol. I, cah. 1, p. 46.
(3) Voy. Awater, Berl. B. z. Geb. u. G., vol. II, p. 40.
(4) Obst. Tr., XI, p. 236.

d'introduire dans l'utérus une éponge trempée dans une solution de perchlorure de fer et d'en badigeonner la face interne de l'utérus.

Note du traducteur. — Un autre moyen, qui est toujours à notre disposition, c'est la *compression de l'aorte.*

Destinée à remplir la troisième indication du traitement, c'est-à-dire à s'opposer à l'afflux du sang vers l'utérus, la compression de l'aorte a presque autant d'opposants que de partisans; et cette raison suffira pour m'excuser d'y insister un peu longuement.

D'après Jacquemier, qui a traité cette question surtout au point de vue théorique, l'idée première appartiendrait à D. L. Budiger, accoucheur à Tubingue. Cet accoucheur introduisait la main dans la cavité utérine et comprimait ainsi l'aorte à travers la paroi postérieure de la matrice. Ce procédé, employé par Boër, fut un peu modifié par Max-Saxtorph, qui comprimait aussi l'aorte, mais à travers les parois de l'abdomen et de l'utérus.

Ulsamer, le premier, proposa, en 1825, la compression de l'aorte à travers la paroi abdominale, mais au-dessus de l'utérus, et c'est ce procédé qui, préconisé plus tard par L. Baudelocque et Tréhan, est encore aujourd'hui le procédé classique.

Pourtant, on est loin d'être d'accord sur son efficacité, et M. Jacquemier, entre autres, est un de ses adversaires les plus ardents.

Partant de ce principe que les hémorrhagies utérines puerpérales, ou, en d'autres termes, utéro-placentaires, sont produites par le décollement du placenta, c'est-à-dire veineuses pour la plus grande part, M. Jacquemier, se basant sur des raisons anatomiques, constate que les effets seront différents, suivant la hauteur à laquelle on appliquera la compression.

En comprimant, dit-il, exactement l'aorte au-dessus de la naissance des artères ovariques, on arrêtera la petite quantité de sang artériel fourni par les artères utéro-placentaires, et en partie seulement si la compression porte au-dessous de l'origine des artères ovariques ou si elles naissent des rénales; mais elle sera sans influence sur celui que fournissent les veines ouvertes sur une partie de la surface interne de l'utérus, qui sont la principale source des pertes abondantes et rapides, de celles qu'on désigne quelquefois sous le nom de foudroyantes. Bien plus, en rétrécissant le cercle artériel aortique, on augmente la stase du sang dans la veine cave inférieure, et par suite dans les veines de l'utérus, et l'on aggrave encore la prédisposition à l'hémorrhagie. On créerait une situation des plus dangereuses s'il arrivait que l'aorte restât plus ou moins libre, et que la compression portât plus particulièrement sur la veine cave.

En admettant les faits de suspension et de réapparition de l'hémorrhagie comme réels, il reste à savoir si la compression a porté sur l'aorte seule, ou sur l'aorte et la veine cave simultanément. Dans le dernier cas, ce phénomène n'aurait plus rien de contradictoire, surtout si la compression a porté au-dessus de l'origine des artères et des veines ovariques.

Si la compression portait simultanément sur l'aorte et sur la veine cave, de manière à effacer complétement le calibre de ces deux vaisseaux, il en résulterait, après le dégorgement des vaisseaux utérins, en supposant qu'elle porte au-dessus de la terminaison des veines ovariques, la suspension de tout écoulement sanguin par les deux ordres de vaisseaux ouverts sur la surface placentaire de l'utérus. Car on ne peut guère considérer la veine azygos comme pouvant établir des communications anastomotiques suffisantes pour maintenir la partie inférieure de la veine cave à l'état de plénitude. Mais on a à craindre que la compression ne porte au-dessus de l'embouchure des veines ovariques, d'autant mieux qu'elles se rendent souvent aux rénales; et comme elles sont très-développées, l'hémorrhagie ne serait que fort incomplètement suspendue. C'est donc dans la compression simultanée de l'aorte et de la veine cave qu'il faut chercher un moyen de suspendre provisoirement plus ou moins complétement l'hémorrhagie utéro-placentaire, et si la manière ordinaire de procéder conduit souvent à ce résultat, il suffira de faire porter la compression un peu à droite pour qu'il soit sûrement obtenu. Mais c'est un moyen auquel il ne faut pas avoir recours sans une nécessité bien démontrée.

A ces objections M. Jacquemier ajoute « que le conseil donné partout d'administrer, pendant qu'on exerce la compression, de temps en temps une dose d'ergot de seigle, pour réveiller la contractilité utérine, est aussi superflu qu'irrationnel. Comment admettre que cet agent, dont les effets sont prompts mais passagers, puisse aller stimuler l'utérus pendant que le sang artériel cesse d'y arriver? Il faudrait le porter directement sur la face interne en injection ou incorporé à une pommade ».

Quelque profond respect que j'aie pour l'opinion d'un homme aussi expérimenté et aussi habile que M. Jacquemier, quelle que soit la valeur des objections théoriques qu'il oppose à la compression de l'aorte, je suis obligé de me séparer de lui sur ce point, et de déclarer que la théorie doit s'effacer devant les faits. Or, la compression de l'aorte est pour moi un bon moyen d'arrêter les hémorrhagies.

J'admettrai, si l'on veut, que la compression ne porte pas isolément sur l'aorte, mais qu'elle comprend en même temps la veine cave, qu'elle est aidée considérablement par les doses d'ergot que l'on aura administré préalablement, par le massage préalable de l'utérus, que par conséquent on ne peut pas attribuer le succès à la compression seule. Les faits n'en sont pas moins là, et, pour ma part, dans trois cas où j'ai eu à employer ce procédé, j'en ai obtenu les meilleurs résultats, et je n'hésiterais pas à y recourir de nouveau si l'occasion s'en présentait.

Voici le procédé opératoire tel que je l'ai vu employer et que je l'ai employé moi-même :

La femme étant placée dans la position horizontale, la tête et les épaules légèrement relevées par un oreiller, les membres inférieurs fléchis, les cuisses relevées sur le bassin ; on se place au côté droit de la malade, et l'on se sert de préférence de la main gauche. La droite vient au besoin renforcer la pression. On déprime la paroi abdominale derrière et au-dessus du globe utérin, un peu à gauche, ajoute M. Jacquemier ; et, lorsque l'on a reconnu l'aorte à ses pulsations, les trois doigts médians l'affaissent le long de la vertèbre correspondante. On maintient ainsi la compression pendant dix minutes, un quart d'heure, puis, au bout de ce temps, on se fait remplacer par un aide si l'engourdissement de la main ne permet pas de continuer, et si la compression doit être prolongée. La pression n'a pas besoin d'être très-forte, il suffit qu'elle soit régulière; on sent très-bien que les pulsations ne dépassent pas le point où la compression est exercée, et que, par conséquent, le calibre du vaisseau est suffisamment oblitéré. Le seul obstacle que l'on puisse rencontrer, c'est la sensibilité exagérée du ventre, ou un embonpoint trop considérable, et encore est-il possible souvent de triompher de ces deux obstacles. La seule chose à considérer, c'est que la compression de l'aorte doit être faite pendant assez longtemps pour être sûr que l'hémorrhagie ne se reproduise pas; et, si l'on peut quelquefois se borner à une compression de dix minutes à un quart d'heure, il est bon de la prolonger pendant trente, quarante, soixante minutes, et même plus, en l'interrompant si l'on veut de temps à autre, mais en la reprenant ensuite jusqu'à ce que la rétraction persistante de l'utérus vienne convaincre que l'on est à l'abri du renouvellement de l'hémorrhagie.

Reste ensuite à reconstituer l'état général de la femme par du vin, du bouillon, des toniques, et à combattre l'anémie consécutive par les moyens habituels.

Enfin il est un dernier moyen qui, depuis le perfectionnement des méthodes semble appelé à donner des résultats satisfaisants. Je veux parler de la transfusion du sang. Je ne puis, on le comprend, faire ici son histoire. Je me bornerai donc à dire qu'elle est parfaitement indiquée dans les cas d'hémorrhagie puerpérale grave, et que c'est une dernière ressource à laquelle on ne doit pas hésiter de recourir lorsque les autres moyens ont fait défaut.

§ 909. Lorsque l'on est parvenu à faire contracter l'utérus, le problème le plus important c'est d'empêcher qu'il ne retombe dans l'inertie, et de s'opposer ainsi au retour de l'hémorrhagie. L'administration du seigle ergoté remplit très-bien ce but, quoique pas d'une façon absolue. Le plus sûr est de surveiller l'état de l'utérus avec la main appliquée sur la paroi abdominale. Elle surveille de temps en temps l'utérus, et aussitôt qu'il se ramollit, on ramène la contraction par une légère friction. Le danger n'est complétement passé que lorsque l'utérus reste spontanément dur et résistant. S'il a une tendance persistante à retomber dans l'inertie, et à ramener ainsi l'hémorrhagie, il faut sans interruption surveiller son état avec la main.

Mais si l'hémorrhagie s'arrête et si l'utérus ne redevient flasque que de de temps en temps, on peut, comme il est toujours facile de sentir l'utérus lorsqu'il est contracté, confier sa surveillance à la main d'une sage-femme et au besoin de l'accouchée elle-même. Il faut seulement lui faire observer qu'elle doit, aussitôt qu'elle ne sent plus dans son ventre un corps dur, frictionner énergiquement tout le bas-ventre jusqu'à ce qu'il présente de nouveau une dureté circonscrite, dureté qui est due à l'utérus contracté. Nous préférons faire surveiller ainsi l'utérus par la main de la femme, si peu expérimentée qu'elle soit, à l'emploi du sac de sable ou d'un gros livre. Il va de soi qu'il faut combattre les suites momentanées ou persistantes de l'hémorrhagie par les moyens convenables. Par conséquent il faut, pour éviter les syncopes, faire prendre à la tête une position basse et administrer de fortes doses de vin, d'eau-de-vie, de punch ou de grog. Si l'anémie est extrême, la transfusion peut même devenir nécessaire. Les suites de l'anémie seront combattues par une bonne alimentation et le fer à haute dose.

§ 910. Lorsque l'utérus est bien contracté, ce n'est que dans des cas extrêmement rares qu'il pourra donner lieu à une hémorrhagie. Kiwisch a vu des hémorrhagies sérieuses, lorsque les femmes avaient des maladies de cœur ou d'autres troubles circulatoires entraînant une stase veineuse de la moitié inférieure du corps, et il admet encore, comme une cause possible, l'ouverture anormalement large des veines au point où s'insère le placenta.

Hecker (1) a vu une hémorrhagie mortelle produite par une ectasie très-prononcée d'une veine du col.

Mikschik (2) en a vu une se produire d'un point épais comme une plume de corbeau, érodé par une ulcération du col.

Grayly Hewitt (3) a vu la mort survenir à la suite d'hémorrhagies répétées provenant du sac anévrysmal libre d'une artère utérine, et Johnston (4) a

---

(1) *Hecker*, M. f. G., vol. VIII, p. 2.
(2) *Zeitschr. d. Ges. d. Wiener Aerzte*, 1854, X, p. 478.
(3) *Obst. Tr.*, IX, p. 246.
(4) Voy. *Sinclair and J. Prdct. Midwif.* London, 1858, p. 501, n° 5.

publié un cas dans lequel l'hémorrhagie mortelle provenait de la rupture d'un thrombus du col (1).

Toutes ces variétés d'hémorrhagie sont extrêmement rares, mais très-dangereuses lorsqu'elles se produisent, puisque, malgré les contractions utérines, le sang continue à s'écouler hors des vaisseaux. Il ne reste par conséquent à peu près rien autre comme traitement que de solliciter la formation des thrombus, par des injections variées dans la cavité utérine. Le diagnostic ne pourra ordinairement se faire que par voie d'exclusion.

§ 911. Une autre variété très-dangereuse d'hémorrhagie, quoique l'utérus se contracte comme d'habitude, se produit dans les cas, où le point où s'insérait le placenta ne participe pas à la contraction. Dans *cette paralysie du point de l'insertion placentaire*, cette place se trouve refoulée dans la cavité de l'utérus, par le parenchyme utérin qui se contracte autour d'elle comme un anneau, de sorte que là il se forme une sorte de tumeur qui fait saillie en forme de massue, tandis qu'à l'extérieur on peut sentir un enfoncement, ou une dépression infundibuliforme de la paroi utérine.

Tant que le col est perméable, une exploration soigneuse interne permettra de faire le diagnostic. Si l'on introduit un doigt d'une main dans la cavité utérine, tandis qu'on refoule vers lui avec l'autre main l'utérus par l'extérieur, on pourra à l'intérieur sentir la saillie formée par le point où s'insérait le placenta, et par l'extérieur, la dépression de la paroi.

Lorsque la paralysie est très-prononcée, le pronostic est extrêmement fâcheux, car l'hémorrhagie en continuant amène la mort.

Il faudra, en administrant le seigle ergoté à haute dose, et en frictionnant continuellement l'utérus par l'extérieur chercher à triompher de la paralysie, ou si le cas est extrêmement grave, chercher à arrêter l'hémorrhagie du point paralysé par des injections variées (perchlorure de fer étendu d'eau).

Engel (2) a le premier observé deux de ces cas, dans des avortements au troisième et au quatrième mois. Dans le premier cas, le placenta était encore adhérent. (Il nous semble qu'il s'agit d'un cas tout à fait analogue dans un de ceux dont Virchow (3) a donné la description). Dans le deuxième cas, il s'était formé un polype fibrineux (§ 915). Rokitansky (4) a observé cet état deux fois (une fois dans un avortement) sur le cadavre et il signale dans une note que Betschler en avait observé un cas à Breslau, et que Burkhardt a décrit cet état comme un fongus aigu de la matrice.

Kiwisch (5) l'a vu une fois et Chiari, Braun et Spaeth (6) ont décrit un cas qui se termina par la mort, trois heures après l'accouchement qui eut lieu à sept mois.

Valenta (7) a vu un cas qui se termina favorablement: et un autre cas tout à fait analogue, dans lequel on sentait nettement par l'extérieur l'enfoncement, par l'inté-

---

(1) Voy. Murray, *Great Britain Obst. J.*, I, p. 11.
(2) *Oesterr. med. Jahrb.*, nouv. sér., vol. XXII, 1840, p. 310.
(3) *Geschwülste*, I, p. 148.
(4) *Handbuch d. spec. pathol. Anat.* Wien, 1842, vol. II, p. 555.
(5) *L. c.*, p. 427.
(6) *L. c.*, p. 202.
(7) *Die Catheterisatio uteri.* Wien, 1871, p. 7.

rieur la saillie des points où s'insérait le placenta a été observé dans notre clinique par le docteur Alt. Après des frictions exercées simultanément par l'extérieur et l'intérieur, et l'administration du seigle ergoté, l'hémorrhagie s'arrêta (1). Si rares que puissent être les cas très-prononcés de paralysie complète du point d'insertion placentaire, il ne nous parait pas invraisemblable que les paralysies incomplètes qui donnent lieu à des hémorrhagies profuses puissent être plus fréquentes. Nous avons du moins trouvé chez une accouchée qui, au neuvième jour de ses couches, fut prise d'une très-forte hémorrhagie, à l'exploration intra-utérine, toute la place où s'insérait le placenta soulevé régulièrement à un degré notable, au-dessus du niveau de la face interne de l'utérus, sans que du reste à l'extérieur on pût sentir de dépression. Comme on ne put découvrir aucune autre raison à cette hémorrhagie profuse, il fallut bien admettre qu'elle était due à ce défaut de contraction du point d'insertion placentaire. L'hémorrhagie s'arrêta grâce à des frictions énergiques de l'utérus, et à l'emploi du seigle ergoté.

§ 912. L'absence des contractions utérines peut aussi donner lieu à quelques autres variétés d'hémorrhagie, que nous avons déjà signalées, ce sont celles qui surviennent dans l'inversion utérine, dans les utérus doubles ou les fibromes utérins.

§ 913. Outre ces hémorrhagies qui surviennent immédiatement après l'accouchement, on en voit encore d'autres qui se produisent subitement dans les jours qui suivent l'accouchement, ou même plus tard, et qui peuvent être plus ou moins abondantes, ou bien on voit les lochies sanglantes se prolonger au delà du temps normal, et devenir par moments si profuses que l'organisme s'en trouve affaibli. Ces hémorrhagies sont dues ordinairement à ce que l'utérus contient un corps étranger. Ce corps étranger est ou un caillot, ou des débris placentaires.

Le plus souvent des débris de placenta restent dans l'utérus lorsqu'on a fait le décollement artificiel du placenta. Pourtant cela peut arriver même lorsque le placenta est sorti spontanément. Ainsi Stadfeldt (2) raconte que sur soixante-dix autopsies de femmes en couches, il a trouvé sept fois dans l'utérus des morceaux de placenta variant de la grosseur d'une noisette à celle d'un œuf, et pourtant dans cinq de ces cas le délivre était sorti spontanément. Des cas semblables ont été publiés par Scholtz (3), Hecker (4), Hüter (5) et Frankel (6). Si, par conséquent il peut rester dans l'utérus des morceaux du placenta, alors qu'il sort spontanément, on ne doit pas s'étonner qu'on les ait rencontrés quelquefois après l'emploi de la manœuvre de Crédé (7). Les causes de cette rétention de morceaux du placenta sont en partie de fortes adhérences du placenta, en partie aussi peut-être de petits placentas sucenturiés (v. § 365) qui ne sont en connexion avec la masse principale du placenta que par les membranes et les vaisseaux, et par conséquent peuvent facilement en être séparés (8). Mais les hémorrhagies des suites de couches peuvent aussi être dues à

(1) Voy. encore Klob, *Path. An. d. weibl. Sex.*, p. 263.
(2) *Schmidt's Jahrb.*, vol. CXVIII, p. 191.
(3) *Schmidt's Jahrb.*, vol. CXII, p. 189.
(4) *M. f. G.*, vol. VII, p. 2.
(5) *M. f. G.*, vol. IX, p. 117.
(6) *Arch. f. Gyn.*, vol. II, p. 79.
(7) Voy. Hecker, *Kl. d. Geb.*, II, p. 175, C. Martin, *M. f. G.*, vol. XXIX, p. 257, G. Braun *Wiener med. W.*, 1869, n° 96, p. 1591, et nous-même sur le cadavre et la femme vivante.
(8) Voy. Hegar, *Die Path. und Ther. d. Placentarretention.* Berlin, 1862, et Hüter l. c.

de gros morceaux de la caduque qui a bourgeonné d'une façon anormale, et qui sont restés dans l'utérus. Nous avons vu après un accouchement naturel très-rapide dans lequel une forte hémorrhagie était survenue après la sortie du délivre obtenue par la méthode d'expression, de faibles hémorrhagies se manifester le lendemain et au toucher, nous avons trouvé sur l'orifice interne du col un morceau épais de la caduque long de plusieurs pouces et large de 1/2 pouce, qu'il fallut d'un côté détacher de la paroi utérine avec les ciseaux. Une fois ce morceau enlevé l'hémorrhagie s'arrêta.

§ 914. Ces débris de l'œuf restés dans l'utérus se comportent de différentes façons. S'ils ne sont pas trop gros, si par conséquent il s'agit seulement d'un petit cotylédon placentaire, ils s'exfolient en général, avec les lambeaux de la caduque qui sont restés dans l'utérus, et ils sortent dans les lochies, sans déterminer d'autres symptômes que ceux qui accompagnent si fréquemment les lochies fétides et épaisses.

Dans d'autres cas, le plus souvent, mais cela n'a rien d'absolu, après les opérations qui ont permis l'entrée de l'air dans l'utérus, et en particulier dans la délivrance artificielle, ils se putréfient, et peuvent alors donner lieu à des écoulements putrides intenses, à de l'endométrite septique, et amener ainsi l'ensemble des symptômes que l'on connaît sous le nom de fièvre puerpérale. Mais les débris placentaires, aussi bien après un avortement qu'après un accouchement prématuré ou à terme, peuvent se conserver à l'état frais, et donner lieu quelquefois encore plus tard à des hémorrhagies profuses et tenaces.

Quoiqu'il soit incontestable que les restes du placenta retenus dans l'utérus puissent en se putréfiant devenir une cause de fièvre puerpérale, cela n'a lieu pourtant que dans la minorité des cas. Nous avons même observé un cas ou une accouchée, qui succomba à une endométrite putride, présenta un débris de placenta gros comme une noisette (la délivrance avait été faite par la méthode de Crédé), mais dans lequel la destruction putride déjà avancée de la caduque vraie comparée à l'altération superficielle seulement du point où s'insérait le placenta, et à l'aspect frais du débris placentaire, indiquait au premier coup d'œil que ce n'était pas ce dernier qu'il fallait accuser de la destruction putride de l'endométrium.

§ 915. Ces débris placentaires, restés dans l'utérus, et le dépôt de caillots sanguins sur le point où se faisait l'insertion du placenta, peuvent donner lieu à la formation dans l'utérus puerpuéral de concrétions polypiformes, qui ont une importance pratique toute particulière.

On rencontre très-ordinairement, sur le cadavre des femmes récemment accouchées, de petits coagulums fibrineux, mélangés aux bouchons thrombosiques qui font saillie au point de l'insertion placentaire. Mais il n'est pas rare non plus de rencontrer de gros caillots qui causent des hémorrhagies répétées, caillots de forme arrondie, qui peuvent atteindre le volume d'une noisette, ou aplatis, en plaques, qui peuvent alors faire saillie dans la cavité utérine, sous forme de végétations, et c'est ce que nous avons constaté tout récemment (1). Mais des cas rares, ce sont ceux où de gros coagulums fibri-

(1) Voy. O. Bidder, *Petersb. med. Z.*, 1869, vol. XVII, cah. 4 et 5, S. A., p. 15.

neux, de forme polypeuse, s'insèrent à la place normale où se faisait l'insertion du placenta, et font saillie jusque dans le col ou le vagin par leur extrémité mousse. Ces *polypes fibrineux* (1), *hématome polypeux libre de l'utérus* (2) sont constitués par de la fibrine coagulée, qui renferme un noyau de sang coagulé.

§ 916. On ne connaît pas encore d'une façon certaine, les causes qui favorisent la production des polypes fibrineux. Ils ne surviennent pas exclusivement lorsque la cavité utérine a une largeur extrême, et d'une autre part on rencontre souvent des matrices à cavité très-large, dans lesquelles il n'y a pas de gros coagula au point où s'insérait le placenta. Ce qui semble la plupart du temps prédisposer à leur production, c'est un état rugueux particulier, ou une forte saillie du point d'insertion placentaire (par conséquent des thrombus très-saillants, et la paralysie du point placentaire). Pourtant nous avons récemment observé deux cas de coagula, il est vrai peu considérables, dans lesquels il n'y avait pas trace de rugosité particulière.

§ 917. Les polypes fibrineux se rencontrent dans les accouchements avant terme comme dans les accouchements à terme. S'ils surviennent après un avortement, ils semblent donner lieu à des hémorrhagies beaucoup plus tardives (des semaines et même des mois), tandis que lorsqu'ils succèdent à des accouchements à terme ou très-près du terme, c'est dans la première ou la seconde semaine de la puerpéralité qu'ils donnent lieu aux hémorrhagies.

Nous avons rassemblé toute une série de cas de polypes fibrineux dans un travail sur ce sujet (3). Nous pouvons encore y ajouter les cas de Säxinger (4), Kuhn (5), Kulp (6), Frankel (7) et Duncan (8).

§ 918. On observe bien plus souvent les formations polypiformes, lorsque un ou plusieurs morceaux du placenta sont restés dans l'utérus. Sur ces débris, se dépose alors du sang, de la façon indiquée plus haut, de sorte qu'on a affaire à un polype fibrineux dont le pédicule est formé par du tissu placentaire, ou bien, ce qui est encore plus fréquent, le cotylédon resté dans l'utérus se vide du sang qu'il contenait, devient dur, prend la forme de la cavité utérine; il constitue alors ce que l'on appelle le *polype placentaire* (9). Les premiers moments de la couche, sont alors déjà accompagnés d'hémorrhagies, ou bien ils se passent d'une façon parfaitement normale, jusqu'à ce que, quelquefois à la fin de la première, plus souvent dans la seconde, assez souven même, seulement dans la troisième semaine ou même plus tard encore, une

---

(1) Kiwisch, *Kl. Vorträge*, 4ᵐᵉ édit., vol. I, p. 504.
(2) Virchow, *Geschwülste*, I, p. 146.
(3) *Scanzoni's Beitr.*, vol. VII, p. 1.
(4) *Prager Vierteljahrsschrift*, 1868, vol. XCVIII, p. 90.
(5) *Wiener med. W.*, 1869, nᵒˢ 89 et 90.
(6) *Berl. Beitr. z. Geb. u. Gyn.*, vol. I, cah. 1, p. 18.
(7) *Arch. f. Gyn.*, vol. II, p. 77.
(8) *Edinb. med. J.*, juillet 1871, p. 1.
(9) C. Braun, *Allg. Wiener med. Z.*, 1860, nᵒ 47, voy. CXVIII, p. 119.

hémorrhagie profuse apparaisse, hémorrhagie qui se répète si le polype n'est pas enlevé.

Nous avons déjà cité dans le travail que nous avons signalé une série de cas de ces polypes fibrineux, avec pédicule formé par les villosités du chorion, qui se forment après les accouchements à terme, et peut-être, quoique cela ne soit pas facile, dans la première moitié de la grossesse, ainsi que des cas de polypes purement placentaires. Nous trouvons encore dans les livres les cas nouveaux de Kulp (1), Frankel (2), Valenta (3), Frakenhauser (4) et Martin (5).

§ 919. Le diagnostic de ces polypes n'est pas difficile à faire, puisque l'orifice interne du col, qui à l'état normal se referme vers le douzième jour, reste dans ces cas ouvert beaucoup plus longtemps ou se rouvre avec la nouvelle hémorrhagie. On sent, faisant saillie, rarement dans le vagin, quelquefois dans l'orifice externe, ordinairement dans l'orifice interne, une tumeur que l'on peut circonscrire de tous les côtés, et dont le point d'insertion à la matrice est facile à atteindre, si l'on déprime l'utérus par l'extérieur sur le doigt explorateur. L'utérus présente ordinairement sa faible antéflexion normale et il semble bien reformé, abstraction faite de l'augmentation de volume qu'il doit à son contenu.

Le pronostic, si l'on examine la femme de bonne heure, et si l'on fait le traitement approprié, n'est pas défavorable, mais dans d'autres cas, la mort peut survenir par hémorrhagie, par putrescence du polype, ou par endométrite septique.

§ 920. La cause de l'hémorrhagie ne peut être supprimée, que lorsque l'on enlève le polype. Ordinairement la main y suffit, puisque le polype mou cède à la pression du doigt, ou que l'on peut détacher son pédicule solide, avec l'ongle des doigts. Il est encore plus facile de l'enlever si l'on peut introduire deux doigts. Mais si le pédicule résiste, il faut faire fixer convenablement l'utérus extérieurement par un aide, et sous la conduite des doigts, introduire une longue pince à os, saisir ainsi tout le polype, et l'enlever par des mouvements de rotation en totalité ou par morceaux. Il ne faut pas s'acharner à vouloir enlever les petits débris qui restent, car ils sortent spontanément, et l'on pourrait, si l'on voulait les enlever artificiellement, amener facilement des lésions de la paroi utérine.

Lorsque le polype est enlevé, ordinairement l'hémorrhagie s'arrête, et il se produit des lochies claires, analogues à de la lavure de chair, mais quelquefois des lochies épaisses fétides. Si l'hémorrhagie persistait malgré l'enlèvement du polype, on ferait des injections avec une solution légère de perchlorure de fer. L'orifice interne ne se rétrécit que lentement, de sorte qu'il faut encore pendant longtemps des ménagements.

(1) L. c., p. 19.
(2) L. c., p. 79.
(3) Voy. Schmidt's Jahrb., vol. CXLVI, p. 171.
(4) Martin, Neig. u. Beug. d. Gebärm., 2ᵐᵉ édit., p. 34, note.
(5) E. l., p. 163 et Berl. B. z. Geb. u. Gyn., vol. I, p. 151.

Sauf quelques indications antérieures, Velpeau et Kiwisch furent les premiers qui appelèrent l'attention sur ces polypes fibrineux. Kiwisch croyait qu'ils pouvaient se produire en dehors de la grossesse, mais il fut contredit en cela par Scanzoni (1) qui publia plusieurs cas qui s'étaient produits après des avortements. Rokitansky confirma essentiellement l'opinion de Scanzoni en décrivant les cas de ce qu'il appela la grossesse cervicale (§ 418), c'est-à-dire des cas dans lesquels l'œuf se trouve déjà dans le col, fixé par un long pédicule formé par les glandes utérines. Il est évident que, si dans ces cas l'avortement se fût accompli, il eût suffi d'un dépôt de coagulum sanguin sur le pédicule resté dans l'utérus, pour amener la production du polype en question.

Il va du reste de soi, que l'on ne doit pas confondre ces concrétions polypiformes avec de vrais polypes, puisqu'elles ne constituent pas à proprement parler des néoplasmes, et qu'elles ne sont pas susceptibles d'une organisation ultérieure.

BIBLIOGRAPHIE. — DENEUX, *Mém. sur les tumeurs sang. de la vulve et du vagin.* Paris, 1830. — BLOT, *Des tumeurs sang., etc.* Paris, 1853. — CHIARI, BRAUN ET SPAETH, *Klin. d. Geb.,* p. 219. — HECKER, *Klin. d. Geb.,* vol. I, p. 158. — V. FRANQUE, *Wiener med. Presse,* 1865, nᵒˢ 47, 48. — HUGENBERGER, *Petersb. med. Z.,* 1865, cah. 11, p. 257.— WINKEL, *Pathol. d. Wochenb.,* 2ᵐᵉ édit., p. 129. — VALENTA, *Memorabilien,* 1871, 6.

§ 921. Sous le nom de *thrombus* ou d'*hématomes du vagin ou de la vulve,* on désigne un épanchement de sang dans le tissu cellulaire qui se trouve sous le vagin, ou le point correspondant de la peau extérieure.

Les fortes tumeurs sanguines de cette région ne sont pas fréquentes. D'après Winckel, on trouve un hématome sur 1600 accouchements. Ils paraissent un peu plus fréquents chez les multipares. Pourtant les fortes ectasies variqueuses des veines n'y prédisposent en aucune façon. Si la muqueuse qui recouvre le vaisseau qui donne le sang se déchire en même temps que ce vaisseau, le sang s'écoule librement à l'extérieur, mais dans l'autre cas, il se forme une tumeur dans le tissu cellulaire circonvoisin. Pourtant les deux accidents, hémorrhagie externe et hémorrhagie dans le tissu cellulaire, peuvent se produire simultanément.

Ce n'est que très-exceptionnellement que la rupture se produit déjà dans les derniers moments de la grossesse, comme dans le cas publié par C. Braun (2). Ordinairement, c'est le passage de la tête qui détermine la rupture. Toutefois la tumeur ne se manifeste pas toujours immédiatement après l'expulsion de l'enfant, ce qui s'explique en partie par la lenteur avec laquelle se fait l'hémorrhagie, en partie par ce fait, que dans quelques cas la pression exercée sur la paroi veineuse n'entraîne que progressivement la mortification, mortification à laquelle succède seulement l'issue du sang. A une époque plus reculée des suites de couches, ces ruptures ne se produisent que dans des cas exceptionnels, après de violents efforts corporels, comme dans le cas observé par Helfer (3), où la rupture se fit le vingt et unième jour.

§ 922. Le siége de la tumeur varie suivant l'endroit où la déchirure s'est faite. Si elle a eu lieu au-dessous du fascia pelvia, le sang descend par en

(1) *Verh. d. Würzb. phys. med. Ges.,* 1852, II, p. 30.
(2) *Wiener med. W.,* 1861, nᵒ 30, p. 473.
(3) *M. f. G.,* vol. XXV, suppl., p. 77.

bas jusque dans la grande lèvre, plus rarement jusque dans la petite lèvre ou jusqu'au périnée. Si le vaisseau hémorrhagique se trouvait entre le fascia pelvia et le péritoine, la tumeur s'étend d'abord par en haut et peut infiltrer le tissu cellulaire sous-séreux dans une grande étendue (sur les ailes iliaques, jusque vers les reins, et d'un autre côté jusqu'à la région ombilicale). Mais elle peut aussi descendre par en bas. Ordinairement la tumeur n'existe que d'un seul côté. Mais si son volume est considérable, elle peut aussi s'étendre jusqu'à l'autre côté. Il est rare de voir deux tumeurs indépendantes l'une de l'autre situées chacune d'un côté.

§ 923. Quel que soit le volume des tumeurs, elles s'accompagnent toujours de douleurs qui, abstraction faite du volume de la tumeur, sont d'autant plus intenses que l'hémorrhagie se fait plus rapidement. La tumeur peut contenir une telle quantité de sang qu'il en résulte une forte anémie, quoique la mort ne survienne presque jamais, lorsqu'il n'y a pas d'hémorrhagie externe. Lorsque l'extravasation du sang est très-rapide, la pression du sang peut amener des ruptures de la peau ou de la muqueuse qui le recouvre, ce qui détermine une hémorrhagie externe assez forte pour pouvoir déterminer la mort.

§ 924. Lorsque la tumeur n'est pas très-considérable, elle se termine ordinairement par la résolution. Les parties liquides du sang se résorbent, et le caillot sanguin épaissi s'enkyste. Mais lorsque la tumeur est très-grosse, les téguments qui la recouvrent (quelquefois la cloison recto-vaginale) se gangrènent sous l'influence de la pression, et le sang épanché est évacué, sous forme partie de caillots, partie de sang liquide brunâtre. Il peut alors se produire une nouvelle hémorrhagie, qui ramène le danger à l'état aigu, ou bien la mort survient par empoisonnement du sang, par gangrène des parois anfractueuses fortement comprimées. Mais le sac peut aussi se cicatriser progressivement par suppuration, quelquefois avec production de fistules périnéales ou rectales.

§ 925. Le *diagnostic* ne présente aucune difficulté. La production rapide, de la tumeur, avec l'anémie qui en résulte, la coloration bleuâtre de la muqueuse vaginale qui recouvre la tumeur, et même souvent de la peau, la fluidité du contenu (la tumeur est régulièrement élastique, quelquefois même fluctuante), la distinguent de toutes les autres tumeurs qui peuvent exister dans cette région.

§ 926. Le *pronostic* est d'autant plus fâcheux que la tumeur est plus volumineuse. L'épanchement peut, si les téguments sont rompus, amener la mort à lui seul, dans d'autres cas, elle est due à la gangrène consécutive, ou à la suppuration. Pourtant la majorité de ces tumeurs se termine par la guérison. D'après Winckel, sur 50 cas, la mort ne survint que 6 fois (3 fois par hémorrhagie).

§ 927. Il peut à peine être question de *traitement* prophylactique, puisque la plupart du temps les hématomes surviennent d'une façon absolument inattendue, et que dans les cas où de fortes varices pourraient y faire penser, on ne les voit presque jamais se produire. Si l'on s'aperçoit de bonne heure de la tumeur sanguine, pendant qu'elle augmente encore de volume, il faut chercher à empêcher son développement à l'aide de la compression, du froid, et à solliciter la coagulation et la formation du thrombus. Ce qui répond le mieux à cette indication, c'est l'application d'un tampon de caoutchouc rempli d'eau glacée. Si la tumeur cesse de s'accroître, on se borne au traitement expectant, tant que des symptômes particuliers ne réclament pas l'intervention. On peut encore alors très-rationnellement essayer de solliciter les thromboses des vaisseaux qui fournissent le sang par l'emploi de la glace. La terminaison la plus favorable est la résorption sans ouverture de la tumeur. Si les téguments ne se gangrènent pas, si une forte inflammation ne se développe pas au pourtour de la tumeur, et si la tumeur devient dure et petite, on se borne au traitement expectant. Des tumeurs plus grosses que le poing peuvent même guérir sans accidents, en laissant seulement après elles une tumeur insignifiante.

Si la peau devient livide et menace de se rompre, il faut ouvrir la tumeur, par une incision, vider la cavité, et essayer par un tamponnement convenable, de se rendre maître de l'hémorrhagie. Si cela ne réussit pas, on peut être obligé de faire, dans la cavité, des injections de vinaigre, de perchlorure de fer dilué, ou de tamponner cette cavité. Mais les injections retardent toujours considérablement la guérison. On fait toujours l'incision au point le plus déclive. Mais l'incision peut être rendue nécessaire par le volume seul de la tumeur sans qu'il survienne de symptômes menaçants. Le mieux est alors d'attendre trois ou quatre jours. (Plus on pourra attendre, plus les dangers d'hémorrhagies consécutives graves diminueront), on fait alors une large incision, on enlève tous les caillots sanguins, et l'on traite la cavité comme un vaste abcès en faisant des injections détersives, et l'on cherche à amener la réunion des bords de la plaie, par une compression progressive faite avec prudence, de haut en bas sur ces bords.

Note du traducteur. — Aux auteurs déjà cités par Schrœder il faut ajouter les noms de :

Populus, *Du thrombus de la vulve et du vagin pendant la grossesse et l'accouchement.* Paris 1857.

Vauclin, *Tumeurs sanguines de la vulve et du vagin pendant la grossesse et l'accouchement.*

Laborie, *Mémoire Acad. méd.*, novembre 1860. *Histoire des thrombus de la vulve et du vagin, spécialement après l'accouchement. Considérations anatomiques sur le siége des thrombus et leur traitement.*

Enfin Perret, qui ne se borne pas à l'étude des thrombus de la vulve et du vagin, mais qui dans sa thèse publiée en 1864, *Des tumeurs sanguines intra-pelviennes pendant la grossesse normale et l'accouchement,* étudie plus particulièrement la variété la plus rare et la plus grave de ces thrombus, c'est-à-dire celle dans laquelle l'épanchement occupe des points très-variables du petit bassin, et n'a avec le vagin que des rapports de voisinage, ce dernier étant intact.

Aux faits déjà connus et cités par les auteurs, M. Perret ajoute six observations dont quelques-unes lui sont personnelles et les autres lui ont été communiquées par MM. Bouchaud et Guéniot.

f. MALADIES DES MAMELLES.

1. MALADIES DE LA GLANDE MAMMAIRE.

a. Anomalies de sécrétion.

BIBLIOGRAPHIE. — KIWISCH, *Krank. d. Wochnerinnen*, II, p. 160, 167, 170. — SCANZONI, *Kiwisch's klin. Vortr.*, vol. III. Prag, 1855, p. 108. — VEIT, *Frauenkrankh.*, p. 612. — WINKEL, *Path. u. Ther. des Wochenbettes*, p. 353.

§ 928. La quantité du lait sécrété par les glandes mammaires varie énormément suivant les individus. — Quelques femmes présentent pendant des années une quantité énorme de lait, tandis que d'autres ne sont déjà plus, au bout de fort peu de temps, en état d'allaiter leur enfant.

Dans des cas très-rares, il y a après les couches absence complète de lait, *agalactie*, sans que l'on puisse en trouver une cause appréciable. Bien plus souvent la sécrétion lactée se fait d'une façon incomplète et cesse totalement au bout de peu de temps. — La faute en est à un développement incomplet de la glande, qui quelquefois est congénital, mais se rencontre aussi chez les femmes très-jeunes ou très-âgées. On la rencontre encore bien plus souvent chez les femmes débilitées, dont l'alimentation est insuffisante ou mal dirigée, et chez celles qui présentent un embonpoint énorme.—Des émotions violentes peuvent amener la suppression de la sécrétion lactée.—On voit souvent le lait diminuer progressivement à la suite d'une alimentation mal dirigée ou d'une alimentation à laquelle la femme n'est pas habituée. Une forte fièvre ou de fortes diarrhées séreuses peuvent rapidement diminuer la quantité du lait.

Les cas dans lesquels l'absence du lait est due à l'atrophie des glandes, ou à un excès d'embonpoint général, ne sont pas du ressort de la thérapeutique. Dans les autres cas, le régime doit entrer en première ligne. En général, il ne faut rien changer à la manière de vivre ordinaire d'une nourrice, mais il faut lui éviter les efforts et la fatigue, et lui donner en abondance et de bonne qualité les aliments auxquels elle est habituée. C'est ainsi qu'on entretiendra le mieux la sécrétion du lait. En outre, le lait et les aliments farineux, la bière de Bavière, agissent favorablement sur la sécrétion du lait.

Si la menstruation reparaît chez les nourrices, on ne doit pas ordinairement interrompre l'allaitement, puisque dans la majorité des cas le lait ne diminue pas et qu'il est bien accepté par l'enfant.

§ 929. Dans des cas très-rares, la sécrétion du lait chez les femmes qui nourrissent devient si abondante, que l'état général s'en ressent : c'est la *polygalactie* ; ou bien, malgré le sevrage de l'enfant, les femmes continuent à avoir une sécrétion laiteuse qui les affaiblit, sécrétion qui, dans la majorité des cas, se fait par les deux seins : *galactorrhée*. La quantité de lait qui s'écoule peut être de plusieurs litres par jour.

Cette perte de lait peut amener des symptômes identiques avec ceux qui accompagnent les hémorrhagies ou les suppurations prolongées. La nutrition des femmes souffre, il survient une grande faiblesse et de l'amaigrissement, et même cela peut aller jusqu'à la tuberculisation, à l'amaurose, et à des maladies mentales. Ces dangers se produisent lorsque l'allaitement est trop prolongé. En outre, la menstruation devient très-abondante, de sorte qu'il peut survenir des métrorrhagies profuses que l'on ne peut faire cesser qu'en sevrant l'enfant. L'allaitement trop prolongé a une influence très-fàcheuse chez les femmes ostéomalaciques.

Les troubles de la vue (héméralopie, amblyopie, amaurose) surviennent du reste chez les accouchées, même sans anomalies de la section lactée. Quelquefois ils s'accompagnent d'hypérémie de la conjonctive, mais la plupart du temps on ne peut constater d'altération à l'ophthalmoscope. Le pronostic est la plupart du temps favorable, et les troubles de la vue disparaissent en quelques jours ou en quelques semaines.

Si la sécrétion du lait est trop abondante, on la diminue, de la façon la plus rapide, en amenant des garderobes abondantes aqueuses, ce que l'on peut obtenir facilement chez les accouchées avec le sulfate de magnésie, et sans aucun inconvénient. Il faut, en outre, un peu diminuer l'alimentation.

S'il existe une vraie *galactorrhée*, on peut essayer par l'application d'un bandage compressif, de limiter la sécrétion. Parmi les moyens internes, il faut avant tout conseiller l'iodure de potassium. Du reste, la galactorrhée cesse ordinairement avec le retour des règles, et *Abegg* (1) a obtenu deux cas de guérison, en ramenant l'écoulement sanguin par l'emploi des douches.

§ 930. Nous ne savons encore que fort peu de choses sur les *altérations qualitatives* du lait. Les altérations de la nutrition paraissent avoir de l'influence plutôt sur la quantité du lait, et ce n'est qu'en deuxième ligne qu'elles agissent sur la qualité. Que, du reste, les émotions de la mère puissent agir en altérant la qualité du lait, c'est ce qui est parfaitement établi par l'expérience, quoique leur influence ait été aussi considérablement exagérée.

b. Inflammation de la glande mammaire. — Fièvre de lait. — Abcès des mamelles.

BIBLIOGRAPHIE. — WINKEL, *M. f. G.*, vol. XXII, p. 348, et *Path. d. Wochenb.*, 2ᵐᵉ édit., p. 405. — SCHROEDER, *M. f. G.*, vol. XXVII, p. 114 et *Schw., Geb. u. W.*, p. 194 — WOLF, *M. f. G.*, vol. XXVII, p. 241. — SCHRAMM, *Scanzoni's Beiträge*, vol. V, cah. 1, p. 1. — VEIT, *Frauenkh.*, p. 606. — FOCK, *De koorts in het begin van het kraambed.* Ultrecht, 1871.

§ 931. L'inflammation parenchymateuse des mamelles, la *mastite*, dans les suites de couches, se distingue essentiellement suivant qu'elle disparaît en quelques jours sans laisser de traces, ou qu'elle se termine par suppuration.

La première variété résulte de ce que les mamelles arrivent progressivement au développement physiologique de la sécrétion lactée, dans les suites de couches.

Même lorsque les suites de couches sont parfaitement normales, la température atteint rapidement son summum, vers le troisième ou le quatrième jour, et cette élévation de la température ne provient pas, comme nous l'avons déjà indiqué à un autre endroit, de ce qui se passe dans les organes génitaux vrais, mais elle se lie incontestablement à la sécrétion du lait.

Si, avec cela, les mamelles ne sont pas sensibles, et si la température ne dépasse 38° que de quelques dixièmes de degrés, la fonction qui débute reste strictement dans les limites physiologiques. Mais, assez souvent, la sécrétion

(1) *M. f. G.*, vol. XVI, p. 424.

débute avec des symptômes assez violents. La glande se tuméfie fortement, elle devient sensible dans toute son étendue ou tout au moins par places isolées, et il y a des douleurs spontanées. La peau qui la recouvre est rouge, tendue, et même il n'est pas rare de voir des lymphatiques enflammés se diriger vers les ganglions tuméfiés de l'aisselle. La température, le troisième ou le quatrième jour, s'élève jusqu'à 39 et même 40°, et peut conserver pendant trois ou quatre jours cette élévation anormale en présentant les rémissions du matin.

§ 932. Cette inflammation de la glande survient le plus souvent, mais pas uniquement, lorsque l'enfant a été trop tard mis au sein ou bien dans les cas où (ou à cause de la faiblesse de la mère, ou de la difformité du mamelon) il ne tire pas suffisamment de lait du sein, ou bien encore lorsque la femme ne nourrit pas. — Dans la majorité des cas, les symptômes inflammatoires et la fièvre disparaissent au bout de un ou deux, plus rarement au bout seulement de trois ou quatre jours, et la fonction de la glande s'établit alors complétement et d'une façon tout à fait normale.

Comme ces cas présentent les signes les plus manifestes d'une inflammation locale, et qu'il est incontestable que la fièvre est due à cette inflammation, on peut, si l'on veut, comme d'habitude, réserver le nom de *mastite* pour les inflammations avec suppuration, désigner sous le nom de *fièvre de lait* l'ensemble de ces symptômes qui sont en connexion avec le début de la sécrétion lactée.

§ 933. Quoique l'inflammation de la glande que nous venons de décrire se termine dans la majorité des cas par résolution, elle peut, par exception, surtout si l'on ne se comporte pas d'une façon appropriée au but, passer à la suppuration.

Mais, le plus souvent, la formation des *abcès de la mamelle* ne se fait que plus tard, lorsqu'il y a longtemps que l'inflammation légère, qui était liée avec le début de la sécrétion, a déjà disparu. Par exception pourtant, il peut y avoir des abcès qui, survenus pendant la grossesse, se continuent pendant les suites de couches.

Ordinairement, l'inflammation suppurative des glandes mammaires se lie intimement à de petites gerçures des mamelons (§ 942). Les conduits excréteurs de quelques-uns des lobes glandulaires se trouvant fermés par l'eschare qui se forme, il en résulte une stase du produit de sécrétion, les conduits galactophores et les vésicules glandulaires se dilatent, s'enflamment, et la suppuration commence sur leurs parois. Plus rarement elle se produit lorsque, après le sevrage subit de l'enfant, le lait s'accumule fortement dans les seins. Dans certains cas exceptionnels, cela peut être produit aussi par un traumatisme (coup sur la glande mammaire).

Ordinairement, un seul des lobes de la glande d'un seul sein se trouve attaqué par l'inflammation : pourtant, si le traitement est mal dirigé, la suppuration peut s'étendre à toute la glande. Il arrive plus souvent que l'inflammation s'étend un peu plus tard à un autre lobe, ou à l'autre glande.

§ 934. Les *premiers signes* de la mastite suppurée sont les signes qui ca-

ractérisent en général les inflammations. — La température s'élève fortement (souvent avec frisson jusqu'à plus de 40°), les lobes de la glande se
tuméfient, la glande devient spontanément douloureuse, sensible à la pression,
et la peau qui la recouvre devient rouge. — Plus l'inflammation est superficielle, plus on perçoit cette sensation particulière d'empâtement que donne
le pus placé au-dessous de la peau. Ce n'est que lorsque les abcès sont gros
que l'on sent une fluctuation évidente, pourtant elle peut être très-nette, surtout si une grande partie de la glande suppure. La fièvre qui, au premier
abord, était très-élevée, tombe ordinairement le deuxième ou le troisième
jour complétement, ou, du moins, présente une rémission considérable, pour
se transformer alors en une fièvre de suppuration qui persiste longtemps. Le
symptôme le plus saillant est la douleur. Elle peut être si violente qu'elle prive
complétement la malade de sommeil ; elle ne disparaît que par l'ouverture artificielle de l'abcès ou par sa rupture spontanée. Le tissu cellulaire qui se
trouve au-dessus de l'abcès s'amincit progressivement, la peau devient
bleuâtre, s'amincit, et la rupture se fait par une petite ouverture qui souvent
se referme. Puis, d'autres ouvertures se forment, et entre ces ouvertures la
peau détachée peut se mortifier. L'ouverture ne se fait généralement qu'au
bout de plusieurs semaines.

Quelquefois l'abcès communique de bonne heure avec un des conduits galactophores, de sorte que le pus peut s'écouler par ce conduit avec le lait.
Alors les symptômes que nous venons de décrire sont beaucoup moins violents,
et la douleur spontanée peut presque complétement manquer. Le diagnostic,
dans ces cas, se fait facilement, il suffit d'exprimer le pus par le mamelon.

Mais, lorsque l'abcès s'ouvre spontanément, la suppuration se prolonge ordinairement encore longtemps, de sorte qu'il peut s'écouler des mois avant
que l'abcès ne soit complétement fermé. S'il communiquait avec un conduit
galactophore, il peut, au point où s'est fait la rupture, persister une fistule
lactée, qui se ferme spontanément lorsque la sécrétion du lait se tarit. Ce
n'est que dans des cas extrêmement rares que l'on voit survenir chez les
femmes bien portantes la gangrène de la glande et la mort par anémie.
Quelquefois l'ouverture persiste si longtemps que progressivement toute la
glande suppure, de sorte qu'une simple piqûre évacue une quantité colossale
de pus par un jet épais, et que la peau de tout le sein peut se rétracter
comme un sac flasque.

§ 935. Le *diagnostic* des abcès des mamelles, qui, par suite de leur développement très-lent, peut, chez les femmes qui ne sont pas accouchées, donner lieu à des erreurs, est facile dans les suites de couches. La sensibilité du
lobe tuméfié, la transformation de la dureté primitive en une consistance
molle, pâteuse, combinées avec l'ensemble des phénomènes généraux, assu-
rent le diagnostic.

§ 936. Le *traitement* prophylactique consiste avant tout à traiter soigneusement les gerçures. Lors même qu'il existe déjà les premiers signes de l'inflammation, on peut encore, par un traitement énergique, empêcher la suppuration. On soutient les seins par un suspensoir convenablement disposé et l'on

donne le sulfate de magnésie jusqu'à production de selles nombreuses purement aqueuses et jusqu'à ce que la mamelle soit redevenue souple. Employé de bonne heure, ce traitement agit aussi bien que le bandage amidonné si vanté, qui peut empêcher la suppuration par une compression uniforme. Ce qui agit plus simplement encore et aussi bien, ce sont les badigeonnages avec le collodion, qui, toutefois, sont souvent suivis d'excoriations. Lorsque la suppuration est survenue, il n'est jamais trop tôt pour faire une incision. Aussitôt que l'on sent une place un peu molle, il faut faire une incision assez profonde, dirigée dans le sens du mamelon, et vider le pus aussi complétement que possible par expression. On n'y parvient pas complétement à cause des douleurs extrêmes que cela cause. Si l'incision est maintenue ouverte, le procès ne s'étend pas plus loin et la guérison de l'abcès se fait spontanément, si on le presse suffisamment. Pourtant il se passe longtemps avant que la cicatrisation soit complète. Pour hâter la marche de la maladie, on a conseillé divers moyens. *Winckel* recommande chaudement le bandage compressif amidonné, pourtant son emploi est assez compliqué, surtout parce que, pour qu'il agisse réellement, il faut le renouveler souvent. Le collodion, qui, avant l'évacuation de l'abcès, lorsque la mamelle est très-tendue, exerce une compression excellente, ne peut guère être utilisé lorsque le sein est flasque. Le moyen le plus simple est de faire la compression avec une serviette convenablement appliquée et de vider chaque jour la cavité de l'abcès. Si l'abcès se trouve sur un des lobes inférieurs, il suffit d'une simple suspension de la mamelle. Mais s'il siége en haut, il faut appliquer convenablement une serviette autour du thorax.

Lorsque la suppuration est claire et que les granulations qui se forment sont molles, on sollicite la guérison par des injections d'une solution de nitrate d'argent.

La présence d'un abcès n'entraîne pas par elle-même le sevrage de l'enfant; pourtant, si l'abcès communique avec un conduit galactophore perméable, il faut au moins supprimer l'allaitement par le sein malade. Les fistules purulentes ou lactées qui persistent ne guérissent ordinairement qu'après la cessation complète de la lactation.

c. Galactocèle.

BIBLIOGRAPHIE.—VIRCHOW, *Geschwülste*, I, p. 283. — VEIT, *Frauenkranh.*, 2ᵐᵉ édit., p. 610.

§ 937. Il est très-rare que lorsqu'un conduit galactophore se bouche, la sécrétion du lobe de la glande qui lui correspond continue sans qu'il en résulte un abcès. Le conduit galactophore se distend alors de plus en plus, de sorte qu'il forme une grande cavité, ou bien ses parois se rompent, et le lait reste enfermé dans cette cavité de nouvelle formation comme dans un abcès. Ordinairement ces amas laiteux sont très-petits; pourtant ils peuvent atteindre un degré très-prononcé, comme le prouve le cas de Scarpa, dans lequel la tumeur s'étendait jusqu'au flanc gauche et contenait 10 livres de lait.

Au début le contenu de la tumeur est du lait pur; plus tard le sérum se sépare, et les parties solides constituantes s'épaississent, ou bien il se produit dans le kyste des hémorrhagies qui donnent au mélange une couleur fortement teintée.

§ 938. Le *diagnostic* peut être très-difficile. Si la paroi du conduit lactifère n'est pas rompue, sa consistance élastique et ses limites bien évidentes peuvent très-facilement le faire prendre pour un kyste, et, lorsqu'il s'est ouvert dans le tissu environnant, pour un abcès.

§ 939. L'incertitude du *diagnostic* ne change pas essentiellement le *traitement*. Comme lorsque l'on se borne à une simple ponction, le contenu se reproduit, il faut amener l'inflammation de la paroi du conduit par des injections de teinture d'iode. Si la fermeture du kyste ne se produit pas par ces moyens, il faut le mettre à nu par une incision et le laisser suppurer.

2. PHLEGMON DU SEIN.

§ 940. L'*inflammation-phlegmoneuse du tissu cellulaire sous-cutané de la mamelle* peut se limiter à un point circonscrit de l'aréole, lorsque l'inflammation des gerçures du mamelon ou des glandes de l'aréole se propage au tissu cellulaire circonvoisin. Il se forme alors dans le pourtour du mamelon de petits abcès furonculeux.

Abstraction faite de ce que le tissu cellulaire, dans la mastite parenchymateuse, prend régulièrement part à la lésion, on voit aussi survenir pendant les suites de couches des inflammations de bonne nature, qui se terminent par suppuration, et qui, le plus souvent, sont dues à un traumatisme. Mais le plus souvent elles se produisent à la suite de l'infection septique des petites excoriations du mamelon, sous forme d'érysipèle phlegmoneux. Elles sont en général limitées au sein et se terminent ordinairement par abcès, mais elles peuvent aussi se gangrener, et même la mort peut survenir par infection générale de l'organisme. Lorsque les abcès sont formés, il faut le plus tôt possible évacuer le pus par de larges et profondes incisions.

§ 941. Dans des cas rares, il survient chez les accouchées une inflammation du tissu cellulaire sous-mammaire qui se trouve entre la glande et le thorax. Elle peut survenir à la suite d'un coup, et surtout lorsque le tissu cellulaire prend part à une inflammation des lobes les plus profonds de la glande.

La mamelle se tuméfie et donne une sensation comme si elle reposait sur une couche de liquide. La base de la mamelle devient œdémateuse. Si l'on n'incise pas de bonne heure sur le bord de la glande, cela peut donner lieu à des décollements purulents longs et dangereux.

3. MALADIES DES MAMELONS. — CREVASSES.

BIBLIOGRAPHIE. — WINKEL, *M. f. G.*, vol. XXII, p. 345 et *Berl. klin. Woch.*, 1864, n° 2. — SCHARLAU, *Berl. klin. Woch.*, 1864, n°ˢ 19 et 20.

§ 942. Les mamelons dont l'épiderme est très-tendre sont facilement, chez les femmes qui nourrissent, exposés à des maladies. Différentes circonstances y concourent. La succion exercée par l'enfant et l'écoulement du lait macèrent le mamelon, de sorte que l'épiderme se détache facilement sous forme de petites vésicules, qui guérissent par eschares. De plus, on trouve aussi bien au sommet qu'à la base du mamelon des plis où l'épiderme est encore plus mince, et par suite plus faiblement attaché. Si sur ces plis, des croûtes de colostrum desséché ou un peu de saleté se trouvent déposés, il arrivera que lorsque ces croûtes seront déchirées dans la succion, les plis s'ouvriront facilement dans leur longueur, et qu'il se formera une *crevasse*. Chez les femmes dont les plis sont peu accusés, de sorte que le mamelon présente un aspect presque complétement lisse, les crevasses par conséquent ne se produisent pas facilement. D'autres, au contraire, ont des mamelons fortement fendillés et qui présentent déjà de petites papilles isolées avant que l'enfant ne soit mis au sein, et entre elles des places rougeâtres un peu humides et douloureuses lorsque l'on écarte un peu les papilles. Chez ces femmes, les crevasses se produisent facilement aussitôt que l'enfant tette. Les mamelons saillants et bien dégagés, que l'enfant peut prendre très-facilement, sont en outre beaucoup moins exposés aux crevasses que ceux que l'enfant doit tirailler fortement pour pouvoir les saisir solidement.

Vu la fréquence des causes occasionnelles, les maladies du mamelon sont très-fréquentes. Winckel, à Berlin, trouva sur 200 accouchées 70 femmes et à Rostock même, sur 150 accouchées 52 femmes qui présentaient des crevasses plus ou moins fortes. Nous n'avons pu, à. Bonn, sur 77 femmes examinées très-attentivement l'une après l'autre à ce point de vue, en trouver que 14 avec de vraies crevasses, mais chez 9 il existait des excoriations, avec production d'eschare. Cela répond à peu près aux observations de Schramm (1) qui, sur 100 accouchées, en a rencontré 17 avec crevasses.

§ 943. Les crevasses sont un grand fléau pour les femmes qui nourrissent, car elles causent les plus grandes douleurs au moment où l'enfant tette, tandis que les petites excoriations avec de petites croûtes ou des ecchymoses sont beaucoup moins douloureuses. Mais elles peuvent également conduire à de vraies crevasses. Les crevasses même peuvent déterminer une fièvre sérieuse, quoique dans la majorité des cas il n'en soit pas ainsi. L'existence ou l'absence de fièvre dépend aussi bien de l'étendue de la crevasse que surtout de sa profondeur, et de la sensibilité et de l'irritabilité individuelle. La fièvre, suivant les cas, peut s'élever jusqu'à 40° et au-dessus, mais elle diminue rapidement lorsque l'irritation cesse.

Si l'on abandonne les crevasses à elles-mêmes, elles deviennent de plus en plus profondes et douloureuses. Les accouchées sont dans un état incessant d'excitation et elles redoutent continuellement que l'enfant ne veuille teter. Le sommeil est perdu, l'appétit diminue, la fièvre épuise les forces. Au moment où l'enfant est mis au sein, la crainte que ces femmes ont de la douleur fait qu'elles retirent involontairement le mamelon, de sorte que la crevasse devient encore plus étendue, et l'on est obligé de supprimer l'allaitement, parce que les douleurs deviennent trop fortes ou que le lait disparaît. Dans certains cas, les crevasses peuvent être si profondes que le mamelon est pres-

(1) *Scanzoni's Beiträge*, V, 1, p. 23.

que complétement détaché du sein et qu'il n'y tient plus pour ainsi dire que par les conduits galactophores.

Dans d'autres cas, quelques-uns des conduits galactophores se bouchent par la formation d'eschares, et le lobe de la glande auquel ils appartiennent peut, par suite de la stase du produit de sécrétion, subir une inflammation parenchymateuse qui se termine souvent par suppuration.

§ 944. Dans le *traitement*, la prophylaxie pendant la grossesse a une grande importance. On doit veiller à ce que le mamelon ressorte facilement et à ce que l'épiderme soit un peu endurci. On obtient le premier résultat en tirant souvent sur les mamelons avec les doigts ou les teterelles, le deuxième résultat, en tenant scrupuleusement propres les mamelons et en les lavant souvent avec de l'eau froide, de l'eau-de-vie et, lorsque la peau est très-délicate, avec des solutions faibles de tannin.

Lorsque la femme commence l'allaitement après ces petites préparations, et avec des mamelons sains et bien détachés, les crevasses ne se produisent pas facilement. Si malgré cela les mamelons sont petits, de sorte que l'enfant a de la peine à les saisir, il faut toujours, avant de mettre l'enfant au sein, appliquer la pompe à lait et ne mettre l'enfant au sein que quand on a ainsi bien fait saillir les mamelons, de sorte qu'il puisse immédiatement avec sa bouche les saisir tout entiers.

Mais lorsqu'il existe des crevasses, le mieux est, aussitôt leur apparition, de les cautériser avec le nitrate d'argent, de sorte que tout le fond de la crevasse se recouvre d'une eschare. On ne doit toutefois pas laisser teter l'enfant tant que la surface au-dessous de l'eschare n'est pas guérie, parce que l'enfant détache alors toujours l'eschare et que la crevasse se reproduit de nouveau.

Si l'on ne veut pas, ou si l'on ne peut pas empêcher l'enfant de teter assez longtemps pour cela, il faut nettoyer avec le plus grand soin le fond de la crevasse ; ou bien on déterge le fond par une cautérisation et l'on place dans la crevasse quelques fils de charpie trempés dans une solution de tannin (1 gr. pour 30 à 50). Si l'on tient la crevasse bien propre, elle se recouvre de peau, se cicatrise de bas en haut très-vite et guérit ainsi promptement.

g. FOLIE PUERPÉRALE.

Bibliographie. — Berndt, *Krankh. d. Wöchn.* Erlangen, 1846. — Leubuscher, *Verh. d. Ges. f. Geb in Berlin*, III, p. 94. — Ideler, *Charitéannalen*, 1852, I. — Scanzoni, *Kl. Vorträge von Kiwisch*, vol. III, p. 520.—Veit, *Frauenkrank.*, 2me édit., p. 705. — Tuke, *Edinb. med. J.* Janv. 1867 (voy. *Virchow- Hirsch'scher Jahresb. über* 1867, vol. II, part. 3, p. 605.) — Winkel, *Path. u. Ther. d. Wochenbenbettes*, 2me édit., p. 449. — Weber, *Allg. med. Centralzeitung*, 1870, nos 87, 88. — Madden, *Brit. and for med. chir. Review*, oct. 1871. — Leidesdorf, *Wiener med. W.*, 1872, n° 25. Voyez en outre les traités spéciaux d'aliénation mentale.

§ 945. Comme les affections mentales des accouchées n'ont rien de caractéristique, de spécifique, mais que la grossesse, l'accouchement et les suites de couches ne forment qu'un seul et même état étiologique très-important toutefois pour certaines maladies psychiques, nous pouvons nous borner à en dire seulement quelques mots en nous basant seulement sur l'étiologie.

L'expérience journalière montre que l'appareil génital de la femme joue un grand rôle dans toute la vie psychique. Il suffit seulement de signaler l'hystérie et sa connexion étroite avec les maladies des organes génitaux. Nous avons déjà, dans la physiologie de la grossesse, appelé l'attention sur l'influence considérable qu'elle a sur l'état moral des femmes. Des femmes jusque-là sérieuses deviennent quelquefois d'une gaieté exagérée, tandis que l'on verra des jeunes femmes jusque-là enjouées prendre quelquefois des manières graves, devenir farouches et tomber même quelquefois dans la mélancolie. Ce n'est que dans des cas exceptionnels que ce dernier état va si loin qu'il se développe une véritable psychose. Plus souvent ce n'est que dans les suites de couches que se produisent les premiers troubles sérieux.

L'influence de la grossesse sur l'organe cérébral peut du moins en partie s'expliquer physiologiquement, puisque la grossesse s'accompagne régulièrement de congestions vers le crâne et son contenu, et peut donner lieu aussi bien à des ostéophytes de la boîte crânienne, qu'à des troubles nutritifs du côté du cerveau. Ces derniers peuvent déjà être causés par le sang qui est altéré d'une façon défavorable dans ses qualités et qui afflue vers le cerveau. Les hémorrhagies aiguës qui ne sont pas rares pendant la grossesse et l'accouchement jouent aussi dans l'étiologie des troubles psychiques qui se produisent pendant les suites de couches un rôle important.

Si de plus on remarque que les affections psychiques sévissent souvent d'une façon extrême sur les femmes enceintes et en travail (surtout chez les femmes enceintes qui ne sont pas mariées), on ne devra pas s'étonner que chez un grand nombre de femmes atteintes d'affections mentales la maladie n'éclate que pendant les couches. Que du reste, d'autres circonstances dont il faut tenir compte dans les maladies mentales, et en première ligne par conséquent l'hérédité, aient une importance énorme pour la production de ces maladies pendant les couches, c'est ce qu'il est facile de comprendre.

§ 946. Suivant les différentes dispositions morales pendant la grossesse et la parturition, les affections psychiques se montrent essentiellement sous les deux états de dépression et d'exaltation.

Le premier est ordinairement la forme mélancolique légère qui existant avant la grossesse se continue pendant les couches, et peut se développer au point de passer à la mélancolie la plus prononcée.

Les états maniaques se présentent le plus souvent sur le lit même de misère. On voit alors assez souvent, au moment où la tête se dégage, et où par conséquent la douleur est la plus violente, survenir une manie aiguë, en ce que les femmes ordinairement les plus courageuses et les plus raisonnables poussent tout à coups des cris perçants, jettent autour d'elles des regards farouches, poussent des rugissements et frappent ceux qui les entourent, états qui dans la majorité des cas cessent immédiatement après l'expulsion de l'enfant, mais qui, par exception, peuvent continuer pendant les couches.

Nous ne parlerons pas des états maniaques qui, dans les maladies des suites de couches, surviennent comme symptômes d'une irritation cérébrale.

Le *pronostic* de ces troubles mentaux qui éclatent dans les couches est en général favorable.

Quant à ce qui concerne le *traitement*, il faut, aussitôt que leur état le permet, transporter ces femmes dans les maisons d'aliénés et jusque-là les surveiller avec le plus grand soin. Il ne faut jamais laisser seules les accouchées mélancoliques à cause de la possibilité d'un suicide.

Dans son *Traité de la folie des femmes enceintes, des nouvelles accouchées et des nourrices*, 1858, Marcé a repris l'étude de ce que l'on désigne sous le nom de folie puerpérale, et nous ne pouvons mieux faire que de lui emprunter cette note.

Ce qui donne à la folie puerpérale son caractère spécial, c'est la coexistence d'une modification organique et fonctionnelle de l'utérus et de ses annexes. Il y a là une action sympathique de l'utérus sur le cerveau, mais cette action est incomplète, et ne devient absolument vraie que pour les folies passagères liées à l'acte de l'accouchement et disparaissant dès que le travail est terminé; pour ces affections mentales qui survenant au moment de la conception ou pendant les premiers jours de la grossesse, guérissent avec la cessation de l'état puerpéral; ou enfin pour les cas encore rares, où un délire de quelques heures accompagne la fièvre de lait et disparaît avec elle.

Sur 310 cas de folie puerpérale il en est 27 qui se sont développés pendant la grossesse, 180 à la suite de l'accouchement et 103 pendant la lactation.

Les dispositions morales que détermine la grossesse consistent parfois dans une notable excitation des facultés intellectuelles, mais bien plus souvent dans une tendance inaccoutumée au découragement et à la mélancolie. Ces troubles, lorsqu'ils se rencontrent chez des femmes qui n'ont aucun antécédent héréditaire fâcheux ou n'offrent, par elles-mêmes, aucune disposition à la folie, disparaissent en général à mesure que la grossesse avance. Mais chez les femmes prédisposées, cet état peut n'être que le prélude d'un accès de folie plus caractérisé.

Chez *la femme enceinte*, à part le cas où la conception donne immédiatement le signal des troubles intellectuels, la folie ne débute guère qu'à partir du troisième mois, mais surtout vers le sixième ou septième, et en général elle ne disparaît en aucune façon pendant la durée de la gestation.

Parmi les *causes* il faut noter l'hérédité, les accès antérieurs de folie, l'anémie, les émotions morales pénibles et prolongées, la grossesse survenant chez les jeunes filles séduites, ou des femmes mariées qui ont manqué à leurs devoirs, la multiparité.

De toutes les *formes*, la plus fréquente est la *mélancolie*, qui peut aller jusqu'au suicide; vient ensuite la *manie*.

Le *pronostic* est généralement peu grave. Mais la terminaison est essentiellement variable. Souvent, en effet, l'accouchement fait disparaître la folie; dans la majorité des cas pourtant l'accouchement n'a qu'une influence nulle ou très-contestable sur la marche de la folie. Enfin, dans quelques cas la mélancolie se transforme en manie et peut même se terminer par la mort.

Le *traitement* doit la plupart du temps se borner à une méthode purement expectante.

Quand la grossesse survient chez une femme aliénée, son influence et celle de l'accouchement modifient quelquefois d'une façon heureuse certains cas exceptionnels, tandis qu'il en est d'autres infiniment plus nombreux qui résistent à ce moyen.

La folie transitoire qui se déclare au *moment de l'accouchement* peut, dans quelques cas, être un véritable *délire maniaque,* et au point de vue de la forme les faits se rangent en deux catégories. Dans les uns les actions et les paroles sont d'une égale incohérence, dans les autres les actes délirants motivés par les vives douleurs de l'enfantement se rattachent logiquement à leur point de départ. Ainsi certaines femmes, au milieu d'un véritable accès de fureur, cherchent à exercer sur elles-mêmes ou sur leur enfant des actes de violence pour abréger leurs souffrances.

Mais dans le plus grand nombre des cas, le trouble intellectuel est plus général et revêt tous les caractères de la manie suraiguë : l'incohérence est complète, les malades n'ont nullement conscience de leur état et rien dans les manifestations morbides ne trahit les causes physiques et morales qui ont donné naissance au délire.

, Malgré sa gravité apparente, ce délire cède spontanément lorsque l'accouchement se termine; dans le cas où il se prolonge ou delà de la délivrance, sa durée ne dépasse presque jamais un petit nombre de jours et bien rarement il se transforme en manie.

Quant à la folie des *nouvelles accouchées* et des *nourrices,* ses *causes* sont, en première ligne, l'*hérédité,* puis l'*anémie,* soit primitive soit consécutive à des grossesses répétées, à des hémorrhagies, à une lactation trop prolongée, la multiparité, l'âge avancé des femmes, un accès de folie antérieur, l'état moral de la femme pendant la grossesse, le sexe mâle de l'enfant.

Parmi les causes occasionnelles, la durée du travail, les opérations obstétricales, l'hémorrhagie, l'éclampsie et peut-être dans quelques cas l'emploi du chloroforme, les émotions morales après l'accouchement, le retour des règles, la lactation prolongée.

Les *formes* de folie sont la manie, la mélancolie, les lésions partielles de l'intelligence, hallucinations, monomanies intellectuelles ou instinctives; enfin, une variété toute spéciale d'affaiblissement mental qui semble causée par d'abondantes pertes de sang et peut facilement guérir par un traitement approprié.

La *manie* s'accompagne chez les malades d'un facies particulier; chez elles les traits sont un peu œdématiés, pâlis et tirés, la peau a une blancheur comme laiteuse, les joues et le front sont recouverts d'éphélides, la figure est bouleversée et égarée. On a encore noté une odeur spéciale et l'albuminurie, mais Marcé conteste la valeur de ces deux signes qui sont loin d'être constants. L'excitation génitale qui a été signalée par nombre d'auteurs ne lui paraît pas spéciale à cette forme de manie.

La guérison est de toutes les terminaisons la plus fréquente. Mais la mort peut survenir par complication soit de *délire aigu,* soit par prostration, par une sorte d'état typhoïde, par méningite.

La *mélancolie* des nouvelles accouchées a moins d'importance et de gravité que la manie. Sa fréquence est relativement peu considérable. Une de ses causes les plus fréquentes est l'état moral de la femme pendant la gestation.

Elle débute comme la manie dans les premiers jours qui suivent l'accouchement ou vers la sixième semaine. Les deux éléments qui caractérisent la mélancolie, la dépression d'un côté, et de l'autre le délire triste se rencontrent toujours associés à des degrés différents. Les hallucinations de l'ouïe, de la vue et du goût se rencontrent dans la plupart des cas, et les idées de suicide sont très-fréquentes. Ces hallucinat ons peuvent les entraîner à des actes de violence sur leur enfant même. Une particularité de la mélancolie, c'est que les femmes présentent toujours une analgésie très-marquée.

Le pronostic n'est pas très-grave et la mélancolie guérit presque toujours après avoir duré de un à six mois.

Quant à la *monomanie,* elle peut présenter les formes les plus variées. La forme la moins grave consiste dans des hallucinations de l'ouïe et de la vue. Enfin, il est une variété de folie qui consiste dans un affaiblissement des facultés intellectuelles; la mémoire disparaît, les idées se dissocient, les malades perdent la notion de la valeur et des rapports des différents objets; et ce qui caractérise cette démence, c'est qu'elle survient rapidement sous l'influence d'une hémorrhagie puerpérale très-abondante ou de causes débilitantes d'une grande énergie.

Chez les *nourrices* enfin la folie est moins fréquente que chez les nouvelles accouchées, et tous les cas se divisent en deux classes distinctes.

1° Ceux qui éclatent pendant les six ou sept premiers mois qui suivent l'accouchement.

2° Ceux qui apparaissent beaucoup plus tard après huit, dix, vingt mois d'allaitement, ou même peu de jours après le sevrage.

La maladie débute de deux manières, ou brusquement, à la suite d'une cause occasionnelle, comme un refroidissement, une vive émotion morale, ou lentement et par gradation insensible.

Ses formes sont : la manie, la mélancolie, la monomanie, la folie à double forme, c'est-à-dire que la folie débute par la période maniaque qui dure un certain temps et ensuite survient la période mélancolique.

Le pronostic n'est pas grave en général et la guérison survient au bout de quelques semaines ou quelques mois. Cela n'est pourtant pas absolu et Marcé a vu des malades rester incurables, et même d'autres succomber à la suite d'accidents du côté du tube digestif.

APPENDICE

MORT SUBITE DANS LES COUCHES.

BIBLIOGRAPHIE. — MORDRET, *De la mort subite dans l'état puerpéral.* Mém. de l'Acad. de méd., tome XXII. — JEPSON, *Amer. J. of Obst.*, vol. V, p. 191.

§ 947. Nous voulons parler ici de ces cas déplorables dans lesquels des accouchées ou complétement bien portantes, ou du moins atteintes de maladies légères, succombent subitement et sans que rien ait pu faire prévoir cette terminaison fatale.

Nous ferons par conséquent abstraction de tous les cas de mort subite que nous avons déjà suffisamment indiqués dans les chapitres précédents, c'est-à-dire surtout de la mort par hémorrhagie subite, ou de la mort par la forme la plus aiguë de l'infection septique, ainsi que des apoplexies foudroyantes ou des ruptures du cœur par myocardite aiguë, dont Spiegelberg (1) a observé un cas intéressant, et nous nous bornerons ici à examiner seulement deux causes, qui ne sont pas extrêmement rares, de mort subite pendant le travail ou les couches, c'est-à-dire les embolies de l'artère pulmonaire et la pénétration de l'air dans les veines de l'utérus.

1. EMBOLIES DE L'ARTÈRE PULMONAIRE.

BIBLIOGRAPHIE.. — HECKER, *Deutsche Klinik*, 1855, n° 36. — CHARCOT ET BALL, *Gaz. hebd.*, 1858, V, 44, etc. (*Schmidt's Jahrb.*, vol. CXIV, p. 187). — MACKINDER, *Obst. Tr.*, vol. I, p. 213. — HERVIEUX, *Gaz. des hôp.*, 1864, n° 8. — V. FRANQUE, *Wiener med. Halle*, 1864, n°ˢ 33 et 34 (voy. *M. f. G.*, vol. XXV, suppl., p. 335). — BARNES, *Obst. Tr.*, IV, p. 30. — FRANKENHAUSER, *Jenaische Z. f. M. u. N.*, vol. III, 74. — STEELE, *Brit. med. J.*, 7 avril 1866 (*Virchow- Hirsch'scher Jahresb. üb.* 1866, p. 542). — CHANTREUIL, *Gaz. des hôp.*, 1866, n° 59 et suivants. — PLAYFAIR, *Lancet*, juillet et août 1867 (*Virchow- Hirsch'scher Jahresb. über* 1867, p. 603) et *Lond. obs. Tr.*, vol. X, p. 21 et la discussion. — DUNCAN, *Res. in Obst.*,

(1) *M. f. G.*, vol. XXVIII, p. 439.

§ 948. Ces embolies, qui comme nous l'avons vu plus haut surviennent très-souvent dans le cours de la fièvre puerpérale et qui sont déterminées par la décomposition sous l'influence d'une infection septique de thrombus situés dans une veine thrombosée physiologiquement, ou dans une veine thrombosée par propagation de l'inflammation du tissu cellulaire qui l'entoure, affectent, comme nous l'avons vu plus haut § 704, seulement dans la majorité des cas les petites branches de l'artère pulmonaire, puisque presque toujours les thrombus se décomposent en tout petits détritus.

Les embolies sans infection septique sont heureusement fort rares, pourtant, si la thrombose physiologique se propage dans les grosses veines, un morceau du thrombus peut être détaché par le cours du sang. Ce gros thrombus peut alors être poussé à travers le cœur droit jusque dans l'artère pulmonaire, la boucher complétement ou du moins obstruer une de ses grosses branches, de sorte que la mort arrive subitement, ou du moins se produit en quelques jours avec dyspnée croissante, cyanose et abaissement de la température. Le cas observé avec soin et publié par Ritter est particulièrement intéressant à ce point de vue. Que dans des cas favorables, la guérison puisse encore survenir, c'est ce qui semble vraisemblable d'après les observations de Playfair et autres.

2. PÉNÉTRATION DE L'AIR DANS LES VEINES DE L'UTÉRUS.

BIBLIOGRAPHIE. — OLSHAUSEN, M. f. G., vol. XXIV, p. 350 (avec réunion des cas cités par les auteurs). — LITZMANN. Arch. f. Gynaec., vol. III, p. 176.

§ 949. L'expérience a montré d'une façon certaine que la pénétration de l'air dans les veines peut donner lieu à des symptômes extrêmement graves, et même à la mort subite. Le plus souvent cela se produit dans les opérations que l'on pratique sur le cou, opérations pendant lesquelles les veines qui se trouvent entre les aponévroses peuvent être blessées, et sont maintenues béantes par ces aponévroses.

Mais dans quelques cas, pendant l'accouchement ou peu après l'accouchement, l'air peut par les veines utérines béantes pénétrer dans les vaisseaux, et amener alors un collapsus subit et même la mort.

Il est incontestable que chez les femmes en travail et en couches, lorsque l'on fait des opérations, et même dans le simple toucher, l'air peut pénétrer dans le vagin et l'utérus, et qu'il y pénètre souvent; cela est prouvé par beaucoup de faits; cela se produit le plus facilement lorsque la femme prend certaines postures dans lesquelles la pression devient nulle dans la cavité abdominale, comme en particulier lorsque l'on fait mettre la femme sur les genoux et les coudes, mais même aussi dans le décubitus latéral. Dans ces postures, si le vagin ne se ferme pas comme une soupape, l'air peut pénétrer

p. 399. — RITTER, M. f. G., vol. XXVII, p. 138. — WORLEY, British med. J., 7 mai 1870. — MARTIN, Neig. u. Beug. d. Gebärm., 2ᵐᵉ édit., p. 163, note. — RINGLAND, Dublin J. of med. sc., avril 1872, p. 329.

dans l'utérus, et de là si l'utérus est flasque, dans les vaisseaux qui sont béants.

Il peut encore arriver, comme cela est incontestablement prouvé par les cas observés par Olshausen et Litzmann, que les appareils à injection injectent de l'air en même temps que de l'eau dans l'utérus, et que cet air soit chassé dans les vaisseaux affaissés de cet organe.

Il nous paraît donc expressément indiqué, chez les femmes accouchées récemment, dont le vagin est large et l'utérus affaissé, lorsqu'il faut les examiner, de rejeter toute autre position que le décubitus dorsal. Si l'on a à faire des injections, le mieux est de se servir de l'irrigateur, qui bien plus que tout autre instrument met à l'abri de la possibilité d'injecter en même temps de l'air.

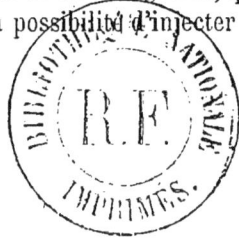

FIN.

TABLE DES FIGURES

1. Détroit supérieur du bassin de femme normal. 2
2. Détroit supérieur. Diamètres. . . . 3
3. Détroit inférieur. Diamètres. 4
4. Direction de l'excavation. 7
5. Coupe schématique du bassin des nouveau-nés. 12
6. Coupe schématique du bassin de femme normal. 12
7. Coupe schématique du bassin fendu. 13
8. Coupe schématique du bassin aplati. 14
9. Coupe schématique du bassin rachitique. 14
10. Coupe schématique du bassin ostéomalacique. 15
11. Bassin revêtu de ses parties molles. 16
12. Follicule de Graaf et ovule 19
13. Implantation de l'œuf dans la caduque. 29
14. Coupe de la caduque d'après Friedländer. 30
15. Schéma du placenta d'après Langhans. 35
16. Persistance des vaisseaux omphalo-mésentériques d'après Hartmann. 41
17-20. Développement des membranes. 42
21. Œuf de quinze à dix-huit jours. . 46
22. Œuf de vingt à vingt-cinq jours. . 46
23. Crâne du nouveau-né. 51
24. Figure schématique de la circulation fœtale. 54
25. Couches musculaires d'un utérus de femme récemment accouchée, d'après Luschka. 71
26. Situation de l'utérus arrivé à un degré avancé de grossesse dans l'attitude verticale de la femme. 72
27. Situation de l'utérus arrivé à un degré avancé de grossesse dans le décubitus dorsal de la femme. 73
28. Entrée du vagin chez une primipare. 94
29. Entrée du vagin chez une multipare. 94
30. Coupe schématique d'une primipare avec grossesse avancée. . . 98
31. Coupe schématique d'une multipare avec grossesse avancée. . . 99
32. Décollement du placenta, d'après B. Schultze. 125
33. Expulsion du placenta, d'après B. Schultze. 125
34. Coupe du cadavre gelé d'une femme en travail pendant la période d'expulsion, d'après Braune. 138

35. Coupe pratiquée à travers le canal génital après l'enlèvement de l'enfant, d'après Braune. 139
36. Figure schématique de l'ouverture du col chez une primipare. 140
37. Figure schématique de l'ouverture du col chez une multipare. 140
38. Étendue des diamètres du détroit supérieur. 146
39. Présentation du sommet en O. I. G. A. 147
40. Expulsion de la tête en avant par le plancher du bassin. 148
41. Engagement de la tête. 149
42. Début du dégagement de la tête. 149
43. Présentation du sommet. La rotation de la tête est achevée. 150
44. Présentation du sommet. Rotation extérieure de la tête et des épaules. 150
45. Formation de la bosse sanguine. . 152
46. Modification de la forme du crâne dans une présentation de l'occiput. 153
47. Crâne non altéré dans sa forme. Présentation pelvienne. 153
48. Crâne asymétrique. Enfant né en deuxième position du sommet. 153
49. Présentation du sommet. Rotation anormale en O. S. 155
50. Positions du sommet. 157
51. Présentation de la face en M. I. D. P. ou F. I. G. A. . . . 164
52. Dégagement de la face. 165
53. Degré du dégagement de la face plus avancé. 165
54. Forme du crâne dans la présentation de la face. 166
55. Forme du crâne dans la présentation du front. 170
56. Faible développement de l'occiput. 173
57. Fort développement de l'occiput. 173
58. Présentation du siége en S. I. G. A. 176
59. Présentation des pieds. Talons en avant. 177
60. Présentation des genoux. 177
61. Accouchement pratiqué sur une chaise obstétricale. 188
62. Antéflexion de l'utérus puerpéral. 210
63. Sécrétion des mamelles. 213
64. Pièces du dilatateur intra-utérin de Tarnier. 240
65. Introduction d'un cône d'éponge préparée pour la provocation de l'accouchement prématuré artificiel. 241
66. Forceps de Chamberlen. 253
67. Forceps de Palfyn. 253
68. Forceps de Levret. 253
69. Forceps de Smellie. 253
70. Forceps de Nægele. 255
71. Articulation du forceps de Nægele. 266

72. Application du forceps. Introduction de la branche gauche..... 264
73. Application du forceps. Introduction de la branche droite...... 265
74. Introduction de la branche droite,
d'après Scanzoni............. 266
75. Tenue des cuillers.............. 268
76. Dégagement du sommet en occipito-pubienne................ 268
77. Soutien du périnée............. 269
78. Application oblique du forceps... 270
79. Forceps dans les présentations de
la face..................... 273
80. Application du forceps sur la tête,
le tronc une fois dehors....... 274
81. Version pelvienne. Dégagement
d'un pied................... 283
82. Extraction par les pieds......... 283
83. Dégagement du tronc.......... 284
84. Dégagement du cordon trop tendu. 284
85. Dégagement du premier bras.... 285
86. Dégagement de la tête......... 287
87. Perforateur-ciseau de Nægele.... 318
88. Perforateur-Trépan de Leisnig et
Kiwisch.................... 319
89. Perforateur de Blot............ 320
90. Céphalotribe de Breisky........ 321
91. Céphalotribes de Blot, de Depaul,
de Chailly.................. 322
92. Forceps à crâniotomie de Barnes. 322
93. Transforateur de Hubert........ 323
94. Crochet à décapitation de Braun. 332
95. Grossesse dans un utérus unicorne. 348
96. Grossesse dans une corne utérine
rudimentaire................ 348
97. Utérus double septus, d'après
Kussmaul................... 350
98. Rétroflexion de l'utérus gravide
avec enclavement............. 354
99. Endométrite de la muqueuse..... 362
100. Sécrétion vaginale des femmes enceintes..................... 367
101. Grossesse tubaire avec hémorrhagie interne.................. 372
102. Grossesse interstitielle.......... 374
103. Grossesse extra–utérine........ 378
104. Fœtus extra-utérin macéré dans
le sac fœtal................. 379
105. Mole vésiculaire............... 388
106. Brides amniotiques............ 398
107. Compression du cou par les circulaires du cordon............. 400
108. Torsion du cordon d'après Blume. 401
109. Insertion vélamenteuse du cordon. 402
110. Squelette et bassin rachitique.... 452
111. Squelette déformé par inflexion de
la col. vertébrale. Bassin normal. 453
112. Compas d'épaisseur de Baudelocque..................... 454
113. Mensuration du conjugué diagonal. 456

114. Pelvimétrie digitale............. 457
115. Pelvimètre de Van Huevel....... 459
116. Bassin trop grand, — trop petit.. 462
117. Bassin trop petit............... 470
118 Bassin régulièrement et généralement rétréci................ 471
119. Bassin aplati sans rachitisme..... 473
120. Bassin généralement et irrégulièrement rétréci non rachitique.. 475
121. Bassin aplati rachitique........ 476
122. Bassin à arêtes tranchantes...... 479
123. Bassin aplati rachitique......... 479
124. Bassin rachitique généralement et
irrégulièrement rétréci........ 480
125. Bassin rachitique régulièrement et
généralement rétréci.......... 481
126. Bassin pseudo-ostéomalacique.... 482
127. Bassin rachitique scoliotique..... 483
128. Détroit supérieur d'un bassin scolio-rachitique................ 484
129. Bassin avec luxation unilatérale
du fémurs.................. 486
130. Bassin avec double luxation des
fémur...................... 487
131. Engagement de la tête dans le
bassin aplati................ 492
132. Engagement de la tête dans le
bassin régulièrement et généralement rétréci............. 493
133. Bassin spondylo-listhésique décrit
par Breslau................. 522
134. Bassin avec cyphose lombo-sacrée
décrit par Hœning........... 528
135. Bassin en entonnoir (Depaul).... 533
136. Bassin en entonnoir........... 533
137. Bassin oblique ovalaire (Depaul). 538
138. Bassin rétréci obliquement d'après
Hecker..................... 538
139. Bassin rétréci obliquement (Litzmann)..................... 538
140. Bassin rétréci obliquement (Litzmann)..................... 538
141. Bassin oblique ovalaire (Depaul). 538
142. Bassin rétréci transversalement
(Robert).................... 549
143. Bassin rétréci transversalement
(Dubois).................... 549
144. Bassin ostéomalacique.......... 553
145. Bassin ostéomalacique (Depaul).. 554
146. Bassin avec exostose.......... 560
147. Bassin avec exostose........... 560
148. Monstruosité double (Krieger).... 564
149. Fœtus acardiaque (Poppel)...... 566
150. Hémicéphale ou Anencéphale.... 567
151. Distension de la vessie du fœtus
(Hecker).................... 569
152. Œdème du fœtus (Betschler)..... 570
153. Porte-cordon (Braun)........... 586
154. Porte-cordon (Roberton)........ 587
155. Prolapsus de l'utérus renversé... 628

FIN DE LA TABLE DES FIGURES.

TABLE DES MATIÈRES

Pages.

I. Introduction. § 1—16... 1

1. *Le bassin osseux*, § 2—15................................... 1

   a. Capacité et diamètres. § 2—7 1
   b. Dimensions relatives des diamètres. § 8.................... 5
   c. Inclinaison du bassin et direction de l'excavation. § 9—10........ 6
   d. Différence du bassin de femme et du bassin d'homme. § 11........ 9
   e. Différence d'après les individus et les races. § 12—13............ 9
   f. Bassin des nouveau-nés; sa transformation en bassin adulte. §14—15.. 11

2. *Le petit bassin et ses parties molles.* § 16......................... 15

II. Physiologie de la grossesse. § 17—71................................. 18

1. *L'œuf et son développement.* § 17—48........................ 18

   a. Ovulation et fécondation de l'œuf. § 17—24.................. 18
   b. Les enveloppes de l'œuf humain. § 25—35.................. 29

     1. La caduque. § 26................................... 29
     2. Le chorion. § 27................................... 33
     3. L'amnios. §28—30................................... 39
     La vésicule ombilicale. § 30......................... 41
     L'allantoïde. § 31................................... 42
     L'œuf à la fin de la grossesse. § 32—35................ 43

   c. Le fœtus. § 36—43.................................... 45
     1. A chaque mois de la grossesse. § 36.................. 45
     2. Fœtus à terme. § 37—38............................. 49
     3. Nutrition et circulation du fœtus. § 39—40.......... 52
     4. Présentation, position et attitude du fœtus dans l'utérus. § 41—43. 56

   d. La grossesse multiple. § 44—47......................... 61
   e. Durée de la grossesse. § 48............................ 68

2. *Modifications produites par la grossesse dans l'organisme maternel.*
   § 49—53... 70

   a. Dans les organes génitaux et les organes voisins. § 49—52....... 70
   b. Dans l'ensemble de l'organisme. § 53.................... 77

3. *Diagnostic de la grossesse.* § 54—70......................... 79

   a. Méthodes d'exploration obstétricale. § 54—62.............. 79
     1. Exploration externe. § 55—69...................... 80
     2. Exploration interne. § 60—61...................... 83
     3. Exploration combinée. § 62........................ 84
   b. Signes diagnostiques de la grossesse. § 60—70........... 87
     1. Signes pris isolément. § 63—64.................... 87

2. Diagnostic différentiel. § 65, ... 89
3. Diagnostic d'une première grossesse avec des grossesses répétées.

§ 66 — 67. 93

4. Diagnostic de l'âge de la grossesse. § 68. 96
5. Diagnostic des grossesses multiples. § 69. 104
6. Diagnostic de la vie ou de la mort du fœtus. § 70. 106

4. *Hygiène de la grossesse.* § 71 106

III. PHYSIOLOGIE DE L'ACCOUCHEMENT. § 72 — 134. 109

1. *Les différentes présentations du fœtus.* § 73 — 75. 109
2. *Diagnostic de chacune des présentations du fœtus.* § 76 — 80 ... 114

a. Exploration externe. § 77 — 78. 116
b. Exploration interne. § 79. 118
c. Exploration combinée. § 80. 123

3. *Marche de l'accouchement.* § 81 — 83. 123
4. *Mécanisme de l'accouchement.* § 84 — 115. 127

I. Les forces expulsives. § 85 — 91. 127
a. Les contractions utérines (douleurs). § 85 — 89. 127
1. Nerfs de l'utérus. § 85 — 86. 127
a. Anatomie. § 85. 127
b. Physiologie. § 86. 128
2. Mode des contractions. § 87. 131
3. Forme et situation de l'utérus pendant la contraction. § 88. 132
4. Douleur des contractions. § 84. 134
b. Contractions des muscles abdominaux. § 90. 134
c. Contractions du vagin. § 91 134

II. Action des forces expulsives. § 92 — 98. 135

III. Manière et façon dont le fœtus franchit le canal génital. — *Mécanisme de l'accouchement.* § 99 — 115. 145

a. Présentations du crâne. 99 — 106. 145
b. Présentation de la face. § 107 — 112. 164
c. Présentation de l'extrémité pelvienne. § 113 — 115. 176

5. *Accouchement multiple.* § 116 — 117. 180
6. *Action de l'accouchement sur l'ensemble de l'organisme.* § 118 — 119. 182
7. *Durée de l'accouchement.* § 120. 183
8. *Hygiène de l'accouchement.* § 121 — 131. 183

APPENDICE : *Anesthésie des femmes en travail.* § 132 — 134. 196

IV. PHYSIOLOGIE DES SUITES DE COUCHES. § 135 — 162. 200

1. *État de la mère.* § 135 — 149. 200
2. *Diagnostic des suites de couches.* § 150 — 152. 215
3. *État de l'enfant dans les premiers moments qui suivent l'accouchement.*
§ 153 217
4. *Hygiène des suites de couches.* § 156 — 162. 219

a. Soins à donner à l'accouchée. § 156 — 159. 219
b. Soins à donner à l'enfant. § 160 — 162. 222

V. Opérations obstétricales. § 163 — 280 ....!........ 225

1. *Avortement artificiel.* § 166 — 169 226
2. *Accouchement prématuré artificiel.* § 170 — 183 231
3. *L'accouchement forcé.* § 184 — 188 244
4. *Méthode d'expression.* § 189 — 191 246
5. *Extraction de l'enfant par le forceps.* §192 — 214 250
6. *Extraction par un ou les deux pieds.* § 215 — 224 279
7. *Extraction par le siége.* § 225 — 226 292
8. *Version.* § 227 294

   a. Version céphalique. § 228 — 237 295
   b. Version sur le siége. § 238 303
   c. Version podalique. § 239 — 251 304

9. *Crâniotomie.* § 252 — 268 315
10. *Embryotomie.* § 269 — 274 328
11. *Opération césarienne.* §275 — 280 333

VI. Pathologie et traitement de la grossesse, § 281 — 425 340

1. *Maladies des femmes enceintes.* § 282 — 326 340

   a. Particularités des maladies aiguës et chroniques pendant la grossesse. § 283 — 288 340
   b. Maladies déterminées par les modifications de l'organisme pendant la grossesse. § 289 — 295 345
   c. Anomalies des organes de la génération eux-mêmes. § 296 — 326 ... 347

      1. Anomalies de l'utérus. § 296 — 326 347

         a. Vices de conformation. § 296 — 299 347
         b. Déplacements. § 300 — 311 351

            1. Versions et flexions. § 300 — 307 351
            Rétroflexion de l'utérus gravide. § 304 — 306 353

            2. Prolapsus. § 308 — 309 356
            3. Hernies. § 310 — 311 357

         c. Déchirures et blessures. § 312 — 313 359

      d. Inflammation. § 314 — 319 360

         1. Endométrite de la caduque. § 314 360

            a. Endométrite de la caduque chronique diffuse. § 315 361
            b. Endométrite de la caduque mamelonnée et polypeuse. § 316 ... 361
            c. Endométrite catarrhale. Hydrorrhée des femmes enceintes. § 317. 363

         2. Métrite. § 318 364
         3. Périmétrite. § 319 364

      e. Néoplasmes. § 320 — 321 364

         1. Fibromes. § 320 364
         2. Carcinomes. § 321 365
         3. Tumeurs des organes de voisinage. § 322 366
         4. Anomalies du vagin. § 323 — 325 367
         5. Anomalies des mamelles. § 326 368

2. *Maladies de l'œuf.* § 325 — 420 368

a. Vices dans le lieu du développement. Grossesse extra-utérine. § 327-354 368
b. Vices dans les annexes du fœtus. § 355—385 .... · .... , ... 386

   1. Anomalies des membranes. § 355—380 .... , ... 386

a. Hyperplasie du chorion, myxome multiple, môle vésiculaire, môle vésiculaire dégénérée, myxome diffus, myxome fibreux du placenta. § 355—362 386
b. Anomalies du placenta. § 363—373 392

   1. Anomalies de formation. § 364—368 392
   2. Néoplasmes du placenta. § 369—371 393
   3. Inflammation du placenta, placentite. § 372—373 394

c. Anomalies de l'amnios et du liquide amniotique. § 374—380 397

   2. Anomalies du cordon. § 381—385 399

c. Anomalies dans la durée de la grossesse. § 386—420 403

   1. Interruption prématurée de la grossesse (hémorrhagies), avortement, môles sanguines, moles charnues, accouchement prématuré. § 386—417 403
   2. Durée anormale de la grossesse, accouchement retardé. § 418-420 419

APPENDICE I. *La mort de l'enfant pendant la grossesse.* § 421—424 421

   II. *La mort de la mère pendant la grossesse.* § 425 424

VII. PATHOLOGIE ET TRAITEMENT DE L'ACCOUCHEMENT. § 426—777 427

  I. *Anomalies des forces expulsives.* § 427—449 .... '. 427

   1. Faiblesse des douleurs. § 431—444 429
   2. Douleurs exagérées. § 445—449 435

  II. *Anomalies des voies maternelles.* § 450—623 437

   1. Des parties molles. § 450—475 437

a. Vices de développement du canal génital. § 450 437
b. Atrésie et rétrécissement. § 451—457 438

   1. De l'utérus. § 451—455 438
   2. Du vagin et de la vulve. § 456—457 440

c. Déplacements de l'utérus. § 458—461 441
d. Tumeurs des parties molles. § 462—475 443

   1. Fibromes de l'utérus. § 462—464 443
   2. Carcinome de l'utérus. § 465—466 446
   3. Tumeurs du vagin et de la vulve. § 467—469 447
   4. Tumeurs de voisinage. § 470—475 447

   2. Du bassin osseux. § 476—623 451

a. Mensuration du bassin. § 476—491 451
b. Anomalies qui n'ont pas d'importance au point de vue obstétrical. § 492—493 461
c. Le bassin rétréci. § 494—623 462

   1. Définition et division du bassin rétréci. § 494—500 465
   2. Fréquence du bassin rétréci. § 501 468
   3. Les formes habituelles des rétrécissements du bassin, avec rétrécissement général ou prédominance du rétrécissement au détroit supérieur. § 502—578 469

a. *Le bassin généralement et régulièrement rétréci.* § 502-503 469
b. Le bassin aplati. § 504 — 519. 472

I. Le bassin aplati non rachitique. § 505 — 508. 473

 a. Le bassin simplement aplati non rachitique. § 505 — 507. 473
 b. Le bassin aplati généralement rétréci, non rachitique ou le
  bassin non rachitique irrégulièrement et généralement ré-
  tréci. § 508. 475

II. Le bassin aplati rachitique. § 509 — 512. 475

 a. Le bassin rachitique simplement aplati. § 509 — 511. 475
 b. Le bassin rachitique généralement rétréci ou le bassin rachitique irrégulièrement rétréci. § 512. 480

  1. Le bassin rachitique généralement et régulièrement rétréci.
   § 513. 481
  2. Le bassin pseudo-ostéomalacique. § 514. 482
  3. Le bassin scolio-rachitique. § 515. 483
  4. Le bassin cypho-rachitique. § 516. 484
  5. Le bassin cypho-scolio-rachitique. § 517. 485

III. Le bassin aplati par double luxation du fémur. § 518. 485

IV. Le bassin avec division congénitale de la symphyse. § 519. 488

 c. Présentation et attitude du fœtus dans le bassin rétréci, § 520-522. 489
 d. Position de la partie qui se présente et mécanisme de l'accouchement. § 523 — 530. 491
 e. Marche de l'accouchement. § 531 — 538. 495
 f. Diagnostic. § 539 — 541. 498
 g. Suites et terminaisons pour la mère et l'enfant. § 542 — 560. . . 499
 h. Traitement. § 561 — 578. 507

4. Variétés rares des rétrécissements du bassin. § 579 — 623. 521

 a. Le bassin spondylo-listhésique. § 579 — 584. 521
 b. Le bassin cyphotique. § 585 — 591. 527
 c. Le bassin rétréci en entonnoir. § 592 — 598. 533
 d. Le bassin rétréci obliquement avec ankylose. § 599 — 609. 536
 e. Le bassin rétréci transversalement avec ankylose. § 610 — 614. . 549
 f. Le bassin ostéomalacique. § 615 — 622. 552
 g. Le bassin rétréci par des tumeurs osseuses. § 623. 559

II. *Anomalies de l'œuf.* § 624 — 668. 560

1. Anomalies du fœtus. § 624 — 664. 560

 a. Développement exagéré. § 624 — 628. 560
 b. Monstruosités doubles. § 629 — 633. 563
 c. Maladies. § 634 — 643. 566
 d. Présentations vicieuses. § 644 — 658. 572
 e. Attitude vicieuse. § 659 — 661. 579
 f. Circonstances pathologiques dans les accouchements multiples.
  § 662 — 664. 580

2. Anomalies des annexes du fœtus. § 665 — 668. 581

IV. *Anomalies de l'accouchement à la suite d'accidents graves qui n'entravent pas le mécanisme de l'accouchement.* § 669 — 672..   583
  1. Compression du cordon. § 669 — 685..........................   583
  2. Déchirures des voies génitales. § 686 — 712................   591
    a. De l'utérus. § 686 — 700............................   591
    b. Du vagin. § 700 — 704..............................   600
    c. De la vulve. § 705 — 712...........................   601
  3· Hémorrhagies pendant l'accouchement. § 713 — 750...........   605
    1. Avec insertion normale du placenta. § 714 — 724...........   605
    2. Dans le placenta prævia. § 725 — 737...............   609
    3. Hémorrhagies par les vaisseaux du cordon, § 738 — 739.....   625
   · b. Hémorrhagies de la délivrance. § 740 — 744..............   626
  4. Inversion de l'utérus. § 745 — 751...........................   628
  5. Convulsions des femmes en travail, éclampsie. § 751 — 762.......   631

APPENDICE I. *Mort de la mère pendant l'accouchement.* § 763............   638
    II. *Respiration prématurée et mort de l'enfant pendant l'accouchement.* § 764 — 777................................   639

VIII. PATHOLOGIE ET TRAITEMENT DES SUITES DE COUCHES. § 778 — 949.......   630
  1. *Fièvre puerpérale.* § 779 — 890.............................   648
    a. Définition et génération. § 779 — 784................   648
    b. Anatomie pathologique. § 785 — 825...................   651
    c. Symptômes et marche. § 826 — 851.....................   657
    d. Diagnostic. § 852 — 866..............................   672
    e. Pronostic. § 867 — 871...............................   684
    f. Traitement. § 872 — 890..............................   688

APPENDICE. *Tétanos puerpéral.* § 891.................................   689
  2. *Maladies des suites de couches qui ne dépendent pas de l'infection.* § 892 — 949..   696 / 697
    a. Quelques maladies, qui sans tenir à une inflammation des voies génitales, déterminent souvent de la fièvre dans les suites de couches. § 892 — 897.....................................   697
    b. Déplacements de l'utérus et du vagin. § 898 — 902................   699
      1. Flexions et versions utérines. § 898 — 900...................   699
      2. Prolapsus de l'utérus et du vagin. § 901 — 902................   701
    c. Solutions de continuité des voies génitales. § 903................   707
    d. Néoplasmes dans les suites de couches. § 904...................   702
    e. Hémorrhagies dans les suites de couches, § 905 — 927............   703
    f. Maladies des mamelles. § 928 — 944............................   716
      a. Anomalies de sécrétion. § 928 — 930.....................   716
      b. Inflammations des mamelles, fièvre de lait, abcès du sein. §931-936   717
      c. Galactocèle. § 937 — 939.............................   720
    3. Phlegmon de la mamelle. § 940 — 941....................   721
    4. Maladies des mamelons. Crevasses. § 942 — 944...........   721
    g. Maladies mentales des accouchées. § 945 — 946......:......   723

APPENDICE. *Mort subite des femmes en couches.* § 947 — 949..............   727
  1. Par embolies de l'artère pulmonaire. § 948......................   727
  2. Par entrée de l'air dans les veines de l'utérus. § 949............   728

TABLE ALPHABÉTIQUE DES MATIÈRES

A

Abcès des mamelles, 717.
Acardiaques, 566.
Accouchées. — Soins à donner aux accouchées, 219.
Accouchement.—Action sur l'organisme, 182.
—Causes du début de l'accouchement, 129.
—Durée de l'accouchement, 183. — Soins à donner pendant l'accouchement, 183. — Marche de l'accouchement, 123. — Mécanisme de l'accouchement, 127, 145. — Pathologie de l'accouchement, 427.—Périodes de l'accouchement, 123. — Période de dilatation, 123. — Période d'expulsion, 124. — Période de délivrance, 126. — Position de la femme pendant l'accouchement, 189. — Dans les bassins rétrécis, 491.—Marche de l'accouchement, 495.—Mécanisme, 491. — Physiologie de l'accouchement, 109.
Accouchement forcé, 244.
Accouchement multiple, 180.
Accouchement prématuré artificiel, 321.
—Indications de l'accouchement, 233.
Manuel opératoire de l'accouchement, 238.
Accouchement retardé, 419.
Agalactie, 716.
Agglutination de l'orifice externe du col, 438.
Allaitement, 221.
Allantoïde, 41.
Allongement œdémateux du col de l'utérus, 442.
Amnios, 39. — Villosités de l'amnios, 40.
Amniotique.—Brides, 498. — Liquide, 43.
Anencéphales, 567.
Anesthésie des femmes en travail, 196. — Anesthésie locale, 336.
Anomalie des forces expulsives, 427.
Antéflexion puerpérale de l'utérus, 210
Apnée du fœtus, 639
Arthrites puerpérales, 669.
Ascite du fœtus, 569.
Atrophie jaune aiguë du foie, 342.
Auscultation. --Pendant l'accouchement, 117. — Pendant la grossesse, 81.
Avortement. — Causes, 403. — Hémorrhagies pendant l'accouchement, 406-412.—Signes et diagnostic de l'accouchement, 413. — Traitement, 417.
Avortement provoqué, 226. — Indications de l'avortement provoqué, 229.

B

Barnes (dilatateur de), 242
Bassin.—Anomalies du bassin, 451.—Exploration du bassin, 451. — Mensuration du bassin, 454. — Mensuration instrumentale, 454-459. — Mensuration manuelle, 456.
Bassin; — aplati, 472; — aplati et généralement rétréci sans rachitisme, 475.—Avec rachitisme, 475.—Aplati sans rachitisme, 433.
Bassin à arêtes tranchantes, 479.
Bassin avec cyphose angulaire sacro-vertébrale, 525.
Bassin avec avec fente symphysaire congénitale, 488.
Bassin avec luxation du fémur, 485;—double, 485 ; — simple, 486.
Bassin. — Axe du bassin, 7. — Capacité du bassin, 1. — Diamètres du bassin, 1-2. — Inclinaison du bassin, 6.
Bassin cyphotique, 527.
Bassin des nouveau-nés, 11. — Sa transformation en bassin adulte, 11.
Bassin généralement et régulièrement rétréci, 469.
Bassin obliquement rétréci avec ankylose, 536. — Causes, 539. — Diagnostic, 544.
Bassin osseux, 1.—Bassin revêtu des parties molles, 15.
Bassin ostéomalacique, 553. —Pseudo-ostéomalacique, 482.
Bassin rachitique, 480 ; — régulièrement et généralement rétréci, 481.
Bassin. — Rétrécissement du bassin, 465. — Division du bassin, 465.—Fréquence, 468. — Indication des rétrécissements, 519. — Traitement des rétrécissements, 507.
Bassin rétréci en entonnoir, 533.—Transversalement avec ankylose, 549.
Bassin rétréci par tumeurs osseuses, 559.
Bassin scoliotique, 483. — Scolio-cyphotique, 485.
Bassin spondylolisthésique, 521.
Bassin suivant les individus et les races, 9.
Bassin trop grand, 462.—Bassin trop petit, 463.
Bosse sanguine, 124-126.

C

Carcinome, 365-446.
Céphalématome, 505.
Céphalothribe, 321.
Céphalothripsie, 321;—intra-crânienne, 324; — répétée sans tractions, 336.
Chlorose, 345.
Chorée des femmes enceintes, 344.
Chorion, 33. — Myxomes du chorion, 386. — Diffus, 391.—Fibreux, 391.
Chute de l'utérus et du vagin, 701.
Cœur.—Bruits du cœur fœtal, 81.—Diagnostic du sexe d'après la fréquence des bruits du cœur fœtal, 81.

Col de l'utérus, 102.—Modifications pendant la grossesse, 102.
Colostrum, 213.
Compression de l'aorte, 705;—du cordon, 583.
Contractions des muscles abdominaux, 134.
Contractions de l'utérus, 127. — Causes des premières contractions, 128. — Douleur de la contraction, 131. — Mode des contractions, 134.—Exagération des contractions, 435. — Faiblesse des contractions, 429.
Contractions du vagin, 45.
Cordon, 45. — Circulaires, 399. — Chute du cordon, 216.—Compression du cordon, 583. — Porte-cordon de Braun, 586; — de Roberton, 586.—Procidence du cordon, 586. — Hémorrhagies par le cordon, 625. — Insertio velamentosa du cordon, 402. — Ligature du cordon, 192. — Nœuds du cordon, 399. —Torsion du cordon, 401.
Corps jaunes, 21, 22.
Crâne fœtal. — Asymétrie du crâne, 153. — Déformations du crâne, 153; — dans les présentations de la face, — 166; — du tronc, 170; — du sommet, 170
Crânioclaste, 327.
Crâniotomie, 315.
Crochet à décapitation, 331

D

Déchirures de l'utérus et du vagin, 359-593.
Délivrance, 191. — Hémorrhagies de la délivrance, 626. — Causes des hémorrhagies, 626. — Méthode de Crédé, 193.
Déplacements de l'utérus et du vagin, 699.
Dermatite puerpérale, 671.
Douleurs. — Voyez contractions de l'utérus, Dystocie par développement des reins du fœtus, 570.

E

Ecchymoses de Bayard, 642
Éclampsie, 631. — Causes, 622. — Traitement, 635.
Ectopie des viscères abdominaux, 569.
Éléphantiasis congénital enkysté, 568.
Embolies, 666; —de l'artère pulmonaire, 727.
Embryotomie, 328.
Emphysème pendant l'accouchement, 437.
Endocardite, 669.
Endométrite de la caduque, 360; — puerpérale, 659.
Enfant. — Soins à donner à l'enfant, 221.
Épiphyse du fémur. Noyaux d'ossification dans l'épiphyse, 46. — Décollement des épiphyses de l'occipital, 506.
Évolution spontanée, 475-578.
Expression. — Méthode de Credé, 193; — de Kristeller, 246.
Extraction par les pieds, 279. — Indications de l'extraction par les pieds, 281. — Manuel opératoire, 282; — par le siége, 293.
Extra-utérine. — Voyez Grossesse.

F

Face. — Bosse sanguine sur la face, 165. — Présentation de la face, 164. — Causes, 173. — Diagnostic, 165. — Fréquence, 164. — Historique, 172. — Mécanisme, 169.
Fausses grossesses, 91.
Femme enceinte. — Examen de la femme enceinte, 79. —Exploration combinée, 84; — externe, 80; — interne, 83.
Fibromes, 364-443.
Fièvre de lait, 717; — puerpuérale, 648. — Anatomie pathologique, 657. — Définition et génération, 651.—Diagnostic, 684. — Historique, 649. —Marche et symptômes, 672. — Pronostic, 688. — Traitement, 689.
Fœtale. — Diamètres de la tête fœtale, 51. —Mutations de la position, 55; — de la présentation, 57. — Sutures de la tête 51.
Fœtus, 45. — Altérations du fœtus après la mort, 431; — à terme, 49. — Longueur et poids, 49. — Attitude du fœtus dans l'utérus, 56. — Positions, 56. — Présentations, 56. — Vicieuses, 579. — Circulation du fœtus, 53. — Développement exagéré de l'abdomen, 569. — Œdème du fœtus, 570. — Lésions du crâne dans les bassins rétrécis, 505. — Monstruosités doubles, 563. — Mort pendant la grossesse, 421. — Mouvements actifs, 88. — Nutrition du fœtus, 52. — Attitude et présentation dans les bassins rétrécis, 489. —Positions, 115. — Présentations du fœtus, 109. — Fréquence, 113. — Diagnostic, 114. — Respiration prématurée, 639. — Traitement, 645.
Folie puerpérale, 729.
Follicule de de Graaf, 19.
Fontanelles., 51.
Force de l'utérus, 140. — Forces expulsives, 217. — Action, 135.
Forceps, 251-255. — Application du forceps, 264. — Conditions d'application, 259. — Action, 257. — Indications, 261; — dans les bassins rétrécis, 517; — dans les présentations de la face, 273; — du siége, 275; — du sommet, 264; — de la tête venant la dernière, 274.
Formation des sexes. 27.

G

Galactocèle, 720.
Galactorrhée, 716.
Grossesse.—Age de la grossesse, 96. — Diagnostic, 79, 87, 89, 93.—Durée de la grossesse, 68. — Hygiène de la grossesse, 106. — Modifications produites dans l'organisme par la grossesse, 70.
Grossesse cervicale, 405.
Grossesse extra-utérine.—Abdominale, 379; — interstitielle, 374; — ovarique, 377; —tubaire, 371; — tubo-abdominale, 376; — tubo-utérine, 374. Conditions, 369. — Fréquence, 370.
Grossesse multiple, 61. — Fréquence, 62. — Diagnostic, 194.

H

Hématocèle rétro-utérine, 373-449.
Hémorrhagies, 505; — avec insertion normale du placenta, 605; — externes, 607; — internes, 606; — pendant les couches, 703; — de la délivrance, 626.
Hernies de l'utérus, 447.
Hydramnios, 397.
Hydrocéphale, 567.
Hydrorrhée, 363.
Hymen. — Persistance de l'hymen, 441.

I

Ichorrémie, 666.
Ictère des nouveau-nés, 218; — des femmes enceintes, 342.
Inertie utérine, 626-703.
Infection puerpérale, 648.
Innervation de l'utérus, 127.
Inversion de l'utérus, 629.

L

Lait, 213.
Lithopædion, 380.
Lochies, 211.
Luxations du fémur. — Voyez Bassin.

M

Maladies des femmes enceintes, 340; — des mamelles, 716.
Mamelles. — Anomalies, 368.
Mamelon. — Crevasses du mamelon, 721.
Manœuvre de Prague, 287;—de Smellie, 287; — de Veit, 285.
Mastite, 717.
Méconium, 217.
Membrane caduque. — Formation, 29; — pendant la grossesse, 31. — Réfléchie, 29. — Sérotine, 29. — Vraie, 29. — Pendant les couches, 204-205.
Membranes. — Anomalies des membranes, 581. — Rupture artificielle, 431.
Méthodes de : Barnes, 241; — Braun, 242; — Brunninghausen, 241;—Cohen, 239;—Hamilton, 244;—Hopkins, 243;—Hüter, 242; — Kluge, 241;—Krause, 238;—Meissner, 243. — Outrepont, 244; — Ramsbootham, 244; — Ritgen, 244; — Scanzoni, 244; — Scheel, 243;—Schœller, 242;—Schreiber, 244; — Tarnier, 239.
Métrite, 364-660.
Môles charnues, 408; — sanguines, 408; — vésiculaires, 388.
Mort de la femme pendant la grossesse, 424, 639, 727.

O

Occiput. — Développement trop faible, 173; — trop fort, 173.

Opération césarienne, 333 ; — post mortem, 425.
Opérations obstétricales, 224.
Œuf, 23-46. — Enveloppe de l'œuf, 29. — Fécondation, 18-24.
Ostéophytes crâniens, 78.
Ovaire. — Kystes, 366. — Tumeurs, 446.

P

Palper, 116.
Paralysie. — Faciale, 275. — Du bras, 275-278. — Placentaire, 708.
Paramétrite, 660.
Pelvi-péritonite, 663.
Pénétration de l'air dans les veines de l'utérus, 728.
Perforation du crâne, 316.—Indications. 316.
Perforateurs, 318.
Périmétrite, 364.
Péritonite, 663.
Phlegmasia alba dolens, 661.
Phlegmon du sein, 721.
Placenta. — Insertion du placenta, 44. — Insertio membranacea, 392. — Succenturiata, 393. — Spuria, 393. — Tumeurs du placenta, 393.—Structure du placenta, 35.
Placenta prævia, 609. — Causes, 609. — Signes, 610. — Traitemen, 613.
Placentaires. — Vaisseaux utéro-placentaires, 39.
Placentite, 394.
Pleurite, 669.
Poche des eaux, 124.
Poids des enfants, 218.
Polygalactie, 716.
Polypes fibrineux, 711.—Placentaires, 712,413
Positions du sommet. — Antérieures, 147. — Postérieures, 163.
Présentation du crâne, 145; — de la face, 119-164; — des pieds, 177;—des genoux, 177; — du siége, 120-176.
Présentations vicieuses, 120, 572. — Diagnostic, 122.

R

Rétention de débris placentaires, 709; — des matières fécales, 697; — d'urine, 202.
Retrait de l'utérus, 209.
Ruptures du périnée, 603; — de l'utérus, 591;— perforantes, 590;— du vagin, 600.
Ruptures des symphyses, 500.

S

Seigle ergoté, 433.
Septicémie, 666.
Souffle ombilical, 82; — utérin, 82.
Suites de couches, 201. — Diagnostic, 214.
Superfécondation, 64.
Superfœtation, 87.
Suppression des règles, 87.

T

Tache germinative, 23.
Tamponnement, 617.

Tétanos puerpéral, 696.
Thrombose des vaisseaux lymphatiques, 662.
Thrombus du vagin, 713.
Toucher, 119.
Tractions mécaniques, 278.
Tranchées, 210.
Transforateur de Hubert, 323,
Trousse obstétricale, 226.

U

Ulcérations puerpérales, 658.
Utérus. — Antéflexion, 351. — Antéversion, 351. — Forme et situation de l'utérus pendant la contraction, 132. — Hernies, 447, 357.—Innervation, 127. — Occlusion, 438. — Physiologie de l'utérus, 128.—Prolapsus, 356. — Rétroflexion, 352. — Rétroversion, 353. — Ruptures, 359.—Situation pendant la grossesse, 73.—Structure, 71. — Vices de conformation, 347. — Bicorne, 350.—Double, 350.—Unicorne, 348.

V

Vagin. — Anomalies, 367. — Modifications pendant la grossesse, 77.—Rétrécissements, 440. — Tumeurs sanguines, 447.
Vaisseaux ombilicaux. — Persistance, 41.
Varices, 347.
Version céphalique, 295. — Indications, 297; — par manœuvres combinées, 300; — par manœuvres externes, 299; — par position, 299; — dans les rétrécissements du bassin, 516.
Version podalique, 303, 304. — Indications, 306. — Double manœuvre, 312. — Procédé de Braxton Hicks, 308.
Version spontanée, 577.
Vésicule germinative, 23. — Ombilicale, 41.
Vessie. — Calculs, 448. — Hernies, 448.
Vomissements incoercibles, 346.

W

Wharton. — Gélatine de Wharton, 45.

FIN DE LA TABLE ALPHABÉTIQUE DES MATIÈRES.

Tableau comparatif du pouce de Paris et du mètre.

Lignes.	Cent.	Pouces.	Lignes.	Cent.	Pouces.	Lignes.	Cent.
1	= 0,226	1	1	= 2,93	2	1	= 5,65
2	= 0,45	1	2	= 3,16	2	2	= 5,87
3	= 0,68	1	3	= 3,39	2	3	= 6,1
4	= 0,9	1	4	= 3,61	2	4	= 6,32
5	= 1,13	1	5	= 3,83	2	5	= 6,54
6	= 1,36	1	6	= 4,06	2	6	= 6,77
7	= 1,58	1	7	= 4,28	2	7	= 7
8	= 1,8	1	8	= 4,51	2	8	= 7,22
9	= 2,03	1	9	= 4,74	2	9	= 7,45
10	= 2,26	1	10	= 4,96	2	10	= 7,67
11	= 2,49	1	11	= 5,19	2	11	= 7,9
1 pouce.	= 2,71	2		= 5,42	3		= 8,12

Pouces.	Lignes.	Cent.	Pouces.	Lignes.	Cent.	Pouces.	Lignes.	Cent.
3	1	= 8,35	4	1	= 11,05	5	1	= 13,77
3	2	= 8,57	4	2	= 11,28	5	2	= 14
3	3	= 8,8	4	3	= 11,51	5	3	= 14,22
3	4	= 9,02	4	4	= 11,73	5	4	= 14,45
3	5	= 9,25	4	5	= 11,96	5	5	= 14,68
3	6	= 9,48	4	6	= 12,19	5	6	= 14,9
3	7	= 9,7	4	7	= 12,41	5	7	= 15,12
3	8	= 9,93	4	8	= 12,64	5	8	= 15,35
3	9	= 10,16	4	9	= 12,86	5	9	= 15,57
3	10	= 10,38	4	10	= 13,09	5	10	= 15,8
3	11	= 10,6	4	11	= 13,32	5	11	= 16,02
4		= 10,83	5		= 13,54	6		= 16,25

Pouces.	Lignes.	Cent.	Pouces.	Lignes.	Cent.	Pouces.	Lignes.	Cent.
6	3	= 16,92	7	3	= 19,63	8	3	= 22,34
6	6	= 17,6	7	6	= 20,3	8	6	= 23,02
6	9	= 18,27	7	9	= 20,99	8	9	= 23,7
7		= 18,96	8		= 21,66	9		= 24,38

Pouces.	Lignes.	Cent.	Pouces.	Lignes.	Cent.	Pouces.	Lignes.	Cent.
9	3	= 25,05	10	3	= 27,75	11	3	= 30,47
9	6	= 25,73	10	6	= 28,44	11	6	= 31,14
9	9	= 26,4	10	9	= 29,11	11	9	= 31,82
10		= 27,08	11		= 29,79	12		= 32,5

Pouces.	Lignes.	Cent.	Pouces.	Lignes.	Cent.	Pouces.	Lignes.	Cent.
12	3	= 33,17	13	3	= 35,89	14	3	= 38,59
12	6	= 33,85	13	6	= 36,56	14	6	= 39,27
12	9	= 34,52	13	9	= 37,24	14	9	= 39,95
13		= 35,21	14		= 37,92	15		= 40,62

Pouces.	Lignes.	Cent.	Pouces.	Lignes.	Cent.	Pouces.	Lignes.	Cent.
15	3	= 41,3	16	3	= 44	16	3	= 46,72
15	6	= 42	16	6	= 44,69	16	6	= 47,4
15	9	= 42,66	16	9	= 45,36	16	9	= 48,07
16		= 43,33	17		= 46,04	17		= 48,75

Pouces.	Lignes.	Cent.	Pouces.	Lignes.	Cent.	Pouces.	Lignes.	Cent.
18	3	= 49,43	19	3	= 52,14	20	3	= 54,84
18	6	= 50,1	19	6	= 52,81	20	6	= 55,52
18	9	= 50,78	19	9	= 53,49	20	9	= 56,2
19		= 51,46	20		= 54,17	21		= 56,87

Tableau comparatif du pouce allemand et du mètre.

Lignes.	Cent.	Pouces.	Lignes.	Cent.	Pouces.	Lignes.	Cent.
1	= 0,22	1	1	= 2,83	2	1	= 5,45
2	= 0,43	1	2	= 3,05	2	2	= 5,67
3	= 0,65	1	3	= 3,27	2	3	= 5,89
4	= 0,87	1	4	= 3,49	2	4	= 6,11
5	= 1,09	1	5	= 3,71	2	5	= 6,32
6	= 1,31	1	6	= 3,92	2	6	= 6,54
7	= 1,53	1	7	= 4,14	2	7	= 6,76
8	= 1,75	1	8	= 4,36	2	8	= 6,98
9	= 1,97	1	9	= 4,58	2	9	= 7,20
10	= 2,19	1	10	= 4,8	2	10	= 7,41
11	= 2,41	1	11	= 5,02	2	11	= 7,63
1 pouce.	= 2,62	2		= 5,23	3		= 7,85

Tableau comparatif du pouce allemand et du mètre (Suite).

Pouces.	Lignes.	Cent.	Pouces.	Lignes.	Cent.	Pouces.	Lignes.	Cent.
3	1	= 8,07	4	1	= 10,69	5	1	= 13,3
3	2	= 8,29	4	2	= 10,9	5	2	= 13,52
3	3	= 8,5	4	3	= 11,12	5	3	= 13,74
3	4	= 8,72	4	4	= 11,34	5	4	= 13,96
3	5	= 8,94	4	5	= 11,56	5	5	= 14,17
3	6	= 9,16	4	6	= 11,78	5	6	= 14,39
3	7	= 9,38	4	7	= 12	5	7	= 14,61
3	8	= 9,6	4	8	= 12,21	5	8	= 14,83
3	9	= 9,82	4	9	= 12,43	5	9	= 15,05
3	10	= 10,03	4	10	= 12,65	5	10	= 15,26
3	11	= 10,25	4	11	= 12,86	5	11	= 15,48
4		= 10,47	5		= 13,08	6		= 15,70

Pouces.	Lignes.	Cent.	Pouces.	Lignes.	Cent.	Pouces.	Lignes.	Cent.
6	3	= 16,36	7	3	= 18,97	8	3	= 21,59
6	6	= 17,01	7	6	= 19,63	8	6	= 22,24
6	9	= 17,66	7	9	= 20,28	8	9	= 22,9
7		= 18,31	8		= 20,93	9		= 23,55

Pouces.	Lignes.	Cent.	Pouces.	Lignes.	Cent.	Pouces.	Lignes.	Cent.
9	3	= 24,21	10	3	= 26,82	11	3	= 29,44
9	6	= 24,86	10	6	= 27,47	11	6	= 30,09
9	9	= 25,51	10	9	= 28,13	11	9	= 30,75
10		= 26,17	11		= 28,78	12		= 31,4

Pouces.	Lignes.	Cent.	Pouces.	Lignes.	Cent.	Pouces.	Lignes.	Cent.
12	3	= 32,05	13	3	= 34,67	14	3	= 37,29
12	6	= 32,71	13	6	= 35,32	14	6	= 37,94
12	9	= 33,36	13	9	= 35,98	14	9	= 38,6
13		= 34,	14		= 36,63	15		= 39,25

Pouces.	Lignes.	Cent.	Pouces.	Lignes.	Cent.	Pouces.	Lignes.	Cent.
15	3	= 39,91	16	3	= 42,52	17	3	= 45,14
15	6	= 40,67	16	6	= 43,17	17	6	= 45,79
15	9	= 41,22	16	9	= 43,83	17	9	= 46,45
16		= 41,87	16		= 44,48	18		= 47,1

Pouces.	Lignes.	Cent.	Pouces.	Lignes.	Cent.	Pouces.	Lignes.	Cent.
18	3	= 47,76	19	3	= 50,37	20	3	= 51,98
18	6	= 48,41	19	6	= 51,02	20	6	= 53,63
18	9	= 49,06	19	9	= 51,67	20	9	= 54,29
19		= 49,71	20		= 52,23	21		= 54,95

Tableau comparatif des livres et des grammes.

Demi-onces.	Gram.	Demi-onces.	Gram.	Demi-onces.	Gram.
1	= 16,6	11	= 183,3	21	= 350
2	= 33,3	12	= 200	22	= 366,6
3	= 50	13	= 216,6	23	= 383,3
4	= 66,6	14	= 233,3	24	= 400
5	= 83,3	15	= 250	25	= 416,6
6	= 100	16	= 266,6	26	= 433,3
7	= 116,6	17	= 283,3	27	= 450
8	= 133,3	18	= 300	28	= 466,6
9	= 150	19	= 316,6	29	= 483,3
10	= 166,6	20	= 333,3	30	= 500

Livres.	Gram.	Livres.	Gram.	Livres.	Gram.
1	= 500	5	= 2500	9	= 4500
2	= 1000	6	= 3000	10	= 5000
3	= 1500	7	= 3500	11	= 5500
4	= 2000	8	= 4000	12	= 6000

PARIS. — IMPRIMERIE DE E. MARTINET, RUE MIGNON, 2